운동사를 위한

근력 훈련과 컨디셔닝

This is a translation of **ACSM's foundations of strength training and conditioning** by Nicholas Ratamess

Acquisitions Editor: Emily Lupash
Product Manager: Andrea M. Klingler
Vendor Manager: Kevin Johnson
Marketing Manager: Allison Powell
Design Coordinator: Doug Smock
Production Service: SPi Global

운동사를 위한

근력 훈련과 컨디셔닝

초판 1쇄 발행 2015년 1월 15일

지은이 Nicholas Ratamess
옮긴이 대한운동교육평가원
펴낸이 이광재
펴낸곳 도서출판 한미의학(2015 Printed in Korea)

책임편집 김윤경
본문편집 서영주, 오인택
책임교정 이순례, 이은지
마케팅 양용석
경영관리 이종희, 김현아

출판등록 1999년 7월 13일 제22-1586호
주소 서울시 마포구 동교동 23길 36 한마음빌딩(서울시 마포구 동교동 203-12)
전화 02-336-3477
팩스 02-336-6762
이메일 k_medical@hanmail.net
www.hanmibook.co.kr

ISBN 979-11-86089-06-4 93510
값 40,000원

나의 아내 Alison, 아이들 Jessica, Vinnie, Nicole과 그리고 부모님 Nick과 Veronica,
그들의 사랑과 헌신에 이 책을 바칩니다.

발간사

대한운동교육평가원은 "건강한 국민과 행복한 생활"이라는 슬로건 하에 운동실천율 제고를 위하여 다양한 운동교육 및 평가 프로그램을 보급하고 있습니다. 또한 운동전문가 역할의 주역을 담당하고 있는 운동사의 자질 함양과 운동관련 학과 "교육의 질적 제고 및 내실화"를 위하여 운동사 교육용 교재를 발간, 제공하고 있습니다.

이번에 출간하는『근력 훈련과 컨디셔닝』은 체력관리 및 스포츠 분야에서 세계적으로 각광을 받고 있는 원서,『ACSM's Foundations of Strength Training and Conditioning』을 번역한 것입니다.

미국스포츠의학회(ACSM)는 운동학과 의학의 융합을 통해 인간의 건강을 도모하는 세계적인 학술단체입니다. 이 단체가 표명한 입장(position statement)은 운동과 보건, 의료 분야에서 건강관리의 준거가 되고 있습니다. 또한 이 단체가 발간하는 서적들은 운동전문가들의 필독서가 되고 있습니다.

운동사교육시리즈로서 번역된『근력 훈련과 컨디셔닝』은 "근력과 컨디셔닝의 역사와 기초", "기본적인 생체역학 및 생리학", "유연성, 전력달리기, 플라이오메트릭, 평형성, 민첩성, 유산소성, 저항 훈련 프로그램 설계와 운동처방", "측정과 평가" 등 총 4부로 구성되어 있습니다.

이 책은 운동학 관련 전공자들의 교육이나 운동사의 전문성을 높이는데 큰 도움을 줄 것입니다. 스포츠 현장에서 운동선수를 관리하는 운동사에게도 매우 실질적인 지침서가 될 것입니다.

앞으로도 대한운동교육평가원은 운동사들이 다양한 영역에서 필요한 지식과 기술을 전수하고 개발해나가는데 밑거름이 될 수 있는 전문서적을 발간해 나갈 것임을 약속드립니다.

이 책이 발간되기까지 번역 작업을 위해 애쓰시고 편집과 교정 작업을 도맡아 해 주신 선생님들께 감사드립니다. 어려운 여건 속에서도 운동사교육시리즈 발간을 위해 애써 주신 도서출판 한미의학 이광재 대표님과 편집진께도 감사의 뜻을 전합니다.

2014년 12월

운동사교육시리즈 편찬위원회
위원장 옥정석

역자

"근력 훈련과 컨디셔닝" 편집위원

옥정석	단국대학교	정덕조	서원대학교
안근옥	단국대학교	홍정기	국민대학교

"근력 훈련과 컨디셔닝" 번역위원

강서정	상명대학교	안근옥	단국대학교
강현주	순천향대학교	윤성진	고려대학교
권영섭	Humboldt State University	윤신중	우석대학교
김기홍	단국대학교	이호성	단국대학교
김진홍	인제대학교	임비오	중앙대학교
김창균	가천대학교	장혁기	서울여자대학교
김창선	동덕여자대학교	전병환	경성대학교
송상협	세종대학교	정덕조	서원대학교
신윤아	단국대학교	정영수	명지전문대학

서문

운동경기, 스포츠가 발전함에 따라 운동 수행을 최적화하는 것은 운동선수들, 코치, 그리고 이 분야의 전문가들에게 가장 중요한 목표가 되어 왔다. 일반적인 연습과 경기에 의해서도 운동, 스포츠에 관한 인식이 높아질 수 있지만 운동선수의 수행력을 최대화하는 것은 스포츠 활동이 효과적인 근력 훈련과 컨디셔닝 프로그램과 함께 했을 때야 비로소 획득될 수 있다는 것을 이제 많은 이들이 알고 있다. 근력 훈련과 컨디셔닝 분야는 최근 20년 동안 획기적으로 발전하였다. 그 결과 근력 훈련과 컨디셔닝에 관계된 직업과 대학 프로그램에 관계된 전공인, 교육자, 학생들의 수도 엄청나게 증가하였다. 이렇게 발전한 이 분야의 요구에 맞도록 더 많은 과학적인 연구, 실재적인 지침, 전공인들을 위한 지식의 보급이 필요하게 되었다. ACSM 근력 훈련과 컨디셔닝은 과학적이고 실재적인 지식을 제공하고 정보를 논리적으로 서술하였다. 과학적인 연구와 현장에서의 실재적인 격차를 줄이도록 쓰였으며 코치, 운동선수, 퍼스널 트레이너, 피트니스 강사, 근력 훈련과 컨디셔닝에 관계된 분야에서 경력을 쌓아야 할 학생들을 위하여 서술하였다.

책의 구성

ACSM 근력 훈련과 컨디셔닝의 주요 목표는 운동선수의 훈련과 검사에 관한 가장 적절한 최신의 정보와 생리학과 운동학의 기초를 제공하는 것이다. 이 책은 (1) 근력과 컨디셔닝의 역사와 기초 (2) 기본 생체역학 및 생리학 (3) 유연성, 전력질주(sprint), 플라이오메트릭(plyometric), 평형성, 민첩성, 유산소성, 중량 훈련 프로그램 설계와 운동처방 (4) 측정과 평가로 네 가지 부분으로 구성되었다. 1장은 역사와 이 분야에 관한 정보로 구성되었다. 학생과 전공인들은 근력과 컨디셔닝 역사에 관한 기본적인 이해를 갖는 것은 매우 중요하다. 2장에서부터 8장까지는 생체역학과 생리학에 관한 기본 정보를 독자에게 제공하였다. 신체 움직임과 생리학에 대한 기초의 이해는 근력과 컨디셔닝 전공인들에게 인간 수행에 영향을 주는 적합한 움직임과 운동에 대한 반응과 뒤이어 일어나는 신체적인 적응을 이해하기 위하여 중요하다. 9장은 운동선수들의 각 훈련 프로그램 작성시에 기본이 되는 프로그램 틀을 만드는데 필요한 중요한 근력과 컨디셔닝 원칙에 대해서 서술하였다. 10장에서부터 16장까지는 운동 수행에 필요한 최신 정보를 제공하였다. 프로그램 구성 전 과정에 걸쳐 독자에게 도움을 줄 훈련 지침과 각 운동 처방 예제도 제공하였다. 17장은 운동선수의 장기간 훈련 프로그램 설계에 필요한 주기화 훈련의 중요성에 대해 서술하였다. 18장은 인간 수행의 측정과 평가에 관한 최신 정보를 제공하였다. 추가적으로 중요 체력 요소 검사 결과에 대한 기준 값을 제공하였다. 비록 이 책은 영양에 관하여 구체적으로 서술된 장은 없지만 여러 장에 걸쳐 영양에 관한 정보가 적절하게 서술되었다.

책의 양식

다양한 학습 도구가 각 장 마다 학습과 이해를 돕기 위해 사용되었다. 해석연구(Interpreting Research)는 근력과 컨디셔닝 실재에 적용할 수 있는 중요한 연구 결과로 독자의 관심을 이끈다. 속설과 오해(myths and misconceptions)는 근력과 컨디셔닝 분의 일반적인 통념을 파헤치고 널리 알려진 오해를 명확하게 설명하였다. 각 장에 걸친 사례연구(Case Studies)는 현실에서 일어날 수 있는 시나리오를 제시하였다. 독자가 책에서 부터 얻은 기술과 지식을 사용해서 제시된 시나리오를 통해 문제점을 평가하고 효과적인 방법을 고안할 수 있도록 하였다. 관련정보(sidebars)는 각 장에서 서술된 중요 개념들을 부연 설명하여 준다. 각 장 마지막의 복습 문제들은 독자들이 주요 개념을 이해하였는지를 평가하여준다.

사용자 설명서

ACSM의 근력 훈련과 컨디셔닝의 기초는 과학적인 이론 정보가 실재 운동과 스포츠 현장과의 차이를 상쇄하기 위하여 과학적이고 실재적인 정보를 제공하기 위하여 쓰여졌다. 이 책은 코치, 운동 선수, 퍼스널 트레이너, 피트니스 강사, 근력 훈련과 컨디셔닝에 관계된 현장에서 일하고 싶은 학생들을 위하여 쓰여졌고 증가하는 근력 훈련과 컨디셔닝 산업의 요구에 부응하는 지식, 실재적인 지침 그리고 많은 과학적 연구를 제공한다. 이 책에서 제공되는 학습을 향상 시키기 위한 보조 학습 기구와 특징들을 소개하는 사용자 지침을 소개하니 잠시 읽어 보기를 바란다.

학습 목표는 각 장의 중요한 점들을 강조하고 학습자가 각 장에서 설명되는 내용 중 어느 부분에 집중하고 보아야 할지를 보여준다.

학습 목표

이 장을 마친 후에, 다음의 사항을 이해한다.

- 유산소 지구성 능력에 영향을 미치는 요인에 대해 논의한다.
- $\dot{V}O_{2max}$ 및 운동 능력을 향상시키기 위하여 어떻게 유산소 지구성 트레이닝 프로그램을 디자인하고 또 운동 형태, 강도, 운동량, 휴식 인터벌, 빈도를 어떻게 조정하는지에 대해 논의한다.
- 다른 형태의 유산소 트레이닝을 프로그램에 포함시키는 방법에 대해 논의한다.
- 지구성과 무산소성 선수를 위한 유산소 트레이닝 대해 논의한다.
- 운동 능력에 영향을 미치는 고도에 대해 논의한다.
- 동시 진행되는 고강도 유산소 트레이닝과 힘/파워(strength/power) 트레이닝의 호환성 문제 대해 논의한다.
- 유산소 지구성 운동 능력에 영향을 미치는 더운 환경과 추운 환경에 대해 논의한다.

Sidebars(관련 정보)는 중요한 정보에 관한 요점들을 보여준다.

SIDEBAR 푸시-풀 운동의 예

- 벤치 프레스, 벤트-오버 바벨 로우, 숄더 프레스, 랫풀다운, 랫풀업
- 트라이셉 푸쉬다운, 트라이셉 익스텐션, 컬(변형된 운동 포함)
- 업라이트 로우, 딥스
- 백 익스텐션, 싯업
- 레그 익스텐션, 레그 컬
- 스쿼트/레그 프레스, 힙 플렉션
- 힙 내전, 힙 외전
- 리스트 컬, 리버스 리스트 컬
- 플라이, 리버스 플라이
- 래터럴 레이즈, 케이블 크로스오버
- 프런트 레이즈, 풀오버

사례 연구 12.1

팔굽혀펴기 운동은 이전 장에서 논의되었다. 동일한 논리를 사용하여, 기본적인 체중 스쿼트에 생체역학적 원칙을 적용하라.

생각해볼 문제: 선수가 외부 무게를 추가하지 않고 다양하게 운동할 수 있는 방법들에 대해 논의하라.

사례 연구는 모든 장을 통하여 실재적인 현장의 시나리오들을 보여준다. 책을 통하여 얻은 기술과 지식을 통하여, 이러한 사례 연구는 독자가 현장의 문제를 평가하고 효과적인 방법을 찾도록 도와준다.

속설과 오해 상자는 중량 훈련과 컨디셔닝에 관한 유행 하는 속설과 널리 알려진 오해에 관한 해설이다.

속설과 오해

저항 트레이닝은 거대한 근육을 만들 수 있다.

일부 사람들은 저항 트레이닝이 거대한 근육을 만든다는 오해를 하고 있기 때문에 두려워한다. 이것은 주로 근육의 크기가 커진다는 속설을 믿는 여자들과 관련이 있다. 이런 관련성의 일부분은 신체를 발달시키는데 저항 트레이닝을 받아들인 상태에서 잡지의 여자 보디빌더들을 봄으로써 시작된다. 그러나 과도한 근육의 비대는 동화 스테로이드와 다른 성장을 도와주는 것들에 대부분의 책임이 있다. 동화 약물을 사용하지 않는 여성들은 테스토스테론의 낮은 농도를 가지고 있고, 이 것으로 인해 많은 근질량을 얻는 것은 생리학적으로 불가능하다. 교육은 이러한 속설을 이해시키는데 중요하다. 어떤 연구 결과에 의하면 개인 트레이너의 감독 아래 훈련된 여성들은 스스로 훈련을 하는 여성들에 비하여 속설을 믿는 비율이 낮다. 이 두려움은 근거가 없는데, 힘든 운동의 훌륭한 분배와 전념과 가벼운 무게를 드는 행동이 단지 간단하지 않기 때문이다. 무게를 드는 것이 근력과 근육의 크기 증가를 보장하지는 않는다. 근력과 근육의 크기를 만들기 위한 저항 트레이닝은 자극이 점진적으로 더 어렵게 되어야만 한다. 만약 적용한 역치보다 낮은 무게로 운동한다면, 근력과 근비대의 효과를 기대하기는 어려울 것이다. 과도한 비대에 대한 두려움은 근거가 없기 때문에 고강도의 훈련으로 수년이 걸릴 수 있다.

연구 해석 상자는 근력과 컨디셔닝의 분야의 실재적으로 적용할 수 있는 중요한 연구 결과와 해설에 관한 것이다.

해석연구

지구성 선수에 있어서 젖산역치 차이의 중요성

Coyle EF, Coggan AR, Hopper MK, Walters TJ. Determinants of emduramce in well-trained cyclists. *J Appl Physiol*, 1998;64:2622-2630.

$\dot{V}O_{2max}$은 지구성 능력에 있어서 중요한 요소이지만, 높은 운동 능력(운동 효율성과 LT)에 영향을 미치는 몇 가지 요소 중 하나에 불과하다. Coyle 등은 유사한 $\dot{V}O_{2max}$ 의 수준을 가진 14명의 사이클 선수들을 조사하였다. 연구진들은 LT를 기준으로 다음과 같이 두 집단으로 구분하였다. 한 집단은 저강도에서 LT가 나타나는 집단(~65% $\dot{V}O_{2max}$)과 다른 집단은 고강도에서 LT가 나타나는 집단(~85% $\dot{V}O_{2max}$)이었으며, 피험자들은 $\dot{V}O_{2max}$ 의 88%에서 테스트 되었다. 그 결과, 고강도 집단의 피로 시간은 저강도 집단의 약 2배(61분 대 29분) 이었으며, 두 집단 모두 유사한 미토콘드리아 효소 활성을 나타냈지만, 고강도 집단에서 더 높은 제I형 근 섬유 비율을 나타내는 것을 보고하였다. 또한 저강도 집단의 외측광근(가쪽넓은근; vastus lateralis)에서 훨씬 높은 글리코겐 이용률과 젖산 생성을 나타냈으며, 운동 능력 차이의 92% 이상은 LT와 근육 모세혈관 밀도에 의하여 설명되었다. 이러한 연구 결과로 부터 $\dot{V}O_{2max}$ 가 비슷한 수준에서는 근섬유의 종류와 LT와 같은 다른 요인이 유산소 지구성 능력에 있어서 중요한 역할을 한다는 것이 시사되었다.

운동 상자는 다양한 운동의 체계적인 해설을 적절한 자세와 움직임의 사진과 함께 제공한다. 이 운동 상자는 '주의!' 표시가 있는 경우가 있는데 이것은 특별한 운동 중에 중요하게 기억하고 상기하여야 할 경우 '주의' 표시와 함께 설명된다. 다양한 운동 방법의 변형들 역시 제공된다.

운동

하체 플라이오메트릭 운동

두발 모아뛰기(Two-foot ankle hop["POGO"])

강도: 저강도

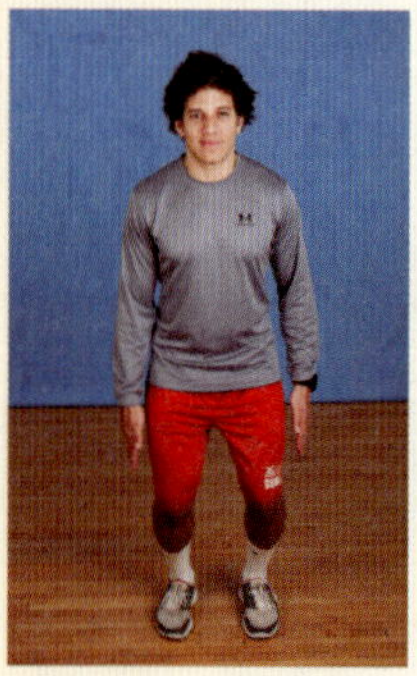

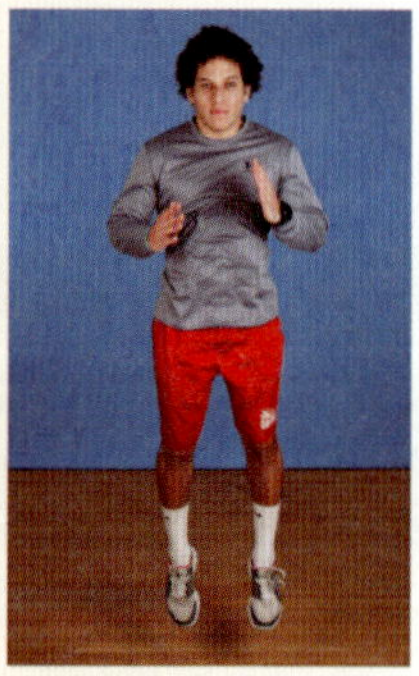

■그림 14.1

- 양발을 어깨 너비로, 양 팔은 옆으로 가지런히 둔 상태에서 시작한다.
- 반동동작 후에, 위로 점프를 하고(양 팔의 움직임과 함께), 착지와 동시에 순간적으로 다시 한 번 위로 점프한다. 이 운동은 발바닥 굴근에 상당한 부하가 가해진다(■그림 14.1).

복습 문제

1 "스피드 플레이"로 알려져 AT의 형태는?
- 가. 인터벌 트레이닝
- 나. 파트렉 트레이닝
- 다. 반복 트레이닝
- 라. 언덕 트레이닝

2. 지구력 트레이닝은 어떤 트레이닝 목표를 증가시키기 위한 인가?
- 가. $\dot{V}O_{2max}$

6. 7 mph에서의 달리기 때 발생하는 에너지 소비의 MET 값은
- 가. 9
- 나. 10
- 다. 11.5
- 라. 14

7. 물속에서의 유산소 운동은 일반적으로 찬 물 온도가 심박출 을 증가시키기 때문에 지상에서의 활동에 비해 HR을 더 높 증가 시킨다. O / X

각 장의 마지막 부분 에서는 객관식 문제와 참/거짓(true/false) 문제를 통하여 학생들에게 배운 지식을 적용하고 그 지식을 평가할 수 있는 기회를 제공하는 복습 문제를 제시한다.

요점 정리

- ✔ RT를 위해 여러 가지 다양한 방식들이 사용된다. 프리 웨이트와 머신은 그것들이 더 많은 운동 선택을 가능케 하고, 쉽게 수량화 할 수 있기 때문에 추천되어 왔다.
- ✔ 체중, 손으로 조작하거나 파트너 저항, 외부 환경은 RT를 위해 이용될 수 있다. 이것들은 자유로우며, 각자의 예산과는 상관없이 독립적으로 사용될 수 있다.
- ✔ 프리 웨이트와 머신은 각각 장점과 단점을 갖는다. ACSM은 RT 프로그램에서 이 둘 모두를 포함시킬 것을 추천했다.

요점 정리는 각 장에서 다루어진 중요한 개념들의 항목을 제공한다.

년 뉴욕 Madison Square Garden에서 처음으로 보디빌딩 대회("physical culture")가 개최되었다. 그러나 보디

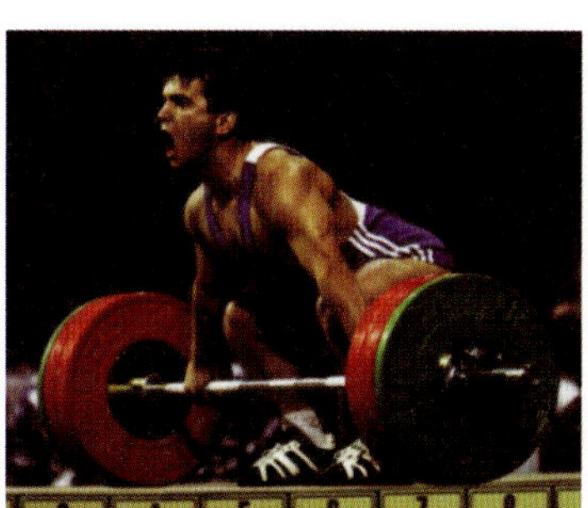

■그림 1.7 Naim Suleymanoglu

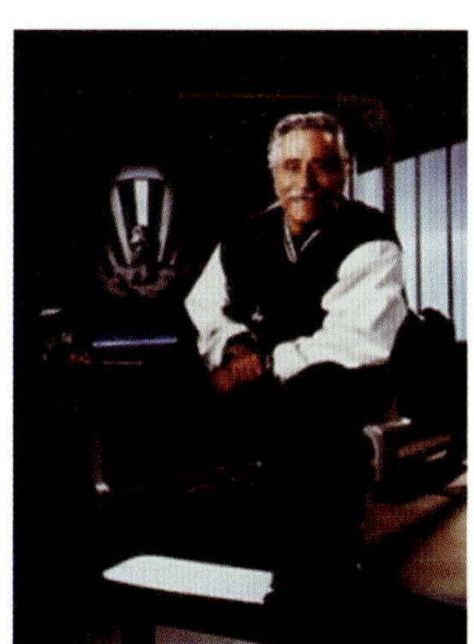

■그림 1.8 Joe Weider

해상도가 좋은 칼러 사진과 삽화가 본문을 통해 시각적이고 흥미를 주는 방법으로 제공되고 그리고 시각적인 학습방법을 선호하는 학습자에게 도움을 준다.

감수자

Brent Alvar, PhD
Chandler, Arizona

Brent A. Alvar, PhD, CSCS*D, FNSCA
Faculty-Sport Performance Director
Exercise Science
Chandler Gilbert Community College
Chandler, Arizona

Ken Anderson, MPE
Coordinator, Bachelor of Physical Education & Coaching
Department of Sport Science
Douglas College
New Westminster, British Columbia, Canada

Scott W. Arnett, PhD, CSCS,*D
Assistant Professor
Kinesiology, Recreation, and Sport
Western Kentucky University
Bowling Green, Kentucky

Ron Cox, PhD
Department of Physical Education, Health & Sport
Miami University
Oxford, Ohio

Eric Dugan, PhD
Boise State University
Boise, Idaho

Michael Hartman, PhD, CSCS*D
Professor of Exercise Science
Department of Kinesiology
Texas Wesleyan University
Fort Worth, Texas

Robert Hess, MS, ATC, STS
Associate Professor of Health
Wellness Department
Community College of Baltimore County Catonsville
Baltimore, Maryland

Gary Hunter, PhD, FACSM
Department of HPER
University of Alabama-Birmingham
School of Education
Birmingham, Alabama

Alexander Koch, PhD
Truman State University
Kirksville, Missouri

William Kraemer, PhD, FACSM
Department of Kinesiology
Human Performance Lab
The University of Connecticut
Storrs, Connecticut

G. Barry Legh, MSPE, DipEd
Senior Instructor
School of Human Kinetics
University of British Columbia
Vancouver, British Columbia, Canada

Jerry Mayhew, PhD
HES Division
Truman State University
Kirksville, Missouri

Robert Ryan, MA, ATC, CSCS
Director, Athletic Training Education Program
Department of Kinesiology
Mesa State College
Grand Junction, Colorado

Brian K. Schilling, PhD, CSCS
Associate Professor
Exercise Neuromechanics Laboratory Director, Institutional Review Board Chair
Department of Health and Sport Sciences
University of Memphis
Memphis, Tennessee

David Tomchuk, MS, ATC, LAT, CSCS
Clinical Education Coordinator/Assistant Professor
Missouri Valley College
School of Nursing & Health Sciences
Marshall, Missouri

N. Travis Triplett, PhD
HLES Department
Appalachian State University
Boone, North Carolina

Heather E. Webb, PhD, ATC, LAT
Assistant Professor
Department of Kinesiology
Mississippi State University
Starkville, Mississippi

감사의 글

나는 이 책을 쓸 수 있도록 기회를 준 American College of Sports Medicine과 이 책을 완성할 수 있도록 도움을 준 D. Mark Robertson에게 감사의 말을 전합니다. 자료 수집 편집자 Emily Lupash의 식견과 방향, 편집에 관한 도움과 지도를 해준 담당 책임자 Andrea, 사진 촬영을 해준 Klingler와 Mark Lozier 등 모든 Lippincott Williams & Wilkins 직원여러분의 이 책에 대한 헌신과 도움에 특별히 감사를 드립니다. 이 책에 관한 중요한 의견을 준 나의 친구 William Kraemer 박사와 Jay Hoffman 박사, Avery Faigenbaum 박사, Jie Kang 박사에게도 감사의 말씀을 전합니다. 원고 작성 중에 도움을 준 Lisa Curtin과 이 책에 묘사된 여러 운동의 실례를 들어주는데 도움을 준 Jaclyn Levowsky, Christina Rzeszutko, Jaishon Scott, Nicholas Gambino, Ryan Ross, Cameron Richardson, Joseph Rosenberg, Kaven Latham에게도 감사의 말씀을 전하고 싶습니다.

목차

Contents

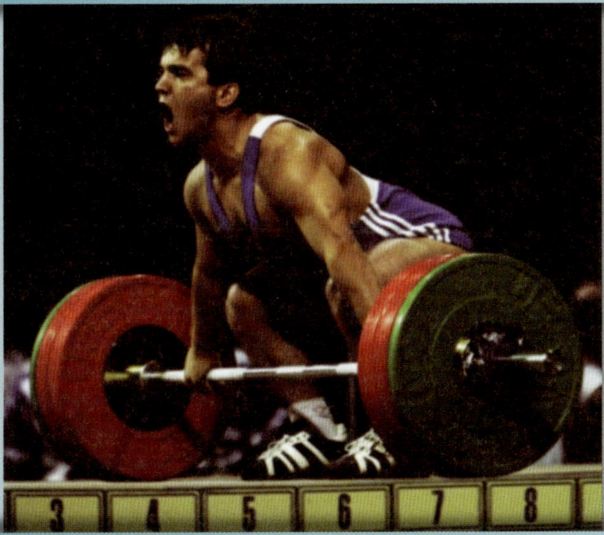

PART 1

기초

CHAPTER **1**

근력 훈련과 컨디셔닝의 소개

권영섭

학습목표

이 장을 학습한 후에 아래의 사항을 이해할 수 있다.

- 기본적인 근력과 컨디셔닝에 관한 용어를 정의한다.
- 근력 훈련과 컨디셔닝의 기원에서부터 현 세대까지의 간략한 역사를 이해한다.
- 저항 훈련과 관련된 일반적인 목적에 대해 설명한다.
- 근력 훈련과 컨디셔닝의 이점을 설명한다.
- 건강 및 기능과 관련된 체력의 요소를 설명한다.
- 경쟁, 경기적인 형태로서의 저항 훈련에 대해 설명한다.
- 직업으로써 근력과 컨디셔닝에 관한 용어, 준비, 능력, 그리고 역할과 책임에 대해 논의한다.

근력 훈련과 컨디셔닝이란?

근력 훈련과 컨디셔닝(strength training and conditioning: 이하 S&C)은 여러 가지 형태의 운동들이 적용된 용어이다. 핵심적으로 이뤄지거나 다른 운동들의 형태로써 제공되는 **저항 훈련(resistance training: RT)**를 통한 근력 훈련은 운동선수들의 필요에 따라 구성된다. 예를 들어, 근력과 파워가 필요한 운동선수들 S&C 프로그램은 **중량 훈련(weight training)**을 비롯하여 **플라이오메트릭(plyometrics)**, **전력질주(sprint)/민첩성 훈련(agility training)**, **유연성 운동(flexibility** exercises) 그리고 **유산소성 훈련(aerobic training)**을 포함한다(힘든 연습과 경기를 포함). 반면 일반적인 체력을 위한 개인 훈련 프로그램은 유연성과 심폐기능 훈련을 포함한 중량 훈련이 포함된다. 다양한 훈련형태는 건강과 기능에 관련된 근체력의 요소를 증가시킨다. 따라서 전체 컨디셔닝의 최적화를 위해서 다양한 형태의 훈련들의 통합화가 매우 중요하다.

매우 높은 수준의 S&C 프로그램의 중요성이 크게 강조되지는 않는다. 운동선수에 관한 관점으로 보면 운동기능 및 기술의 향상은 중요하지만 어느 정도 수준까지만 향상이 가능하다. 건강 그리고 기능과 관련된 체력요소는 운동선수의 자질을 평가하는데 자주 사용된다. 엘리트 운동선수는 그보다 운동기능이 낮은 그룹의 운동선수들보다 근력, 파워, 스피드 그리고 점프 등에서 더 나은 능력을 갖고 있다. 미국 미식축구 리그(National Football League: NFL)의 드래프트(지명)된 선수와 드래프트되지 못한 선수에 관한 최근 연구에서는 드래프트된 선수들이 40야드 전력질주, pro-agility shuttle 시간, 그리고 3-cone drill 시간이 드래프트되지 못한 선수들보다 빨랐다. Garstecki 등의 미국 대학 운동선수 연합(NCAA)의 Division I과 Division II 선수들의 비교 연구에서는 Division I 선수들이 Division II 선수들과 비교하여 벤치프레스, 스쿼트, 파워클린의 한번 들 수 있는 최대 중량(one-repetition maximum: 1RM)이 더 높았고, 제지방량, 체지방률이 더 좋았으며, 40야드 전력질주 시간이 더 빨랐다. 또한 Fleisig 등은 고등학생, 대학생, 그리고 프로 야구 투수를 비교하였고 프로선수가 덜 숙련된 선수와 비교하였을 때 근력이 더 강하고 어깨와 팔꿈치 관절의 던지는 속도가 더 빨랐다. 따라서 운동선수의 수준과 신체 컨디셔닝의 여러 요소에는 상관관계가 존재한다고 할 수 있다.

사례 연구 1.1

NCAA Divsion I 3학년 운동선수인 테리(Linebacker, 라인맨 바로 뒤에서 수비하는 선수)는 오프시즌 S&C 프로그램에 참가하였다. 과거에도 중량 훈련을 하였지만, 테리는 이전까지 선발 명단(depth chart)에서 세 번째이었기 때문에 중량 훈련을 강도 있게 하지 않았다. 하지만 3학년이 되어서 선발명단 첫 번째에 오르고 싶어 참가하게 되었다. 테리와 파트너는 주마다 4일의 중량 훈련과 1~2일의 플라이오메트릭 훈련을 심도 있게 실시한 후 팀의 프리시즌 테스트를 실시하였다. 테리의 1RM 벤치프레스는 113~134kg으로, 스쿼트는 143~181 kg, 파워클린은 93~118kg으로, 수직 점프는 64~71cm 그리고 37m 전력질주 시간은 4.92초에서 4.81초로 단축되었다. 프리시즌 기간 동안 테리는 경기장 상황에서도 그의 능력이 향상되기를 바랐고 웨이트 훈련장에서 열심히 운동한 덕분에 테리는 그의 학교 미식축구 팀에서 첫 번째 선발 명단에 들 수 있었다.

생각해볼 문제: 당신은 시즌 후 훈련 프로그램이 테리의 성공에 얼마나 영향을 주었다고 생각하는가?

근력 훈련과 컨디셔닝의 간략한 역사

간략한 S&C의 역사에 대한 이해는 관련된 모든 전문가들에게 중요하다. 역사적인 인물, 시대, 사건 그리고 실행한 훈련들은 이 S&C 분야를 이해하는데 매우 중요하다. 사실, 최근 들어 중요한 훈련 개념이라고 생각되는 것들은 새로운 것이 아니고 이미 과거에 실시되었고, 관심을 잃어 버렸다가 다시 재조명 받고 있는 것들이다. 과거에 대한 공부는 미래의 S&C 경향을 준비하는데 매우 중요하다고 할 수 있다. 그뿐 아니라 S&C의 역사의 한 면을 연구하는 것은 매우 매력적인 분야이다.

기원

근력의 저항 훈련 형태의 증거는 수천 년 전 고대로 거슬러 올라간다. 기원전 2,500년경 고대 이집트 왕의 무덤의 벽에 다양한 형태의 근력 겨루기를 묘사한 예술 작품들이 전시되었다. 기원전 1,800년경 아일랜드에서는 폭발적인 근력과 파워를 겨루는 중량 던지기 경기가 열렸었다. 이는 당시 전쟁이 빈번하여 강한 군대가 필요하였기 때문이다. 기원전 1,122년에서 255년경 중국에서는 근력평가가 군사 양성 목적으로 사용되었다.

아마도 가장 유명한 것은 기원전 6세기경 고대 그리스일 것이다. 고대 그리스인들은 체육과 스포츠에서 그들의 탁월하므로 잘 알려져 있다. 아테네가 체육의 미적인 면을 중요시 여기는데 반하여 스파르타의 주 목적은 힘이 세고 강한 군사를 갖는 것이었다. 그렇기에 남성과 여성 모두 신체적으로 건강한 상태를 유지하도록 요구받았었다. 남자 어린이들은 6~7세경에 군사 학교에 보내져서 체조, 달리기, 점프, 투창, 원반던지기, 수영 그리고 사냥 등을 엄격하게 교육받았다. 가장 잘 알려진 그리스의 장사는 Crotona의 Milo였다. Milo는 레슬링에서 5회, 그리고 근력 겨루기에서 22회에 걸쳐 우승하였다. 그는 중량 훈련과정에 점진적인 과부하 원칙을 최초로 사용한 인물로 인정받고 있다. Milo는 어린 송아지가 4살짜리 큰 암소로 완전히 성장할 때까지 어깨에 메고 올림피아의 경기장(200m)에서 매일 운동하였다. 추가적으로 고대 그리스인들은 매우 무거운 돌을 들어 올리는 것으로 유명하였다. 사실, 보디빌딩 대회의 모체가 되는 대회 중의 하나가 스파르타에서 열린 것으로 간주된다. 스파르타의 남자들은 그들의 체격에 의해 평가되고 만일 적절하게 향상을 이루지 못하였을 때는 처벌되었다. 근력 훈련은 로마 제국의 군대를 위한 군사 훈련의 형태로 계속 유지되었으나 로마 제국의 멸망 이후, 종교적인 신체 훈련의 반대에 의해 이후 1,000년 동안 향상을 보이지 못했다.

과학과 의학과의 결합기원

초기 시대로부터 과학과 의학 집단은 근력과 근발달에 관심이 있었다. 그리스의 유명한 의사 *Galen*(서기 129~199년)은 중량 훈련을 처방한 첫 번째 의사로서 간주된다. 그는 검투사를 위해서 많은 시간 일을 했었는데 손에 쥘 수 있는 중량을 검투사들이 사용하도록 하였다. 근력 훈련의 발달에 과학계로부터의 큰 진척은 르네상스 시대에서였다. 프랑스의 유명한 작가 *Michel de Montaigne*는 그의 아버지에게 쓴 편지에 근력 훈련의 이점을 인용하여 서술하였다고 한다. 독일의 교육자 *Joachim Camerarius*(1544년경)는 중량 훈련과 훈련이 어떻게 건강과 운동수행을 향상시키는지에 대하여 집필하였다. 또한 인체해부학의 진보에 의해 인체(그리고 저항 훈련에 대한 적응)에 대한 이해도가 높아졌다. 획기적인 교과서 *Andreas Vesalius*(1514~1564)의 *De Humani Corporis Fabrica* 와 *Bernard Siegfrie Albinus*(1697~1770)의 여러 저서는 근골격계를 매우 중요시 다루었고 인체해부학의 이해와 신체운동에 대한 적응의 이해를 높이는데 기여하였다.

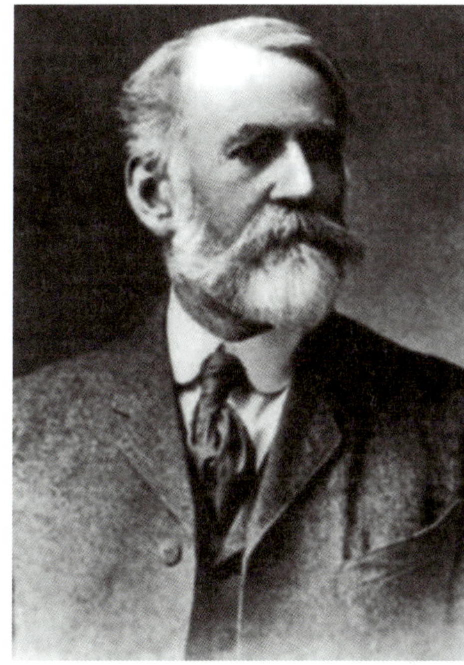

■그림 1.1 Dudley Sargent

19세기

1800년대에 들어와 S&C는 많은 인기를 얻게 되고 체육도 큰 진전을 보였다. 국가주의적인 경향의 체육학자(독일과 스웨덴)들에게 교육을 받은 학생들은 그들의 사상과 철학을 미국으로 가져왔다. 이 철학은 여러 미국의 교육학자들에 의해 적용되고 수정되었다. 당시 프로그램들은 매우 엄격하고 대부분 체조적인(gymnastics) 운동으로 구성되기도 하였고 또 다르게 수정되어 맨손 저항 운동, 맨손 체조(calisthenics), 유연성 운동, 게임/스포츠, 무용 등을 포함하기도 하였다. 흥미롭게도, 로프, 메디신 볼(고대 그리스 시대부터 다양한 형태로 사용됨), 덤벨, 곤봉 등과 같은 저항 도구가 교육과정에 포함되었다. 당시 가장 영향력 있는 인물로는 *Dudley Sargent*(1849~1924)로서 하버드 대학 출신의 의사(■그림 1.1)였다. 그는 여러 운동기구를 발명하고 근력과 운동수행력을 평가하는 방법(사전트 수직 점프 테스트)을 개발하였다.

1800년대 중반에서 1900년대 초기 동안이 가장 S&C에 영향을 준 초기시기로 알려져 있고 이 시대는 역사(the strongmen)들의 시대로 알려져 있다. 근력을 이용한 묘기와 같은 수행은 근력과 체격을 향상할 수 있는 잠재적인 인식을 유도했다. 유럽과 북미에서 다양한 사람들이 상업적으로 그리고 유희를 위해 자신들의 근력을 홍보하였다. 흥미롭게도, 이러한 역사들이 많은 근력수행의 밝은 면을 가져왔지만, 반면 중량 훈련에 대한 통념이 생긴 것에 대한 책임도 있다. 이 전설적인 역사들에 대한 논의는 이번 장의 목적에서 다소 벗어나지만 여러 혁신적인 근력 운동가들을 살펴볼 필요는 있다. 하버드 대학 출신의 의사, *George Baker Windship*는 북미를 돌며 그의 근력 묘기를 수행하였는데 그 중 하나는 그가 명명한 the *Health Lift*(가동범위가 제한된 데드 리프트의 형태)이다. 캐나다의 장사, *Louis Cyr*(1863~1912)(■그림 1.2)는 당시에는 흔하지 않은 큰 체격(약 135kg)에 엄청난 근력을 소유하였었는데 1,967kg의 백 리프트(역자 주: 등에 중량[주로 사람]을 올린 판자를 데고 몸을 일으켜 중량을 드는 것)와 당시 유명했던 말을 당기는 묘기를 할 수 있었다. 그러나 중량 훈련을 반대하는 단체는 Louis Cyr가 중량 훈련은 지나치게 인체를 크게 만들고, 느리게 하며, 근육을 경직되게 한다고 언급하였음을 지적하였다. *Louis Uni*(1862~1928)는 아폴론 신이라고 불렸으며 프랑스 서커스의 단원이었다. 그는 놀라

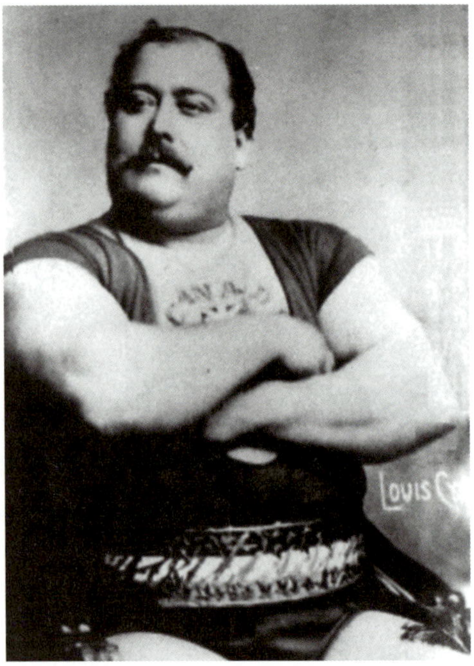

■그림 1.2 Louis Cyr

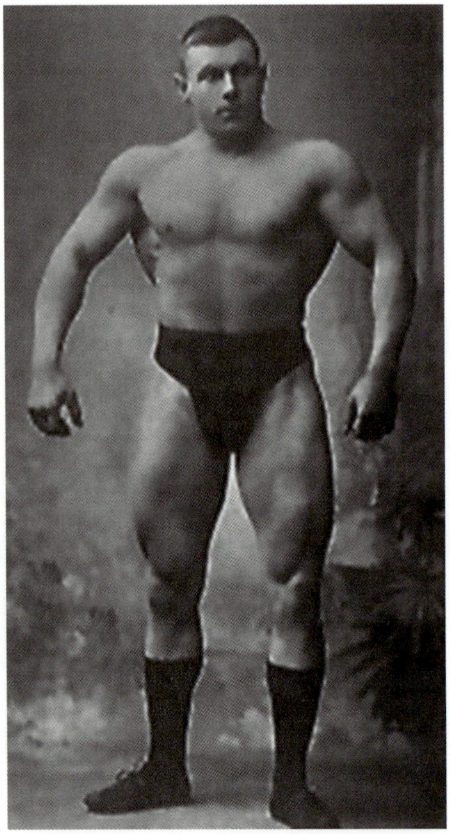

■그림 1.3 George Hackenschmidt

운 근력(80~90kg의 한 손 스내치, 20kg 중량으로 저글링)과 오늘날 훈련에서도 쓰이는 것과 유사한 두꺼운 바로 훈련한 것으로 알려져 있다. *Ludwig Durlacher*(1844~1924)는 놀라운 근력의 소유자로 Attila 교수로도 알려져 있으며 로만 체어(Roman Chair)와 같은 훈련 장비들을 발명, 개조하였다. 아마도 그의 S&C분야의 최대 공헌은 다른 역사들을 교육한 것이다. 러시아의 사자라고 불렸던 *Gerge Hackenschmidt*(1877~1968)는 레슬링 챔피언이었으며 핵 스쿼트(Hack Squat) 기구를 발명한 것으로 알려진 장사이다. *Henry "Milo" Steinborn*(1894~1989)은 현재와 같은 바벨의 원형(끝부분이 원형으로 된)을 만든 명성 있는 레슬러였으며 역사였다. *Sigmund Klein*(1902~1987)은 독일에서 미국으로 이주하여 놀라운 근력과 아름다운 체형 그리고 저항 훈련에 관한 기사, 글들을 쓴 것으로 알려져 있다. *Thomas Inch*(1881~1963)는 영국의 소년장사로 알려져 있었으며 중량 78kg에 굵기가 7.8cm로 된 덤벨을 한 손으로 땅에서 머리 위까지 올리는 오직 한사람으로써 명성을 얻었다. 이것은 현세대에 Thomas Inch Replica Dumbbell이라는 명칭으로 알려져 있고 여러 근력운동 경쟁자들에게 훈련의 한 방법으로 쓰이고 있다. *Eugen Sandow*(1867~1925) (■그림 1.4)는 독일에서 태어나 영국으로 이주하여 근력에 관한 묘기를 공연하였다. 그러나 그는 그보다는 아름다운 체격으로 명성이 나 있었고 매년 시상되는 미스터 올림피아(세계적으로 최고 권위 있는 프로 보디빌딩 대회) 트로피에 그의 신체가 조각되어 있다.

20세기

1900년대 초기에서 중반까지는 중요한 변화의 시기였다. 저항 훈련과 관계된 통념과 오해는 고조되었고 역사들의 순회 공연 이외에도, 높은 수준의 근력을 달성한 이들은 이 분야의 시장을 형성하였다. 그들의 근력과 체격이 중량 훈련의 결과로 달성된 것이지만, 어떤 이들은 근육의 경직 없이 근력을 증가시킬 수 있는 대체 방법을 주장하면서 저

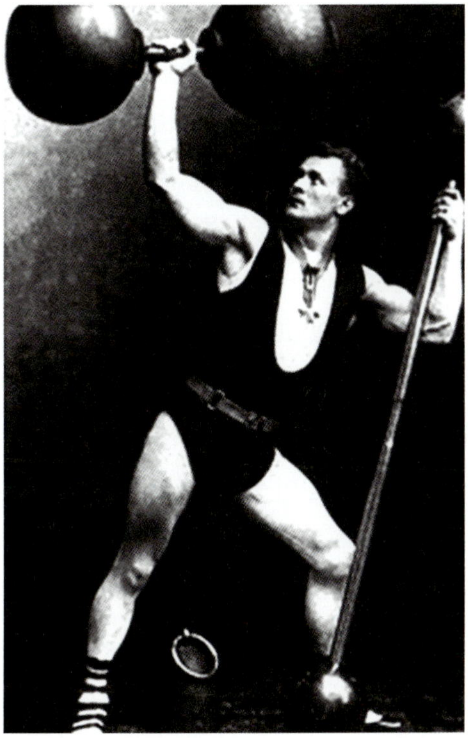

■그림 1.4 Eugen Sandow

항 훈련 장비들의 시장을 만들기 시작하였다. 이중 많은 이들이 저항 훈련의 대체적인 형태(케이블 기구, 등척성 기구 등)에 공헌을 하였지만, 가장 유명했던 이는 Angelo Siciliano이다. *Angelo Siciliano*(1892~1972)는 "44kg의 약골에서 시작하여 세상에서 가장 훌륭한 체격을 완성한 사람"으로 유명해졌다. 그의 광고의 특징은 남녀 누구라도 그의 운동 프로그램을 따르면 강하고 멋진 체격을 가질 수 있다는 것이다. 그의 훈련 철학은 동적 장력(Dynamic Tension) 이라고 알려졌는데 12가지의 저항 훈련(체중을 이용하고, 등축성 수축으로)으로 구성되어 있고 어느 곳에서든지 하루에 15분이면 할 수 있었다. 수백만의 사람들이 오늘날까지 그의 자료를 읽고 그의 훈련에 대한 여러 조언들을(1920년대에는 상상할 수 없었던 그의 천재적인 마케팅과 같은) 답습하고 있다.

이 시기는 초기 중량 훈련에 관한 잡지, 책, 그리고 교육과정들이 유명한 역사나 중량 전공자들에 의해 출판되는 때이다. 1899년 신체적 문화(Physical Culture; 이 용어는 당시에 운동을 통한 근육성장, 근력, 그리고 건강증진을 설명하는 일상적인 용어였다)라는 획기적인 잡지의 첫 호가 Bernarr McFadden에 의해 출판되었다. 비슷한 시기에 Hopton Hadley에 의해 *Health and Strength*가 창간되기도 했다. 1902년에는 Alan Calvet에 의해 *Strength Magazine*이 출판되었다. 이 잡지는 1930년대에 Hopton Hadley에 의해 *Strength and Health Magazine*으로 출

속설과 오해

저항 훈련은 훈련자의 근육을 경직시켜 느리게 만들고 결국 수행력을 감소시킬 것이다.

S&C의 역사 내내 통념과 오해가 생기고 현재까지 존재한다. 과학적인 증거가 존재하는데도 불구하고 아직까지 S&C에 대한 통념과 오해가 계속되고 있다는 것은 믿기 어렵다. S&C 전문가는 언제든지 이러한 통념이 사라지게 하는데 최선을 다해야 하는 것은 당연하다. 통념 중에 하나는 중량 훈련을 통해 근육경직이 발생한다는 것이다. 근육경직 현상은 가동성을 감소시켜 속도를 늦추고 결국 운동수행력을 감소시킨다는 것이다. 이 통념은 100년보다 더 오래 전 역사(Strongman) 시대에 나타났다. 저항 훈련의 실재는 모든 체력의 요소를 증가시키고 운동선수의 수행력 역시 증가시킨다. 예외가 있다면 운동선수가 항상 매우 느린 속도로 훈련하고 자신의 체중을 증가시키면 이론적으로 느려지는 것은 가능하다. 그러나 저항 훈련의 특이성은 운동선수가 중간에서 빠른 속도로 중량들기를 하면 스피드와 운동수행을 동시에 증가시킬 수 있다는 것을 설명해 준다. 저항 훈련을 하는 대부분의 근력, 파워에 관련된 운동선수들 중 소수만이 느려지는 현상을 보인다. 따라서 스피드와 운동수행을 늘리기 위해서 프로그램을 적절하게 구성하는 것은 필수이고 저항 훈련을이 올바르게 수행될 때 수행(역자 주: 기록 등)을 증가시킬 수 있을 것이다.

판되었는데 당시 매우 유명한 잡지였다. 오랫동안 널리 보급된 잡지인 Iron Man은 Peary와 Mabel Rader에 의해 1936년도부터 발행을 시작하였다. 유명한 중량 훈련에 관한 책과 교육과정이 이 시기에 출판되었는데 Eugen Sandow는 *Sandow's System of Physical Training*(1894)과 *Strength and How to Obtain It*(1897)을 출판하였고, George Hackenschmidit는 *The Way to Live in Health and Physical Fitness*(1908)를 출판하였고, Alan Calvert는 *Milo Barbell Cources*(1902)를 출판하였고, Arthur Saxon에 의해 *The Development of Muscle Power*(1906)와 *The Textbook of Weight-Lifting*(1910)이 출판되고, Earle Liederman은 *Muscle Building*(1924)과 *Secrets of Strength*(1925)을, Geroge Jowett은 *Muscle Building and Physical Culture*(1927)을 Mark Berry는 *Physical Training Simplified-The Complete Science of Muscular Development*(1930)를 그리고 Peary Rader는 *The Rader Master Bodybuilding and Weight Gaining System*(1946)을 출판하였다. 중량 훈련에 관한 서적은 이 시기부터 인기를 얻어 현재까지 이어져 오고 있다.

경쟁 행태로서의 중량들기 스포츠

중량들기가 경쟁적인 스포츠 형태로써는 1800년대 후반에 시작되었고 그 중 역도가 중심이 되었다. 첫 번째 역도 경기는 1891년에 열렸고 올림픽 게임에는 1896년에 종목으로 채택되었다. 초기에는 중량을 양손을 이용하는 것 이외에도 한 손만을 이용하여 머리 위로 중량을 올리는 종목이 있었고 체중 제한은 없었다. 그 뒤, 잠시 중단되었다가 역도는 다시 1904년 올림픽에서 실시되었다. 1920년도에 용상(snatch), 인상 동작 중 중량을 들어 올린 후 가슴 위에 있을 때 다리의 움직임 없이 상체의 힘으로 중량을 올리는 동작(clean and press), 그리고 인상(clean and jerk)이 경쟁 형태로 주어졌다. 1972년에는 clean and press가 판정의 어려움에 의해 제외되었다. 스포츠로써 올림픽 역도(또는 역도)는 전설적인 근력운동의 혁신가 Bob Hoffman(■그림 1.6)에 의해서 유명해졌다. *Bob Hoffman*(1898~1985)은 미국 역도의 아버지로 불리었다. 그는 세계적으로 유명한 York Lifting Club을 세웠다(Hoffman이 Milo Barbell Co.를 1935년에 구입하여 York Lifting Club을 세웠다). Hoffman은 그가 출판한 잡지와 저서, 영양 보조제 생산, 그리고 1950년 중반에 미

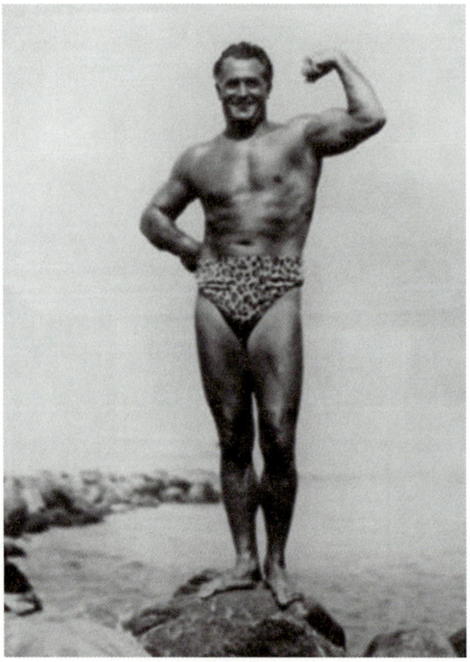

■그림 1.5 Charles Atlas

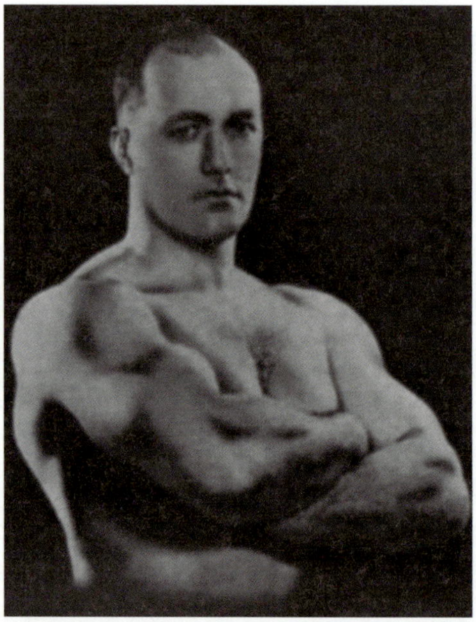

■그림 1.6 Bob Hoffman

국 역도 팀 창단에 도움을 준 공로로 찬사를 받았다. 그는 역도에 매우 열정이 있었던 것뿐 아니라, 다른 중량들기 스포츠에도 관심이 있었고 다른 종목의 운동선수들이 그들의 컨디셔닝 프로그램에 중량 훈련을 포함하는 것에 도움을 주는 주된 역할을 하였다. 1950년대 이후 구소련, 터키, 그리스, 중국이 스포츠로써 역도를 도입하였다. 이 기간 동안 주목할 만한 전설적인 역도선수들로는 Tommy Kono, Vasily Alexeev, Imre Foldi, Norbert Schemansky, Ken Patera, Naim Suleymanoglu(Pocket Hercules; ■그림 1.7), Paul Anderson과 Andrei Chermerkin 등을 들 수 있다. 중량들기에 관련된 스포츠 중에 역도로부터 발전, 전환된 것은 보디빌딩이었다. 체격, 외형을 발달시키기 위한 관심은 S&C 분야의 역사 전반에 걸쳐서이지만, 보디빌딩 경기는 1900년대 초기로 거슬러 올라간다. 첫 번째로 조직된 경기는 1901년 영국에서 Eugen Sandow에 의해서 개최되었다. 미국에서는 1903년 뉴욕 Madison Square Garden에서 처음으로 보디빌딩 대회("physical culture")가 개최되었다. 그러나 보디빌딩 대회만 열린 것은 아니었고 보디빌딩 대회에서 경쟁하기 위해 선수들은 먼저 역도경기를 해야 했다. 보디빌딩은 1930년대와 1940년대 사이에 Mr. America 타이틀을 놓고 경쟁한 우수한 선수들에 의해 인기를 얻게 되었는데, 당시 활동하였던 선수들로는 John Grimek, Clancy Ross, Steve Reeves 등이다. 그러나 무엇보다 Joe Weider와 Ben Weider 형제의 활동으로 1940년은 보디빌딩에 있어서 역사적으로 중요한 시기였다. Weider 형제는 보디빌더를 위하여 International Federation(당시 중량들기 스포츠를 중점으로 한 Amateur Athletic Union과 경쟁관계)을 만들었다. 보디빌딩에 있어 Joe Weider(■그림 1.8)는 전설적인 존재이고 현재 미국에서 보디빌딩이 왜 그렇게 유명한지에 대한 이유이다. 그가 이룬 보디빌딩에 대한 업적은 매우 컸다. 그는 Bob Hoffman과의 경쟁관계로 유명하였고 그리고 책, 출판물(*Your Physique*, *Muscle Power*, 후에 *Muscle and Fitness* 그리고 *Flex*), 훈련 용어와 방법의 명칭, 보디빌딩 훈련 프로그램 개발, 시합(Mr. Olympia과 Ms. Olympia)개최, 운동장비와 영양 보충제 개발 등 다양한 면에서 잘 알려져 있었다. 1934~1958년 동안 캘리포니아의 Santa Monica Muscle Beach는 스포츠, 레크리에이션, 보디빌딩의 장소로 유명하였으나 이 후 캘리포니아 Venice Beach가 보디빌딩의 중심지가 되었다. 1950년대 이후부터

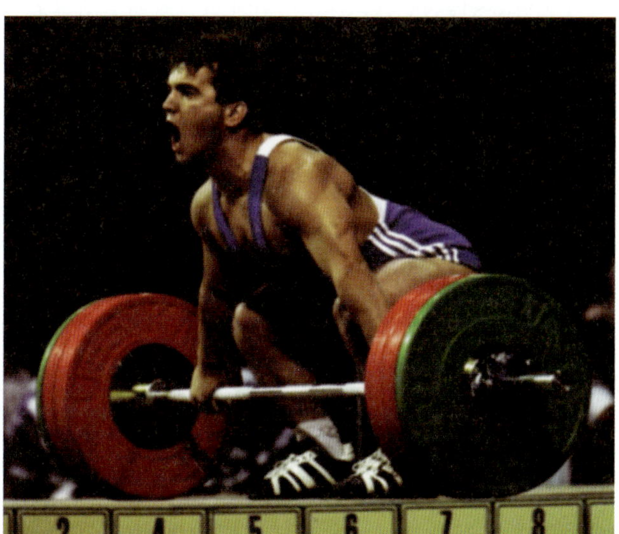

■그림 1.7 Naim Suleymanoglu

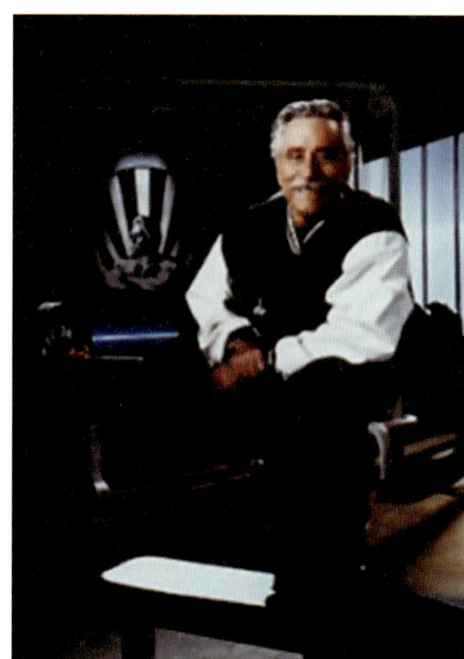

■그림 1.8 Joe Weider

주목받고 유명한 보디빌더로는 Jack LaLanne, Reg Park, Bill Pearl, Larry Scott, Arnold Schwarzenegger, Lou Ferrigno, Franco Colombu, Lee Haney, Rachel McLish, Cori Everson, Dorian Yates, Lenda Murray, Ronnie Coleman, Jay Cutler 등이 있다.

파워리프팅은 1950년대부터 시작되었다. 올림픽 역도 동작을 포함하지 않고 벤치프레스, 스쿼트, 데드리프트로 구성되었기 때문에 초기에는 이상한 중량들기 경쟁법이라고 여겨졌다. 비록 파워리프팅이 좋은 이미지가 결여되었다는 비판이 있었지만, 1960년대 초반 동안 스포츠로써 인기를 얻기 시작하였다. 그에 힘입어 초기 15년 동안 68개 이상의 기록이 경신되었다. 첫 번째 미국 챔피언십 대회는 펜실베이니아 York에서 개최되었다. 첫 번째 세계 챔피언십 대회는 1971년에 개최되었고, 미국 여자 챔피언십 대회는 1978년, 세계 여자 챔피언십 대회는 1980년도에 개최되었다. 1972년에 국제 파워리프팅 협회(회장: Bob Crist, 회계: Bob Hoffman)가 창설되고 그 이후 다른 조직들이 점차로 세워졌다. 1980년대에 주요 잡지였던 *Powerlifting USA*가 창간되고 파워리프터들은 중량들기에 도움을 주는 특별한 복장 예를 들어, 벤치프레스 셔츠, 스쿼트 suits와 Briefs(역자 주: Suits는 상체와 하체를 Briefs는 하체만을 지지해준다)등을 사용하는 것 등으로 주목받게 되었다. 이 기간 동안 미국은 국제 파워리프팅 대회를 주관했다. 주목받았던 파워 리프터들로는 Larry Pacifico, Vince Anello, Don Reinhoudt, Ed Coan, Dr. Fred Hatfield, Louis Simmons, Anthony Clark, Ted Arcidi, Tamara Grimwood-Rainwater, Becca Swanson 등이 있었다.

마지막 경쟁적인 중량들기 스포츠는 순수한 근력 경기(역자 주: Strongman 대회로 알려져 있다)이다. 근력 경기는 6~8개로 이루어져 있다. 현재의 근력 경기 형태는 1977년 세계 Strongest Man 경기와 더불어 시작되었는데, 이 경기는 매년 개최되는 다른 근력 경기들 중에서도 가장 유명한 경기이다. 근력 경기는 각기 다른 배경을 가진 운동선수들로 시작되었다. 예를 들어, 올림픽 역도선수, 보디빌더, 미식축구선수, 팔씨름 챔피언, 파워 리프터, 프로 레슬링 선수 등이 서로 겨루었다. 현대의 경기는 이종 운동선수들이 스포츠를 주도한다. 다양한 배경의 운동선수들이 이러한 이벤트에 목표하여 특이성 있게 훈련을 한다. 주목할 만한 선수로는 Bruce Wilhelm, Bill Kazmaier, Jon Pall Sigmarsson, Maguns ver Magnusson, Jouko Ahola, Magnus Samuelsson, Jill Mills, Mariusz Pudzianowski 등이 있다. 흥미롭게도 다른 분야의 운동선수들이 훈련에 포함됨으로써 근력 경기 선수의 훈련 프로그램이 유명해졌다.

중량들기가 포함되지 않는 스포츠는 중량 훈련을 일반적으로 포함하지 않는데 그것은 중량 훈련과 관계된 통념과 오해 때문이었다. 이러한 스포츠 가운데 1950년대에 육상 트랙 및 필드 종목 스포츠가 처음으로 중량 훈련을 포함하였다. 중량 훈련을 지지한 유명한 운동선수로는 올림픽 원반던지기에서 금메달을 획득한 *Al Oerter*이다. 당시 Bob Hoffman은 운동선수들에게 중량 훈련을 하도록 조장하고 권투선수들이 중량 훈련을 하도록 권유하였지만 이중 오직 몇몇만이 중량 훈련을 그들의 훈련에 포함시켰다. 미식축구가 1960년대와 1970년대에 길을 여는데 도움을 주었는데 1960년대 말에 처음으로 근력 코치를 채용하였다. 1970년대부터는 대부분의 근력과 파워 스포츠에 관계된 운동선수들이 중량 훈련을 시작하였다. 이러한 발전에 가장 중요했던 것은 National Strength and Conditioning 협회(NSCA)가 결성되었던 것이다. 이 협회는 중량운동을 널리 전파하는 것을 시작하고 중량 훈련의 통념과 오해를 없애는 것에 주된 역할을 했으며 이 훈련의 유익한 점을 과학적이고 실재적으로 보여주었다. 1980년대부터는 대부분의 운동선수들과 코치들이 중량 훈련을 어느 정도는 모든 스포츠에서 실시하고 추천하고 있다.

오늘날의 근력과 컨디셔닝

최근에 저항 훈련은 건강, 행복, 임상, 체력, 운동선수들의 수행능력을 향상시키는 것 등을 보여주고 있고 모든 사람들에게 추천되는 운동의 한 형태이다. 1970년대 이후부터 저항 훈련에 관한 매우 많은 연구들이 수행되었다(1940년대 중반에서 1960년대 기간 동안은 저항 훈련에 관한 연구는 그 수에 있어 미비하였다). 그로 인해 저항 훈련에 대한 인식전환과 개인들이 활동적으로 저항 훈련에 참여하는 큰 변화를 보이고 있다. 미국스포츠의학회(American College of Sports Medicine: ACSM)와 같은 주요 건강 관련 단체는 일반적인 운동 프로그램에 저항 훈련을 적용하여 저항 훈련이 유명해지도록 하는데 공헌을 하였다. ACSM이 1998년에 발표한 '건강한 성인의 심폐기능, 근력 그리고 유연성을 증가, 또는 유지하기 위한 운동의 질과 양의 추천' 이라는 운동에 관한 공식적인 입장을 발표하였고, 초기 운동강도는 모든 주요 근육그룹을 포함하여 8~10가지의 운동, 1세트의 8~12회의 반복수 그리고 노약자를 위해서는 10회에서 15회의 반복수를 추천하였다. 이 초기 프로그램은 이전에 저항 훈련을 받지 않은 개인이 근력을 초기 3, 4개월 동안 향상시키는 데에 효과가 있는 것을 보여주었다. ACSM은 2002년에는 이 추천들을 중급과 상급 형태의 프로그램으로 근비대, 근력, 파워, 근지구력 증가를 위해 모든 건강한 성인의 일반적인 건강과 체력 그리고 운동선수와 노인 인구까지 포함하였다. 이러한 지침은 2009년 증거에 기반을 둔 문서의 형태로 확장되었다. 저항 훈련은 과학적으로 증명되고 절대적으로 성인의 운동에 추천되는 형태로 되기까지 오랜 시간이 걸렸다.

오늘 날 S&C은 확장되고 있다. 거의 모든 운동선수들이 경기(시즌) 전, 중, 후 기간 동안 S&C프로그램을 실시한다. 최적의 수행을 위한 S&C의 중요성에 관한 매우 많은 증거와 더불어 S&C 코치가 중, 고등학교에서 프로팀까지 진출하였다. 모든 학교와 프로그램이 S&C 코치를 고용하는 것은 아니지만, 대부분 최소한 보조 코치가 S&C 부분을 담당하도록 하려고 한다. S&C의 인지도가 증가하면서 대학에서 S&C에 관련된 전공학생들에게 다양한 배경의 운동선수와 함께 일하며 경력을 쌓을 수 있는 이례적인 기회가 주어지고 있다.

개인들도 저항 훈련을 해야 하는가?

저항 훈련의 목적과 이점은 매우 많기에 개인들은 서로 다른 이유로 훈련을 한다. 저항 훈련과 관련된 목적과 ■ **표 1.1**은 저항 훈련의 이점과 기본 목표에 관해서 나열하고 있다. 많은 사람들이 레크리에이션으로 저항 훈련을 하는 이유는 근육의 크기, 근지구력 그리고 근력을 어느 정도로만 증가시키기 위해서인데 반면에 어떤 사람들 중에는 저항 훈련에 참여하는 이유가 근력, 파워, 근지구력, 근육의 크기를 증가시키기 위해서이다. 어떤 이들은 재활을 위해서 저항 훈련을 하기도 한다. **재활**(rehabilitation)은 손상이 발생하거나 질병 때문에 신체적인 제한이 생길 때 약해진 부분을 강화하기 위해 훈련을 하는 것을 말한다. 많은 사람들이 **부상예방 훈련**(prehabilitation)하는데, 이 훈련의 주요 목적은 손상 방지이다. 경쟁적인 근력, 파워 그리고 지구성 운동선수들은 그들의 수행능력을 증가시키기 위해 중량 훈련에 참가하고 중량들기 스포츠에 직접 참가하기도 한다. 시즌 중에는 운동선수들은 체력을 유지하기 위해 훈련에 참가한다. **유지 훈련**(Maintenance training)의 목표는 오프 시즌에 달성하고 적응한 것을 유지하여 시즌 중에 스포츠 특이 컨디셔닝, 연습 그리고 게임에 전환하는 것을 최대한 가능하게 하는 것이다. 많은 이들이 결체조직, 근육, 신경, 폐, 심장기능의 건강한 적응을 위해서 저항 훈련을 한다. 하나의 목표만을 갖고 훈련을 특이하게 할 필요는 없고 중량 훈련의 이점은 여러 가지 목표가 동시에 가능한데 이렇게 여러 가지 목표가 함께 가능할 수 있는 훈련을 **통합 훈련**이라고 한다.

저항 훈련의 이점

저항 훈련에 의한 건강과 운동수행상의 이점은 ■ **표 1.1**에 제시되어 있다. 몇몇의 연구에서 저항 훈련이 건강과 운동수행에 있어서 다양한 면을 향상시키는 것을 보여준다.

■ 표 1.1 저항 훈련의 이점

건강상 이점	운동수행상의 이점
↓ 질환에 대한 위험요인	↑ 근파워
↓ 체지방률	↑ 균형감과 조정력
↑ 동적, 등척성, 등속성 근력	↑ 스피드
↑ 근지구력	↑ 일상생활 수행능력
↑ 기초대사량	↑ 수직 점프능력
↓ 혈압	↑ 공 던지기 속도(구속)
↓ 혈중지질, LDL 콜레스테롤	↑ 발차기 속도
↓ 안정 시 심박수	↑ 달리기 효율
↓ 운동에 의한 심혈관계의 요구량	↑ 야구배트 스윙 속도
↑ 뼈의 무기질 밀도	↑ 테니스 서브 속도
↑ 당내성과 인슐린 감수성	↑ 레슬링 수행력 또는 성적
↓ 노화와 관련된 근위축(Sarcopenia)	↑ 자전거 파워 또는 수행력
↓ 대장암과 골다공증의 위험	
↑ 최대산소섭취량	
↑ 유연성	
↓ 허리통증의 위험과 증상	

전체적으로 이런 연구들은 운동선수, 일반적인 체력, 임상, 또는 특수한 인구, 어린이들을 대상으로 하였는데 저항 훈련은 안전하고 모든 개인들에게 효과적이라는 것을 보여주었다. 운동선수 수행의 최적화를 위해서 그리고 일상생활 활동을 증가시키려고 하는 개인들에게 있어 이러한 연구 결과들은 매우 중요하다.

SIDEBAR 저항 훈련과 관련된 목표

- 일반적인 체력과 레크리에이션
- 근력 훈련
- 파워 훈련
- 근지구력 훈련
- 근비대
- 재활과 부상예방 훈련
- 경쟁적인 중량들기 스포츠(보디빌딩, 근력운동선수, 파워리프팅, 역도)
- 운동선수
- 유지 훈련
- 생리학적인 적응
- 통합 훈련

체력의 요소

건강 관련 체력요소

근력과 컨디셔닝 프로그램은 체력(fitness)의 다각적인 면에 목표를 두고 있다. 체력의 요소는 건강 관련 체력요소와 기능 관련 체력요소로 분류될 수 있다. **건강관련 체력요소(Health-related fitness components)**는 건강, 웰니스, 개인의 삶의 질을 향상시키는 것에 초점이 맞추어져 있고 이 요소들의 향상은 신체적인 수행력을 증가시킬 수 있다. 건강 관련 체력요소로는 근력, 근지구력, 심폐지구력, 유연성, 신체조성이 있다.

근력

근력(muscular strength)은 정해진 특정 수축 속도에서 정해진 움직임 동안에 유발할 수 있는 최대 양의 힘으로 정의할 수 있다(11). 동적인 근육 움직임에서는 주어진 운동에 대한 1RM(한 번 들어올릴 수 있는 최대한의 중량)을 측정함으로써 근력을 평가할 수 있다. 다른 방법으로는 최대하 근력수행을 통해 예측할 수 있다. 최대로 동원된 힘은 절대적 근력으로 정의하고 주어진 운동에 개인의 최고 신체적 능력을 보여준다. 최대 근력이 체중이나 제지방 체중(지방을 제외한 질량 예를 들어 근육, 뼈, 수분 등)으로 상대적으로 표현될 수 있고 이것을 상대적인 근력이라고 한다. 상대적인 근력은 체급 경기를 하는 운동선수들에게 매우 중요한데 상대적인 근력의 비율이 높은 선수가 유리하기 때문이다.

높은 수준의 **근력 대 체중의 비율(Strength-to-mass ratio)**은 유의한 체중 증가 없이도 높은 수준의 힘을 생성할 수 있도록 해준다. 상대 근력은 체중이 다른 운동선수들 간에 중량들기 수행의 비교가 가능하도록 해준다. 예를 들어 체급이 없는 경기 시 가장 우수한 선수를 경기에서 평가할 때 들어 올린 중량을 각 운동선수들의 체중(또는 제지방)으로 나누어 이 비율을 이용하여 서로를 비교(체중 조정, mass scaling)할 수 있다. 그러나 간단히 이 계산 방법을 사용하는 것은 체중이 가벼운 운동선수들에게 지나치게 유리할 수 있다. 예를 들어, 체중이 75kg인 운동선수가 130kg의 벤치 프레스 중량을 들었다면 1.73(130/75)의 값을 갖는 반면에 체중이 111kg인 운동선수는 체중이 75kg인 운동선수를 앞서기 위해서는 최소한 193kg의 중량을 들어야 한다. 이런 면을 수정하기 위해서 여러 가지의 방법들이 제안되었는데 상대측정 조정법(allometric scaling)이나 신장을 조정 변인으로 하여 계산하는 방법들이다. 상대측정 조정법은 형태학적 유사성(geometric similarity)을 계산에 염두에 둘 때 쓰는 2/3 방법을 이론으로 하여 계산한다. 형태학적 유사성은 근력측정(이차원)과 체중(3차원)은 다음과 같은 함수 관계를 유도한다: 근력 × (체중$^{2/3}$)$^{-1}$. 비록 상대측정 조정법은 체중 조정법보다 현실적이라 하더라도 중간 체격의 운동선수에게 유리하다.

중량들기 경기에는 Wilks와 Sinclair 공식들이 사용된다. Wilks 공식(Robert Wilks에 의해 개발)은 파워리프팅 경기에서 계산식으로 사용되는데, 일반적으로 체중에 기초한 조정표(남성과 여성 구별)를 이용하여 조정 비율을 구하여 들어 올린 중량에 곱하여 체격 조건을 조정한다. 예를 들어, 첫 번째 운동선수의 체중이 80.5kg이면 조정 비율은 0.68이고 두 번째 운동선수의 체중이 124kg이면 조정 비율이 0.57이다. 첫 번째 운동선수가 200kg(0.68 × 200kg = 136kg)을 들어 올렸고 두 번째 운동선수가 230kg(0.57 × 230kg = 131kg)을 들었다면 첫 번째 운동선수가 더 높은 순위가 된다. Sinclair 공식은 다항식으로 매 4년(각 체중 체급에서 통합 세계 기록을 산정하기 위해) 마다 계수가 갱신되고 주로 국제 역도 경기에서 사용된다. 다음의 계수가 2012년 이후로 사용된다. 운동선수의 체중이 173.96kg(남성) 그리고 125.44kg(여성)보다 높다면 Sinclair계수는 1이 된다. 다른 모든 운동선수의 Sinclair계수는 다음과 같다. Sincliar 계수 = 10^{AX^2}, 여기서 $X = \log_{10}(x \cdot b^{-1})$로 x= 운동선수의

속설과 오해

저항 훈련은 운동선수에게만 중요하고 비 운동선수에게는 그 이점이 적다.

저항 훈련은 운동선수의 훈련에 매우 중요한 것은 당연하고 비 운동선수에게도 이점이 매우 많다. **표 1.1**은 건강증진 적응에 관한 많은 항목을 보여주는데 예를 들어, 혈압과 혈중 지질을 낮추고 당분 내성과 인슐린 감수성을 향상시키고 심박수를 감소시키는 등이다. 이러한 적응은 건강과 관련된 신체 적성과 수행(또는 기술) 관련 체력의 향상과 더불어 얻어지는 것이다. 건강증진은 모든 개인에게 이익이 있고 특별히 저항 훈련에 관계된 건강증진은 ACSM의 모든 성인에게 저항 훈련을 추천하는 지침서의 기본이 된다. 수행(또는 기술) 관련 신체 적성의 향상은 모든 개인이 일상생활활동을 더 효과적으로 수행할 수 있도록 돕는다. 균형성과 조정력의 향상은 낙상의 위험을 감소시키고 노화의 진행을 막는 등 매우 중요시된다. 따라서 운동선수뿐 아니라 모든 사람들은 저항 훈련에서 이점을 얻을 수 있다.

체중 그리고 b = 173.96kg(남성) 또는 125.44kg(여성), A = 0.784780654(남성) 또는 1.056683941(여성)을 말한다. 이 계수는 역도선수의 기록 총합에 곱하여 Sinclair 총합을 구한다. 예를 들어 62kg의 남성 운동선수라면 Sinclair 계수는 약 1.44이다 이 운동선수가 280kg이 총합이라면 Sinclair 총합은 403.2kg(280kg × 1.44)이다.

근력은 근육의 움직임(단축성, 신장성, 등척성), 수축 속도, 근육 그룹과 길이, 관절각, 그리고 근, 신경, 대사, 호르몬, 뼈대에 관계된 생리적인, 생체역학적 변인과 같은 다차원적이고 여러 요소와 관련이 있다. 인간은 성장과 더불어 근력 역시 발달해야 하는데 이것은 건강과 수행에 매우 중요하다.

근지구력

근지구력(muscular endurance)은 운동수행을 계속할 수 있고 운동피로를 견뎌 내는 능력이다. 근수축의 강도가 중요한 역할을 한다. 최대하 근지구력은 낮은 강도의 근수축을 정해진 시간의 기간 동안 지속하는 능력으로 규정된다. 고강도(또는 근력) 지구력은 고강도의 근수축을 지속할 수 있는 능력이다. 예를 들어 반복되는 전력질주를 비슷한 시간 안에 반복하는 능력 또는 세트 간의 휴식시간과 더불어 다중 세트의 저항운동의 반복수를 수행하는 등이다. 국부(local) 근지구력이라는 용어도 자주 쓰이는데 운동을 지속하는 능력이라고 정의된다. 여기서 국부라는 용어는 운동에 동원되는 근 그룹을 지칭하는 것이다. 종합하여 우수한 근지구력을 갖고 있는 것은 올바른 자세, 건강, 부상 예방 등에 중요하고 스포츠 수행을 적정화하는데 중요하다.

사례 연구 1.2

운동선수에 있어서 높은 근력 대 체중의 비율의 이점

생각해볼 문제: 어떠한 형태의 운동선수가 근력 대 체중의 비율이 높을 때 이익이 있을까? 그리고 그 이유는 무엇인가?

심혈관계 지구력

심혈관계 지구력(cardiovascular endurance; 또는 심폐 지구력)은 중강도 또는 고강도의 유산소성 운동을 지속할 수 있는 능력이다. 심혈관계 지구력은 폐, 심장, 순환계와 뼈대근이 산소를 추출하는 능력과 높은 관계가 있고 따라서 수행을 지속할 수 있게 해준다. 가장 중요한 심혈관계 지구력 또는 유산소성 능력의 측정은 최대산소섭취량 또는 $\dot{V}O_{2max}$이다. 보통보다 높은 $\dot{V}O_{2max}$는 지구성 운동선수의 운동수행에 매우 중요한 요소이고 좋은 유산소성 능력(39세 이하의 남성의 경우 44mL · kg^{-1} · min^{-1} 이상, 여성의 겨우 37mL · kg^{-1} · min^{-1} 이상)을 소유하였다면 무산소성 운동으로부터 회복할 수 있는 능력을 향상할 수 있다. 심혈관계 지구력은 건강에 필수이고 질환의 위험요인을 감소시키며 자아상, 인지기능, 스트레스 관리를 향상시킨다.

유연성

유연성(flexibility)은 관절이 동작의 범위 내에서 자유롭게 움직일 수 있는 능력으로 정의된다. 관절의 유연성이 증가하면 손상의 위험을 낮출 수 있고 근육의 균형과 기능을 향상시키고, 수행력을 증가시키고, 자세를 향상시키며, 허리통증의 위험을 감소시킨다. 유연성을 증가시킬 수 있는 가장 중요한 방법은 최대 관절가동범위(ROM)에서 운동을 수행하면서 적절한 스트레칭 프로그램을 근육이 완전히 워밍업 된 운동 프로그램의 마지막 부분에 실시하는 것이다.

신체조성

신체조성(body composition)은 신체의 지방과 제지방양의 비율을 말한다. 제지방양은 뼈대, 근육, 물, 그리고 다른 지방이 없는 조직들로 구성된다. 건강한 신체조성은 지방 요소를 최소화하고 제지방요소를 유지하거나 증가시키는 것이다. 과도한 양의 체지방을 가진 개인은 비만이나 과체중으로 고려되고 질환이나 신체가 쇠약해질 수 있는 위험요인을 가진 상태로 본다. 신체조성을 향상할 수 있는 가장 효과적인 방법은 적절히 음식을 섭취하고(포화지방과 단순당의 섭취 낮추기, 중정도의 단백질 섭취, 적절한 전체 칼로리 섭취 등) 운동을 규칙적으로 하는 것이다. 근력 훈련이나 다른 형태의 무산소성 훈련은 제지방량(근육과 뼈의 구성요소)을 증가시키고 지방량을 감소시켜 신체조성을 향상하는데 효과적이다. 조직의 성장을 일반적으로 **비대**(hypertrophy)라고 하고 특별히 근육의 성장은 근비대라고 한다. 유산소성 훈련은 지방량을 감소시키는데 중요하지만 제지방량을 감소시키는데 있어서 역할은 크지 않다. 신체조성은 체급 경기(레슬링, 역도)를 하는 스포츠, 운동선수가 자신의 체중을 극복해야 하는 스포츠(높이뛰기, 체조, 지구성 스포츠), 그리고 신체 외형, 체격이 중요한 스포츠(보디빌딩)에서 중요한 역할을 한다.

기능 관련 체력요소

기능 관련 체력요소(skill-related components of fitness)는 파워, 스피드, 민첩성, 균형성과 조정력, 그리고 반응속도이다. 이 요소들은 운동선수 수행과 일상생활활동을 수행하는데 있어서 필요한 능력에 필수적이다. 기능 관련 요소는 저항 훈련, 전력질주/인터벌 훈련, 민첩성 훈련과 플라이오메트릭 훈련 그리고 스포츠 특이 훈련 등으로 향상시킬 수 있다.

파워

파워(power)는 일을 수행하는 속도에 대한 비율이다. 파워는 힘과 속도의 결과물이기 때문에 파워를 내기 위해서는 근력(저속에서 고속의 수축에서의 근력)요소가 필요하다. 최적의 파워는 정확한 운동기술에 달려있다.파워와 근력은 자주 혼용되어 쓰이는데 이것은 명백히 잘못된 것이다. 파워는 시간요소를 갖고 있어서 만일 두 명의 운동선수가 비슷한 최대근력을 갖고 있고 한 선수가 보다 빠른 속도에서(빠른 속도 또는 짧은 시간동안) 근력을 발휘할 수 있다면 무산소성 스포츠의 수행에 있어서는 느린 선수보다 유리하다. 파워는 근력에 관련된 용어로 불리기도 한다. 예를 들어, 스피드 근력 그리고 가속 근력은 속도의 범위에서 힘의 생성에 관한 용어로서 쓰이기도 한다. 초기 근력(starting stress)은 동작의 처음 부분에서 생성되는 파워를 말하는 용어이다. **힘 생성률**(rate of force development, 과학적 출판물에서 주로 쓰이는 용어)은 폭발적인 형태의 운동 중에 발생하는 파워를 말하는데 예를 들어, 초당 생성되는 파워 또는 역치 수준의 힘에 도달하기 위한 시간 등을 측정할 때 쓰인다. 파워를 구하는 공식에서 속도요소가 근수축에서의 특별히 빠른 수축 속도(또는 최소한 무거운 중량을 들 때 빠르게 근육을 수축하려는 의도)가 매우 중요하다는 것을 알 수 있다. 그렇기 때문에 파워 생성은 다차원적이고 힘과 속도 두 요소 다 증가시킬 필요가 있다. 근파워는 중량훈련, 스피드, 민첩성 그리고 플라이오메트릭 훈련, 그리고 스포츠 특이 연습/컨디셔닝에 의해 향상될 수 있다.

스피드

스피드(speed)는 운동기술을 최대한 빨리 수행할 수 있는 능력이다. 스피드는 스포츠에서 필수요소이다. 예를 들어, 선형 달리기 스피드는(a) 가속, (b) 최고 스피드, (c) 감속 이렇게 세 가지 다른 단계로 정의된다. 가속 단계는 스피드의 증가에 의해서 정의되고 근력, 파워 그리고 반응시간에 의존하게 된다. 최고 스피드는 개인의 가장 빠른 속도의 달성과 그것을 얼마나 오래 유지할 수 있는가(예를 들어, 지구성 스피드[speed endurance]))에 의해 정의된다. 감속 단계는 피로에 의한 결과이고 최고 속도를 달성한 후에 반자의적으로 감소하는 스피드로 정의된다. 스피드는 보조를 받지 않거나 보조를 받는 전력질주 훈련, 근력과 파워 훈련, 플라이오메트릭 훈련, 기술 훈련, 그리고 스포츠 특이 연습과 같은 여러 가지 훈련법들의 조합에 의해 향상될 수 있다.

민첩성

민첩성(agility)은 스피드, 균형, 신체 조절에 의미 있는 감소 없이 방향을 신속히 전환할 수 있는 능력이다. 민첩해지기 위해서는 파워, 근력, 균형성, 조정력, 재빠름, 속도, 예측력, 근신경적인 조절 등이 필요하다. 민첩성은 방향,

감속, 가속 등의 변화를 빠르게 필요로 하는 어떤 스포츠에서도 중요하다. 민첩성 훈련은 예정된 연습(폐쇄된 연습)과 운동선수가 예측, 수정, 폭발적으로 반응하도록 하는 연습(개방연습)으로 구성된다. 마찬가지로, 민첩성 역시 플라이오메트릭 훈련, 다방향의 민첩성 그리고 반응 연습, 근력과 파워 훈련, 균형성 훈련, 그리고 스포츠 특이 연습에 의해 향상될 수 있다.

평형성과 조정력

평형성(balance; **또는 균형성**)은 평형을 유지하는 능력이다. 평형성은 운동선수가 중심을 유지하고 복잡한 운동기술 수행 중에 자세가 흐트러지지 않도록 유지해 준다. 평형성은 근력과 파워 훈련, 플라이오메트릭 훈련, 전력질주와 민첩성 훈련, 특수 평형성 훈련(불안정을 유도하는 장비와 함께) 그리고 스포츠 특이 연습과 더불어 향상시킬 수 있다.

총 운동 조정력은 기술적으로 리듬감 있고 정확하게 운동기술을 수행할 수 있는 능력이다. 조정력에 있어 중요한 요소는 평형성, 공간 인지도, 타이밍과 운동학습이다. 마찬가지로 조정력 역시 유사한 훈련 방법으로 향상시킬 수 있다. 스포츠 특이 연습은 운동 조정력을 증가시키기 위해 필수적으로 다른 운동패턴에 반복적으로 노출되도록 하는 것이 중요하다.

반응시간

반응시간(reaction time)은 신호에 재빨리 반응할 수 있는 능력이다. 반응시간은 스포츠 수행에 있어 매우 중요하다. 운동선수가 자극에 매우 빠르게 반응할 수 있다면 스포츠에서 더 많은 성공을 획득할 수 있을 것이다. 운동선수들 중에는 0.5초 보다 더 빠른 반응시간이 필요한 경우도 있는데 예를 들어, 145km/h 정도의 투수의 공을 치는 것들이다. 빠르게 반응하는 능력은 매우 중요하여 선수들의 우수성을 나누는 기준이 되기도 한다. 반응시간은 폭발적인 운동(파워, 전력 질주, 민첩성, 빠른 훈련) 그리고 스포츠 특이 연습 등으로 향상시킬 수 있다.

성공을 위한 열쇠: 저항 훈련 프로그램

저항 훈련 반응과 이후 훈련 적응에 대한 가장 중요한 구성요소는 프로그램이다. 저항 훈련 프로그램은 여러 변인을 조합하고 구성하여 원하는 결과를 획득할 수 있다. 프로그램에 대한 세부적인 추천과 지침은 해당 장에서 세분화되어 설명되지만 용어와 함께 이 변인들을 정의하는 것은 중요하다. 변인은 다음과 같다.

- 근육 움직임: 근수축의 형태라고도 한다. 신장성 수축은 근육이 수축 동안 길어지는 것이다. 각 반복 동안 반대 방향의 움직임으로 설명되기도 한다(역자 주: 벤치프레스 운동 중 바가 가슴으로 닿는 방향의 움직임). 신장성 근육 움직임은 큰 힘을 생성할 수 있고 근 성장을 유도할 수 있으며 운동선수가 운동손상이나 통증에 대하여 더 민감하게 반응하게 한다. 단축성 근육 움직임은 수축 동안 근육의 길이가 짧아지는 것을 말하고 각 반복에서 순 방향의 움직임으로 설명된다(역자 주: 벤치프레스 운동 중 가슴에서부터 밀어 올리는 움직임). 등척성 수축은 근육의 길이나 관절의 움직임 없이 힘을 발생하는 근육의 수축 움직임을 말한다. 각 움직임을 비교해 보면 가장 큰 힘은 등척성 수축, 단축성 수축과 비교하여 신장성 수축에서 생성된다. 단축성과 신장성 수축은 가동범위에서 힘 생성이 변화하기 때문에 동적 근수축이라고 고려된다. 그러나 학자 중에는 등장성이라는 용어를 사용하기도 한다(역자 주: 힘을 장력이라고 한다면). 비록 관절가동범위에서 중량이 같더라도 발생하는 장력은 다르다. 따라서 동적 근육수축(때때로 **동적 등 중량 수축**[dynamic constant external resistance]이라고도 한다.)이 더 적당하고 정확한 명칭이 된다. **등관성**(isoinertial)이라는 용어도 들어 올리는 중량이 같다는 것에 착안하여 쓰이기도 한다.
- 반복: 신장성 수축과 단축성 수축 모두를 포함하는 완벽한 한 주기를 말한다. 예를 들어, 중량을 들었다가 시작의

위치로 내리는 것을 말한다. 한 차례의 등척성 수축도 반복의 예가 된다.

- 세트: 반복횟수의 그룹이나 횟수. 예를 들어, 10회 반복으로 3세트.
- (운동)양: 운동 중에 수행된 총 양으로 세트 수, 사용된 중량, 반복횟수로 표현된다.
- 강도: 저항운동 시 사용되는 부하(또는 들어 올린 중량)의 정도로 표현 된다. 예를 들어, 90%의 1RM은 고강도이다. 강도를 훈련과 더불어 힘든 정도로 정의하기도 한다. 이런 경우는 강도는 주관적인 인지에 의한 것이므로 부하에 관련된 강도의 정의(역자 주: 예를 들어, 1RM의 90%)가 일반적으로 쓰인다.
- 빈도: 하루나 한 주 동안 실시하는 운동세션의 수를 말한다. 수행된 근육당, 또는 근육 무리당, 또는 특별한 운동당 실시한 횟수를 말하기도 한다.
- 운동선택: 한 차례의 운동이나 훈련 프로그램 중에 실시된 선택된 운동.
- 운동순서: 운동이 수행되는 순서
- 휴식시간이나 간격: 세트간과 운동 간에 주어지는 휴식시간. 세트 중 반복횟수 사이에 휴식도 정의로 사용될 수 있다.
- 반복 속도: 각 반복이 수행될 때의 속도. 신장성 수축과 단축성 수축 양쪽을 모두 포함하는 완벽한 한 주기를 말한다.

저항 훈련의 경쟁적인 종류

많은 사람들이 경쟁적인의 목적(경기)으로 저항 훈련을 실시한다. 저항 훈련과 관련된 경기는 1800년대 후반부터 유명해지기 시작하였다. 최근 들어 많은 지역, 주, 국내 그리고 국제적인 경기가 열리고 많은 연합들이 생겨 운동선수들이 참가할 수 있게 되었다. 경쟁적인 저항 훈련 스포츠는 보디빌딩, 역도, 파워리프팅 그리고 근력 경기(역자 주: strongman 경기로 알려져 있음)가 있다. 이러한 경쟁, 경기에 참가하기 위해서는 당연히 매우 높은 수준의 노력, 동기 부여 그리고 훈련이 필요하다.

보디빌딩

보디빌딩은 운동선수가 무대에서 체격, 근육의 발달 정도의 조화미로 경쟁을 하고 심판관들은 선수의 미적인 외관에 점수를 부여하여 주관적으로 심사한다. 비록 보디빌딩 경기 중에는 더 이상 중량들기 경쟁은 하지 않지만, 중량 훈련은 보디빌딩 경기에 있어 필수적인 훈련요소이다. 엄격한 식이요법을 동반한 시합 전 훈련기간 후에 보디빌더들은 최대한 근육 크기를 증가시키면서 체지방은 최소로 그리고 그들의 외형의 모습을 극대화하기 위해 탈수 상태가 되게 한다. 보디빌딩에서 근육미의 표현은 가장 중요하다. 규정 포즈(most muscular[한쪽 다리를 내밀고 두 손을 앞쪽으로 모은 포즈]포즈, 앞면 위팔두갈래근 포즈, 넓은등근 펴기 포즈 등) 후 또는 예선 후에 보디빌더는 무대에서 안무화 된 포즈를 음악에 맞춰 취한다. 선수들은 포즈와 근육미를 심사받는다. 보디빌딩 훈련은 근비대, 조화, 형태 그리고 선명도를 최대화하고 체지방 수준은 최소한으로 유지하도록 하는 것이 목표가 된다. 근비대가 첫 번째 목표이고 근력의 증가는 두 번째 목표가 된다. 보디빌더(■ 그림 1.9) 중 저항 훈련을 근육 크기의 증가를 위해 사용하는 사람은 근력은 부가적인 목표일 뿐이지 첫 번째 목표는 아니다. 그렇지만 근육의 성장을 위해 근력운동을 포함시키는 보디빌더도 있다. 근력운동에 더 높은 중량이 요구되기 때문에 근력 훈련을 한 보디빌더 들은 더 많은(높은 수준의) 근육량을 형성할 수 있다. 보디빌딩 훈련은 근육 무리당 다수의 운동을 중정도에서 고강도의 중량으로 낮은 반복수에서 높은 반복수까지 그리고 세트 간의 휴식시간은 짧게 유지해야 한다. 이러한 운동 방법은 근육 발달의 모든 면을 극대화하는데 맞추어져 있다. 이런 이유로 강도, 운동량, 운동, 운동기술이 넓은 범위에서 적용되어야 한다. 시즌 후 훈련은 근육과 근력의 증가에 초점이 맞추어지고 시합 전 훈련은 근육량을 유지하면서 체지방, 체중을 낮추고 그리고 수분을 낮추는데

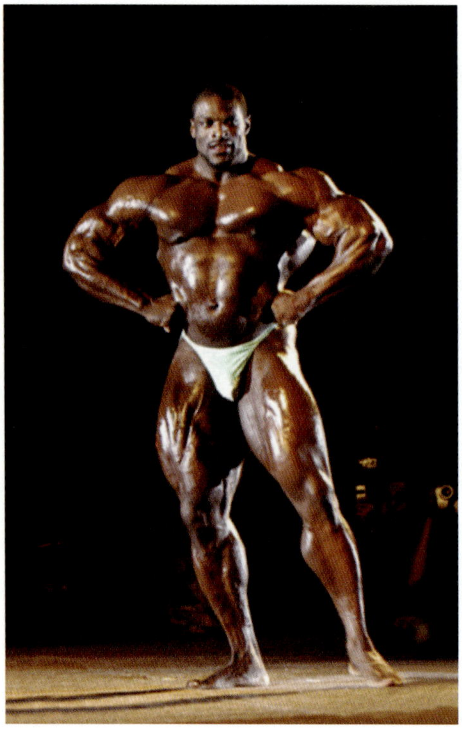

■그림 1.9 보디빌더

초점이 맞추어진다. 이 훈련을 하는 개인들은 경쟁적인 목적을 가지고 보디빌딩 훈련을 하기도 하고 경기에 참가하려는 목적이 아닌 외형, 수행력 그리고 건강을 위해 보디빌딩 훈련을 하기도 한다.

역도

역도(■그림 1.10)는 역사적으로 발전된 진정한 경쟁적인 중량들기 스포츠이다. 또한 역도는 유일하게 올림픽 경기에 포함되어 있다. 보디빌딩과는 다르게 역도는 자신의 체급(여성 7 체급, 남성 8 체급)에서 들어 올린 중량을 통해 운동선수의 순위가 정해지는 수행력 위주의 스포츠이다. 역도 경기는 두 가지 드는 운동을 포함하는데 인상과 용상이다(이와는 다른 기술들도 115년을 넘는 역사를 갖고 있다.). 인상과 용상 그리고 다른 종류의 들기기술(Olympic lifts라고 한다)들은 현존하는 가장 기술적으로 어렵고 복합적인 저항운동이다. 따라서 올바른 코칭기술이 필수적이다. 대부분의 역도선수들은 유년 시절에서부터 경쟁적인 훈련을 시작한다. 따라서 초기 단계의 훈련은 올바른 자세와 기술을 배우는 것에 전념하여야 하고 후에는 들기 연습, 근력 그리고 파워향상에 전념해야 한다. 이러한 들기 기술은 총 신체 조정력, 파워 그리고 스피드가 요구된다. 따라서 역도 선수들은 컨디셔닝 측면에서 매우 잘 훈련되어 있는 선수들이라고 할 수 있다. 인상과 용상의 기록은 각각 약 215kg과 263kg이다. 역도는 매우 높은 수준의 평형성, 조정력, 근력, 파워, 스피드가 필요하기 때문에 무산소성 근력과 파워를 위한 저항 훈련이 기본이 된다. 역도선수들의 훈련 프로그램은 용상과 인상에 맞춰서 개발되어야 하고 들기 기술의 변형(hang clean[역자 주: 바를 잡고 있는 상태에서 clean 동작만 실시], drop snatch[역자 주: 바를 등 뒤에 매고 몸을 재빨리 낮춰 인상동작이 되도록 하는 들기기술]) 운동, 근력운동(스쿼트, 데드리프트) 그리고 보조운동(런지, 루마니안 데드리프트)들도 포함되어야 한다. 역도 프로그램은 매우 높은 중량, 낮은 반복수와 세트 간의 긴 휴식시간으로 구성된다. 폭발적인 들기 속도가 사용되므로 각 반복의 질은 매우 중요하다. 근력/파워 프로그램과 더불어 경기에서 최고의 수행능력을 내기 위해 주기화 훈련 프로그램이 사용된다. USA Weightlifting은 가장 권위가 있는 협회이고 미국에서 올림픽 역도협회를 운영한다. 이 협회는 또한 클럽, 지역, 스포츠 수행 그리고 상위 코치와 같은 다양한 코치 자격증을 제공하고 있고 *Weightlifting USA*를 출판하고 있다.

파워리프팅

파워리프팅(■그림 1.11)은 세 가지 경기인 스쿼트, 벤치프레스, 데드리프트로 최고의 수행력을 경합하는 경쟁적인 들기 스포츠이다. 추가적으로 세 가지 운동에서 특정 종목만(벤치프레스 경기)으로도 경기를 하기도 하고 다른 운동(반동 없이 실시하는 바벨 컬) 역시 포함되기도 한다. 심판관은 들기기술 예를 들어, 스쿼트 시 바를 평행되게 하는 것, 벤치프레스 시 운동선수가 충분히 가슴에 바를 대는 시간, 데드리프트 시 바를 리듬감 있게 들어 올리는(역자 주: 한 번에 같은 속도로 올리는 것이 아닌 주로 마지막 지점에서

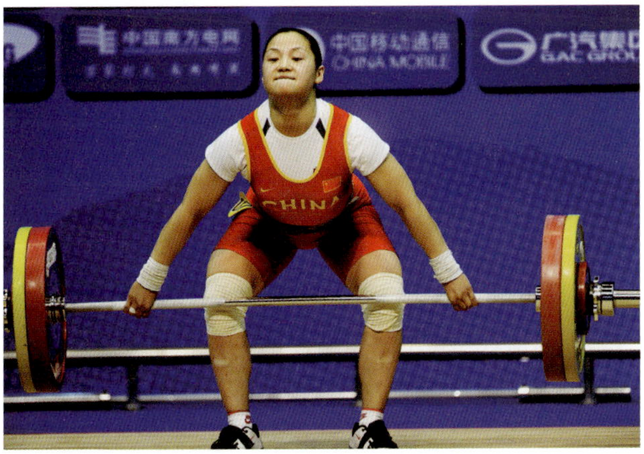

■ 그림 1.10 역도선수

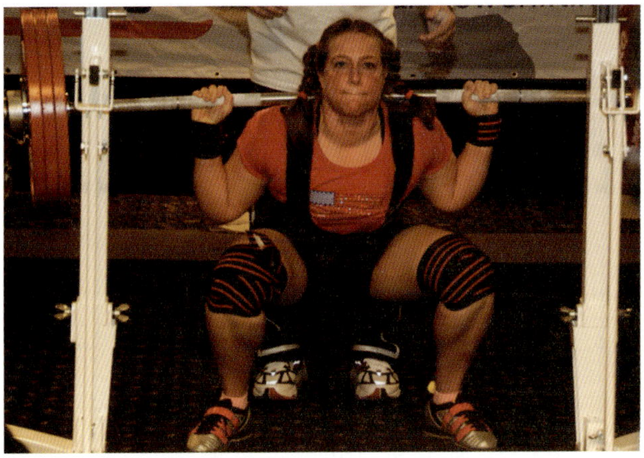

■ 그림 1.11 파워리프터

바를 허벅지에 올리고 반동을 이용하여 중량을 올리는 것[hitching]에 반하여)등을 표준화해야 하는 중요한 역할을 하며 운동선수의 시도에 대하여 합격과 불합격 판정을 한다. 역도 경기와 같이 파워리프터들도 체급 경기를 한다. 따라서 특히 낮은 체급에서 높은 근력 대 체중의 비율이 중요하다. 벤치프레스와 데드리프트의 기록은 이제 각각 450kg과 540kg이 넘어선다. 파워리프팅 수행은 벤치 프레스 셔츠, 스쿼트 셔츠, 척주세움근(기립근) 셔츠, 보호대(wraps, 팔목 등에 붕대처럼 감는 보호대)와 같은 특별화된 장비들에 의해 증가될 수 있는데 이런 보조 의복은 장비 없이 실시하는 기록(raw 기록이라고 한다)보다 90~135kg 이상까지 증가시킬 수 있다. 많은 협회들이 있고 각 협회마다 보조 의복의 사용 등에 다른 규칙을 갖고 있다. *Powerlifting USA*가(1997년부터) 시합에서 훈련과 영양에 이르는 내용을 다루는 주요 출판물이다. 파워리프팅 훈련은 기본적인 들기운동에 집중하면서도 저 반복에서 중간 반복까지의 추가적인 보조 운동과 함께 시합이 가까워지면 점진적으로 강도를 높이는 포괄적인 주기화 프로그램으로 구성된다.

근력 경기들(역자 주: strongman 경기로 알려져 있다.)

현시대의 근력 경기들은 운동선수들의 수행(또는 등수)에 의해서 채점되는 6~8가지의 이벤트로 구성되어 있다(22). 모든 이벤트가 끝나면, 가장 많은 점수를 얻은 운동선수가 승리하게 된다. 각 이벤트는 최고의 동적 그리고 등척성 근력, 악력(근력과 지구력), 파워, 근력, 높은 강도에서 근지구력(strength endurance), 높은 수준의 참을성과 투지를 전형적으로 보여준다(■ 그림 1.12). 이벤트 중에는 일반적으로 치러지는 농부 걷기 (한 손 당 80~170kg을 들고 걷기), 타이어(200~400kg) 뒤집기, 다양한 부하(100~160kg 중량의 물체) 연속 경기, 대형 통 적재하기, 다양한

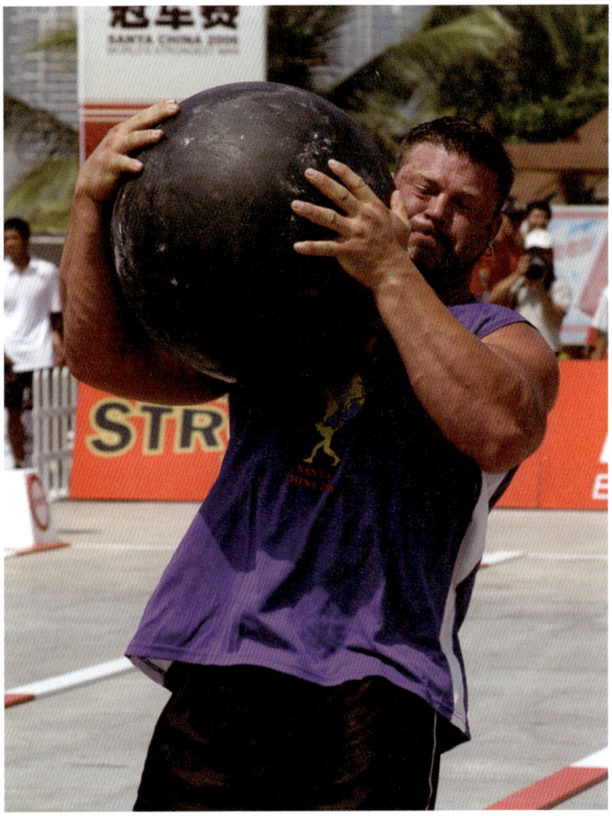

■ 그림 1.12 스트롱맨 경기 참가자

데드리프트(silver dollar[역자 주: 바의 양쪽에 바벨이 아닌 네모난 상자를 붙여 중량을 쉽게 넣을 수 있도록 한 기구], 자동차), 자동차 들어서 걷기(약 360kg), 오리걸음 걷기(180kg), 통나무(80~135kg) 들기 또는 다른 종류의 머리 위로 들기, 십자가 형태로 중량들기(등척성), 헤라클레스 버티기, stone circle 또는 코난의 수레(역자 주: 돌을 담은 중량을 들고 원형으로 도는 경기), keg toss(역자 주: 중량을 뒤로 넘겨 던지기), 트럭/비행기 끌기, 큰 돌(Atlas/McGashen 돌, 100~165kg 또는 그 이상) 들기 또는 옮기기(Husafell stone, 약 170kg), 인클라인 프레스 반복횟수, 다양한 스쿼트와 등 뒤로 들기, 멍에(york, 약 410kg) 걷기, 둘레가 굵은 장대 던지기(caber toss), 옮기기와 끌기(닻, 중량), Fingal's 손가락(무거운 쇠막대를 세우서 넘기기), 쇠막대 구부리기, 파워 계단(180~270kg 중량 들고 계단에서 옮기기), Thomas Inch 덤벨 들기, 냉장고 옮기기, 줄다리기 등이 있다. 근력 경기를 위한 훈련은 모든 이벤트의 수행을 극대화하는 체력의 다양한 요소가 필요하므로 매우 힘들고 다양하다. 많은 협회가 수년 동안 구성되었지만, *World's Strongest Man* 또는 *Women* 대회가 국제 근력운동선수 경기의 전형이다.

경쟁적인 들기 형태와 수행

다양한 경쟁적인 들기 형태의 운동들을 비교해 보면, 높은 수준의 훈련 특이성이 관찰된다. 예를 들어, 파워적인 용상과 인상 들기는 올림픽 역도선수가 단연코 최고의 수행력을 보여준다. 역도선수는 올림픽 역도 들기에서 가장 높은 파워를 생성할 수 있다(8). 이런 이유로 근력과 파워에 관련된 운동선수들이 그들의 훈련 프로그램에 역도 운동을 포함한다. 다중관절 경쟁 종목 운동인 스쿼트, 벤치프레스, 데드리프트의 최고 근력에 관한 연구에서 파워리프터가 대다수의 기록을 갖고 있다. 그러나 올림픽 역도선수들의 스쿼트와 데드 리프트를 훈련을 어느 정도 고강도로 하고 있기에 올림픽 역도선수의 이 두 가지의 운동기록도 매우 좋다. McBride 등의 연구는 유사한 체중의 파워 리프터와 역도선수 간의 유사한 스쿼트 기록을 보여 주었다. 그러나 역도선수들이 더 많은 힘, 파워를 생성하고 더 빠른 속도 그리고 수직 높이 뛰기와 점프 스쿼트에서 더 높은 수행력을 보였다. 따라서 점프 수행력을 증가시키는 역도의 우수성을 보여준다고 할 수 있다. 파워리프팅 선수들은 올림픽 역도선수가 사용하지 않는 셔츠, 벨트, 보조대와 같은 훈련 보조장비를 사용해서 상당한 정도의 수행력을 증가시킬 수 있다. 따라서 운동선수의 체격, 체중이 유사하다면 장비 없이 실시한 순수한 수행력은 아마도 유사할 것이다. 대부분의 역도선수의 경우는 용상과 인상 동작에서 어깨관절의 가동범위 제한에 대한 염려 때문에 벤치프레스 운동에는 초점을 맞추지 않는다. 그래서 파워리프터와 보디빌더는 벤치프레스에 한해서는 역도선수들보다 기록이 좋다. 일반적인 보디빌더가 근력보다는 근비대에 초점을 맞추는 것에 비해 보디빌더 중에는 근력 훈련(파워 보디빌더)에 더 집중하여 이 세 가지 운동에 더 높은 근력을 갖고 있다는 보디빌더도 있다. 흥미롭게도 Sale과 MacDougall(16)은 파워리프터와 보디빌더가 단순관절운동의 등속성 근력이 유사함을 보여주었다. 파워리프터는 단순관절운동을 하지 않았거나 집중하지 않은 것에 비해 보디빌더는 아마도 단순관절운동에서 더 좋은 기록이 나왔을 것이라고 생각할 수 있다. 보디빌더들의 훈련 원칙의 의해서 파워리프터와 비교하여 봤을 때 근력과 지구력 형태의 운동에서 더 기록이 좋고 짧은 휴식 기간을 갖는 운동에서 더 낮은 피로도를 보여준다.

근력과 컨디셔닝 분야의 직업인

S&C 분야 직종은 코칭에 관한 가장 중요한 직업의 하나로써 발전되어 왔다. S&C 분야의 직업인으로서 주요 책임사항은 스포츠 컨디셔닝 프로그램을 구성하고 실행하며 전체적으로 감독하는 것 등이다. S&C 직업은 중,고등학교, 대학교, 프로 스포츠 팀, 건강과 체력 시설, 대형 체육 시설 등에서 근무할 수 있고 S&C에 관련된 캠프, 워크샵, 강습 등

을 운영하거나 보조할 수도 있다. 추가적으로 엘리트 운동선수들이 개인적인 훈련을 위해서 퍼스널 트레이너를 고용하는 경우가 늘고 있어서 퍼스널 트레이너도 S&C 분야 직종에 채용되어 참여하고 있다. 운동수행을 최적화하고 손상의 위험을 감소시키기 위하여 컨디셔닝의 향상이 가장 중요하기 때문에 S&C의 역할과 책임은 수년 동안 증가하여 왔다. 따라서 S&C 분야에서 유능한 전문인이 되고 싶은 학생들은 이것에 관한 철저한 준비를 하는 것이 중요하다. 교육, S&C 분야에서 필요한 숙련된 기술, 전문적인 협회의 멤버십이나 자격증, 경험을 통해 얻은 지식 등에 관한 중요한 관점이 앞으로 논의될 것이다. 추가적으로 S&C 코치의 의무와 책임에 대해서도 요약하여 설명할 것이다.

교육과 숙달도

S&C 분야에서 교육은 세 가지 방법으로 받을 수 있다: (a) 학술적 공부, (b) 개인 경험, 그리고 (c) 전문적인 실행. 학술적 공부는 대학에서 수강을 하거나, 학술적인 서적, 저널 그리고 기사를 읽거나, 개인 연구, 독학, 비디오 시청, 컨퍼런스, 워크숍, 세미나 참가(이 분야에서 인맥을 형성할 수 있는 중요한 방법이기도 하다)를 하는 등이다. S&C에 관한 직업인이라면 최소한 운동 관련 분야의 학사 학위를 소지해야 한다. 운동 관련 분야는 운동생리학 또는 과학, 운동학, 체육교육, 선수 훈련, 그리고 건강과 인간수행 등이다. 대학들 중에는 이제 전공으로서 S&C을 채택하여 학위를 수여한다. 전공 학생들은 생물학, 생리학, 화학, 보건, 수학과 통계, 영양, 그리고 운동과학과 S&C 분야에서 필요한 중요한 지식을 획득할 수 있는 훈련과 운동 관련 검사에 관한 과목을 수강한다. 보다 높은 수준의 직업은 운동 분야의 석사 학위를 요구하기도 한다. 석사 학위는 인체생리학, 생체역학, 운동과학과 다른 분야의 좀 더 심도 있는 강좌가 제공되고 학부과정에서 연구 경험이 없는 학생들을 위해 연구법에 관한 소개도 한다. 대학원의 또 다른 이점은 학생들에게 S&C 프로그램에 조교가 되거나 자원봉사기회를 제공한다. 이러한 기회는 졸업 후 S&C 분야에 관한 직업에 지원을 할 때 매우 중요한 기회를 제공할 수 있다. S&C에 관한 직업 중 취업이 매우 어려운 경우가 있어 학생이 유능한 S&C 분야의 직종에 인턴이나 자원봉사로 먼저 시작을 하는 것이 하나의 방법이 된다. 유능한 S&C 직업인이라면 새로운 시대에 뒤떨어지지 않도록 꾸준히 새로운 교과서와 논문과 같은 학술적인 자료를 보유하여야 한다. 대학에서 강의를 할 경우가 아니라면 박사학위 과정은 필요하지 않다.

개인 경험은 스포츠 활동, 훈련 그리고 다른 운동선수와 코치의 훈련/연습의 관찰을 통해 얻을 수 있는 또 다른 교육의 형태이다. S&C 코치는 운동(저항 훈련, 스피드와 민첩성, 플라이오메트릭, 유연성, 유산소성 운동)에 관한 다양한 배경과 경력이 있어야 한다. 당연히 S&C 분야에서 운동선수, 고객들에게 전달할 것들을 실습해야 한다. 운동이나 기술에 관한 경험이 없다면 운동선수에게 운동기술을 올바르게 지도하는 것은 매우 힘들다. 따라서 유능한 S&C 전문가라면 운동을 규칙적으로 하고 가르쳐야 할 모든 형태의 기술, 운동에 대한 광범위한 배경을 갖고 있어야 한다.

전문적인 현장경험은 S&C 분야에서 취업하여 일을 할 때 얻을 수 있는 지식을 말한다. 현장에서 얻은 교육은 매우 특별하고 수업이나 교과서와 직접적으로 연관이 없는 경우가 많다. 예를 들어, 운동선수, 스태프, 코치, 부모, 행정 직원과의 교류 또는 교감, 훈련과 운동검사의 직접 경험, 시설에서 일하거나 감독한 경험(장비 유지, 사고, 시설 문제, 스태프 문제, 체계화와 계획 등) 등이 현장에서 얻을 수 있는 지식이다. 전문적인 현장경험은 매우 중요하고 자신의 경력 개발에 가장 중요한 부분으로 보일 것이다.

숙련도는 관심분야에 매우 높은 수준의 지식, 기술, 그리고 전문성으로 정의된다. S&C 전문가는 여러 분야에서 당연히 숙련되어야 한다. 따라서 S&C 분야의 기반을 둔 기본적인 지식은 당연히 있어야 한다. 관련 정보(근력과 컨디셔닝 전문가의 숙련도)는 유능한 S&C 전문가라면 숙련되어야 할 항목들이 나열되어 있다.

추가적으로 S&C 전문가는 반드시 코칭과 훈련과 직접적으로 연관되는 다른 기술도 가지고 있어야 한다. 예를 들어,

S&C 전문가는 하루 중의 다양한 시간대에 많은 운동선수들의 격렬한 훈련을 통제할 수 있고, 모든 선수들의 훈련 기록을 유지하고, 시합 전후 연습을 위한 운동일정을 계획할 수 있고, 스태프, 학생 조교, 인턴들을 감독하는 등의 조직적이고 시간 안배적인 기술을 갖고 있어야 한다. 운동선수가 힘들게 훈련하고 엄격히 절차를 따르도록 동기를 부여하는 능력도 갖고 있어야 한다. S&C 코치는 좋은 대인 관계, 상호작용능력, 교육법 등을 갖고 있어야 하는데 이것은 S&C 교육의 질을 높여준다. 추가적으로 S&C 코치는 교육이나 훈련 지시를 할 때 언제나 잘 준비되어 있어야 하고, 주의 깊고, 직접적이어야 한다. S&C 코치는 운동선수를 보조해주는 다른 직종의(선수트레이너, 물리치료사, 영양사, 의사, 감독, 코치 등)과 일을 하기 때문에 운동선수의 건강과 운동수행에 대하여 스태프들과 지속적으로 상호 교류하여야 한다. 리더십은 S&C 코치가 운동선수들이 믿고 따라올 수 있는 예를 선정해줘야 하므로 리더십은 매우 중요한 요소 중에 하나가 된다. 마지막으로 S&C 는 헌신적으로 그리고 대부분 장시간 동안 일을 해야 하는 것을 받아 들여야 한다.

SIDEBAR 근력 및 컨디셔민 전문가의 숙련 내용

- 해부학과 생리학
- 운동학
- 스포츠 내분비학
- 생체 에너지학
- 대사
- 근신경학
- 결체조직 생리학
- 생체역학 및 운동학습
- 심혈관계 생리학
- 환경 생리학
- 면역기능
- 스포츠 심리학
- 스포츠 영양
- 보충제와 운동기능 보조물
- 과훈련과 운동중단
- 주기화
- 회복
- 체중 감소/체지방 감소
- 심폐기능 소생법 및 응급 치료
- 특별한 대상(어린이, 노인, 임상)
- 웨이트 훈련
- 플라이오메트릭 훈련
- 유산소성 지구력 훈련
- 스피드와 민첩성 훈련
- 평형성과 기능적인 훈련
- 파워와 폭발적인 훈련
- 근력 훈련
- 유연성 훈련과 준비운동
- 근지구력과 근비대 훈련
- 장비 훈련(역자 주: 타이어나 통나무 등을 이용한 훈련)
- 각 스포츠 마다 특이하게 고려해야 할 것들과 컨디셔닝
- 상급자 프로그램
- 운동기술 및 보조자로서의 기술
- 수행 평가
- 손상 예방
- 시설 설계 및 운영
- 장비의 사용 및 유지 보수
- 조직 구성 및 경영
- 위험요인 관리 및 법적 책임

멤버십과 자격증

전문 협회의 회원이 되는 것은 전문가로서 중요한 부분이다. 회원은 교육 자료, 최신 지식, 인적 관계, 경력에 관계된 자료와 구인 광고, 회의와 세미나, 자격증 정보, 장학금과 보조금, 관련 제품, 책임 보험과 같은 자료를 입수할 수 있는 유익한 점이 있다. 여러 협회들이 S&C 전문가들에게 다양한 방법으로 운동과학과 관련된 분야(선수 훈련, 물리치료, 스포츠의학, 영양, 퍼스널 훈련)의 지식을 전달하는 기능을 하고 있다. S&C 전문가들을 대상으로하는 영향력 있고 유명한 협회들로는 NSCA, ACSM, Collegiate Strength and Conditioning Coaches Association(CSCCa), USA Weightlifting, International Sport Sciences Association(ISSA) 등이 있다.

물리치료사와 같은 직업인과는 다르게 S&C 전문가들은 자격증이 필요하지 않다. 그러나 공신력 있는 협회의 자격증을 획득하는 것은 S&C 직종의 교육과 시장성을 높인다. S&C 전문가는 S&C 자격증을 획득하거나 또는 퍼스널 트레이너, 건강과 체력 강사, 운동처방사와 같은 관련 분야 자격증을 취득한다. NSCA는 Certified Strength and Conditioning specialist(CSCS)와 Certified Personal Trainer(NSCA-CPT)라는 두 개의 자격증을 제공한다. CSCS 자격증은 S&C 자격증의 표준으로 여겨지며 가장 권위가 있는 자격증이라고 여겨지고 있다. CSCS 자격증 시험의 요구조건은 최소한 학사학위(또는 대학 4학년)와 심폐기능 소생법 자격을 자격증을 소지하여야 한다. ACSM은 임상분야와 특별한 분야의 자격증들을 제공한다. S&C 전문가들에게 해당하는 자격증은 ACSM 퍼스널 트레이너 자격(Certified Personal Trainer: CPT), ACSM 건강과 퍼스널 트레이너 자격(Certfied Health and Personal Trainer: HFS)이다. USA Weightlifting이 제공하는 레

벨1 스포츠 수행 코치 자격은 역도와 해당 운동에 관한 최고의 코치 자격이고 실습 요소에 많이 치중되어 있다. 다른 협회들도 다양한 자격증을 제공한다. 자격증을 취득하게 되면 자격을 유지하기 위해 CEUs(continuing education units)라고 하는 교육 학점을 취득하여야 한다. 각 자격과 협회의 정해진 시간에 필요한 CEUs의 총 학점 수는 각각 다르다. CEUs는 다양한 방법으로 획득할 수 있는데 독학, 컨퍼런스 참가, 논문 출판, 수상과 업적, 경험 그리고 대학 강의 이수 등이다. CEUs 획득해 자격증을 유지하는 것은 S&C 전문가들이 지속적으로 공부하고 최신 정보를 유지하도록 해준다. 좀 더 많은 정보를 알고 싶다면 다음의 각 협회 웹사이트를 방문하면 된다.

- ACSM: www.acsm.org
- NSCA: www.nsca-lift.org
- USA Weightlifting: http://weightlifting.teamusa.org/
- ISSA: www.issaonline.com

의무, 역할, 책임

S&C분야의 직종인 S&C 감독, 근력 코치, 보조 S&C 코치, 시설 스태프은 다양한 의무와 책임이 수반된다(4). 보조 자료에 서술된 S&C 전문가의 의무는 S&C 전문가의 의무와 책임에 대하여 서술한다. NSCA는 "근력과 컨디셔닝에 관한 자격자(CSCS)는 스포츠 수행 향상을 최고의 목표로 핵심 지식을 운동선수 측정, 동기부여, 교육, 훈련시키는데 실제적으로 적용하고 또한 스포츠 특이 검사, 안전하고 효율적인 S&C 프로그램을 구상하고 실행하며 운동선수에게 영양과 손상에 관한 지침을 제공한다."라고 정의한다.

SIDEBAR S&C 전문가의 의무

- 모든 S&C 프로그램의 계획 및 실행: 계획과 실행은 연간 훈련(근력, 파워, 지구력, 유산소성 능력, 유연성, 평형성과 조정력, 스피드, 민첩성, 근비대, 체지방 감소 등의 향상 등을 위해 계획된) 계획 개발을 포함한다.
- 훈련시간 동안 운동 감독/관찰: 코치의 사무실은 코치가 전체 운동시설을 관찰 할 수 있도록 시공되어야 한다.
- 운동선수의 운동기술을 관찰하고 잘못된 부분을 시정해야 한다.
- 저항 훈련 동안 필요시 운동선수를 보조한다.
- 모든 수행 평가를 관찰하고 계획한다.
- 모든 안전 절차가 잘 수행되고 있는지 확인한다.
- 장비 구입 및 유지 보수를 감독하고 필요에 따라(가능하다면) 시설을 설계한다.
- 예산을 할당한다.
- 시설의 청소, 검사, 유지와 같은 관리를 한다.
- 정보 수집: 모든 훈련 기록, 평가, 장비 사용 설명서, 건강력과 같은 서류를 보관한다.
- 스포츠 팀의 요청이 있었을 때 팀과 함께 이동하여 시합 전 준비운동 등을 감독한다.
- 운동선수에게 손상 예방, 올바른 영양섭취, 회복 방법, 보충제 사용, 금기약물 등에 관한 교육을 한다.
- 시설의 규칙, 규정을 구상하여 실행하고 선수들이 잘 볼 수 있는 곳에 게시한다.
- 직원 교육, 구직 목록/구직에 관한 항목을 개발한다.
- 보조 코치, 조교, 인턴과 자원봉사자들에 관한 책임 임무를 수행한다.
- 위험관리를 하고 잠재적인 소송의 위험성을 최소화 한다.
- 직원회의를 주선/감독하고 직원 근무 계획표를 작성한다.
- 음악의 선택 및 소리 조절과 같은 시설의 환경을 관리한다.
- 각 그룹 선수들의 시간표를 고려하여 전체 훈련 시간표를 작성한다.
- 선수들이 최대한으로 훈련하도록 동기부여를 한다.
- 출석표, 건강력, 규칙과 규정 등에 관한 서류와 훈련 용지를 준비한다.
- 운동선수들이 숙지하였을 때 유익할 만한 자료들을 선수들에게 분배, 게시하거나 동기부여가 될 수 있는 선수들의 중량들기 순위를 보여주는 게시판(leader board)을 기록하여 게시한다.
- 다른 코치와 선수트레이너, 물리치료사, 의사, 영양사, 관련 직원과 운동선수의 상태에 관하여 상호 교류한다.
- 자격증 유지 교육 학점(CEU)을 유지하고 최신의 연구와 정보에 뒤떨어지지 않도록 한다.
- 응급 절차를 개발하여 잘 보이는 곳에(유관기관의 전화번호와 위치와 함께) 게시한다.
- 직원들이 심폐기능소생술과 응급치료 자격을 갱신하였는지 확인한다.
- 전공과 관련된 총회와 집회에 참여한다.

요점 정리

- ✔ 근력 훈련은 건강을 증진시키고 수행력을 최대화할 수 있는 중요한 요소 중의 하나이다. 프로그램이 특이성의 원칙에 맞게 올바르게 작성되었다면 모든 건강 관련과 기능관련 체력요소가 실질적으로 증가한다.
- ✔ 운동선수들이 다양한 체력요소에서 높은 수준에 도달하면 순위에(긍정적으로) 영향을 준다.
- ✔ S&C의 역사에 대한 연구는 혁신적인 인물들의 성공을 전문가들에게 확대시켜 보여주기 때문에 매우 중요하고 S&C 미래 경향에 대한 안목을 줄 수 있다.
- ✔ 회의 훈련에 대한 반응과 적응에서 가장 중요한 요건은 훈련 프로그램의 적절한 설계이다.
- ✔ 회의 훈련의 경쟁(또는 경기)적인 형태는 역도, 보디빌딩, 파워리프팅, 그리고 근력경기(strongman)이다.
- ✔ S&C분야의 교육은 학술적 연구, 개인 경험, 직업적인 실행을 통해 얻어 진다.

복습 문제

1. 특정 수축 속도에서 특정 움직임의 형태로 최대의 힘을 생성하는 것은?
   a. 근지구력 b. 근파워
   c. 근력 d. 신체조성

2. 용상과 인상에서 기록된 중량에 의해서 순위가 결정되는 경기는?
   a. 보디빌딩 b. 역도
   c. 파워리프팅 d. 근력경기

3. 그리스의 역사로써 그의 훈련 프로그램이 최초로 점진적인 과부화 원칙을 사용한 것으로 알려져 있다.
   a. Crotona의 Milo
   b. Galen
   c. Michel de Montaigne
   d. Dudley Sargent

4. 동적 장력 철학과 훈련과정은 다음 중 어느 전설적인 역사에 의해 개발되었는가?
   a. Louis Cyr
   b. Thomas Inch
   c. Eugen Sandow
   d. Charles Atlas

5. 미국에서 1940년대부터 현재까지 보디빌딩의 인기를 높이는데 가장 큰 공헌을 한 인물은?
   a. Joe Weider
   b. Bob Hoffman
   c. Bernarr McFadden
   d. Hopton Hadley

6. 스피드, 평형성, 신체 조절에 관한 유효한 감소 없이 운동선수가 신속하게 방향을 바꿀수 있는 능력은?
   a. 스피드
   b. 파워
   c. 민첩성
   d. 평형성

7. 중량 훈련은
   a. 골밀도를 증가시킬 수 있다.
   b. 기초대사량을 증가시킬 수 있다.
   c. 체지방률을 감소시킬 수 있다.
   d. 위의 모든 것이 가능하다.

8. 1800년대 후기에 발전된 첫 번째 중량들기 스포츠는 보디빌딩이다. O / X

9. 초기 시대에 의학/과학 집단은 근력과 근육 발달에 관심을 갖고 있었다. O / X

10. Health Lift(부분가동범위의 데드리프트)는 Geroge Barker Windship에 의해 최초로 알려진 운동이다. O / X

11. 최초의 중량 훈련 잡지는 1930년대에 출판된 Iron Man 이다. O / X

12. 미국 역도의 아버지는 Bob Hoffman이다. O / X

13. 자격증은 유능한 근력과 컨디셔닝의 전문가가 되는데 있어 중요하다. O / X

참고문헌은 한미의학 홈페이지 자료실을 통해 확인 가능합니다.
http://www.hanmibook.co.kr

CHAPTER 2

힘 생성의 생체역학

임비오

학습목표

이 장을 학습한 후에 아래의 사항을 이해할 수 있다.

- 근력과 근파워와 관련이 있는 근신경계의 생체역학을 이해한다.
- 근력은 근육의 길이와 근육의 수축 속도에 의해 결정되는 방법을 이해한다.
- 깃털이 있는 근육(pennate muscle)의 각도(angle of pennation)가 크면 힘의 생성을 감소시키고, 근비대의 점진적인 증가는 근력과 근파워를 증가시키는 원리를 이해한다.
- 토크(torque)와 지레(leverage)의 원리를 이해하고, 모멘트 암(moment arm)의 길이는 관절력(joint force)의 생성과 속도에 영향을 미치는 원리를 이해한다.
- 힘/회전력은 관절의 가동범위에 따라 변하며, 이러웨이트 훈련이 어떻게 활용되는지 이해한다.
- 마찰은 힘의 생성과 운동수행력에 어떻게 영향을 미치는지 이해한다.
- 안정성의 원리와 운동수행력은 신체의 무게중심의 변화와 관련이 있다는 것을 이해한다.
- 질량, 관성, 운동량과 충격량이 운동수행력에 영향을 미치는 방법을 이해한다.
- 운동기구를 들 때, 여러 가지 운동장비를 활용하면 운동수행력이 향상되는 방법을 이해한다.

생체역학(biomechanics)은 역학적 원리를 생물학적 시스템에 적용시키는 과학이다. 생체역학의 기본 지식은 근력 훈련과 컨디셔닝 코치들뿐만 아니라, 부상을 예방하고 운동기술 및 운동수행력을 향상시키려는 선수들에게도 필수이다. 생체역학적 개념은 스포츠에서 수행되는 운동기술뿐만 아니라 훈련에도 적용된다. 힘과 파워 생성에 영향을 미치는 뼈대근의 몇 가지 생리 및 역학적 특성이 있으며, 훈련을 통해 근력이 증가된다. 이 중에서 몇 가지 특성은 이 장에서 논의하고, 또 다른 몇 가지 특성은 다음 장에서 논의할 것이다. 생체역학 분야 중에서 운동의 원인이 되는 힘을 다루는 분야를 **운동역학**(kinetics)이라 하고, 운동을 설명하는 분야(예, 변위, 위치, 속도, 가속도)를 **운동학**(kinematics)이라고 부른다. 힘은 신경, 근육, 결합조직, 대사, 내분비계 사이의 다양한 기전과 상호작용을 통해서 생성된다. 이 장에서는 몇 가지 뼈대근의 역학적 특성에 대해서 논의한다.

근육 작용

뼈대근은 세 가지 형태로 힘을 발생시킨다. 근육의 길이가 짧아지면서 힘을 발생시키는 단축성(concentric: CON) 근육 작용, 근육의 길이가 길어지면서 힘을 발생시키는 신장성(eccentric: ECC) 근육 작용, 근육의 길이 또는 관절의 위치가 변하지 않으면서 힘을 발생시키는 등척성(isometric: ISOM) 근육 작용이 있다. 근력의 크기는 신장성, 등척성, 단축성 순이다. 신장성 근육 작용은 근력과 근비대에서 특히 중요하다. 세 가지 근육 작용 모두 훈련과 운동기술 수행력에 사용된다. 단축성과 신장성 근육 작용은 주동근이 사용되는 움직임에서 두드러지게 사용되고, 등척성 근육 작용은 관절을 안정시키고 정적인 신체 움직임에서 중요한 역할을 수행한다. 단축성과 신장성 근육 작용 속도는 힘측정계(dynamometer)에 의해 조절된다. 속도가 조절된 단축성과 신장성 근육 작용을 **등속성(isokinetic)**이라 부르고, 등속성 운동기구는 근력을 검사하거나 다양한 속도(천천히, 중간의, 빠른 속도)로 훈련할 때 사용된다.

근육 길이의 영향

뼈대근의 길이는 힘의 생성에 중요한 역할을 한다. 이러한 개념을 근육의 길이-장력 관계(length-tension relationship)라고 부른다. ■그림 2.1과 ■그림2.2는 근육의 길이-장력 관계를 그림으로 나타낸 것이다. 그림에서 포물선 곡선을 보면, 최대 장력은 휴식기(resting) 근육 길이를 약간 지난 중간 지점에서 생성된다는 것을 알 수 있다. 이때 근절(sarcomere)의 길이는 근육을 수축시키는 단백질(액틴과 마이오신)이 최대로 결합되어 최적의 상호작용을 수행한다. ■그림 2.1은 수동적 요인은 고려하지 않은 능동적 길이-장력 관계만을 표시하였다. 총 장력은 능동적 요인과 수동적 요인이 함께 기여하는데, 능동적 요인은 짧은 길이부터 중간 길이까지 기여하며, 수동적 요인은 중간 길이부터 긴 길이까지 기여한다. 근육의 길이가 짧은 지점에서는 액틴 필라멘트가 겹쳐져서, 액틴과 마이오신의 상호작용을 감소시킨다. 근육의 장력은 십자형교(cross-bridge)를 형성하는 수에 비례하기 때문에, 근육의 길이가 짧으면 능동적 근육의 장력이 감소된다. 반면 ■그림 2.1에서, 근육의 길이가 길어져도 십자형교의 형성이 감소된다. 이러한 경우에, 마이오신 필라멘트는 액틴 필라멘트와 결합하지 못한다. 그러나 ■그림 2.2에서 보는 것처럼, 수동적 근신경 요인으로 인해 총 장력은 증가한다. 힘줄(tendon), 십자형교, 구조적 단백질(직렬 탄성 성분, series elastic compo-

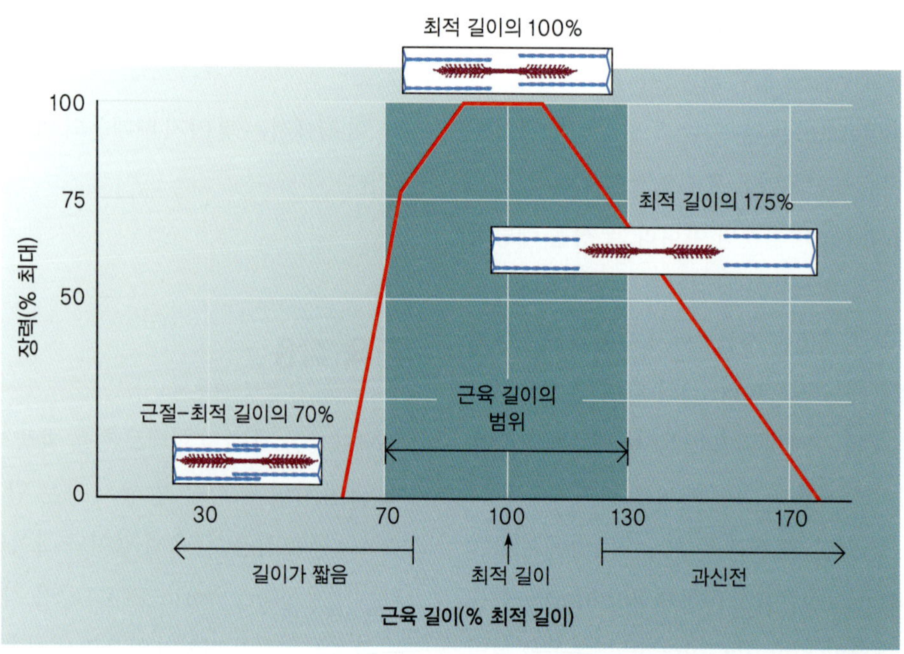

■그림 2.1 능동적 근육 길이-장력 관계. 근육의 장력은 액틴과 마이오신 필라멘트로 형성된 십자형교의 수에 비례한다. 여기서는 수동적 요인은 최소화하였다. 장력은 곡선의 중간지점에서 최대이며, 근육의 길이가 짧거나 길면 십자형교의 수가 감소하여 장력이 감소한다.

From Premkumar K. The Massage Connection: Anatomy and Physiology. 2nd ed. Baltimore (MD): Lippincott Williams & Wilkins; 2004.)

nent)과 근막(병렬 탄성 성분, parallel elastic component)에서 생성된 장력은 증가한다. 근육의 길이가 길어지면 연결교의 상호작용은 감소하지만, 힘줄과 근막(muscle fascia)에서 신전(stretch)에 대한 저항으로 인해 장력은 증가한다.

신전-단축 주기

와인드업(windup) 또는 반대움직임(countermovement)으로 시작하는 인간의 움직임은 움직임이 뒤바뀔 때 더 강력한 작용이 나타난다. 신장성 근육 작용 이후의 단축성 근육 작용은 더 강력한 단축성 작용의 결과로 나타난다. 이러한 현상을 신전-단축 주기(Stretch-Shortening Cycle: SSC)라고 부르며, 운동선수들은 이를 통해 큰 힘과 파워를 얻는다. 신전-단축 주기는 신전반사(stretch reflex)(3장 참고)로 구성되어 있고, 근육의 능력인 탄성 에너지가 직렬 탄성 성분과 병렬 탄성 성분에 저장되어 있다. 저장된 탄성 에너지의 대부분(70%까지)이 신전-단축 주기에 기여한다. 신전반사는 근방추(muscle spindle)라고 불리는 감각수용기에 의해 시작된다. 신전-단축 주기를 통해 평균 15~20% 정도 운동수행력이 향상된다. 신전-단축 주기는 **속근섬유(fast-twitch muscle fibers)**에서 더 두드러지며, 플라이오메트릭, 전력질주, 민첩성, 저항 훈련에 의해 향상된다.

신전-단축 주기의 운동수행력에 매우 중요한 것은 곧바로 뒤따르는 단축성 근육 작용이다. 신장성 근육 작용과 단축성 근육 작용 사이의 시간이 지연되거나 반대움직임이 없으면 운동수행력은 감소된다. 뼈대근에 저장된 탄성에너지는 열에너지로 손실된다. 비록 탄성에너지가 운동수행력을 향상시키지만 열에너지는 근력효과(ergogenic effects)에 영향을 미치지 못한다. 결국, 힘과 파워는 근육 작용 사이의 시간의 지체에 비례하여 감소된다. 이것은 저항 운동에서도 적용된다. 신장성 근육 작용과 단축성 근육 작용 사이의 시간 간격을 최소로 하면, 신전-단축 주기의 운동수행력을 최대로 이끌어낼 수 있다. 고강도의 정적 스트레칭(static stretching)에서는 신전-단축 주기를 사용해서는 안된다(34). 근육의 경직(stiffness)은 신전-단축 주기의 기능을 감소시키므로, 정적 스트레칭은 힘과 파워 생성을 감소시키는 경직을 개선한다.

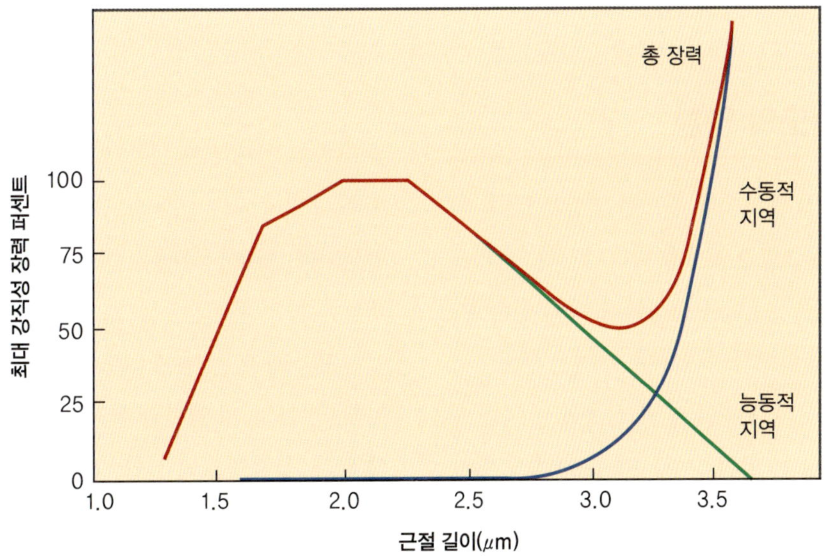

■그림 2.2 수동적 근육 길이-장력 관계. 관계는 그림 2.1과 비슷하나 근절의 길이가 긴 지점에서 수동적 요인으로 인해 총 장력은 증가한다.

From Premkumar K. The Massage Connection: Anatomy and Physiology. 2nd ed. Baltimore (MD): Lippincott Williams & Wilkins; 2004.)

해석연구

벤치프레스와 신전-단축 주기

Wilson GJ, Elliott BC, Wood GA. The effect on performance of imposing a delay during a stretch-shorten cycle movement. Med Sci Sports Exerc. 1991; 23: 364-370.

Wilson 등은 각 네 가지 조건으로 벤치프레스의 효과를 검증하였다. 네 가지 조건은 (a) "터치 앤드 고" 벤치프레스(RBP), (b) 0.6초 이내의 시간 간격을 두는 벤치프레스(SPBP), (c) 1.27초의 시간 간격을 두는 벤치프레스(LPBP), (d) 신장성 수축 작용이 없는 순수한 단축성 수축 벤치프레스(PCBP)이다. 최대 벤치프레스 수행력 순서는 RBP(143.1kg), SPBP(137.3kg), LPBP(132.9kg), PCBP(125.0kg)인데 지면반력 패턴 또한 비슷한 순서로 나타났다(■ 그림 2.3). 이 연구는 근육의 신전과 단축 사이의 시간 지연이 없는 신전-단축 주기에서 최대 운동수행력이 나타나며, 시간의 지연에 비례하여 감소된다는 것을 보여준다. 신장성 수축 작용이 없는 순수한 단축성 수축 작용은 가장 낮은 운동수행력을 보였다. 이러한 연구결과는 훈련에서 중요하게 고려되어야 한다. 그러나 일부종목의 선수들은 경기 방식의 특성으로 인하여, 신장성 수축 작용과 단축성 수축 작용 사이에 의도적으로 시간 지연을 두면서 훈련하기도 한다.

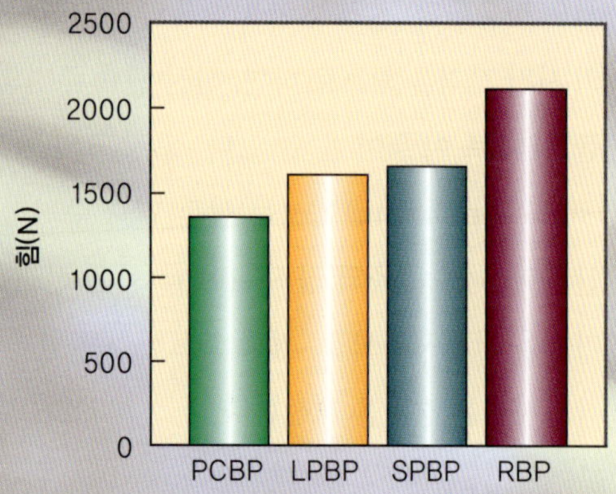

■ 그림 2.3 네 가지 조건에서의 벤치프레스 운동수행력. 벤치프레스의 지면반력은 RBP에서 최고이고, SPBP, LPBP, PCBP 순으로 낮게 나타났다.

근력 생성에서 속도의 역할

근수축 속도는 힘의 생성 크기에 중요한 역할을 한다. 이러한 힘-속도 관계는 ■ 그림 2.4에 잘 나타나있다. 뼈대근섬유는 외부 부하에 대응하여 힘을 생성한다. 예를 들어, 가벼운 부하에서는 단축성 속도가 증가하며, 무거운 부하에서는 단축성 속도가 감소한다. 단축성 근육 작용에서 수축 속도가 느린 지역에서 가장 큰 힘이 발생되며, 수축 속도가 빠른 지역에서는 힘이 감소한다. 즉, 수축 속도가 느릴수록 근육이 생성하는 힘은 커지고, 수축 속도가 빠를수록 근육이 생성하는 힘은 작아진다. 예를 들어, 1RM 벤치프레스는 느린 속도에서 수행된다. 비록 개인차가 존재하지만 높은 외부 부하로 인해 전체 근수축 속도는 느려진다. 최대 등척성 수축 시 발생되는 힘은 속도가 0m/s^{-1}(움직임이 없음)에서 발생되며, 최대 단축성 수축 시 발생되는 힘보다 더 크다. 발생되는 힘의 차이는 근육의 십자형교의 수와 관련이 있다. 액틴 필라멘트는 빠른 속도에서 더 빠르게 미끄러지는데, 이때 마이오신이 액틴과 십자형교를 형성하는 것이 더 어렵게 된다. 십자형교의 결합 사이클 비율이 증가하면, 십자형교의 결합이 감소한다. 그러나 근수축 속도가 느려지거나 십자형교의 결합 사이클 비율이 낮은 등척성 수축 시에는 십자형교의 형성이 증가한다. 그 결과 큰 힘이 발생하게 된다. 반대로 신장성 수축 작용 시에는 수축 속도가 빠를수록

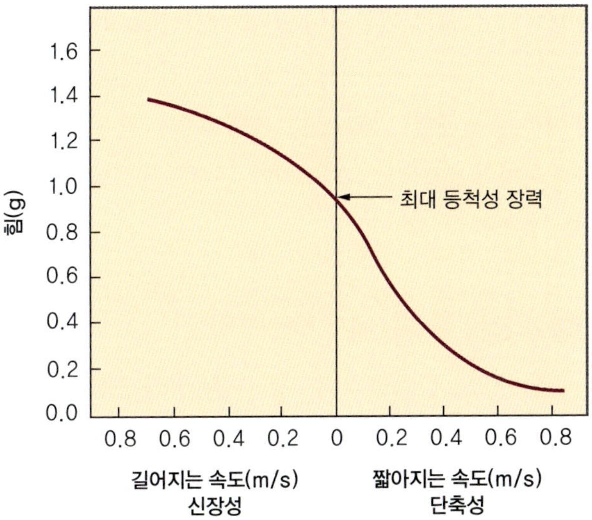

■그림 2.4 힘-속도 관계

근력도 증가한다. 최대 등척성 힘의 수준보다 더 큰 부하는 근섬유의 길이를 길어지게 만든다. 또한 추가 부하는 근섬유가 길어지는 속도를 증가시킨다. 즉, 근섬유가 길어지는 속도가 증가하면 근육이 발생시키는 힘도 증가한다. 왜냐하면, 근섬유가 길어질 때 수축 속도가 빨라져 신장성 수축 작용 시에 더 큰 힘이 발생하기 때문이다.

근육 구조

뼈대근의 구조는 근육의 당기는 선에 대한 근섬유의 크기와 배열에 의해 결정된다. 근육의 당기는 선은 근섬유가 짧아진 후에 뒤따라 일어나는 관절의 운동방향을 말한다. 근다발(fascicles)의 길이, 근섬유, 근섬유의 배열이 뼈대근의 구조적 특성을 결정한다.

근섬유 배열

뼈대근 섬유의 배열은 힘, 파워, 속도를 생성하는 능력에 중요한 역할을 한다. 두 가지 일반적인 섬유배열은 깃털이 있는(pennate) 근육과 깃털이 없는(nonpennate) 근육이다(■그림 2.5). **깃털이 없는(nonpennate)** 근육은 근섬유가 근육의 당기는 선과 평행하다. 다양한 형태의 깃털이 없는 근육이 존재하는데, 그 예를 살펴보자. 세로힘살근(longitudinal muscles)의 예는 넙다리빗근(sartorius)과 배곧은근(rectus abdominis)인데, 근육의 길이가 길다. 네모꼴(quadrate) 근육의 예는 마름근(rhomboid)인데, 근

속설과 오해

의도적으로 천천히 드는 것이 힘-속도 관계를 기반으로 한 훈련에 가장 좋은 방법이다.

저항 운동 중에 의도적으로 무게를 천천히 드는 것은 힘-속도 관계에 의해서 근력을 최대로 얻는데 가장 좋은 방법이다. 그러나 이 논쟁에서 놓치고 있는 요인은 개인에 의해 수행된 노력 수준과 어떻게 이것이 움직임의 외부 부하속도에 영향을 미치는가이다. 선수들이 최대하(submaximal) 외부 부하에서 수행한 최대 노력은 움직임의 속도를 빠르게 할 수 있다. 그러나 속도가 느린 최대 외부 부하에서는 적용되지 않는다. 힘-속도 관계는 근육이 단축성일 때 최대로 힘을 발휘한다. 이것은 등속성(isokinetic) 근력검사, 또는 1RM 근력검사일 때 적용된다. 최대하 부하에서는 의도적으로 속도를 느리게 할 수 있다. 의도적으로 속도를 느리게 하는 것이 지구력과 근비대 훈련에 사용되지만, 최대하 부하로 하는 느린 속도는 최대 근력과 파워 훈련에는 적합하지 않다. 중요한 것은 최대하 부하를 들 때 의도적으로 근수축 속도를 느리게 해야 한다는 것인데, 이것은 결국 근신경 반응(활성화된 근섬유의 동원과 활동률의 감소)을 감소시킨다. 드는 무게 또는 반복횟수와 관련된 연구를 통해 의도적으로 근수축 속도를 느리게 하면 힘과 신경 반응은 감소된다는 것이 보고되었다. 외부 부하 운동은 뉴턴의 운동 제2법칙인, 힘=질량×가속도(가속도의 법칙)의 지배를 받는다. 질량이 일정할 때, 큰 힘은 큰 가속도를 생성한다. 실링 등은 천천히 움직이는 무게를 드는데 필요한 힘은, 속도는 0%보다 약간만 빠르기 때문에 그 자체의 무게보다 약간만 더 큰 힘이면 충분하다고 하였다. 무게를 더 빠르게 가속시키기 위해서는 더 큰 힘이 필요하다. 최대하 무게로 근력의 향상을 위해 의도적으로 천천히 반복하는 것은 힘-속도 관계에서는 적용되지 않는다.

육이 편평하고 4면이 깃털이 없는 구조이다. 부채꼴(fan-shaped) 근육의 예는 큰가슴근(pectoralis major)과 중간볼기근(gluteus medius)인데, 근육이 부착되는 한쪽은 좁고 반대쪽 끝은 넓게 퍼지는(radiate) 형태의 근섬유 구조이다. 가운데가 굵고 양 끝이 가는 방추형(fusiform) 근육의 예는 위팔두갈래근(biceps brachii)과 위팔노근(brachioradialis)인데, 양쪽 끝이 점점 가늘어지는 방추 형태이다. 깃털이 없는 근육들은 근섬유의 수가 적고 길이가 길다. 그래서 깃털이 없는 근육들의 근섬유 배열의 특징은 가동범위와 수축 속도에서 더 유리하다. 깃털이 없는 근육들의 힘-생성 능력은 근육의 성장(해부학적 횡단면적의 증가)에 의해 증가하며, 가동범위와 근수축 속도를 유리하게 하는 구조이다.

깃털이 있는(pennate) 근섬유는 중심 힘줄(central tendon) 또는 당기는 선에 기울어지게 배열이 되어 있다. 반깃근(unipennate muscle)의 예는 뒤정강근(tibialis posterior)인데, 당기는 선에 한 줄로 각도를 이루게 배열되어 있다. 깃근육(우상근, bipennate muscle)의 예는 넙다리곧은근(rectus femoris)인데, 긴 중심 힘줄에 대각선

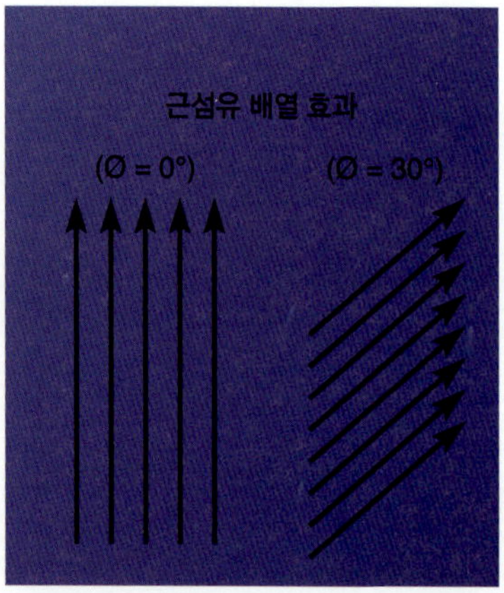

■그림 2.5 근육 구조. 깃털이 있는 근육과 깃털이 없는 근육의 배열을 보여주고 있다. 그림의 아래에는 각도가 근섬유의 밀도에 미치는 영향을 보여주고 있다. 배열이 경사져 있을 때 주어진 부피에서 더 많은 섬유가 분포되어 있다. 기하학적으로, 이것이 근력과 파워 생성에 긍정적인 효과를 미친다. 깃털이 없는 근육의 각도는 0도이다.

Oatis CA. *Kinesiology: The Mechanics and Pathomechanics of Human Movement.* Baltimore (MD): Lippincott Williams & Wilkins; 2004. Fiber packing from MKK 7e.

방향으로 두 줄로 배열되어 있다. 다깃근(multipennate muscle)의 예는 어깨세모근(deltoid)인데, 하나의 힘줄에 여러 줄로 배열이 되어있다. 깃털이 있는 근육의 배열은 근력과 파워 생성에는 유리하지만, 근수축 속도와 가동범위에는 불리한 구조이다.

깃털이 있는 근육들에서 깃털의 각도

깃털이 있는 근육들의 각도는 근섬유들과 중심 힘줄사이의 각도를 말한다. 휴식상태(resting state)에서는 근육과 선수들의 근육 질량 수준에 따라서 작거나(5도 미만) 크다(30도 이상). 각도는 기능적으로 중요하다. 각도가 커질수록 힘줄에 전달되는 힘의 양은 적어진다. 기하학적으로, 깃털이 있는 근육은 횡단면적당 근섬유의 수는 많다. 짧은 근섬유 길이와 높은 근섬유 밀도는 깃털이 없는 근육들과 비교해서 비슷한 면적에서 더 큰 힘과 파워를 생성한다. 이와 같은 경사진 근섬유가 단련이 되는데, 그 이유는 근비대를 통해 면적이 커지기 때문이다. 근육의 생리학적 횡단면적과 힘의 생성은 비례하기 때문에 근력과 근파워를 증가시킨다. 종단연구와 횡단연구에 의하면, 근육이 커지면 휴식상태에서 각도도 증가한다. 급격한 운동 시에는 근육의 깃털 각도가 훨씬 더 커진다. 근육이 짧아지면서 수축할 때, 근섬유는 짧아진다. 그 결과, 근섬유들이 회전을 하여 각도가 증가한다. 이것은 근육의 작용선에 대해서 힘의 방향을 변화시켜서 힘의 생성을 감소시킨다. 따라서 각도의 급격한(acute) 증가는 힘의 생성을 감소시키지만, 각도의 점진적(chronic) 증가(근비대의 결과)는 근력과 근파워의 생성을 증가시킨다.

근육다발 길이

근섬유들은 다발이라고 알려진 큰 구조물 안에 평행하게 배열되어 있다(4장). 다발의 길이는 또 다른 흥미로운 근육 구조 성분이다. 깃털 각도와 유사하게, 다발의 길이는 근육이 짧아지는 것을 감소시킬려는 경향이 있다. 다발 길이의 점진적 변화는 훈련을 통한 부가적인 적응 현상이다. 비록

훈련을 통한 다발 길이의 변화와 관련된 역할은 불명확하지만 몇몇 연구는 매우 흥미롭다. 근비대를 가진 선수들은 다발의 길이가 증가되어 있는데, 다발 길이의 증가는 근비대에 기여하는 기전이라고 제안하였다. 몇몇 연구에서는 훈련의 결과 다발 길이가 증가했다고 하지만, 또 다른 연구에서는 근비대와 다발 길이의 변화는 없었다고 보고하였다. 짧은 기간의 전력질주(플라이오메트릭) 훈련은 다발의 길이를 증가시켰다는 보고도 있었다. 종목별 비교에서 축구 선수들은 수영 선수들보다 가쪽넓은근(vastus lateralis)과 장딴지근(gastrocnemius)의 다발 길이가 더 짧게 나타났으며, 단거리 육상선수들은 동일 근육에서 장거리 육상선수들보다 다발 길이가 더 길게 나타났다. 다발 길이가 길면 근수축 속도(달리는 속도의 증가)도 크기 때문에 다발의 길이는 단거리 달리기 기록과 관련이 높다.

토크와 지렛대작용

힘은 밀거나 당겨서 물체를 가속, 감속, 정지시키거나 방향을 변화시키는 능력을 말한다. 힘은 크기, 방향, 작용점으로 설명된다. 선운동은 힘의 작용에 의해 생성된다. **선운동(linear motion)**은 신체나 물체의 모든 점이 같은 시간과 같은 방향으로 같은 거리를 움직일 때 일어나며, 직선 또는 곡선 경로를 보인다. 그러나 **각운동(angular motion)**은 선운동과 반대되는 개념이다. 각운동은 신체나 물체의 모든 점이 같은 축 주위로 둥근 패턴을 보인다. 신체 분절의 각운동은 전신의 선운동과 각운동을 일으킨다. 각운동역학(angular kinetics)과 운동학(kinematics) 변인은 선운동을 일으키고, 힘에 의한 각운동은 토크를 일으킨다.

토크(torque; 힘의 모멘트)는 특별한 축에 대해서 힘에 의해 생성된 회전이며, 힘과 모멘트 암의 길이와의 곱이다. 힘은 물체의 무게중심에 작용(향심력[centric force])하기도 하고, 무게중심에 벗어난 지점에 작용(편심력[eccentric force])하기도 하고, 몇 개의 힘이 크기는 같고 방향이 반대로 작용(짝힘[force couple])하기도 한다. 향심력과 편심력은 선운동을 일으키고, 편심력과 짝힘은 각운동을 일으킨다. **모멘트 암(moment arm**; 또는 지레팔)은 힘의 작용선과 받침점 사이의 수직거리이지만, 저항점과 받침점 사이의 수직거리이기도 하다. 두 가지 형태의 모멘트 암이 신체운동에 존재한다. 모멘트 암은 근육의 부착점과 관절 사이에서 형성(힘의 모멘트 암)되며, 관절과 부하가 집중되는 위치 사이에서 형성(저항의 모멘트 암)된다. 토크는 각운동역학 변인이기 때문에 힘과 지레 작용과 관련이 있다. ■그림 2.6은 똑같은 크기의 힘으로 2개의 다른 각도에서 당겼을 때의 예를 보여주고 있다. 모멘트 암이 변하기 때문에 토크는 달라진다. 옆으로 들기(side lateral raise)는 좋은 예이다. 만약에 선수가 9.1kg(약 20파운드)의 덤벨을 선택하여 운동한다면, 팔을 어떻게 하느냐에 따라 쉬운 운동이 될 수도 있고, 어려운 운동이 될 수도 있다. 팔꿈치를 폈을 때가 구부렸을 때보다 운동이 더 어렵다. 만약에 두 가지 경우에서 근력이 동일하다고 가정한다면 팔꿈치를 굽혔을 때가 저항팔이 더 작아지기 때문에 더 작은 토크가 발생한다. 결과적으로 팔꿈치를 굽히고 운동을 할 때 더 많이 들 수 있다. 그렇기에 운동이 힘들어지면 본능적으로 팔을 굽혀서 들게 된

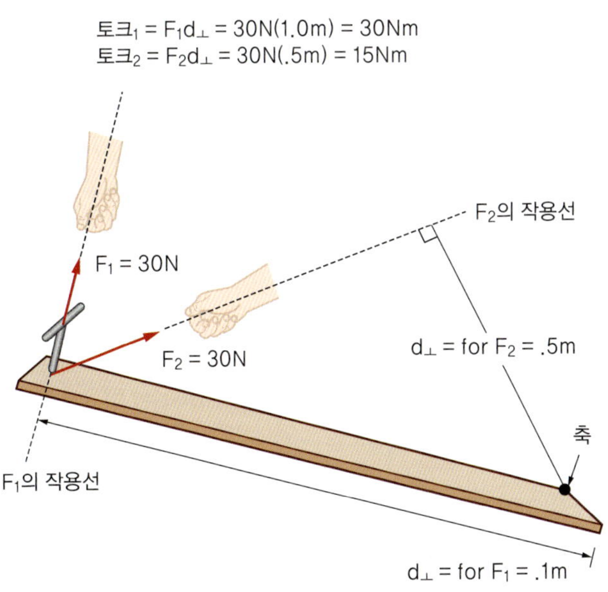

■그림 2.6 힘의 작용점의 두 가지 각도에서 토크의 생성

다. 저항의 모멘트 암은 여러 가지 방식으로 운동수행력을 변화시킨다.

인체는 지레 시스템으로 작용한다(■그림 2.7). 지레는 큰 저항을 극복하고 속도와 관절가동범위를 향상시키는데 사용된다. 지레는 받침점, 저항점과 힘점으로 구성된다. 받침점에서 저항점까지의 거리를 저항팔이라고 부르며, 받침점에서 힘점까지의 거리를 힘팔이라고 부른다. 상대적인 위치는 지레의 형태에 의해 결정된다. 1종 지레(팔꿈치 폄)에서 받침점은 힘점과 저항점 사이에 놓여 있다. 속도와 관절가동범위는 최대이고 힘에서 손해를 본다. 2종 지레(발가락을 펴서 서있는 자세)는 저항점이 받침점과 힘점 사이에 놓여 있다. 힘에서 이득을 본다. 3종 지레(팔꿈치 굽힘)에서 힘점은 받침점과 저항점 사이에 놓여 있다. 1종 지레와 비슷하게, 3종 지레는 속도와 관절가동범위에서 이득을 보며 힘에서 손해를 본다. 인체에서 대부분의 단관절 움직임은 3종 지레에 해당된다.

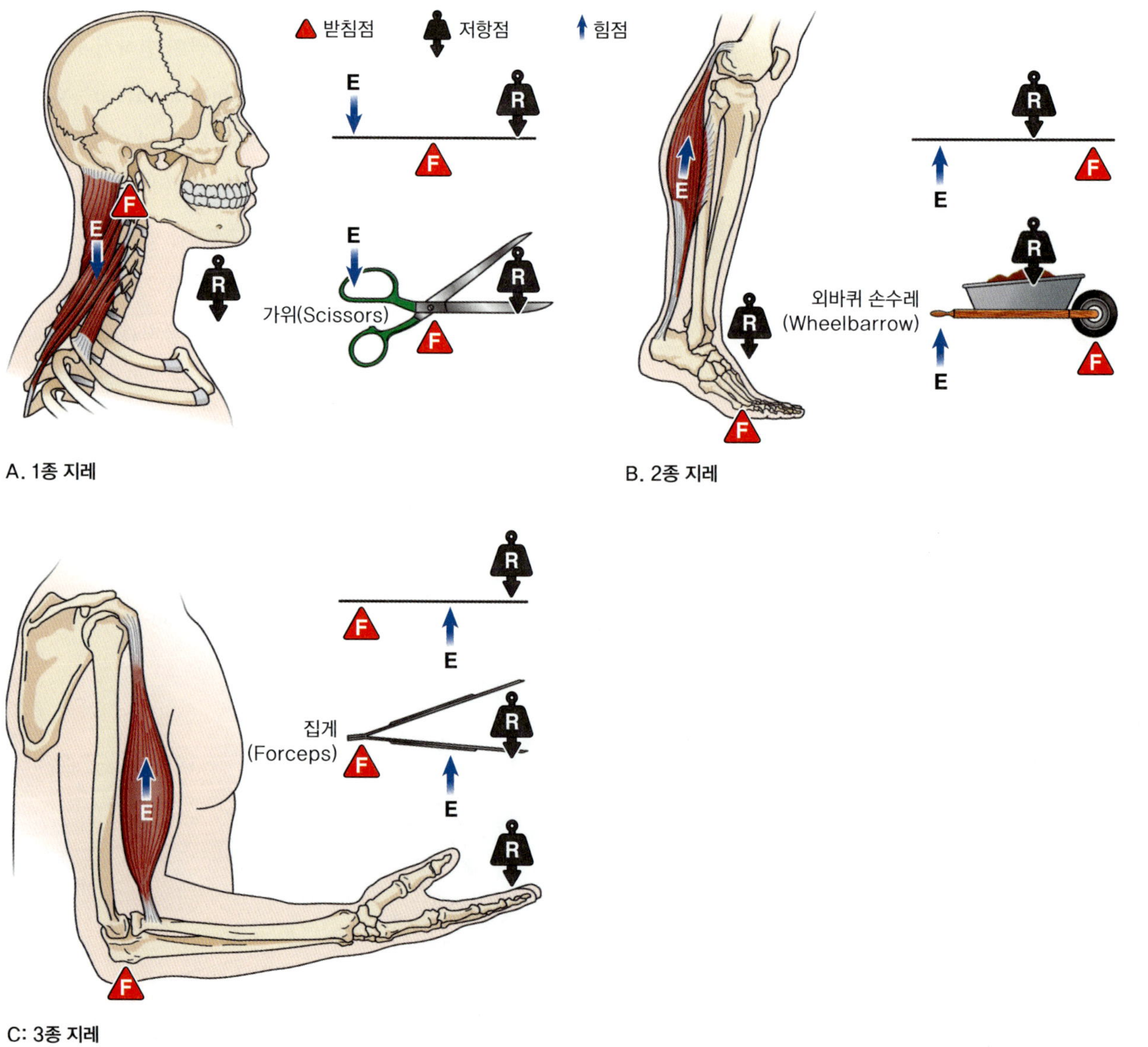

■그림 2.7 3종 지레

Reprinted with permission from Cohen BJ, Taylor JJ. *Memmler's The Human Body in Health and Disease.* 11th ed. Baltimore (MD): Wolters Kluwer Health; 2009.

지레 시스템에서 뼈는 지레, 관절은 받침점, 뼈대근의 수축은 힘점으로 작용한다. 외부 부하가 추가된 분절의 무게는 저항점으로 작용한다. 힘의 생성을 위한 지레의 역할을 기계적 이득이라고 부른다. **기계적 이득(mechanical advantage)**은 근력의 모멘트 암과 저항점의 모멘트 암(저항팔)의 비율이다. 1은 힘팔과 저항팔의 길이가 같을 때이다. 1보다 클 때 힘에 의해 생성된 회전력이 커지는 반면, 1보다 작을 때(비록 속도와 관절가동범위에서 이득을 얻을지라도) 저항을 극복하기 위해서 더 큰 힘이 필요하게 된다. 인체에서 1종 지레는 1보다 같거나 작게 된다. 3종 지레는 저항팔이 힘팔보다 크기 때문에 1보다 작으며 관절의 각속도가 더 커진다. 그러나 2종 지레는 힘팔이 저항팔보다 더 커서 1보다 크다. 대부분의 뼈대근은 단관절 움직임을 생성하며, 저항을 극복하기 위해서 추가적인 힘을 생성하기 위한 근력이 추가로 요구된다. 인체지레 시스템은 더 큰 힘을 들이면서, 더 높은 속도에서 운동이 일어나도록 디자인되어 있다.

모멘트 암과 힘줄 부착

근육의 힘줄이 뼈에 부착되는 위치는 최대 근력에 기여하는 또 다른 요인이다. 관절 중심에서 힘줄이 부착되는 지점 사이의 거리는 근력의 모멘트 암 또는 노력팔(effort arm)이라고 부른다. 관절에서 멀리 떨어져서 부착된 힘줄은 힘의 생성에서 기계적 이득을 얻는 반면에 관절에 가깝게 부착된 힘줄은 속도에서 이득을 얻는다. 더 긴 힘팔을 가진 선수는 더 많은 무게를 들 수 있지만, 속도에서 손해를 본다. 근육의 단축능력이 동일하다면 관절에 가깝게 부착된 힘줄을 가진 근육은 관절에서 멀리 부착된 힘줄을 가진 근육에 비해서 더 큰 관절가동범위를 가진다. 동일한 시간에서 관절의 가동범위가 커지면, 관절의 회전속도도 빨라진다. 결과적으로 야구나 테니스 선수들은 짧은 힘의 모멘트 암이 더 유리한 반면에, 역도 선수들은 긴 힘의 모멘트 암이 더 유리하다. 힘줄 부착은 근력에 기여하는 관점에서 볼 때 훈련으로는 변화시킬 수 없는 유전적인 요인이다.

사례 연구 2.1

마이클은 여러 종목의 스포츠 선수들을 대상으로 근력을 검사하는 코치이다. 마이클은 상체의 최대근력을 검사하기 위해서 1RM 벤치프레스를 평가하였다. 신장이 2m이며 체중이 100kg인 농구선수가 102kg을 들었고, 신장이 1.8m이며 체중이 100kg인 레슬링선수가 102kg을 들었다.

생각해볼 문제: 두 선수의 자료로부터 역학적으로 무엇을 추론할 수 있을까?

모멘트 암과 신체 비율

선수들의 체격은 운동수행력에 중요한 역할을 미친다. 긴 팔다리는 긴 저항팔을 가지며 기계적 이득을 감소시킨다. 그러나 긴 저항팔은 더 큰 속도를 만든다. 이러한 요인은 농구, 배구, 야구의 투구와 같은 스포츠에서 유리하다. 긴 팔다리는 달리기에서 더 큰 보폭에 기여하며, 수영에서 스토로크 길이와 빈도에 더 기여한다. 팔다리의 길이는 몇몇 스포츠에서 성공으로 이끄는 유전적 요인이다. 그러나 역도와 같은 물체를 드는 스포츠에서는 더 긴 저항의 모멘트 암은 물체를 여러 번 드는 것을 더 어렵게 만든다.

신체 비율은 일정 부분 선수들의 성공에 기여한다. 이전에서 논의했던 것처럼, 팔다리 길이는 모멘트 암의 크기와 지레에 영향을 미쳐서 신체 비율에 따라서 이득을 얻기도 하고 손해를 보기도 한다. 비록 신체 비율은 성인이 되면 변하지 않지만, 선수들은 유전적인 체격의 유리함을 극복하기 위해서 훈련을 통해 기술을 연마한다. 코치들은 다음과 같은 신체측정학적 변인(anthropometric variables)에 관심을 가진다. (a) 다리 지수(crural index; 다리 길이/넓적다리 길이×100), (b) 팔 지수(brachial index; 아래팔의 길이/팔 길이×100), (c) 몸통과 사지 지수(trunk to extremity index), (d) 하지와 몸통 비율(lower limb to trunk ratio), (e) 앉은키와 신장 지수(seated height to stature index). Ackland와 Ridder(3)은 다음 사항을 지적하였다.

- 팔다리가 긴 테니스 선수들은 빠른 속도의 스트로크와 스매싱을 구사하지만, 짧은 팔다리를 가진 테니스 선수는 불리함을 극복하기 위해서 더 민첩해야 한다.
- 엘리트 수영선수는 신장이 크면 유리하다. 단거리 수영선수는 중장거리 선수들에 비해 팔 지수가 높고, 팔의 둘레(arm span) 및 다리와 발의 길이가 더 길어야 유리하다. 자유형과 배영 선수들은 팔다리가 길어야 유리하고, 접영 선수들은 몸통이 더 길어야 유리하다.
- 체조선수들은 다리 지수와 하지와 몸통 비율이 낮아야 더 유리하다.
- 역도선수들은 몸통이 길고, 다리 지수가 낮고, 하지와 몸통 비율이 낮고, 팔 지수가 낮고, 앉은 키와 선 키의 비율이 높아야 유리하다.
- 단거리 육상 선수들은 중거리 선수들에 비해 다리 지수가 높고, 다리와 몸통 비율이 낮아야 유리하다.
- 높이뛰기와 세단뛰기 선수들은 하지와 몸통 비율이 높고, 다리 지수가 높아야 유리하다.
- 창과 원반던지기 선수들은 보통의 몸통 길이와 팔의 길이가 길면 유리하다.
- 사이클 선수들은 다리 지수가 높으면 페달링할 때 기계적 이득이 증가한다.
- 야구와 풋볼과 같은 스포츠는 포지션별로 다르다.
- 농구와 배구 선수들은 키가 크고, 팔다리가 길고, 다리 지수가 높으면 유리하다.
- 레슬링과 유도 선수들은 하지와 몸통 비율이 낮고, 다리 지수가 낮으면 무게중심을 낮게 하는데 유리하다.

인간 근력 곡선

선수들의 근력 수준은 관절가동범위 내의 위치에 따라 다르다. 예를 들어, 최대 회전력과 최대 힘은 관절 위치에 따라 다르다. 이러한 개념은 웨이트 훈련에 적용된다. 웨이트 훈련 중 쉽게 느껴질 때도 있고, 가장 어렵다고 느껴지는 지점도 있다. 무게의 속도가 느려지면서 가장 어렵다고 느껴지는 지역을 **스티킹 지역**(sticking region)이라고 부른다. 스티킹 지역은 낮은 강도의 반복운동에서는 나타나지 않는다. 그러나 고강도의 들기나 피로가 상당할 때 나타난다. 이 지점에서 선수들은 자세를 바꾸려고 하고, 완벽한 수행을 위해서 무게를 낮추려고 한다. 그러나 올바른 기술이 강조되어야 하며, 적절한 무게의 선택이 고려되어야 한다.

인간 근력 곡선에 기여하는 몇 가지 생리 및 역학적 요인이 있다. 몇 가지 요인은 이 장에서 다루고, 신경 활성, 근육의 횡단면적, 근력, 구조 등은 다음 장에서 다룰 것이다. 아마도 이러한 요인들 중에서 가장 중요한 것은 관절의 가동범위 전체에서 일어나는 근력의 모멘트 암 길이의 변화이다. ■ 그림 2.8은 팔꿈치를 굽히는 동안 일어나는 위팔두갈래근의 모멘트 암의 변화를 보여준다. 힘의 모멘트 암은 팔꿈치 각도가 90도 근처의 관절가동범위의 중간에서 가장 크다. 힘팔은 관절가동범위의 한계를 향해 굽히고 펼 때 감소된다.

이와 같은 운동역학적 패턴은 포물선 형태의 관절 각도-회전력 곡선을 보이며, 이를 상승-하강 토크 곡선이라고 부른다(■ 그림 2.9). 팔꿈치를 완전히 폈을 때 근육의 토크는 낮았다가, 점진적으로 최대지점 또는 90도 근처까지 증가한다(상승 구역). 이 지점부터 근육의 토크는 관절을 완전히 굽힐 때까지 점진적으로 감소한다(하강 구역). 비록 최대 등척성 토크는 다양하지만, 단관절 운동에서는 상승-하강 토크 곡선을 보인다.

다관절 운동의 근력 또는 힘의 곡선은 다르다. 관절-각도 그래프에서 더 선형적이며 상승 또는 하강 곡선을 보인다. 상승 근력 곡선에서 전체 순힘(overall net force)은 처음에 가장 낮고 점진적으로 증가한다(■ 그림 2.10). 스쿼트, 벤치프레스, 어깨프레스와 같은 미는 운동은 상승 근력 곡선을 보인다. 바벨 스쿼트에서 바닥과 평행한 자세(가장 낮은 자세)에서 가장 힘이 들고, 무릎과 엉덩이를 완전히 편 자세에서 가장 쉽다. 바닥과 평행하게 완전히 앉는 스쿼트와 1/4만 앉는 스쿼트 사이의 무게의 차이는 90kg 이상이다. 피로하거나 무게가 무거울 때, 선수들은 바닥과 평행하게 완전히 앉는 스쿼트를 피한다.

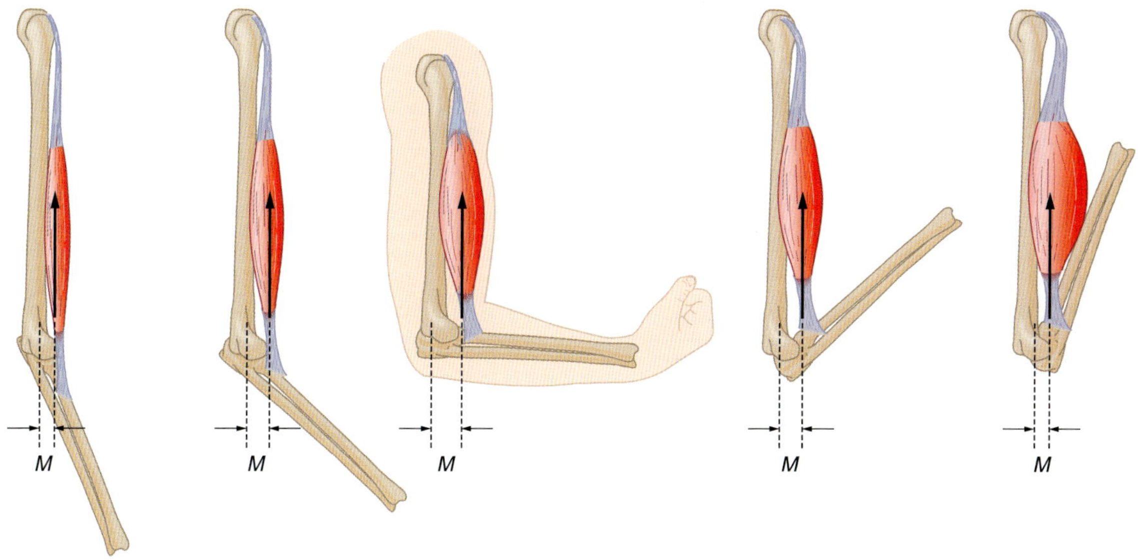

■그림 2.8 노력팔은 팔꿈치 굽힘 시 변화한다.

하강 근력 곡선에서 전체 순힘은 처음에 가장 높고, 관절 가동범위의 마지막까지 점진적으로 감소한다(■그림 2.11). 바벨 끌어올리기(barbell row), 턱걸이(pull-up), 바 당기기(lat pull-down) 같은 당기는 운동은 하강 근력 곡선을 보인다. 당기기 운동에서 높은 자세(어깨는 완전히 굽혀지고 팔꿈치는 완전히 펴진 자세)에서 가장 쉽고, 바를 턱 아래로 당겼을 때 가장 어렵다. 가장 흔하게 저지르는 실수는 운동량을 생성하기 위해서 허리와 엉덩이를 사용하여 바를 바닥 근처까지 당기는 것이다.

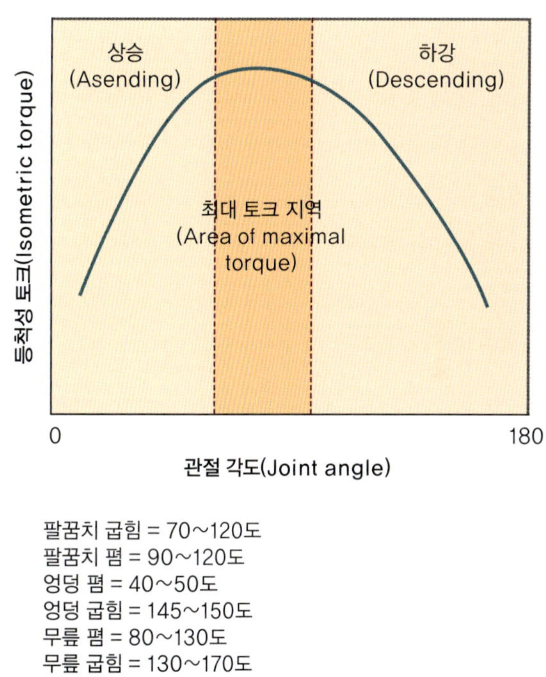

■그림 2.9 상승-하강 근력(토크) 곡선. 최대 근력의 면적에서 제시된 값은 몇 개의 연구들에 의해 결정되었다.

Redrawn from Kraemer WJ, Fry AC, Ratamess NA, French DN. Strength testing: development and evaluation of methodology. In: Maud PJ, Foster C, eds. *Physiological Assessments of Human Performance.* 2nd ed. Champaign (IL): Human Kinetics; 2006:119–150.

작용/반작용력과 마찰

작용력은 개인이 물체를 밀거나 당기는 힘으로, 물체를 가속, 감속, 멈춤, 유지 또는 방향을 바꾸게 한다. 근수축을 통해 스포츠와 운동에서 작용력이 만들어진다. 그러나 반작용력은 작용력에 반응해서 만들어진다. 운동의 3법칙에서 아이작 뉴턴은 "모든 작용에는 크기가 같고 방향은 반대인 반작용력이 있다."고 발표하였다. 즉, 반작용력은 작용력과 크기가 같고 방향은 반대이다. 선수들이 이동할 때 지면에 가한 힘에 반응해서, 지면은 크기가 같고 방향이 반대인 힘(**지면반력[ground reaction force]**)을 제공한다. 지면반력은 선수들이 달리는 것을 가능하게 해준다. ■그림 2.12는 달릴 때 관찰되는 지면반력의 전형적인 패턴이다. 반작용력

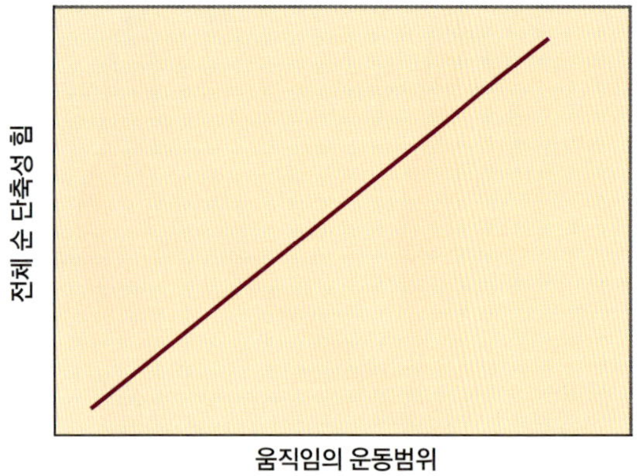

■그림 2.10 상승 근력(힘) 곡선

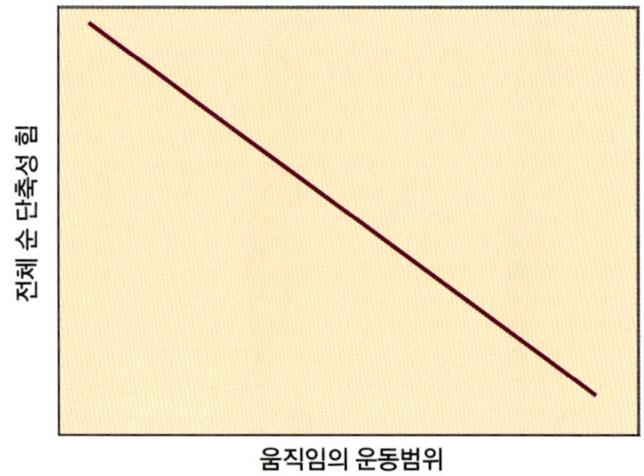

■그림 2.11 하강 근력(힘) 곡선

은 다른 종목에서도 관찰된다. 웨이트 훈련을 할 때, 반작용력은 바벨을 드는 사람이 제공한 작용력에 반응해서 바벨에 의해 발생한다. 비록 힘의 크기가 같고 방향만 반대이지만 반응은 다르다는 것을 이해하는 것은 중요하다. 바벨을 드는 사람이 바벨에 힘을 작용시키면 반작용력의 크기는 같다. 그러나 바벨은 움직인다. 비슷한 힘이 질량이 작은 물체에 다른 결과를 일으키고, 안정성과(또는) 지레는 비슷함에도 불구하고 움직인다.

한 물체나 다른 신체에 가해진 작용력은 두 물체 사이가 안정되게 접촉된다면 더 커질 것이다. 작용/반작용력은 수직이지만 접촉하는 두 표면 사이에 안정성을 만들기 위해서는 충분한 수평력이 필요하다. 이와 같은 수평력을 **마찰(friction)**이라고 한다. 마찰은 두 표면의 상대적인 움직임에 반대로 작용한다. 즉, 마찰은 접촉점에서 안정성을 일으키고 한 물체가 미끄러지는 것을 방지한다. 최대 마찰력은 반작용력과 두 접촉면의 수학적 표현인 마찰계수(coefficient of friction)라고 알려져 있는 양이다. 마찰의 두 형태는 정적과 동적(static and dynamic)으로 스포츠와 운동에서 상대적이다. 정적 마찰(static friction)은 접촉면 사이에 충분히 안정성을 가지고 상대적으로 서로 움직이지 않는 상태로 두 물체 사이에 작용한다. 동적(미끄럼) 마찰(dynamic[sliding] friction)은 상대적으로 서로 움직이는 두 면 사이에서 작용하며, 미끄러진다.

마찰의 수많은 예를 스포츠상황에서 찾아볼 수 있으며, 중요하다. 정적 마찰은 거의 모든 저항 운동에서 중요하다. 벤치프레스에서 선수의 등과 벤치, 발과 바닥, 손과 바(bar) 사이의 정적 마찰은 바벨을 드는데 중요하다. 마찰이 크면 기록도 좋아진다. 이것이 선수들이 손에 초크(chalk)를 바르는 이유로 정적 마찰계수가 증가하게 된다. 바에 새겨진 홈(knurling) 역시 마찰을 증가시킨다. 정적 마찰은 스포츠에서도 중요하다. 선수들의 발과 지면 사이의 정적 마찰은 중요하며, 신발을 디자인할 때 중요한 요인이다. 큰 힘과 파워는 가장 안정된 자세에서만 만들어진다. 정적 마

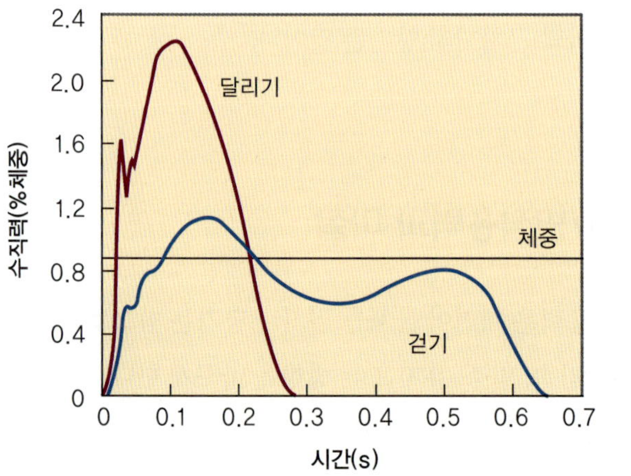

■그림 2.12 지면반력 곡선. 달리고 걷는 속도가 증가하면 지면반력도 증가한다. 지면반력은 두 가지 구별되는 지점(달릴 때 더 잘 나타남)이 있다. 첫 번째 힘의 피크는 발이 지면에 착지할 때 발생되는 최대 **충격력(peak impact force)**이다. 두 번째 힘의 피크는 지면을 밀 때 신체의 무게중심이 앞으로 이동하면서 가속될 때 발생되는 최대 **추진력(peak propulsion force)**이다.

찰은 야구, 농구, 테니스 라켓, 미식축구에서 물체를 잡는데 중요하다. 몇 가지 운동의 성과는 어느 정도 저항을 제공하는 마찰력에 달려있다. 그러나 어떤 스포츠는 동적 마찰이 작아야 유리하다. 스케이트 및 스키 선수는 스키와 눈, 스케이트와 빙판 사이의 미끄럼 마찰의 계수가 작아야 훨씬 더 좋은 기록을 낸다.

안정성

안정성은 물체나 선수의 평형상태에서 변화에 저항하는 능력이다. 안정된 자세를 유지하는 것은 최대 근력과 파워를 내는데 중요하다. 무게중심은 무게가 집중된 점으로 안정성은 무게중심과 연관이 있다. 무게중심은 다면(multi-planar)인데, 이는 세로, 가로, 전후 방향(orientation)과 연관이 있음을 의미한다. 따라서, 무게중심은 다리가 벌림(abducted)되거나 몸통이 바깥쪽으로 굽혀질 때 가로(바깥쪽)로 이동하며, 몸통, 엉덩, 무릎이 굽혀지면 낮아지고, 손을 들면 높아지며, 시상면(sagittal plane) 운동을 할 때 앞뒤로 이동한다. 운동은 하나 또는 여러 개의 면에서 무게중심을 바꾸며, 무게중심은 안정성을 유지하고 최적화하는데 중요하다. 지면과 무게중심을 연결하는 가상의 선을 중력선(line of gravity)이라고 부르는데 무게중심이 바뀔 때, 중력선은 물체의 안정성에 영향을 미친다.

안정성은 물체의 무게, 마찰 수준, 기저면(base support)의 크기와 연관이 있다. 기저면은 지면에 접촉하는 신체 주위를 연결하는 선 안의 지역을 말한다. 예를 들어, 어깨너비로 서서 출발하는 것보다 엎드려서 출발하는 단거리 달리기 선수의 자세가 더 큰 기저면을 가진다. 기저면이 클수록 안정성이 증가한다. 예를 들어, 넓은 자세로 수행하는 스쿼트는 좁은 자세로 수행하는 스쿼트보다 안정성이 더 크다. 안정성은 다음과 같은 일반적인 원칙을 따른다:

- 무게중심이 낮아지면 안정성은 증가하므로, 미식축구선수들이나 레슬링선수들은 낮은 자세를 취한다.
- 중력선이 기저면 내에 있을 때 안정성이 증가하므로, 중력선이 기저면의 중앙에 오도록 한다.
- 기저면이 넓을 때 안정성이 증가하므로, 발을 넓히거나 접촉면의 수를 증가시킨다.
- 질량이 클수록 안정성이 증가하므로, 물체의 무게를 증가시킨다.
- 마찰 수준이 클수록 안정성이 증가하므로, 마찰계수를 증가시킨다.
- 외부 부하가 상체에 작용하면 안정성이 감소하므로, 상체에 외부 부하를 가하면 무게중심이 높아지고 안정성이 감소한다.

질량과 관성

질량은 물체가 차지하는 물질의 양이며, 관성은 운동을 변화시키는 물체의 저항이다. 선운동에서 물체의 질량과 관성이 크면 안정성이 증가한다. 질량은 여러 가지 스포츠에서 중요한 요인이다. 미식축구에서 근육의 질량이 크면 유리하다. 그러나 체급별 경기나 질량을 극복해야 할 스포츠(높이뛰기, 장대높이뛰기, 체조)에서는 질량을 제한해야 한다. 이와 같은 스포츠에서는 근력과 질량의 비율이 중요하다. 근력과 질량(또는 파워와 질량)의 비율이 높다는 것은 더 작거나 비슷한 신체 질량으로 힘(또는 파워)을 더 많이 생성해낸다는 의미이다. 근력이 10% 증가하고 신체 질량이 2% 증가했다면, 선수들에게 유리하다는 의미이다. 따라서, 체급별 경기나 중력에 대항해서 경기하는 높이뛰기 선수들이나 체조선수들은 자신의 체중을 유지한 상태로 근력을 증가시키면 이론적으로 운동수행력이 증가한다. 체조나 점프 선수들의 질량(체중)이 증가하면, 가속시키는 것에 대해 저항하는 더 많은 관성을 극복해야 하므로 기록이 감소하게 된다. 질량이 작을 때 운동수행력이 증가한다. 그러나 몇몇 선수들은 시행착오를 통해 경기력을 향상시키기 위해 체중을 늘리기도 하고 줄이기도 한다. 체중의 증가는 최소화하고 근력을 향상시키는 훈련이 필요하다.

각운동에서, 질량은 여전히 중요하지만 질량의 분포도 중요하다. 선운동의 질량 또는 관성에 해당되는 각운동의 용어는 **관성모멘트**(moment of inertia)이다. 관성모멘트는 각운동에서 변화에 저항하는 물체의 속성이며, 물체의 질량과 자이레이션 반경(radius of gyration)이라고 부르는 회전축 주위의 질량분포와의 곱이다. 관성모멘트(I_a) = 질량(m)× 자이레이션 반경(r)^2. 자이레이션 반경은 회전축으로부터 물체의 질량이 집중된 지점까지의 거리이다. 자이레이션 반경은 제곱의 개념이므로, 자이레이션 반경의 작은 변화는 관성모멘트의 큰 변화를 의미한다. 물체의 질량중심이 바뀌면 관성모멘트도 바뀐다. 스포츠에서 관성모멘트가 감소하면 야구나 소프트볼에서 배트 속도가 증가한다. 다이빙 또는 체조에서 엉덩, 무릎, 몸통을 접으면 회전이 쉬워진다. 단거리 경주에서 체공기 동안 무릎을 굽히면 엉덩관절에서 관성모멘트가 감소하게 되어 다리의 각속도가 증가한다. 저항 훈련에서 관성모멘트를 증가시키면(팔을 굽히지 않고 펴서 몸통을 회전시킴) 움직임을 시작하거나 멈출 때 더 어려워지며 더 큰 근육의 활성이 요구되어진다.

운동량과 충격량

선운동에서 뉴턴의 가속도의 법칙($F = ma$)은 2개의 추가적인 생체역학적 변인으로 다시 쓸 수 있다. 만약 가속도(Δ 속도/시간) 방정식을 바꾸고, 양쪽에 시간을 곱해서 분모를 제거하면 새로운 방정식인 $F \times T = m \times \Delta v$를 얻는다. 왼쪽의 방정식($F \times T$)는 선충격량이며 오른쪽 방정식($m \times \Delta v$)는 선운동량이다. 충격량은 시간에 대해서 작용한 힘(N · s)의 수준을 의미하며 운동량의 변화와 같다. 힘과(또는) 시간이 증가하면 충격량도 증가한다. 질량 또는 속도가 증가하면 운동량은 증가한다. 선운동량이 증가하면 충돌(collisions) 시에 특히 유리하다. 질량 또는 속도를 증가시킨 미식축구선수는 상대 선수와의 충돌 시에 더 큰 선운동량을 가진다. 스포츠에서 운동량을 감소시키면 유리한 예는 많다. 예를 들어, 공을 받을 때 공의 운동량을 감소시켜야 하며, 블로킹이나 태클은 상대 선수의 운동량을 감소시키며, 보호 장비는 운동량을 줄이고 선수에 의해 흡수된 최대 힘을 줄여준다. 웨이트 훈련에서 주어진 최대하 무게로 반복 속도를 조절함으로써 운동량을 증가시키거나 감소시킬 수 있다. 운동량의 변화는 작용한 힘과 비례한다. 큰 힘이 작용하면 충격량이 증가된다. 힘이 오랜 시간 동안 가해져서 너무 많은 운동량이 생성되면 근육의 발달을 감소시킨다는 논란이 있다. 훈련할 때 운동량을 증가시키는 것은 최대하 강도에서 근력과 파워를 생성하는데 중요한 역할을 한다.

각운동에서도 운동량과 충격량은 중요하다. 각충격량은 토크× 시간이며, 각운동량은 관절의 각속도와 관성모멘트와의 곱이다. 선운동량과 비슷하게, 최대 각운동량은 각속도와 관성모멘트의 최적의 조합으로 인해 생성된다. 야구와 소프트볼 종목은 이러한 사항이 반영된다. 배트의 끝에 홈을 파면 관성모멘트는 감소되고 각속도는 증가되지만 파워히팅은 되지 않는다. 각운동량이 감소하면 볼이 맞은 후에 속도가 감소된다. 선수가 팔을 쭉 편 채로 치면 공은 더 멀리 더 빠르게 날아간다. 관성모멘트는 최소로 증가하고 각속도는 커지므로 각운동량은 증가한다. 무거운 배트로 빠르게 스윙하면 파워 히팅이 된다. 비슷한 상황이 골프에서도 적용되는데, 드라이버(자이레이션 반경이 큰 긴 클럽)로 치면 더 멀리 날아간다. 스포츠 상황에서 운동수행력을 높이기 위해서 각운동량을 증가시키거나 감소시키기도 한다. 예를 들어, 원반던지기 선수는 초기에 회전을 빠르게 하여 토크를 적용시키는 시간을 최대로 만들기 위해 더 큰 관성모멘트를 만든다. 이후에 원반을 던지기 전에 각속도를 최대로 하기 위해 관성모멘트를 감소시킨다.

신체 사이즈

선수들의 신체 사이즈는 최대 힘을 생성하는데 영향을

미치는 요인이다. 일반적으로 신체 사이즈가 클수록 생성되는 힘도 커진다. 그러나 근육의 질량과 힘 생성 사이에 긍정적인 관계가 있을 때만 이러한 사항이 적용된다. 코치들은 역도와 같은 드는 종목에서, 선수들의 신체 사이즈를 비교하기 위해서 상대적인 근력을 측정한다(1장 참고). 체질량 측정 방법은 작은 선수(가벼운 체급)들에게 유리하다. 신체 사이즈가 증가함에 따라, 근력보다는 체질량의 증가가 더 많이 증가하기 때문이다. 신체 사이즈가 큰 선수들은 근력을 생성하는데 직접적으로 기여하지 않는 뼈의 질량이나 근육을 제외한 질량으로 이루어진 신체 질량이 절대적으로 더 크다. 추가적으로 지렛대의 감소(키가 큰 선수들은 저항의 모멘트 암이 더 큼)는 최대로 드는 무게가 줄어든다. 다른 측정 방법들은 중간 체급의 선수들에게 유리하다. 최상의 해결책은 체급별로 절대적인 운동수행력을 비교하여 사용하는 것이다.

근력과 컨디셔닝에서 다른 운동역학적 요인

복부내와 가슴내 압력

복부내 압력(Intra-abdominal pressure: IAP)은 깊은 몸통 근육과 가로막(diaphragm)의 수축 시에 복부강(cavity) 내에서 발휘된 압력이다. 복부강 내에는 높은 안정성을 제공하는 많은 유체가 들어있다(■그림 2.13). 복부내 유체는 척추를 안정화시키며, 척추 디스크에서 압축력을 감소시키는 역할을 한다. 이러한 복부내 유체 성분은 구조적으로 가슴강 내의 유체 성분들보다 더 크다. 복부내 압력은 척추에 대항해서 밀어주고 상체를 바로 세우는 역할을 하는데, 특히 고강도의 몸통 굽힘, 폄, 점핑 등과 같은 운동 및 등을 펴는 운동 시 피로해졌을 때, 허리 부상을 예방하는데 중요한 역할을 한다. 복부내 압력과 가슴내 압력은 더 무거운 무게를 들 때 증가된다. 복부내 압력이 60% 증가하면 척추 내 경직(spinal stiffness)도 31% 증가한다. 따라서 복부내 압력이 증가하면 자세의 안정성이 증가하고 부상의 위험을 감소시키는 역할을 하게 된다.

복부내 압력을 증가시키는 방법

복부내 압력이 높으면 요추 부상을 예방하기 때문에 복부내 압력을 높이는 것은 훈련에서 중요하다. 훈련 시 복부 압력을 높이는 세 가지 방법이 있다: (a) 복부 수축 이후 몸통근육 훈련, (b) 호흡 멈춰서 유지, (c) 웨이트 리프팅 벨트. 복부 수축근(배가로근[transversus abdominis], 배곧은근[rectus abdominis], 배바깥빗근[external oblique], 배속빗근[internal oblique])과 허리뼈 근육(척주세움근[erector spinae])은 복부내 압력을 높이는데 기여하는 근육들이다. 코어 훈련(core training)은 선수들의 복부내 압력과 복부내 압력 비율을 높인다. 호흡을 멈춰서 유지(발살바수기[Valsalva maneuver])하는 방법도 복부내 압력을 증가시킨다. 폐에 들어온 공기를 막아서 나가지 못하게 하면 몸통이 단단해진다. 발살바수기는 부정적인 사

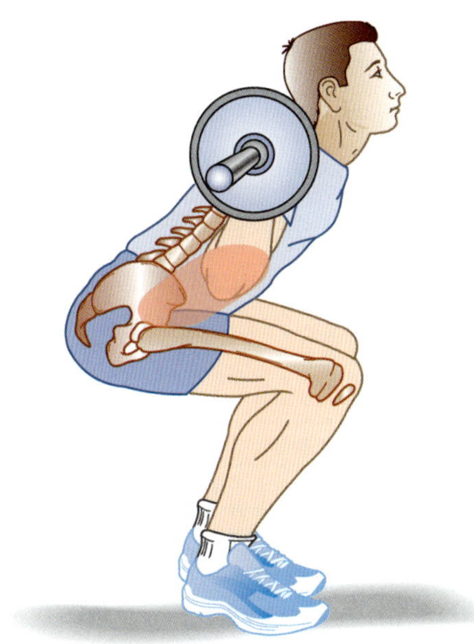

■그림 2.13 복부내 압력

Reprinted with permission from Harman E. Biomechanics of resistance exercise. In: *Essentials of Strength Training and Conditioning*. 3rd ed. Champaign (IL): Human Kinetics, 2008, pp. 85.

항도 있지만(9장 참고), 호흡을 멈춰서 유지하는 방법은 복부내 압력을 증가시킨다. 경험 많은 선수들은 무거운 무게를 들 때, 일시적으로 호흡을 멈춰서 유지시키는 전략을 사용한다. 마지막으로 웨이트 리프팅 벨트는 복부내 압력을 증가시킨다. 그러나 벨트를 너무 많이 사용하면 관련된 근육이 약해지며, 시간이 지남에 따라 복부내 압력을 생성하는 것이 더 어려워지므로 주의해야 한다.

리프팅 장비들

리프팅 장비들은 부상 위험을 줄이고, 훈련의 효율을 증가시키도록 개발되었다. 이러한 장비들은 중요한 관절을 지지하고 부상의 위험을 줄이지만, 근력을 요하는 대부분의 선수들은 더 큰 장력을 얻기 위해 사용한다. 예를 들어, 많은 선수들은 무거운 기구를 당기는 운동을 할 때 끈(straps)과 가루(chalk)를 사용해서 그립 기능을 향상시킨다. 이 밖에도 다른 훈련 장비들이 흔하게 사용되며, 이 장에서 논의하고자 한다.

리프팅 벨트

여러 가지 리프팅 벨트(lifting belts)를 상점에서 살 수 있다. 선수들은 중요한 부위를 지지하고, 허리 부상의 위험을 줄이기 위해서 벨트를 사용한다. 리프팅 벨트는 복부내 압력을 13~14% 증가시키며 허리의 압축력을 6% 정도 감소시킨다. 최대 스쿼트를 수행하는 동안, 벨트를 사용하면 벨트를 사용하지 않았을 때와 비교하여 복부내 압력의 크기, 복부내 압력의 최대 비율, 시간의 경과에 따른 복부내 압력이 증가한다. 스쿼트와 데드리프트와 같은 운동을 수행할 때, 벨트를 사용하면 더 무거운 무게를 들 수 있고, 반복횟수를 늘릴 수 있으며, 반복횟수를 더 빠르게 할 수 있다. 운동의 효과 정도는 벨트의 형태와 단단함에 달려있으며, 단단한 벨트일수록 더 강하게 지지할 수 있다. 백 스쿼트를 수행할 때 벨트를 사용하면 넙다리네갈래근의 근육 활동이 증가한다. 대조적으로 벨트를 사용하면 벨트를 사용하지 않았을 때보다 코어 근육의 활동은 낮아지며, 배곧은근에서는 8~24%, 배바깥빗근에서는 13~44%, 척주세움근에서는 12~23% 정도 근육 활동은 더 커진다. 벨트를 너무 많이 사용하면 코어 근력의 발달을 제한하기 때문에 주의해야 한다. 리프팅 벨트는 최대 무게로 몸통 굽힘/폄 운동(스쿼트, 데드리프트, 벤트-오버 로우[bent-over row])에서만 사용하는 것을 권장한다. 바벨들어올리기(powerlifters) 선수들과 근력 선수들은 벨트를 사용하지만, 올림픽 경기에서 웨이트 리프터 선수들은 벨트를 거의 사용하지 않는다. 코어 훈련은 근력과 복부내 압력을 생성하는 능력을 증가시키므로, 벨트의 사용을 줄여야 한다. 마지막으로 벨트는 한 세트 동안에 사용해야 하며, 세트 사이에는 느슨하게 사용하거나 사용하지 말아야 한다. 왜냐하면, 벨트가 심장으로 들어가는 혈류를 감소시키고 혈압을 증가시키기 때문이다.

랩

몇몇 선수들은 무릎, 팔꿈치 또는 손목에 여러 가지 형태의 랩(wrap)을 사용한다. 무릎 랩은 무릎 굽힘의 저항을 제공해서 무릎을 펴는 운동수행력을 향상시킨다. 운동수행력 향상 정도는 사용된 랩의 형태, 랩을 하는 기술, 랩을 할 때 무릎 굽힘의 각도, 랩의 단단함에 의해 결정된다. 충분한 탄력을 가진 두껍고 긴 무거운 랩은 가장 잘 지지를 제공한다. 몇몇 선수들은 23kg 이상의 스쿼트 무게를 더 든다. 팔꿈치 랩은 팔꿈치 압력을 줄여주며, 팔을 펴는 운동수행력(벤치프레스, 어깨프레스)을 향상시키는데 효과적이다. 손목 랩은 관절을 굽히고 펴는 것을 제한함으로써 손목의 압력을 줄여주며, 무거운 무게를 사용하는 운동을 할 때 안정성을 증가시킨다. 마찬가지로, 운동 시 근력을 최대화하기 위해서 과사용해서는 안된다.

벤치프레스 셔츠

벤치프레스 셔츠(bench press shirts)는 바벨을 드는 선수들이 시합 중과 시합 전 훈련의 마지막 단계에서 사용하는 매우 단단하면서 지지를 제공하는 의류이다. 벤치프레스 셔츠는 1RM 근력을 향상시킨다. 비록 관련된 연구는 부족하지만, 적어도 11~23kg은 더 들 수 있으며, 몇몇 엘리트 선수들은 45kg 이상의 무게를 더 든다. 무게의 증가는 사용된 셔츠의 형태(폴리에스테르, 데님, 캔버스; 단일 또는 이중 층)과 단단함, 선수의 생체역학, 벤치프레스 셔츠의 사용 경험에 달려있다. 이러한 셔츠는 바가 가슴까지 내려간 상태에서 가장 큰 지지를 제공하며, 넓은 그립을 사용하는 선수들에게 도움이 된다. 벤치프레스 셔츠는 효과를 볼 정도로 꽉 조여야 하며, 한 명 또는 두 명의 숙련자로부터 입는데 도움을 받아야 한다. 바벨을 드는 선수들은 기본의 단일 면 폴리에스테르 셔츠로 시작을 해서 훈련을 통해 발전해 간다. 셔츠가 단단할수록 지지도 커진다. 최대로 벤치프레스 운동수행력을 높이기 위해서 벤치프레스 셔츠로 익숙해지도록 훈련할 필요가 있다. 바벨을 드는 선수들은 경기 전 준비 구간에서 셔츠를 사용하기를 권장한다.

리프팅 의류

리프팅 의류로는 슈퍼 슈트(super suits), 브리프(briefs), 이렉트 셔츠(erector shirts)가 있다. 슈퍼 슈트와 브리프는 바벨을 드는 선수들의 안정성과 스쿼트와 데드리프트의 운동수행력을 향상시키기 위해 입는 꽉 조이는 압박 의류이다. 슈퍼 슈트는 넙다리네갈래근의 위쪽 지점부터 복부 위쪽 부위까지 연결되어 있고, 어깨까지는 띠로 연결되어 있다. 바벨을 드는 선수들은 내려갈 때 큰 지지를 받고, 스티킹 지역을 통과하여 위로 올라갈 때 슈퍼 슈트의 도움을 받는다. 몇몇 바벨을 드는 일반인은 스쿼트에서 적어도 23~27kg 이상 더 들 수 있으며, 몇몇 숙련자들은 68kg 이상을 더 든다. 더 들 수 있는 무게의 크기 정도는 슈트가 지지를 덜 받는 관절가동범위의 윗부분에서 넙다리네갈래근과 요추를 펴는 근력에 달려있다. 무릎 랩과 슈트를 입고 바벨을 드는 것과 그렇지 않고 바벨을 들었을 때를 비교하면 평균 13% 이상의 무게를 더 든다. 완전히 반복할 때까지 필요한 전체 시간은 슈트와 랩을 사용했을 때 0.5초 보다 적게 걸린다(착용했을 때 2.82초; 착용하지 않았을 때 3.29초). 이렉트 셔츠는 벤치 프레스 셔츠와는 반대로 지지의 대부분은 코어에서 일어난다. 스쿼트와 데드리프트를 수행하는 동안 이렉트 셔츠는 세우는 자세를 유지시킨다.

요점 정리

- ✔ 뼈대근은 신장성 수축, 등척성 수축, 단축성 수축 순으로 큰 힘을 발생시킨다.
- ✔ 근육의 길이와 장력 사이의 관계에서 휴지기 근절 길이(마이오신 필라멘트의 최적의 수가 십자형교를 형성)에서 가장 큰 힘을 발생시키고, 근육이 짧아지면 발생되는 힘이 약해진다. 길이가 길어지면, 수동 요소가 더 관여하여 근력의 생성을 향상시킨다.
- ✔ 최대로 수축되면 가장 큰 힘은 느린 속도에서 발생되며, 가장 적은 힘은 빠른 속도에서 발생된다.
- ✔ 훈련을 통해 근력이 향상되면, 근육의 구조가 변한다(예를 들어, 깃털이 있는 근육의 깃털 각도와 근육 다발의 길이).
- ✔ 근력과 속도는 신장, 지렛대, 기계적 이득(힘의 모멘트 암과 저항의 모멘트 암의 비율)과 연관이 있다.
- ✔ 회전력의 생성은 관절의 가동범위에 따라 변한다. 상승-하강 곡선은 단관절 운동에서 관찰되며, 상승 곡선은 미는 운동에서 관찰되며, 하강 곡선은 당기는 운동에서 관찰된다.
- ✔ 마찰은 힘의 생성과 안정성의 중요한 요인이다.
- ✔ 복부내 압력의 발생은 들 때 척추 스트레스를 줄이는데 중요하다.
- ✔ 여러 가지 리프팅 장비들은 부상의 위험을 줄여줄 뿐만 아니라 운동수행력을 향상시킨다.

복습 문제

1. 근육이 짧아지는 수축 작용을 ________ 수축 작용이라고 한다.
   a. 신장성 b. 단축성
   c. 등속성 d. 등척성

2. 위팔두갈래근은 ________ 근육의 예다.
   a. 깃털형 b. 방추형
   c. 네모형 d. 세모형

3. 어깨프레스 운동은 ________ 을 보여준다.
   a. 상승-하강 근력 곡선
   b. 상승 근력 곡선
   c. 하강 근력 곡선
   d. 등척성 근력 곡선

4. 등속성 최대 근력검사 동안에 가장 큰 근육의 회전력을 발생시키는 속도는?
   a. 30°·s^{-1} b. 90°·s^{-1}
   c. 150°·s^{-1} d. 300°·s^{-1}

5. 근육의 길이가 짧아지면 근육의 장력은 감소하는데, 그 이유는
   a. 신전-단축 주기가 최대로 발휘되기 때문에
   b. 액틴 필라멘트가 과도하게 신전되어 많은 수의 마이오신 머리에 도달하기 어렵기 때문에
   c. 액틴 필라멘트가 서로 지나치게 미끄러져서 마이오신 머리에 결합할 장소의 수가 감소하기 때문에
   d. 액틴-마이오신 십자형교가 형성되지 못하기 때문에

6. 힘의 작용선에서 받침점 사이의 수직거리는
   a. 토크
   b. 기계적 이득
   c. 관성
   d. 모멘트 암

7. 개인의 안정성을 감소시키는 것은
   a. 발과 지면 사이의 마찰 수준의 증가
   b. 기저면의 크기 감소
   c. 무게중심이 낮아짐
   d. 개인의 질량 증가

8. 운동의 원인인 힘을 다루는 생체역학 분야를 운동역학이라 한다. O / X

9. 신전-단축 주기 활동은 적근(slow-twitch muscle fibers)에서 가장 높다. O / X

10. 근육의 비대는 깃털형 근육에서 휴식기에 깃털 각도가 증가한다. O / X

11. 저항 팔의 길이가 증가하면 기계적 이득이 증가한다. O / X

12. 야구배트의 끝에 홈을 파면 관성모멘트가 증가한다. O / X

참고문헌은 한미의학 홈페이지 자료실을 통해 확인 가능합니다.
http://www.hanmibook.co.kr

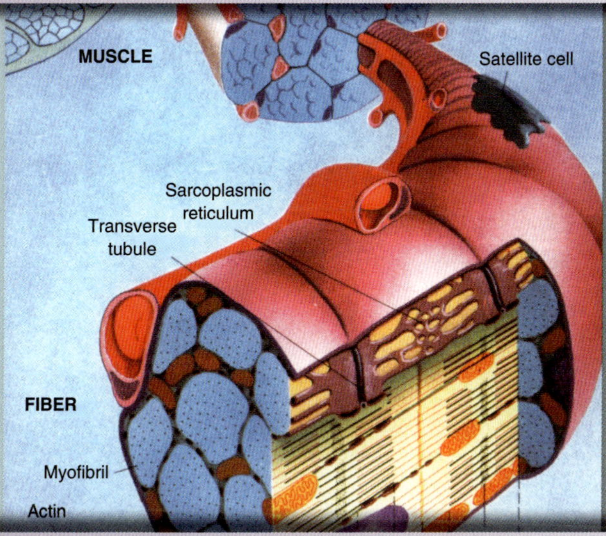

PART 2

생리적인 반응과 적응

CHAPTER 3

훈련에 대한 신경적응

신윤아

학습목표

이 장을 학습한 후에 아래의 사항을 이해할 수 있다.

- 중추와 말초신경계통들에 대해서 설명한다.
- 뉴런의 해부학과 기능에 대해서 설명한다.
- 뇌와 척수 내 적응의 주요 기관들에 대해서 설명한다.
- 운동단위를 정의하고 동원, 발화율과 발화 형태들의 변화가 어떻게 근력과 순발력에 영향을 주는지를 논의한다.
- 훈련에 대응해서 신경근접합부에서 일어나는 변화들에 대해서 설명한다.
- 감각수용기, 특히 골지힘줄기관과 근방추의 역할에 대해서 설명한다.
- 훈련요인들이 신경반응과 훈련적응에 어떻게 영향을 미치는지를 설명한다.
- 운동하는 동안의 자율신경계 역할에 대해서 논의한다.

신경계는 일회성(acute) 운동수행과 지속적인의 훈련적응을 조절하는데 매우 중요하다. 신경들은 뼈대근을 포함한 뇌와 신체조직 간의 주요 통신라인들을 제공한다. 그것들은 메시지나 신호이동들을 적절한 위치로 전달해준다. 훈련의 관점에서 볼 때 신호의 크기(또는 강도)는 최종 파워를 결정하는데 중요하며, 이것은 근력과 순발력으로 표시될 수 있을 것이다. 이 양은 신경전달(neural drive)이라고 불리며 신경전달의 증가는 성과를 극대화시키려고 하는 개인에게 중요하다. 신경전달의 증가는 작용근(즉, 특수한 이동이나 운동에 관여하는 주요 근육들)의 동원 증가, 발화율 그리고 고강도 근육수축 동안 불응기의 시간/형태를 통해서 일어나는 것으로 생각된다.

억제기전들의 감소가 일어날 것으로 생각된다. 비록 이러한 기전들이 어떻게 공존하는지 분명하지 않을지라도 신경적응이 복잡하고 뼈대근의 변화에 선행할 수도 있다는 것은 분명하다.

신경계의 기능조직

신경계는 인체 내에 내포된 하나의 주요한 통제기관이다(나머지는 내분비계이다). 감각정보(통증, 압력, 뜨거운/차가운 온도, 관절위치, 근력)를 수용하여 적절한 장소에서 이 정보를 통합하고 모든 조직, 선과 기관으로부터(자발적, 또는 비자발적) 동원이나 반응을 조절할 수 있는 능력을 가진다. 또한 우리의 감정, 개성 및 다른 뇌기능들을 조절한다.

신경계는 중추신경계와 말초신경계로 구성되어 있다(■ 그림 3.1). 중추신경계(central nervous system: CNS)는 뇌와 척수로 구성되어 있고 말초신경계는 감각 및 운동기관으로 구성되어 있다. 31쌍의 척추신경이 존재하며 척수의 후위(감각)와 전위(운동)근들에서 나간다. 감각신경계는 여러 자극들을 탐지하고 이 정보를 구심적으로 중추신경계로 전달한다. 운동신경계는 체신경계(somatic nervous system)와 자율신경계(autonomic nervous system: ANS)로 구성되어 있는데 체신경계는 중추신경계

뉴런들은 여러 중요한 특징들을 가지고 있다. 수상돌기(dendrite)들은 다른 신경세포들로부터 정보를 받는다. 세포체(cell body)는 단백질합성, 운반, 에너지대사 그리고 저장을 담당하고 있는 세포소기관들을 포함하며 어떻게 자극들이 뼈대근으로 전달되는지와 얼마나 그러한지를 결정하기 위해서 중추신경계로부터 오는 다른 신경들로부터의 자극들을 통합하는데 주요한 역할을 한다. 축삭(axon)들은 표적 기관들과 정보를 교환하는 통로이다. 축삭소구(axon hillock)는 일단 문턱값에 도달되기만 하면 활동전위가 개시되는 영역이다. 미엘린수초(myelin sheath[지방조직])는 축삭돌기 주위를 둘러싸고 있으며 이것은 전달속도를 크게 증가시킨다. 축삭돌기의 말단은 시냅스전 말단(presynaptic terminal)로 알려져 있다.

신경정보교환

신경들은 활동전위(action potential)라고 불리는 전류(신호)의 발생을 통해서 다른 신경 및 조직들과 정보를 교환한다. 활동전위(■ **그림 3.3**)는 (a) 통합(integration), (b) 전달(propagation) 그리고 (c) 신경전달물질 방출의 세 개의 주요 사건들로 구성된다. 통합은 세포체(중추신경계 내) 내에서 일어나며 활동전위가 표적조직으로 전달될지의 여부를 결정한다. 세포체는 미세종판전위(miniature endplate potential)라고 불리는 다른 뉴런들(흥분성, 억제성)로부터의 전위들을 통합한다. 역치전압에 도달되면 활동전위는 신경종말의 끝까지 실무율(all-or-none)법칙에 따라 전달된다. 전달(propagation)은 도약전도(saltatory conduction)라고 불리는 과정을 통해서 랑비에의 결절(nodes of Ranvier)에서 축삭돌기 밑으로 이온이동에 의해서 나타난다. 종말까지 축삭돌기 밑으로 전류를 빠르게 이동시키며 미엘린수초의 유무는 이 과정을 가속시킨다. 신경종말에서 신경전달물질(화학신호분자)이 방출됨으로써 표적조직과 정보교환이 일어나도록 할 수 있다. 이 전 과정은 매우 빠른 속도로 일어나며, 이것은 여러 활동전위들이 1초 이내에 전도될 수 있도록 한다.

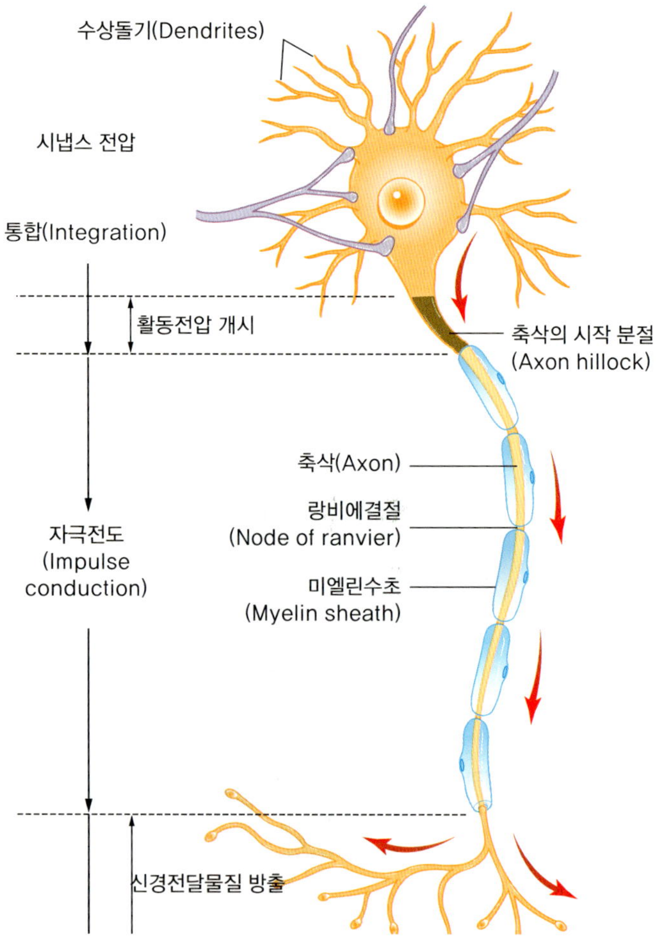

■ **그림 3.3** 활동전위. 수상돌기들은 척수에 있는 다른 뉴런들로부터 정보를 받는다. 그에 따른 메시지들(자극성 시냅스후 전위[EPSP]와 억제성 시냅스후 전위[IPSP])은 세포체에서 통합되고 역치전압에 도달되면 활동전위가 생성된다. 표적조직들, 즉 뼈대근과 정보교환이 가능하도록 신경전달물질들이 방출되는 말단까지 축삭돌기밑으로 활동전위가 전달된다.

Cohen BJ. *Medical Terminology*. 4th ed. Philadelphia (PA): Lippincott Williams & Wilkins; 2003.

상위 뇌중추

뇌는 각각 거의 10,000개의 다른 뉴런들과 정보를 교환하는 능력을 가진 수십억 개의 뉴런들로 구성되어 있다(■ **그림 3.4**). 궁극적으로 뇌는 생리적/정서적 요인들로부터 운동수행에까지 인간 신체기능의 거의 모든 측면들을 조절한다. 비록 뇌에 대한 완전한 논의는 이 교재의 범위 밖이지만 일부 중대한 영역들은 훈련에 대한 적응의 잠재적 부위들로 역할하기 때문에 언급할 필요가 있다. 뇌간(연수, 중

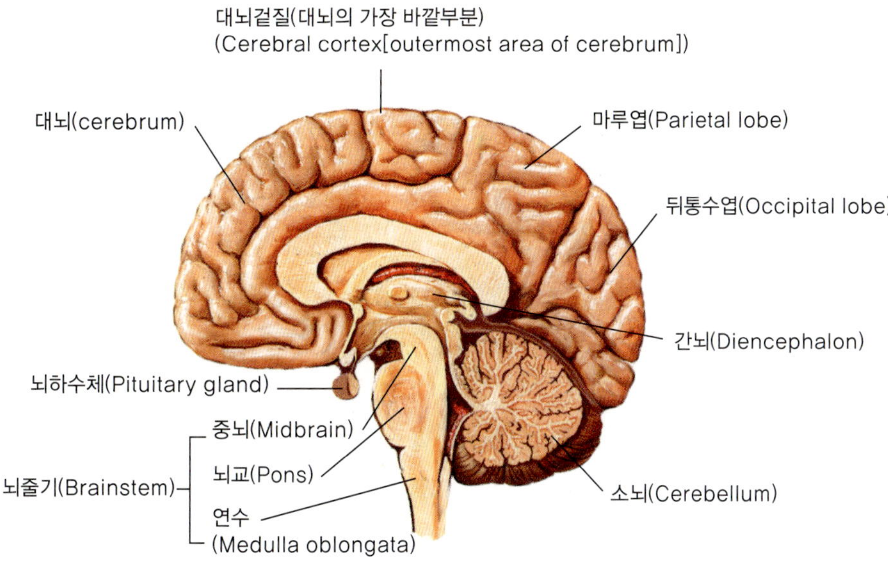

A

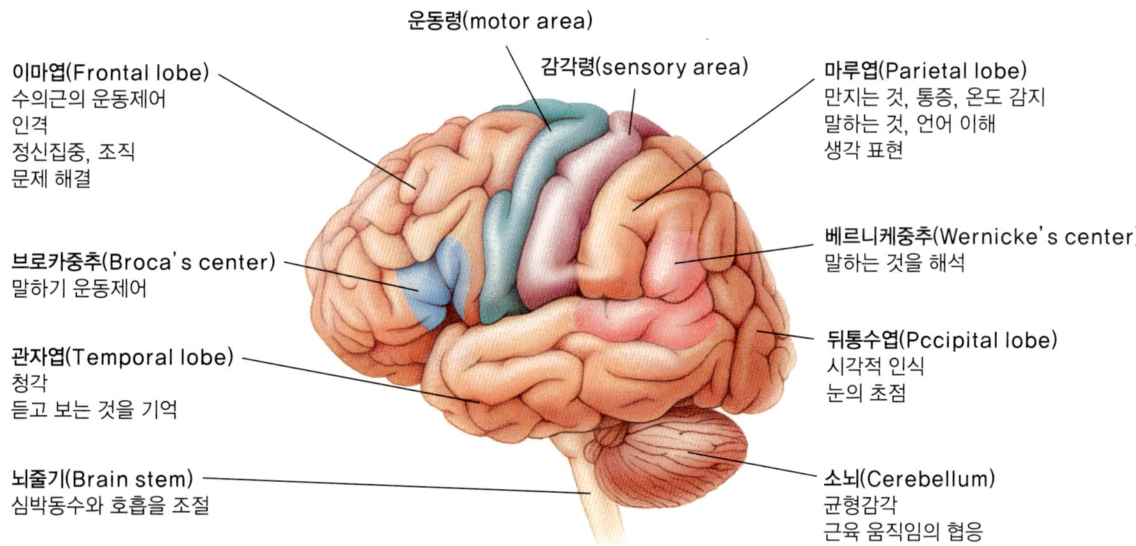

B

■**그림 3.4** 뇌. A. 뇌의 해부를 보여준다. 연수, 대뇌, 소뇌, 대뇌겉질, 간뇌, 1차 운동영역 그리고 감각영역과 같은 뇌의 주요 영역들이 도시되어 있다. B. 뇌의 여러 영역들과 신체계통과 기능에 대한 그 영역들의 조절을 보여준다.

From Bickley LS, Szilagyi P. *Bates' Guide to Physical Examination and History Taking*. 8th ed. Philadelphia (PA): Lippincott Williams & Wilkins; 2003

뇌, 뇌교, 망상체로 구성)은 심박수와 수축력, 혈압, 혈관직경, 호흡, 청각, 시력, 수면과 의식을 통제하는 신경계통과 세포로 구성된다. 간뇌(시상, 시상하부, 그리고 송과체나 시상상부로 구성)는 뇌의 중요한 중계영역(시상)이며 수면을 조절한다(송과체). 시상하부는 뉴런 통제하에 있는 내분비샘이기 때문에 신경계와 내분비계 간의 주요한 연계점이다. 그것은 뇌하수체전엽으로부터 호르몬의 방출을 야기하거나 아니면 억제하는 여러 호르몬을 방출하며 궁극적으로 항상성, 자율신경계 조절, 체온, 정서 그리고 본질적으로 신체 내의 대부분의 기능들을 조절한다. 대뇌는 뇌의 가장 큰 부분이며 대뇌겉질로 알려진 대뇌의 가장 외측 영역에 위치한 신경계 내 뉴런의 75%를 가지고 있다. 비록 대뇌겉질의 많은 영역들이 중요한 기능을 가질지라도 중대한 영역들은 1차 감각영역(primary sensory area; 감각정보가 통합되는 곳), 전운동겉질(premotor cortex; 수의근수축이 시작되는 곳이면서 숙련된 운동 활동을 위한 저장은행), 그리고 1차 운동겉질(primary motor cortex; 수의근수축을 조절하는 곳)을 포함한다. 소뇌는 감각정보를 통합하며 뼈대근 활동을 조절한다. 즉, 소뇌는 운동기술이 어떻게 수행되어야 하는지의 청사진을 제공한다. 마지막으로 근육 움직임의 계획과 조절, 자세, 그리고 무의식적인 움직임들을 조절하는 기능을 가지는 바닥핵이 포함된다.

신경 전달을 증가시키는 능력은 상위 뇌중추, 즉 운동겉질에서 시작되고, 높은 수준의 힘과 순발력을 발휘하도록 신호를 보낸다. 연구들은 힘이 증가함에 따라 1차 운동겉질(motor cortex)에서 신경활동이 증가함을 보여주었다(13). 운동학습은 대뇌겉질의 기능을 조직화시킨다. 심상훈련(visualization training; 심리적 수축을 수행하거나 실제로 역기를 들지 않고 들어 올리는 것을 시각화하는 것)은 훈련받지 않은 개인들에게도 유의한 근력 증가를 가져오는 것으로 나타났다. 이러한 연구들은 상위 뇌중추에서의 적응이 근력 증가를 가져올 수도 있다는 것을 시사한다. 대뇌의 적응은 협응력 향상, 운동학습, 기술습득, 근력, 순발력 그리고 속도를 위해서 매우 중요하다.

하행 겉질척수로

하행 겉질척수로는 대뇌겉질을 척수로 연결시키는 축삭돌기들의 큰 집합이다. 운동경로는 뼈대근의 신경분포를 위한 정확한 전근 외측까지 척수를 따라 내려오는 다른 신경들과 시냅스를 형성하는 뇌의 뉴런(1차 운동영역)으로 특징을 이룬다. 하행 겉질척수로를 따라서 척수에서 상당한 비율의 잠재적 신경 변화들이 일어난다. 훈련받지 않은 개인들은 그 근섬유들의 전부를 최대한으로 점증시키는데 제한된 능력을 나타낸다. Adams 등은 훈련받지 않은 개인들에게서 근육량(muscle mass)의 71%만이 최대운동 동안에 활성화되었음을 보고하였다. 이러한 중심자극(central drive)의 한계성은 근력과 순발력을 감소시키고 이 같은 억제의 많은 부분이 하행 겉질척수로로부터 기원된다고 믿는다. 그러나 훈련은 이러한 억제를 크게 감소시킬 수 있으며, 더 큰 비율의 근육을 동원할 수 있는 잠재력을 증가시킨다.

운동단위

신경계의 기능단위는 운동단위(motor unit)이다. 운동단위는 단일 알파 운동신경 그리고 그것이 자극하는 모든 근섬유들로 구성되어 있다(■ **그림 3.5**). 세포체들과 수상돌기들은(다른 뉴런들로부터 자극성 및 억제성 신호들을 수령하기 위해서) 척수 내에 위치해 있는 반면에 축삭돌기들은 척수 바깥으로 연장되어 있어 주변부에 있는 뼈대근들을 자극한다. 운동뉴런들은(더 큰 협응력과 통제를 위해서) 작은 근육들을 위한 극소수의 근섬유들 그리고 큰 몸통과 팔다리 근육을 위해서 1,000개 이상의 근섬유들을 자극할 수도 있다. 자극성 신호들이 증가하고 억제성 신호들이 감소하거나 또는 이 양자의 결합시에 더 큰 힘이 생성된다. 한 개의 근육으로부터 최대 힘과 순발력이 요구될 때 모든 이용 가능한 운동단위들이 활성화되어야 한다. 이것은 일반적으로 점증의 증가, 발화율, 발화의 동기화 또는 이러한 요인들의 조합으로부터 발생한다.

동원

동원(recruitment)은 운동 시 운동단위들의 자발적 활성화를 말한다. 운동단위들은 크기원칙에 따라서 질서정연하게 점진적으로 동원 및 감소되며(■ **그림 3.6**), 이것은 운동단위들이 각 활성화역치 및 발화율에 기초해서 보다 작은(지근섬유[ST] 또는 Type I) 단위에서 보다 큰(속근섬유[FT] 또는 Type II) 단위까지 연속적으로 동원된다는 것을 말한다. 보다 섬세한 조절이 필요한 동작을 위해서는 작은 단위들이 동원되고 고강도 수축을 위한 상당한 힘을 공급하

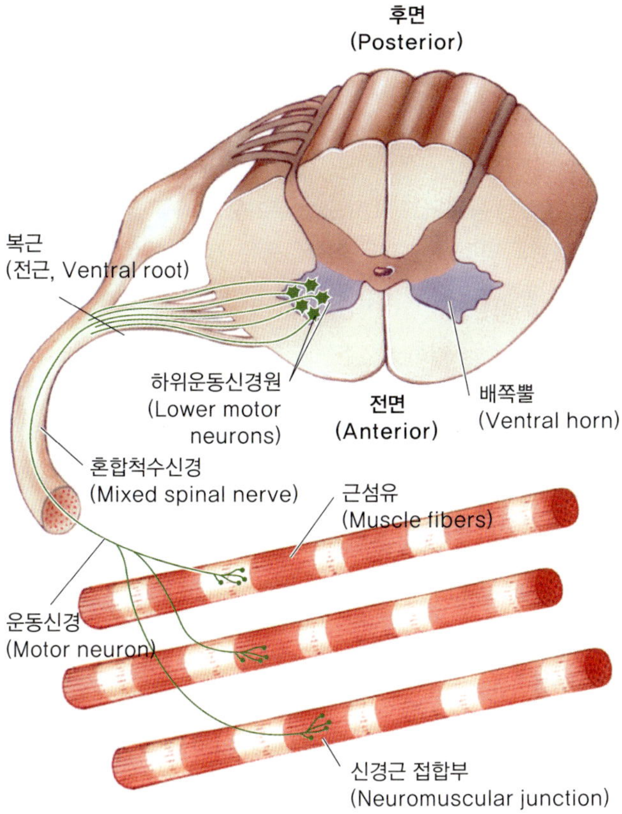

■ **그림 3.5** 운동단위. 운동단위는 알파 운동신경과 그것이 자극하는 근섬유들로 구성되어 있다.

From Bear M, Conner B, Paradiso M. *Neuroscience, Exploring the Brain*. 2nd ed. Baltimore (MD): Lippincott Williams and Wilkins; 2000.

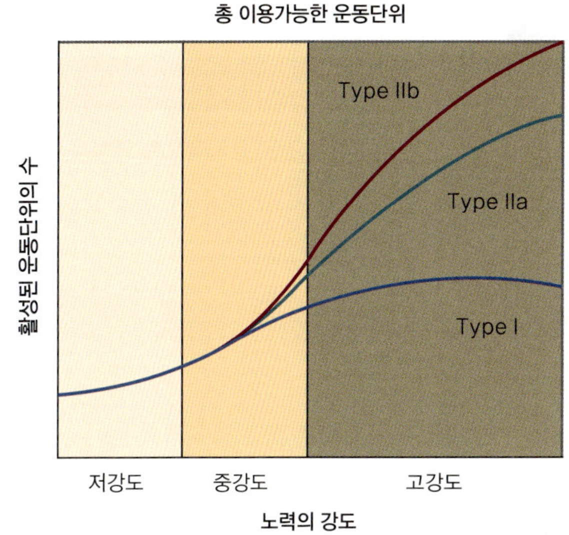

■ **그림 3.6** 크기법칙. 운동단위는 상당량의 근력이나 순발력이 요구될 경우보다 그 크기에 기초하여 작은(ST) 단위들이 우선 동원되고 나중에 더 큰(FT) 단위들이 동원된다.

From McArdle WD, Katch FI, Katch VL. *Exercise Physiology: Nutrition, Energy, and Human Performance*. 7th ed. Baltimore (MD): Lippincott Williams & Wilkins; 2010.

기 위해서는 더 큰 운동단위들이 동원된다. 활성화역치는 유사한 크기의 운동단위들 간에 운동단위동원을 결정하는 가장 중요한 인자이다. 대부분의 근육들이 Type I과 Type II 운동단위들을 포함하기 때문에 힘과 순발력 생성은 크게 다를 수도 있다. 흥미롭게도 동원을 위한 Type II 운동단위들의 능력은 이전의 활성화 경력에 기초한다. 일단 운동단위가 동원되면 그것이 재동원되기 위한 활성화가 덜 필요하다. Type II 운동단위들이 보다 쉽게 동원됨에 따라 이것은 급성 근력과 순발력 수행에 중요한 영향을 미친다. 동원과 마찬가지로 Type II 운동단위들이 우선 이완되는 곳에서 역순으로 운동단위들이 감소된다(비활성화된다).

선택적 동원

정상적인 조건하에서 운동단위들의 84~90%는 크기 원칙에 따라서 동원된다. 그러나 동원순서의 변화들이 존재한다. 선택적 동원이나 또는 Type II 운동단위들의 우선적 동원은 가해진 힘들과 폭발적인 근육활동의 방향으로 일어날 수 있다. 동원순서의 이러한 변화들은 Type II 운동단위들이 필요한 폭발적인 순발력을 발산할 수 있는 높은 속도의 순발력 훈련에 도움이 된다. 폭발적인 운동 동안에 Type I 운동단위의 억제는 개인에게 Type II 운동단위들을 우선적으로 동원시킬 수도 있도록 할 수 있기 때문에 유익할 수 있다.

근육량 활성화

특정한 무게의 역기를 들기 위해서 활성화되는 근육질량의 양은 근육 비대의 크기에 달려있다. 훈련적응에 따라 근육크기가 증가할 때 근육량 활성화 수준은 감소할 수도 있다. 큰 근육은 성장이 일어나기 전에 과거만큼 표준역기를 들어올리기 위해서 많은 신경의 활성화를 요구하지 않는다(왜냐하면 근섬유들이 더 크고 더 강하기 때문에 어떤 수준의 힘을 생성하기 위한 자극은 덜 요구된다). Ploutz 등은 근육크기의 5% 증가를 가져온 9주간 저항 훈련(RT)(3~6

속설과 오해

가벼운 무게를 들어올리는 것은 궁극적으로 근섬유 활성화를 자극한다.

가벼운 무게를 들어 올리는 것은 운동하는 동안 동원 가능한 모든 운동단위를 최대한 동원한다. 그러나 운동단위 동원은 강도에 따라 달라진다고 보고되어 왔다. 많은 근섬유는 단지 필요할 때만 동원되고 그 요구는 무거운 무게를 들어 올리는 동안 많다. 따라서 고강도 저항운동은 Type II 운동단위를 최대한 동원하도록 요구한다.

세트× 12회 반복) 후에 표준 훈련 전 부하를 들어올리기 위해서 보다 적은 네갈래근(사두박근) 조직이 활성화된다는 것을 보여주었다. 그래서 훈련 동안에 점진적인 과부하는 최적량의 근육질량을 연속적으로 활성화시키기 위해서 의무적이다.

근육활성화후 파워/근력강화

활성화된 운동단위들은 사용 후 일정 시기 동안에 활성화된 상태로 있다. 최대 또는 최대에 유사한 근수축은 몇 초에서 몇 분 내에 일어나는 추후의 근육수축 동안 근육활성화 후(postactivation potentiation, PAP) 파워/근력강화를 가져온다. 즉 개인이 적당히 높거나 고강도의 수축을 수행할 때 Type II 운동단위들을 동원시키기 쉽도록 하는 시간구간(window of time)이 있다. 이 시간 동안에 일정 양의 무게를 들어 올리는 것은 더 가볍게 느껴질 수도 있거나 또는 어떤 높이를 점프하는 것이 더 쉽게 느껴질 수도 있다. 궁극적으로 급성 근력과 순발력이 향상될 수도 있다. 비록 지구력 선수들이 PAP를 보여줄지라도 PAP는 폭발적인 순발력(파워) 선수들에게 더 중요하다. 운동선수 성적을 향상시키기 위해서 PAP가 어떻게 사용될 수 있는가에 대한 일부 예들은 다음과 같다.

1. 야구나 또는 소프트볼 선수들이 타자석에 발을 딛기 전에 무거운 방망이를 휘두르는 것.
2. 최대 수직점프 수행을 위한 시험 전에 몇 번의 쪼그려 앉기를 수행하는 것.
3. 속도나 또는 민첩성 종목을 하기 전에 준비운동의 일환으로 무거운 조끼를 사용하는 것.
4. 스포츠 수행 전에 준비운동으로써 몇 번의 역기 훈련을 실시하는 것.

발화율

발화율(firing rate)은 한 운동단위가 방출하는 초당 시간의 수를 말한다. 발화율은 전도속도가 Type II 운동단위들에서 더 높을수록 신경의 전도속도에 영향을 받는다. 전도속도는 순발력선수들이 Type II의 더 큰 비율을 가지고 있으므로 지구력선수들에 비해서 순발력선수들에게 더 높은 경향이 있다. 휴식 시에 운동단위들은 낮은 발화율을 나타낸다. 그러나 생성된 힘의 양과 발화율 간에는 정적 관계가 존재한다. 특히 보다 작은 근육들은 힘과 순발력 생성을

사례 연구 3.1

스티브는 자신의 수직점프를 최대로 검사할 준비를 하고 있는 선수이다. 그는 부하된 준비운동을 이용함으로써 자신의 수직 점프 높이를 향상시킬 수 있다는 말을 들었다. 이 경우에서 부하된 준비운동은 성적을 향상시키기 위해서 PAP를 사용할 수 있는 시나리오를 말한다. 스티브는 보다 나은 성적을 내기 위해서 점프 전 준비운동을 어떻게 설계할 수 있는가에 대한 조언을 위해서 당신에게 접근한다.

생각해볼 문제: 당신은 그에게 무엇을 하라고 조언할 것인가?

향상시키기 위해서 증가하는 발화율에 더 의존하는 반면에 더 큰 근육들은 동원에 더 의존하고 근육활동에 의존할 수도 있으므로 증가하는 발화율(대 점증)의 역할은 근육크기에 달려있다. 무산소 훈련은 동원된 운동단위들의 발화율을 증가시킨다. 탄도성 근육수축이 개시될 때의 높은 발화율은 힘의 발달의 속도를 증가시키는데 특히 중요하다.

운동단위 동기화

두 개 이상의 운동단위들이 고정시간 간격으로 발화할 때 동기화가 일어난다. 운동단위들이 비동기로(asynchronously) 전형적으로 발화할지라도 운동동기화는 단시간 동안에 필요한 근력이나 순발력의 생산에 유익할 수도 있다고 생각된다. 보다 큰 운동단위 동기화는 저항 훈련 후에 나타난다. 훈련 동안에 동기화가 되는 정확한 역할에 관해서는 불명확할지라도 집단화된 운동단위 생산의 방전(discharge)은 힘생성의 타이밍에 유익할 수도 있고 생성된 힘의 전반적 수준에는 유익하지 않을 수도 있다.

대항근 활성화

운동 동안에 대항근의 동시수축은 관절 안정성, 이동, 협응력을 증가시키고 부상의 위험을 줄인다. 그러나 동시수축이 대항근의 영향들을 해소할 수도 있기 때문에 비생산적일 수도 있다. 근육군, 근육활동의 속도와 유형, 강도, 관절위치, 그리고 부상상태는 대항근 동시수축의 크기에 영향을 미친다. 성적 향상에 유익한 훈련과 함께 대항근 근육계의 신경적응이 일어날 수도 있다. 전력질주나 플라이오메트릭 훈련의 경우 동시 활성화의 시기는 변할 수도 있다. 즉 그것은 그라운드와의 접촉 전 단계 동안에는 더 높지만 추진이나 가속 단계 동안에는 더 적다. 연구들은 저항 훈련 동안에 대항근 동시수축과 감소의 어떤 변화도 보여주지 않았다. 그래서 대항근 근육계의 동시수축은 운동동작에 친숙하지 않을 때와 감소의 크기가 근력을 증가시키기에는 미비할 때 나타나는 기전인 것 같다.

뼈대근과의 정보교환: 신경근 접합부

신경과 근육은 연속적이지 않으며 이것은 이 둘 간에 간격이 있다는 것을 의미한다(■ 그림 3.7). 활동전위가 근육에 도달하기 위해서는 화학전령자(chemical messenger)가 방출되어야 한다. 이 화학전령자를 신경전달물질이라고 부르며 뉴런과 다른 뉴런들, 조직과 기관들 사이의 시냅스에는 여러 자극성 및 억제성 신경전달물질들이 존재한다. 운동신경과 뼈대근 사이에서 방출되는 신경전달물질은 아세틸콜린이다. 활동전위가 말단에 도달할 때 신경전달물질들은 근육의 특수한 수용기에 결합하여 근육으로 활동전위를 확산시키기 위해 시냅스 공간으로 방출된다. 신경근 접합부(neuromuscular junction: NMJ)는 신경말단, 공간 그리고 근섬유막이라고 일컬어진다.

훈련적응에 중요한 것은(시냅스 전 말단이라고 불리는) 신경말단이다. Type I 운동단위들에 있는 NMJ가 Type II 운동단위보다 덜 복잡한 경향이 있으므로 Type II 운동단위들이 근력과 순발력에 유익하다는 것은 놀라운 일이 아니다. 유산소 훈련은 더 큰 시냅스 전 신경말단면적, 신경말단 가지들의 수 증가, 신경말단의 외막 증가 그리고 개개 신경말단들의 평균길이 증가를 가져온다. 그러나 말단 가지들이 더 분산적이고, 더 길고, 비대칭적이고 그리고 불규칙적인 모양을 가지고 있기 때문에 NMJ 변화들은 고강도 훈련 동안에 훨씬 더 현저하게 나타난다. 저항 훈련은 아세틸콜린 수용기들의 더 큰 말단면적과 더 큰 분산을 가져올 수도 있다. NMJ의 이러한 변화들은 뼈대근에 대한 신경전달의 향상에 도움이 되며, 이것은 힘과 순발력(파워) 생성을 증가시킨다.

감각신경계

감각신경계(sensory nervous system)는 구심신경로들을 통해서 CNS로 정보를 보내는 수용기들을 포함한다.

감각수용기들은 고통, 뜨거운 온도/차가운 온도, 그리고 압력과 같은 여러 자극들을 수용한다. 고유수용기(proprioceptor)들은 근육길이, 관절 위치, 움직임 그리고 긴장에 관한 정보를 수용하기 때문에 중요하다. 여러 유형의 감각

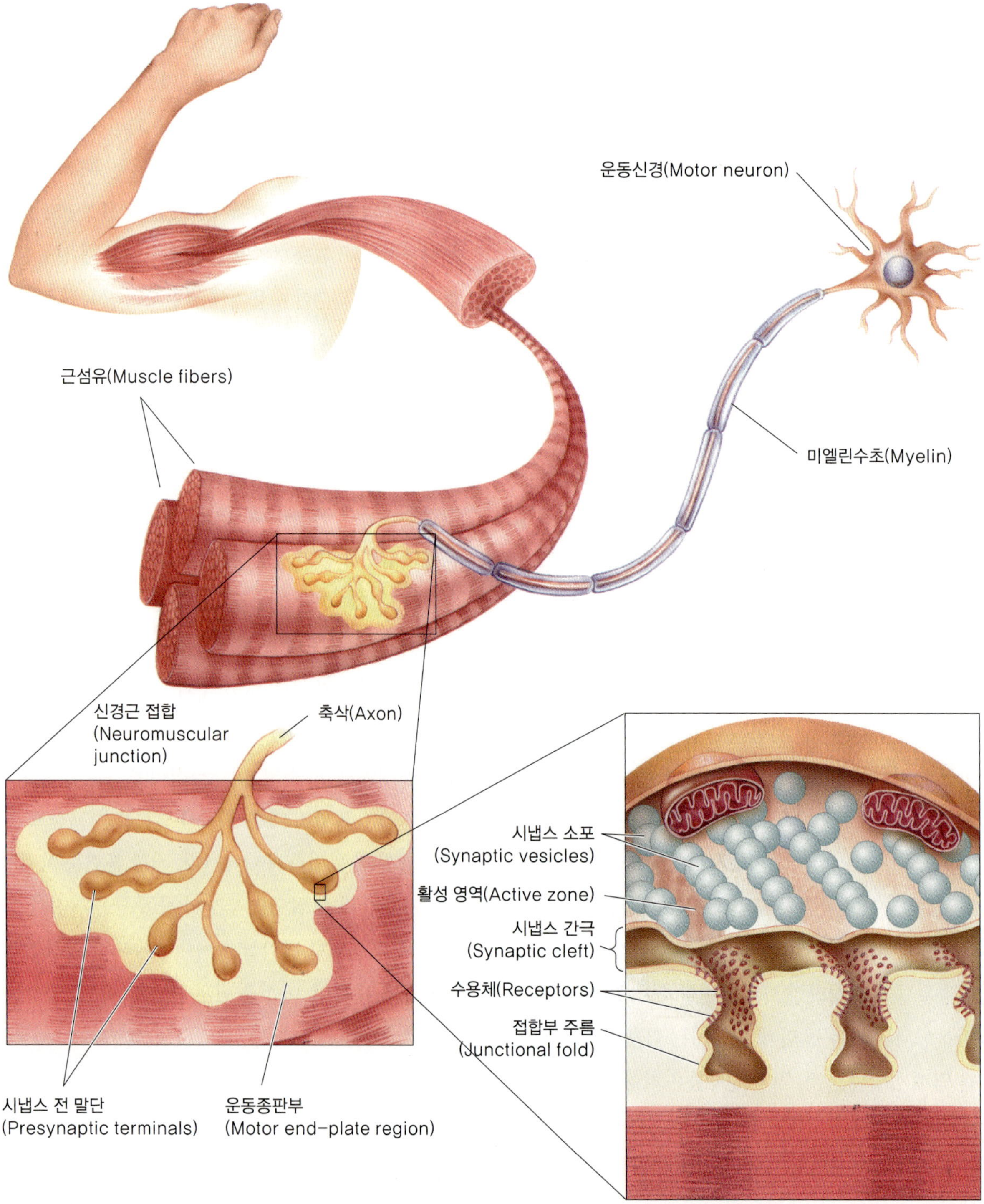

■ **그림 3.7** 운동뉴런과 신경근 접합부(NMJ). NMJ는 축삭돌기의 종단을 표시하며 뼈대근과 시냅스(연접)를 형성한다. 시냅스 소포는 말단막으로 이동하여 시냅스 간극으로 신경전달물질을 방출하며, 신경전달물질들은 근섬유막의 수용기와 결합한다.

From Bear MF, Connors BW, Paradiso MA. *Neuroscience, Exploring the Brain.* 2nd ed. Baltimore (MD): Lippincott Williams & Wilkins; 2001..

수용기들이 인체 내에서 기능할지라도 운동과 스포츠 수행에 중대한 두 개의 고유수용기들은 골지힘줄기관(GTO)들과 근방추이다.

골지힘줄기관

골지힘줄기관(golgi tendon organs: GTOs)은 근육-힘줄 접합부에 위치한다(■ 그림 3.8). 골지힘줄기관의 위치 때문에 그것들의 주요 역할은 CNS로 근긴장에 관한 정보를 전달하는 것이다. 근긴장이 증가하면 GTO들로 신장의 양이 증가한다. 일단 긴장이 역치 수준이 도달하기만 하면 GTO활동은 크게 증가하고 작용근 이완(또는 피로)과 대항근 자극을 야기한다. 골지힘줄기관은 과도한 부상으로부터 신체를 보호하기 위한 방어기제로 간주될 수도 있다. 이것은 훈련받지 않은 개인들의 큰 근육군들에서 그 근육질량의 더 작은 부분을 왜 자발적으로 동원할 수 있는지를 설명하는데 도움을 줄 수도 있다. 그러나 골지힘줄기관 역할은 성과를 억제하기도 한다. 비록 충분하게 연구가 되지 않았을지라도 많은 전문가들은 점증적인 훈련이 GTO 민감성을 감소시킨다고 믿으며, 이것은 많은 신경적응, 즉 동원, 발화율, 동기화 그리고 보다 적은 대항근 동시수축이 일어날 수도 있도록 한다.

근방추

근방추(muscle spindles)는 근섬유(즉, 방추내 근섬유) 내에 위치한 고유수용기(■ 그림 3.9)이다. 근방추는 핵사슬과 핵대섬유라고 불리는 두 개의 요소들로 구성되어 있다. 근방추는 근육길이의 변화 크기, 길이의 변화율에 반응하며 근육길이나 또는 관절각도의 정적 변화들에 관한 정보를 CNS로 전달한다. 근방추는 신장(신전)반사(stretch reflex)를 시작하기 때문에 중요하다. 신장반사는 근육이 이전에 신장될 때 근력 생산이 증가된 단일연접(시냅스)반사(감각세포는 척수에서 운동신경과 직접적으로 연접한다)이다. 반사 그 자체는 비자발적 반응이며 시간구성요소를 반영한다. 왜냐하면 보다 많은 근력이 단시기 내에 생성되기 때문이다. 근육이 신장될 때 정보는 근방추로부터 강력한 근육반응이 이어지는 척수로 보내진다. 이 신장반사는 근육 성능, 효율성을 증가시키고 훈련이 가능하다.

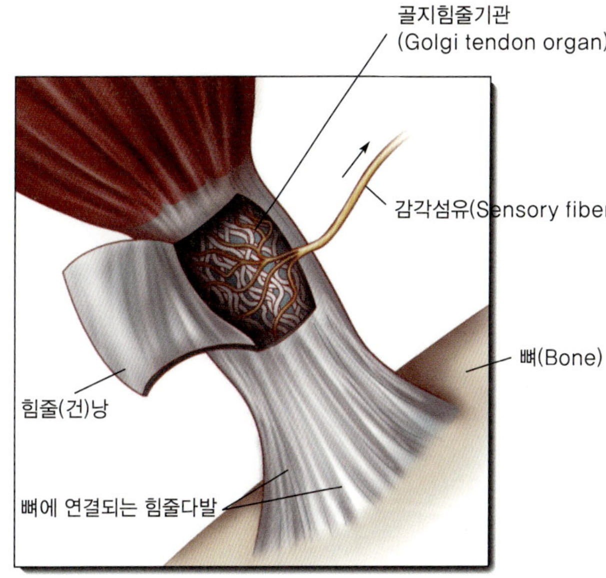

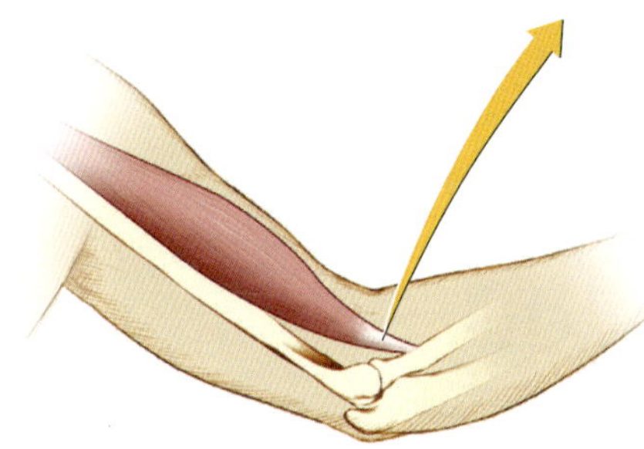

■ 그림 3.8 골지힘줄기관. 골지힘줄기관은 근육-힘줄 접합부에 위치하면서 긴장에 반응한다.

From Premkumar K. *The Massage Connection: Anatomy and Physiology.* Baltimore (MD): Lippincott Williams & Wilkins; 2004.

반사 강화

훈련은 반사작용이나 또는 신전반사의 효능을 증가시킬 수 있다. 저항 훈련은 15~55% 정도 반사작용을 증가시킬 수 있다. 근력 훈련을 받은 선수들(역도선수, 보디빌더들)은 훈련받지 않은 개인들에 비해서 가자미근에 더 큰 반사작용을 가진다. 증가된 반사작용은 근력의 발달 및 순발력의 비율 증가와 관련이 있다.

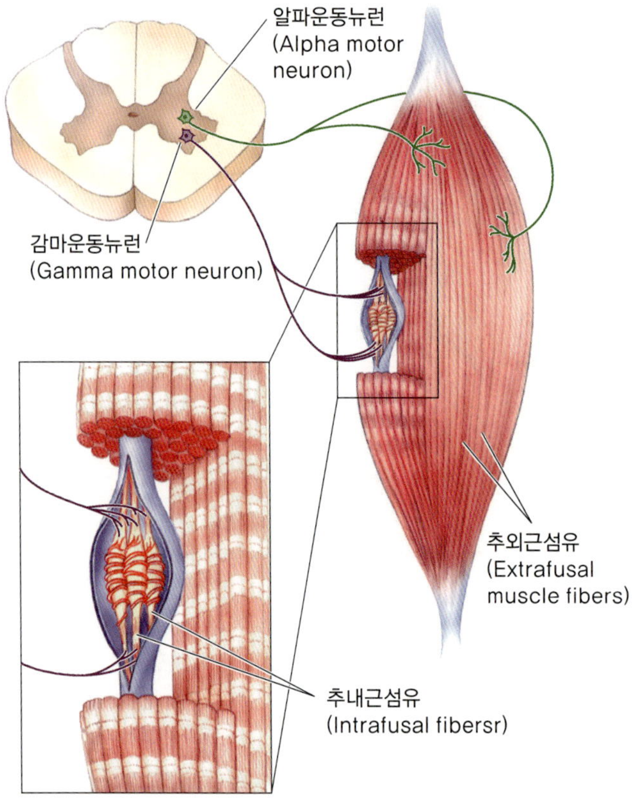

■**그림 3.9** 근방추. 근방추는 근섬유 내에 위치하며 길이의 변화에 반응한다.

From Bear MF, Connors BW, Paradiso MA. *Neuroscience, Exploring the Brain.* 2nd ed. Baltimore (MD): Lippincott Williams & Wilkins; 2001.

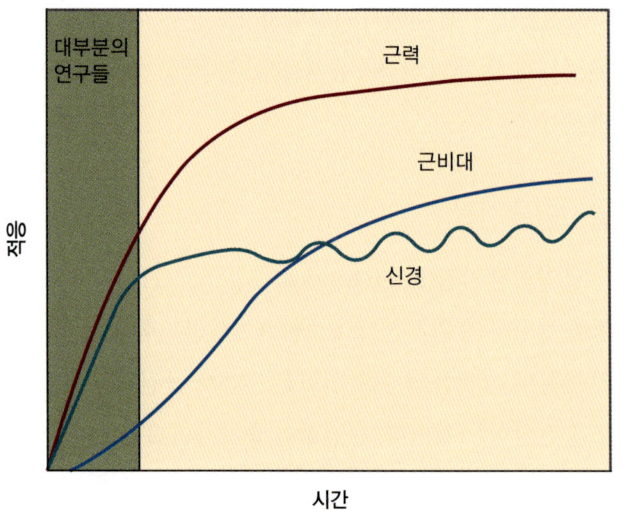

■**그림 3.10** 저항력 훈련에 대한 신경 및 근비대 적응의 기전. 훈련 초기에 근력 증가를 위한 주요 기전으로는 신경적응이 지배적이다. 근육비대는 첫 몇 주간의 훈련 후에 일어나며 훈련이 진전됨에 따라 더 많은 근력 증가를 위한 주요 기전이 된다. 어두운 영역은 대부분의 연구들에 의해 검토된 시간 틀(frame)을 표시한다. 그래서 나머지 부분은 이론적이고 일부 횡단면적 자료들에 부분적으로 기초한다. 진전된 저항 훈련 동안에 신경과 비대 요인들 간에 상호작용이 있는 것 같다. 즉 점진적인 과부하가 가해지지 않으면 근육비대는 최적의 신경활성화의 필요성이 줄어든다. 진전된 훈련으로 신경계를 최적으로 자극하기 위해서는 고강도 부하 및/또는 빠른 올리기 속도의 형태로 구성된 점진적인 과부하가 필요하다.

Adapted with permission from Sale DG. Neural adaptations to strength training. In: Komi PV, editor. *Strength and Power in Sport*, 2nd ed. Malden (MA): Blackwell Science; 2003. pp. 281–314.

사례 연구 3.2

윌리엄은 과거 역도 훈련경험이 없는 20세의 건강한 남성이다. 그는 점진적인 역도 훈련 프로그램을 시작하고 자신의 근력이 첫 여섯 가지 운동과정 동안에 향상되었음을 깨닫는다. 예를들어, 그의 벤치프레스 무게는 4.5kg 증가되었고, 초기에 단지 8번만 반복해서 들어올릴 수 있었던 벤트오버 로우의 무게를 이제는 12번 반복해서 수행할 수 있다. 윌리엄은 눈에 띄는 근육크기의 변화 없이도 더 강해진 것에 놀라워했다.

생각해볼 문제: 어떤 기전들이 눈에 띄는 근육성장 없이도 윌리엄의 근력 증가에 도움을 줄 수 있었는가?

훈련연구들

훈련에 따른 신경기능의 변화를 검토한 대부분의 연구들은 근전도검사(electromyography: EMG)를 사용했다. EMG는 뼈대근으로의 전기활동 수준을 계량화한다. EMG의 증가는 신경활성화를 반영한다. 그러나 표면적인 EMG을 사용하여 정밀한 기전들(동원 증가, 발화율, 동기화, 골지힘줄 억제)을 측정할 수는 없다. 대부분의 연구들은 근력의 증가 없이도 EMG의 증가가 나타났다고 하였고, 일부 연구들에는 70% 이상의 근력 증가에도 불구하고 저항 훈련 후에 어떤 변화도 나타나지 않은 것으로 보고하였다. 훈련상태는 매우 중요하다. 훈련은 초기에 신경적응, 즉 운동학

속설과 오해

의도적으로 느린 속도로 가벼운 부하에서 보통 부하로 반복 동작을 수행하는 것은 보통 내지 빠른 속도들로 더 무거운 부하를 반복 수행하는 것과 유사한 신경근 반응들을 가져온다.

혹자들은(3~5초 CON과 ECC 단계들보다 더 긴) 의도적으로 느린 올리기 속도를 수행하는 것은 보통 속도(1~2초 CON과 ECC 단계)를 가진 더 무거운 부하 또는 폭발적인 속도를 가진 더 가벼운 부하의 운동과 유사한 신경근 반응들을 나타낸다고 언급했다. 그러나 이것은 그 경우가 아니다. 반복 속도를 의도적으로 느리게 하는 것은 운동단위 동원을 제한하고 더 적은 근력과 순발력을 가져온다. 이것은 Keogh 등의 연구에서 나타났다. 그들은 벤치프레스 수행을 여러 측면에서 비교했다. 표준적인 무거운 역기 훈련(havy weight training: HWT; 6RM 부하나 또는 1RM의 80~85%로 수행되는 6회 반복), 슈퍼 슬로우(super-slow: SS) 훈련(5~6번 반복 동안 1RM 의 55%로 5초간 CON 단계, 5초간 ECC 단계) 그리고 탄도성 벤치프레스(ballistic bench press: BBP) 훈련 단계(1RM의 30%로 각 반복 종결 시에 바(bar)를 이완하는 6회의 폭발적인 반복) 간의 수행을 비교했다. 그들은 가슴근육과 위팔세갈래근(상완삼두근)의 EMG 활동뿐만 아니라 근력과 순발력 특성들을 측정했다. 큰가슴근(대흉근)의 경우에 HWT는 SS와 BBP보다 훨씬 더 높은 EMG를 생성했다. 위팔세갈래근의 경우에 HWT와 BBP는 SS보다 훨씬 더 높은 EMG을 생성했다는 것을 나타낸다. 이러한 결과들은 각 근육의 경우 HWT가 SS보다 훨씬 더 큰 신경활성화를 생성했고 위팔세갈래근의 경우 더 적은 무게의 탄도성 반복들이 SS보다 더 높은 신경활성화를 생성했다. 그러므로 더 빠른 올리기 속도들은 의도적으로 느린 속도들보다 저항운동에 대한 더 큰 신경반응을 생성했다.

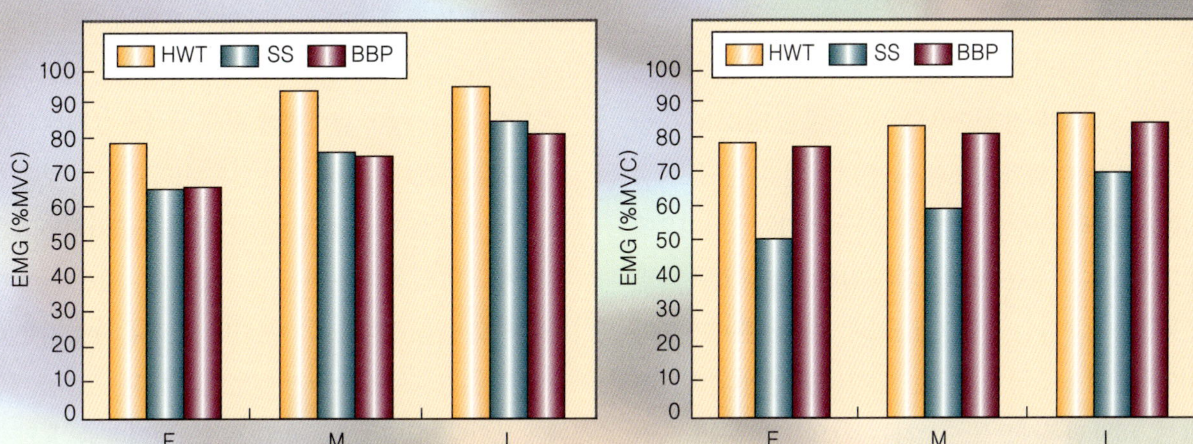

■ **그림 3.11** 무거운 역기 훈련(HWT), 슈퍼 슬로우 훈련(SS) 그리고 탄도성 벤치프레스 훈련(BBP)에 대한 신경근 반응들. A. 큰가슴근 EMG 자료(최대 수의적 근력의 비율로 표시됨). B. 위팔세갈래근 EMG 자료(최대수의적 근력의 비율로 표시됨). F. 첫 번째 반복; M. 중간 반복; L. 마지막 반복

Adapted with permission from Keogh JWL, Wilson GJ, Weatherby RP. A cross-sectional comparison of different resistance training techniques in the bench press. *J Strength Cond Res.* 1999;13:247-258

습과 협응력 증가의 특징을 가진다. 근섬유들이 더 많은 긴장을 제공할 수 있기 때문에 근육비대가 일어날 때 EMG의 감소가 보인다. 이 한도를 넘어서면 근력과 순발력 향상을 위한 신경과 비대 기전들 간의 상호작용이 나타난다(■ 그림 3.10). 즉, 역도선수들은 보다 무거운 역기를 들거나 또는 빠른 들기 속도에 의해 비대가 일어날 때 훈련에서 신경계를 특히 강조해야 한다. 상급의 역도선수들은 1년 과정 동안에 더 많은 신경적응을 위해 제한된 전위를 보여준다.

훈련 프로그램은 적응의 형태를 나타낸다. EMG 또 신경활성화는 다음과 같이 나타낸다.

- 고강도 근력운동이 저강도 근력운동보다 더 높게 나타난다.
- 느린 속도에 비해 탄도성 또는 폭발성 저항운동 동안에 더 높게 나타난다.
- 똑같은 강도에서는 동심적(CON) 근육활동이 외심적(ECC) 근육활동보다 더 높게 나타난다.
- 최대하(submaximal) 저항 운동 세트 동안 CON과 ECC 근육활동들에서 피로가 뒤따를 때 증가한다.
- 운동전(preworkout), 예를 들면, 훈련으로부터 피로가 유발된 상태에 비해 운동 후에 감소된다.
- 고용량, 고강도의 훈련의 경우 더 낮게 나타나지만 훈련량의 감소 동안에 기초상태로 되돌아간다.
- 훈련중지의 기간 동안에 줄어드는 것으로 나타난다.

집단적으로 이러한 연구들은 강도가 높고, 올리기 속도가 빠르고 그리고 동심적 근육활동이 사용될 때 EMG가 증가하거나 또는 더 높다는 것을 보여준다. 신경계통을 표적으로 한 훈련 프로그램은 무거운 역기 올리기와 플라이오메트릭스, 탄도성 저항운동, 속도와 민첩성 훈련과 같은 폭발성 운동들을 강조하는 프로그램들이다. 피로는 훈련에 대한 신경반응과 적응에 영향을 주는 또 다른 요인이다. 최대하 운동(예, 10번 반복세트를 수행하는 것)으로 반복세트가 진행됨에 따라 EMG는 증가한다. 이것은 반복세트 기간이 증가함에 따라 피로해진 운동단위들을 교체하기 위해 더 큰 운동단위가 동원된다는 것을 반영하는 것이다. 그러나 운동이 끝난 후 바로 평가하면 운동과 연관된 피로는 높게 나타나고 EMG 반응은 낮게 나타난다. 피로는 운동단위활성화를 어느 정도로 제한하므로, 추후 EMG 반응들은 더 낮다. 그러므로 최대 신경기능을 회복하기 위한 차기 훈련 기간 이전에 운동 후 회복은 중요하다.

편측 훈련과 양측 훈련

한 개 또는 두 개의 팔다리로 훈련하는 것은 훈련에 대한 신경적응에 영향을 미친다. 교차 훈련(cross education)은 편측 훈련 동안에 비훈련된 팔다리에서 얻어진 근력과 지구력을 말한다. 여러 연구들은 훈련받지 않은 팔다리에서 훈련 전에 비해 거의 8%의 평균적인 근력 증가가 나타난다고 보고하였다. 근력증가는 훈련된 팔다리와 비훈련된 팔다리에서 더 큰 EMG 활동을 수반한다; 지구력은 또한 훈련되지 않은 팔다리에서 증가할 수 있다. 실제적인 영향은 한 개의 팔다리만을 훈련하는 것은 신경계에 새로운 자극을 유도한다는 것이다. 적응은 반대편의 팔다리에도 적용된다. 고정하거나 또는 크게 감소된 활동의 시간 동안에 부상당한(비훈련된) 팔다리가 부분적인 훈련효과를 얻을 수 있기 때문에 편측 훈련은 기능적 성능을 향상시키는데 유용하며 부상당한 개인들에 매우 유용할 수도 있다.

편측 및 양측 훈련에 관해서 양측 훈련에 따른 손실(bilateral deficit)이 나타났다. 양측 훈련에 따른 손실은 양측으로 수축하는 양쪽 팔다리에 의해 생성되는 최대의 힘이 편측으로 수축하는 팔다리의 힘보다 더 작다는 것을 말한다. 편측 훈련은 더 큰 정도로 편측 근육을 증가시키고 양측 훈련이 그에 상응하는 더 큰 특수한 EMG 반응과 함께 더 큰 정도로 양측 근력을 증가시킨다. 편측 훈련에 따른 손실은 양측 훈련으로 감소되기 때문에 특히 덜 훈련된 개인들에게 보인다. 실제적으로 훈련 프로그램에 편측 및 양측 훈련을 포함시키는 것이 중요하다.

자율신경계

자율신경계(autonomic nervous system, ANS)는 신체 조절에 고도로 관여하는 말초신경계의 한 분류이다(■ 그림 3.12). 자율신경들의 표적 조직은 심근, 평활근, 그리고 다른 선, 기관 및 조직들을 포함한다. ANS는 몇 개 예를 들자면 심박동수와 수축력, 호흡률, 소화, 혈압과 혈류 그리고

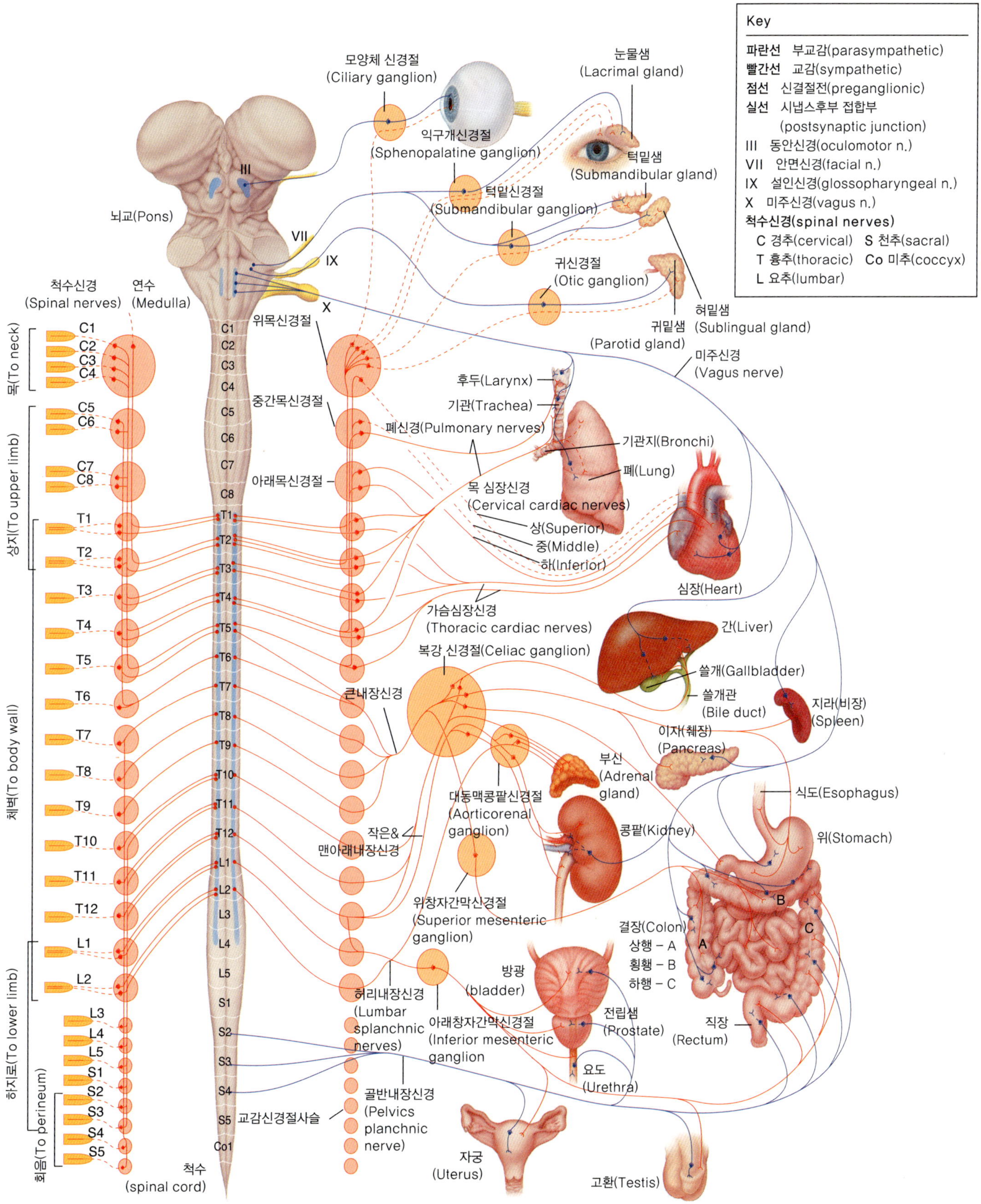

■ **그림 3.12** 자율신경계. 교감신경계와 부교감신경계가 그림에 도시되어 있다.

Asset provided by Anatomical Chart Co.

연료 가동화와 같은 기능 등을 통제한다. 교감신경계("싸움 또는 도주" 계통이라고도 불린다) 심박동수와 수축력을 증가시키고, 호흡률을 증가시키고, 혈중 포도당과 근육 글리코겐분해를 증가시키고, 지방을 동원시키고, 혈압을 증가시키고, 혈류를 뼈대근 쪽으로 재분배시키며 성적 향상을 위한 동공을 확대시킴으로써 스트레스나 또는 운동에 대해 신체를 준비시킨다. 부교감신경계는 신체를 정상으로 되돌림(항상성)으로써 정반대의 효과를 가진다. ANS의 여러 단면들은 표적 조직과 기관들(이것에 관해서는 다른 장에서 다룬다)뿐만 아니라 유산소 및 무산소 훈련을 통해서 향상된다. 궁극적으로 이러한 변화들은 급성 운동성과를 향상시키고 운동 후 회복을 증가시킨다.

요점 정리

- 운동 훈련은 상위 뇌중추에서 개시되어 개개 근섬유들의 수준으로 내려오는 연속적인 신경의 사슬을 따라서 적응을 이끈다.
- 뇌의 적응은 기술 향상, 협응력, 그리고 근력과 순발력 증가에 중요하다.
- 더 큰 운동단위의 동원, 발화율, 동기화, 반사강화, 그리고 골지힘줄기관 민감성 감소는 근력, 순발력, 속도 그리고 성적을 향상시킨다.
- 신경 활성화는 고강도 및 탄도성 근육 운동 동안에 최고이며 과신전(overreaching)과 훈련중지 시간 동안에 낮게 나타난다.

복습 문제

1. 한 선수가 오프시즌 컨디션조절 프로그램을 평가하기 위해서 1 RM 벤치프레스를 수행하고 있다. 그의 이전 최고 성적은 127kg였다. 준비운동 후에 그는 142kg를 시도해서 그 무게를 들어 올릴 수 없었다. 다음 기전 중 어느 것이 이 실패에 책임이 있는가?

a. 근방추 활동의 증가
b. 골지힘줄기관 활동의 증가
c. 골지힘줄기관 활동의 감소
d. 대항근 동시수축의 감소

2. 폭발적 운동 동안에 FT 운동단위들의 우선적 활성화는 다음 중 어느 것으로 알려져 있는가?

a. 활동전위
b. 운동단위 동기화
c. 활성화후 동기화
d. 선택적 동원

3. 다른 뉴런으로부터 정보를 받는 뉴런의 부분을 무엇이라 하는가?

a. 세포체 b. 수상돌기
c. 축삭돌기 d. 미엘린수초

4. 10주간의 저항 훈련 후에 선수는 연구실에 들어와서 근력검사와 EMG 평가를 수행한다. 그의 근력은 증가하였고 EMG 또한 증가하였다. EMG의 증가는 다음 어느 것으로부터 발생되었는가?

a. 보다 큰 운동단위 동원
b. 보다 높은 발화율
c. 운동단위 동기화
d. 위의 것 모두

5. 비훈련된 팔다리에서 근력 증가를 가져오는 편측 훈련은 다음 중 어느 것으로 알려져 있는가?

a. 운동단위 b. 양측 훈련에 따른 손실
c. 교차 훈련 d. 크기법칙

6. 훈련에 대한 EMG 변화/반응에 관한 설명으로 옳은 것은?

a. EMG는 저강도 수축 동안이 고강도 수축 때보다 더 높다.
b. EMG는 저항운동세트 동안에 변하지 않는다.
c. EMG는(표준적인 부하를 이용해서) 빠른 속도 수축 때 의도적으로 느린 속도 수축 동안보다 더 높다.
d. EMG는(표준적인 부하를 이용해서) ECC 근육활동 동안이 CON 근육활동 동안보다 더 높다.

7. CNS는 뇌와 척수로 구성되어 있다. O / X

8. 크기법칙에 기초해서 FT 운동단위들은 ST 운동단위 전에 동원된다. O / X

9. 부교감신경계는 심박동수, 혈압, 그리고 뼈대근 수축력을 증가시킴으로써 운동의 스트레스에 대해 신체를 준비시키도록 도움을 준다. O / X

10. 양측 훈련에 따른 손실(bilateral deficit)은 함께 수축하는 양쪽 팔다리에 의해 생성되는 최대 근력이 개별적으로 수축하는 팔다리의 합계보다 더 작다는 것을 말한다. O / X

11. 근육비대는 표준양의 부하를 들어올리기 위해서 추가적인 운동단위들을 동원할 필요성을 증가시킨다. O / X

12. 대항 뼈대근들의 동시수축은 관절안정성을 증가시키고 부상의 위험을 감소시키기 위한 중요한 기전이다. O / X

참고문헌은 한미의학 홈페이지 자료실을 통해 확인 가능합니다.
http://www.hanmibook.co.kr

CHAPTER

4 근육의 훈련적응

김진홍

학습목표

이 장을 학습한 후에 아래의 사항을 이해할 수 있다.

- 심근, 민무늬근육, 뼈대근의 차이점에 관하여 논의한다.
- 뼈대근이 사람의 몸에서 수행하는 다양한 역할에 관하여 설명한다.
- 뼈대근을 해부학적으로 자세히 설명한다.
- 근원섬유의 구조를 도표화한다.
- 뼈대근이 수축하는 과정을 설명한다.
- 각기 다른 종류의 섬유를 구별하고 수행능력에 있어 섬유의 종류가 어떠한 중요성을 지니는지 논의한다.
- 근육비대에 영향을 주는 요인에 대하여 논의한다.
- 뼈대근의 구조적 변화에 대해 설명하고 근육수행을 향상하기 위한 방법에 대하여 논의한다.

사람의 몸에서 다양한 기능을 수행하는 근육에는 세 가지가 있는데 이들은 심근, 민무늬근, 뼈대근이다. 먼저, **심근**(cardiac muscle)은 심장에 있는데 이 근육은 무의식적으로 강하게 수축하여 주기적인 압력을 가해 혈액이 사람의 몸을 흐를 수 있도록 해준다. **민무늬근육(평활근**, smooth muscle)은 내장벽과 혈관벽에서 발견되고, 무의식적인 수축을 한다. **뼈대근(골격근**, skeletal muscle)은 앞서 말한 다른 근육들보다 더 크며 몸의 40%나 구성하고 있다. 이 근육은 자발적으로 수축 이완 작용을 반복하며 다수의 핵을 포함하고 있다(이 핵은 운동적응 과정에 있어 매우 중요하다). 뼈대근의 수축은 여러 가지 중요한 기능을 수행하는 역할을 하는데 사람이 몸을 움직일 수 있도록 해줄 뿐만 아니라, 몸의 온도유지, 자세유지, 몸짓의 의사소통 등에도 도움을 준다. 게다가, 뼈대근의 활발한 수축 작용은 사람이 호흡할 수 있도록 도와주기도 한다.

뼈대근의 역할

뼈대근의 수축 운동은 장력을 발생시켜 뼈가 움직일 수 있도록 해 준다. 사람의 몸은 660개 이상의 뼈대근을 가지고 있는데 일반적으로 이 근육들의 두 부분이 뼈에 연결되어 있다. 먼저 한 부분은 근위 또는 중앙에 가장 가까운 부분에 위치해 있으며 이 부분을 **이는곳(기시점**, origin)이라 한다. 또 다른 부분은 원위 또는 중앙에서 멀리 떨어진 부분에 접해 위치하는데 이 부분은 **닿는곳(부착점**, insertion)으로 불린다. 보통 이렇게 연결되어 있는 부분이 두 개이지만 몇몇은 다수의 이는곳이나 닿는곳이 있을 수도 있다. 움직임이 발생하려면 근육이 이 접합부위(관절)를 지나야만 한다. 어떤 근육들은 관절을 공유하는 경우도 있는데, 이 때 이는곳과 닿는곳이 하나의 관절에 연결되어 있기도 하다(예, 가쪽넓은근). 이렇게, 한 지점에서 움직임을 만드는 근육들을 단관절성이라 한다. 반면, 다른 몇몇 근육들의 이는곳과 닿는곳은 다수의 관절을 지나가는데 이들을 다관절성이라 한다(예, 뒤넙다리근). 근육이 수축할 때, 즉 짧아지는 동안 이는곳과 닿는곳을 당기는데, 이 중 한 부분에서만 움직임이 일어나고 다른 한 부분은 근육의 수축 또는 뼈대근 접합부에 의해서 움직임이 고정된다. 주로 닿는곳에서 움직임이 발생하지만, 이는곳에서 움직임이 일어나지 않는 것은 아니다. 하나의 예로 엉덩이에 위치해 있는 허리근의 수축 운동은 넙다리를 높여 엉덩이에 힘을 가하여 주는 반면(닿는곳에서의 움직임), 반듯이 고정된 자세로 누워있을 때 이 근육의 수축운동은 몸을 들어올려 엉덩이가 굽어지게 한다(예, 바로 앉은 자세). 이런 식으로 이는곳에서 움직임이 일어나기도 한다.

근육이 특정 수축 운동을 할 때 이를 **작용근(주동근, agonist)**이라 하고 이와 반대의 움직임을 보여줄 때는 **대항근(길항근, antagonist)**이라 한다. 예를 들어, 팔꿈치를 굽힐 때, 위팔두갈래근(상완이두근)은 작용제 근육인 반면 위팔두갈래근은 대항근이다. 그러나 반대로 무게를 줄일 때에는 위팔두갈래근이 대항근이 되고 위팔세갈래근이 작용근이 된다. 대항근은 작용근 운동이 일어날 수 있도록 어느 정도 휴식을 취해야 한다. 대항근의 수축 운동은 관절을 안정화시키고, 작용근의 움직임을 감속시키며, 관절의 부상을 줄이는데 있어 아주 중요한 역할을 수행한다. 또, 연결되어 있는 근육의 이는곳이나 닿는곳을 안정화하기 위해 근육이 수축운동을 할 때, 이를 **안정근(stabilizer)** 또는 **고정근(fixator)**이라 하고 다관절성 근육의 한 움직임을 없애기 위해 근육이 수축운동을 할 때 이를 **중화근(neutralizer)**이라 부른다. 예를 들어, 뒤넙다리근(hamstrings)에는 무릎굽힘근과 엉덩이폄근이 있는데, 엉덩이폄근이 움직일 때 넙다리네갈래근은 무릎굽힘근의 움직임을 상쇄하기 위해 수축한다. 근육들은 상황에 따라 이들 중 어떠한 역할도 수행할 수 있다.

뼈대근 해부학

뼈대근의 구조는 ■ 그림 4.1과 같다. 뼈대근은 효율적으로 강한 힘을 낼 수 있고 그 힘을 효과적으로 뼈에 전달할 수 있도록 설계되어 있다. 근육 구조는 모두 병렬로 정렬되어 있는데 작은 단위들이 더 큰 단위를 이루고 이 큰 단위들이 모여 더 큰 단위을 이룬다. 구조적으로 뼈대근의 가장 기본이 되는 단위는 근육잔섬유이다. 근육잔섬유는 주로 수축성 단백질 액틴과 마이오신으로 구성되어 있는데, 이 근육잔섬유는 근육에서 가장 기본적인 역할을 하는 **근절(근육원섬유마디, sarcomere)**을 형성한다. 또, 이 근절들이 모여 **근원섬유(myofibril)**를 형성한다. 이렇게 모인 근원섬유들이 병렬로 모여 **근섬유(muscle fibers)**(근육세포)를 이룬다. 한 근섬유의 직경은 평균적으로 10~100mm이지만 30cm까지 그 길이는 다양하다. 이 근섬유들이 모여 근내막으로 알려진 근막과 분리된 **신경다발(fascicles)**을 이룬다. 이 신경다발들 또한 근육다발막이라고 알려진 근막과 분리된 근육의 배(belly)를 형성한다. 그리고 이 근육의 배 부분 또한 근외막으로 알려진 신경다발로 둘러싸여 있다. 근육의 끝 부분에는 힘줄이 위치해 있는데, 이 힘줄은 근육과 뼈를 연결하는 역할을 한다. 근육에 있는 근막(근내막, 근육다발막 및 근외막)은 근절이 수축할 때 발생한 힘을 힘줄에 전달하고 더 나아가 궁극적으로 그 힘이 뼈에 도달할 수 있도록 도와준다. 근막(특히 근내막)은 근섬유를 둘러싸고 있는 혈관과 신경 안정에 도움이 되기도 한다. 따라서, 근육수축에는 조직의 연속성이 존재하며 기본적인 단백질에서 근막으로 또 이 근막에서 강력한 힘줄로 힘이 전달된다.

근섬유의 조직

뼈대근 섬유의 조직은 ■ 그림 4.2와 같다. 근섬유(근내막 아래)를 둘러싸고 있는 세포막을 **근초(sarcolemma)**라 하는데, 근초는 섬유를 둘러싸고 있으며 무엇이 들어오고 무엇이 나갈지 조절하는 역할을 한다. 섬유의 주변을 따라 활동전위를 전달하는 것이 여기서 매우 중요하다. 근초에는 외부 형질막과 기저판의 구조와 연결되어 있는 내부

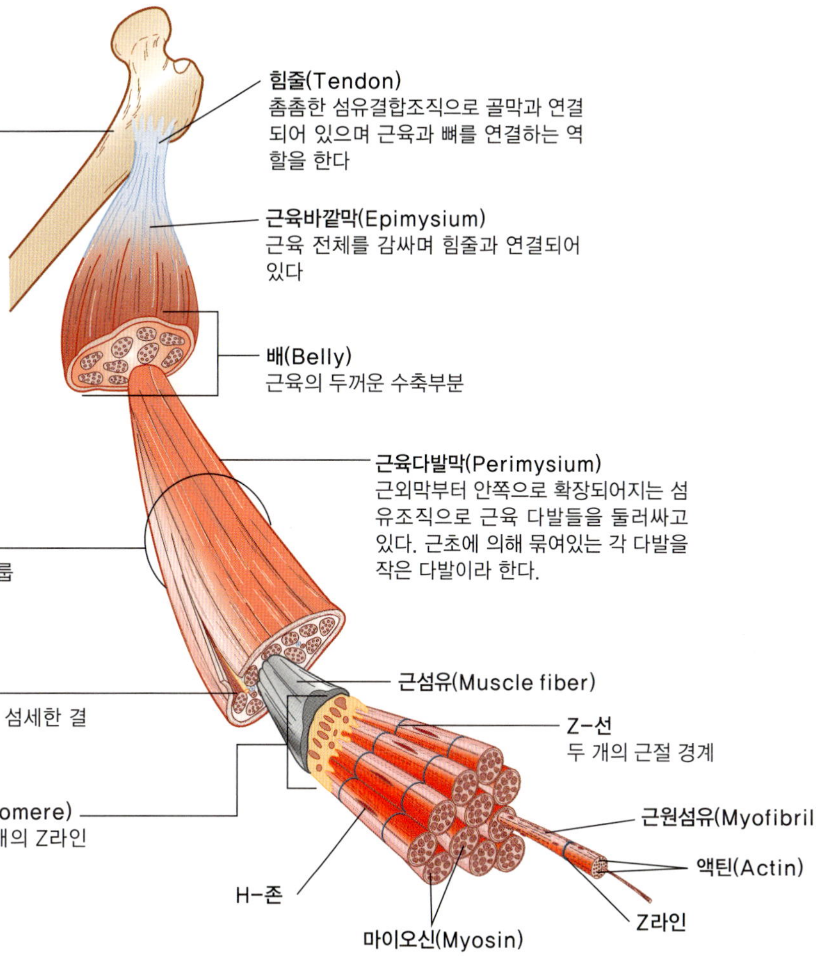

■그림 4.1 뼈대근의 해부. 작은 단위들이 병렬로 모여 더 큰 단위를 이루고 이는 근막으로 나뉘어 있다. 힘의 전달과정은 근절과 근육잔섬유부터 근내막, 근육다발막, 근외막, 힘줄, 그리고 궁극적으로 뼈까지의 연결부분을 단축 함으로써 효율적이 될 수 있다.

Anatomical Chart Co. 제공

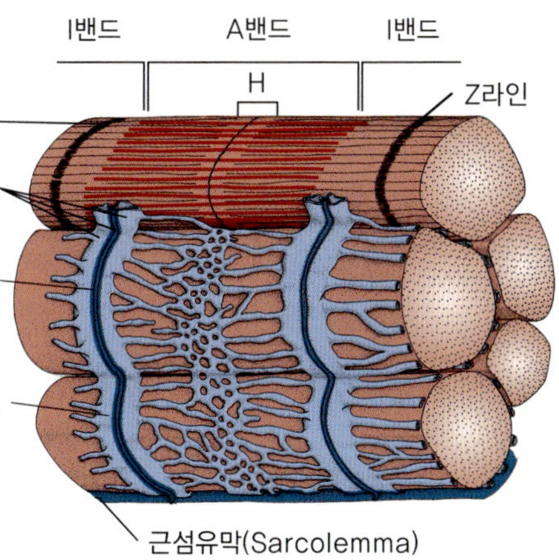

■그림 4.2 근섬유조직. 근절, T세관, 근형질세망과 같은 주요 구조물을 관찰할 수 있다. 그림에 보여지는 전도성 구조물들은 근섬유와 이동성 칼슘을 세포 내 저장 공간으로부터 액틴 전위를 전달하는 역할에 있어 중요하다.

Rubin R, Strayer DS. *Rubin's Pathology: Clinicopathologic Foundations of medicine.* 5th ed. Philadelphia (PA): Lippincott Williams & Wilkins; 2008.

기저막이 있고, 근초에 있는 구멍에서 섬유의 내부로 확장되는 것이 가로세관이다(**T 세관**). 이 T 세관은 활동전위를 근섬유 깊은 안쪽까지 전달하는 역할을 한다. 근원섬유를 둘러싸고 있는 것은 근섬유의 액체 세포질(**근형질**[sarcoplasm]) 이 근형질은 효소, 지방, 글리코겐, **미토콘드리아**(mitochondrion)(유산소 에너지 생산공간), 다수의 핵 및 다른 세포 소기관으로 이루어져 있다. 근형질세망은 전도성 조직이 격자를 이루고 있는 것인데 이는 근섬유의 깊은 곳까지 통과해 활동전위의 전파가 가능하게 하고 근육잔섬유를 둘러싸서 근원섬유로 만든다. T 세관 양쪽에는 **종말조**(terminal cisternae) 또는 칼슘 저장소로 알려진 근형질세망의 확장부와 연결되어 있다. 두 개의 종말조와 관련T 세관을 합쳐 세동이라 한다. **핵**(nucleus)은 단백질 합성 과정을 시작하기 위해 매우 중요한 근섬유의 유전물질을 포함하고 있다. 근섬유는 말초에 위치한 많은 핵이 있다.

근섬유의 기능성 단위: 근절

근절은 하나의 Z라인부터 다음 Z라인 가까이에 걸쳐있는 근섬유의 기능성 단위이다. 근절의 길이는 평균적으로 ~2.5μm 이하이며, 근원섬유 내의 다른 근절과 직렬로 배치된다. ■ **그림 4.3**은 근절과 그 구성요소를 자세히 묘사하고 있는데, 각 Z라인에 고정되어 있는 것들을 가는근육잔섬유라 한다. 다수의 구조 단백질이 단백질 네불린을 포함한 **액틴**(actin)을 고정하고 구조적으로 안정화시킨다. 액틴과 그 관련 단백질은 가는 잔섬유를 구성한다. M라인은 근절의 중심 부분을 나타내는데 두꺼운 잔섬유는 **마이오신**(myosin)과 그 관련 단백질로 구성되어 있다. 마이오신은 고정되어 있고(M라인에) 단백질 티틴을 포함한 구조상 단백질에 의해 안정화된다. 근원섬유의 단면은 마이오신 필라멘트가 그것을 둘러싸고 있는 6개의 액틴 필라멘트 중 하나와 반응할 가능성이 있음을 보여준다. 액틴과 마이오신은 모두 근육수축에 관여하는 주요 단백질이다. 그러나 근육수축은 근절 안정성을 유지하는 구조, 세포골격상 단백질과 근육잔섬유의 적절한 성향 유지 없이는 매우 제한적일 것이다. 현미경으로 보면, 주로 등방성 액틴 사틴에 의해 감싸져 있는 근절 부분들이 있는데 이 부분들을 **I밴드**라 한다. 반면 이방성 마이오신 사틴에 의해 감싸져 있는 근절 부분들은 **A밴드**라 한다. 연속적으로 있는 근절들을 등방성과 이방성 밴드로 바꾸는 것은 근섬유로 하여금 더 곧아 보이게 하거나 줄무늬를 띄는 형상을 보이게 한다. M라인을 둘러싸고 있는 부분은 액틴 필라멘트가 없으며 이를 H 지역이라 한다. 이 부분은 근절이 수축하는 동안 사라지기 때문에 일종의 간격을 띄우는 역할을 하는 것으로 여겨진다.

근육잔섬유(근세사)

근육잔섬유는(■ **그림 4.4** 참조) 액틴과 근육잔섬유의 단백질함량이 85%로 근원이 되는 마이오신으로 이루어져 있다. 액틴은 나선형 사슬구조로 구성되어 있는데 각 가닥은(섬유 또는 F액틴으로 알려진) 더 작은 단량체의 사슬을 포함하고 있다(구형 또는 G액틴). G액틴의 한 부분은 마이오신과 매우 높은 결합 친화력을 가지고 있는데 이 부분은 액틴이 활동하는 공간으로 알려져 있다. 비활성 상태일 때에 이 지역은 노출되지 않고 트로포마이오신으로 불리는 단백질 막에의해 보호된다. 트로포마이오신은 길다란 단백질로 또다른 매우 중요한 단백질 중 하나인 트로포닌과 연결되어 있으며, 트로포닌(Tn)은 3개의 주요 하부단위로 이루어져 있다: Tnl, TnC 및 TnT. Tnl은 액틴과 결합하는 하부단위이다. TnC는 미네랄 칼슘과 친화도가 매우 높은 하부단위이고, TnT는 트로포마이오신과 결합하는 하부단위이다. 우리는 근육수축에 관하여 토의할 때 이 단백질들의 역할 또한 토의할 것이다. 근육수축에 관여하는 마이오신은 커다란 단백질로 "분자 모터"로도 불리며, 나선구조를 보이는 두 개의 중쇄 구조로 되어있다. 각 중쇄는 기본이 되는 경쇄와 조절력을 가진 경쇄 두 개를 결합한다. 중쇄와 경쇄의 합쳐진 사슬부분은 골프클럽처럼 생긴 구형 영역을 형성하는데 이를 마이오신의 머리라 한다. 하나의 경쇄는 마이오신 머리에 있는 주요 대사효소인 **마이오신ATP분해효소**(myosin ATPase)의 활동을 조절하는데 중요한 역할

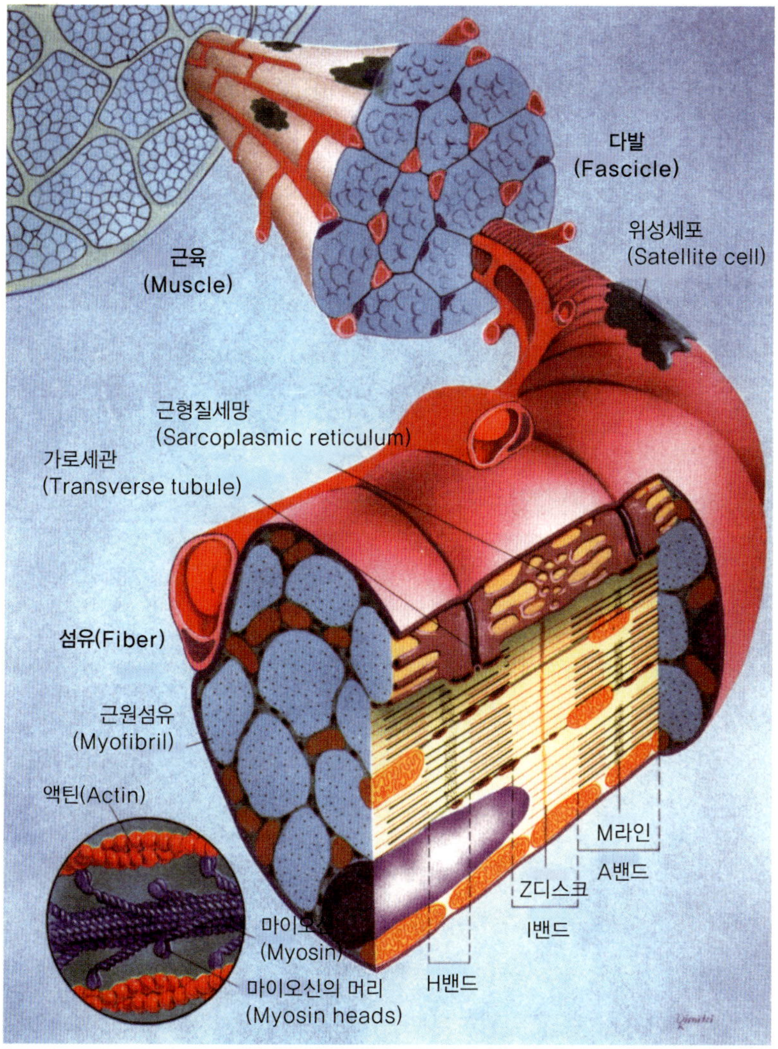

■그림 4.3 근절의 구조. 근절은 Z라인(디스크)부터 가까운 Z라인(디스크)에 걸쳐 있다. A밴드는 굵은 필라멘트로 구성된 부분을 나타낸다. 반면 I밴드는 얇은 필라멘트로 이루어진 부분을 나타낸다. 중앙에 위치한 H지역(밴드)는 근육이 수축하는 동안 사라진다. 근절들은 근원섬유의 길이만큼 순차적으로 연결되어 있다.

Rubin E, Farber JL. Pathology. 3rd ed. *Philadelphia* (PA): Lippincott Williams & Wilkins; 1999.

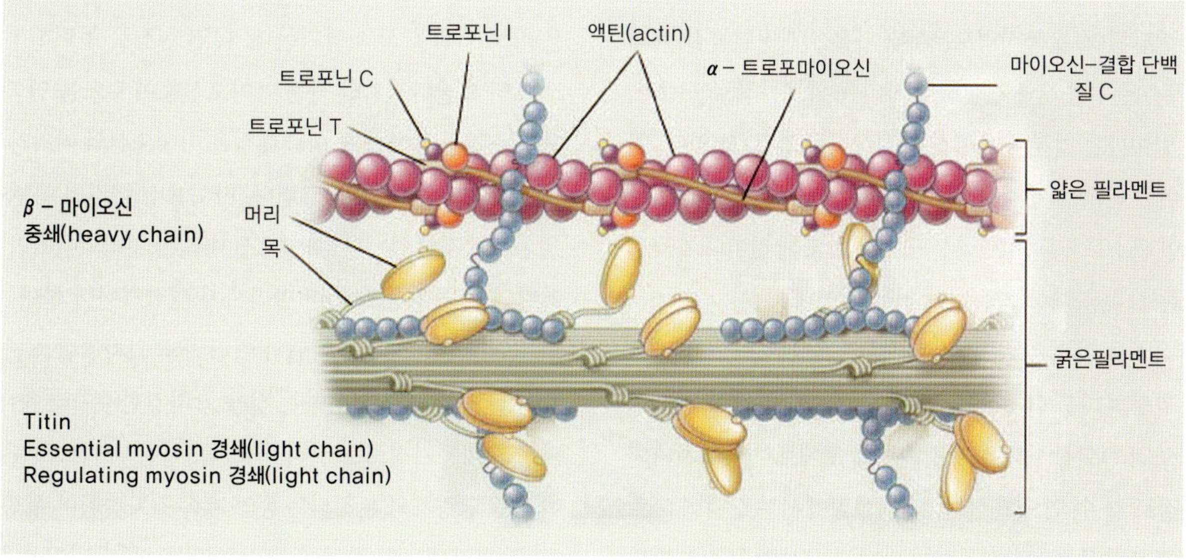

■그림 4.4 근원섬유 단백질. 주요 수축성 단백질 액틴과 마이오신 그리고 단백질 막 트로포닌(I[액틴], C[칼슘], T[트로포마이오신] 하부단위) 또 트로포마이오신을 볼 수 있다. 단백질을 결합하는 마이오신, 마이오신-결합 단백질 C와 티틴을 찾아볼 수 있다.

Reprinted with permission from Nabel EG. Cardiovascular disease. *N Engl J Med.* 2003;349:60-72, Fig. 3

을 한다. 마이오신의 꼬리부분은 굵은 필라멘트 등뼈를 형성하는 반면 두 개의 머리부분은 근육이 수축하는 동안 액틴과 **교차결합(cross-bridges)**을 하고, 경첩 부분은(목) 마이오신 머리가 움직일 수 있게끔 한다.

근육수축: 근육잔섬유 활주설이론

근세사활주설이론(sliding filament theory)이나 근육수축 모델은 1950년대 초에 Hugh Huxley와 Andrew Huxley에 의해 제안되었다. 이 이론의 이름은 굵은 필라멘트와 얇은 필라멘트가 길이의 변화 없이 서로를 미끄러져 지나가는 근본적인 원리를 따서 지어졌다(반면 근절은 수축한다). 궁극적으로, 근절의 연속적인 수축은 근섬유의 수축을 야기하고 근육의 배가 이동해 힘을 발생시킨다. 근육의 수축은 총 3개의 단계에 의해 발생한다: (a) 흥분수축결합(excitation-contraction coupling), (b) 교차결합주기(cross-bridge cycling), (c) 휴식(relaxation).

흥분수축결합

운동신경을 따라 전달된 전기 신호는 근섬유를 통해야만 한다. 뼈대근은 활동전위를 매우 빠른속도로 전달할 수 있는 전도성 조직을 가지고 있는데 활동전위는 먼저 근초를 따라 전달된다. 운동신경으로부터 나온 신경전달물질(아세틸 콜린)은 수용기와 결합하고 가까운 나트륨통로(근초에 걸쳐 일어나는 탈분극의 확산을 시작하는 경로)를 연다. 활동전위는 근초에서 시작해 T세관과 칼슘이 저장되어 있는 종조인 근소포체를 거쳐 확산되어 나간다. 방전이나 자극의 목표는 칼슘을 이동 가능하게 하는 것이다.

휴식기 동안의 칼슘 농도는 낮은데, 칼슘의 증가는 근육수축 과정의 다음 단계들을 야기한다. 탈분극은 통로 단백질의 구조적 변화를 야기하고 칼슘이 소포체로부터 퍼져나와 근형질로 갈 수 있도록 한다. 또 근형질에서는 칼슘이 빠르게 트로포닌(TnC)과 결합하여 단백질 구성의 구조적 변화를 야기한다. 즉, 칼슘을 TnC에 결합하는 것은 트로포마이오신을 액틴활동 구역에서 밀어내는데(TnT를 통해), 이때 액틴의 활동 지역은 노출되어 있으며 즉시 마이오신의 머리와 결합해 교차결합을 만든다(액토마이오신 복합체라고도 불린다). 트로포닌-트로포마이오신 복합체는 근육수축을 억제하는 단백질막 복합체로 볼 수 있다. 그러나 한 번 제거되고 나면 교차결합이 형성되어 근육수축이 일어날 수 있다. 따라서, 근육수축결합은 근육 단계에서 일어나는 방전 메커니즘으로 볼 수 있으며 이는 화학반응을 일으켜 근육수축을 유도한다.

교차결합주기

■ **그림 4.5**는 교차결합주기에 어떤 일이 일어나는지 보여준다. 교차결합의 형성과정은 초기 단계일 뿐이다. 근육수축이 일어나기 위해서는 근절이 수축하기까지 많은 교차결합이 형성되어야 한다. 여러개의 교차결합이 형성되는 것을 교차결합주기라 하는데, 이 주기는 일종의 줄다리기와 유사하며 마이오신(또는 두꺼운 필라멘트)과 같은 경쟁자들이 참여한다. 그들의 팔은 마이오신의 머리와 유사하고 로프는 얇은 필라멘트와 유사하다. 교차결합주기의 목표는 마이오신 필라멘트를 중앙에 안정화시켜 구조적으로 안정화된 얇은 필라멘트를 안쪽으로 당겨 근절들을 수축시키는 것이다. 교차결합이 형성되었을 때, 마이오신 머리의 이동은 바로 액틴을 살짝 당기는데, 이런 현상을 동력행정이라고도 하며 줄다리기를 하는 마이오신들이 로프를 안쪽으로 당기는 것과 유사하다. 동력행정은 마이오신의 머리가 회전하는 과정에 관여한다. 그러나, 마이오신 머리의 이 움직임은 완료된것이 아니다. 마이오신 머리는 분리되어야만 하며 액틴의 다른 활동지역 더 멀리까지 결합하여야 한다. 이렇게 마이오신의 머리가 액틴과 여러 개의 교차결합을 근절수축이 끝날 때까지 형성하는 것을 교차결합주기라 하며, 이 과정은 비동기적으로 일어난다. 즉, 다른 마이오신 머리들이 액틴 단량체와 분리되는 동안 계속 교차결합이 형성된다(얇은 필라멘트의 장력을 유지하면서). 줄다리기를 할 때, 경쟁하는 중에 참가자 누구도 손을 바꿔 잡기 위해 로프를 놓지 않는 것을 예로 들 수 있다. 만약 그렇게 한다면 로프와

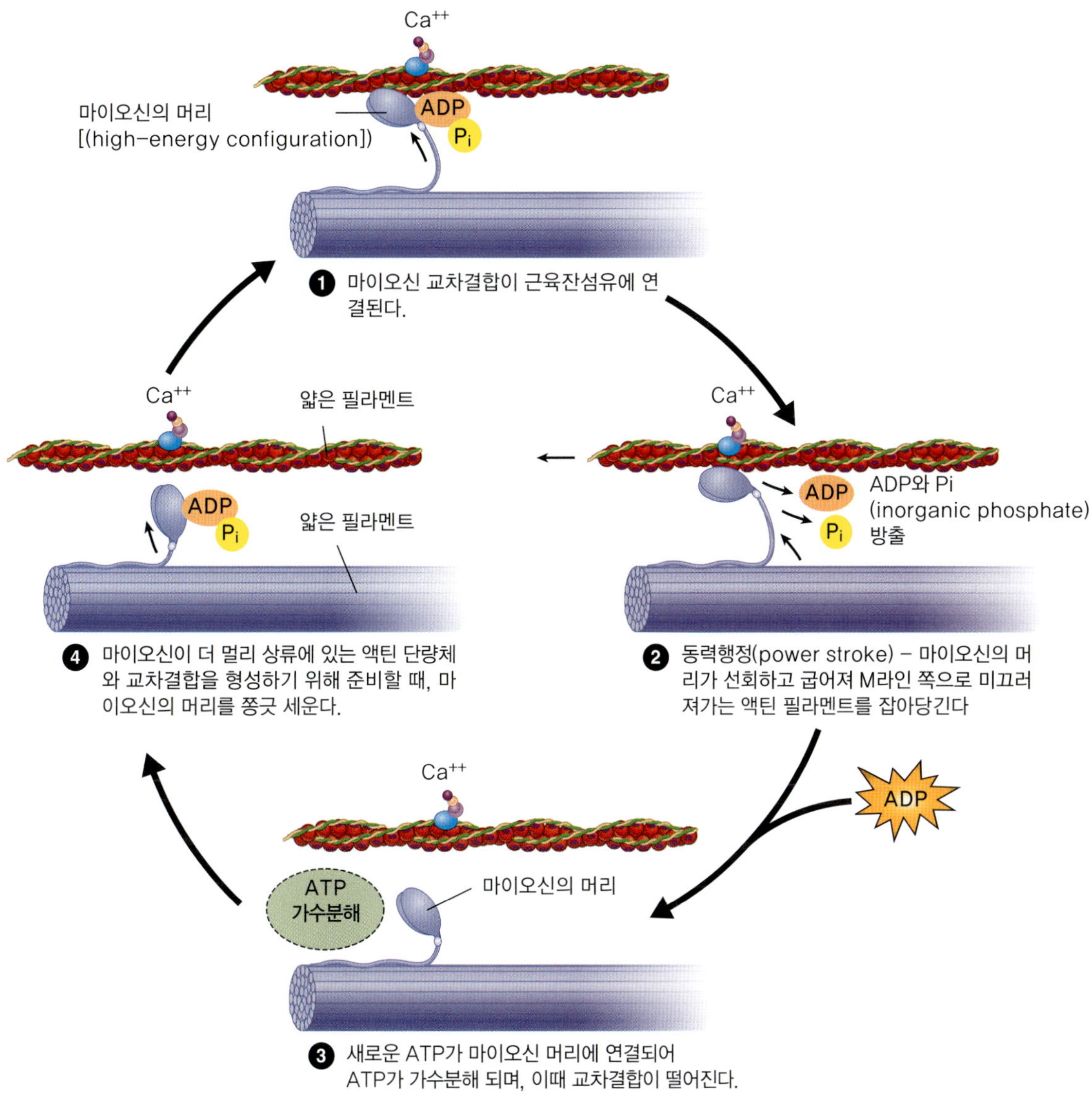

■그림 4.5 교차결합주기

Kraemer WJ, Fleck SJ, Deschenes MR. Exercise physiology: Integrating Theory and Application. Battimore: Wolterskluwer Health; 2012.

경쟁사이에 있는 모든 장력을 잃게 될 것이다. 바로 이와 같은 이론이 여기에도 적용된다. 마이오신의 머리는 교차결합이 형성되고 분리됨에 따라 비동기로 회전한다. 분리과정은 에너지를 필요로 하기에 동력행정이 마이오신의 머리에서 ADP+P를 내보내고 새로운 ATP를 결합한다. 마이오신 ATP분해효소(마이오신의 머리에 있는)는 마이오신의 머리가 분리되고 이어서 다른 노출된 액틴의 활성 영역 상류 멀리에 결합할 수 있게 에너지를 제공하는 ATP를 분리한다. 교차결합의 형성과 그 주기는 휴식기까지 계속된다(근절에 있는 칼슘의 농도가 올라가는 동안). 그 후, 교차결합 주기는 얇은 필라멘트를 당겨 굵은 필라멘트를 미끄러져 지나가게 하고 이는 근육수축을 야기한다. 운동단위 내에 있는 모든 근섬유는 그에 맞춰 활성화되고, 운동단위의 동원, 속도, 감소 형태는 힘의 양과 필요한 힘에 따라 달라진다.

휴식기

휴식기는 신경자극의 감소로 시작한다. 힘의 필요 생산량이 줄어듦에 따라, 운동신경을 따라 있는 활동전위들이 감소한다. 이것은 근섬유를 통하는 활동전위를 감소시키고 칼슘을 이동시키기 위한 자극을 없앤다. 근형질에서는 칼슘이 SR(칼슘 ATP분해효소 펌프)에 위치한 에너지를 필요로 하는 단백질 "펌프"에 의해서 저장된다. 단백질막은 액틴활성 지역을 막아 휴식형태로 되돌아가게 하고 미세근섬유는 휴식상태로 돌아간다.

뼈대근육의 단계별 반응

근육수축은 자극에 대한 반응으로, **수축**(twitch)이라 한다. 긴장 요건이 증가할 때 다수의 수축이 필요하다. 이 다수의 수축으로 인한 효과는 **가중**(summation)으로 알려져 있는데, 다중 운동단위가 활성화되서 힘의 발전에 기여하는 것은 공간 가중이라 한다. 반면에, 운동단위가 힘을 증가시키기 위해 자신의 방류 주기를 증가시키는 것은 시간 가중이라 한다. 두 종류의 가중은 모두 물리력과 힘의 생산량을 크게 증가시킨다. **강직**(tetanus)은 가중이 최대치일 때 물리력 생산(고원 또는 평평한 모양의 그래프를 보임) 또한 최대임을 의미한다.

뼈대근의 특성과 적응

뼈대근은 다양하고 구체적인 방법들로 운동에 적응한다. 훈련은 근육기능을 향상시키는 수많은 유전자들의 활동을 조절하는데 뼈대근은 더 큰 힘의 생산을 필요로 하는 스트레스를 받게 되었을 때 확대(비대)될 수 있다. 물리력, 힘, 그리고 지구력을 증가시키는 섬유 Type과 구조적 전이가 일어날 수 있다. 뼈대근 효소 활동, 기질의 함량, 수용기의 함량, 모세혈관과 미토콘드리아 밀도, 그리고 단백질 함량의 변화 등은 운동능력을 향상시킬 수 있다. 다른 생리학적 시스템과 관련된 이후의 장에서 이 변화 중 몇 가지에 관하여 설명할 것이다.

근섬유의 형성

새로운 근섬유의 형성은 정상적인 근육이 기능함에 있어 매우 중요하다. 근섬유의 수가 주로 일정하게 유지된다 하더라도 조직 리모델링의 일환으로써 새로운 근섬유가 형성되어 손상되거나 오래된 근섬유를 대체해야만 한다. 근섬유 형성과정은 **근발생**(myogenesis)으로 알려져 있다. 위성세포(줄기세포)는 기저판에서 나와 섬유 형성 지역으로 이동할 수 있는데 위성세포는 증식(수의 증가)하고 근아세포라는 더 많은 기능을 하는 세포로 분화한다. 근아세포는 융화해 다핵근관을 형성하는데, 이 근관은 새로운 섬유의 비계를 형성하고 시간이 지나면 새로운 근섬유가 된다. 근발생 과정은 중간 단계인 MyoD, Myf5와 미오게닌(myogenin)을 거치는데 이는 **미오스타틴**(myostatin)이라 불리는 단백질에 의해 억제된다. 근발생의 자극은 근육의 성장을 증가시키는 반면 억제제는 근육의 성장을 제한한다. 미오스타틴은, 1990년대 미오스타틴을 만드는 유전자를 가지고 있지 않은 동물들이 거대한 근육을 가지고 있다는 사실이 알려진 이후로 쭉 과학자들에게 큰 관심거리였다. 그 이후부터 계속, 운동을 하는 동안 생기는 근발생의 표식에 관하여 연구되어 왔다.

전부는 아니지만 대부분의 연구들은 고강도의 저항 운동을 할 때 근발생의 표식이 운동 후 몇 시간 내에(최대 24~48시간) 나타나는 것을 관찰하였다. 흥미롭게도, 만성 저항 훈련(RT)에 의해 더 나은 고강도 저항 운동의 결과를 얻을 수 있다. 반면 지구력 운동은 미미한 결과를 보여주었다. 장기 연구들은(예, 12~16주) 저항 훈련이 시간이 지남에 따라 더 나은 근원성 표식의 발현을 나타내었다고 보고하였다. 반면, 미오스타틴의 결과는 다른 연구들에 비해 좋지 않았는데, 매우 낮은 강도에서도 마찬가지였다. 이러한 변화는 근육을 성장시키는 역할을 하고 만성 훈련에서는 섬유의 변화가 일어난다.

근섬유의 유형

근섬유들은 신경계에서 받는 자극의 유형을 반영한다. 두 가지 일반적인 섬유 유형의 분류는 근육의 수축과 신진대사의 특성에 기반한다: 지근(slow-twitch: ST)과 속근(fast-twitch: FT). 지근(Type 1)섬유는 대부분 지구력 섬유인 반면 속근(Type 2)은 힘/일율 섬유이다. 각 Type의

■ 표 4.1 근섬유 Type 특성

특성	지근	속근
운동신경 사이즈	더 작음	더 큼
신경전도 속도	더 느림	더 빠름
신경동원 역치	더 낮음	더 높음
크기	더 작음	더 큼
수축 속도	더 느림	더 빠름
마이오신의 유형	더 느림	더 빠름
마이오신 ATPase의 활동	더 낮음	더 높음
근형질세망 발달	형편없음	훌륭함
칼슘 트로포닌 선호도	형편없음	훌륭함
물리력	더 낮음	더 높음
근육 효율	훌륭함	형편없음
피로도	더 낮음	더 높음
혐기성 에너지 저장	더 낮음	더 높음
휴식시간	더 느림	더 빠름
당 분해효소 활성	더 낮음	더 높음
글리코겐 저장	보통	더 높음
지구력	더 높음	더 낮음
트리글리세라이드 저장	더 높음	더 낮음
미오글로빈	더 높음	더 낮음
호기성 효소 활성	더 높음	더 낮음
모세혈관 밀도	더 높음	더 낮음
미토콘드리아 밀도	더 높음	더 낮음

섬유는 힘/지구력 프로파일(■ 표 4.1)에서 보여지듯이 뚜렷한 특성을 가지고 있다. 이런 주요 분류 중 근섬유는 연속체에 속하며 중간 단계 섬유는 여섯 개의 하위 분류로 나뉜다. ■ 그림 4.6 은 중간 단계 섬유의 유형들을 보여준다. 섬유 Type은 연속체에서 운영되며, Type 1 섬유는 가장 적은 힘을 만드는 능력을 가지고 있는 동시에 가장 큰 지구력을 가지고 있다. 반면, Type 2 섬유는 가장 약한 지구력과 강한 힘을 가지고 있다. 다른 섬유들 또한 연속체 어딘가에 속한다. 연속체(I, IC, IIC, IIAC, IIA, IIAB[또는 IIAX], 그리고 IIB[또는 IIX])는 마이오신 머리 중쇄에 부수적으로 존재한다(예, MHCI, IIA, 그리고 IIB 또는 IIX(54)).

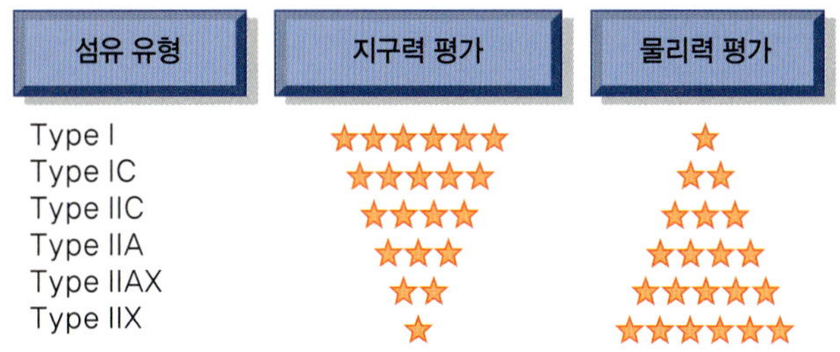

■ 그림 4.6 물리력, 지구력평가와 섬유 유형 연속체

Staron RS의 허가로 변경됨. 인간 뼈대의 분류

선수에 따른 섬유의 종류

뼈대근은 ST와 FT섬유로 구성되어 있다. 두 섬유의 비율은 근육이 어떤 역할을 얼마만큼 할 수 있는지 알려준다. 각 근육은 각각의 비율을 가지고 있으며 각기 선호하는 Type이 다를 수 있다. 장딴지근 근육은 주로 FT를 선호하는 반면 가자미근은 주로 ST를 선호한다. 지구력 운동을 하는 선수(예, 장거리 또는 중거리 달리기선수, 자전거선수)들은 주로 Type 1섬유를 더 많이 가지고 있고 힘을 주로 사용하는 선수들(예, 단거리선수, 던지기선수, 역도선수, 멀리뛰기선수)은 훨씬 더 많은 비율의 Type 2 섬유를 지니고 있다. 예를 들어, 하키넨 등의 연구 결과에 의하면, 가쪽넓은근육(외측광근)에 있는 FT 섬유의 비중은 각각 역도선수가 60%, 보디빌더가 59%, 레슬링선수가 42%였다. 다른 연구 결과에서 지구력 운동선수들은 동일한 위치의 근육에 단지 18~25%만의 Type 2 섬유를 지니고 있었다. Tesch와 Alkner는 다양한 역도선수들의 섬유 Type이 어떻게 구성되어 있는지를 비교 및 연구하였는데, 가쪽넓은근육의 경우 바벨선수는 ~55%에서 56%의 FT섬유를 지니고 있었고 보디빌더는 ~45%에서 48%의 FT섬유를, 역도선수는 ~54%에서 62%의 FT섬유를 지니고 있었다. 보디빌더들은 역도선수나 vastus lateralis muscles 등 힘을 주로 많이 쓰는 운동선수들에 비해 상대적으로 높은 비율의 ST섬유를 지니고 있다. 근섬유의 Type 구성은 유전적으로 결정되며 그것은 운동선수를 특정 스포츠 경쟁에서 앞서 나가게 할 수 있는 요소 중 하나이다.

섬유 Type의 전이

Type I과 Type II 섬유의 비율이 유전적으로 정해져 있다 하더라도 섬유 Type의 전환이 각 모집단에서 발생하는 것으로 나타났다. 마이오신 중쇄(MHC) 컨텐트(IIX에서 IIA로)의 변화는 몇 시간의 운동으로 발생할 수 있는데 이는 섬유의 Type을 바꾼다. 저항 운동을 하면, IIX에서 IIA로의 전이가 일어난다(■ 그림 4.7). Type IIX 섬유는 훈련을 통해 보다 산화 형태로 변하는 비축섬유로 간주된다(예, 중간 단계 섬유 Type IIAX에서 IIA까지). 이 전이의 장점은 시간이 지남에 따라 더 많은 힘을 발생시킬 수 있다는 것이다. 비록 IIX섬유가 더 강할지라도, 그것들의 피로도는 많은 힘을 필요로 하는 일을 수행할 때 덜 유용하게 만든다. 전이는 운동능력을 향상함에 있어 더 많은 도움이 될 것으로 보이지만 Type IIX섬유는 손쉽게 모집되지 않는다는 것을 기억해야 한다(크기 원리에 따라; 3장 참고). 이 섬유 Type을 활성화하려면 높은 강도의 운동이 필요하다. 그러나, 연습을 통해 한번 지속적으로 활성화되면 이 섬유들의 모집은 Type IIAX와 IIA 섬유의 전이로 이어진다. 흥미롭게도, 몸리셋을 하면 Type IIX섬유가 증가하고 Type IIA섬유가 감소하는데 이때 Type IIX 섬유가 오버슈트(예, 운동 전보다 운동 후 더 큰 비율을 보이는 것) 할 수 있다. 보통 강도에서 높은 강도의 유산소 훈련은 비슷한 섬유 Type의 전이를 발생시킨다. 연구 결과에 따르면, McComas는 Type IIX의 비율이 줄어드는 반면 Type IIA와 I의 비율은 살짝 증가하는 것을 거의 모든 실험 결과에서 얻을 수 있었다. Type IIX섬유 비율 감소는 지구력 훈련능력의 감소를 초래한다. 유산소 훈련과 저항 훈련은 MHCIIX의 감소를 야기한다.

운동연구에 관심있는 과학자들은 근섬유 Type을 전이시킬 수 있는 능력이 있다. 예를 들어, Type I을 Type II로 또는 그 반대로 변화시킬 수 있다. 근래까지 근섬유는 각 집단 내에서만 변화되며(예, Type IIX에서 IIA로) 섬유 Type 간의 전이는 없는 것으로 믿어져왔다. 그러나 몇 연구들에 의하면 Type I과 Type II 근섬유의 수가 훈련에 따라 뚜렷한 변화를 보이는 것으로 나타났다. 이 연구들에 쓰인 몇가

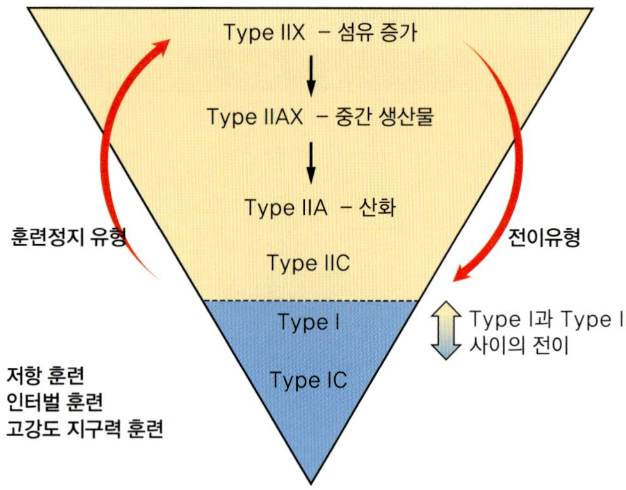

■ 그림 4.7 훈련과 훈련 정지에 따른 섬유 Type 전이. 저항 훈련, 인터벌 훈련, 높은 강도의 지구력 훈련 등은 Type IIA 섬유의 비율을 증가시킴과 동시에 Type IIX의 개체수를 줄이는데 효과적인 것으로 나타났다. Type IIAX의 섬유 변화는 전이에서의(Type IIA로의) 섬유를 반영할 수도 있다. 훈련 정지는 전이의 반대 결과를 만들어낸다. 위의 선은 Type I와 II섬유 간의 전이를 판단하는데 있어 충분한 증거가 부족함을 보여준다.

지 방법들은 변화가 일어났는지에 대해 확실히 판단하기 어려워 비판의 대상이 되기도 하다. 다른 종목 선수들의 단면적 비교에서 동일 근육의 Type I과 Type II의 개체수는 특히 힘을 주로 사용하는 선수들과 지구력 선수들을 비교했을 시에 상당한 차이를 보였다. 그러나 단면 연구를 볼 때 하나의 실험 결과를 가지고 유전적인 영향을 알아내기란 힘들다. 예를 들면, 이 선수들이 유전적으로 섬유 Type 변환에 재능이 있는건지, 훈련에 의한건지 아니면 복합적인 것인지 알아내기가 힘들다. 그러나 이러한 정보는 흥미로운 질문을 제기한다. 훈련으로 Type I 또는 Type II의 개체수를 증가시킬 수 있을까? 섬유의 종류가 연속체에서 기능한다는 사실에 근거하면, 특정한 상황 및 조건이 주어질 때, 그런 일이 발생할 가능성이 충분히 있다. Type IC와 IIC섬유의 식별은 이 주장을 어느 정도는 뒷받침한다. 예를 들어, 만약 크로스 컨트리 주자가 지구력 훈련을 중단하고 들어올리는 프로그램을 시작한다면 어떻게 될까? 아니면, 역도선수가 들어올리는 운동을 중단하고 장거리 달리기 프로그램을 시작한다면 어떻게 될까? 이 두 가지 예들은 매우 극단적이지만 분

명히 적어도 한 명에게서 최소한 몇 개의 작은 섬유의 Type 전이가 일어날 수 있다. 그러나 이 개념을 분석하기 위해서는 더 심도 깊은 연구가 필요하다.

근비대

근육 크기의 증가는 일반적인 무산소 훈련, 특히 저항 훈련의 적응과정이다. 근육의 크기와 그 근육이 어느 정도의 힘을 낼 수 있을지의 잠재성은 긍정적인 상관관계에 있다. 그렇기 때문에 더 큰 근육은 더 강하다. 근육의 비대는 단백질 합성의 증가나 단백질 분해의 감소 또는 둘 다를 야기할 수 있다. 단백질 합성은 운동량에 따라 증가하며 운동 후 48시간 동안 증가할 수 있으며, 단백질 분해는 들어올리기를 할 때에 일어나는게 일반적이지만 단백질 합성(근육의 성장)이 회복기 동안 발생하기도 한다. 반복적으로 일어나는 단백질 분해와 합성 과정은 초과 회복으로 이어지고 결국 근육이 성장한다. 강도 높은 운동 후의 단백질 합성은 아미노산이 함유된 영양소를 섭취하였는지, 언제 섭취하였는지(운동전, 운동중, 또는 운동 직후), 강도와 운동량(기계적 응력)이 얼마만큼인지, 그리고 호르몬과 성장요인 반응이 어떤지 등 여러 요소들에 의해 달라진다. 근육이 성장함에 따라 액틴/마이오신 필라멘트, 그리고 힘과 체력 성장에 있어 매우 중요한 요소인 말초 근절의 크기와 그 수가 커지고 많아진다. 신경적응이 훈련 초기 단계에서 우세하기는 하지만, 저항 훈련을 계속함에 따라 비대는 점점 중요해진다. 근육 단백질의 변화는 몇가지 운동에 의해 일어나지만, 눈에 띄는 근육의 성장을 보기 위해서는 긴 시간(8시간 이상)을 필요로 하며 이는 운동자극이 훈련하는 사람의 조절 한계를 넘었을 때에만 볼 수 있다. 남성과 여성의 운동은 훈련을 통해 근육 크기를 증가시킬 수 있지만, 절대적으로 남성이 여성보다 더 많은 근비대를 경험하는데 이는 주로 남성이 가진 호르몬 테스토스테론의 농도가 높기 때문이다. 마지막으로 근육의 성장은 보통 높은 비중으로 근육의 배를 따라 불규칙하게 발생한다(■ **그림 4.8**).

근육의 비대 및 섬유의 종류

근육의 성장은 ST와 FT 근섬유 모두에서 일어나지만, 성장 잠재력은 FT섬유가 더 높다. 알려진 것처럼 FT섬유의 힘과 체력이 더 강하기 때문에 이들이 더 큰 크기로 확장할 수 있는 것은 그렇게 놀랄 일이 아니다. 예를 들어, Tesch 등의 연구진들은 가쪽넓은근의 FT 섬유 크기의 경우, 선수들이 훈련받지 않은 일반인보다 118~144% 더 큰 것을 보여준 반면 ST 섬유는 단지 55~78% 더 컸을 뿐이다. MacDougall 등은 6개월 동안의 저항 운동과정에서 FT 섬유 지역이 33% 증가한 반면 ST 섬유 지역은 27% 증가한 것을 보여주었다. Hortobagyi 등은 12주의 훈련기간을 통해 ST 섬유 지역에서는 증가가 없었으며 FT 섬유 지역에서는 매

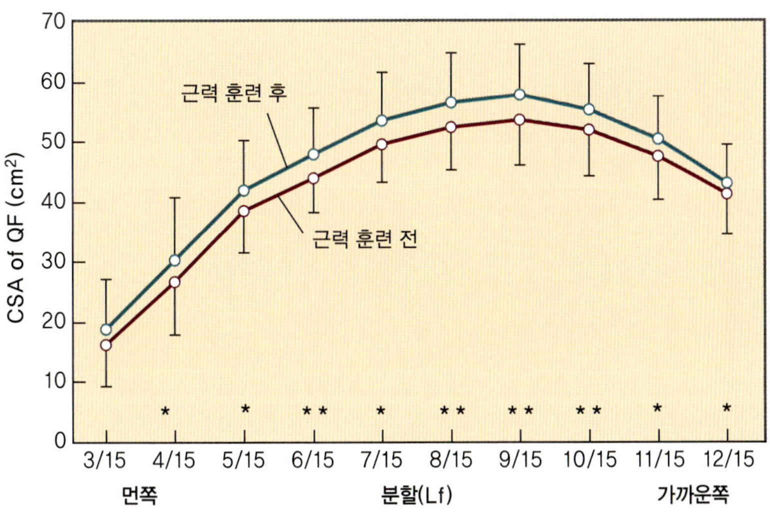

■ **그림 4.8** 저항 훈련에 따른 넙다리네갈래근의 성장. 이 그림은 더 큰 근비대가 근육(배)의 중앙을 향하고 힘줄 영역에는 덜 접근하는 것을 보여준다. 근섬유 영역의 측정은 근위와 말단부가 근육의 끝을 향해 다가가는 것의 MRI데이터를 바탕으로 하며 분수는 측정치의 일부 부분을 보여준다.

Reprinted with permission from Häkkinen K, Pakarinen A, Kraemer WJ, Häkkinen A, Valkeinen H, Alen M. Selective muscle hypertrophy, changes in EMG and force, and serum hormones during strength training in older women. *J Appl Physiol.* 2001;91: 569-580.).

속설과 오해

체육관에서 역도를 하는 동안 근육이 성장한다.

과거에는 선수가 운동을 하는 동안 근육이 성장할 것이라고 생각했다. 근육 성장의 자극제가 운동이라 할지라도 근육은 사실 운동 후 휴식기에 성장한다. 오해의 일부는 "근펌프"로 이어지는 저항 운동을 할 때 근육의 혈액 흐름이 증가한다는 사실에 근거해 생겨났다. 펌프는 운동하는 동안 일시적으로 근육의 크기를 증가시키지만 오히려 운동하는 동안이나 운동 직후에는 단백질의 분해가 더 많이 일어나며 근육 단백질의 합성은 운동 후 24시간에서 48시간까지 계속 상승한다. 긴 시간에 걸쳐 주기적인 훈련을 하면 단백질의 분해와 합성 패턴에 의해 단백질이 쌓인다. 더 많은 단백질의 증가는 근비대로 이어지고 근육 횡단면적의 증가 또한 일어난다. 따라서, 근육은 휴식하는 동안 성장하며 무거운 것을 드는 운동을 하는 동안 성장하지는 않는다.

해석 연구

섬유비대 및 저항 훈련

McCall GE, Byrnes WC, Dicknson A, Pattany PM, Fleck SJ. Muscle fiber hypertrophy, hyperplasia, and capillary density in college men after resistance training. *J Appl Physiol.* 1996;81:2004-2012.

McCall 등은 12주 동안 일주일에 3번씩 참가자들에게 저항 훈련을 시켰다. 그 프로그램은 10회 반복의 3세트로 되어있는 8개의 훈련으로 이루어져 있었다(10RM[최대반복] 부하). 위팔두갈래근에 있는 근육의 생검에서 근섬유 지역에 있는 Type II섬유가 17% 증가하고 Type I섬유가 10% 증가한 것을 보여주었다. Type I섬유는 시작할 때부터 훨씬 작았기 때문에 향상비율은 ■그림 4.9에서와 같이 어느 정도 과할 수 있다. 이는 ST와 FT섬유 사이의 비대 패턴의 차이를 보여주는 여러 연구 중 하나였다.

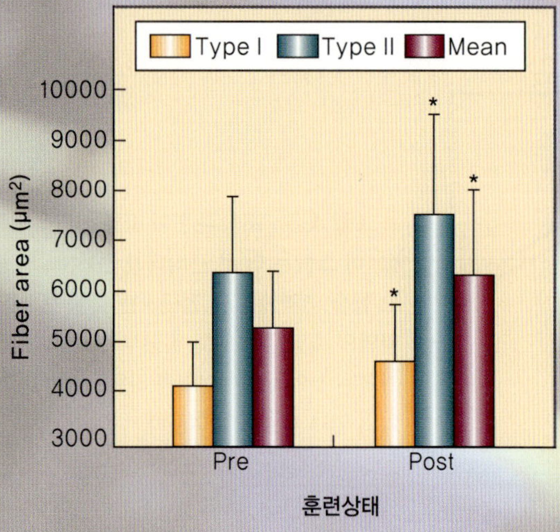

■그림 4.9 저항 훈련에 의한 섬유 영역 증가. Type II 근섬유 지역이 매우 크게 증가하는 결과로 이어졌다.
* 훈련 전과 매우 큰 차이를 보인다($P < 0.05$).

McCall GE, Byrnes WC, Dickinson A, Pattany PM, Fleck SJ. Muscle fiber hypertrophy, hyperplasia, and capillary density in collge men after resistance training. *J Appl Physiol.* 1996;81-2004-2012.

우 큰 증가가 있었음을 보여주었다. ST 섬유도 어느 정도 그 크기가 증가하지만 근지구력에서 그들의 중요한 역할 때문에 너무 과한 비대는 역효과를 낳을 수도 있다. 사실, 유산소 훈련은 몇 하체 근육에 있는 근섬유의 크기를 줄이는 것으로 알려졌다. ST 섬유 지역을 축소하는 것은 근육 내의 산소 역학을 향상시켜 지구력을 향상시킬 수 있다.

근비대에 영향을 미치는 요인

여러 가지 요인이 훈련으로 인한 근육 성장량에 영향을 미친다. 기계적 요소는 근섬유에 의해 생산되어 장력 및 힘에 초점을 맞추는데, 이는 훈련된 근활동, 훈련의 양과 강도 및 있을지 모르는 어느 정도의 근육손상을 포함한다. 순환 요인은 훈련 중의 혈액 흐름(그리고/또는 혈액 흐름의 제한)과 근육대사에 초점을 맞추며, 근비대를 위한 훈련을 모두 마쳐 의도된 기계적, 순환적 두 요소는 근육 유전자 발현, 단백질 합성, 성장요소 발현 및 호르몬 반응 등에 영향을 미칠 수 있다. 마지막으로, 영양요소가 매우 중요한 역할을 하는데, 이는 음식의 섭취, 보조제 및 근육 증강제 등을 말하며, 근육 성장에 영향을 미치는 중요한 요소들은 다음과 같다.

- 신장성 근활동이 사용되었을 때 또는 훈련하는 동안 이에 중점을 뒀을 때 근육의 크기가 더 크게 증가하는 것을 볼 수 있다. Vikne 등의 연구에 따르면 12주 동안 수축성 훈련만 한 경우와 신장성 훈련만 한 경우를 비교한 결과 수축성 훈련의 경우 Type I와 II섬유 지역이 각각 -2%와 5%의 변화가 나타난 반면 신장성 훈련에서는 각각 25%, 40% 증가한 것으로 나타났다. 비슷한 연구 결과를 Hortobagyi 등의 연구에서도 찾아볼 수 있는데, 이들은 참가자들을 12주 동안 훈련시킨 결과 신장성 훈련만 한 경우 Type 2 섬유 지역이 수축성 훈련만 한 경우보다 10배 더 많이 증가했음을 알 수 있었다. 신장성 근활동의 중요성 또는 근육 늘리기는 특히 동물연구에서 수년간 주목받아 왔는데, 이는 만성 스트레칭에 노출된 근육이 비대해지는 것 또는 움직이지 못하는 동안 질량을 유지하는 것에 관한 것이다. 근섬유의 기계적 스트레칭은 단백질의 합성과 근절의 수를 연속적으로 증가시키며 신장성 동작에 의해 더해진 장력과(그리고 근육손상의 잠재성) 근육의 성장을 위한 강한 자극을 제공한다.
- 근육에 의해 발생한 장력은 또 다른 핵심요소이다. 훈련의 양과 강도, 그리고 그 기능으로써의 장력은 여러 가지 방면으로 근육의 성장을 증가시킨다. 저항 훈련은 거의 70개 유전자의 활동을 변화시킨다. 근육의 장력은 여러 근육 성장요소의(예, 메카노 성장요소, 칼시뉴린) 생산을 증가시키며 궁극적으로 유전자 전사 및 단백질 합성을 증가시키는 근섬유막을 방해한다. 근육의 장력은 근원 통로 활동을 증가시켜 근육의 성장으로 이어지게 한다. 근육의 장력은 단백동화 호르몬 반응의 자극제이고 단백동화 수용체의 상향조절이다. 근섬유에 있는 근육 장력은 근비대를 향상시키는 메커니즘에 신호를 보내는 세포 내 통로를 다수 증가시킨다.
- 혈액의 흐름이나 혈류의 부족과 관련된 순환요인은 근육 성장에 중요한 역할을 한다. 연구들에 의하면 역기를 들어올리는 동안 혈류를 제한하고 1RM의 10~50%만을 사용할 때(젖산과 같이 훈련을 조금 더 무산소성으로 만드는 신진대사 생산을 의도적으로 증가시키기 위해) 무거운 것을 들 때보다 현저히 더 많은 근육 성장량을 보였다. 이러한 연구들은 근육이 성장할 때 신진대사 스트레스의 가능한 역할(직접적이든 간접적이든)을 제안한다. **폐쇄 저항 운동(occlusive resistance exercise)**은 폐쇄성 없는 낮은 강도의 훈련보다 조금 더 확연히 젖산과 성장 호르몬 반응을 이끌어 낸다. 이것은 보디빌더들이 근육을 키우기 위해 적당한 부하와 높은 내구력을 요하는 프로그램을 짧은 휴식간격과 함께 하는 것에 대해 부분적으로 설명할 수 있다. 훈련중 폐쇄의 사용은 산성 환경 때문에 급성 근지구력(예, 폐쇄를 이용하여 반복한 수 vs. 폐쇄 없이 반복한 수)을 감소시킬 수 있음을 항상 기억해야 한다.

- 뼈대근의 수분 함량은 근육의 비대과정에서 제 역할을 수행한다. 연구에 따르면 세포수화의 증가가 단백질 분해를 감소시키고 단백질 합성을 증가시킨다. 크레아틴으로 보충할 때 특히 이런 현상을 찾아볼 수 있다. 크레아틴 보충제는 세포수화를 증가시키고 체중을 증가시켜 궁극적으로 훈련하는 동안 근육의 성장이 증가할 수 있게 한다.
- 영양요인은 근육성장에 영향을 준다. 탄수화물과 단백질 섭취는 단백질 합성에 크게 영향을 준다. 탄수화물은 합성과 잠재 단백동화 호르몬 인슐린의 분비물을 증가시킨다. 인슐린은 많은 신진대사 작용뿐만 아니라 근육의 질량을 조절하는데 또한 중요한 역할을 한다. 운동선수는 하루에 탄수화물에서 열량의 ~55~65%, 신체의 질량에 따라 6g CHO · kg^{-1} 정도 소비가 권장된다. 단백질은 아미노산으로 이루어진 영양소이다. 20개의 확인된 아미노산 중 9개는 필수적이고 11개는 비필수적이다. 비필수적인 아미노산은 몸 안에서 생산될 수 있는 반면 필수 아미노산은 음식을 통해서만 얻을 수 있다. 근육의 성장과 회복은 분해된 단백질보다 더 많은 양의 합성된 단백질을 필요로 한다. 근육의 크기를 증가시키기 위한 훈련을 할 때에는 많은 양의 단백질을 섭취(아미노산이 많은)해야 한다. 연구에 의하면 선수는 훈련 강도, 양, 주기에 따라 더 많은 단백질의 섭취가 필요하다(1.7~2.2g kg^{-1} 신체질량 범위 내에서). 음식을 통해 충분한 양을 섭취하지 못했을 경우 단백질 보충을 권한다. 단백질 보충제는 다양한 단백질을 포함한다(다양한 곳에서 추출한). 훈련 전, 훈련 중, 또는 훈련 직후의 단백질 및/또는 아미노산의 섭취는 다음 훈련에 앞서 단백질 합성과 회복을 향상시키기 위해 매우 중요하다. 마지막으로, 몇 가지 보충제와 근육 증강제는 근육의 성장을 증가시킨다. 크레아틴 보충제는 근육의 질량을 증가시킬 수 있다. 훈련 자극을 향상시키는 기타 다른 보충제는 시간이 지남에 따라 근육의 성장을 증가시킬 수 있는 잠재력을 가지고 있으며 근육 증강제(예, 아나볼릭 스테로이드, 테스토스테론 에스테르, 성장 호르몬, 테스토스테론 강화제)는 강력한 근육을 구축하고 근비대를 증가시키는데 매우 효과적이다. 그러나 이것들은 운동 목적을 위한 사용이 금지되어 있고 이들을 섭취하는 것은 윤리적이지 않다.

근비대 및 기타 훈련양식

전력질주와 힘 훈련은 더 적은 규모로 근육의 크기를 증가시킨다. Linossier 등은 높은 강도의 9주의 사이클 측력계 훈련 후에 Type II 섬유의 비대를 확인했다. Häkkinen 등은 24주의 플라이오메트릭 훈련 후에 훈련 전에 비해 더 커진 근섬유 지역을 발견했다. 전력질주, 민첩성, 그리고 플라이오메트릭 훈련은 높은 수준의 힘, 일률을 필요로 한다. 따라서 근섬유의 보충이 많다(특히 FT 섬유). 섬유 전이가 일어난 후 근육의 성장이 발생한다. 그러나 근육 성장량은 근력 훈련에 의해 얻어지는 것보다는 적다. 근력 훈련을 함께하면 전력질주, 민첩성 및 플라이오메트릭 훈련으로 인해 얻는 근육의 크기가 상당해진다. 유산소 훈련은 어떠한 변화나 근육 크기의 감소를 야기하지 않는다. 근육 크기의 감소는 대부분 Type I와 IIC 섬유 개체군에서 나타난다. 동시에 일어나는 내구력과 유산소 운동은 Type IIA 근섬유의 상당한 증가를 야기한다.

사례 연구 4.1

마이클은 진중하고 일관된 저항 훈련의 첫 해를 마친 대학의 육상선수이다. 올해 수업과정 동안, 마이클의 체중은 74kg에서 90kg으로 증가했으며 지방은 12.1%에서 11.2%로 감소했다. 이러한 결과를 바탕으로, 마이클의 코치는 그가 약 6kg의 얇은 조직 질량을 얻었음을 계산해냈다. 얇은 조직 질량의 증가의 대부분은 근육비대에 기인했다.

생각해볼 문제: 앞서 뼈대근육에 대해 공부해본 것을 바탕으로, 어떤 메커니즘이 마이클의 근육 성장에 주었는가? 어떤 종류의 섬유 구성요소의 변화가 예상되는가?

속설과 오해

근육의 성장을 위해서 근육에 손상을 주어야 한다!

한동안 근육을 키우려면 근육에 손상을 주어야 한다고 믿어왔다(대가 없이 얻어지는 것이 없다는 인용구의 잘못된 사용의 예). 뼈대근에 손상을 가하는 것이 단백질합성과 근육성장을 자극하고, 지속적으로 비슷한 훈련 프로그램을 반복하면 근육손상의 양은 줄어든다. 그러나 근육의 성장은 근육에 손상을 거의 주지 않고도 일어날 수 있다. Mair 등은 실험 참가자들에게 신장성 저항 훈련 프로토콜을 시행하고 실험 시작 4일, 13일 후 프로토콜을 반복적으로 시행했다. 실험 첫날, 참가자들은 극심한 근육통을 호소했음은 물론 크레아틴 키나아제 또한 높았고(근손상의 간접적 표식) 근육의 운동능력마저 감소하였다. 그러나 13일째 프로토콜은 반복했을 때 참가자들은 근육통을 느끼지 못했으며 근육의 운동능력과 크레아틴 키나아제 수치 또한 변화가 없었다. 주기적으로 훈련을 하면 뼈대근에 대한 보호효과가 나타나는 것을 볼 수 있었다. Chen은 신장성 프로토콜을 시작한 날로 부터 3일후 다시 프로토콜(처음 시행할 당시 근육에 심각한 손상을 입혔던)을 시행하면 근손상을 악화시키거나 근육의 회복을 지연시키지 않는다는 것을 발견하였다. 이러한 반복적 운동에 의한 보호효과는 다른 연구들에서도 보여진다. 그러나 운동량이 크게 증가할 경우 이 효과 또한 줄어든다. 근손상은 높은 수준의 근장력에 의한 결과물인데 이는 근육의 성장에 영향을 미치는 주요 요인 중 하나이다. 이러한 연구들은 뼈대근이 얼마나 신속히 운동에 적응하는지와 자극을 강화해 더 많은것을 얻을 수 있도록 훈련의 점진적 과부하, 구체화 및 다양화가 필요함을 보여준다.

해석 연구

저항 훈련 중 혈관폐쇄의 사용

Madarame H, Neya M, Ochi E, Nakazato K, Sato Y, Ishii N. Cross-transfer effects of resistance training with blood flow restriction. *Med Sci Sports Exerc.* 2008;40:258-63.

저항 훈련 적응에 따른 제한적인 혈류의 효과에 대해 알아보기 위해 압박대와 수갑으로 다양한 압력을 가했다. Madarame 등은 사람들을 1주에 2번 총 10주 동안 훈련시켰다. 참가자는 무릎 확장과 바이셉 컬 운동에 대해 그들의 1RM의 30~50%로 훈련했다. 한 훈련에서 참가자는 1RM의 50%로 팔운동 10회를 3세트 실행했고, 1RM의 30%로 다리운동 15~30회를 3세트 실행했다. 다른 훈련에서는 폐쇄와 같은 프로토콜을 수행하는 참가자들이 있었다. 폐쇄는 엘라스틱 벨트로 〉 160mmHg 이상의 압력을 가했을 때 발생했다. 다리, 무릎 폄근과 굽힘근 CSA의 경우, 일반 훈련에서는 변화가 없었지만 폐쇄 훈련 상태에서는 4~6%로 증가했다. 근력의 경우 폐쇄 그룹에서 9~6%가 증가한 반면(평가에 따라) 일반 그룹에서는 2~10%만이 증가했다. 팔, 팔꿈치 근육 CSA의 경우 폐쇄 그룹에서만11% 이상이 증가했다. 더 이상의 성장 호르몬, 남성 호르몬의 증가는 없었지만(그래도 폐쇄 그룹이 두 호르몬에 대해 더 높은 평균값을 지니고 있었다), 폐쇄 그룹은 더 큰 카테콜아민(아드레날린) 반응이 있었다. 이러한 데이터뿐 아니라 다른 연구들의 데이터는 폐쇄를 통해 운동의 혐기성 본성을 증가시키는 것이 근육의 성장을 위한 강력한 자극을 제공하는 것으로 나타났다.

이상증식

이상증식(hyperplasia)은 존재하고 있는 근섬유(새로운 섬유의 성장)의 종렬에 관여한다고 생각되며 나중에는 근육세포 수의 증가로 이어진다. 또한, 이상증식은 근육이 손상됨에 따라 증가된 위성세포 급증을 통해 나타난다고 제시되어 왔다. 이상증식은 실험실 동물들에게서 처음 발견되었다. 그러나 그 문제가 인간에게 다가왔을 때 논쟁 거리가 되었다. 보디빌더나 역도선수들은 훈련받지 않은 사람들과 비교해 더 많은 수의 근섬유를 지니고 있는 것으로 보이나, 그것이 훈련에 의한 결과인지 또는 다른 연구에서 보이듯이 근력 운동선수와 일반인 사이에 근섬유 수가 비슷한 것처럼 유전적 요인에 의한 것인지 알려지지 않았다. 그럼에도 불구하고, 일부 자료는 인간에게서 이상증식이 일어날 수 있는 가능성이 있음을 보여주었지만 이것이 확실히 근섬유의 성장을 돕는 실행 가능한 메커니즘인지는 알려지지 않았다. 만약 이상증식이 발생한다면, 그것은 아마 특정 근육이 이론상의 한계의 세포크기에 도달했을 때 저항 훈련에 적응했음을 보여주는 것이다. 예를 들어, 수년간의 훈련에 의해 근육의 크기가 크게 증가했거나 근육증강제의 사용으로 인해 근육의 질량이 유전적인 한계를 넘고 적응 매커니즘 중에 하나로써 이상증식의 가능성을 검사하는 흥미로운 시나리오가 펼쳐질 수 있다. 이러한 경우에는 근육의 크기가 크게 증가함으로써 이상증식이 일어날 수 있을 것으로 보이며, 이때 인간의 몸은 높은 수준의 근육 성장을 위한 두 번째 매커니즘을 가지고 있는 것으로 볼 수 있다. 그러나 만약 이상증식이 일어난다고 하여도 그것은 단지 근육 크기 증가의 작은 부분만을 설명하는 것으로 생각된다.

근육의 구조 변화

뼈대근으로의 구조적 변화 발생은 향상된 성능과 직결된다. 우리는 앞서 근육수축과 관련된 뼈대근의 여러 구성요소에 대해 논의했다. 논의한 구조, 단백질과 효소는 모두 훈련에 적응해 근육이 일률, 힘, 크기 및 내구성을 증가시킬 수 있도록 하는 역할을 할 수 있다. 저항 훈련은 근원섬유의 수, 근절의 밀도, 근형질세망, T세관 및 나트륨 칼륨 ATP분해효소 펌프의 활동을 증가시킨다. 단백질 합성이 증가할수록 단백질은 근섬유 내 분포 시 최적의 비율을 유지하기 위한 합성을 하는 것으로 보인다. 근절의 수가 증가한다 해도 액틴과 마이오신의 비율은 일정하게 유지되며 구조단백질의 양이 증가하고, 근절의 길이 또한 유지된다. 이러한 변화 외에도 전력질주 훈련은 속도 향상에 도움을 주는 칼슘역학을 개선시킨다. 지구력 훈련은 칼슘 역학을 감소시키고 나트륨칼륨 ATP분해효소 펌프 활동을 증가시키는 것으로 나타났다.

뼈대근의 또 다른 변화

뼈대근 내에서 성능을 향상시키는 다른 변화들이 일어날 수 있다. 이러한 변화들은 이어지는 장에서 조금 더 구체적으로(근육 내에서 일어나는 다른 생리적 시스템의 상호작용 때문에) 논의될 것이지만 여기에서 잠깐 언급할 필요가 있다. 전력질주와 저항 훈련은 무산소성 기질 함량을 증가시키고 효소의 활동을 바꾸며 근육의 완충능력을 향상시킨다. 유산소 훈련은 유산소 효소의 활동을 증가시키고 저항 훈련은 단백동화 호르몬 수용체를 상향조절한다. 유산소 훈련은 미토콘드리아와 모세혈관 밀도를 증가시키는 반면 저항 훈련은 이러한 변화를 감소시킨다. 뼈대근 내 결합조직은 힘의 향상과 비대를 도와줄 수 있는 능력을 향상시킨다. 마지막으로, 다발의 길이와 근섬유 배향은 힘생산과 일률에 향상에 도움이 되는 전력질주와 저항 훈련에 의해 변화할 수 있다.

요점 정리

- ✔ 뼈대근은 작용근, 대항근, 안정근 및 중화근 기능을 포함하고, 수축에서 여러 가지 중요한 역할을 한다.
- ✔ 뼈대근은 병렬로 설계되어 있다. 예를 들면, 작은 단위들이 병렬로 모여 더 큰 단위를 형성하고 이런 식으로 계속 이어지며 이는 힘의 생산과 힘줄과 뼈까지 그 전달력

을 향상시킨다.

- ✔ 근섬유의 기능단위는 근절이다. 근절은 액틴, 마이오신 및 구조 단백질을 포함하고 있는데 이는 근육수축에 매우 중요한다.
- ✔ 근육수축은 각각의 근섬유, 칼슘의 활동, 교차결합의 형성과 순환(이론적으로 줄다리기와 비슷함), 그리고 휴식기에 절정에 달하는 것들을 통해 활동전위가 퍼져나가는 것을 시작하는 사건의 연속으로 구성된다.
- ✔ 근발생은 새로운 섬유가 형성되는 과정이다(부상 후 리모델링과 재생의 일환으로).
- ✔ 근섬유는 지근(ST)이거나 속근(FT)이다. 지근섬유는 내구력이 강한 반면 속근은 힘/일률이 강하다. 근육 내 각 Type의 분포도는 유전적 특성으로 운동선수가 스포츠 경쟁에서 승리하고 성공할 수 있게 하는 요인 중 하나이다.
- ✔ 섬유의 Type 전이는 저항 훈련, 전력질주 훈련, 그리고 내구력 훈련에서 일어난다. Type IIX(저수섬유)의 비율 감소는 Type IIA 및/또는 Type IIAX섬유의 증가를 수반한다. Type II에서 I로의 전이나 그 반대는 지속적으로 보이지는 않으며 현재 논쟁의 여지가 있다.
- ✔ 근육의 비대는 무산소 훈련과 그 훈련 강도, 양, 근육 사용량(특히 신장성 근육의 사용), 섬유 Type, 영양 섭취, 대사형성, 그리고 근육의 수분 함량에 따라 나타난다.
- ✔ 이상증식은 동물에게서 발생하는 것으로 알려졌으며 인간 근육의 성장에 어떤 영향을 미칠지 현재 논쟁의 여지가 있다.
- ✔ 뼈대근의 구조적 변화는 훈련에 의해 일어난다. 이 변화는 근원섬유 수의 증가, 근형질, 근세망의 농도, T세관, 그리고 나트륨 칼륨 ATP분해효소 펌프 활동을 포함한다.
- ✔ 완충능력, 무산소성 기질 함유량, 효소활동 변화, 결합조직의 힘, 단백동화 호르몬 수용체, 다발 길이, 섬유배향성, 그리고 일부(유산소 훈련에 의해) 미토콘드리아와 모세혈관 밀도의 증가는 모두 뼈대근에서 일어나는 적응현상 중 하나이다.

복습 문제

1. 움직임에 대항하는 근육을 무엇이라 하는가?
   a. 고정근(Fixator) b. 대항근(Antagonist)
   c. 안정근(Stabilizer) d. 이는곳(기시점, Origin)

2. 근육수축을 일으키기 위해 대체되어야 하는 구조적 장벽 단백질은 무엇인가?
   a. 티틴(Titin)
   b. 마이오신(Myosin)
   c. 트로포마이오신(Tropomyosin)
   d. 액틴(Actin)

3. 훈련되지 않은 개인은 10주간의 저항 훈련 프로그램을 시작한다. 10주 훈련 후에 이 개인에게 기대되는 섬유 Type의 전이는 다음 중 무엇인가?
   a. Type IC에서 type I
   b. Type IIA에서 type IIX
   c. Type IIX에서 type IIA
   d. Type IIX에서 type I

4. 근섬유의 숫자가 증가된 결과를 초래하는 근섬유의 종렬 분열을 무엇이라고 하는가?
   a. 근육발생(Myogenesis) b. 이상증식(Hyperplasia)
   c. 근비대(Hypertrophy) d. 근모세포(Myoblast)

5. 다음의 보기 중 근육의 비대와 훈련에 관하여 옳은 것은 무엇인가?
   a. 대사는 근육성장에 직접적 및 간접적인 역할을 할 수도 있다.
   b. 근육의 수축작용은 근육 성장에 가장 중요하다.
   c. Type I 섬유비대가 가장 크다.
   d. 긴장은 근육 성장에 아주 적은 역할을 한다.

6. 근육 성장을 억제하는 효과를 가진 단백질은 무엇인가?
   a. 미오스타틴(Myostatin)
   b. 마이오신(Myosin)
   c. 액틴(Actin)
   d. 미오게닌(Myogenin)

7. 속근(fast-twitch muscle) 섬유는 지근(slow-twitch) 섬유와 비교하여 ____을(를) 갖는다.
   a. 더 느린 마이오신
   b. 더 작은 단면적
   c. 더 높은 모세혈관 밀도
   d. 더 높은 글리코겐 저장

8. 근원섬유(myofibril)는 근육다발(muslce fascicles)과 평행하게 쌓인다. O / X

9. 근섬유의 형성과정을 근발생(myogenesis)이라고 한다. O / X

10. 지구력 훈련은 상당한 근비대(hypertrophy)를 초래한다. O / X

11. 가벼운 정도에서 중간 정도의 강도를 이용한 폐쇄 저항 운동(occlusive resistance exercise)은 근비대의 증가를 보인다. O / X

12. 일관된 진행성 저항 훈련은 뼈대근(골격근) 내 가장 큰 순수 단백질 양을 생성한다. O / X

참고문헌은 한미의학 홈페이지 자료실을 통해 확인 가능합니다.
http://www.hanmibook.co.kr

CHAPTER 5

훈련에 따른 결체조직의 적응

정덕조

학습목표

이 장을 학습한 후에 아래의 사항을 이해할 수 있다.

- 결체조직의 적응을 유도하는 지속적인 피로(strain)와 스트레스의 형태에 대해 정의한다.
- 뼈의 내부 및 외부의 특징을 이해한다.
- 부하에 따른 반응으로 어떻게 뼈가 성장하는지를 이해한다.
- 뼈의 장력(strength)과 크기를 증가시키기 위한 훈련 프로그램을 어떻게 변형시킬 수 있는지 그 방법을 논의한다.
- 훈련에 대한 적응 현상을 이해하고 결체조직을 구성하는 구성요소들에 대해 설명한다.
- 운동에 대한 지속적인 적응과 연골(cartilage)의 기능에 대해 논의한다.

보호 구조물(supporting structures)이 조화롭게 적응할 때 근육의 크기, 힘, 지구력은 증가하고 파워는 최대로 증가한다. 이는 결체조직의 크기, 힘 그리고 뼈대근의 운동수행능력을 변화시키기 위하여 지구력이 증가하기 때문이다. 결체조직의 구조는 뼈, 힘줄, 인대, 근막(fascia) 그리고 연골을 포함한다. 훈련에 의한 결체조직의 적응현상은 어떻게 근력의 힘이 뼈, 관절의 안전성, 손상방지에 전달되는지에 의해 평가된다. 이 장에서는 훈련에 따라 결체조직이 어떻게 적응하는지와 결체조직 구조물의 다양한 형태에 대해서 논의한다.

결체조직적응을 위한 자극

이전에 결체조직에 대해서 논의한 바와 같이, 결체조직은 초기의 적응과정에서 하중에 견디는 능력과 관련된 용어로 설명할 수 있다. 결체조직은 스트레스가 증가함에 따라 점차적으로 하중에 견디는 능력이 증가할 때만 적응이 일어난다. **역학적 스트레스(mechanical stress)**는 결체조직의 횡단면에 가해지는 내부적인 힘을 관찰하여 결정한다. 정의에 의하면, 가해지는 힘에 대하여 횡단면의 면적이 증가하면 결체조직이 받게 되는 역학적인 스트레스는 감소한다. 이와 같이, 결체조직은 크기를 증가시키거나 또는 구조적인 특성을 변경함으로써 하중에 대한 저항(tolerance)을 증가시킨다. 이러한 사실들은 스포츠 현장에서 손상을 방지하거나 근육에서 뼈로 전달되는 힘의 작용에 중요한 영향을 미친다. 결체조직의 적응은 근육이 작용을 하고, 그에 따른 적절한 조절이 이루어진다. 그럼에도 불구하고, 결체조직의 적응은 뼈대근에 비해 천천히 이루어진다.

응력(스트레스)의 형태

응력은 결체조직에 적용되는 힘과 관련된다. 결체조직과 관련된 스트레스의 가장 일반적인 세 가지 형태는 장력(tension), 압박(compression), 그리고 전단응력(shear stresses)이다. 장력 스트레스는 조직을 잡아당길 때 발생한다. 스트레칭과 신장(elongation)은 근육을 수축하는 동안 힘줄에서도 함께 발생한다. 압박 스트레스(compression stresses)는 종단으로 가해지는 압박이나 내부구조에 힘이 가해질 때 발생한다. 몇 가지 예를 들자면, 푸시업을 수행할 때나 위팔뼈 또는 스쿼트 운동을 수행할 때 척추에 가해지는 힘이 압박 스트레스에 해당된다. 전단응력은 힘이 사선으로 충돌했을 때 발생한다. 예를 들면, 가위로 물건을 자를 때 가위에 가해지는 힘 그리고 무릎을 펴는 운동을 할 때 무릎에 가해지는 힘이 전단응력에 해당된다. 전단응력은 운동경기 중에 더 많은 손상을 발생시키는 원인이 되기도 한다. 어떤 경우에는, 꼬는 작용, 또는 비틀림, 꼬임(torsion)으로 표현된다. 결과적으로 스트레스는 결체조직의 변형을 가져온다. 적응을 유도하는 변형은 가해지는 힘의 수준에 따라 비례한다.

응력-변형 관계

응력(stress)은 조직에 의해 가해지는 힘의 정도를 말하고, 변형(strain)은 응력이 작용하는 양에 따라 비례하게 나타나는 변형의 정도를 말한다. 결체조직에서 볼 수 있는 변형의 두 가지 형태는 선형변형률(linear strain)과 전단변형률(shear strain)이다. 선형변형률은 안정 시 길이에 대한 상대적인 비율로 나타난 전단변형률의 양을 말하거나, 결체조직(힘줄, 인대)의 길이에 변화가 일어난 곳에서 인장변형(tensile strain)과 압축변형(compressive strain)의 결과로 나타난다. 전단변형률은 각도의 변형에 의해 양이 정해지고 조직(뼈)의 휘어짐의 결과로 나타난다. 원형 모양의 조직(연골)에서는 또 다른 형태의 변형을 볼 수 있다. 조직이 압력을 받으면, 길이(종의 방향)는 줄어들지만 세로(횡의 방향)로는 넓어진다. 길이 방향의 변형에 대한 세로 방향의 변형의 비는 포아송의 비(Poisson' s Ratio)로 알려져 있다. 이는 변형이 너무 지나치게 발생하여 파열이 일어날 수 있는 부위인 척추의 추간판이나 인공 연골의 압력을 검사할 때 유용하게 사용되고 있다.

힘줄에 대한 응력-변형 관계는 ■**그림 5.1**에서 설명하고 있다. 응력은 그림의 Y축에 나타나 있고, 변형은 그림의 X축에 나타나 있다. 안전한 휴식상태에서 힘줄에는 적은 정도의 늘어짐만이 존재한다. 근수축의 정도도 낮으면, 힘줄은 그림의 A(끝영역)에서 보이는 것처럼 정상적인 길이로 늘어진다. 응력이 증가하면 그림의 B(직선영역)에서 보이는 것처럼 변형은 비례하여 증가한다. 만약 응력이 지나치게 증가하면 그림의 C(파괴영역)에서 보이는 것처럼 손상을 초래할 수 있다. 결과적으로 응력에 의해 늘어짐이 발생하기 때문에, 힘줄은 응력이 감소하면 정상적인 길이로 되돌아간다. 결체조직은 늘어졌다가 다시 원래의 길이로 되돌아 가려는 성질인 탄력성(elasticity)을 가지고 있다. 그러나 조직에 최소한의 부분적인 늘어짐이 남아있거나 원래의 길이로 안전히 되돌아가지는 못하기 때문에 조직의 만성적인 늘어짐은 변화(transient)나 영구적인 변형을 가져올 수 있다. 이러한 성질은 가소성(plasticity)이라고 알려져 있다. 가소성은 시기에 따라 좋을(만성적인 유연성 훈련에 반응하는 힘줄) 수도 나쁠(손상이 일어난 후 반응하는 인대) 수도 있다.

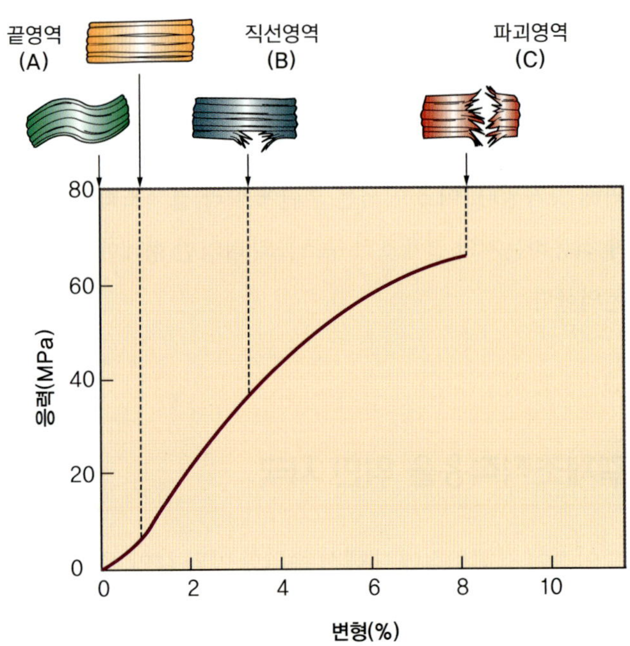

■**그림 5.1** 파열된 아킬레스힘줄의 응력-변형 관계. 묘사된 3부위는 (A) 끝영역, (B) 직선영역, (C) 파괴영역이다.

뼈대계

뼈대계는 206개의 뼈로 구성되어 있다. 이 중 177개는 인간의 움직임과 관련된다(■ 그림 5.2). 뼈대계는 두 개의 큰 부분인 몸통(axial) 뼈대와 팔다리(appendicular) 뼈대로 세분할 수 있다. 몸통뼈대(axial skeleton)는 80개의 머리뼈와 몸통뼈(척주, 갈비뼈, 복장뼈, 엉치뼈, 꼬리뼈)로 구성되어 있고 반면에 팔다리뼈대(appendicular skeleton)는 팔, 어깨, 다리이음뼈(골반) 등 약 126개의 뼈로 구성되어 있다. 뼈대계는 인간의 기능에 있어서 몇 가지 중요한 역할을 한다. 지지 역할과 근육이 붙을 수 있는 장소를 제공하고 몇몇 기관들을 보호하는 역할을 한다. 뼈들은 뼈대근의 수축을 통해 움직임을 만들어 낸다. 또한 뼈들은 적게 먹었을 때를 대비하여 무기질의 저장소 역할을 한다. 최종적으로 뼈들은 산소를 전달하는데 필수적인 적혈구를 생산한다.

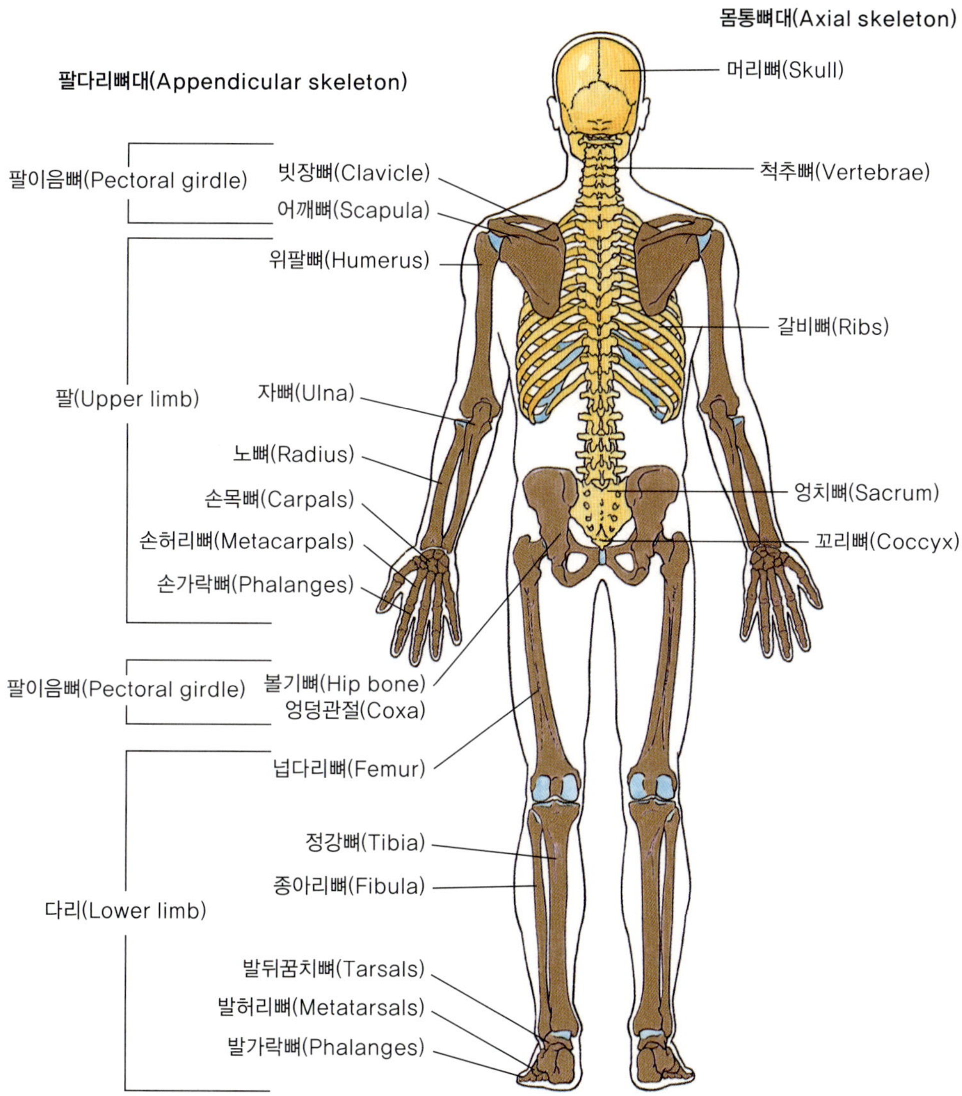

■ 그림 5.2 몸통뼈대와 팔다리뼈대

from Moore KL, Agur AMR. *Essential Clinical Anatomy*. 2nd Ed. Baltimore(MD): Lippincott Williams & Wilkins, 2004

뼈해부학

뼈는 다섯 가지의 모양이 있다. 긴뼈(넙다리뼈, 위팔뼈)들은 사람의 신장과 팔다리의 길이 성장에 크게 관여한다. 짧은뼈(손과 발의 손목뼈와 발목뼈)들은 정밀한 움직임이 필요한 곳에서 찾아볼 수 있다. 납작뼈(갈비뼈, 어깨뼈, 머리뼈, 복장뼈)들은 특별히 중요한 곳을 보호한다. 불규칙한 뼈(척추뼈)들은 다양한 기능을 수행하기 때문에 독특한 모양을 하고 있다. 종자뼈(무릎뼈)들은 근육을 이용하여 당겼을 때 힘의 방향을 따라 잘 움직이도록 도와주거나 종자뼈의 표면에서 회전이 원활하게 이루어지도록 도와준다.

운동에 대해 뼈들이 어떻게 적응하는지를 이해해야 한다. 이는 뼈를 면밀히 분석하고 검사하는데 매우 중요하기 때문이다. ■그림 5.3은 긴뼈의 해부학적 구조를 보여주고 있다. 뼈의 양쪽 끝은 뼈끝(epiphyses)이라고 알려져 있다. 성장판(growth plates; 뼈끝판[epiphyseal plates]) 뼈 끝에 위치해 있고 성장기 동안 뼈가 길이 성장을 하는 곳이다. 뼈의 기다란 부분은 뼈몸통으로 ‘bone shaft’ 또는 ‘diaphysis’ 라고 알려져 있다. 긴뼈들은 두 가지 형태인 치

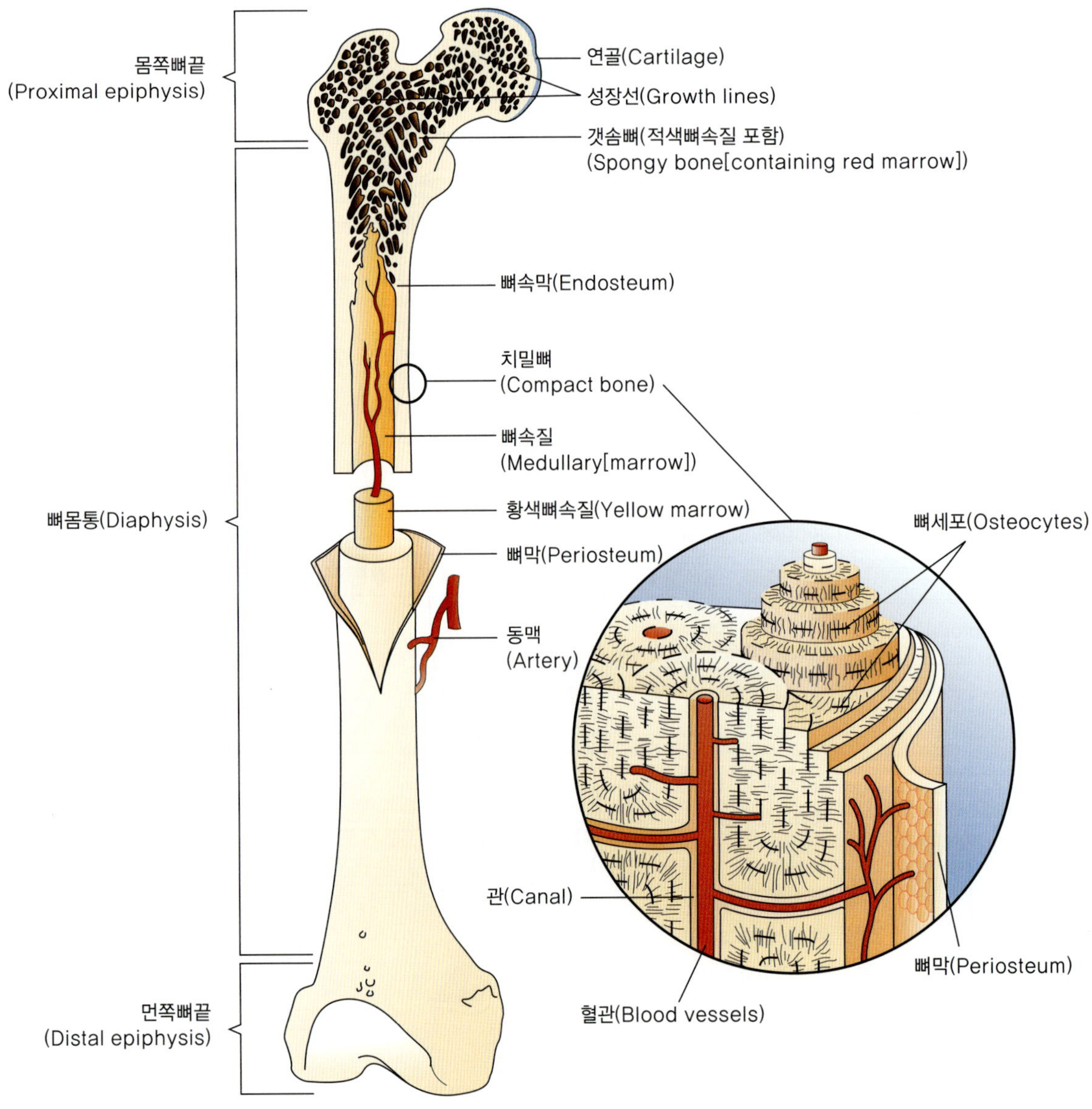

■그림 5.3 긴뼈(넙다리뼈)의 해부

From Smeizer SC, Bare BG. *Textbook of Medical-Surgical Nursing*. 9th Ed. Phiadelphia(PA): Lippincott Williams & Wilkins, 2000

밀뼈(compact bone)와 갯솜뼈(spongy bone)로 구성되어 있다. 치밀뼈는 약간 휘어진 활모양으로 되어 있고 갯솜뼈보다 강하다. 갯솜뼈 내부에 존재하면서 뼈가 유연성(pliability)을 가질 수 있도록 도와준다. 뼈 내부에서 치밀뼈와 갯솜뼈의 비율은 뼈의 강도와 유연성의 정도를 나타낸다. 뼈의 가장 바깥쪽 층은 뼈막(periosteum)이다. 뼈막은 중요한 두 개의 층으로 이루어져 있다. 가장 바깥쪽 층은 결체조직이 붙기 위한 단단한 장소를 제공한다. 가장 깊숙한 쪽의 층은 뼈의 재형성에 관여하는 세포들을 포함하고 있는 곳이다. 가장 깊숙한 쪽의 층에 있는 뼈속막(endosteum)은 뼈의 재형성에 관여하는 세포들을 포함하고 있을 뿐만 아니라 뼈속질공간(골수강, medullary cavity)을 둘러싸고 있다. 골수(bone marrow)는 뼈속질공간에 존재한다.

긴뼈의 내부 해부학적 구조는 ■그림 5.4에서 보여주고 있다. 치밀뼈의 층은 대단히 잘 조직화되어 있다. 치밀뼈는 골원(osteons)으로 이루어져 있다. 골원은 신경이나 혈관의 통로를 제공하는 중심관을 포함하고 있으며 치밀한 층으로 되어 있다. 그림에서 세포의 모양은 뼈세포(osteocyte)의 성장과 골원을 구성하는 뼈바탕질(bone matrix)이 둘러싸여져 있는 것을 보여주고 있다. 아래쪽의 뼈세포(osteocyte)는 골소강(lacunae)으로 이루어져 있으며 세관(canaliculi)으로 둘러싸여 있다. 영양분을 포함하고 있는 모세혈관과 같은 역할을 하는 세관은 뼈세포에 영양분을 제공하고 여기저기 흩어져 있다. 세관은 뼈세포를 자극하는

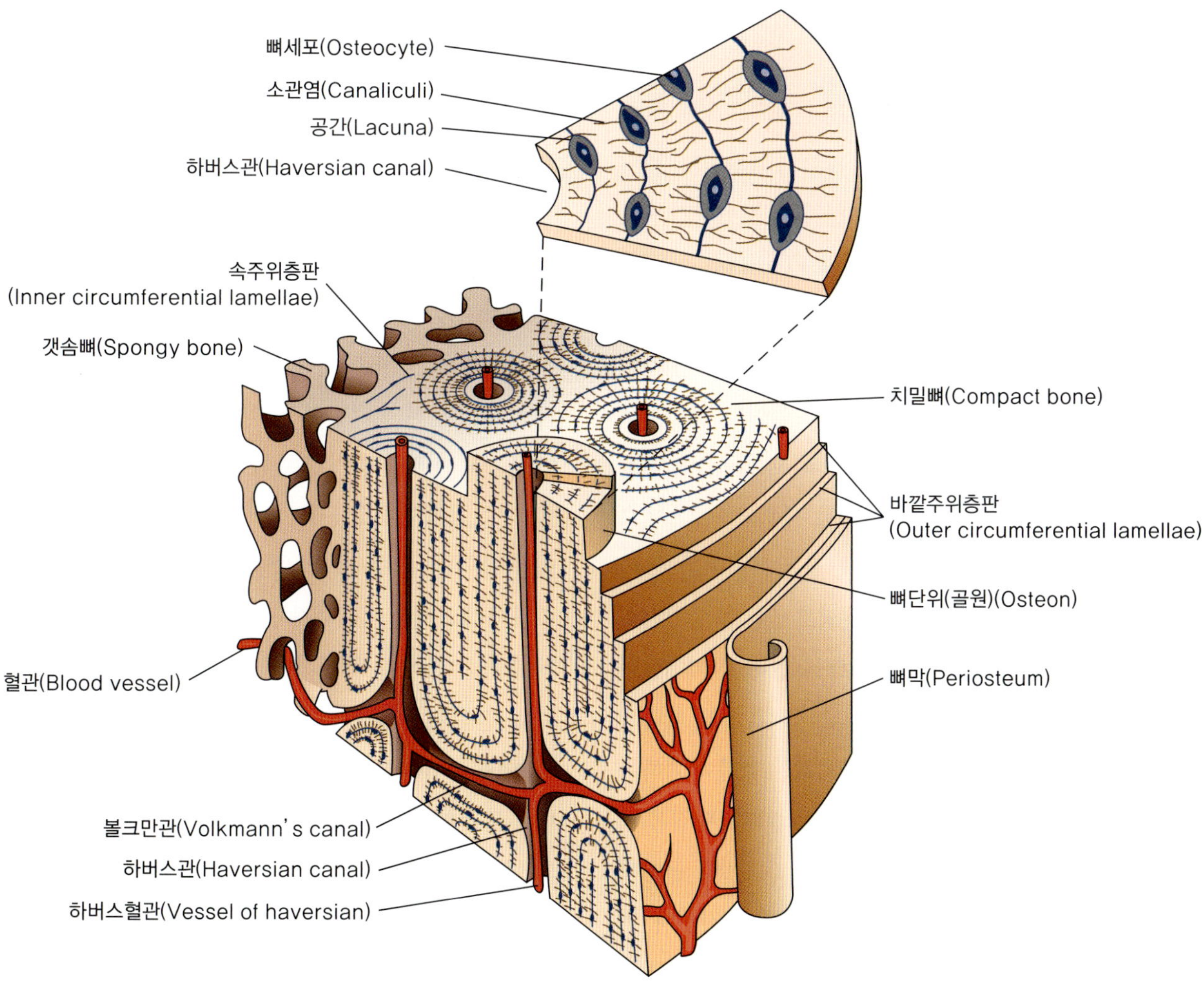

■그림 5.4 긴뼈의 속 해부

From Porth CM. *Pathophysiology Concepts of Altered Health States.* 7th Ed. Phiadelphia(PA): Lippincott Williams & Wilkins, 2005

용액이 이동하면서 재형성되는 동안 뼈들이 부하를 받아 적응할 수 있도록 하는 중요한 역할을 하고 있다. 세관 주변은 뼈바탕질(bone matrix)이라고 알려져 있다. 뼈바탕질은 35%의 유기질과 65%의 무기질로 구성되어 있다. 유기질 부분은 주로 단백질로 구성되어 있고, 대부분 콜라겐(collagen) 형태로 되어 있다. 콜라겐은 뼈가 강도(strength)와 유연성을 가질 수 있도록 도와준다. 무기질 부분은 하이드록시아파타이트(hydroxyapatites)라고 알려진 뼈를 골화시키는데 도움을 주는 특별한 세포와 미네랄로 구성되어 있다. 무기질 부분은 뼈가 강성(stiffness)과 압축강도(compression strength)를 갖게 하는데 매우 중요한 역할을 한다. 전체적으로 보면, 뼈는 약 25~30%정도는 물로 구성되어 있다.

뼈 재형성

재형성(remodeling)이란 뼈에 지속적으로 영향을 주는 과정이다. 뼈는 계속해서 파괴되고 다시 형성된다. 재형성을 위해서는 기능성 세포들이 뼈 대사과정을 바꾸기 위한 활동을 해야만 한다. 뼈 형성은 골아세포(osteoblasts)라고 알려져 있는 특별하게 활성화된 세포에 의해 초래된다. 골아세포들은 뼈 형성에 도움이 되는 콜라겐이 많은 기질(뼈 바탕질을 형성하는데 도움을 줌) 세포들이다. 골아세포들은 뼈막(periosteum)과 뼈속막(endosteum)에서 분비되고, 뼈 대사를 진단하는 혈액검사로 사용되는 오스테오칼신(osteocalcin)이라고 불리는 기질을 분비한다. 골아세포는 골 대사의 혈액표시자로 사용되고 있는 골 알칼리성 인산분해효소(bone alkaline phosphatase; 골미네랄이 포함되어 있다)를 분비한다. 골아세포는 뼈흡수 및 뼈파괴와 관련된 세포를 가지고 있다. 골아세포는 뼈를 파괴하는 리소솜성(lysosomal) 효소와 산화를 통해 뼈바탕질을 미네랄로 분해한다. 줄기세포(stem cell)에서 발생한 골아세포와 뼈파괴세포(파골세포)는 호르몬의 조절, 성장인자, 면역세포, 영양 그리고 신체적인 활동에 의해서 골모분자(parent molecules)로부터 활성화된다. 때문에 뼈흡수, 뼈형성과 무기질침착이 발생되는 일련의 과정을 통해서 뼈가 완전히 재형성되기 위해서는 3~4개월이 소요되고, 적어도 6~8개월은 지나야 변화된 뼈의 질량을 측정할 수 있다.

뼈 성장

뼈는 길이와 너비가 같이 성장한다. 뼈의 길이 성장은 성장 시기 동안에 계속해서 일어나고 처음에는 두 가지 방법에 의해서 성장한다. 뼈의 성장은 막속뼈되기(막내골화, intramembranous ossification)라고 알려진 CT막에서 시작되는 경우와 또 하나는 연골속뼈되기(연골내골화, endochondral ossification)라고 알려진 연골의 성장으로부터 시작되는 경우가 있다. 처음 몇 년 후부터, 뼈는 연골속뼈되기 과정을 통해서 거의 대부분 성장을 계속한다. 뼈의 길이 성장은 성장판에서 일어난다. 연골의 성장에 의해 뼈끝(골단)이 확장되고 뼈몸통(골간)이 확대되면서 뼈로 대체된다. 뼈들은 각각의 대사율을 가지고 있다. 따라서 어떤 뼈들은 18세에 이르러서야 다 자라고 어떤 뼈들은 다 자랄 때까지 25년이 소요되는 경우도 있다. 뼈의 길이는 뼈의 너비가 넓어지거나 덧붙이성장(부가성장, appositional growth)에 의해서도 변화한다.

운동에 의한 적응과 관련된 재미있는 논쟁은 뼈에 부하가 가해지면 뼈의 너비가 증가한다는 것이다. 뼈의 단면적이 증가되면 뼈는 증가된 부하에도 견딜 수 있다(■ **그림 5.5**). 근력이 증가하고 근육의 크기가 증가되면 뼈는 더 많은 힘을 발휘한다. 수축력의 증가는 뼈의 역학적 스트레스를 증가시키고 뼈는 비대해진 근육과 조화를 이루기 위해 크기가 증가한다. 뼈는 국부적인 세포신호에 역학적인 힘의 변화가 전해지는 과정 또는 **세포형태신호변환(mechanotransduction)**이라고 알려진 일반적인 과정에 의해 세포 내에서 부하에 반응한다. 이 모델에서 역학적인 부하는 뼈의 변형을 가져오거나 휘어지는 원인이 된다. 뼈가 휘어지는 것은 부하량의 증가에 비례한다. 이러한 이유들이 운동강도가 중요하다는 것을 입증해주고 있다. 휘어짐은 근육이 수축하는 동안 힘줄이 당겨지고 이와 동시에 힘이 발생하게

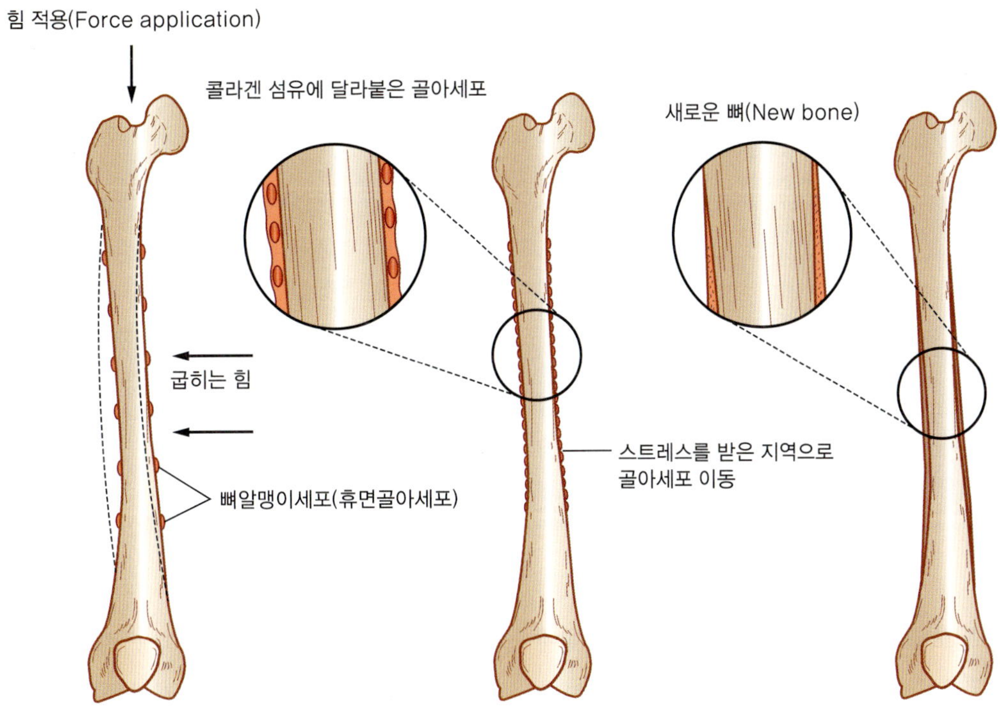

■ **그림 5.5** 부하에 따른 뼈의 적응모델

되는데, 바로 이 힘에 의해서 또는 근육계에 직접적인 부하가 가중되면 이러한 일련의 과정에 의해서 발생된다. 변형은 뼈(대략 25%가 물) 내부의 용액이 이동함에 따라 발생한다. 효과적인 모델이 되기 위해서는 센서가 자극을 감지할 필요가 있다. 뼈에 있는 센서들은 성숙한 뼈세포이다. 뼈세포(osteocyte)는 몇 가지 방법에 의해 활동화되는데 막의 늘어남에 의해서 또는 용액 안에 들어있는 이온의 움직임에 의한 전기적인 힘에 의해서 활성화된다. 뼈세포 안에 있는 2개의 이온(칼슘, 나트륨) 통로를 개방시키는 자극과 뼈세포 안에서 반응의 정도를 조정하는 칼슘유입이 원인이다. 주된 결과는 구조적인 변화나 뼈의 침착(deposition)을 야기하는 단백질 변형과 유전자 변이를 증가시킨다. 콜라겐 섬유는 뼈대, 미네랄과 인공으로 합성된 골대체물(hydroxyapatites migrate)을 형성한다. 그리고 골아세포는 골화가 진행될 곳으로 이동하여 뼈를 골화(ossification)시킨다. 이러한 과정이 매우 빠르게 전개되지만 뼈의 성장은 매우 천천히 이루어지고 몇 개월이 소요된다.

운동에 따른 뼈의 적응

운동은 뼈대계에 강한 스트레스를 부여한다. 스트레스는 뼈가 적응할 수 있도록 적당한 수준으로 뼈에 전달되어야만 한다. 최소필수압박(minimal essential strain)이라는 용어는 새로운 뼈 형성을 위해 필요한 최소역치자극(양과 강도)으로 정의되었다. 만약 운동자극이 최소필수압박에 이르지 못하면 뼈에서는 더 이상의 적응이 일어나지 않는다. 실제로, 어떤 연구에서는 약한 강도로 훈련을 했을 때 뼈에 아무런 영향을 미치지 못했다는 결과를 보였다. 최소필수압박은 운동선수의 훈련 상황이나 연령에 좌우된다. **뼈의 무기질 밀도(bone mineral density: BMD)**를 증가시키기 위해서는 충분한 운동 강도와 양이 필요하다. 뼈의 무기질 밀도는 흔히 뼈의 적응현상을 연구하는데 사용된다. 그럼에도 불구하고, 뼈의 강도는 뼈의 무기질 밀도와는 전혀 관계없이 증가할 수 있다. 뼈는 뼈의 무기질 밀도가 증가하여 강도가 증가하는 것보다는 구조적 변화에 의해 크기가 커지는 것에 의해서 더 강해진다. 최소필수압박의 정도는 뼈를 부러뜨리는데 요구되는 힘의 약 1/10 정도로 알려져 있다. 몇몇 운동

해석연구

골밀도는 1년간의 훈련을 통해서 변한다.

Cussler EC, Lohman TG, Going SB, et al. weight lifted in strength predicts bone change in postmenopausal women. *Med Sci Sports Exerc*. 2003;35:10-17.

오랜 기간 동안의 무거운 중량 운동은 골밀도의 많은 증가를 가져올 것으로 추측되지만, 이러한 현상을 규명하기 위해 장기간을 연구한 연구들은 거의 없다. Clussler 등은 1년 이상 저항 훈련을 실시한 8명의 폐경 여성을 연구하였다. 운동방법은 6~8RM(1RM의 70~80%)으로 2세트, 1주일에 3일 운동하였다. 그들은 1년간의 저항 훈련 전과 후의 골밀도를 측정하였다. 그들은 훈련기간 동안 중량 운동의 양과 특정 부위의 골밀도 변화량 사이에 직접적인 상관관계가 있다는 것을 발견하였다. 스쿼트 운동은 넙다리뼈 골밀도 증가와 직접적인 관계가 있음을 보여주었다. 이 연구는 골밀도를 증가시키기 위한 훈련을 수행할 때 가능하면 무거운 중량을 사용하는 것이 효과적임을 보여주고 있다.

은 뼈의 무기질 밀도를 증가시키기에 매우 좋다. 뼈대계에 부하를 주는 활동적이고 높은 강도의 운동은 다른 무엇보다 중요하다. 체중부하운동(weight-bearing exercise)은 BMD를 증가시키는데 비체중부하운동(non-weight-bearing exercise)보다 더 효과적이다. 체중부하운동은 자신의 체중을 이용하여 몸에 부하를 부여함으로써 부하량을 증가시켜 운동하는 방법을 말한다. 중량 들어올리기와 신체 접촉 스포츠 그리고 폭발적인 달리기와 점프(플라이오메트릭, 전력질주, 민첩한 동작)가 요구되는 스포츠들이 BMD를 증가시키는데 매우 효과적이다. 반면에 수영은 물의 부력이 뼈대계에 미치는 스트레스를 경감시키는 결과를 가져와 BMD를 증가시키는데 비효과적이다. 2004년에 미국스포츠의학회(ACSM)에서 출간된 책에서는 BMD를 증가시키기 위한 훈련 지침을 다음과 같이 권장하고 있다.

- 체중부하 지구성 운동과 활동은 점프와 저항 훈련을 포함한다.
- 보통 운동강도에서 고강도에 이르는 운동을 한다.
- 지구성 운동의 빈도는 일주일에 3~5일, 저항 훈련은 일주일에 2~3일 운동한다.
- 다양한 형태(저항 훈련, 지구성 훈련)의 운동을 하루에 30~60분 정도 운동한다.

선행연구는 BMD, 근육량과 근력 간에 정적 상관관계가 있음을 보여주고 있다. 강한 사람들은 다소 허약한 사람들보다 더 높은 BMD 수준을 가지고 있는 경향이 있다. 운동선수들은 비 훈련자나 일반인들보다 더 많은 BMD를 가지고 있는 경향이 있다. 저항 훈련을 한 운동선수들은 일반 좌업생활자들보다 더 높은 BMD를 가지고 있다. 뼈는 오랜 적응 기간을 필요로 하는데 짧은 기간의 훈련 프로그램은 BMD의 증가를 가져올 수 없다. BMD의 변화는 일반적으로 훈련 6개월 후부터 일어나고 적응이 되기 위해서는 현재의 적응역치 수준이나 최소한의 필요한 긴장 수준 이상일 때 훈련의 효과가 나타난다. 많은 뼈의 침착은 오랜 기간이 소요된다. 흥미롭게도, 초기 뼈 성장 과정은 처음의 많지 않은 운동 후에 시작된다. 혈액 속에 있는 뼈형성 표시자는 뼈 크기에 변화가 일어나지 않았음에도 불구하고 그 시기에 뼈의 합성대사 과정이 잠재적으로 얼마나 증가했는지를 평가하기 위해 측정될 수 있다. 두가지 뼈성장 표시자로는 골알칼리성 인산분해효소(bone alkaline phosphatase)와 오스테오칼신(osteocalcin)이 포함되어 있다. 고강도의 유산소성 운동은 오스테오칼신의 농도를 증가시킬 수 있다. 중량 운동을 하는 사람들은 일반인들에 비해 더 높은 오스테오칼신 농도(약 35%)를 가지고 있다. 저항성 운동은 오스테오칼신과 알칼리성 인산분해효소의 농도를 증가시키고 단백질 섭취 여부에 따라 영향을 받는다. 뼈 성장의 기전은 처음에는 많지 않은 운동으로도 가능하지만 수개월이 지나야 가시적인 변화를 관찰할 수 있다.

뼈의 크기와 강도 증가를 위한 훈련

훈련 프로그램들은 부하, 스피드, 부하의 방향, 운동량, 적합한 운동선택, 점진적인 과부하, 그리고 운동량이나 강도의 변화를 통해 뼈 성장을 자극하도록 설계되었다. 그럼에도 불구하고 뼈 성장과 관련된 프로그램의 차이에 대한 과학적인 연구는 제한적이다. 뼈 성장에 도움이 되는 일반적인 권장사항은 다음과 같다.

- 다관절 운동들(스쿼트, 파워 클린, 데드리프트, 벤치프레스)이 선호되고 있다. 왜냐하면 이러한 운동들은 더 많은 부하를 들어 올릴 수 있기 때문이다.
- 부하는 낮은 중량에서 점차적으로 높은 중량으로 점차적으로 올린다.
- 휴식간격은 각 세트가 진행 중일 때 더 많은 부하를 집중시키기 위해서 휴식시간(적어도 2~3분)을 점 차 늘려나가야 한다.
- 훈련 스트레스의 변화는 뼈에 다양한 자극을 줄 수 있다는 측면에서 중요하다.

사례 연구 5.1

Brenda는 35세의 여성으로 5년 동안 중량 훈련을 해왔다. 그녀가 원하는 첫 번째 목표는 골다공증을 예방하기 위해 뼈의 밀도를 증가시키는 것이다. 최근 검사에서, 그녀의 담당의는 그녀의 BMD를 평가하기 위해 뼈 스켄을 주문했다. 지난 5년(최초로 검사를 받은 이후) 동안 그녀의 BMD는 변화가 없었다는 보고를 받았다. Brenda는 혼란스러웠다. 왜냐하면 그녀는 헬스클럽에 가입했고 지난 5년 동안 꾸준히 운동해 왔기 때문이다. 그래서 그녀는 BMD를 증가시키기 위해서 운동 프로그램을 재평가하고 운동량을 좀 더 늘리기로 했다. Brenda는 유산소 운동을 일주일에 1일, 저항 운동을 일주일에 2일 하기로 했다. 그녀의 심혈관 운동은 고정식 자전거타기 20분으로 구성되었고 중량 훈련은 그녀의 최대능력의 30~40%의 부하로 10~15회/세트, 총 3세트로 대부분 웨이트 머신을 사용하는 운동들로 구성되었다. 그녀는 운동 종류, 강도, 양을 조금 조정하여 지난 5년 동안 수행한 방식대로 운동을 하였다.

생각해볼 문제: 그녀가 뼈 성장을 더욱 더 효과적으로 증가시키기 위해서 프로그램을 어떻게 바꿀 것인지 고려할 때 당신은 어떤 충고를 해줄 수 있는가?

치밀결합조직의 구성

힘줄과 인대는 거의 물(전체의 60~70%), 섬유아세포(fibroblasts)와 섬유세포(fibrocytes), 엘라스틴(elastin), 콜라겐(collagen)과 바탕질로 구성된 치밀섬유결합조직이다. 바탕질은 결합조직이 구조적인 안정성을 갖도록 도와준다. 엘라스틴은 결합조직이 탄력성을 갖도록 하는 단백질로 탄력소라고도 한다. 반면 콜라겐은 가장 강한 물질이며 인체에서는 대부분 단백질(전체 단백질의 20~25%)로 되어 있다. 콜라겐은 강력한 인장력(tensile strength)을 갖도록 하며, 지지나 힘이 요구되는 조직에서 발견된다. 콜라겐은 여러 종류의 형태가 있다. Type I은 피부, 뼈, 힘줄, 그리고 인대에서 발견되고, 반면에 Type II는 연골에서 발견된다. ■그림 5. 6은 콜라겐 섬유를 보여주고 있다. 콜라겐은 두 가지 이유 때문에 주로 근력을 제공한다. 첫 번째 이유로 두 가지의 커다란 구성요소를 형성하기 위해서 동시에 쌓이는데 콜라겐 분자들은 미소원섬유(microfibrils)를 형성하기 위해서 동시에 쌓이거나 스스로 모인다. 미소원섬유들은 원섬유를 형성하기 위해서 동시에 쌓인다. 원섬유(fibrils)들은 섬유(fiber)를 형성하기 위해 동시에 쌓이고 섬유는 콜라겐 다발을 형성하고 힘줄을 형성한다. 원섬유는 부하를 지지(load-bearing)하는 구성 단위이다. 주된 두 번째 이유는 구성요소들의 구조 때문이다. 콜라겐은 모체분자(parent molecule), 풋아교질(procollagen,

속설과 오해

저항 훈련이 아이들과 청소년들의 뼈 성장을 방해할 수 있다.

저항 훈련에 있어서 일반화된 근거 없는 사실과 잘못된 개념은 어린이들의 성장을 방해할 수 있다는 것이다. 그러나 사실은 그렇지 않다. 어린이 또는 청소년들에 대한 초기의 관심사와는 반대로 성장판이 완전히 단단해지지 않는다는 것이었다. 이러한 질문에 대해 뼈는 성장판이 18~25세 사이에 완전히 단단해진다는 반문이 제기된다. 남자에 비해 여자들은 몇 년 일찍 이러한 현상이 진행된다. 그러나 관심사는 성장판의 손상이 과사용 또는 외상을 통해서 어린이들에게서 발생할 수 있느냐 이다. 일반적으로 성장판에서 발생한 대부분의 손상(부러짐)은 치료기간에 혈액 순환이 이루어졌다면 완전히 치료가 된다. 비록 손상 기간 동안에 일시적으로 성장이 방해를 받을 수 있다고 하더라도 뼈 대사는 손상 기간 동안보다 더 활발하게 증가하여 결과적으로 뼈 성장은 정상적인 수준(이러한 현상은 따라잡기 성장 또는 회복성장[catch-up growth]이라고 알려져 있다)에 이른다. 비록 가끔 성장판 손상이 매우 심각하고 잠재적인 성장 문제를 야기할 수 있다고 하더라도, 대부분의 경우는 완전히 회복된다. 저항 훈련이 전문가들에 의해 제공되었거나 적절한 권장에 따라 어린이나 청소년들에게 제공되었다면 매우 안전하다. 비록 어린이나 청소년들에게 어떤 손상들이 저항성 운동 중에 발생하였다고 하더라도, 대부분 전문가의 감시가 부족했거나, 저항 훈련에 대한 지식이 부족했거나, 부하량 조절 실패 또는 사고에 의한 것들이었다. 선행 연구들은 어린이나 청소년기의 저항성 운동이 전문가의 적절한 감시하에서 이루어진다면 안전한 운동이라는 것을 보여주고 있고, 저항 훈련이 성장이나 성숙(maturation)에 부정적인 영향을 주지 않는다고 결론짓고 있다. 사실, National Strength and Conditioning Association과 Canadian Society for Exercise Physiology(ACSM의 지지를 받음) Position Stands는 어린이와 청소년기의 적합한 운동양식으로 저항 훈련을 권장하고 있다. 비록 저항 훈련이 최저 연령(어린이들은 지침을 듣고 따라야만 충분히 성장할 수 있다)을 제한하지는 않는다 하더라도, 저항 훈련 프로그램에 안전하게 참여하기 위해서는 6세는 되어야 한다. 몇 가지 권장사항은 다음과 같다.

- 점진적으로 운동강도를 증가시키면서 6~15회를 저강도에서 중강도에 이르는 운동을 한다.
- 1~3세트 실시한다.
- 일주일에 2~3일 비연속적으로 실시한다.
- 단관절(single joint)과 다관절(multi joint) 운동을 실시한다.

전아교질, 프로콜라겐)로부터 활성화된다. 그리고 각각 1,400개 이상의 3개의 아미노산 체인(three chain amino acid)으로 구성되어있다. 콜라겐은 3개의 아미노산, 프롤린(proline; 약 25% 이상), 하이드록시프롤린(hydroxyproline; 약 25% 이상), 글라이신(grycine, 약 33% 이상)으로 구성되어 있다. 이러한 아미노산들은 필수적이다. 왜냐하면 아미노산은 3개의 체인 사이에서 매우 단단한 수소결합을 형성하는 것을 돕기 때문이다. 이러한 결합들은 **교차결합(cross-link)**이라고 불리고 로프처럼 보이는 콜라겐섬유(아교섬유)는 큰 힘을 제공한다. 콜라겐의 전환(합성 또는 분해에 의해서 콜라겐 구성물이 변화)은 결합조직의 힘을 결정짓는데 중요하고 늘어나는(stretch) 정도와 부하량(loading)과의 관련성이 매우 높다.

힘줄은 콜라겐을 많이 포함하고 있고 인대는 탄력소(엘라스틴, elastin)를 많이 포함하고 있다. 사실, 힘줄과 인대에 포함되어 있는 콜라겐 성분은 뼈와 뼈대근보다 모두 더 많다. 힘줄은 큰 힘을 제공하고 수동적으로 에너지를 흡수하는 반면에 인대는 더 유연한 경향이 있다. 중요한 것은 힘줄은 뼈에 근육을 연결하고 인대는 뼈를 또 다른 뼈에 연결한다는 사실이다. 힘줄의 대사과정은 느리다. 왜냐하면 순환이 잘 되지 않기 때문이다. 뼈대근 안에서 서로 다른 조직들을 수준별로 분리하고 또 이들을 둘러싸고 있는 결합조직

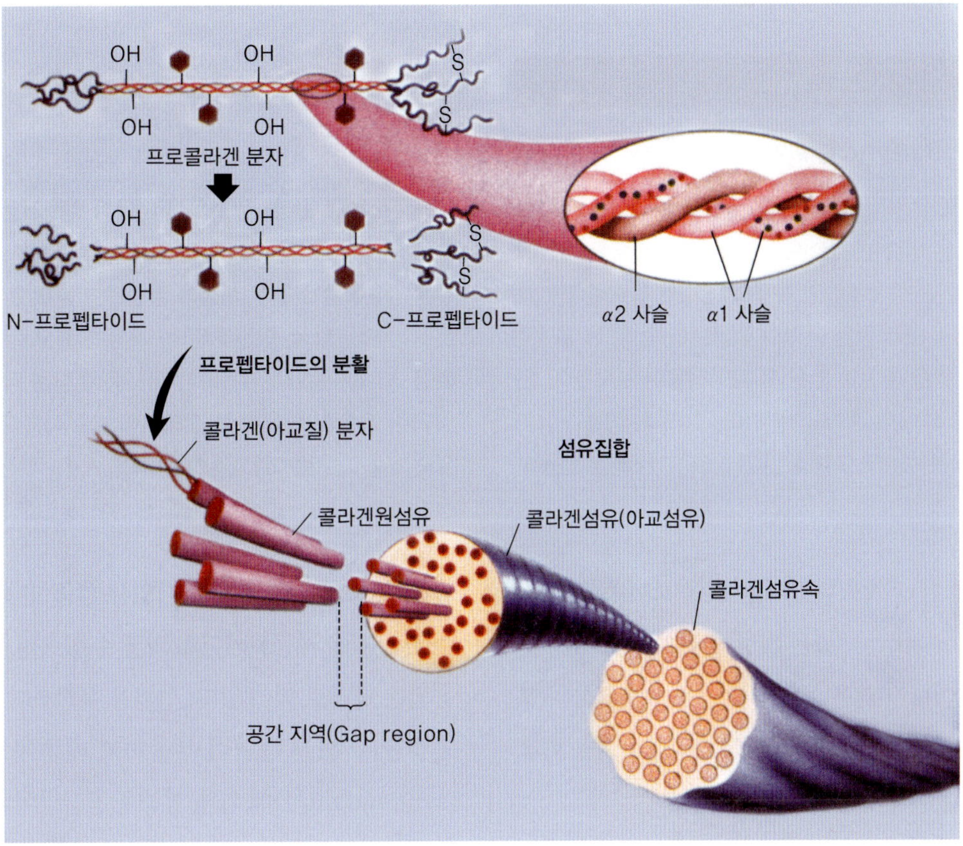

■그림 5.6 콜라겐의 구조

을 근막(fascia)이라고 한다. 근막 성분은 다른 방향으로부터 힘이 가해졌을 때 이에 대해 저항할 수 있도록 서로 다른 움직임 면(plane)에 있는 콜라겐섬유 다발을 재배열한다. 뼈대근 안에 있는 근막은 힘줄의 형태로 둘러싸여 있고 근육의 수축력은 근막을 지나 뼈에 전달된다.

훈련에 따른 힘줄, 인대, 그리고 근막의 적응

힘줄, 인대, 그리고 근막의 성장을 위한 주된 자극은 비대를 유발할 수 있는 많은 역학적인 부하를 주는 것이다. 이러한 과정은 이미 논의된 뼈의 세포형태 신호변환(mechanotransduction)과 유사하다. 부하에 반응하기 위해 세포뼈대(세포골격, cytoskeleton)가 스트레칭되는 것은 순수한 콜라겐 합성과 결합조직의 성장을 더 크게 하기 위해 유도자극을 발생하는 것이다. 적응의 정도는 운동강도에 비례한다. 결합조직이 힘을 증가시킬 수 있는 곳은 (a) 뼈의 표면과 힘줄이나 인대 사이의 이음부(접합부), (b) 힘줄이나 인대의 내부, (c) 뼈대근 내부에 있는 근막조직의 내부이다. 결합조직 내에서 교차결합 발생 빈도의 증가, 콜라겐 섬유의 수, 밀도, 굵기의 증가는 결합조직의 힘을 증가시킨다. 근비대는 구조적 변화가 필요하고 CSA는 큰 힘의 생산을 돕기 위해서 힘줄이 변화한다.

힘줄의 적응과정은 운동에 의해 시작된다. 갑작스러운 운동(유산소성 운동과 무산소성 운동)은 처음에 콜라겐 분해를 야기한다. 그러나 운동이 지속됨에 따라서 콜라겐 합성율은 의미있게 증가한다. Type I 콜라겐 합성은 만성적인 훈련 동안에 증가된다. 훈련은 처음에 세포조직의 조직적인 재구조화를 위해서 Type I 콜라겐으로의 전환이 증가한다. 그리고 오랫동안 지속해온 훈련은 힘줄 CSA의 증가를 가져온다. 힘줄의 비대는 최소한 12주의 저항 훈련이 소요되고, 달리기 선수는 비 훈련자, 같은 나이의 좌업생활자

속설과 오해

결합조직의 적응은 뼈대근의 성장과 같은 비율로 일어난다.

몇몇 운동선수와 훈련생들에게서 훈련에 따른 뼈대근과 결합조직의 적응율은 비슷한 것으로 추정되었다. 비록 근기능이 향상되기 위해서는 결합조직과 근력의 변화가 필요하다고 하더라도, 결합조직의 적응은 근력의 적응보다 늦다. 뼈대근은 처음에는 많지 않은 훈련이 있은 후부터 적응이 시작된다. 근력은 처음 훈련 후에도 증가할 수 있다. 그러나, 힘줄, 인대, 그리고 뼈는 적응하는데 오랜 시간이 필요하다. 뼈는 적응이 가장 느려서, 새로운 변형이 일어나기 위해서는 몇 개월이 소요된다. 짧은 기간에 파워와 근력을 빨리 향상시키고자하는 운동선수들은 이러한 사실에 관심을 가져야 한다. 만약 결합조직이 적응할 수 있는 시간적 여유가 충분치 않았을 때, 근력과 파워를 증가시키려다가 과사용 손상을 당할 수도 있다. 이러한 사실이 아나볼릭 스테로이드를 사용했을 때 손상의 위험이 높아지는 이유 중 하나이다.

들보다 아킬레스건 CSA가 더 크다는 것을 보여주고 있다. **힘줄경직(tendon stiffness)**은 저항 훈련에 의해서 증가하고, 비대가 일어나지 않은 상태에서 처음에는 힘줄의 힘이 증가하는 결과를 가져와 콜라겐의 조직적인 구성을 비교할 수도 있다.

Kubo 등은 8주간의 저항 훈련을 통하여 아킬레스건의 강도가 15~19% 증가했음을 밝혔다. 중요한 것은 높은 강도(1RM의 80%)에서는 힘줄의 강도가 증가했지만 약한 강도(1RM의 20%)에서는 힘줄의 강도가 증가하지 않았다는 것이다. 흥미롭게도 훈련에 대한 반응은 여성에서보다 남성에서 더 두드러지게 나타날 수도 있다. 최근 연구에서는 뼈대근에서 콜라겐 합성은 훈련 동안에 뼈대근이 커짐에 따라 근막 안에서 적응이 일어나고 있음을 보여주었다.

훈련에 의한 연골의 적응

연골은 액체(60~80%), Type II 콜라겐, 이온, 전해질, 그리고 또 다른 기본 물질로 구성되어 있다. 관절연골(articular cartilage)은 관절에서 긴뼈의 끝을 둘러싸고 있는 형태로 되어 있고 성장판도 함께 가지고 있다. 섬유연골(fibrous cartilage)은 추간판, 반달연골(menisci), 힘줄과 인대가 뼈와 맞닿는 부분에서 발견할 수 있다. 탄력성연골(elastic cartilage)은 유연하고 귀에서 발견할 수 있다. 관절연골과 섬유연골은 관절운동을 위해 부드러운 표면을 제공하고, 충격흡수, 뼈에 붙어있는 힘줄이나 인대가 부착될 수 있는 힘을 제공하거나 도와줄 수 있으며, 운동에 의해 적응되는 형태로 되어 있다. 연골은 유일하게 스스로 혈액을 공급할 수 있는 능력이 부족하기 때문에 반드시 윤활액(synovial fluid)에 의해 영양을 공급받아야 한다. 그러므로 연골손상은 오랜 기간의 회복이 필요하고 가끔은 수술이 필요할 때가 있다. 윤활액에 의한 연골의 관류(perfused) 과정은 신체활동에 크게 의존하고 있다. 윤활액에 의한 압력 변화에 의해 발생하는 가압(compression)과 감압(decompression)은 연골에 의해 흡수된다. 동물연구에서 유산소 운동은 관절연골의 두께를 증가시킬 수 있음을 발견할 수 있다. 그렇기에 사람을 대상으로 한 연구에서 중강도의 운동으로 연골의 두께를 유지시킬 수 있다고 생각은 하고 있지만 연구가 부족한 실정이다.

관절연골과 관련된 주된 개념은 관절변성(퇴행)이 일어날 수 있는 잠재력이 존재한다는 것이다. **골관절염(osteoarthritis)**으로 알려진 병리학적인 상태는 관절연골의 변성을 가져온다. 동물연구에서 달리기는 관절연골의 두께를 증가시키거나 변화가 없었다는 결과를 가져왔다. 사람을 대상으로 한 연구에서는 중강도의 운동은 연골의 변형을 감소시키는 것으로 나타났다. 예를 들면, 장거리 달리기선수들은 좌업생활자나, 비슷한 나이의 사람들과 비교했을 때 골관절염과 관련된 커다란 변형은 발견되지 않았다. 하지만

해석연구

힘줄 성장과 저항 훈련의 운동부하

Kongsgaard M, Reitelseder S, Pedersen TG, et al. Region specific patellar tendon hypertrophy in humans following resistance training. *Acta Physiol.* 2007, 191:11-121.

Kongsgaard 등(2007)은 저항 훈련 프로그램 전과 후의 무릎힘줄 CSA를 검사했다. 피험자들은 한쪽다리 무릎을 편 상태로 12주 동안 훈련하였다. 한 집단은 무거운 중량으로 훈련하였고 다른 집단은 가벼운 중량으로 훈련하였다. 저항 훈련이 끝난 후, 무거운 중량으로 훈련한 집단은 최대근력이 15% 증가한 반면, 가벼운 중량으로 훈련한 집단에서는 6% 가량의 증가는 있었지만 통계적으로 유의한 것은 아니었다. 무거운 중량으로 훈련한 집단에서는 넙다리근육 CSA가 6% 증가하였다. 가벼운 중량 훈련은 몸쪽 무릎힘줄 CSA의 증가를 가져왔고 무거운 중량 훈련은 몸쪽과 먼쪽 힘줄 CSA의 증가를 가져왔다. 무릎힘줄의 경직은 무거운 중량 훈련 후에만 증가하였다. 이러한 결과들은 저항 훈련이 힘줄 CSA의 증가를 가져오며 무거운 중량 훈련이 더 효과적이라는 것이 나타난다.

관절손상과 고강도의 반복적인 운동은 손상을 유발하거나 관절 변형이 나타날 수 있는 관절의 모양을 잘못 치유되게 한다.

충격하중(impact load)이 큰 미식축구, 축구, 야구, 아이스하키, 테니스와 같은 스포츠 운동선수들은 과거 손상 때문에 기본적으로 골관절염의 우려가 있다는 것을 알려주어야 한다.

Buckwalter와 Martin은 관절변형에 민감한 운동선수들은 비정상적인 관절구조, 사전 관절검사 또는 수술, 관절 불안정, 과체중, 불충분한 근력 또는 변형된 근신경지배가 의심된다고 하였다.

요점 정리

- ✔ 골 응력(stress)은 결체조직에 가해지는 힘의 정도를 말하고, 변형(strain)은 응력에 의해 나타나는 변형의 정도를 말한다. 변형은 훈련에 의해 결체조직이 적응하기 위한 잠재적인 자극이다.
- ✔ 뼈 재형성은 동화작용과 이화작용의 순환에 의해 이루어진다. 반드시 최소필수압박 이상의 지속적인 훈련은 세포형태신호변환을 통해서 순조로운 뼈 동화작용, 뼈 성장, 재형성을 가져온다.
- ✔ 뼈의 무기질 밀도는 일반적으로 체중부하운동, 폭발적인 운동, 고강도 접촉 스포츠와 같은 훈련을 수행하는 동안에 증가한다.
- ✔ 저항 훈련 동안에 뼈의 무기질 밀도를 증가시키기 위한 지침에는 높은 수준의 힘과 속도로 수행되는 10회 또는 그 이하의 고강도의 다관절 운동을 포함하고 있다.
- ✔ 힘줄, 인대 그리고 근막은 힘의 발현과 근육의 크기를 증가시키기 위해서 CSA나 경직도를 증가시킴으로써 훈련에 적응한다.
- ✔ 훈련에 의한 연골의 적응은 분명하지 않고 훈련의 양, 강도, 기간뿐만 아니라, 각 개인의 손상병력과 관련되어 있는 것으로 보인다. 대다수의 임상적인 관점에서 연골의 변형을 막는 데는 훈련이 효과가 있는 것으로 보인다.

복습 문제

1. 다음 중 성인의 뼈 무기질 밀도를 변화시키기 위한 미국스포츠의학회의 지침으로 알맞은 것은?

a. 비체중부하 운동, 낮은 강도에서 중강도의 운동, 하루에 15~30분

b. 비체중부하 운동, 높은 강도의 운동, 하루에 30~60분

c. 체중부하 운동, 낮은 강도에서 중강도의 운동, 하루에 15~30분

d. 체중부하 운동, 높은 강도의 운동, 하루에 30~60분

2. 비훈련자가 중량 훈련을 시작하려고 한다. 운동을 시작한지 처음 4개월 동안에 기대할 수 있는 뼈 무기질 밀도의 증가량은?

a. < 1%~2% b. 5%~10%

c. 15%~20% d. 25%~30%

3. 다음 중 근력을 향상시키기 위해서 결합조직에 공급되어야 할 단백질은 무엇인가?

a. 엘라스틴(elastin) b. 콜라겐(collagen)

c. 골원(osteon) d. 뼈속막(endosteum)

4. 관절연골의 변형에 의한 관절의 병리학적인 상태를 무엇이라고 하는가?

a. 골다공증(osteoporosis) b. 골재생(osteogenesis)

c. 골관전염(osteoarthritis) d. 골모세포(osteoblast)

5. 운동에 의한 결합조직의 적응에 대해서 설명한 것으로 옳은 것은?

a. 결합조직의 구조들은 뼈대근보다 더 빨리 훈련에 의해 적응된다.

b. 결합조직의 성장은 응력이 최소역치 수준 이상으로 계속적으로 지속된다면 일어날 수 있다.

c. 비체중부하 운동과 낮은 강도의 운동은 결합조직의 성장을 유발시키는데 매우 효과적이다.

d. 위에 있는 것 모두 맞음

6. 스쿼트를 수행하기 위한 준비과정으로 어깨 위에 덤벨을 올린 다음 척추에 부하를 가하는 것은 어떤 응력(stress)의 한 예인가?

a. 전단응력(Shear stress)

b. 인장력(Tensile stress)

c. 압축응력(Compressive stress)

d. 비틀림응력(Torsion stress)

7. 스트레칭 후에 본래의 길이로 되돌아오는 결합조직의 성질을 탄력성이라고 한다. O / X

8. 뼈가 자랄 수 있도록 도와주는 뼈세포는 파골세포(osteoclasts)이다. O / X

9. 뼈의 성장세포는 뼈세포(osteocyte)라고 알려져 있다. O / X

10. 뼈 무기질 밀도의 변화 크기는 어느 정도는 운동 중에 가해지는 변형(strain)의 정도 때문이다. O / X

11. 연골에 많은 양의 혈액을 공급하면 관절연골의 손상을 상대적으로 빨리 치유할 수 있다. O / X

12. 뼈 동화를 나타내주는 오스테오칼신(osteocalcin)과 같이 혈액의 생물지표(biomarker)가 상승하는 것은 뼈 무기질 밀도가 눈에 띄게 변화하지 않는다는 것을 나타낸다. O / X

참고문헌은 한미의학 홈페이지 자료실을 통해 확인 가능합니다.
http://www.hanmibook.co.kr

CHAPTER 6

내분비계 반응과 적응

강현주

학습목표

이 장을 학습한 후에 아래의 사항을 이해할 수 있다.

- 호르몬을 정의하고 자가분비, 주변분비, 내분비 작용을 설명한다.
- 운동수행에 중요한 역할을 하는 호르몬의 종류를 정의하고 설명한다.
- 다양한 호르몬의 일반적인 기능을 살펴보고 일회성 운동과 장기간의 훈련적응에 호르몬의 중요성을 연관지어 본다.
- 호르몬이 방출되고 순환하며 특정 수용체와 결합하고 세포 내 신호적 특성을 갖는 방법에 대해 논의한다.
- 급성 호르몬 반응과 훈련 시에 안정 시 호르몬 농도의 변화가 수행력을 강화시키고 생리적인 적응에 기여하는지 논의한다.

내분비계는 신경계와 더불어 인체 내에서 조절하는 두 개의 중요한 시스템 중의 하나이다. 내분비계는 인체가 정상적인 기능을 유지하도록 도와주며, 인체가 운동할 수 있도록 준비시키고, 몇 가지 적응을 조정하여 매개하며, 모든 시스템 내에서도 어느 정도 관련되어 있다. 호르몬 작용은 운동수행력을 증진시키고 훈련의 장기적인 적응에 대한 매개체가 된다. 내분비계는 화학적 전달자를 분비하고, 화학물질을 특정한 목표 조직으로 수송하며, 원하는 기능에 이르도록 일련의 작용을 유발하면서 영향을 미친다. 이 화학적 전달자를 **호르몬(hormone)**이라고 한다. 호르몬은 여러 가지 형태로 나타나며 다중의 기능을 수행한다. 대부분의 호르몬들은 내분비샘에서 분비되지만, 어떤 호르몬들은 신경, 근육, 심장, 지방세포와 기타 조직에서도 분비된다. ■ **그림 6.1**은 주요 내분비샘을 나타낸 것이다.

호르몬 작용

호르몬은 분비되었을 때 신호 분자(signal molecules)와 같이 작용하여 호르몬을 분비한 세포들을 조절하거나, 인접 세포나 혈류로 들어가 인체를 순환한다. 호르몬이 세포에서 분비되고 호르몬을 분비한 동일한 세포에 작용할 경우, 이를 **자가분비(autocrine)** 작용이라고 한다. 어떤 호르몬들은 세포에서 생성되고, 동일한 세포에 의하여 분비된 후 이웃한 세포의 작용을 조절한다. 이러한 작용을 **주변분비(paracrine)** 작용이라고 한다. 대부분의 호르몬들은 특정한 목표 조직을 향해 혈액 내로 분비되어 들어가는 **내분비(endocrine)** 작용을 한다.

방출호르몬의 역할

어떤 호르몬들은 다른 호르몬을 방출하도록 하는데 이를 **방출호르몬(releasing hormone)**이라고 한다. 예를 들면, 시상하부(hypothalamus)는 내분비샘으로서 작용하는 뇌의 한 부분이다. 이것은 신경계와 내분비계 사이에 연결되어 있다. 시상하부는 뇌하수체(pituitary gland)의 전엽부(anterior segment)로 이동하는 신경호르몬을 합성하고 분비한다. 시상하부는 부신겉질자극호르몬분비호르몬(corticotrophin-releasing hormone: CRH), 생식샘자극호르몬분비호르몬(gonadotropin-releasing hormone: GnRH), 성장호르몬분비호르몬(growth hormone-releasing hormone), 성장호르몬억제호르몬(growth hormone-inhibiting hormone; 성장호르몬억제인자[somastatin]), 갑상샘자극호르몬분비호르몬(thyrotropin-releasing hormone: TRH)과 젖분비호르몬억제호르몬(prolactin-inhibiting hormone: PIH) 등을 분비한다. 이 호르몬들은 성장호르몬(growth hormone), 난포자극호르몬(follicle-stimulating hormone: FSH), 황체형성호르몬(luteinizing hormone: LH), 부신겉질자극호르몬(adrenocorticotropic hormone: ACTH), 갑상샘자극호르몬(thyroid-stimulating hormone: TSH), 젖분비호르몬(prolactin)과 베타 엔돌핀(beta-endorphins)을 포함하는 다른 호르몬들의 분비를 조절한다. 뇌하수체 후엽은 자극에 반응하여 두 가지 호르몬 즉, 항이뇨호르몬(antidiuretic hormone: ADH; 또는 바소프레신[AVP])과 옥시토신(oxytocin)을 분비한다. 뇌하수체 전엽과 달리 뇌하수체 후엽은 이들 호르몬을 분비하는데 별도의 분비호르몬을 필요로 하지 않는다. 뇌하수체로부터 분비된 호르몬들은 특정한 생리학적 반응을 끌어내기 위하여 모든 조직을 돌아다닌다. 이들 중 몇몇 호르몬(FSH, LH, GnRH, TSH, 성장호르몬과 ACTH)들은 다른 호르몬들이 내분비계로부터 분비되도록 유도한다.

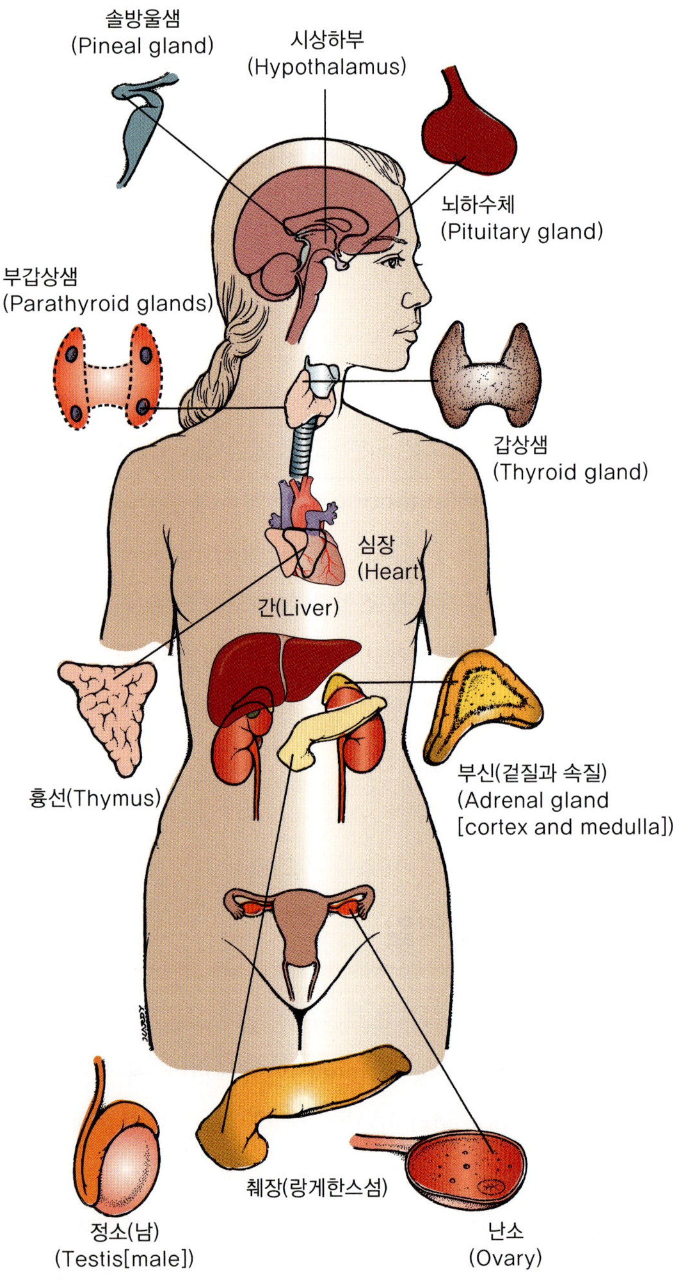

■그림 6.1 인체 내 주요 내분비계

From *Stedman's Medical Dictionary*. 27th ed. Baltimore (MD): Lippincott Williams & Wilkins; 2000.

호르몬의 종류

호르몬은 세 가지 형태로 구분할 수 있다. **스테로이드 호르몬(steroid hormone)**은 세 개의 6-탄소 고리와 하나의 5-탄소 고리로 구성된다. 모든 스테로이드들은 많은 중개자로 구성되는 합성 경로를 통하여 콜레스테롤로부터 합성되며, 일부는 생물학적으로 작용한다. 스테로이드는 혈류에서 분비된 후 목표한 조직에 도착하면 세포막으로 확산되고, 세포 내 특정 세포질 또는 핵에 연결된 수용체와 결합한다. 일반적인 스테로이드들은 안드로겐(테스토스테론[TE]), 에스트로겐, 염류코르티코이드(알도스테론), 당류부신겉질호르몬(코티손[cortisone]), 황체호르몬과 프로스타글란딘을 포함한다. **아나볼릭 스테로이드(anabolic steroids)**는 운동선수가 사용하거나 남용하는 스테로이드의 일반적인 한 형태이고 항염, 체액 균형, 성 특징 등을 포함하는 다양한 적용 분야를 갖는다.

펩티드호르몬(peptide hormones)은 여러 가지 크기의 단백질이다. 작은 사슬(< 20 아미노산)은 펩티드(peptides)이고, 큰 사슬은 폴리펩티드(polypeptides)이다. 펩티드 호르몬은 mRNA 전위의 직접적인 생성물이고, 더 큰 모분자(parent molecules)로부터 분열되며, 다른 합성 후 수정된다. 아미노산의 양과 배열은 각 호르몬의 기능을 결정하며, 아미노산의 일부 부분적 배열(secratogues)은 생물학적으로 중요하다. 몇몇 호르몬들은 인슐린, 인슐린 유사 성장인자-1(IGF-1)와 성장호르몬 분자를 포함하는 단백질이다. 펩티드는 분해되기 쉬운 경향이 있으므로 인슐린과 성장호르몬 약제는 경구용으로 사용되어서는 안 되며, 혈류로 직접 주사할 필요가 있다. 펩티드는 순환하여 목표 조직의 세포막에 있는 특정 수용체와 결합한다. 이들은 친지질성(lipophobic) 세포막을 통과할 수 없으므로 결합을 위해서는 수용체가 외부에 있어야 한다.

세 번째 형태는 **아민호르몬(amine hormone)**이다. 이들은 분자 끝에 아민(NH_2) 기를 가지고 있다. 아민은 아미노산으로부터 얻어지므로 단백질 호르몬으로 분류될 수 있다. 아민은 에피네프린(epinephrine), 노르에피네프린(norepinephrine)과 도파민(집합적으로 카테콜아민[catecholamine]으로 알려진)을 포함한다. 카테콜아민은 아미노산 티로신으로부터 합성되며, 페닐알아민(티로신으로의 변환을 통하여)과 트립토판으로부터도 합성된다. 펩티드와 유사하게 아민 또한 목표 조직의 막-결합수용체와 결합해야 한다. 카테콜아민은 자율신경계에서 신경전달물질로서의 역할을 한다.

내분비샘과 호르몬의 기능

몇몇 내분비샘은 호르몬을 혈류로 방출한다. ■그림 6.1은 시상하부, 뇌하수체, 갑상샘, 부갑상샘, 심장, 간, 부신, 췌장, 콩팥(신장), 고환과 난소를 포함하는 몇 가지 주요 내분비샘을 나타낸 것이다. 인체 내에서는 호르몬의 기능이 다중적으로 발생한다. ■표 6.1은 몇 가지 주요 호르몬과 그 기본 기능을 표시하였다. 분비된 몇 가지 호르몬들은 다른 호르몬의 효능과 농도를 변화시킨다. 내분비계는 매우 복잡하여 많은 조직과 세포 그리고 다른 호르몬 간의 조절과 상호작용이 다중적으로 이루어진다.

호르몬의 활동: 생성, 분비와 수송

호르몬의 생성과 분비 그리고 목표 조직으로의 수송은 원하는 효과를 얻기 위하여 매우 중요하다. 호르몬의 생성은 호르몬의 종류에 따라 달라진다. 예를 들면, 펩티드와 아민은 미리 합성되어 이들이 필요해질 때까지 작은 소포에 저장된다. 아민은 전구물질 분자로부터 생성되어 분비될 때까지 작은 소포에 저장된다. 티로신은 부신속질에서 도파민, 노르에피네프린과 에피네프린으로 전환된다. 또한, 도파민과 노르에피네프린은 신경전달물질로서의 역할도 한다. 갑상샘호르몬은 갑상샘의 난포세포에서 요오드와 협력하여 생성되며, 분비될 때까지 작은 소포에 저장된다. 스테로이드는 몇 가지 효소반응을 거쳐 콜레스테롤로부터 합성되는데(■그림 6.2 참고), 이때 스테로이드는 생성되자마자 세포막을 통한 확산에 의하여 분비된다(저장되지 않는다). 스테로이드는 부신, 난소, 고환(라이디히 세포[Leydig cell])에서 합성되며, 다른 말초조직에서도 일부 합성된다. 호르몬 합성과 분비는 더 큰 조절을 위하여 몇 개의 단계를 거쳐 변경된다.

호르몬은 목표한 조직으로 이동하여야 한다. 호르몬이 순환되는 동안 활성상태를 유지하는 시간은 수송에 영향을 미친다. 어떤 호르몬들은 몇 분 정도의 짧은 **반감기(half-life**; 분비된 호르몬이 절반 정도로 감소하는데 걸리는 시간)를 갖는다. 예를 들어 카테콜아민은 이로 인해 목표 조직과의 상호작용에 한계를 갖는다. 그러나 어떤 호르몬들(펩티드, 스테로이드)은 수 분에서 수 시간까지의 긴 반감기를 가지므로 수용체와 상호작용 가능성을 증가시킨다.(호르몬

■ 표 6.1 호르몬과 기능

샘	호르몬	기능
뇌하수체 전엽	성장호르몬	조직 성장, 단백질 합성, IGF-1 방출, 글루코스 이용 감소, 콜라겐 합성과 연골 성장 증가
	부신겉질자극호르몬	글루코코르티코이드 분비 자극
	베타-엔돌핀	무통증
	황체형성호르몬	테스토스테론 생성(남), 난소와 성호르몬 분비(여)
	난포자극호르몬	정자생성(남), 난소의 성숙난포 성숙(여)
	갑상샘자극호르몬	티록신(T4)과 삼요드티로닌(T3) 분비
	젖분비호르몬	젖샘에서 젖분비 자극, 황체호르몬 분비
	멜라닌자극호르몬	멜라닌세포 자극, 피부 색소침착
뇌하수체 후엽	항이뇨호르몬	콩팥 수분 재흡수 증가
	옥시토신	자궁수축과 젖샘에서 젖분비
갑상샘	T3, T4	기초대사량, 카테콜아민 민감성 증가, 단백질합성
	칼시토닌	혈중 칼슘 감소, 뼈 칼슘 흡수 증가
부갑상샘	부갑상샘호르몬	뼈에 조골세포활성 증가, 혈중 칼슘 증가, 혈중 인산염 감소
췌장	인슐린	글루코스/아미노산을 세포로 수송, 단백질 합성
	글루카곤	혈중 글루코스 증가
부신 겉질	코티솔	당신생, 글루코스 절약, 지방분해, 아미노산의 단백질 합성 억제
	알도스테론	나트륨과 수분 재흡수
부신 속질	카테콜아민	"투쟁 또는 도피(fight or flight)"반응, 스트레스와 운동에 대한 준비
	펩티드 F	무통증, 면역기능
간	인슐린 유사 성장인자	단백질 합성 증가, 성장, 발달
	안지오텐신	혈관수축, 알도스테론 방출
난소	에스트로겐	여성적 특성, 성장, 뼈 형성, HDL 증가
	프로게스테론	여성성, 임신 유지
정소	테스토스테론	성장, 남성적 특성, 단백질 합성, 신경 자극, 혈장량
심장	심방 펩티드	나트륨, 칼륨, 체액량 조절
콩팥	레닌	콩팥기능
	에리트로포이에틴	적혈구 세포 증가
지방 조직	렙틴	에너지소비량 증가, 식욕 감소
위장	그렐린	식욕 자극, 성장호르몬
	신경펩티드 Y	식이 섭취 증가, 활동 감소

이 대사되기 전에 도달하는 것으로 가정). 갑상샘호르몬은 1~7일의 반감기를 갖는다. 호르몬의 보존은 매우 중요하다. 많은 호르몬들은 **수송(결합) 단백질(transport [binding] protein)**에 의하여 이동되는데, 수송 단백질은 호르몬이 대사되는 것을 막아주며, 호르몬이 수용체로 전달되도록 한다. 갑상샘 호르몬(갑상샘 호르몬-결합 글로불린에 의한), 성장 호르몬 분자(성장 호르몬-결합 단백질에 의한), 인슐린 유사 성장인자-1(IGF-결합 단백질에 의한), 그리고 스

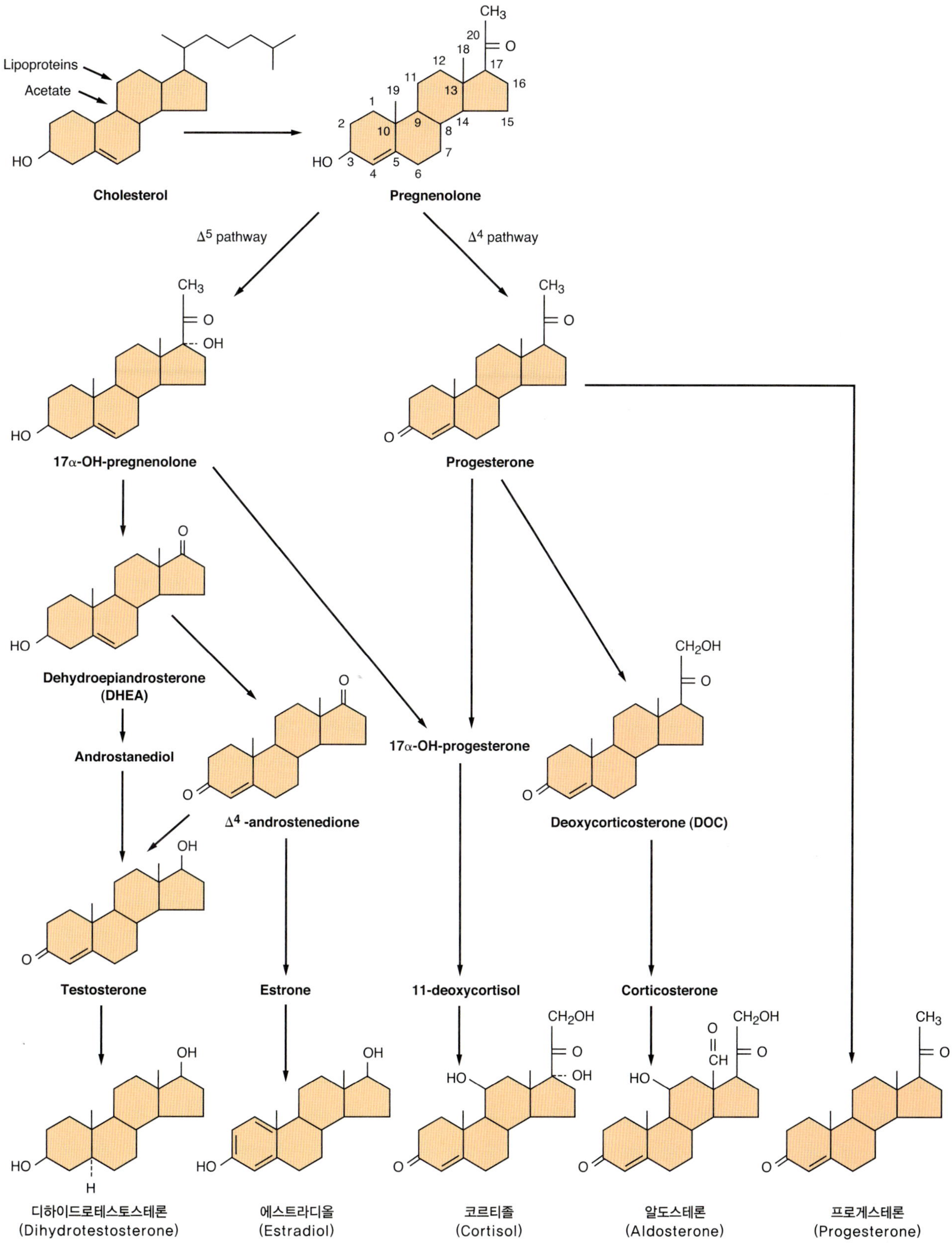

■그림 6.2 스테로이드 생합성

Reprinted with permission from Greenspan F, Baxter J. *Basic & Clinical Endocrinology.* 4th ed. Norwalk (CT): Appleton and Lange; 1994.

테로이드 호르몬(대부분 테스토스테론을 위한 성호르몬-결합 글로불린[sex hormone-binding globulin: SHBG]에 의한, 코티솔과 프로게스테론을 위한 코르티코스테로이드-결합 글로불린에 의한) 등은 수송 단백질이 따라가면서 보호하고, 카테콜아민과 어떤 펩티드 같은 호르몬들은 자유롭게 순환하며, 일부는 혈장으로 용해된다. 호르몬-결합 단백질 복합물은 순환하면서 돌아다니지만 수용체 결합 전에 해리되어야 한다. 자유 호르몬은 자신의 수용체와 결합하지만 스테로이드 간의 복합체(호르몬과 결합 단백질)의 세포 흡수의 잠재적 역할을 조사하는 새로운 연구가 진행 중에 있다.

혈중 호르몬의 농도를 결정하는 것은 무엇인가?

몇 가지 요소가 혈액 내에서 호르몬의 농도에 영향을 미친다(■ 그림 6.3, ■ 표 6.2). 호르몬의 농도는 일시적인 것이며, 분비된 호르몬의 양, 방출 양상(박동), 대사율, 수송 단백질의 양, 하루 중의 시간, 혈장량 변화 등 여러 가지 요소에 의하여 좌우된다(74). 유전자, 성별, 나이, 식이, 그리고 다양한 자극(다른 호르몬에 의한 조절) 등이 호르몬의 합성과 분비율에 영향을 미친다. 예를 들면, 남자는 테스토스테론이 높은 반면, 여자는 에스트로겐이 높으며, 호르몬 반응은 나이가 증가함에 따라 감소하는 경향이 있다. 인슐린

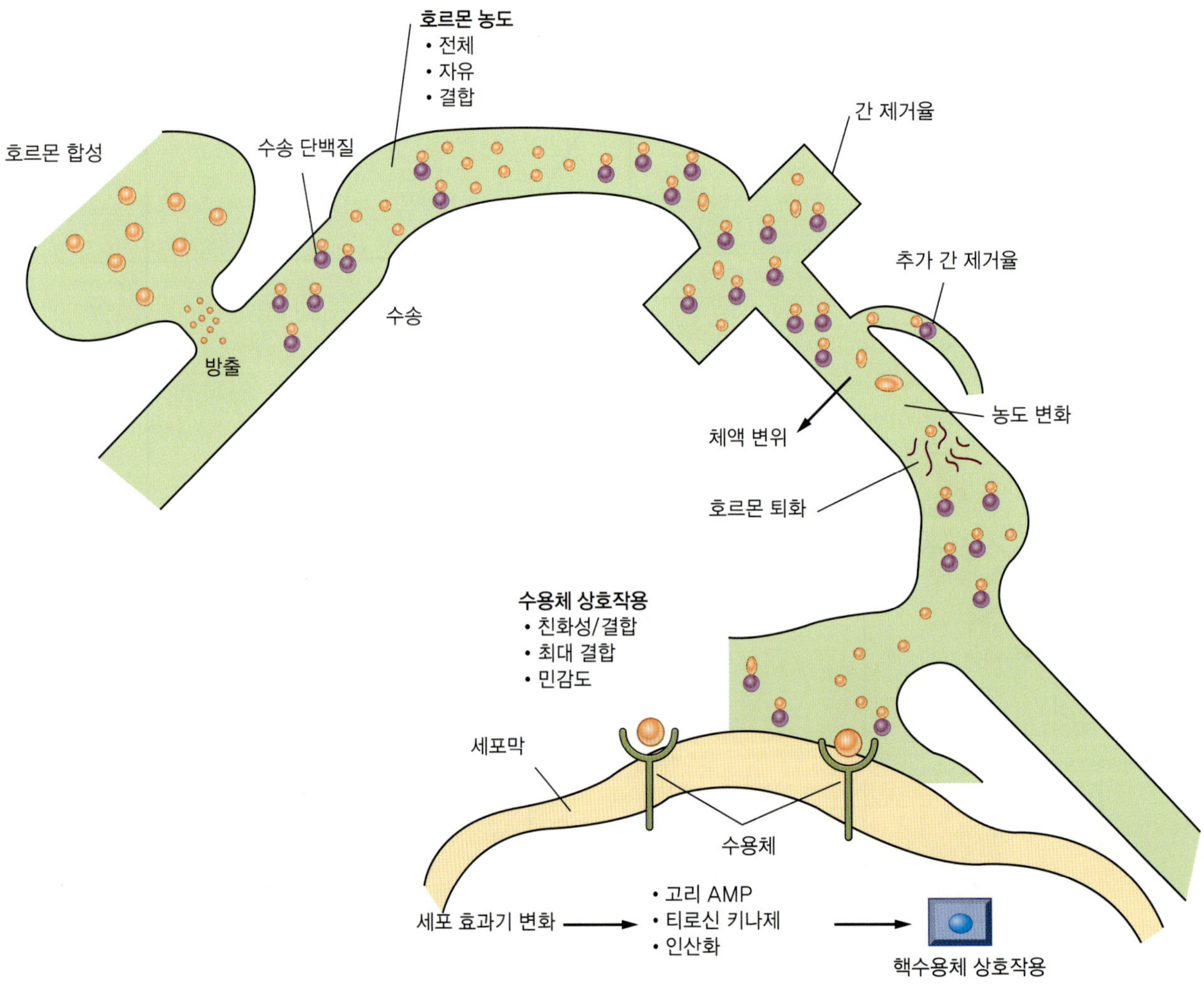

■ 그림 6.3 혈중 내의 호르몬 농도에 영향을 주는 요소

Reprinted with permission from Kraemer WJ, Ratamess NA. Endocrine responses and adaptations to strength and power training. In: Komi PV, editor. *Strength and Power in Sport.* 2nd ed. Malden (MA): Blackwell Scientific Publications; 2003. pp. 361–386.

반응은 혈당 수준에 크게 의존하는 반면, 테스토스테론, 코티솔, 성장호르몬 상과(superfamily)와 같은 호르몬들은 운동 스트레스에 따라 달라진다. 대부분의 호르몬들은 박동 주기에 맞춰 분비되지만 농도는 박동 주기마다 달라진다. 맥박의 빈도와 크기는 호르몬 농도를 좌우하고, 하루주기 양상과 세포자극에 따라 달라진다. 이것은 밤새도록 맥박이 발생하는 동안 연속적으로 분비되는 성장호르몬에 대하여 성립한다. 즉, 성장호르몬 분비의 50%까지는 수면 세 번째와 네 번째 급속 안구 운동(rapid eye movement: REM) 동안 발생한다. 박동 중에 분비된 호르몬의 양은 다음 박동을 할 때까지 생리학적 기능을 유지하기에 충분한 양이 제공된다.

호르몬 농도는 매일 시간에 따른 주기 양상에 따라 달라진다. 예를 들면, 남자에서 테스토스테론 농도는 아침에 최고이고 시간이 지나면서 점차 감소한다. 그러한 결과, 한 근력과 컨디셔닝 전문가는 테스토스테론 농도를 자극하기 위하여 오후/이른 저녁의 운동을 추천하였다. 즉, 운동은 낮은 테스토스테론 농도를 자극할 수 있다. 오후 저항 운동으로

■ 표 6.2 성인의 안정 시 호르몬 수치

호르몬	범위
테스토스테론	
남	10~35nmol/L, 3~10ng/mL
여	〈 3.5nmol/L, 〈 0.1ng/mL
코티솔	50~410nmol/L, 2~15μg/dL
성장호르몬	
남	0~5μg/L
여	0~10μg/L
인슐린 유사 성장인자-1	
남	0.45~2.2U/mL
여	0.34~1.9U/mL
공복 시 인슐린	5~20μU/mL
삼요오드티로닌	1.2~3.4nmol/L
티록신	42~51nmol/L

Fry A, Hoffman JR에 의해 수정. 내분비계의 훈련 반응과 적응. In: Chandler TJ, Brown LE, editors. 근력과 수행력을 위한 컨디셔닝. Philadelphia: Lippincott Williams & Wilkins; 2008. pp. 94-122.

인한 테스토스테론의 증가는 오전에 관찰된 것보다 더 상승될 수 있으나, 장시간에 걸친 훈련의 파급적 효과는 알려져 있지 않다. 오전 또는 오후의 운동은 낮 동안의 테스토스테론 농도를 바꾸지 않는다. 코티솔 농도는 이른 아침(4~7 a.m.)에 가장 높으며, 시간이 지나면서 점차 낮아진다. 혈중 호르몬을 측정할 때 측정시간을 표준화하는 것이 중요하다. 두 개의 시간을 달리 하여 측정하면 다른 값이 나올 수 있다. 하루주기 양상은 대부분의 환경 내에서는 일정하다. 저항 운동은 일반적인 테스토스테론 하루주기 패턴에 제한적인 영향만 미친다. 일반적인 하루주기리듬(1시간 이내)은 운동 종료 후에 빠르게 재정립되기 때문이다. 그러나 야간 하루주기 양상은 영향을 받을 수 있다. Nindl 등은 성장호르몬 방출이 고강도의 저항 운동을 수행한 날의 수면의 두 번째 단계 동안 더 높은 것을 보고하였다.

혈장량 변화는 운동 중에 발생한다. 혈장은 혈액에서 액체부분이다. 운동 중의 세포 내 체액 손실은 세포 외부의 체액(혈장)에 의하여 대체된다. 체온조절로 인한 체액 손실과 함께 혈장의 부피는 운동을 하는 동안 감소된다. 호르몬 측정은 혈액량당 호르몬의 양을 표현한다. 동일한 양의 호르몬이 존재한다고 하더라도 체액량이 감소되었을 때 호르몬 수치가 더 높아진다(**혈중농도[hemoconcentration]**). 결과적으로 증가한 호르몬 농도는 수용체 상호작용을 더 용이하게 만든다. 운동하는 동안의 호르몬 증가는 합성과 분비에서의 증가라고 할 수 없으며, 혈장량의 감소와 느려진 조직 제거율과 감소율을 반영해야 한다.

음성되먹임 조절

호르몬 농도는 **음성되먹임(negative feedback)** 시스템에 의하여 조절된다. 음성되먹임 시스템은 호르몬이 낮을 때 호르몬을 상승시키며, 호르몬이 상승되었을 때는 호르몬을 감소시킨다. 음성되먹임 시스템은 테스토스테론으로 확인할 수 있다. 아나볼릭 스테로이드를 사용하는 남자 육상선수는 자신의 테스토스테론 생성의 감소를 경험할 수 있다. 결과적으로 내인성(체내에서 생성되는) 테스토스테론

생성의 음성되먹임 억제로 인한 고환 수축이 발생할 수 있다. 음성되먹임 시스템은 전체적으로 지배적이며, 조절의 여러 단계에서 영향을 미친다.

수용체 상호작용

호르몬은 전달자로서 다른 분자의 호르몬의 신호를 수신할 능력이 없다면 이들의 전달은 아무런 쓸모가 없다. 호르몬의 궁극적인 임무는 목표한 조직의 특정 수용체와 결합하는 것이다. 수용체 결합은 원하는 기능을 이끌어 내도록 세포 수준에서 연속적으로 발생한다. 아민과 펩티드에 대한 수용체는 세포막 내에 존재하는 반면, 스테로이드와 갑상샘호르몬 수용체는 핵(갑상샘)이나 세포질(스테로이드)에 위치한다. 수용체는 여러 가지 형태로 존재하지만 특정 호르몬에만 반응하도록 되어 있으며, 호르몬과 수용체는 자물쇠와 열쇠(lock-and-key) 원리에 의하여 결합되어 있다. 오직 하나의 호르몬만이 수용체의 잠금을 풀거나 수용체를 활성화시킬 수 있다. 하지만 예외도 있다. 호르몬과 유사한 어떤 분자들은 호르몬 상호작용에 대하여 장벽과 같은 역할을 하는 반면, 어떤 것들은 수용체와 결합하여 활성화 단계로 들어간다. 이러한 **교차반응(cross-reactivity)**은 하나 이상의 호르몬이나 분자가 수용체를 활성화시키도록 한다. 이는 유사약물(drug analogues)을 생산하는 제약 산업에서 커다란 가치를 갖는다. 수용체에 결합이 된 후에는 두 번째 전달계나 핵이 활성화된다.

두 번째 전달계

일부 호르몬들은(아민, 펩티드 등) 세포 표면에서 세포막에 붙어있는 수용체와 결합되므로 다른 분자들이 이 신호를 세포 내부에 전달하여야 한다. 이에 따라 몇 개의 두 번째 전달자들이 활성화되고, 연속된 작용들이 시작되어 원하는 세포반응에 이른다. 많은 두 번째 전달계들은 구아닐릴(G) 단백질에 의하여 전달되며, 이 단백질은 추가적인 세포활동을 자극하거나 억제할 수 있다. ■ **그림 6.4**는 아데닐레이트 사이클레이즈-고리 AMP 두 번째 전달계를 제시한 것이다.

스테로이드와 갑상샘호르몬

스테로이드는 친지질성(lipophilic)이므로 목표 세포막을 통과하여 확산되며, 세포질이나 핵에 있는 수용체와 결합된다(■ **그림 6.5**). 많은 스테로이드가 세포질 내에 있는 수용체와 결합된다. 수용체는 호르몬과 결합되기 전에 세포질 내에 있는 열충격 단백질(heat-shock protein)과 결합된다. 열충격 단백질과 해리되고 호르몬수용체 복합물은 DNA에 작용 필수요소인 핵과 결합한다(결과적으로 단백질이 합성된다). 갑상샘호르몬(T3, T4)은 수송 단백질에 의하여 세포막으로 들어가고, 핵을 향하여 이동한 후 유전자 전사(gene transcription)를 자극하거나 억제하기 위하여 수용체(대부분 T3)와 결합된다.

호르몬과 운동

운동은 호르몬 적응을 위하여 잠재적인 자극을 제공한다. 저항 훈련(RT)의 경우, 일회성 프로그램 변수(강도, 운동량, 휴식간격, 운동 선택과 순서, 반복속도, 빈도)에 따른 처치는 최적의 내분비 반응을 가진다. 강도, 운동량과 운동시간, 유형, 운동 대 휴식 비율, 빈도 등은 유산소성 훈련과 플라이오메트릭, 전력질주, 민첩성 훈련 등을 포함하는 다른 유산소성 유형들에서 결정적인 변수들이다. 운동 프로그램은 물론 유전적 경향, 성별, 체력 수준, 영양 섭취와 적응성에 대한 잠재력 모두 호르몬 반응에 역할을 한다. 호르몬 반응과 적응은 네 가지 종류로 분류할 수 있다: (a) 운동 중의 일회성 반응, (b) 안정 시 농도의 장기적인 변화, (c) 운동에 대한 일시적 반응에서의 장기적인 변화, (d) 수용체 변화.

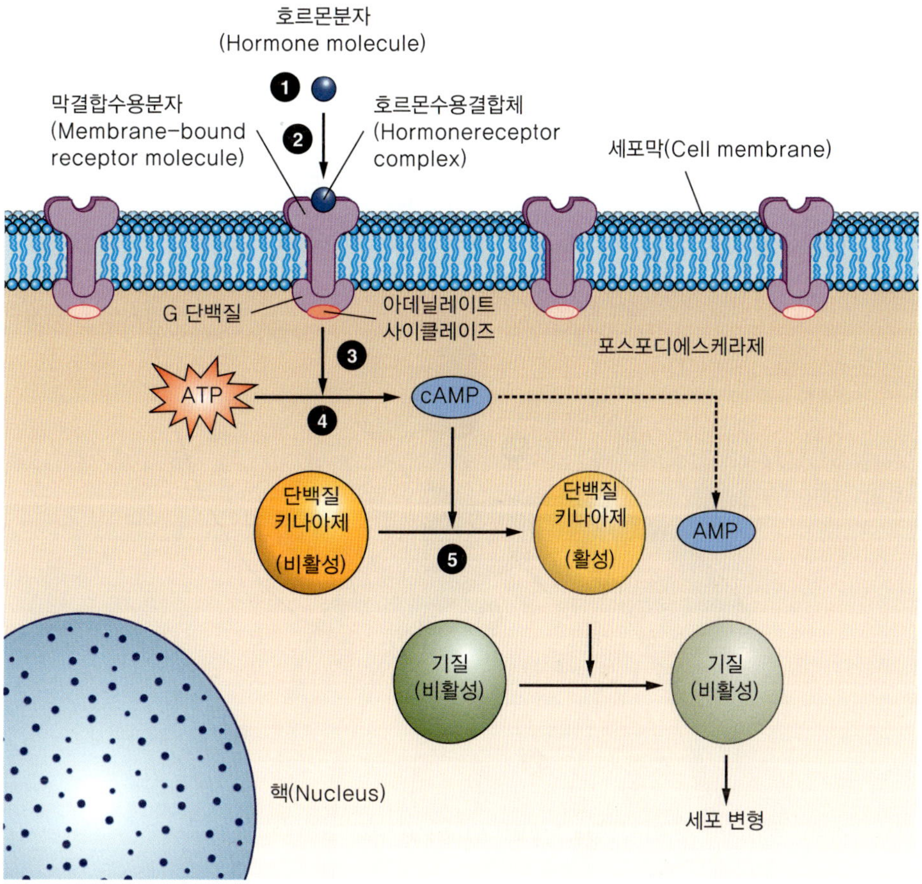

■**그림 6.4** 아데닐레이트-사이클레이즈-고리 AMP 두 번째 전달계. 호르몬은 특정 세포막에 위치한 수용체와 결합한 후 시스템을 자극하거나 억제할 수 있다. 자극호르몬은 수용체와 결합하고 G 단백질을 자극하여 아데닐레이트-사이클레이즈 효소를 활성화시키면 ATP는 고리 AMP를 생성한다. 고리 AMP는 단백질 활성효소(예, 단백질 활성효소 A)를 활성화시키고 단백질 활성효소 A는 다수의 세포에 영향을 미치기 위하여 여러 단백질과 기질을 인산화한다. 억제호르몬은 이러한 반응을 제한하기 위하여 G 단백질을 억제시키도록 한다. 고리 AMP는 짧은 반감기를 가지고 있으며 포스포디에스테라제 효소에 의해 빠르게 퇴화되고 카페인에 의해 스스로 억제된다.

테스토스테론

남성에게 있어 테스토스테론의 95% 이상이 고환의 라이디히(Leydig) 세포로부터 분비되며, 나머지는 부신에서 생성된다. 여성에게 있어 테스토스테론은 난소/부신 생산이 주된 공급원이다. 뼈대근은 필요한 효소를 포함하고 있어 적은 양의 안드로겐을 생산할 수 있는 능력을 가지고 있다. 대부분의 테스토스테론(~98%까지)은 돌아다니다 SHBG와 결합하거나(60%), 알부민 단백질과 결합한다(38%). 세포 내로 확산되어 수용체와 상호작용하는 것은 결합되지 않은 자유 테스토스테론이다. 테스토스테론은 잠재성이 높은 호르몬이다. 그러나 일부 테스토스테론은 5α 환원효소에 의하여 말초조직 내에 있는 보다 효능 있는(테스토스테론보다 약 6배 정도) 디하이드로테스토스테론으로 변환된다. 이 효소는 뼈대근 내로만 제한된다. 남성에게 동화 작용을 매개하는 주된 안드로겐은 테스토스테론이다. 테스토스테론은 수행력에 상당한 에르고제닉(ergogenic) 효과를 갖는다(다음의 사이드바 참고). 어떤 테스토스테론은 에스트로겐에 대하여 매력적으로 보이도록 변하며, 테스토스테론의 최종 대사는 간과 콩팥에서 이루어지고, 활성화되지 않은 대사물은 소변으로 배출된다.

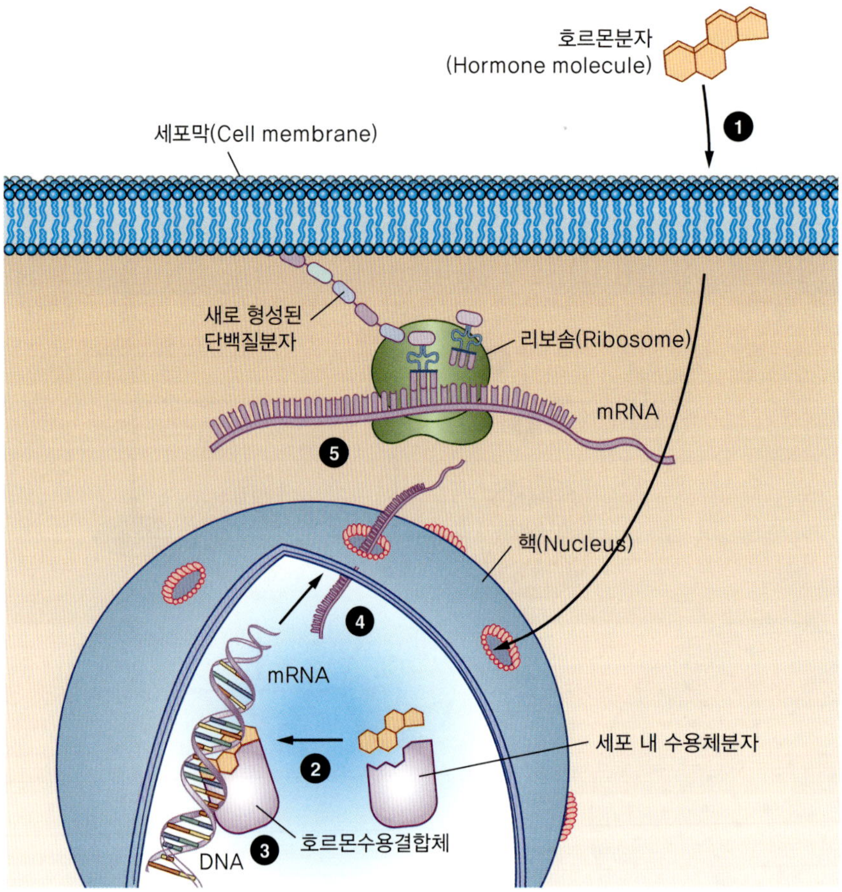

■그림 6.5 스테로이드 호르몬 작용

Golan DE, Tashjian AH, Armstrong EJ. 약물학의 원리: 약물치료의 병태생리학적 기초. 2판. 볼티모어(메릴랜드): Wolters Kluwer Health; 2008.

SIDEBAR 테스토스테론의 에르고제닉 효과

- 제지방량과 근 횡단면적 증가
- 심근 질량 증가
- 체지방률 감소
- 정적과 동적 근력과 근파워 증가
- 운동 사이 회복력 증가
- 단백질 합성 증가
- 위성세포 증식과 분화 증가
- 적혈구세포 형성, 헤모글로빈, 헤마토크릿, 지구성 능력 증가
- 골형성세포 활성도와 골밀도 증가
- 글리코겐 저장 증가
- 지질분해 증가, LDL 상승과 HDL 감소
- 신경전도, 신경전달물질 방출 증가와 손상된 말초신경 재성장
- 공격성향 증가

운동에 대한 일시적 반응

테스토스테론의 농도는 운동을 하는 동안 또는 운동을 한 직후에 증가한다. 저항 운동은 남성과 여성에 있어 전체 테스토스테론 농도와 자유 테스토스테론 농도를 증가시키는 잠재적인 방법 중의 하나이다. 단, 이에 맞는 운동량, 근질량, 운동강도 등에 도달할 때 활성화된다. 여성에게 있어 일시적 테스토스테론 반응은 남성에 비하여 제한적인 것으로 보인다. 오히려 성장호르몬 상과(superfamily)와 같은 다른 아나볼릭 호르몬들은 여성의 근육 크기와 근력을 증강시키는데 더 효과적인 것으로 보인다. 또한 반응은 지구성 운동을 한 남성보다 저항 운동을 한 남성에게서 더 크게 나타나며, 운동경험에 따라 향상될 수 있다. 어떤 연구는 훈련 종류가 일시적 테스토스테론 반응에는 영향을 주지 않는다

고 보고하였다. 이러한 상승은 혈장량 감소, 교감신경계 자극, 젖산 자극으로 인한 분비에 기인하고 테스토스테론 합성과 분비능에서의 적응 가능성으로 설명할 수 있다. 운동하는 동안 테스토스테론의 일시적 증가는 신경기능을 향상시키고, 다른 호르몬(성장호르몬)의 효과를 증가시켜 더 큰 강도와 힘을 갖도록 한다. 그러나 최근 일부 연구는 일시적 테스토스테론 증가가 부족해도 저항 운동을 하는 동안 중간 수준의 근력과 크기를 가져온 것으로 나타났다. 일시적 테스토스테론 증가 효과와 조직 성장에 테스토스테론이 갖는 장기적 영향을 분리시키기가 어렵다. 따라서, 운동하는 동안의 일시적 테스토스테론 증가로 인해 미치는 영향에 대한 것은 잘 알려져 있지 않지만 부분적으로는 훈련적응을 매개하는 것으로 보인다. 몇 가지 다른 요소들이 일시적 테스토스테론 반응에 영향을 주며, 다음과 같은 것들이 포함된다.

- 운동선택과 근질량 관련: 일시적 테스토스테론 반응은 대근군 운동에서 더 크다.
- 강도와 운동량: 일시적 테스토스테론 반응은 저강도 저항 운동보다는 고강도 저항 운동에서 더 크며, 저 운동량의 운동보다는 중간에서 고 운동량 사이의 프로그램에서 더 크다. 운동강도와 운동량 사이의 상호작용은 매우 중요한데, 이것은 높은 당 분해 요인(예를 들면, 보디빌딩 프로그램과 같은 중간에서 고강도의 운동강도, 많은 운동량, 짧은 휴식기)을 갖는 프로그램은 상당한 일시적 테스토스테론 상승을 가져오며, 세트 사이에 더 긴 휴식기를 갖는 근력 훈련 프로그램보다 더 큰 상승을 보이기 때문이다. 짧은 휴식기(1분)는(적어도 훈련의 초기 단계에서는) 좀 더 긴 휴식기(2.5분)보다 더 뚜렷한 반응을 이끌어내지만 훈련과정이 진행됨에 따라 이 효과는 작아진다. 낮은 강도의 운동은 일시적 테스토스테론 반응을 이끌어내지 못할 수도 있다. McCaulley 등은 유사한 운동량으로 세 가지 프로그램을 비교하였다: (a) 근비대(hypertrophy): 1RM의 75% 강도로 스쿼트를 10회 4세트(90초 휴식기), (b) 근력(strength): 1RM의 90% 강도로 스쿼트를 3회 11세트(5분 휴식기), (c) 근파워(power): 중량 없이 점프 스쿼트를 6회 8세트(3분 휴식기). 이 실험에서 근비대 운동은 32%의 테스토스테론 상승을 가져온 반면 근력과 근파워 운동은 각각 19.6%와 10.7%의 미미한 상승을 보였다. 유사한 결과가 Crewther 등에 의하여 제시되었다.
- 훈련빈도: 일시적 테스토스테론 반응은 훈련양이 하나보다는 두 세션으로 나누었을 때 더 뚜렷했다.
- 영양 섭취: 일시적 테스토스테론 반응은 운동 전, 운동 중, 운동 직후의 탄수화물/단백질 섭취에 따라 한계를 갖는데, 이것은 인슐린 상승에 대한 대항작용 때문이다. 저항 운동 전에 카페인을 섭취하면 양-의존 방식(dose-dependent manner)에 따라 일시적 테스토스테론 반응을 증대시킨다.
- 과훈련과 탈수: 운동선수가 과훈련을 할 경우나 저항 운동 전에 탈수상태인 경우 테스토스테론 반응이 줄어들 수 있다.

안정 시 테스토스테론 농도의 장기적 변화

저항 운동 중에 안정 시 테스토스테론 농도의 변화는 일정하지 않다. 어떤 연구들은 상승했음을 보여준 반면, 변화가 없다고 한 연구도 있으며, 저항 운동 후에 안정 시 테스토스테론 농도가 감소했다고 발표한 연구도 있다. 이러한 연구들이 있음에도 불구하고 안정 시 농도는 근육의 현재 상태를 반영하는 것으로 보인다. 따라서, 상승과 감소는 훈련양과 강도에 따라 여러 단계에서 발생할 수 있다. 올림픽 역도선수를 관찰한 연구를 보면, 1년간의 훈련기간 동안 아무런 변화를 보이지 않다가 2년째 훈련에서는 상승함을 보여주었다. 훈련 양과 강도의 변화는 안정 시 테스토스테론의 점차적인 변화를 가져오지만, 프로그램 변화에 적응하면 이 수치는 항상성 수준으로 되돌아오는 것으로 보인다. 이들 자료로부터 추론할 수 있는 것은 장기적 호르몬 변화는 근력과 크기 변화를 조정하는데 있어 가장 중요한 것은 아니

해석연구

운동순서, 테스토스테론 반응과 근력 변화

Hansen S, Kvorning T, Kjaer M, Szogaard G. The effect of short-term strength training on human skeletal muscle: the importance of physiologically elevated hormone levels. *Scand J Med Sci Sport.* 2001; 11:347-354.

몇몇 연구는 대근육과 소근육 운동수행에서 소근육 운동의 장점은 증강된 호르몬 환경으로 발생한다고 가정하였다. 운동 초기 수행하는 스쿼트, 데드리프트, 파워클린과 같은 운동은 소근육에 더 큰 반응을 보임으로써 상당한 테스토스테론을 상승시킬 수 있다. Hansen 등은 9주 동안 편측 저항 운동 후에 팔꿈치굽힘근을 측정하였다. A 집단은 팔꿈치 굽힘근만 수행하였고 B 집단은 팔꿈치굽힘근 후에 하지 운동을 수행하였다. 등척성 근력을 측정한 결과, B 집단은 37% 증가한 반면 A 집단은 9%만 증가하였다. 다른 근력 측정에서 집단 간에 차이는 발생하지 않았다. A 집단에서 일시적인 테스토스테론의 상승이 발생하지 않았으나 B 집단에서는 증가하였다. 이 연구에서는 근력 훈련을 할 때 소근육 질량 운동을 자극하기 위한 운동에서 대근육 질량, 다중관절 운동을 수행함으로써 일부 지지를 받는 것으로 나타났다.

라는 것이다. 마지막으로 근력/근파워 운동선수에게 짧은 기간(7~10일) 동안 훈련 중지는 테스토스테론 농도의 상승시키지만, 장기간(8주 이상)의 훈련 중지는 테스토스테론을 감소시킨다.

황체형성호르몬

황체형성호르몬(luteinizing hormone: LH)은 (GnRH의 조절하에) 뇌하수체 전엽의 호염기 세포로부터 분비되는 단백질 호르몬으로서 고환의 테스토스테론 분비에 일차적인 조절자이다. 테스토스테론에 대한 황체형성호르몬의 자극은 충분한 시간을 필요로 하기 때문에(최소 15분), 운동하는 동안 초반부의 테스토스테론 상승은 다른 기전(제거율 감소, 혈장량 변화)의 결과인 것으로 보인다. 비록 지연된 반응이 후에 회복기 동안 나타날 수 있다고 하더라도 운

속설과 오해

저항 훈련은 안정 시 테스토스테론 농도를 증가시킨다.

한 가지 오해는 남성에서 지속적인 저항 운동은 안정 시 테스토스테론을 증가시킬 수 있다는 것이다. 안정 시에 테스토스테론이 어느 정도 증가할 수 있지만 이는 일시적이며 훈련에 따른 정상 수준으로 돌아온다. 안정 시 테스토스테론은 하루 주기로 변동하여 하루 동안에 달라진다. 따라서, 안정 시 테스토스테론의 커다란 상승을 기대하기는 어렵다. 기초 테스토스테론 수치는 훈련상태와 상관없이 나이가 듦에 따라 감소한다. 안정 시 테스토스테론의 상승은 다소의 장점이 있기도 하지만 장기간의 상승은 잠재적인 건강에 위험요인(LDL 콜레스테롤 상승, 전립샘 문제)과 수용체 탈민감(하향조절) 등 역효과를 보일 수 있다. 수용체 하향조절이나 내성이란 용어는 호르몬이나 약물이 만성적으로 높은 수준에 있을 때 수용체의 감소를 의미한다. 내성이 발생하면 반응을 유발시키기 위하여 더 많은 호르몬을 배출한다. 많은 아나볼릭 스테로이드 사용자는 내성을 예방하고 적용을 위한 초회감작된(primed) 수용체를 유지하기 위하여 주기적으로 약물을 사용한다. 따라서 테스토스테론의 장기적인 상승보다는 일시적인 상승은 운동선수들에게 더 효과적인 것으로 보여진다. 장기적으로 높은 수준에 있는 테스토스테론은 잠재적으로 음성적인 부작용을 가지며 인체는 이에 대해 자기방어를 하는 것으로 여겨진다.

동이 LH 분비를 유도하지 않을 수 있다. 어떤 연구들은 안정 시 LH에 변화가 없거나 또는 상승하는 것으로 보고하였으며, 이는 안정 시에 호르몬 농도가 일시적인 성질을 반영하는 것이다. 저항 운동으로 훈련된 남성은 지구력 운동으로 훈련된 남성보다 운동 중에 더 뚜렷한 반응을 보였다.

성호르몬 결합 글로불린

순환하는 테스토스테론은 대부분 성호르몬 결합 글로불린(sex hormone-binding globulin: SHBG)에 결합된다. SHBG 농도 변화는 테스토스테론의 결합능력과 자유 테스토스테론의 이용에 영향을 준다. 저항 운동을 하는 동안 상이한 반응(상승, 감소, 무변화)이 보고되었다.

테스토스테론 전구물질(프로호르몬)

테스토스테론의 합성은 디하이드로에피안드로스테론(dehydroepiandrosterone: DHEA), 안드로스텐디온(androstendione), 안드로스텐디올(androstenediol)과 같은 전구물질을 수반하는 많은 단계를 포함한다. 테스토스테론과 비교하여 이 전구물질들은 프로호르몬(prohormone) 보충으로 관찰되는 에르고제닉 효과가 부족하므로 증명된 바와 같이 효능이 떨어진다. DHEA와 같은 안드로겐(남성호르몬)은 여성에서 상대적으로 낮은 테스토스테론 수치로 인하여 더 커다란 역할을 한다. 여성은 안드로스텐디온과 테스토스테론에 더 큰 비율로 DHEA를 전환할 수 있으며, 남성보다 더 높은 기준의 안드로스텐디온 농도를 갖는다. 남성과 여성에서 순환하는 안드로스텐디온과 DHEA 황산염은 저항 운동을 하는 동안 증가되었다. 저항 운동을 하는 동안 안드로스텐디온, DHEA, DHEA 황산염 등에서 증가, 감소와 무변화가 관찰되었으며, 이는 안정 시에 호르몬 변화의 일관성이 없음을 보여준다.

안드로겐 수용체

안드로겐 수용체(androgen receptor: AR)는 919개까지의 아미노산으로 구성되며, 인체 내 거의 모든 조직에서 발견된다(비장과 부신속질 제외). 모뿔 회전(truncated version)이 확인되었다. AR의 출현은 안드로겐의 기능과 매우 밀접한 관계에 있다. AR은 네 가지의 기능적 영역으로 구성되어 있다: C-터미널 호르몬-결합 영역, DNA-결합 영역, 경첩(hinge) 영역 그리고 N-터미널 복제 활성 영역. AR-DNA 상호작용의 목적은 특정한 기능을 수행하는데 필요한 복제와 단백질 해독을 유도하는 것이다. AR의 기능은 DNA 결합 AR과 복제 기전 간의 다리를 형성하는 매개자에 의하여 강화되며, 호르몬 결합을 촉진시키면서 향상된다.

뼈대근에서 AR의 농도는 근섬유 형태(속근섬유 비율이 높은), 훈련상태와 남성호르몬(안드로겐) 농도에 따라 달라진다. AR 함량 변화는 근력과 근비대 향상에 있어서 중요하다. AR이 결핍된 동물은 근질량이 낮은 수준이고, 70%까지 근육 성장 부실을 경험한다. AR 함량과 1RM 스쿼트 간의 높은 상관관계를 제시하였다. 저항 운동과 연속적인 운동은 운동 후 48시간 동안 AR 함량을 상향 조절한다. 그

속설과 오해

테스토스테론은 오래 유지되고 농도는 빠른 효과를 나타내지 않는다.

테스토스테론은 장시간 작용하지만, 운동으로 긍정적인 영향을 미칠 수 있는 목표 조직에 빠른(수초에서 수분내) 비유전자 효과를 나타내기도 한다. 안드로겐 수용체(ARs)(세포막에 위치)는 이러한 효과를 조정한다. 정상 스테로이드-수용체 유전자 작용, 테스토스테론의 비유전자 작용은 이차 전달자 신호 전달 연속단계의 유도를 수행한다. 연구는 세포막에 SHBG 수용체를 구분하고 안드로겐 작용을 조정하는 SHBG의 가능한 수용체-조정 역할을 반영한다. 운동 중에 상승한 테스토스테론 농도는 훈련으로 뼈대근에 중요한 적응을 조정할 뿐만 아니라 수행력을 향상시킨다.

해석연구

저항 운동에 대한 테스토스테론 상승과 안드로겐 수용체 반응

Spiering BA, Kraemer WJ, Vingren JL, et al. Elevated endogenous testosterone concentrations potentiate muscle androgen receptor responses to resistance exercise. *J Steroid Biochem Mol Biol.* 2009; 114:195-199.

Kvorning T, Andersen M, Brixen K, Schjerling P, Suetta C, Madesn K. Suppression of testosterone dose not blunt mRNA expression of myoD, myogenin, IGF, myostatin or androgen reseptor post strength training in humans. *J Physiol.* 2007;578:579-593.

테스토스테론은 양-의존 방식(dose-dependent manner)으로 AR 함량을 상향 조절한다. 하지만 농도(내인성) 증가의 중요성에 대해서는 잘 알려져 있지 않다. Spiering 등은 두 개의 프로토콜을 조사하였다. (a) 1RM의 90~95%로 무릎 폄을 5RM 5세트 실시하고 세트 간 3분 휴식, (b) 벤치프레스, 벤치로우, 시티드프레스 등 상체 운동을 1RM의 80%로 10RM 4세트 실시하고 세트 간 2분 휴식하고 동일한 방식으로 하체 운동을 수행하였다. 프로토콜 b에서 테스토스테론이 16% 상승한 반면 a에서는 효과가 없었다. AR 함량은 프로토콜 b에서 일정하게 남아 있었으나 a에서는 약간 감소하였다. 프로토콜 b는 180분에 더 높았다. Kvorning 등은 테스토스테론 분비 억제를 위해 위약과 약물조절을 하는 상태에서 저항 운동(체중 부하의 스쿼트 20회 4세트 반복과 세트간 1분 휴식)과 8주간의 저항 운동(주당 3회 7가지 운동 6~10RM으로 3~4세트 반복과 세트 간 2~3분 휴식)에서 일시적인 반응을 살펴보았다. 약물 처치 집단에서 테스토스테론 농도는 감소하였다(〈 약물 처치 집단: 〈 2nmol/L, 위약 처치 집단: 22~24nmol/L). 운동 중에 약물집단은 테스토스테론이 위약 집단에 비해 15% 상승하였다. 저항 운동 후에 두 집단 모두 근 성장인자(myogenin, IGF-1)는 증가하고 myostatin은 감소하였다. 이러한 변화는 24시간 내에 초기 프로토콜 단계로 돌아갔다. AR mRNA는 두 집단에서 변화되지 않았다. 흥미롭게도, 위약 집단은 최대 등척성 운동에서 증가하였고 하지 근질량은 약물 집단보다 더 높게 나타났다. 연구자는 테스토스테론 차단은 성장인자 상향조절을 감소시키지 않지만 테스토스테론의 억제는 근력과 근성장에 변화를 제한시키는 것으로 결론내렸다.

러나 초기 반응은 영양섭취를 하지 않은 경우에 1시간 이내 하향 조정되며, 운동 전후 단백질/탄수화물이 보충으로 예방된다.

선택적 안드로겐 수용체 조절자

1998년 이후 다른 비스테로이드성 분자가 AR을 활성화시킬 수 있다는 사실이 밝혀져 왔다. 이들 분자들은 AR과 결합하고 뼈와 뼈대근에서 아나볼릭 성질을 보여 왔으므로 이들을 선택적 **안드로겐 수용체 조절자(selective androgen receptor modulators: SARMs)**라고 한다. 그러나 다른 안드로겐과는 달리 SARM은 전립샘과 이차 성기관에 최소한의 영향을 미친다. 이들은 안드로제닉과 아나볼릭 효과를 분리하는데 잠재적인 능력을 가지고 있다. 이들 분자들에 대한 커다란 임상적인 잠재력이 있는 반면, 운동선수들이 남용할 가능성도 존재한다.

성장호르몬 상과

뇌하수체 전엽은 성장호르몬 상과(growth hormone superfamily)를 구성하는 분자들을 분비한다. 가장 일반적으로 연구된 성장호르몬 상과 동위소체인 22 kD 분자는 191개의 아미노산으로 구성된다. 성장호르몬은 GHRH의 조절하에 박동 양상으로 분비되며(특히 수면 중), 성장 억제 호르몬에 의하여 억제되고, 둘 다 시상하부 호르몬이다. 다른 생물학적으로 활성화된 성장호르몬 분절(fragment)은 분비되며, 성장호르몬 분자의 상과는 성장호르몬과 관련된 효과를 조절하는데 있어서 복잡한 방식으로 작용한다. 성장호르몬의 많은 아나볼릭 효과는 IGF-1을 통하여 유발된다. 성장호르몬은 분비된 후 순환하고, 결합 단백질(성장호르몬-결합 단백질)에 부착되며, 20~50분의 반감기를 갖는다.

운동에 대한 일시적 반응

운동은 성장호르몬 분비를 위한 잠재적인 자극제이다. 비록 대부분의 연구들이 22kD 성장호르몬 분자에서의 변화를 조사해 왔지만 저항 운동과 유산소 운동은 다른 성장호르몬 변이에서의 일시적 상승을 가져온다. 성장호르몬 변이 반응은 여성에서 근력에 따라 영향을 받는다. 저항 운동은 남성과 여성에 있어 유사하게 운동 후 30분간 22 kD 성장호르몬을 상승시킨다. 안정 시 성장호르몬 농도는 종종 여성에게서 더 높으며, 반응은 아미노산과 탄수화물이 소비될 때 제한된다. 성장호르몬 반응은 운동선택과 동원된 근질량의 양, 사용된 근수축(원심성 근동작보다 구심성 근동작에서 더 큰 반응), 강도, 양, 세트 간의 휴식시간, 그리고 훈련상태(근력과 수행한 운동량에 더 큰 상승)에 따라 좌우된다. 더 높은 양의 다중세트 운동은 단일세트 운동보다 더 큰 성장호르몬 상승을 이끌어낸다. 보디빌딩 운동은 근력훈련 운동보다 더 큰 반응을 유도한다. 이들 운동은 뚜렷한 혈중 젖산 반응을 가져오며, 젖산과 성장호르몬 간의 높은 상관성을 보여줬다. Zafeiridis 등은 근력(1RM의 88%로 5회 반복하여 4세트, 휴식시간 3분), 근비대(1RM의 75%로 10회 반복하여 4세트, 휴식시간 2분), 지구성 프로토콜(1RM의 60%로 15회 반복하여 4세트, 휴식시간 1분)을 비교하였으며, 지구성 프로토콜에서 나타나는 전체 운동과 비례하여 성장호르몬의 가장 큰 반응을 보였다. Hakkinen과 Pakarinen은 1RM의 20세트 스쿼트는 성장호르몬에서 약간의 상승을 가져오며, 1RM의 70%에서 10회 반복 10세트 후에 성장호르몬이 상당히 증가함을 보였다. Bottaro 등은 성장호르몬 반응이 60초와 120초 휴식시간에 비하여 30초 휴식시간에서 가장 크게 나타냄을 보고하였다. 근력 프로토콜의 마지막에 1RM의 50%로 높은 반복의 한 세트를 추가하면 성장호르몬 반응을 증대시킬 수 있음을 발표하였다. 낮은 강도의 근력 훈련 프로그램은 높은 강도의 팔 근비대 운동을 수행한 동일한 프로그램보다 성장호르몬 상승이 적었다. 운동부하가 더 높아졌을 때 경험있는 대상자의 성장호르몬 반응이 증대됨으로써 고강도 운동은 중요한 자극제임을 보였다.

안정 시 성장호르몬 농도의 장기적 변화

지속적인 운동은 안정 시 성장호르몬 농도를 변화시키지 않는 것으로 보인다. 한 가지 이유는 성장호르몬은 자신의 박동으로 인하여 긴 시간 주기 동안 측정할 필요가 있기 때문이다. 단일 성장호르몬 측정을 조사한 몇 개의 연구에 의하면 남성과 여성 모두에서 저항 운동 동안 안정 시 성장호르몬 농도에 변화가 없었다. 우수한 근력과 파워를 가진 엘리트 육상선수들은 훈련이 덜 된 사람들과 비교했을 때 유사한 안정 시 성장호르몬 농도를 갖는다. 운동에 대한 일시적 성장호르몬 반응은 뼈대근에서 성장호르몬이 하는 아나볼릭 역할이 불분명하지만 적응에 있어서 더욱 중요한 것으로 보인다. 운동으로 인한 상승은 근섬유 I형과 II형의 근비대와 밀접한 관련이 있다. 흥미롭게도, 수면 중의 성장호르몬 박동은 저항 운동 이후에 달라질 수 있다. 여기서, 낮은 성장호르몬 박동은 수면 초기에 나타나고, 더 강한 박동은 수면 후기에 나타난다.

성장호르몬 결합 단백질

성장호르몬의 약 50%는 성장호르몬에 특정한 결합 단백질(GH-specific binding proteins: GHBPs)과 결합하며, 이 단백질은 자신의 반감기를 연장하고 효과를 향상시킨다. GHBP는 간이나 성장호르몬 수용체가 존재하는 곳에서 성장호르몬 수용체의 분열로 발생한다. GHBP와 운동과의 관계는 알려진 것이 거의 없다. GHBP의 상승은 지구성 훈련 후 2주 후의 안정 시에 나타났다. 유산소 운동($\dot{V}O_{2max}$의 75%에서 60분)은 성장호르몬과 GHBP를 상승시킨다. 저항 운동(스쿼트 1RM의 80~85%로 10회 반복을 6세트 실시, 휴식시간 2분)은 GHBP의 상승을 가져오지만, 저항 훈련을 받은 사람과 받지 않은 사람 간의 차이는 관찰되지 않아 저항 운동은 GHBP를 변화시키지 않거나 성장호르몬 수용체 발현을 변화시키지 않는 것으로 판단된다.

인슐린유사 성장인자

인슐린유사 성장인자(insulin-like growth factor: IGF)는 구조적으로 인슐린과 관계가 있으며, 성장호르몬의 많은 작용을 조절한다. IGF는 작은 폴리펩티드 호르몬(IGF-1과 IGF-2에 대하여 각각 70과 67 아미노산)으로서 성장호르몬 자극에 반응하여 간에서 분비된다. IGF는 위성세포의 증식과 분화를 증가시키고, 단백질 합성을 증대시키며, 근비대를 증강시킨다. IGF-1은 많은 연구가 되어 왔다. IGF는 테스토스테론과 갑상샘호르몬을 포함한 다른 호르몬에 의하여 영향을 받는다. 일단 분비되면, IGF는 IGF 결합 단백질(대략적으로 7개의 다른 결합 단백질이 존재)과 결합되며, 목표 조직을 향해 순환한다.

운동에 대한 일시적 반응

운동에 대한 IGF-1 반응은 불분명하다. 어떤 연구들은 유산소와 고강도, 인터벌 운동 동안 일시적 상승이 있음을 보였다. 또 다른 연구들은 변화가 없거나, 저항 운동 동안 또는 직후 IGF-1에서의 상승이 있음을 보였다. 혈장량이 감소될 경우는 상승을 기대할 수 있다. 그러나 변화가 미미한 것은 성장호르몬 자극 이후 IGF-1의 지연된 분비(즉, 3~9시간)로 인한 것이며, 최고치는 운동 후 16~28시간이 될 때까지 도달하지 않는다.

IGF-1 농도의 장기적 변화

운동하는 동안 IGF-1의 농도 변화에 일정한 양상은 없다. IGF-1의 분비가 성장호르몬 자극에 의존하므로 안정 시 농도는 부분적으로 신호 지연으로 인하여 가변적이 된다. IGF-1의 감소는 저항 훈련과 지구성 훈련 후 11~12주 후에 나타난다. 단기간의 저항 훈련 동안에는 안정 시 IGF-1의 변화는 없으며, 탄수화물과 단백질의 보충이 동반되지 않는 한 과도한 상태가 된다(overreaching). IGF-1의 증가는 단일 또는 다중세트의 저항 훈련과 저항 훈련을 감소시키는 동안, 그리고 저항 훈련과 단백질/아미노산 보충을 동시에 할 때 발생할 수 있다. 저항 운동으로 훈련된 남성은 훈련되지 않은 남성보다 안정 시 IGF-1 농도가 높다. 소수 논문에서 여성이 장기간의 저항 훈련 동안 안정 시 IGF-1이 상승됨을 보였다. 성장호르몬과 유사하게 IGF-1의 측정은 측정시간을 연장시키면 더 많은 정보를 얻을 수 있을 것이다.

훈련에 대한 근육 IGF-1의 적응

IGF-1은 근육세포 내에서 자가분비/주변분비 기능을 갖는다. 세 가지 이소형이 확인되었는데 각각은 독립적으로 동작한다. 두 가지 이소형은 순환하는 IGF-1과 유사하며(IGF-1Ea와 IGF-1Eb), 세 번째는 근육에 특화된 이소형(IGF-1Ec)으로서 운동 성장인자(mechano growth factor: MGF)로 알려져 있다. MGF는 운동에 대한 반응으로 다른 IGF-1 이소형보다 초기에 독립적으로 발현한다. 근육의 과부화와 저항 운동으로 인한 기계적 손상은 잠재적인 자극이 된다. 저항 운동은 IGF-1, IGF-1Ea와 MGF mRNA를 증가시키고, 그 효과는 단백질이 보충될 때 더 크다. 고강도의 운동은 더 큰 기계적 부하(지속적인 ECC 요소)를 유발하며, 부분적으로 근육 IGF-1과 MGF의 상향 조절을 통한 근비대를 가져온다.

인슐린유사 성장인자 결합 단백질

거의 모든 순환하는 IGF들은 IGF 결합 단백질(IGF-binding proteins: IGFBPs; 대부분 IGFBP-3)과 결합된다. 이들은 IGF의 이용 가능성을 조정하고, IGF의 순환을 연장시킨다. 유산소 운동, 전력질주와 저항 운동은 IGFBP-3을 증가시킨다. 장시간 순환하는 IGFBP-3와 IGFBP-1에 대해서는 알려진 것이 적으며, 어떤 연구들은 IGFBP-3(의 감소)가 과훈련의 지표 역할을 한다고 주장하였다. 다른 연구들은 저항 훈련 후 16주 후에 IGFBP-3 또는 IGFBP-1의 변화가 없음을 보였다.

인슐린

인슐린은 모분자인 자유 프로인슐린과 프로인슐린으로부터 변형된 후에 췌장에 있는 랑게한스 섬(Islets of Langerhans)의 β 세포로부터 분비된다. 프로인슐린(86 아미노산)은 인슐린(51 아미노산)과 C 펩티드(31 아미노산)로 전환된다. 인슐린은 포도당 섭취에 반응하여 분비되며, 3~5분의 반감기를 갖는다. 인슐린은 적절한 아미노산 농도가 이용 가능할 때 근육 단백질 합성을 증가시킨다. 인슐린 농도는 혈중 포도당의 농도와 동시 진행되며, 운동 전, 중, 후에 단백질/탄수화물을 섭취하였을 때 반응이 증대된다. 인슐린 농도는 장시간의 유산소 운동과 저항 운동 시 운동 중에 감소한다. 인슐린 상승은 운동보다는 혈중 포도당과 식이섭취에 의하여 대부분 영향을 받는다. 따라서 운동 전이나 운동 중 또는 운동 직후에 탄수화물, 아미노산 또는 이 두 가지를 혼합하여 섭취하는 것이 조직 성장을 위한 인슐린의 효과를 극대화할 수 있다.

유산소와 무산소 훈련은 **인슐린민감성**(insulin sensitivity)을 향상시키고, **인슐린저항성**(insulin resistance)을 감소시킨다. 인슐린저항성은 정상적인 인슐린의 생성량에 대한 반응이 불충분한 상태(비만인, 노인과 당뇨병 환자 등에서 뚜렷함)를 의미한다. 인슐린민감성은 그 반대의 상태이다. 근육수축과 저산소증은 인슐린이 세포막의 수용체와 결합할 때 수행하는 것과 유사한 근육의 효과를 가져 온다. 근육수축은 비록 세포 내 경로는 다르지만 인슐린과 유사하게 당 수송 단백질(glucose transport protein; 단백질로 알려져 있으며, 대부분 GLUT4)을 활성화시킨다. 운동 중 근육으로의 당 수송은 인슐린과 독립적으로 발생하며, 운동은 인슐린 생산을 절약하는 효과를 갖는다.

사례 연구 6.1

Troy는 풋볼 대학선수이며, 시즌오프 때는 근력과 컨디셔닝 프로그램을 해오고 있다. Troy 코치는 근질량뿐만 아니라 근력과 파워도 증강되길 원한다. 훈련주기의 첫 번째 단계는 근질량을 증가시키기 위하여 근비대 프로그램을 설계하고 후에 고강도 훈련기를 준비하는 것을 목표로 하였다. 이는 운동 때마다 일시적으로 테스토스테론과 성장호르몬 반응을 최대화하기 위한 프로그램이다.

생각해볼 문제: 만일 당신이 Troy의 코치라면 선수에게 어떤 조언을 할 수 있을까? 어떤 형태의 운동을 제안할 것이며 훈련순서를 어떻게 정할 것인가? 프로그램을 설계할 때 훈련의 양, 강도, 휴식시간은 어떻게 구성할 것인가?

글루카곤

글루카곤(glucagon)은 29 아미노산으로 구성된 단백질 호르몬으로 췌장에 있는 랑게한스 섬의 A 세포에서 (프로글루카곤으로부터) 합성된다. 글루카곤의 반감기는 간과 콩팥으로부터 글루카곤이 제거될 때까지 3~6분이다. 글루카곤 분비는 포도당에 의하여 억제되며, 분비되었을 때 글루카곤은 글리코겐의 분해를 자극하고, 에너지 이용가능성을 증가시킨다. 글루카곤 상승은 에너지 요구가 증가하는 운동 중에 발생한다.

코티솔

코티솔(cortisol)은 CRH와 ACTH의 조절하에 스트레스에 반응하여 부신겉질로부터 분비되는 이화작용의 글루코코르티코이드이다. 코티솔은 모든 글루코코르티코이드 활동의 95%까지를 담당한다. 혈중 코티솔의 약 10%는 자유 상태이고, 15%까지는 알부민과 결합하며, 75%는 코르티코스테로이드-결합 글로불린과 결합한다. 코티솔은 지방세포 내에서 지방분해를 촉진하며, 근육세포 내에서 단백질 분해를 증가시키고 단백질 합성을 감소시키는데, II형 근섬유에서 효과가 더 크게 나타난다. 글루코코르티코이드 투여는 myostatin 발현을 상향 조절할 수 있고, 근육성장을 제한할 수 있다. 조직 재형성에서의 역할 때문에 운동 중에 코티솔의 일시적이고 장기적인 변화를 주로 연구한다.

운동에 대한 코티솔의 일시적 반응

운동은 코티솔 상승에 효과적인 자극이 된다. 유산소 운동은 강도가 높아질수록 더욱 뚜렷한 코티솔이 상승 반응을 보인다. 무산소 운동도 유사한 반응을 일으키고, 반응은 탈수로 인해 증대된다. 저항 운동은 남성과 여성에게 유사한 반응을 보이며, 코티솔과 ACTH를 상승시킨다. 코티솔 상승은 혈장량 변화에 대한 교정에도 불구하고 발생한다. 흥미롭게도, 가장 커다란 코티솔 반응을 이끌어 내는 운동이 가장 큰 성장호르몬과 젖산 반응을 이끌어낸다. 많은 운동량과 운동강도 중에서 고강도로 짧은 휴식기를 갖는 운동이 젖산과 코티솔 반응이 가장 큰 반면, 기존의 근력/파워 훈련에서는 거의 변화가 나타나지 않는다. 높은 운동량의 프로그램(4~6세트 대 2세트, 6세트 대 1세트)은 더 큰 코티솔 반응을 유발한다. 운동 중에 긴 휴식기(3분)를 갖는 운동에 비하여 짧은 휴식기(1분)를 갖는 운동에서 더 큰 코티솔 반응이 발생하지만, 탄수화물이 고갈되었을 때 어느 정도 둔감해지며, 많은 양의 카페인을 섭취하였을 때 증대된다. 코티솔은 이화작용 호르몬이며 주로 최소한으로 줄이려는 의도도 있지만 조직 재형성과 회복을 위해 필요하다.

안정 시 코티솔 농도에서의 장기적 변화

안정 시 코티솔 농도는 장기적 훈련을 반영하며 일시적인 특징을 갖는다. 남성과 여성 모두에서 보통의 근력과 근파워 훈련 동안 변화가 없거나 감소하거나 상승하기도 한다. 운동량의 큰 증가로 인한 과훈련은 코티솔을 상승시키고 안정 시의 전체 및 자유 테스토스테론 농도를 감소시켜, 테스토스테론/코티솔(T/C) 비율을 감소시킨다. T/C 비율은 뼈대근의 동화작용/이화작용 상태의 지표로 사용된다. 어떤 연구들은 저항 운동 동안 증가함을 보였으나, 다른 연구들은 반대의 결과를 보였다.

글루코코르티코이드 수용체

코티솔의 이화작용 효과는 글루코코르티코이드 수용체를 통하여 성립된다. 코티솔과 안드로겐 농도는 글루코코르티코이드 수용체의 상향 또는 하향 조절 수준을 결정한다. 원심성 수축(ECC)의 저항 운동은 글루코코르티코이드 수용체 함유량과 단백질 분해를 상향 조절한다. 그러나, 상향 조절은 두 번째 운동 후에 감소되며, 따라서 ECC 운동에 따른 노출의 방어효과를 나타낸다. 글루코코르티코이드 수용체 상향 조절은 6주와 12주 저항 운동 후에 발생하며, 그 역할에 대해서는 더 많은 연구가 요구된다.

카테콜아민

부신속질은 카테콜아민(catecholamines; 아드레날린으로 알려져 있다)을 분비하며, 이는 아미노산 티로신으로부터 합성된다. 에피네프린이 압도적으로 많이 분비되며(80%까지), 노르에피네프린과 도파민(15~20%)이 분비된다. 노르에피네프린과 도파민 또한 자율신경계에서 신경전달물질로서의 역할을 한다. 카테콜아민은 스트레스(신체적, 열, 저산소증, 저혈당증)에 반응하여 분비되며, 운동의 요구를 반영하고, 힘의 발생, 근수축 속도, 에너지 이용은 물론 테스토스테론과 같은 호르몬의 증대를 포함하는 다른 기능을 수행하는데 중요하다. 카테콜아민 작용은 그들의 수용체에 낮은 친화성을 가지고 결합하면 빨리 종료되고 분리된다. 카테콜아민 농도는 유산소와 무산소 운동 중에 상승하며, 관련된 근질량 크기, 자세(직립자세가 더 높은 반응을 유발한다), 강도, 시간 등에 따라 달라진다. 표준 최대하 운동으로 지구력 훈련을 수행한 운동선수는 더 낮은 카테콜아민 반응을 보인다. 그러나 몇몇 연구들은 지구성 운동선수는 훈련되지 않은 사람보다 운동(유사한 상대적 운동부하)에 대하여 보다 뚜렷한 카테콜아민 반응을 보이며, 이를 **스포츠 부신속질(sports adrenal medulla)**이라고 한다. 유사한 결과가 무산소(전력질주) 훈련에서 있었으며, 몇몇 연구들은 훈련된 사람들에게서 운동 중에 카테콜아민을 분비할 가능성이 더 높음을 보였다.

저항 운동은 혈장 에피네프린, 노르에피네프린, 그리고 도파민 농도를 증가시킨다. 농도는 근수축력, 동원된 근육의 양, 운동강도와 운동량, 휴식간격과 탈수 정도에 따라 달라진다. 훈련된 역도선수들은 신체가 최대 능력을 발휘할 수 있도록 카테콜아민의 예비 상승을 경험한다. 훈련이 카테콜아민 반응을 감소시킨다는 결과가 제시되기는 하였으나, 장기적 적응에 대해서는 아직 불분명하다.

베타 엔돌핀(β-엔돌핀)

β-엔돌핀은 뇌하수체 전엽에서 모분자(proopiomelanocortin)로부터 분할된 31 아미노산 펩티드이다. 이것은 또한 신경계에서 신경전달자로서의 역할도 한다. β-엔돌핀은 진통제로서의 역할도 하며, 이완을 증가시키고, 면역기능을 향상시킨다. 운동은 β-엔돌핀을 분비하는데 효과적인 자극이며, 반응은 강도와 시간에 좌우된다. 무산소 운동은 혈중 젖산에 비례하여 β-엔돌핀을 상승시키고, ACTH를 증가시킨다. 유산소 운동은 운동강도가 높아짐에 따라 β-엔돌핀을 상승시킨다. 극한적인 강도와 운동량의 상승을 위해 필요하다(최소 $\dot{V}O_{2max}$의 70%). β-엔돌핀 상승은 대부분의 남성과 여성의 저항 운동에서 발생하지만, 모든 연구 결과가 그러한 것은 아니다). 높은 수준의 혈중 젖산과 코티솔을 생성하는 운동(보디빌딩과 유사하게 운동량이 많고, 중에서 고강도와 짧은 휴식기를 갖는)은 β-엔돌핀의 증가를 자극한다. 상승은 사용된 근질량의 크기, 휴식기간, 강도 및 운동량으로 인한 것이다. β-엔돌핀의 증가는 기분상태와 통증 내성을 향상시킴으로써 산증을 상쇄시키는데 도움이 된다.

갑상샘호르몬

갑상샘호르몬 티록신(T4)과 삼요드티로닌(T3)은 분비된 후 순환하며, 대부분 수송 단백질(티록신 결합 글로불린, 프리알부민, 알부민)과 결합한다. 대부분의 T4는 T3보다 긴 반감기를 가지므로(최대 20배 이상) 순환이 가능하다. 목표 조직에서는 대부분 T4보다 효능이 좋은 T3로 전환된다. 갑상샘호르몬은 기초대사율과 단백질 합성을 증가시키며, 카테콜아민의 활동을 증대시킨다. 운동과 훈련에 대한 갑상샘호르몬의 반응은 분명하지 않다. 유산소 운동은 강도에 좌우되는 형태로 T3와 T4를 증대시킨다. 그러나 어떤 연구들은 일시적 상승효과가 없다고 한다. 장기적 훈련 기간 동안에도 일관성이 없는 변화를 보인다. 저항 운동을 하는 동안 갑상샘호르몬의 역할은 불분명하지만 다른 호르몬(예를 들면, AR)과의 상호작용(증대)은 허용하는 경향이 있다. 어떤 연구들은 저항 운동 동안 휴식기의 T4, 자유 T4, T3와 TSH에서 변화가 없거나 감소됨을 보였다. 엄격하게 조절된 저항 운동을 하는 동안 갑상샘호르몬의 상승은 예상할 수 없다.

체액-조절 호르몬

체액 항상성은 운동수행에서 중요하다. AVP(Aldosterone, vasopressin), 심방 펩티드, 레닌, 알도스테론, 안지오텐신 II와 같은 체액조절 호르몬의 상승은 운동 중에 관찰되며, 운동은 강도, 시간, 체력 수준, 수분공급 상태 등에 좌우된다. 저항 운동은 첫 번째 세트 직후 초기에 심방 펩티드, 레닌, 안지오텐신 II, 혈장 삼투압 등을 상승시킨다. 체액의 이동은 체액균형을 회복하기 위하여 호르몬 반응을 이끌어 낸다. 아르기닌(Arginine) 항이뇨호르몬은 뇌하수체 후엽에서 분비되는데, 체액 재흡수, 나트륨, 칼륨, 염소 재흡수와 혈관 수축을 증가시키기 위하여 콩팥과 혈관에서 활동한다. 심방 펩티드는 심장에서 분비되는 28 아미노산 호르몬인데, 나트륨 배설증가를 유도하기 위하여 혈압 상승에 반응하여 분비된다(소변에서의 나트륨 배설과 혈중 체액 부피의 감소). 레닌은 저혈압으로 인한 반응과 안지오텐신 I 생성(안지오텐시노겐으로부터)으로 자극받은 감소한 콩팥 혈류량에 반응하여 분비되는 콩팥효소이다. 안지오텐신 I은 안지오텐신 전환효소(ACE)에 의하여 안지오텐신 II로 전환되는데, ACE는 부신겉질로부터 알도스테론이 분비되는 것을 자극한다(■ 그림 6.6). 알도스테론 분비는 체액 변화, 혈중 나트륨과 칼륨 함유량, 스트레스, 혈압 변화 등에 의하여 조절된다. 결과적으로 알도스테론은 혈압을 높이기 위하여 체액량과 나트륨 보유를 증가시키는 것이다.

렙틴

렙틴(leptin)은 지방조직에 있는 ob 유전자의 산물이며, 에너지 균형과 식욕을 조절하기 위하여 포만 신호를 시상하부에 전달하는 호르몬으로 신체반응의 환경에서 작용한다. 혈중 렙틴 농도는 지방 조직에 저장된 에너지의 양과 비례한다. 비만인은 마른 사람에 비해 약 4배 많은 렙틴을 가지고 있으며, 여성은 남성에 비하여 더 높은 농도를 보여준다. 렙틴은 식욕, 에너지 섭취, 에너지 소비, 열 발생과 다른 여러 작용에 영향을 미치는 수용체에 작용하기 위하여 혈액뇌 장벽을 통과하여 뇌에 도달하여 방출된다. 렙틴 농도는 인슐린, 글루코코르티코이드, 카테콜아민, 갑상샘호르몬, 테스토스테론, 성장호르몬과 자극제에 의하여 영향을 받는다. 운동은 체지방률의 독립적인 렙틴 농도에 영향을 주지 않는다. 렙틴은 저항 운동과 관련된 몇 개의 내분비 경로의 중요한 전달자이다. 렙틴은 스테로이드 생성을 직접적으로 감소시키며, 이는 비만인에서의 테스토스테론 농도를 낮추는 결과를 가져온다. 체지방은 운동에 적응하는데 있어서 렙틴 농도를 통하여(**렙틴저항성**[leptin resistance]으로부터) 간접적으로 역할을 할 수 있다.

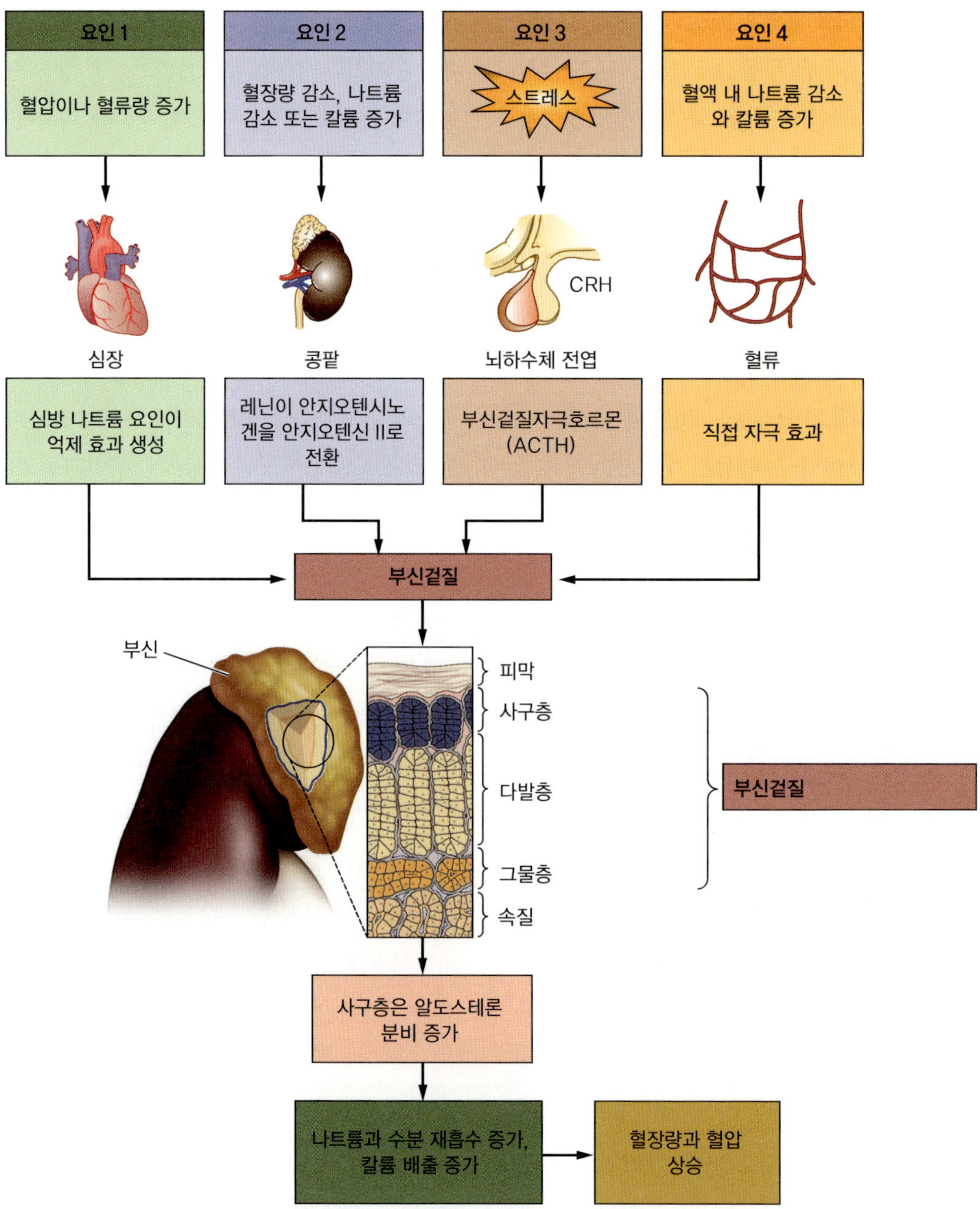

■그림 6.6 레닌-안지오텐신-알도스테론 시스템

에스트로겐

에스트로겐(estrogen; 에스트라디올, 에스트리올, 에스트론)은 LH와 FSH의 조절하에 주로 여성의 난소(부신에서는 훨씬 적은 정도)에 의하여 합성되고 분비되며, 긴 반감기를 갖는 스테로이드이다. 그러나 남성에서도 안드로겐의 전환으로 생성된다. 에스트로겐은 순환하여 목표 조직에 도달할 때까지 SHBG나 알부민과 결합하거나 간에 의하여 대사된다. 에스트로겐은 이차 여성 성징의 촉진, 뼈 흡수 감소(그리고 성장판 닫힘을 자극), 대사 증진, 나트륨과 수분 유지, 근육손상 감소, HDL 증가(LDL 감소) 등을 포함하는 많은 기능을 한다. 그러나 에스트로겐은 콜라겐 합성을 억제시켜 힘줄과 인대를 약화시킬 수 있다. 부상은 아나볼릭 스테로이드를 사용하는 여성이나 남성 운동선수에게 주된 관심사이다.

운동에 대한 에스트로겐의 반응은 불분명하다. 유산소 운동은 여성에게서 난포호르몬을 증가시킨다. 저항 운동에 대한 반응은 최소이다. 월경주기에서 난포기(1~13일) 동안 에스트라디올 수준이 낮아지며, 배란기에 다다랐을 때 최고 수치가 된다. 짧게 감소한 후에 에스트라디올 수준은 상승하고 황체기(15~28일) 동안 더 높아진다. 근력, 근지구력, 근파워와 최대산소섭취량은 월경주기 동안 변하지 않는다. 하지만, 더운 날에 장시간 운동은 체온이 상승하는 경향이 있는 황체기 중에 절충된다.

요점 정리

- ✔ 내분비계는 인체 내에 두 가지 주요 조절계(신경계와 함께) 중의 하나이다.
- ✔ 인체는 다양한 기능을 수행하는 다중 호르몬을 가지고 있다.
- ✔ 전신 호르몬은 순환하면서 방출하고 수송 단백질과 결합하여 목표 조직으로 이동하고 궁극적인 목표 효과로 이어지는 세포 내 신호 기전을 유도하기 위하여 세포막 결합이나 세포질이나 핵 수포체와 결합한다.
- ✔ 운동은 운동수행과 지속적인 적응을 강화시키는 것으로 알려진 여러 주요 호르몬에 일시적인 상승을 이끌어내는 잠재적인 자극이 된다.
- ✔ 안정 시 호르몬 농도에 장기적인 변화는 일반적으로 나타나지 않지만 보통 훈련 프로그램, 영양섭취, 회복기에서 어느 정도 실제적인 변화를 일으킨다.
- ✔ 저항 운동에 대한 일시적인 호르몬(테스토스테론, 성장호르몬) 반응은 근육 크기, 근력과 파워를 지속적으로 변화시키는데 어느 정도 중요하게 중재하는 것으로 제시되고 있다. 운동 중에 급격한 상승 없이 약간의 근력과 근육의 크기가 증가하는 것은 적응과정에서 다른 신경근 기전이 커다란 역할을 한 것으로 보고 있다. 하지만, 근력과 근육 크기의 증가는 운동중과 직후에 일시적인 호르몬 상승이 보일 때 지속되는 것으로 보인다.

복습 문제

1. 간의 호르몬 생성이 성장호르몬의 많은 동화작용 효과를 매개하는데 중요한 것은 무엇인가?
   a. 인슐린 b. 인슐린유사 성장인자-1
   c. 코티솔 d. 글루카곤

2. 과다한 테스토스테론 상승과 관련된 다양한 부작용은 무엇으로 전환되는가?
   a. 에스트로겐
   b. DHEA
   c. 안드로스테네디올(androstenediol)
   d. 콜레스테롤

3. 기계적인 스트레스에 대한 반응으로 근세포에서 생성되는 주요 동화작용 기질은 무엇인가?
   a. 코티솔
   b. 운동 성장인자
   c. 인슐린
   d. 부갑상샘호르몬

4. 체액조절에 가장 실질적인 영향을 미치는 호르몬은 무엇인가?
   a. 알도스테론 b. 렙틴
   c. 글루카곤 d. 인슐린

5. 공복과 에너지 소비를 조절하는 것으로 알려진 호르몬은 무엇인가?
   a. 렙틴
   b. 코티솔
   c. 글루카곤
   d. AVP(Aldosterone, vasopressin)

6. 다음의 호르몬 가운데 근질량을 증가시키지 않는 것은?
   a. 인슐린
   b. 인슐린유사 성장인자-1
   c. 글루카곤
   d. 테스토스테론

7. 황체형성호르몬(LH)은 남성에서 코티솔 분비를 야기한다. O / X

8. 음성되먹임 기전은 호르몬이 이미 고농도에 있을 때 분비를 감소시킨다. O / X

9. 단백질 호르몬이 세포막의 표면에 수용체를 가지고 있기 때문에 세포 내 이차 전달계가 필요하다. O / X

10. 혈장량 감소는 운동에 따른 호르몬 농도에 영향을 미치지 않는다. O / X

11. 운동 중 테스토스테론의 상승은 안드로겐 수용체를 상향 조절하는데 중요한 요인이 된다. O / X

12. 저항 운동 시 저강도와 적은 양의 운동과 긴 휴시기는 일시적인 성장호르몬 반응을 최대화한다. O / X

참고문헌은 한미의학 홈페이지 자료실을 통해 확인 가능합니다.
http://www.hanmibook.co.kr

CHAPTER **7**

훈련의 대사반응과 적응

전병환

학습목표

이 장을 학습한 후에 아래의 사항을 이해할 수 있다.

- 아데노신 3인산(ATP)에 대해 논의하고 인체 내에서 ATP를 재합성하는 주요 대사작용을 이해한다.
- 훈련의 결과로 ATP-크레아틴인산, 해당과정, 그리고 유산소성 에너지 시스템의 기질과 효소의 변화에 대해 논의한다.
- 대사성 산증의 생리학적인 효과와 인체가 어떻게 산을 완충시키는지에 대해 토론한다.
- 운동 중의 산소소비와 에너지소비에 대해 설명하고, 식이요법과 운동을 통해 어떻게 기초대사량이 증가하는지에 대해 이해한다.
- 운동 중 훈련 프로그램 조절이 산소소비에 어떻게 영향을 미치는지 논의한다.
- 운동과 식이요법을 통한 체지방 감소 전략에 대해 논의한다.

대사(metabolism)란 삶을 지속시키기 위해 인체 내에서 일어나는 모든 화학반응을 뜻한다. **에너지방출반응**(exergonic)은 에너지를 배출시키는 반면 **에너지흡수반응**(endergonic)은 에너지를 축적 또는 흡수한다. **생체에너지학**(bioenergetics)은 인체 내의 에너지 변화 흐름을 의미한다. 이는 대부분 탄수화물, 지방 그리고 단백질로부터 에너지를 추출하는 것과 관련 있다. 비록 탄수화물과 지방, 그리고 가끔은 단백질 등이 식이 에너지의 원료가 되지만, 이 거대분자들에서 화학적 에너지를 추출하여 뼈대근의 수축단백질로 이동하는데는 이들의 생화학적 반응에 의한 변환이 필수적이다. **에너지**(energy)는 일을 수행할 수 있는 능력으로 정의되고, 이는 수행되는 일의 규모와 비례하여 변화한다. 비록 여러 형태의 에너지가 인간의 기능수행을 위해 필요하지만, 화학적 에너지는 일부 대사작용을 위해 필요하다. 열역학의 제1법칙과 같이 에너지는 생성되거나 소멸될 수는 없지만 하나의 형태에서 다른 하나의 형태로 전환은 가능하다. 최적의 유산소 및 무산소 훈련 프로그램을 개발하는데는 인체 내 대사 시스템 이해가 결정적으로 중요하다.

아데노신 3인산과 대사 시스템

인체는 삶을 유지하고 신체활동을 하기 위해 지속적인 화학적 에너지가 요구된다. 대량으로 저장되어 있거나 음식물에서 얻어지는 에너지는 근육활동의 연료가 된다. **아데노신 3인산**(adenosine triphosphate: ATP)은 고에너지 화합물로 알려져 있다. ■ **그림 7.1**은 아데닌과 세 개의 인산염들이 연결된 리보스로 구성된 ATP를 설명한다. 가장 바깥쪽 두 개의 인산염을 연결하는 결합은 가수분해를 통해 에너지를 방출한다. (ATPase를 통한)ATP의 가수분해 반응은 7.3kcal의 자유 에너지와 아데노신 2인산(ADP)과 자유 무기인산염(Pi)을 생산한다.

$$ATP + H_2O \rightarrow ADP + P_i + \text{에너지}$$

방출된 에너지는 다른 분자들로 이동하여 생리학적인 일을 수행하는데 사용된다. 에너지는(산소가 관여하는) 유산소성과 (산소가 관여하지 않는) 무산소성으로 유리된다. 두 가지 주요 무산소성 에너지 시스템으로는 ATP-크레아틴인산(ATP-PC)과 해당과정을 그리고 하나의 주요 유산소성 시스템을 포함한다.

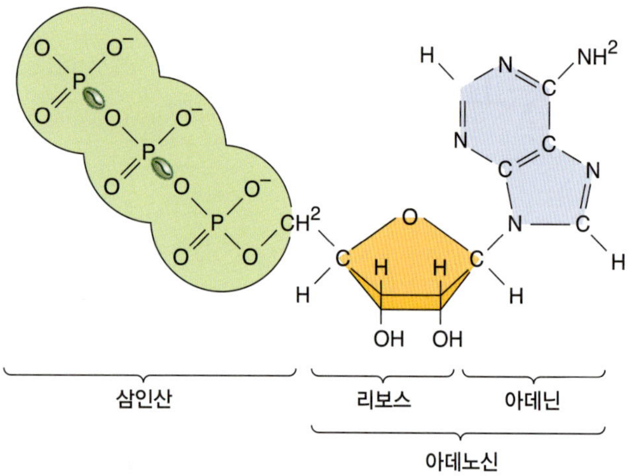

■그림 7.1 아데노신 3인산(ATP)

ATP-PC 시스템

화학 에너지를 단시간에 활용할 수 있는 방법은 세 가지가 있다. 첫 번째 방법은 뼈대근의 ATP 저장량의 사용이다. 인체 내 ATP 저장량은 언제든 80~100g으로 제한되며, 이는 단 몇 초의 운동만 유지할 수 있는 양이다. 따라서 세포들은 지속적으로 ATP 저장량을 채우기 위해 휴식시간에 신속하게 재합성된다. 두 번째 방법은 **포스포크레아틴(phosphocreatine: PC)** 시스템이다. PC(또는 크레아틴 인산[creatine phosphate])는 5~10초까지 지속되는 고강도 활동의 에너지를 공급하는 고에너지 인산이다. PC 시스템은 저강도 운동의 초기 단계에 동원된다. 뼈대근 내의 PC 농도는 ATP보다 4~5배 높고, 비록 고도의 지구성 훈련을 받은 선수가 ST섬유에서 더 높은 PC함량을 가졌다 할지라도, ST섬유보다는 FT섬유에서 더 비중이 높다. PC의 최대 전환율은 7~9mmol $kg^{-1} \cdot s^{-1}$로, 10초 안에 소진될 수 있는 양이다. PC 시스템은 스프린팅, 점핑 그리고 저항운동과 같은 폭발적인 무산소 운동의 주 에너지원이며, PC가 고갈되면서 근력도 감소한다. PC 저장의 한계로 인해 ATP-PC 시스템은 10초 이상의 운동을 지속할 수 있는 충분한 에너지를 제공하지 못한다. PC 시스템은 다음과 같은 공식을 통해 운용된다.

$$\text{ADP} + \text{포스포크레아틴} \longleftrightarrow \text{ATP} + \text{크레아틴}$$

PC는 ADP를 재인산화시킨다. 많은 양의 자유에너지는 크레아틴과 인산간의 결합이 분해될 때 방출된다. PC의 가수분해는 ADP를 ATP형태로 만든다. 이러한 반응은 CK(creatine kinase)에 의해 빠르게 촉진된다. CK는 뼈대근 안에 위치하기 때문에, 근손상이 발생하면 혈액으로 새어나올 수 있어 근손상의 간접적 지표로도 사용된다. 그리고 CK는 아형(isoform)들을 가지고 있어서 뼈대근, 심장근, 뇌 등에서의 손상을 규명할 수 있다.

세 번째 방법은 두 개의 ADP에서 ATP를 생산하는 것이다. Adenylate kinase(근육에서는 myokinase로 알려진)는 아래의 반응을 촉진시킨다.

$$2\text{ADP} \longleftrightarrow \text{ATP} + \text{AMP}$$

두 개의 ADP는 ATP와 AMP로 가수분해된다. Adenylate kinase는 근의 빠른 에너지 전환 능력을 증가시키고 해당작용의 강한 자극제인 AMP를 생산한다. 에너지 시스템은 용액 속에서 화학반응이 반응물의 첨가로 오른쪽으로 진행되거나 생성물의 첨가로 왼쪽으로 진행된다는 질량 보존의 법칙을 따른다. 여기서 효소 매개 반응에 따라 물질 생성 속도는 반응 물질의 양에 의해 큰 영향을 받는다. 예를 들어, 운동 중 많은 양의 ADP는 CK와 Adenylate kinase 반응속도를 증가시킨다. 이러한 과정은 운동이 종료되거나 다른 대사 시스템이 우세해질 만큼 저강도의 운동이 지속될 때까지 유지된다. 많은 기질을 저장하고 있으면 고강도 운동에서 더 많은 ATP 합성을 가능하게 한다. 이것은 ATP-PC 시스템에서 더 많은 에너지가 방출될 수 있게 하여 크레아틴 보충의 근거가 된다(다음의 사이드바 참고). 모든 대사 시스템은 언제나 작동된다. 하지만 운동의 강도, 시간, 산소 가용성에 따라 하나의 시스템이 주요 에너지 공급원이 될 것이다.

인원질 보충

ATP-PC 재합성은 폭발적인 운동수행에 중요하다. 고강도 운동으로 첫 30초 동안에 PC의 60~80%가 고갈되고, 첫

SIDEBAR 크레아틴 보충과 운동수행

크레아틴은 1990년대 초부터 운동선수들의 보충제로 사용되어 왔다. (a) 무산소성 에너지 대사 시스템과 (b) 이것의 삼투압 물질(osmotic agent) 같은 역할 수행능력의 두 가지 주요 역할에서 크레아틴 보충에 대한 근거를 얻을 수 있다.

보충을 통해 근 크레아틴 저장량이 증가할 때, 물이 세포 속으로 들어가도록 하는 삼투압(osmosis) 과정이 체중과 근단백질 합성 증가를 유도한다. 크레아틴은 자연적으로 음식에 함유되어 있지만, 아미노산인 알기닌, 글리신, 메티오닌으로부터 몸 안에서 합성되기도 한다. 크레아틴이 다른 조직에 흡수되기도 하지만 95%는 뼈대근으로 흡수된다. 특정 크레아틴 수송 단백질은 근세포막에 위치하여 크레아틴이 근육 내로 투입되는 것을 돕는다. 크레아틴 복용으로 근육의 총 크레아틴은 11~22%까지 증가된다. 크레아틴 증가는 주로 보충한 후 초기 며칠 안에 발생하고, 특히 함량 강화기에 사용되면 더욱 그러하다. 보다 적은 양을 추가 섭취해도 이 수준을 유지할 수 있게 해준다. 일부는 크레아틴 복용을 통해 근 크레아틴의 큰 증가를 경험하기도 하지만 일부는 그렇지 못한 경우도 있다. 크레아틴 보충제는 가장 유명한 것이 파우더 형태의 크레아틴 단일무수염(monohydrate)으로 시중에서 쉽게 구할 수 있다. 크레아틴 보충은 0.6~5.2kg까지 체중을 늘릴 수 있고 근력, 근지구력, 근파워, 수직점프 높이, 달리기 속도, 민첩성 그리고 특정-스포츠 수행능력(사이클링 파워, 수영 경기, 스케이팅 스피드 등)을 향상시킨다. 이러한 크레아틴 보충의 효과는 운동선수뿐만 아니라 임상 환자에게까지 확대되고 있다. 크레아틴은 근력을 향상시키는 스포츠 보충제 중 하나이다.

12초 동안 약 70%까지도 고갈된다. 보다 긴 지속시간의 고강도 운동(400m 달리기)은 PC가 89%까지 감소된다. 훨씬 더 훈련받은 전력질주선수는 빨리 달리지 못하는 선수에 비해 PC가 빨리 고갈될 것이다. 크레아틴 분해가 많이 일어날수록, 훈련 전의 양으로 완벽하게 회복되는 시간 또한 길어진다. PC 재합성은 보다 빠른 성분(faster component)에서 보다 느린 성분(slower component)으로 이어지는 이상성(biphasic) 반응 중 보다 느린 성분에서 일어나고, PC 재합성의 비율은 회복의 형태(능동, 수동)에 영향을 받는다. 운동강도와 양에 따라 PC 재합성의 반감기는 21~57초의 범위이다. 90초 내에 65%의 회복이 가능하지만, 6분 안에는 90% 이하의 회복이 이루어진다. PC 재합성에 영향을 주는 다른 중요한 요소들로는 근육 pH, ADP 수준, 산소 가용성 등이 있다. 근 pH가 감소할 때 PC 재합성의 반감기는 길어진다. 주로 느린 성분의 회복기 동안 H^+의 축적이 PC의 재합성을 억제하는 것으로 생각된다. 산소 가용성과 ADP 수준은 빠른 성분 동안 중요하다. PC 재합성에 사용되는 ATP는 산화적 대사로부터 생성되고, PC 재합성은 FT 섬유보다 ST섬유에서 더 빠르게 나타났다. PC 재합성의 동역학은 RT와 인터벌 훈련의 휴식시간을 결정할 때 중요하다. 충분하지 않은 회복으로 PC재합성을 제한한다면 운동수행도 함께 감소된다.

훈련 적응

무산소 훈련은 ATP-PC 시스템, Adenylate kinase 시스템에 대한 긍정적인 적응을 돕는다. 적응은 3가지 일반적인 방법으로 일어난다: (a) 휴식 시 더 많은 기질의 저장, (b) 효소활동 변화, (c) 피로 대사물질의 제한된 축적. 반복적 고강도 운동은 초과보상 효과를 통해 ATP와 PC 저장량을 증가시킬 수 있다. Macdougall 등의 초기 연구는 5개월간의 저항운동(8~10회 반복횟수로 3~5세트, 2분의 휴식) 후에 22%의 안정 시 PC 증가, 39%의 근 크레아틴 증가, 18%의 ATP 농도 증가를 보였다. 다른 연구들에서는 5주간의 저항운동 후, 안정 시 PC 농도가 증가하거나 변화가 없는 것으로 나타났다. 전력질주 달리기 훈련은 휴식 시 ATP와 PC 농도에 변화가 없거나 감소를 보였다. 훈련이 된 전력질주 달리기 선수는(비록 운동 중 PC 분해속도가 빠를지라도) 지구력이 좋은 선수와 비슷한 휴식 시 PC/ATP 비율을 나타낼 것이다. 전력질주 훈련 동안 나타났던 휴식 시 기질의 증가는 거의 변화가 없었다.

효소 변화는 훈련 중에 일어난다. 자주 연구되는 두 개의 효소는 CK와 Adenylate kinase(myokinase)이다. 초기 연구에서는 저항 훈련 중 특히 FT섬유에서 CK와 myokinase의 증가를 보였다. 하지만, 효소변화를 검사할 때 근성장 정도가 중요하다. 효소의 활동은 총 근단백질 함량에 관련하여 발현된다. 훈련으로 유도된 근비대는 효소활동에 변화를 주지 않거나 감소를 유발한다. 근비대가 일어나는 동안, CK는 myokinase의 활동에 변화를 주지 않거나 감소시킬 수 있고, 반면 증가시킬 수도 있는 것으로 나타났다. 역도선수와 올림픽 역도선수는 대조군과 비슷한 수준의 myokinase를 나타낸 반면, 보디빌더의 경우 가장 높은 myokinase의 활성도를 보였다. 2~15주간의 전력질주 달리기, 플라이오메트릭 훈련으로 myokinase의 활성도는 그대로이거나 20%까지 증가될 수 있다. 비록 우수 전력질주 선수가 PC를 빠르게 사용할 수 있더라도, 달리기 훈련은 CK 활성도를 많이 변화시키지는 않는다. 장기간(8개월)의 전력질주 달리기, 플라이오메트릭스, RT 복합 훈련을 실시한 결과 또한 CK 활동에 변화 없었다. 전력질주 달리기 훈련을 통한 대사적응은 CK 활성도에 큰 변화를 나타내지 않는 것으로 보인다.

해당과정

해당과정(glycolysis)은 세포질 내 ATP 재합성을 위한 탄수화물의 분해 작용이다. 이것은 2분까지 고강도 운동을 위한 에너지를 공급할 수 있는 또 하나의 무산소성 대사 시스템이다. 해당과정의 ATP 재합성 속도는 PC만큼 빠르지 않지만, 인체 내에는 상당한 글리코겐 공급원이 있기 때문에 더 긴 시간동안 더 많은 에너지 방출이 가능하다. 자유에너지는 아래의 반응을 통해 ATP와 NADH를 생성한다. 탄수화물의 공급원은 혈중 글루코스나 저장된 근 글리코겐이다.

해당과정은 6-탄소 글루코스($C_6H_{12}O_6$)에서 3-탄소 피루브산($C_3H_4O_3$)으로 10 단계의 분해반응이다. 아래의 반응을 거쳐 순수하게 2~3 ATP(근글리코겐으로부터 3 ATP, 혈중 포도당으로부터 2 ATP)가 얻어진다.

$$\text{glucose} + 2\text{NAD}^+ + 2\text{ADP} + 2\text{P}_i$$
$$\rightarrow 2\text{pyruvate} + 2\text{NADH} + 2\text{H}^+ + 2\text{ATP} + 2\,\text{H}_2\text{O}$$

■ **그림 7.2**는 해당과정의 반응을 나타낸다. 처음 5단계에서는 에너지를 소비(투자)하는 반면 나머지 단계에서는 ATP와 NADH가 순수하게 얻어진다. 첫 번째 단계는 G-6-P(Glucose-6-phosphate)가 형성되는 단계이다. 혈중 글루코스의 경우, hexokinase가 글루코스에 인산기를 붙여서 세포 밖으로 빠져나가지 못하게 한다. 이 과정에서 ATP를 필요로 한다. 기억할 것은 글루코스가 글루코스 수송단백질(GLUT4)에 의해 세포 안으로 처음 들어간다는 것이다. 근 글리코겐의 경우, phosphorylase 효소가 글리코겐으로부터 G-1-P 분자를 분해해 내서 이후에 G-6-P로 전환될 수 있도록 한다(**글리코겐 분해[glycogenolysis]**). 하지만 이 반응은 에너지를 소모하지 않는다. 휴식 시 phosphorylase는 비활성 상태(b 형)이지만, 운동으로 증가된 에피네프린 분비와 칼슘 농도에 반응하여 활성상태(a 형)가 된다. G-6-P는 이성화효소(isomerase)를 통해 F-6-P와 F-1, 6-B로 전환된다. PFK 효소는 F-6-P를 인산화하며 해당작용의 반응속도-제한효소로 알려져 있다. PFK의 조절은 해당작용을 통한 에너지 방출의 양에 중요한 역할을 한다. 해당과정에서 이 시점까지 2개의 ATP가 사용되지만 어떤 것도 생성되지는 않는다. 이 반응은 가역과정이기 때문에 **gluconeogenesis**(당신생, 해당과정의 역과정에서 글루코스가 재합성되는 과정)으로 글루코스가 형성될 수 있다.

이 때, 6탄소 분자(6C)는 aldolase 효소의 촉매활동에 의해 3탄소 분자인 DHAP와 G-3-P로 분열된다. DHAP는 이성화효소의 촉매활동을 통해 빠르게 G-3-P로 전환된다. 두 개의 3탄소 G-3-P 분자는 1,3-bisphosphoglycerate, 3-phosphoglycerate과 2-phosphoglycerate를 생산하는 일련의 (순 ATP가 생성될) 반응들을 거친다. 이러한 과정에 동반하여 2개의 ATP와 2개의 NADH가 형성된다. 여기까지는 해당작용을 통해 ATP를 생산한 것은 아니다(2 ATP을 사용하고 2 ATP을 형성하여, 순 ATP는 0이다).

2-PG에서 enolase 효소를 통해 형성된 PEP는 이후 pyruvate kinase의 촉매활동으로 피루브산을 만든다. 이 과정에서 2 ATP(PEP 각 분자에서 한 개씩)가 생산되어 해당과정으로 순수하게 2 ATP를 생성한다.

피루브산은 최종 생성물이지만 대사적 요구량을 충족시키기 위해 더 바뀔 수 있다. 만약 산소가 부족하게 되면 피루

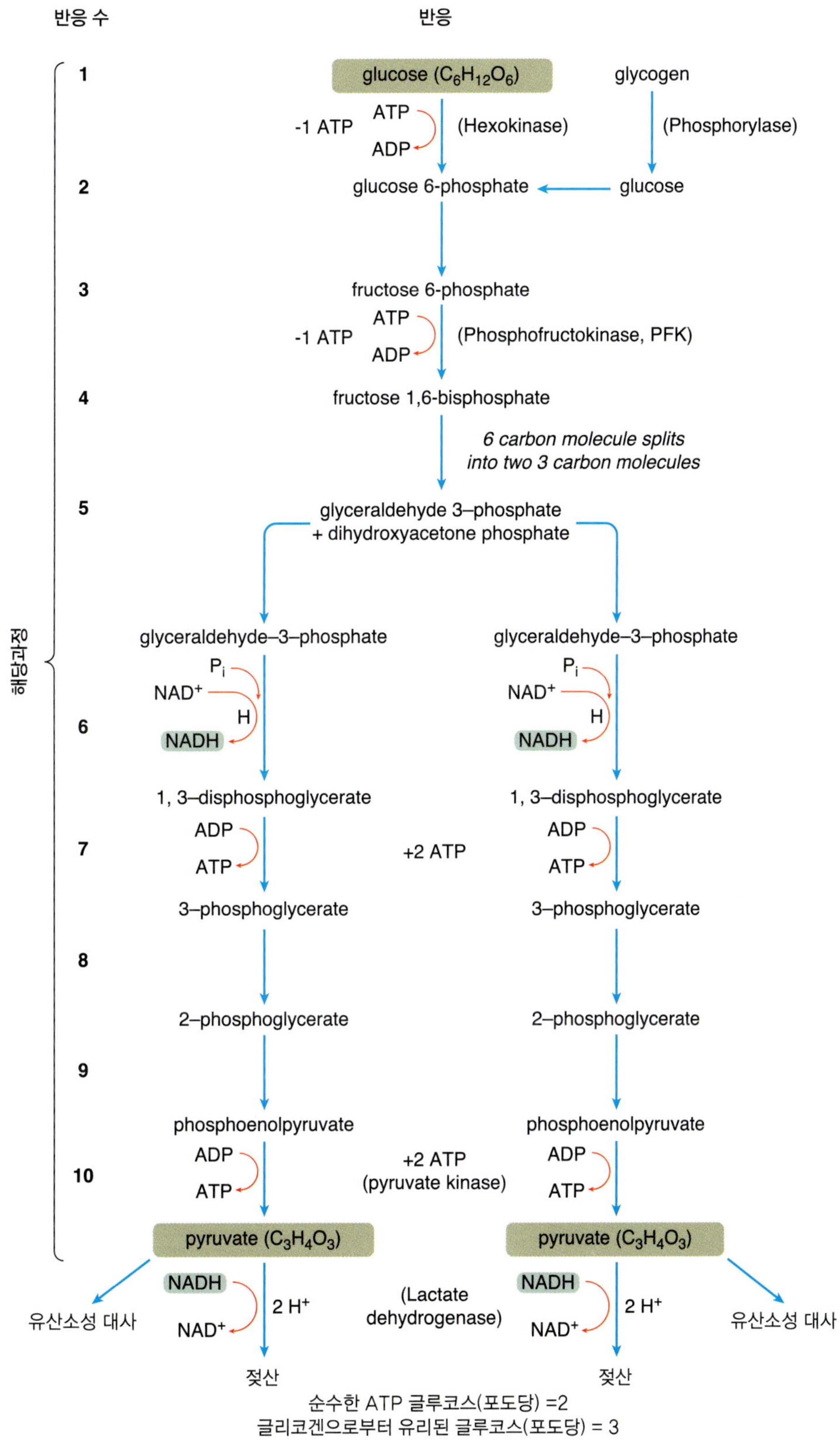

■그림 7.2 해당과정

Adapted with permission from Powers SK, Howley ET. *Exercise Physiology: Theory and Application to Fitness and Performance*. 5th ed. New York (NY): McGraw Hill; 2004.

브산은 LDH 효소의 작용을 통해 젖산으로 변환될 수 있다. 이 일련의 과정을 무산소성 또는 **빠른 해당과정(fast glycolysis)**이라 한다. 이 반응은 H^+이 누적되면서, 부분적으로, 근피로의 원인이 된다. 피루브산은 탄소 하나를 손실하면서 (aetyle coA 형성) 미토콘드리아 안으로 유입되어, 크랩스 회로(유산소성 호흡작용)로 들어간다. 이는 유산소성 또는 **느린 해당과정(slow glycolysis)**이라 한다. 해당작용은 무산소성 과정이므로, 유산소성 해당작용과 무산소성 해당작용이라는 용어는 적절하지 않다.

해당작용의 조절

해당작용은 여러 가지 방법으로 조절이 가능하다. 해당작용은 충분한 산소량에 의해 즉, 항정상태의 유산소 운동이나 휴식 중에서는 제한된다. 해당작용은 높은 ADP, P_i, 암모니아 농도, 약간의 pH와 AMP의 감소에 의해 자극된다. 격렬한 운동은 ATP 가수분해를 증가시키며, 이로 인해 ADP와 P_i의 농도가 높아진다. 암모니아는 AMP 대사의 부산물이며, 암모니아의 증가는 해당작용을 촉진시킨다. 해당작용은 pH의 감소와 ATP, PC, 구연산, 유리 지방산의 증가로 인해 촉진된다. 높은 수준의 ATP와 PC는 회복(또는 재합성) 상태를 의미하므로 추가적인 해당작용의 요구는 감소한다. 높은 농도의 ATP 수준이 생산을 억제하는 부정적 피드백을 통해 에너지 기질은 해당작용을 조절할 수 있다. 산성증(pH의 감소)은 해당작용을 억제하며 근피로의 주요 원인이다. 구연산과 자유지방산은 유산소성 대사를 나타내는 분자들이기 때문에 충분한 산소 공급/요구를 의미한다.

해당작용의 본질적 부분은 효소에 의해 조절된다. hexokinase, PFK, phosphorylase(글리코겐을 분해하는 효소), pyruvate kinase는 다른 분자들에 의해 조절된다. 효소에는 반응을 촉진시키는 촉매 단위와 조절분자(즉, 호르몬, 단백질)가 결합하는 입체성 단위(allosteric unit)의 두 가지 주요 결합 부위가 있다. 부정적 피드백은 입체성 단위를 통해 해당작용을 조절한다. 예를 들어, hexokinase는 G-6-P에 의해 억제된다. PFK는 ATP로 인해 억제되고 H^+와 AMP로 인해 활성화된다. pyruvate kinase는 ATP와 아세틸 coA에 의해 억제되며 AMP와 frutose-1, 6-bisphosphate를 통해 활성화된다. phosphorylase는 호르몬(에피네프린)에 의해 활성화되고 글리코겐 합성효소(glycogen synthase; 글리코겐을 저장하는 효소)와 같은 대항효소가 활성화될 때 억제된다. 해당작용의 정교한 부정적 피드백 조절은 인체의 에너지 요구에 근거하여 중요 해당효소들을 활성화시키거나 억제시킬 수 있다.

글리코겐 대사

근 글리코겐은 글루코스의 빠른 원료로 제공되고, 운동 전 더 많은 글리코겐의 유용성은 지구력 운동수행을 향상시킨다. 글리코겐 사용은 운동 시작 시 가장 빠르게 사용되며 운동강도의 증가에 따라 지속적으로 급격히 증가한다. 평균적으로, 인간은 500g 이하의 글리코겐(근육량의 1~2%)을 근육(신체크기에 따라 결정)에 저장할 수 있고 간에는 80~120g을 저장할 수 있다. 높은 탄수화물 섭취는 근 글리코겐의 이용을 높여주지만 높은 식이 지방 섭취는 근 글리코겐을 절약하도록 만들 수 있다. 운동 중 글리코겐은 빠른 속도로 분해된다. 간 글리코겐의 분해는 혈중 글루코스를 유지하도록 도와주고 글루코스의 근육 유입을 가능하게 한다. phosphorylase는 글리코겐을 분해하고, 이는 운동 중에 일어나며, 운동강도, 운동량, 지속시간, 휴식간격에 따라 그 정도가 달라진다. 일부 근섬유에서 글리코겐의 고갈은 다른 FT섬유 동원의 자극제가 된다. 글리코겐은 $\dot{V}O_{2max}$의 > 50~60% 운동강도에서 주요 에너지원이 되고, 글리코겐 고갈은 유산소 운동이나 충분히 지속되는 반복적, 간헐적인 고강도 무산소 운동 중에 근피로를 유발한다. 본질적인 고갈은 ST 섬유에서 일어나고 2차적인 고갈은 FT섬유에서 일어나기 때문에, 유산소 운동 중 글리코겐의 고갈 양상은 동원된 섬유 형태와 관련이 있다. 저항 운동 중 글리코겐의 고갈은 FT섬유에서 주로 우세하게 일어나며 그 속도는 운동강도에 따라 달라진다. 글리코겐 감소 양상은 훈련자와 비

훈련자 간에 비슷하게 나타나며, 저항운동은 근 글리코겐의 30~60%를 고갈시킬 수 있고 일부세포에서는 완전히 저장량을 고갈시킬 수도 있다. 적은 근 글리코겐 저장량으로 저항운 동을 실시하면 일부 근육의 성장요인의 항진을 제한할 것이다. 짧은 휴식간격으로 충분한 거리를 전력질주 달리기 훈련을 하면 빠른 속도로 글리코겐 고갈을 촉진시키지만(특히 FT섬유) 이러한 글리코겐의 고갈은 피로에 크게 기여하지는 않는다. 근과 간 글리코겐 고갈은 운동 후 회복에 매우 중요하다. 이는 호르몬 작용, 근세포 안의 글루코스 유입, 혈류와 같은 많은 요인들이 관련 있지만 가장 중요한 것은 탄수화물 섭취량이다. 글리코겐 저장을 촉진하는 효소는 글리코겐 합성효소이고, 운동 후 매우 활발해진다. 글리코겐 고갈은 빠른 감소(rapid early phase) 후에 느린 감소(slower phase)가 이어지는 이상성(biphasic)을 가진다. 전부는 아니지만 대부분 근 글리코겐은 충분한 탄수화물 섭취로 24시간 안에 재보충될 수 있고, 근손상으로 글리코겐 보충이 느려질 수는 있다. 지속적인 훈련은 글리코겐 초과보상 효과를 통해 정상 수준 이상으로 근 글리코겐을 회복시킬 수 있다.

SIDEBAR 탄수화물 섭취, 근 글리코겐 그리고 운동수행

탄수화물(단당류, 이당류, 올리고당/다당류)은 탄소, 수소, 산소 원자로 이루어진 거대분자이다. 탄수화물은 에너지 방출, 세포 형성과 집적, 지방대사의 조절, 아미노산 대사, 단백질 합성; 면역기능 강화; 유전물질의 구성성분 제공 등의 많은 기능을 가진다. 운동선수들은 하루 열량 섭취량 중 55~65%의 탄수화물 섭취하고, 주로 〈 10% 이하의 단순 탄수화물이 함유된 복합 탄수화물의 섭취가 권장된다. ACSM에서는 선수의 최적 운동수행과 회복을 위해 운동 사이에 일일 체중당 6~10g의 탄수화물 섭취를 추천한다. 관련 연구들에서 탄수화물 축적, 즉 고탄수화물 식이(하루에 500~650g의 CHOs; 체중 kg당 8~10.5g의 CHO을 최소 3일 이상 섭취)는 섭취 후 ~3일 동안 일반적인 식사를 한 남녀들에 비해 근과 간의 글리코겐이 1.8배 증가하는 것으로 나타났다. 하지만 운동수행은 운동량과 강도에 따라 증가할 수도 증가하지 않을 수도 있다. 즉, 운동수행은 장기간의 운동으로 증가할 수 있다. 지속적 운동 중 탄수화물 섭취는 혈당 수준 유지와 근과 간 글리코겐 절약, 글리코겐 합성의 촉진을(휴식 또는 저강도 운동수행 동안) 돕는다. ACSM은 운동 강도, 신체 크기, 섭취 탄수화물의 종류, 개인의 컨디셔닝에 따라 장시간 운동 중 30~60g의 탄수화물 섭취를 권장한다. 최적의 글리코겐 보상을 위해 장시간 운동 후 30분 이내에 가능한 한 빨리, 1.0~1.5g까지의 탄수화물 /체중(kg)(일부 아미노산 포함)을 꼭 섭취해야 한다. 4~6시간 동안 매 2시간마다 반복 섭취해야 한다. 보다 느린 고갈을 위해, 24시간 동안 체중(kg)당 8~10g의 탄수화물을 섭취해야 한다.

훈련적응

훈련 중 기질 저장과 효소 활동의 변화가 일어난다. 해당과정에 의존하는 훈련은 글리코겐 저장량을 늘리는데 유효한 자극이 된다. 유산소 운동(AT)은 FT와 ST섬유에서의 근 글리코겐 저장량을 늘린다. 항정상태의 AT와 고강도 인터벌 훈련은 휴식 시 근 글리코겐을 증가시킬 수 있다. 최근 연구 결과 6주간의 인터벌 AT(10×4분 시간으로 90%의 $\dot{V}O_{2max}$에서 운동하고 2분의 휴식간격을 갖는)으로 근 글리코겐 함량이 59%까지 증가할 수 있는 것으로 나타났다. AT는 저-중강도 운동수행 중 지방사용으로 제공되는 에너지 비율의 증가를 통해 글리코겐 절약효과를 일으킨다. 전력질주 달리기 훈련은 글리코겐 함량을 변화시키지 않거나 증가시킬 수 있다. 그 양은 전력질주 달리기 훈련이 얼마나 해당과정 대사 시스템에 영향을 미치는지에 달려있다. 저-중간 휴식간격으로 장시간 훈련한 전력질주선수는 긴 휴식간격으로 짧은 시간 훈련한 전력질주선수보다 해당작용에 대한 의존도가 높아지고 글리코겐 저장량 자극에 더 유효한 자극을 줄 수 있다. RT는 안정 시 글리코겐 함량을 112%까지 증가시킬 수 있다. 보디빌더들은 비훈련자들보다 더 많은 양의 글리코겐을 갖는다. 가벼운 부하와 혈류가 제한된 RT는 혈관폐색(occlusion)을 일으키지 않는 RT보다 근 글리코겐을 더 많이 증가시킬 수 있다.

훈련 중 해당효소 활성도는 감소하거나 변화가 없거나 증가할 수 있다. 전력질주 훈련은 PFK 활성의 변화 없음 혹은 증가(16~49%), LDH의 증가(9~20%), phosphorylase 활성 증가(9~41%)를 일으킬 수 있다. 특히 AT가 기질 사용에 변화를 일으키는 때 즉, 탄수화물에 비해 지방이 더 많이 사용될 때부터 AT는 휴식 시 무산소성 효소활동을 증가시키지 않는다. 운동($\dot{V}O_{2max}$의 80%) 중 AT은 phosphorylase의 활성도를 낮추고 글리코겐 분해를 감소시켜서 글리코겐 절약 효과(glycogen-sparing effect)를 나타낸다. 훈련된 사람이 글리코겐 합성효소의 활성도가 높다. RT는 훈련 프로그램과 근비대의 정도에 따라 효소 활성도를 변화시킬 것이다. ATP-PC시스템을 자극하는 RT 프로그램(높은 부하, 적은 반복, 긴 휴식간격)은 상당한 근비대와 함께 당분해효소 활성도의 감소를 나타낼 것이며 RT 후 phosphorylase 활성도는 증가하고, PFK 활성도는 증가 혹은 변화가 없을 것이고, LDH 활성도는 약간 증가하거나 혹은 변화가 없을 수 있다. Hexokinase는 RT 후 증가할 것이다.

젖산

젖산은 운동수행에 부정적인 영향력을 갖는다. 피루브산으로부터 젖산이 생성되면 H^+(수소이온)이 늘어나고, 이는 근육의 피로를 유발한다. H^+ 축적은 pH를 감소시키고 빠른 피로가 시작되게 한다. H^+ 축적은 해당작용 효소들의 억제, 칼슘 재흡수 완화, 십자형교의 주기 특성 방해 등을 통해 말초 피로를 일으킨다. 수 년 동안, 빠른 해당작용을 통한 젖산생성은 H^+의 주요 반응경로로 여겨져 왔다. 그런데, H^+ 축적은 모든 대사 시스템에서 유래하고, 젖산의 생성은 아마도 제한적인 역할을 하는 것 같다. 비록 젖산 분자가 신체 근육의 십자형교 생성을 억제할 수는 있지만, 그 밖의 연구에서는 부정적인 효과를 보이지 않고 있다.

대사성 산증과 완충능력

혈액과 근육의 pH는 무산소 운동 중과 직후에 감소한다. 근육의 pH는 탈진적 운동으로 7.1에서 6.4로 감소할 수 있다. pH는 지구성- 훈련이 된 선수들에서 적게 감소한다. 감소된 혈액 pH는 세포 내 H^+ 관류를 감소시키고 근육의 산-염기 평형을 흩트린다. 산증은 에너지 대사와 근력 생성에 역효과를 내서 피로의 시작을 빠르게 한다. 대사성 산증은 나트륨과 칼륨의 이동에 부정적 영향, 칼슘 동역학의 감소, 십자형교 형성의 감소, 해당작용 효소의 억제 등을 통해 피로를 유발할 수 있다. PFK는 pH6.9에서 억제될 수 있고 글리코겐 분해는 pH6.4에서 완전히 중단될 수 있다. pH의 유지는 세포의 양성자(H^+) 배출 능력과/또는 수산이온(OH^-)과 중탄산이온(HCO_3^-)의 축적에 달려있다. 산은 양성자 제공자이고 염기는 양성자 수용자이다. 완충능력은 pH 변화에 대한 저항능력이다. 다음과 같은 몇몇 세포 내와 세포 외 인자들이 뼈대근의 완충능력을 향상시킨다.

- 인산염(대부분 세포 내; 화학적 완충제): 단일수소인산염(HPO_4), CP(특히 FT섬유에서 ~33%의 세포 내 완충작용), 그리고 P_i.
- 단백질과 펩티드(세포 내와 세포 외; 화학적 완충제): 운동 중 ~50%의 세포 내 완충작용. 아미노산 보충은 훈련 중 보다 나은 완충능력 초래한다. 아미노산 섭취는 훈련 중에 보다 나은 완충능력을 갖게 한다. 단백질-결합 히스티딘 잔기들(histidyl residues), 히스티딘-함유 이차펩티드, 그리고 자유 히스티딘은 단백질 완충제와 관련 있다. 카노신(carnosine)은 총 세포 내 완충능력의 40%까지 담당한다. 지구성 운동선수나 비훈련자에 비해 달리기선수와 조정선수에게서 카노신 증가가 나타난다. 카노신(b-alanyl-1-histidine)과 β-알라닌이 보조제로 사용된다. (카노신의 속도-결정 전구체인) β-알라닌 섭취는 근육의 카노신을 35% 이상 증가시킨다. 4주 동안의 β-알라닌 섭취(4.5~4.8 g day-1)는 등속성 근력, 저항 훈련부피, 근지구력을 증가시키고, 피로를 감소시킬 수 있다. 하지만, 10주간 6.4 g day^{-1}의 보조섭취는 근육 카노신을 12%까지 증가시키지만 운동수행력을 증가시키지는 못했다. 마지막으로, 헤모글로빈과 같은 일부 혈액 단백질이 완충제로 작용한다.
- 중탄산염(세포 내와 세포 외: 화학적 완충제): 중탄산음이온(HCO_3^-)은 H^+를 받아들여 탄산(carbonic acid)을 형성하고 이는 탄산무수화효소(carbonic anhy-

속설과 오해

젖산은 신체에 아무런 이득이 없다.

젖산은 유용하다. 일단 생산되면 젖산은 뼈대근에 정체되어 남아있지 않는다. 다량이 주변 근섬유(특히 ST섬유)로 이동하여 LDH 양방향 효소의 촉매 작용으로 피루브산으로 전환되거나 혈행(circulation)으로 들어간다. 젖산 제거는 세포에 있어 해당작용을 통한 자유에너지를 유지시키는데 필수적이다. 하지만, 운동은 대량의 젖산을 생성하여 근섬유의 빠른 산화능력을 일시적으로 초과하기 때문에 대부분은 혈행으로 들어 갈 수 있다. 운동 후 1시간 이내에 수치가 일반적으로 회복되기 때문에 혈액속의 젖산의 운명은 짧다고 할 수 있다. 젖산은 다른 뼈대근 섬유(주로 ST 섬유)와 심장근 섬유에 흡수되어 에너지 기질로 사용될 수 있다. 혈중 젖산은 간(혹은 콩팥)으로 이동하여 당신생을 통해 포도당을 생성하는데 사용되어 혈당 농도를 회복하나 간글리코겐을 보충할 수 있다. 이 과정이 코리사이클로 알려져 있다. 젖산은 유용한 에너지 기질이지 노폐물이 아니다.

젖산이 뼈대근과 심장근에서 흡수되고 방출되는 것은 특수 막간 수송체 즉 monocarboxylate transprter(MCT)에 의해 이루어진다. 8개의 아형이 밝혀졌는데, MCT1과 MCT4가 뼈대근에서 나타나고 MCT1이 심장근에서 발견된다. MCT는 운동 중에 젖산과 H^+을 수송을 조절하고 pH 균형을 돕는다. 젖산 수송능력은 FT 섬유보다 ST 섬유에서 보다 높고 ST 섬유의 비율은 MCT1 밀도와 관련 있다. 혈액으로부터의 젖산흡수는 MCT1 함량과 관련 있고, 훈련은 뼈대근의 MCT1과 MCT4 발현을 향상시킨다. 훈련적응은 MCT그룹의 단백질 수송으로 조절되는 젖산 제거와 흡수를 촉진시킨다. 흥미롭게도, 테스토스테론 도입은 젖산 수송능력 증가가 동반되어 MCT1과 MCT4 함량을 증가시킬 수 있다.

무산소 운동은 훈련자와 비훈련자 모두에서 혈중 젖산 농도를 증가시킨다(■그림 7.3). 휴식 시 혈중젖산수치는 1~2 $mmolL^{-1}$ 범위이다. 적혈구는 오로지 포도당만을 대사에 사용하기 때문에 낮은 농도의 젖산은 휴식 시 혈중 젖산 수치는 낮다. 운동강도의 증가(그리고 FT 섬유의 동원 증가)에 따라, 혈중 젖산 수치가 증가한다. 이에 해당하는 운동강도가 **젖산역치(lactate threshold)**이다. 젖산역치는 일반적으로 비훈련자는 $\dot{V}O_{2max}$의 ~50~60%에서, 훈련된 선수는 $\dot{V}O_{2max}$의 70~80%에서 시작된다. 이는 무산소성과 유산소성 에너지 시스템이 상호작용한다는 생각을 반영한다. 높은 젖산역치를 갖는 운동선수들은 지구성 운동경기를 훌륭히 수행할 수 있다.

훈련으로 인해 혈중 젖산 곡선은 젖산역치점이나 그 이후에서 오른쪽으로 이동함으로써 보다 높은 운동강도에서는 특수한 혈중젖산 수준을 생성할 필요가 있음을 의미한다. RT(3~5세트의 15~20 반복횟수에 짧은 휴식간격)와 서킷 훈련(최대반복횟수 8~20RM에 30초 휴식간격)은 젖산역치를 증가시킨다. ■그림 7.3에 나타낸 2차 지점이 젖산축적시점(OBLA)으로서 혈중 젖산 수치가 4mmolL−1을 넘어 지수적으로 증가하는 지점/강도를 의미한다. 혈중젖산은 젖산의 생성뿐만 아니라 소비되는 속도도 반영한다. 지구성 운동선수는 보다 높은 속도의 젖산 소비율을 갖는다.

젖산 생성량은 운동강도와 지속시간에 의존하는데 지구성 훈련된 선수는 전력질주 달리기- 훈련 선수에 비해 수치가 낮다. 선수의 혈중 젖산 수치는 고강도 운동 직후 최대 32mm까지 도달할 수 있는 것으로 생각된다. RT 동안 보디빌딩 운동은 근력/근파워 훈련보다 더 해당과정 시스템을 자극한다. 혈중 젖산은 저항운동 중에 고강도, 큰 근육량의 운동, 높은 운동량, 낮은 리프팅(lifting) 속도, 짧은 휴식간격, 그리고 ECC부하 증가 등에 의해 보다 높은 수치로 증가한다. 운동

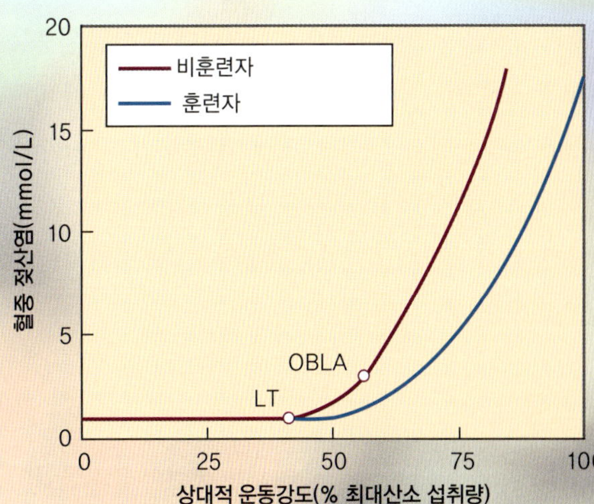

■그림 7.3 젖산역치

계속

강도/운동량의 상호작용이 보다 크게 작용하는 것이 높은 운동량, 저강도보다 저-중강도(1RM의 60%에서 15 반복횟수의 다중 세트), 고강도 운동(1RM의 90%에서 4 반복횟수의 다중세트)에서 결정적으로 나타난다. RT운동 후 감소된 젖산 반응이 절대적 운동부하에서 일어나지만, 상대적 운동부하에서는 나타나지 않는다. 역도선수들은 (보디빌더들에서는 아니지만) 사이클 운동 중에 절대적 운동부하에서 비훈련자들보다 훨씬 높은 혈중 젖산의 증가를 보인다. 보디빌더들은 짧은 휴식간격으로 운동할 때 자신의 1RM의 높은 백분율에서 다중세트로 훈련할 수 있는 능력을 갖고 있다. 해당작용 시스템을 목표로 하는 훈련은 젖산 동역학을 유리하게 만든다.

drase)에 의해 물과 이산화탄소로 전환된다. Sahlin은 중탄산염이 운동 중에 총 완충능력의 15~18%까지 기여한다고 언급했다. 비록 중산탄염의 역할이 세포 외액을 완충하는 것이지만, 근육 밖으로 H^+ 유출을 촉진함으로써 세포 내 완충제로서도 간접적으로 작용한다. 중탄산염 보충은 운동 중 파워증강제가 될 수 있다.

- 호흡 및 콩팥 완충제: 이 두 가지는 생리학적 완충제이다. 이산화탄소가 증가하면 산성증을 유발하기 때문에, 이산화탄소를 보다 빠르게 배출하기 위해 호흡속도는 증가(hyperventilation)한다. 콩팥은 세뇨관으로부터 H^+을 체외로 배출함으로써 산을 중성화시킬 수 있다.

증가된 근육의 완충능력은 산성증의 저항성을 보다 강화시켜줄 수 있다. 무산소 훈련 후에 보다 높은 젖산농도는 운동수행력 향상을 동반하는 것으로 나타난다. 향상된 완충능력은 고강도 운동을 지속시킨다. 훈련자는 비훈련자에 비해 보다 높은 완충능력을 갖는다. 근육의 완충능력은 7~8주간의 전력질주 훈련 후에 16~44%까지 증가할 수 있다. RT는 H^+축적을 감소시킬 수 있지만 완충능력을 증가시키지는 않는 것으로 보인다.

유산소성대사

유산소성, 즉 산화적 에너지 체계는 적절한 산소공급이 가능할 때 높게 관여한다. 어떤 면에서는 유산소성이란 용어가 잘못 이해되고 있는데, 그 이유는 ATP 생성에 대한 간접적으로 도움이 되는 산소의 역할이 마지막까지도 제한이 되기 때문이다. 유산소성으로 얻어진 에너지의 대부분은 (매우 낮은 칼로리를 섭취하거나 상당한 지구성 운동을 수행한 사람을 제외하고는) 일반적인 조건에서 단백질로부터는 거의 얻어지지 않고 탄수화물과 지방의 산화로부터 생성된다. 산화반응은 전자를 제공하는 반면 환원반응은 전자를 받아들인다. 수소원자는 음식 원료에 저장된 위치에너지를 보유하고, 이 전자들은 수송되어 ATP를 합성하는데 사용되기 때문에 수소 제거는 매우 중요하다. 유산소성 대사는 세포의 미토콘드리아(세포의 발전소) 안에서 일어난다. 미토콘드리아는 많은 양의 ATP를 생성하는 환원반응을 통해 수소의 전자를 산화시켜서 산소에 전달해주는 수송단백질을 함유하고 있다. 유산소성 시스템은 안정 시와 저강도에서 중강도의 항정상태 운동에서 일차적인 ATP 원료를 제공한다. 70%의 ATP가 휴식 시 지방에서 얻어지는 반면 30%는 탄수화물에서 기인한다. 운동강도가 증가함에 따라 탄수화물로 부터 얻은 ATP의 비율이 증가한다. 즉, 고강도 운동은 주로 탄수화물 대사에 의존한다.

탄수화물 대사는 해당작용으로 시작된다. 피루부산은 (a) 젖산으로 변환되거나, 혹은 (b) 아세틸CoA와 CO_2로 변환되는 두 갈래로 나뉘는 것을 기억하라. 아세틸CoA는 산화될 수도 있고 지방과 단백질을 원료로 하여 생성될 수도 있어서, 이들 대사연료의 원료와 공통적으로 연결된다. 유산소성 체계(■ **그림 7.4**)는 (노벨상 수상 과학자인 한스 크렙스의 이름으로부터 유래된) **크렙스 회로(Krebs cycle)**

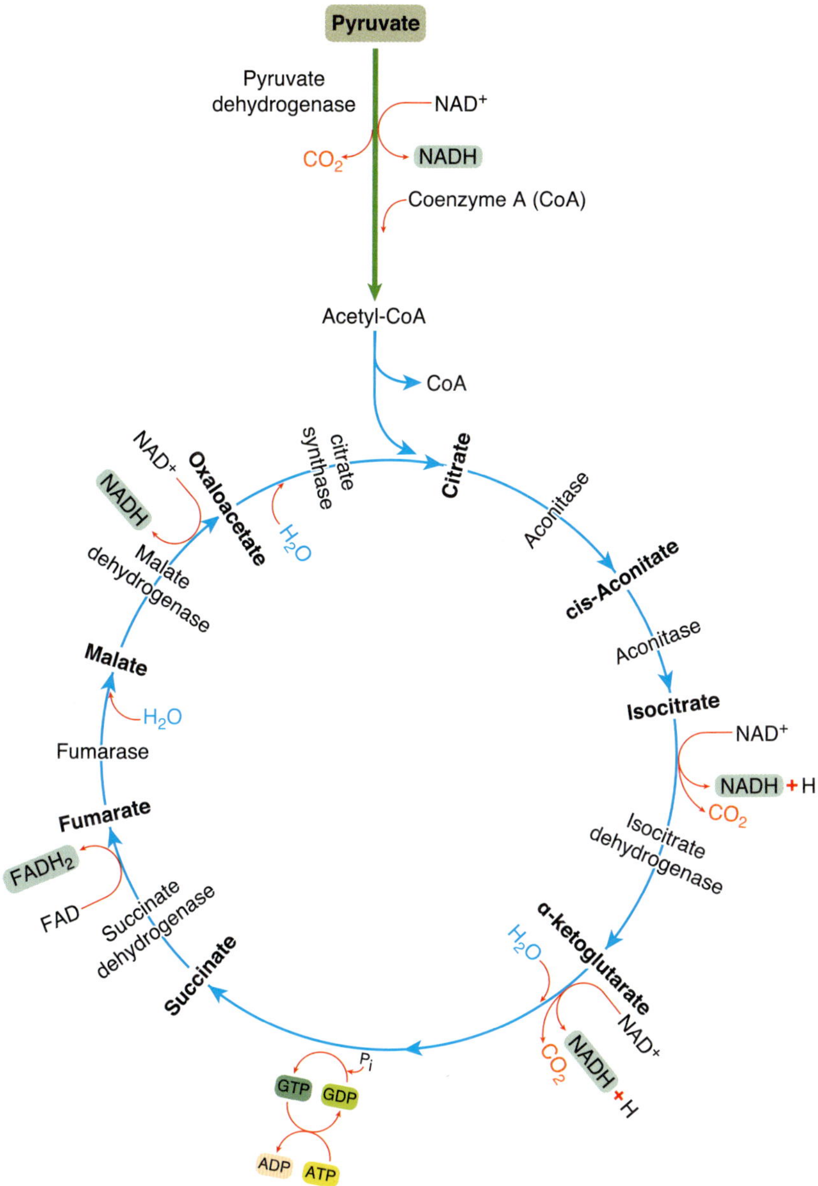

■그림 7.4 크렙스 회로

Modified from Kraemer WJ, Fleck SJ, Deschenes MR. *Exercise Physiology: Integrating Theory and Application.* Baltimore (MD): Lippincott Williams & Wilkins; 2012.

에서 시작되어, 아세틸CoA의 산화와 함께 2ATP를 간접적으로 생산하는(산소를 필요로 하지 않는) 반응들을 포함한다. 최종 목적은 아세틸기를 산화시키고 전자를 수송체인 NAD^+와 FAD에 부착하는 것이다. 아세틸CoA는 2개의 탄소를 옥살산(oxaloacetate)에 전달하여 구연산 합성효소(citrate synthase)의 도움을 받아 6-탄소의 구연산(citrate)을 생성한다. 옥살산은 이후 (aconitase를 통해) 이소구연산(isocitrate), (isocitrate 탈수소효소를 통해) α-ketoglutarate, succinyl CoA (a-ketoglutarate 탈수소효소를 통해), (succinyl-CoA-synthetase를 통해) succinate으로 전환된다. Succinate는 SDH(succinate 탈수소효소)를 통해 fumarate로 전환된다. fumarate는 (fumarase를 통해) malate로 전환되어 (malate 탈수소효소[MDH]를 통해) oxaloacetate가 된다. 크렙스 회로는 다음의 반응과 같다:

$$\text{Acetyl CoA} + 3\,NAD^+ + FAD + GDP + P_i + 2\,H_2O \rightarrow 2\,CO_2 + GTP + 3\,NADH + 3\,H^+ + FADH_2 + CoA$$

2 분자의 피루브산이 해당작용으로 생성되었으므로 2 분자의 아세틸CoA가 크렙스 회로에 들어가는 것을 명심하라. ■ 그림 7.4에서 생성되는 중간산물들이 두 배가 되는 것이다. NAD와 FAD를 통해 H^+를 제거하고 이동시키면 미토콘드리아의 또 다른 부분에서 많은 양의 에너지를 유리시켜 생산한다. 지방산은 **베타산화(beta oxidation)**라고 알려진 과정을 통해 아세틸CoA로 전환된다. 아미노산은 다양한 경로를 통해 아세틸CoA로 전환되어 크렙스 회로로 들어갈 수 있다. 곁사슬-아미노산(BCAA)이 그 주요 원료가 된다. 크렙스 회로의 일부 효소들은 ADP 농도에 의해 자극되지만 ATP와 GTP의 농도 수준이 증가하면 억제된다.

종합적으로, NADH 6분자와 $FADH_2$ 2 분자가 크렙스 회로에서 생산된다. 대부분의 에너지는 전자전달계(■ 그림 7.5)에서 유리되고, 미토콘드리아의 내막을 가로질러 전자 제공자와 수여자 간의 반응이 서로 결합되어 있다. NADH와 $FADH_2$에서 산소로 전자가 전달되면서 (ADP로부터) ATP 합성이 이루어진다. 산소를 환원시켜서 물과 ADP를 인산화시키기 위한 농도차 기울기(proton-motive gradient)를 형성(**화학삼투압가설[chemiosmotic hypothesis]**)하는 시토크롬(cytochromes) 사슬 복합체를 따라 수소원자가 통과한다. 짝풀림 단백질(uncoupling protein 1-5)은 열생성과 에너지소비를 보조한다.

탄수화물의 에너지 생성

일반적으로 NADH 한 분자당 3 ATP와 FADH2 한 분자당 2 ATP가 생산된다. 포도당 산화를 통해 해당작용에서 (혈당으로부터) 2 ATP 혹은 (글리코겐으로부터) 3 ATP가 생성되고, 크렙스 회로에서 2 ATP가 생성되고, 해당작용과 피루브산이 아세틸CoA로 전환되는 과정에서 생산된 4 NADH로부터 12 ATP가 생성되고, 전자전달사슬에서 22 ATP가 생성되어 총 38 또는 39 ATP가 생겨난다.

지방의 에너지 생성

지방은 고농도의 에너지원을 제공한다. 지방대사는 휴식 시와 저-중강도 운동 중에 우세하게 일어난다. 지방, 즉 지질은 호르몬-민감 지방분해효소에 의해 **지방분해(lipolysis)** 과정 중에 지방산과 글리세롤로 분해된다. 근육에 저장된 지방산은 혈액 속으로 들어가거나 베타산화를 통해 산화될 수 있다. 베타산화는 긴사슬 지방산으로부터 2-탄소 아실 조각(2-carbone acyl fragment)으로 분리되는 과정을 포함한다. 양성자가 수용되고, 물이 첨가되고, ATP가 반응을 인산화시키고, 아실 조각은 CoA와 함께 아세틸CoA를 생산한다. 아세틸CoA는 크렙스 회로 안으로 들어가고, 방출된 수소는 전자전달계로 들어간다. 만약 18-탄소 지방산이 들어가면, 하나의 지방산당 147 ATP가 생성된다. 중성지방에는 3개의 지방산이 있기 때문에 441 ATP(147 × 3)가 생성될 수 있다. 글리세롤은 3-phosphoglyceraldehyde로 전환될 수 있고 9개의 ATP를 생성하는 해당과정으로 유입될 수 있다. 18-탄소 중성지방은 총 460 ATP를 생성할 수 있다. 지방분해와 산화는 산소소비량에 매우 의존한다. 만약 산소가 수소에 결합되지 않으면 베타산화는 진행되지 않게 된다. 높은 유산소 능력을 갖는 개인은 빠른 속도로 지방을 산화시킬 수 있다.

유산소 훈련의 적응

유산소 훈련은 최대 유산소 능력($\dot{V}O_{2max}$)을 증가시키는 적응 환경을 유도한다. 유산소 훈련은 각 근섬유를 둘러싼 모세혈관 수와 **모세혈관 밀도(capilary density**; 근횡단면적당 모세혈관 수)를 15%까지 증가시킨다. 보다 높은 모세혈관 용량은 운동 중에 보다 많은 영양소와 산소 교환을 가능하게 하고, 지방대사에 보다 많이 의존하게 만든다. 유산소 훈련은 근육에서 훈련양에 비례하여 **미토콘드리아의 수와 미토콘드리아 밀도(mitochondrial density)**를 증가시킨다. 지구성 훈련을 한 남자 선수는 비훈련자보다 ~103% 높은 미토콘드리아 수와 3배 큰 미토콘드리아 부피

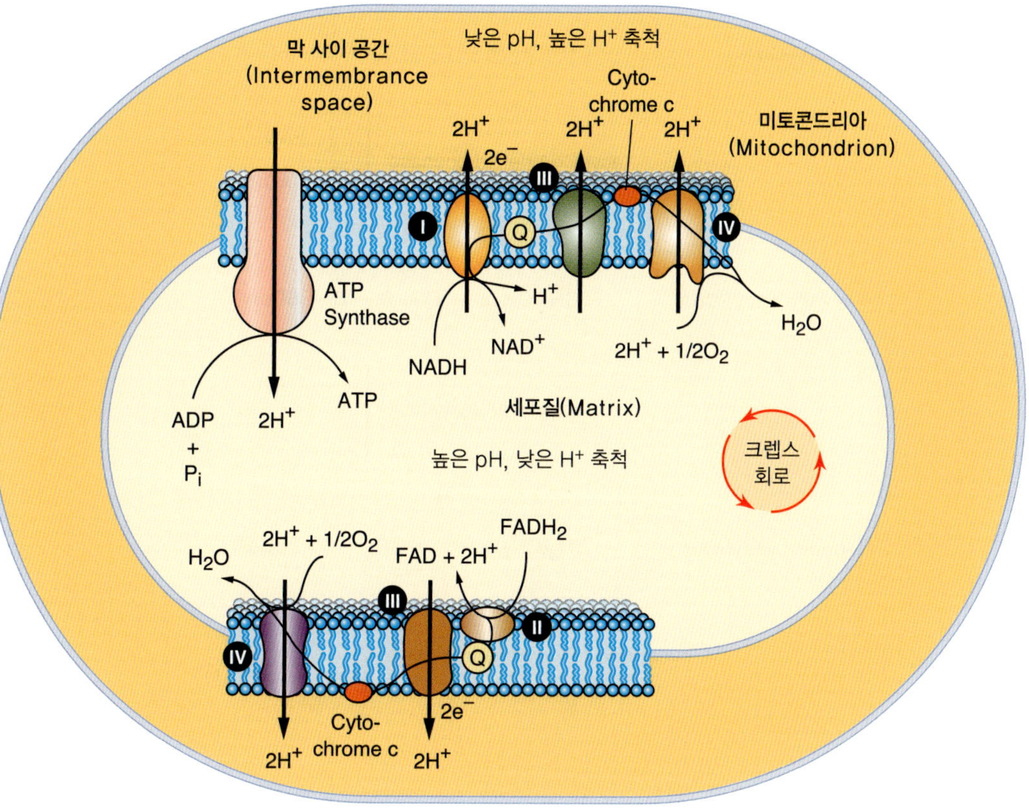

■그림 7.5 전자전달사슬

From Porth CM. *Pathophysiology Concepts of Altered Health States.* 7th ed. Philadelphia (PA): Lippincott Williams & Wilkins; 2005.

를 가질 수 있다. 미오글로빈(근육 내에서 산소와 결합하여 미토콘드리아로 전달하는 단백질)은 ST 섬유에서 가장 높으며 근육의 지구성을 증가시키는 데 중요하다. 유산소 훈련은 미오글로빈의 함량을 80%까지 높인다. 유산소 훈련 동안 크렙스 회로, 베타산화, 전자전달계의 효소들은 활성도가 증가한다. 유산소 훈련은 SDH, 구연산 합성효소, 시토크롬 C 산화효소, 피루브산 탈수소효소 등의 활성도를 증가시킨다. 효소 활성도의 증가는 훈련 수준에 비례해서 일어난다. 기질의 대사적 변화도 일어난다. 유산소 훈련은 휴식 시 근육의 글리코겐 저장량을 증가시키고 운동 시 글리코겐-절약 효과가 있다. 결과적으로, 지구성 운동선수들은 자유지방산을 운동 중 에너지원으로 보다 잘 활용할 수 있다. 지구성 운동선수들은 휴식 시에 근육 내 중성지방의 저장이 훨씬 높고, 운동 중 지방대사도 증가하며, 베타산화의 효소 활성도도 보다 높기 때문에 안정 시와 운동 시 지방대사가 보다 효율적이다.

무산소 훈련의 적응

무산소(저항성, 전력질주, 플라이오메트릭, 민첩성) 훈련은 ATP-PC와 해당과정 체계가 충족시키는 에너지 요구량에 비해 유산소성 에너지 체계를 거의 자극하지 않는다. 근섬유당 모세혈관 수는 저항 훈련 후에 증가한다. 보디빌더들과 역도선수들은 비훈련자보다 높은 모세혈관 수를 갖는다. 하지만, 모세혈관 밀도는 무산소 훈련에 영향을 받지 않고 근비대가 일어나면 감소하여, 동원된 근섬유에 산소를 공급하는 능력이 떨어지는 결과를 초래한다. 보디빌더들은 역도선수보다 높은 모세혈관 밀도를 갖지만 그 수치는 비훈련자와 비슷하다. 여성에게서는 미토콘드리아 크기가 증가

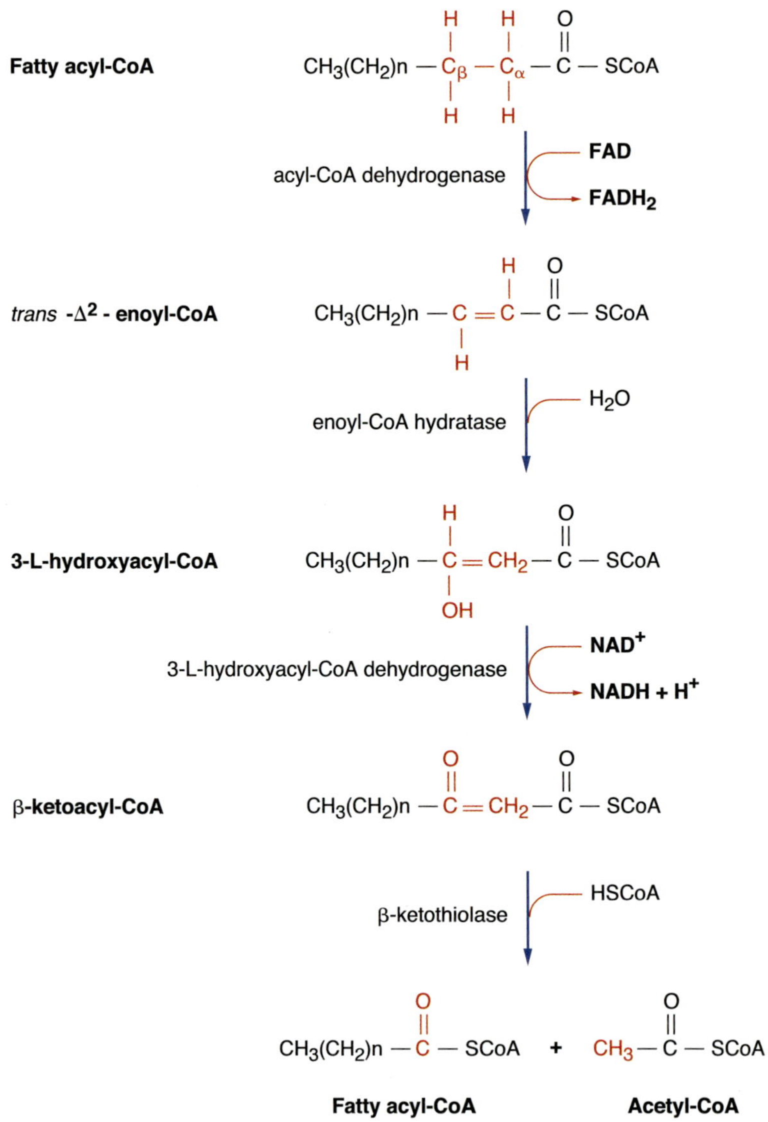

■그림 7.6 지방의 베타산화와 에너지 생성

rom McArdle WD, Katch FI, Katch VL. *Exercise Physiology: Nutrition, Energy, and Human Performance.* 7th ed. Baltimore (PA): Lippincott Williams & Wilkins; 2010.

할 수 있지만, 미토콘드리아 밀도는 저항 훈련으로 26%까지 감소하는 반응이 나타난다. 미오글로빈은 근비대가 일어나는 동안 산소 수송을 유지시키는데 아마도 도움이 되기 위해 8주 동안의 저항 훈련에도 변화가 없을 것이다. 대부분의 연구에서 저항 운동 중에 크렙스 회로와 전자전달계 효소의 활성도(구연산 합성효소, MDH, SDH)에서 변화가 없거나 감소가 나타났다. 하지만, 일부 연구에서는 저항 운동 후에 구연산 합성효소, MDH, 시토크롬 산화효소, β-HAD(베타산화 효소)의 증가가 나타났다. 보디빌더들은 구연산 합성효소와 β-HAD의 활성도가 역도선수들보다 높다. 전력질주 훈련은 구연산 합성효소의 활성도를 높이기도 하고, 낮추기도 하고, 변화가 없을 수도 있으며 SDH 활성도는 변화가 없거나 증가될 수 있다. 대부분의 연구에서 유산소성 효소의 활성도 증가를 위해 장거리 전력질주를 이용한 반면, 단거리 전력질주의 반복 훈련은 이용하지 않았다.

사례 연구 7.1

니콜은 유산소성 선수라서 주로 전통적인 지속적 유산소 운동으로 훈련한다. 그녀는 인터벌 훈련을 훈련 프로그램에 도입하여 개인의 경주시간을 향상시키고 부분적으로 인터벌 훈련을 그들의 성공의 원인으로 여기고 있는 동료선수들로부터 많은 것을 배워오고 있었다. 니콜은 10km, 달리기에 대한 사전준비로서 인터벌 훈련을 포함시키려고 마음먹고 있다. 그녀가 우수한 근력 및 컨디셔닝 코치인 당신에게 다가와서, 어떻게 인터벌 훈련을 사전 훈련 프로그램에 융합할지에 대해 조언을 얻고자 한다.

생각해볼 문제: 당신은 달리기 프로그램을 향상시키기 위해 어떤 운동–휴식 비율을 니콜에게 처방하겠는가? 이후에 어떤 형태의 점진 전략을 니콜에게 제안하겠는가?

에너지 체계의 기여와 운동선수

모든 에너지 체계는 활동 종류에 상관없이 항상 관여한다(■ 표 7.1). 각각의 체계들은 운동 요구량을 충족시키기 위해 함께 작용한다. 하지만, 운동강도, 운동량/지속시간, 그리고 회복간격에 따라 하나의 체계가 우세하게 작용한다. 30-초 사이클 전력질주 동안에 에너지는 28~40%가 유산소성 대사로부터, ~45%가 해당작용으로부터, ~18%가 ATP-PC 체계로부터 유리된다. 12-초 사이클 전력질주 동안에는 47%가 해당작용, 22%가 ATP-PC 체계, 31%의 에너지가 유산소성 대사로부터 유리된다. ■ 표 7.2는 다양한 종류의 스포츠에 대한 대사 요구를 나타낸다. 사용될 운동강도, 운동량/지속시간, 휴식간격을 조정함으로써 각각의 체계를 목표하는 훈련 프로그램이 설계될 수 있다. ATP-PC 체계로부터 에너지를 공급받는 스포츠의 선수는 고강도, 단시간의 폭발적 운동으로 이 체계에 맞게 목표를 삼아야 한다. 대사적 특수성은 선수의 비-시즌, 시즌 전, 그리고 시즌-중 훈련에 결정적으로 중요하다. **인터벌 훈련(interval training)**은 처방된 휴식간격을 이용하여 선수가 보다 높은 강도로 일정 시간을 훈련하도록 만드는데 이용된다. 선수는 운동강도의 제약이 있고 피로에 의존도가 높은 지속적 훈련과 달리 높은 강도에서 보다 오랜 시간 동안 운동할 수 있다. 운동:휴식의 비율로 운동 프로그램이 처방된다. 1:10 비율은 선수가 운동시간보다 휴식을 10배 길게 한다는 의미이다. 폭발적인 기간을 ~8초 정도 지속하려면 선수는 ~80초 정도 휴식이 필요하다. 운동-휴식 비율은 특정 에너지 체계를 목표로 하는데, 1:12~1:20 비율은 ATP-PC를 목표하고, 1:3~1:5 비율은 빠른 해당작용을 목표하고, 1:3~1:4 비율은 빠른 해당작용과 유산소성 산화를 목표로 하고, 1:1~1:3 비율은 유산소성 산화를 목표로 한다.

대사적 요구와 운동

운동대사는 몇 가지 방식으로 측정할 수 있지만 가장 일반적인 방법은 간접열량측정이다. 간접열량측정은 개방회로 폐활량계를 이용하여 산소소비량을 측정한다. 호기가스의 산소와 이산화탄소의 비율의 변화는 정상 흡기된 주변 환경의 공기 즉, 20.93%의 산소와 0.03%의 이산화탄소, 그리고 79.04%의 질소와 비교한다. 유속측정기(flow

■ 표 7.1 에너지 체계의 이용

운동 지속시간	운동강도	주요 에너지 체계
0~6초	매우 강렬함	인원질
6~30초	강렬함	인원질과 빠른 해당작용
30초~2분	강함	빠른 해당작용
2~3분	중강도	빠른 해당작용과 유산소성 체계
〉3분	저강도	유산소성 체계

■ 표 7.2 스포츠의 대사 요구

스포츠	인원질 체계	무산소성 해당작용	유산소성 대사
야구	높음	낮음	–
농구	높음	중간~높음	–
권투	높음	높음	중간
다이빙	높음	낮음	–
펜싱	높음	중간	–
필드육상	높음	–	–
필드하키	높음	중간	–
미식축구	높음	중간	낮음
체조	높음	중간	–
골프	높음	–	–
아이스하키	높음	중간	중간
라크로스	높음	중간	중간
마라톤	낮음	낮음	높음
복합 무술	높음	높음	중간
파워리프팅	높음	낮음	낮음
스키:			
크로스컨츄리	낮음	낮음	높음
활강	높음	높음	중간
축구	높음	중간	중간
근력 경쟁	높음	중간~높음	낮음
수영:			
단거리	높음	중간	–
장거리	–	중간	높음
테니스	높음	중간	–
육상(트랙선수)			
단거리	높음	중간	–
장거리	–	중간	높음
초-지구성 스포츠	낮음	낮음	높음
배구	높음	중간	–
레슬링	높음	높음	중간
역도	높음	낮음	낮음

주의: 모든 형태의 스포츠 활동은 어느 정도씩 모든 형태의 대사를 포함한다.

meter), 호기가스 분석시스템, 이산화탄소 및 산소분석기, 계산을 위한 컴퓨터 인터페이스로 구성된 대사 카트(metabolic cart) 장비를 이용하여 매 호흡마다 측정이 가능하다.

측정 변수 중 하나는 산소소비량이다. 산소소비량 자료는 **에너지소비량(energy expenditure)**을 추산할 수 있게 한다. 에너지소비량은 휴식 시와 운동 중에 측정될 수 있다. 휴식 시 에너지소비량은 휴식 시 기초대사량을 추산하는데 필요하다. **호흡지수(respiratory quotient: RQ)**는 단위 산소당 생산되는 이산화탄소로 측정된다. 즉, RQ = 생산된 CO_2 ÷ 소비된 O_2. 이는 대사연료의 사용을 나타낸다. 예, CHO(RQ가 1.00 정도 혹은 이상), 지방(RQ = ~0.70), 단백질이나 혼합영양(RQ = ~0.82~0.86). RQ와 유사하게, 호흡교환율(RER)이 측정될 수 있다. RQ는 가스교환이 단지 영양소의 분해에 의해서만 일어나는 것으로 가정하는 반면, RER은 탈진적 운동시 무산소성 대사의 역할을 보다 정확하게 반영한다. 계산은 RQ 방식과 동일하다.

기초대사량

기초대사량(basal metabolic rate: BMR)은 신체기능이 유지되는데 필요로 하는 최소의 에너지 수준을 의미한다. BMR의 조절, 그리고 필수적인 대사는 인체의 지방감소와 체중조절에 결정적이다. BMR은 개인의 하루 총 에너지소비량을 의미한다. 나이가 들면서(특히 좌업생활양식에 의해), BMR은 십년에 약 2~3%씩 감소한다. 총에너지소비량 즉, BMR은 안정 시 대사량(RMR; ~60~75%), 신체활동의 열적 효과(15~30%), 그리고 음식 소비의 열적 효과(~10%)로 구성된다. RMR은 신체가 안정 시에 정상적인 신체기능을 수행하는데 요구되는 에너지이고, 비록 덜 엄격한 조건에서, 예를 들어 12시간 이상의 단식이나 8시간 이상의 수면을 요구하지 않는 조건에서 측정된다고 하더라도 BMR과 어느 정도 유사하다. 이러한 BMR 구성요소를 조작하면 에너지소비량이 증가할 수 있기 때문에 하루에 소모되는 칼로리가 보다 클 수 있다. BMR은 다음과 같은 요인들에 의해 영향을 받는다.

- **신체질량** – 신체 크기가 클수록, BMR은 높다. 제지방질량(LBM)은 BMR에 강력한 영향력이 있는 성분이다. 이는 RT가 BMR을 증가시키고 체지방을 감소시키는 데 중요한 이유가 된다. RT는 24주 후에 RMR을 9%까지 증가시키고, 여성보다 남성에게서 보다 많은 반응을 보인다. 0.45kg의 LBM이 증가하면 RMR을 7~10kcal day^{-1}까지 증가시킨다. RT는 LBM을 유지시킬 수도 혹은 그렇지 않을 수도 있으며, 엄격한 다이어트 중에는 RMR을 증가시킨다. 반면 엄격한 식이만하면 LBM와 RMR을 오히려 감소시킬 수도 있다. 성차에 따른 신체 크기의 차이 때문에, RMR은 남성이 여성보다 ~5%~10% 높다. 지방조직은 대사 활성도가 근 질량에 비해 낮아서, 높은 체지방은 BMR에 부정적인 영향을 준다.
- **규칙적 운동** – 규칙적인 운동은 운동강도, 운동량/지속시간, 그리고 체지방량의 정도에 의존하여 BMR을 강화시킨다. AT와 RT는 RMR을 8~10%까지 증가시킬 수 있다. 선수는 비훈련자보다 LBM이 높기 때문에 큰 BMR을 갖는다. 유산소성과 무산소성으로 구성된 종합적이고 점진적인 운동 프로그램은 BMR을 증가시키는 데 결정적이다.
- **식이-유도 열생산** – 식이섭취 반응으로 소화, 흡수, 그리고 영양소의 동화와 교감신경계의 활성화 등에 따른 BMR의 증가와 관련 있다. 식이-유도 열생산은 음식 섭취 후 ~1시간 이내에 최대 수준에 도달한다. 고단백 함량의 식이일수록 BMR이 더 높게 증가하고 RT 운동 중에 근육의 동화작용이 보다 높게 일어날 수 있다(탄수화물과 지방 섭취량에 비해). 고단백 식이는 포만감(배부른 느낌)과 에너지소비를 증가시킨다. 동물성과 유청 단백질은 다른 단백질(콩 단백질)보다 큰 열생산 효과를 갖고, 아마도 공복조절 호르몬의 변화 때문에 보다 포만감을 증가시키는 것으로 생각된다. 고-단백 식이는 짝풀림 단백질(uncoupling protein: UCP)의 상승-조절반응으로 열생산을 증가시키는 것으로 생각된다. 운동 중 BMR 증가는 운동이 식사 후 수행되면 보다 높게 나타나고, 이는 운동이 식이-유도 혈생산을 증가시키는 것을 증명한다. 식사 후 1시간의 저-중강도 운동은 체중감량을 시도하고자 하는 사람들에게 효과적일 수 있다.
- **환경** – 따뜻한 환경은 보다 높은 BMR을 유발할 수 있다. 따뜻한 조건에서의 운동은 산소소비량을 ~5%까지 증가시

킬 수 있다. 보다 큰 심부온도와 열에 대한 땀에 대한 생리학적 요구는 BMR에 대한 자극을 일으킨다. 낮은 온도도 BMR에 대한 자극을 일으킨다. 몸 떨림은 체열을 생성하고, BMR은 추운 환경에 대한 적응력을 증가시킬 수 있다.

- 기타 요인들 – 저칼로리 식이는 반대 효과를 갖는다. 칼로리 섭취 감소는 BMR을 감소시키고 체중 증가를 유도한다. 그리고 스트레스, 호르몬 반응, 카테콜아민, 갑상선 호르몬은 BMR을 증가시킨다. 대사에 대한 호르몬 조절은 강력하고 유전, 영양학적 섭취, 스트레스 수준, 신체활동 등에 따라 다양하다.

안정 시 에너지소비량의 추산

에너지소비량의 직접 측정이 비실용적이기 때문에 안정 시 에너지소비량의 추산은 체중 감소/증가 프로그램이 중요하다. 여러 (> 100) 인구-특성화 공식이 성별에 따른 체질량이나 LBM, 키, 나이와 같은 예측 변수들로부터 안정 시 에너지소비량을 추산하기 위해 개발되고 있다. 처음 개발된 공식이면서 현재까지 가장 일반적으로 사용되는 것은 Harris-Benedict 공식이다. 그 밖에 Cunningham, Mifflin과 St. John의 공식 등이 사용되고 있다(■ 표 7.3). RMR 추산에 적합한 것으로 나타난 Cunningham 공식을 제외하고 그들은 RMR이 과소평가되는 경우를 많이 보이는 선수들에 대해 교차-검증을 했다.

SIDEBAR 선수들의 기초대사량 추정

BMR의 추정은 RMR, 식이-유도 열생산, 그리고 신체활동 에너지소비량(PAEE) 등의 추산을 포함한다. 다음의 예는 매우 활동적이고 체중이 109kg이며 11%의 체지방을 갖는 22세의 선수에 대해 Cunningham 공식을 이용했다.

1. 첫 단계는 240파운드를 kg으로 환산한다.
   (1lb = 2.2kg). 240/2.2 = **109.1kg**)
2. LBM이 계산되어야 한다. 총 체질량(109.1kg)은 체지방률의 소수점(0.11)을 곱해서 체지방량을 계산한다.
   체지방량 = 109.1kg × 0.11 = **12kg**.
   LBM = 총 체질량 – 체지방량 = 109.1kg – 12.0kg = **97.1kg**.
   다른 방법은 총 체지방량(109.1kg) × 0.89(1 – 0.11(체지방율)) = **97.1kg**.
3. 공식 (25): RMR = 500 + 22 × LBM(kg):
   RMR = 500 + 22 × 97.1(kg) = **2,636kcal**.
4. 식이 유도 열생산을 계산한다. 이는 ~10% 이내의 BMR에 해당한다.
   TEF = 2,363kcal × 0.10 = **264kcal**.
   주의: 만약 고단백 식이(〉 1.5kg–1 body mass^{-1})를 섭취하는 사람의 경우는 보다 높은 백분율(15%까지)이 사용될 수 있다.
5. PAEE를 결정한다. 이는 추산을 하거나 다음의 변환 시스템을 이용할 수 있다.
   1.2~1.3: 침대 생활자
   1.4~1.5: 일상활동이 없는 좌업 직업군
   1.5~1.6: 일상활동이 있는 좌업 직업군
   1.6~1.7: 지속적으로 서있는 직업군
   1.9~2.1: 지속적인 작업이나 신체적으로 활동적인 경우
   만약 우리의 예에서 1.9가 사용되면:
   PAEE + RMR = 2,636kcal × 1.9 = **5,008kcal**
6. 5,008kcal + 264kcal(TEF) = **5,272kcal**가 하루에 체중을 유지하는데 필요하다.

■ **표 7.3 안정시대사량(RMR) 예측 공식**

공식	참고문헌
RMR = 66.47 + 6.23 × 체중(lb) + 12.67 × 신장(in) – 6.76 + 나이(y) (남성)	Harris and Benedict (45)
RMR = 655.1 + 4.34 × 체중(lb) + 4.69 × 신장(in) – 4.68 + 나이(y) (여성)	
RMR = 10 × 체질량(kg) + 6.25 × 신장(cm) – 5 × 나이(y) + 5 (남성)	Mifflin–St Jeor (79)
RMR = 10 × 체질량(kg) + 6.25 × 신장(cm) – 5 × 나이(y) – 161 (여성)	
RMR = 500 + 22 × 제질량(kg)	Cunningham (25)

운동 중 에너지소비량의 추산

안정 시, 평균적으로 개인이 필요한 에너지소비량은 0.20~0.35L O_2 min^{-1} 즉, 1.0~1.8kcal min^{-1}이다. 일반적으로 사용되는 단위는 MET(대사 당량): 1MET(안정 시 산소소비량) = 남성의 경우 ~250mL min^{-1}이고 여성의 경우 ~200mL min^{-1}이다. 1MET = 상대적 산소섭취량($\dot{V}O_2$) 3.5mL $kg^{-1} \cdot min^{-1}$이다. 남성은 50mL $kg^{-1} \cdot min^{-1}$의 $\dot{V}O_{2max}$를 갖는 남성이 70%(35mL $kg^{-1} \cdot min^{-1}$)로 운동하면 이는 10MET에 해당한다. 운동은 운동강도, 운동량, 운동참여 근육량, 그리고 휴식간격(연속성)에 따라 에너지 소비량을 증가시킨다. 스포츠와 운동의 에너지 비용은 산소 소비량을 통해 결정된다(■ 표 7.4). 이 값은 70kg의 남성과 55kg의 여성에 근거한다. 보다 큰 사람들이 보다 높은 수치를 생성하고, 보다 작은 사람이 보다 낮은 수치를 생성한다. 가벼운 운동은 남성은 < 5kcal min-1(4METs)이고 여성은 < 3.5kcal min^{-1}(< 2.7METs)으로 여겨지고, 중강도 운동은 남성은 5.0~7.4kcal min^{-1}(4~6METs)이고 여성은 3.5~5.4kcal min^{-1}(2.8~4.3METs)으로 여겨지고, 고강도 운동은 남성은 > 7.5kcal min^{-1}(> 6~7METs)이고 여성은 > 5.5kcal min^{-1}(4.5~5.5METs)으로 여겨진다. 대부분의 스포츠는 고강도 운동의 대사적 분류기준을 넘어서는 반면 일반적인 체력활동은 저, 중, 혹은 고강도의 운동강도의 범위를 갖는다. ACSM은 걷기, 달리기, 계단 오르기, 자전거 타기에 대한 에너지소비량의 추산과 변환인자들에 대한 몇몇 대사 공식을 제공한다(■ 표 7.5). 운동 중 상대적 $\dot{V}O_2$가 먼저 계산되고, 절대적 $\dot{V}O_2$로 계산되고, 5를 곱해서 kcal min^{-1}로 변환된다. 에너지소비량은 운동 중지 후보다 높게 나타난다. 만약 운동하지 않았다면 소비될 칼로리보다 높은 칼로리가 운동 후에 소비된다. 하루 에너지 소비량을 추산하는 데는 운동 후 효과를 감안하는 것이 적당하지 않다.

산소소비량과 급성 훈련변수

산소소비량은 운동강도와 비례하여 운동 중에 증가한다

■ 표 7.4 운동 중 에너지소비량

종목	남성 (Kcal min^{-1})	여성 (Kcal min^{-1})
야구/소프트볼	6.1	4.8
농구	8.6	6.8
권투(시합)	14.7	11.6
샌드백 치기	7.4	5.8
자전거		
7.0mph	5.0	3.9
10.0mph	7.5	5.9
미식축구	11.0	8.7
골프	5.5	4.3
핸드볼	11.0	8.6
높이뛰기/멀리뛰기	7.4	5.8
유도/주짓수	12.3	9.6
라켓볼	12.3	9.6
줄넘기	9.8~14.7	7.7~11.2
럭비	12.3	9.6
달리기		
7.5mph	14.0	11.0
10.0mph	18.2	14.3
투포환/원반던지기	4.9	3.9
축구	12.2	9.6
서있기	1.8	1.4
수영(자유형, 3.0mph)	20.0	15.7
테니스	7.1	5.5
걷기		
3.5mph	5.0	3.9
5.0mph	9.8	7.7
역도	8.2	6.4
레슬링	13.1	10.3

Reprinted with permission from Wilmore JH, Costill DL. *Physiology of Sport and Exercise.* 2nd ed. Champaign (IL): Human Kinetics; 1999; and Ainsworth BE, Haskell WL, Whitt MC, et al. Compendium of physical activities: an update of activity codes and MET intensities. Med Sci Sports Exerc. 2000;32(suppl):S498–S516.

(■ 그림 7.7). 운동이 항정상태에 접근함에 따라(1~4분 이내) 지속적으로 증가하는 빠른 성분(faster component)이 $\dot{V}O_2$로 명명되는 부분이 있다. 유산소성으로 훈련된 선

■ 표 7.5 ACSM의 대사 공식

종목	공식
걷기	$\dot{V}O_2$ = 3.5 + 0.1(걷기속도) + 1.8(속도)(경사도)
달리기	$\dot{V}O_2$ = 3.5 + 0.2(달리기속도) + 0.9(속도)(경사도)
계단오르기	$\dot{V}O_2$ = 3.5 + 0.2(계단오르기 속도) + 2.4(계단오르기 속도)(계단 높이)
사이클 에르고미터	$\dot{V}O_2$ = 7 + 1.8(일률)/체중
암 에르고미터	$\dot{V}O_2$ = 3.5 + 3(일률)/체중
대사당량 환산계수	
$\frac{(\dot{V}O_2 \text{ in L} \cdot \text{min}^{-1}) \times 1000}{\text{체중}} = \dot{V}O_2 \text{ in mL} \cdot \text{min}^{-1} \cdot \text{kg}$	$\frac{(\dot{V}O_2 \text{ in mL} \cdot \text{Min}^{-1} \cdot \text{kg}^{-1})(\text{체중})}{\text{체중}} = \dot{V}O_2 \text{ in L} \cdot \text{min}$
$\dot{V}O_2 \text{ in METs} \times 3.5 = \dot{V}O_2 \text{ in mL} \cdot \text{min}^{-1} \cdot \text{kg}$	$\frac{(\dot{V}O_2 \text{ in mL} \cdot \text{min}^{-1} \cdot \text{kg}^{-1})}{3.5} = \dot{V}O_2 \text{ in METs}$
$\dot{V}O_2 \text{ in mL} \cdot \text{min} \times 5 = \text{에너지소비량, kcal} \cdot \text{min}^{-1}$	$\frac{(\text{에너지소비량,kcal} \cdot \text{min}^{-1})}{5} = \dot{V}O_2 \text{ in L} \cdot \text{min}^{-1}$
$(\text{속도, mph}) \times 26.8 = \text{속도, m} \cdot \text{min}^{-1}$	$\frac{(\text{속도, m} \cdot \text{min}^{-1})}{26.8} = \text{속도, mph}$
$\frac{\text{속도, kph}}{0.06} = \text{속도, m} \cdot \text{min}^{-1}$	$(\text{속도, m} \cdot \text{min}^{-1}) \times 0.06 = \text{속도, kph}$
$\frac{\text{일률, kg m} \cdot \text{min}^{-1}}{6} = \text{power in W}$	$(\text{파워, W}) \times 6 = \text{일률, kg} \cdot \text{m} \cdot \text{min}^{-1}$
(Note: kg m min^{-1} 는 기술적인 파워의 단위는 아니며, 또한 중력가속도로 환산하려면 6.12로 보정이 필요하다. 하지만, ACSM은 약 6을 운동처방에 사용한다.)	
$(\text{체중, lb}) \times 2.2 = \text{mass in kg}$	$\frac{\text{체중, kg}}{2.2} = \text{체중, lb}$
(Note: 파운드[lb] 질량의 단위가 아니지만 지구의 중력에 대한 질량의 문제에서는 보정요소 2.2로 환산한다. 보다 정확히는 보정요소 2.2046가 사용된다.)	
$(\text{신장, inches}) \times 0.0254 = \text{height in m}$	$\frac{\text{신장, m}}{2.2} = \text{신장, inches}$

Units: $\dot{V}O_2$ (mL · min^{-1} · kg^{-1}); 속도(m · min^{-1}); 일률(kg · m · min^{-1}); 체질량(kg); 계단오르기 속도(분당 계단수); 계단높이(m)

Reprinted with permission from Swain DP, Leutholtz BC. Exercise Prescription: A Case Study Approach to the ACSM Guidelines. 2nd ed. Champaign (IL): Human Kinetics; 2007. pp. 49–69.

수는 비훈련자에 비해 보다 짧은 시간에 항정상태에 도달할 수 있다. 운동개시 시점에서 호흡계와 심혈관계는 필요한 산소요구량을 만족시킬 만큼 충분한 공급을 하지 못한다. 호흡계와 심혈관계가 만회하는 데는 수 분이 소요되며, 에너지 공급 초기에는 무산소성 시스템이 우세함을 가리킨다. 산소 공급과 수요간의 차이가 **산소부채(oxygen deficit)**이고 ■ 그림 7.7에 음영으로 나타냈다. 산소부채는 유산소 운동(■ 그림 7.7A)보다 무산소 운동(■ 그림 7.7B) 중에 보다 크고, 유산소 훈련 선수가 비훈련자와 근력/근파워 운동 선수보다 작다. 항정상태는 산소 공급이 요구량을 만족시키는 지점인 $\dot{V}O_2$ 고원상태(plateau)에서 일어나고 유산소성 대사가 우세하다. 항정상태는 운동강도에 따른 다양한

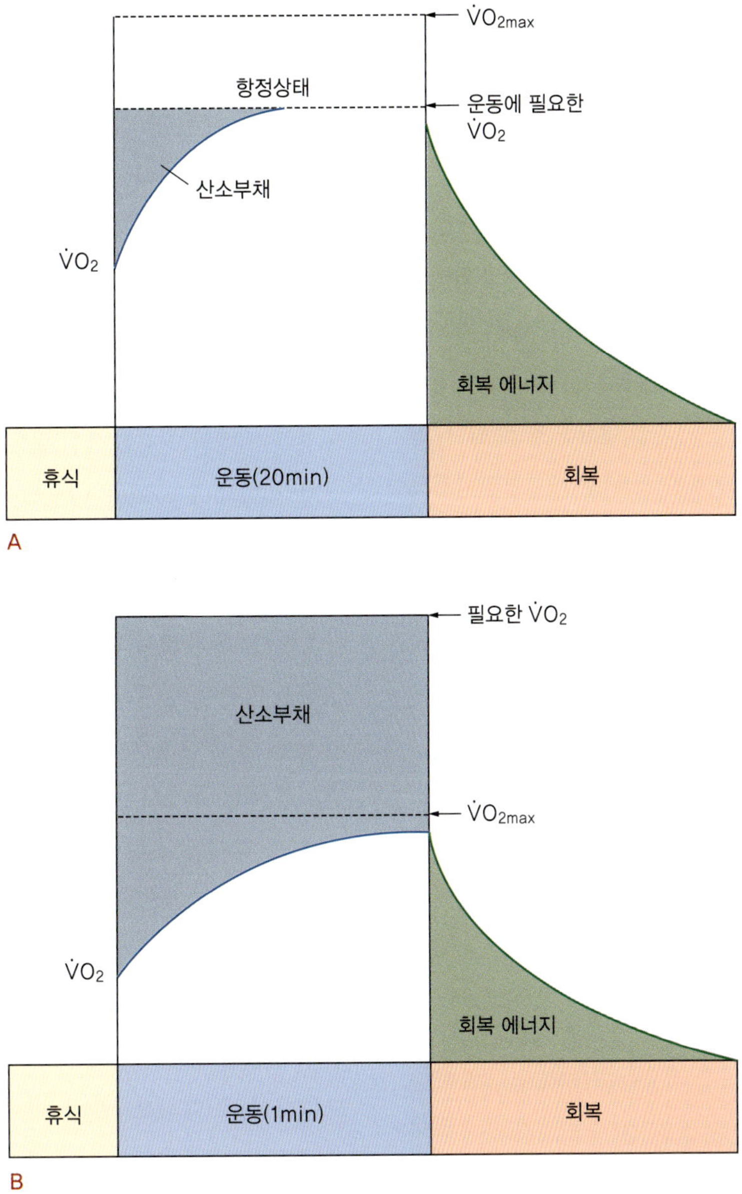

■**그림 7.7** A, B: 운동 중 산소소비량과 초과산소소비량(EPOC)

Reprinted with permission from National Strength and Conditioning Association. *Essentials of Strength Training and Conditioning*. Champaign (IL): Human Kinetics; 1994. p. 77.

수준의 $\dot{V}O_2$에서 일어난다. 고강도(젖산역치 이상)에서 $\dot{V}O_2$는 점차 증가하여 느린 성분의 $\dot{V}O_2$라 명명되는 추가적인 에너지 비용을 만족시킬 수 있게 되고 이는 심부온도, 폐환기량, 그리고 FT 근섬유의 동원 등의 증가 결과이다.

산소소비량은 운동 후 휴식기에도 증가된 상태가 유지된다. 그 정도는 운동강도와 지속시간에 의존하여 나타나고, 운동 시작점에서 빚진 산소 부채에 비례한다. 가벼운 단기간 운동은 $\dot{V}O_2$를 거의 조금 증가시킨다. 하지만, 충분한 시간 동안의 강한 유산소성과 무산소 운동은 운동 후 $\dot{V}O_2$를 많이 증가시킨다. 운동 후 기저 수준을 넘어서는 추가적인 산소소비를 **운동 후 초과산소소비량(excess postexercise oxygen consumption: EPOC)** (혹은 앞서 산소부채로 알려지기도 한)이라고 한다. EPOC 구간은 빠른 성분과 이어 느린 성분으로 구성된다. 빠른 성분은 $\dot{V}O_2$를 처음 수 분 안에 회복시킨다. 느린 성분은 1시간 동안 지속될 수 있지만 운동강도와 지속시간에 따라 $\dot{V}O_2$ 항상성을 회복하는데 24시간이 걸리기도 한다. 몇 가지 요인들이 EPOC에 기여한다. 심혈관 및 호흡계는 증가된 상태로 유지하게 되어 ATP와 PC 재합성, 젖산 산화 그리고 젖산으로부터 글리코겐 재합성, 미오글로빈으로의 산소 재저장 그리고 혈액과 다른 조직의 산소 함량 증가 등에 필요한 보다 높은 $\dot{V}O_2$를 제공한다. 조직 회복, 단백질 합성 증가, 그리고 무기질의 재분배 등에는 에너지와 높은 $\dot{V}O_2$를 필요로 하게 된다. 열생산은 교감신경계와 여러 호르몬(카테콜아민, 갑상샘호르몬, 코티솔, 성장호르몬 아형집단), 그리고 체온의 급상승의 지속적인 효과들로 인해 증가된다. EPOC 구간은 보다 높은 에너지소비를 유발하고 체지방 감소와 체중감량에 중요하다.

저항 운동과 산소소비

저항 운동은 운동 중과 운동 후 $\dot{V}O_2$를 증가시킨다. 몇 가지 요인들은 반응에 영향을 미친다. 관련 연구들에 따르면 다음과 같다.

- $\dot{V}O_2$는 소근육군 운동에 비해 대근육군 운동 동안에 보다 높게 증가한다. 하지 운동은 대사반응을 $\dot{V}O_{2max}$의 60%까지 강화시킬 수 있어 전통적인 RT 프로그램(중강도에서 고강도, 최소 1~2분의 휴식간격)이 건강한 사람의 $\dot{V}O_{2max}$를 증가시키는 제한적 효과가 있음을 보여준다.
- $\dot{V}O_2$는 부하를 들어 올리는 속도에 따라 다양하다. 한 연구에서는 운동(반복수를 일정하게 맞춘)들이 낮은~중간 속도로 수행했을 때가 높은 속도로 수행했을 때보다 높은 $\dot{V}O_2$를 생성하는 것으로 나타났다. 다른 연구에서는 2차 스쿼트(1RM의 60%) 운동에 비해 폭발적 스쿼트 운동을 수행했을 때보다 높은 에너지소비량(7.3 대 6.4kcal min^{-1})을 보였다.
- $\dot{V}O_2$는 운동이 고강도(1RM의 80~90%) > 중강도(1RM의 60~70%) > 저강도(1RM의 20~50%)로 수행될 때 보다 높게 나타난다.
- $\dot{V}O_2$는 운동이 낮은 반복수에 비해 높은 반복수에서 수행될 때, 혹은 단일세트에 비해 여러 세트로 수행될 때보다 높게 나타난다.
- $\dot{V}O_2$는 운동 간격이 길게 수행될 때보다 짧게 수행될 때 보다 높게 나타난다. 긴 휴식간격으로 연속성이 떨어지면 대사반응이 제한되고 건강한 사람들의 $\dot{V}O_{2max}$ 증가에 제한을 줄 수 있다.
- 운동에 대한 $\dot{V}O_2$와 에너지소비량은 운동순서에 영향을 받지 않는다. 하지만, $\dot{V}O_2$는 마지막 수행할 때보다 처음 수행할 때 더 낮을 수 있다.

이들 프로그램의 변수들의 절정은 급성적 대사반응에 영향을 미친다. 중강도에서 고강도, 중간에서 높은 반복수, 큰 근육량 참여 운동, 짧은 휴식간격으로 구성된 운동은 $\dot{V}O_2$를 매우 증가시킨다. 서킷 웨이트 훈련(운동기구들 간에 최소 휴식을 취하면서 연속적으로 운동수행)은 급성 $\dot{V}O_2$와 $\dot{V}O_{2max}$를 증가시킨다. 높은 반복수, 낮은 무게부하, 그리고 짧은 휴식간격으로 구성된 지구성 훈련 프로그램에서도 비슷한 효과가 나타난다. 근력과 근파워 운동은 긴 휴식간격과 낮은 반복수로 인해 약간의 $\dot{V}O_2$ 증가를 유도한다. 높은 대사요구량은 체지방 감소와 근 지구력 향상에 중요하다.

저항 운동은 남성과 여성 모두에게서 본질적인 EPOC를 유발하고 그 정도는 유산소 운동보다 높게 나타날 것이다. 서킷 웨이트 훈련은 여성에서 AT보다 EPOC를 보다 높게 유발한다. 그 수준은 어떤 운동형태에서도 항상성의 혼란 정도에 따라 결정된다. 보다 높은 열생산, 호르몬 반응, 글리코겐 고갈, 젖산 증가와 pH 감소, 그리고 심폐계의 요구량 등은 본질적인 EPOC를 생성한다. 저항 운동 후 EPOC는 이상성(biphasic; 1시간 이내의 빠른 성분과 늦은 성분으로 구성되는)이고 특히 단백질 합성이 증가하고 근손상이 있을 경우에는 48시간까지 지속될 것이다. 저항 운동은 운동 후 하루 종일 에너지소비량을 증가시키는 이점이 있

해석연구

산소소비량과 휴식간격의 조절

Ratamess NA, Falvo MJ, Mangine GT, et al. The effect of rest interval on metabolic responses ti the bench press exercise. Eur J Appl Physiol. 2007;100:1-17.

Ratamess 등은 5세트의 벤치프레스로 10RM이나 5RM 부하로 30초, 1분, 2분, 3분, 혹은 5분의 휴식으로 간격의 조절에 대한 대사적 반응을 연구했다. 반복횟수는 각 세트 간에 유지된 반면 중량은 필요에 따라 감소시켰다. 그들은 최고 $\dot{V}O_2$ 추치가 30초 휴식간격이 보이고 5분의 휴식간격이 최저 $\dot{V}O_2$를 보이는 효과의 연속체를 발견했다. 하지만, 30초와 1분 프로토콜은 5RM의 프로토콜 동안에 보다 큰 EPOC을 유도하지만 10RM 프로토콜 동안에는 본질적인 효과는 없었다. 최고 상대적 $\dot{V}O_2$가 ~16mL $kg^{-1} \cdot min^{-1}$(30초)와 최저 $\dot{V}O_2$가 ~8mL $kg^{-1} \cdot min^{-1}$(5분)가 얻어졌는데, 모두 $\dot{V}O_{2max}$ 증가에 필요한 역치 수준 이하였다. 30초 프로토콜에서의 에너지소비량은 ~6.8~7.3kcal min^{-1}인 반면 5분 프로토콜에 대한 에너지소비량은 4.9~5.3kcal min^{-1}의 수준을 유도했다. ■그림 7.8은 30초와 5분의 $\dot{V}O_2$ 반응을 묘사한다. $\dot{V}O_2$는 각 세트마다 감소(무산소성 특성의 리프팅과 발살바 호흡법에 의해)하지만 처음 30초에서 1분의 회복기에 증가했다가 그 다음에는 빠르게 감소한다(5분 프로토콜). 30초 프로토콜은 가장 깊고 연속적인 반응을 유도하지만, 높은 수준의 회복은 5분 휴식간격에서 나타난다. 양적 효과는 $\dot{V}O_2$가 네 번째 세트까지 세트와 세트 사이에서 증가할 때 나타난다. ■그림 7.9는 $\dot{V}O_2$ 곡선아래면적(area under the curve)이 짧은 휴식(30초와 1분)에서 가장 높고 5분 휴식간격에서 가장 낮게 나타나는 것을 보여준다.

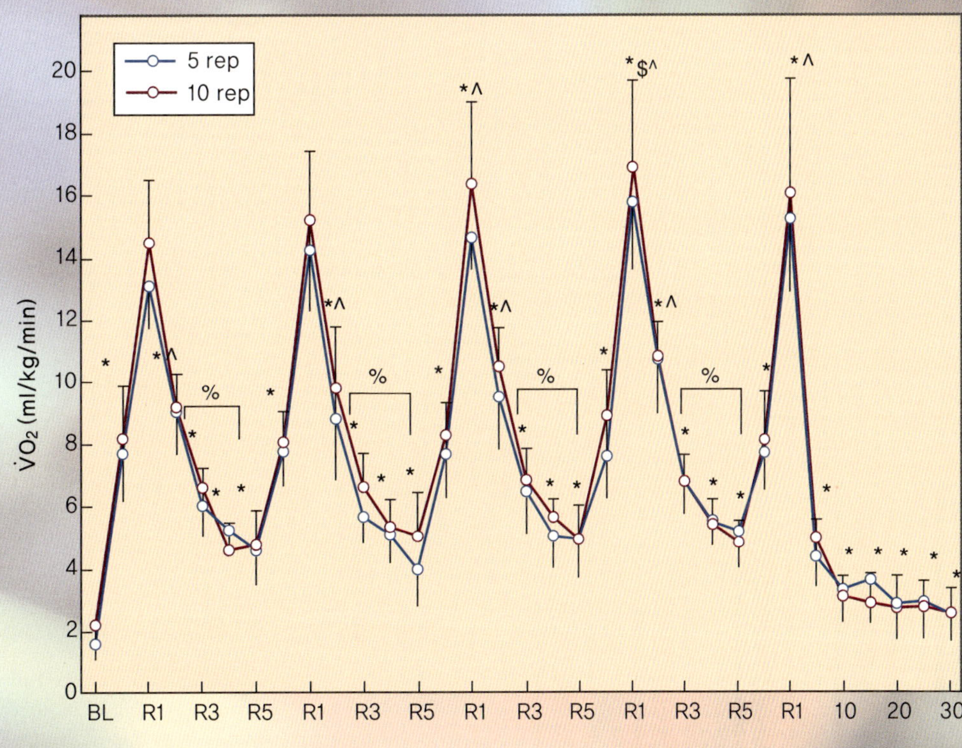

A (5 min)

계속

계속

계속

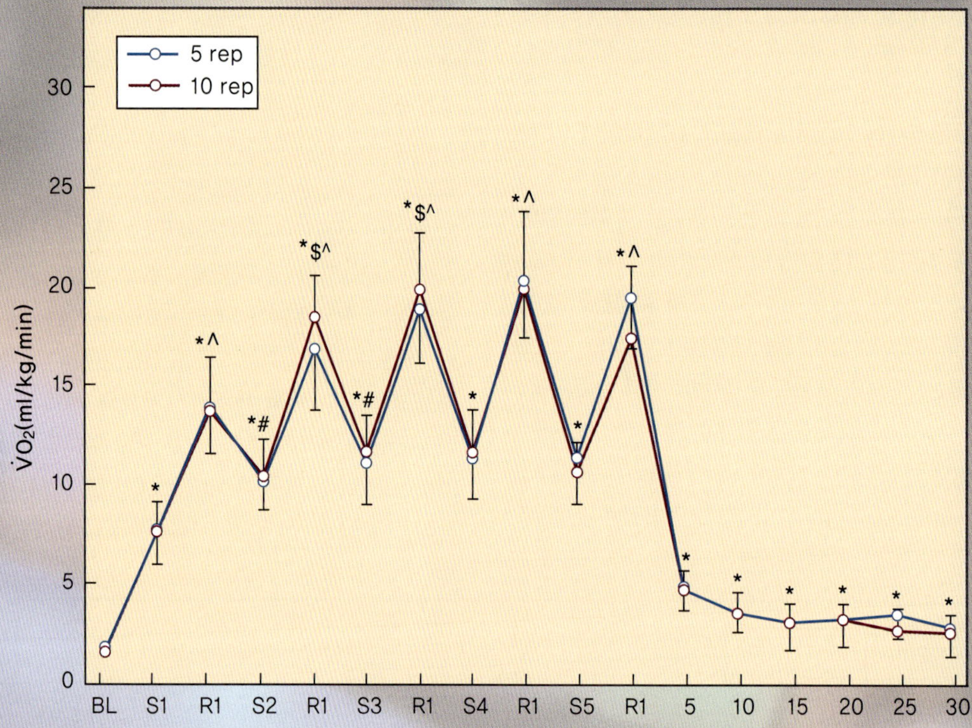

B (30 sec)

■ 그림 7.8 저항 운동에 대한 대사적 반응: 30초 대 5분

Reprinted witn permission from Ratamess NA, Falvo, MJ, Mangine GT, Hoffman JR, Faigenbaum AD, Kang J. The effect of rest interval length on metabolic responses to the bench press exercise. *Eur J Appl physiol.* 2007;100:1-17

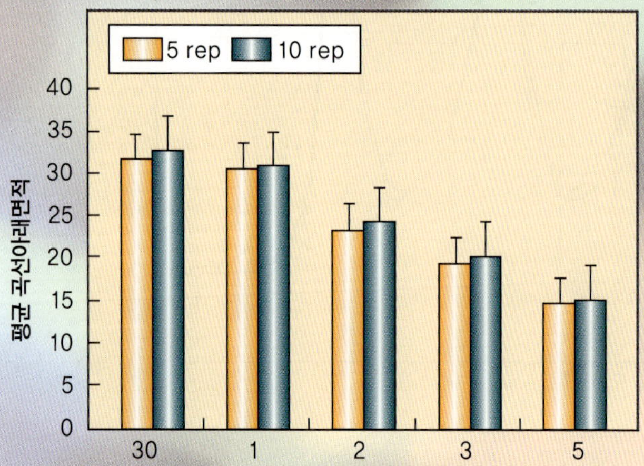

■ 그림 7.9 다양한 휴식간격을 이용한 총 $\dot{V}O_2$ 곡선아래면적

Reprinted witn permission from Ratamess NA, Falvo, MJ, Mangine GT, Hoffman JR, Faigenbaum AD, Kang J. The effect of rest interval length on metabolic responses to the bench press exercise. *Eur J Appl physiol.* 2007;100:1-17

속설과 오해

저강도, 중간-지속시간의 운동은 식이조절에 무관하게 체지방 산화와 체중 감량을 위한 유일한 최고의 방법이다.

일부 전문가들은 저강도, 중간 지속시간의 운동(30~60분의 여가성 걷기)을 체지방을 태우는데 가장 좋은 방법이라고 권장하기도 한다. 지방은 산소요구량을 충분히 만족시키는 휴식 시와 저강도 운동 시에 에너지 공급연료로서 선호된다. 하지만, 지방은 에너지-밀도가 높은 대량영양소이다. 18-C 지방 분자는 총 460 ATP를 생성할 수 있어서 탄수화물의 > 12배 이상을 생성한다. 비록 지방산화가 저강도 운동에서 주요하게 작동하더라고, 지방분자는 긴 경로를 겪어야 하고, 그래서 매우 작은 양이 산화되기 때문에 저강도 운동은 유산소 능력을 증가시키는 유능한 자극은 아니다. 결정적인 지방 감소 요소는 $\dot{V}O_{2max}$의 증가이다. $\dot{V}O_{2max}$가 향상되는 것이 지방산화에 보다 효과적이다. 고강도 훈련(> 60~70%의 $\dot{V}O_{2max}$)이 포함된 더욱이 길고, 느린 지속시간의 AT 운동의 처방이 체지방을 감소시키는 최상의 방법이다. 증가된 $\dot{V}O_{2max}$는 지방산화가 보다 쉽게 되는 기반을 다지는데 중요하다. 그러니 길고, 느린-운동 지속시간의 유산소성 심폐지구력 운동이 효과적인 것은 맞다. 하지만, 중강도에서 고강도의 AT로 $\dot{V}O_{2max}$가 향상되는 것이 보다 효과적이다.

다. Binzen 등은 여성에 대한 연구에서 운동 후 2시간에 걸쳐 18.6%의 EPOC 증가와 보다 높은 지방산화를 보였다. 하지만, 총 순수 칼로리소비량은 EPOC의 증가에도 불구하고 낮게 나타날 수 있다.

체지방 감소

체지방 감소는 적절한 식이조절과 운동이 필요하다. 에너지소비량이 에너지 섭취를 초과하여야만 순수 에너지 적자가 나타난다. 식이 권장량은 주요 음식군과 높은 수분 섭취(하루에 최소 8잔)를 통한 균형 잡힌 식이 섭취를 포함한다. 개인은 ~55~60%의 칼로리를 CHOs(복합 탄수화물 권장), < 25%의 칼로리를 지방(대부분 불포화지방)으로 섭취해야 한다. 하루에 걸쳐 보다 조금씩 보다 자주 섭취, RDA 수치보다 높은 단백질 섭취량의 유지, 이른 아침 운동, 그리고 단순당의 섭취와 같은 것이 BMR 증가에 중요하다. 운동 중과 EPOC 동안 지방산화를 증가시키는 역할로서 유산소 운동이 매우 권장된다. 식이는 유산소 운동과 보완적으로 중요한 인자가 되는 것으로 나타났다. RT는 LMB이 보다 높이 증가함에 따라 하루 동안의 BMR와 에너지소비량을 증가시킴으로써 매우 효과적이다. AT와 유사하게 RT는 에너지소비량을 증가시키고 본질적인 EPOC를 생성한다. AT와 RT의 복합운동은 종합적으로 체지방의 감소를 서로 증가시킨다. 중간에서 높은 수준의 운동량(최소 10~12 반복횟수의 여러 세트의 운동)의 전신 운동, 중강도에서 고강도, 짧은 휴식간격은 체지방을 감소시키는데 중대한 효과를 갖는다. 과학적인 체지방 감소(파괴적인 식이를 통해서가 아닌)는 상대적으로 진행과정이 느리지만 영구적인 지방 감소에 보다 중대한 효과를 갖는다.

요점 정리

- ✔ 생체에너지학은 신체 내에서 일어나는 에너지 변화의 흐름이다. 화학적 결합의 가수분해를 통해 모든 세포들의 필요량에 대한 본질적인 에너지를 제공하는 고에너지 성분은 아데노신 3인산(ATP)으로 알려져 있다.
- ✔ ATP-PC, 해당작용, 산화적 시스템의 세 가지 주요 에너지 시스템은 ATP를 재합성한다. ATP-PC 시스템은 ~10초까지 지속되는 고강도 운동에 대사연료를 제공한다. 해당작용 연료는 중강도-고강도의 운동을 수 분간 지속시키는 대사연료를 제공한다. 산화적 시스템은 산소공급이 충분할 때 ATP를 유산소성으로 재합성한다.

- ✔ 무산소성과 유산소 훈련은 기질 저장량, 효소의 활성도 변화, 혹은 운동 중 분해속도가 보다 커짐에 따라 운동수행이 향상되는 특수한 대사적 적응을 유도한다.
- ✔ 대사적 산증은 해당작용을 자극하는 운동 중에 일어난다. 특수한 훈련으로 완충능력이 증가할 수 있고 선수들이 보다 높은 수준의 산성도에서 견딜 수 있도록 해준다.
- ✔ BMR은 신체기능을 유지하는데 최소 수준의 에너지이다. BMR의 조절은 체지방 감소와 체중조절에 결정적이다. BMR은 체질량, 운동, 환경, 식이-유도 열생산, 호르몬 조절에 의해 영향을 받는다.
- ✔ $\dot{V}O_2$와 에너지소비량은 운동참여근육의 질량, 운동강도, 운동량/지속시간, 그리고 휴식 시 간격 등에 비례하게 반응하여 운동 후(그리고 운동 후 48~72시간 후 까지)에 증가한다.

복습 문제

1. 1RM 세트의 데드리프트 운동 중에 주요 에너지의 분비는 어디에서 유래되는가?
a. ATP-PC 시스템(인원질)
b. 빠른 해당작용
c. 느린 해당작용
d. 유산소성 시스템

2. 운동으로 회복되는 동안의 산소소비량 증가는 무엇이라고 알려져 있는가?
a. 초과 산소소비량(EPOC)
b. 산소부채
c. $\dot{V}O_{2max}$
d. 산소요구량

3. 글리코겐을 글루코스-6-인산으로 분해시키는 반응을 촉매하는 효소는 무엇인가?
a. Hexokinase
b. phosphorylase
c. PFK
d. Pyruvate kinase

4. 모세혈관과 미토콘드리아 밀도는 본질적으로 근육의 비대를 일으키는 전통적인 RT 후에 전형적으로 ________
a. 증가한다. b. 감소한다.
c. 변화 없다. d. 위에 해당사항이 없다.

5. 다음의 어떤 것이 뼈대근/혈액의 완충제로서 작용하지 않는가?
a. 크레아틴 인산 b. 중탄산염
c. 중성지방 d. 카노신

6. 저항 운동 중과 직후의 탄수화물 소비량은 다음에 결정적이다.
a. 피로 지연
b. 회복기 동안 글리코겐 보충의 극대화
c. 근 글리코겐 분해의 절약
d. 위 모두 해당된다.

7. 약 65%의 PC는 운동 후 회복기의 90초 이내에 회복된다. O / X

8. 일부 연구에서 크레아틴 보충은 근육 크기, 근력 그리고 근파워를 증가시키는 것으로 나타나고 있다. O / X

9. 유산소 및 저항 훈련은 모두 안정 시 시간당 글리코겐 저장을 감소시킨다. O / X

10. 혈중 젖산반응 곡선은 훈련으로 젖산역치나 그 이상에서 오른쪽으로 이동한다. O / X

11. 유산소 및 저항 운동은 에너지소비량을 급성적으로 증가시키지만, 운동 후 대사에는 매우 제한적인 효과만을 갖는다. O / X

12. 저항 운동 중 작은 근육량의 운동은 큰 근육량의 운동보다 훨씬 큰 정도로 산소소비량을 증가시킨다. O / X

참고문헌은 한미의학 홈페이지 자료실을 통해 확인 가능합니다.
http://www.hanmibook.co.kr

CHAPTER **8**

심호흡계의 반응과 적응

윤신중

학습목표

이 장을 학습한 후에 아래의 사항을 이해할 수 있다.

- 심장의 방과 심근수축 시의 혈류에 대해 논의한다.
- 심장의 내인성과 외인성 조절에 대해 논의한다.
- 안정 시와 운동 중 산소 운반, 소비, 혈류에 대해 논의한다.
- 운동에 대한 심혈관 반응을 논의한다.
- 훈련에 따른 안정 시와 운동 중 심혈관 반응을 논의한다.
- 호흡계와 훈련에 따른 호흡계의 적응을 이해한다.

심혈관(cardiovascular: CV)계는 세 주요 성분, 즉 심장(펌프), 혈관(수송 간문[transport portals]), 혈액(용액물)으로 구성되어 있다. 인체의 다른 모든 시스템은 폐를 포함한 심혈관계에 의존하며, 심혈관계는 혈중 산소 공급과 이산화탄소 제거에 필수적이다. 산소 공급과 CO_2 배출은 **호흡(respiration)** 중에 일어난다. 심혈관계는 생명 유지에 필요한 수많은 중요한 기능을 수행하고 있다. 이들 기능에는 영양소와 산소 및 호르몬 등을 모든 조직으로 운반하는 기능, 부산물과 CO_2의 제거, 체온조절, pH 조절, 면역과 탈수 등이 포함된다. 평균 크기의 성인 남성의 경우 혈관의 길이는 끝에서 끝까지 펼칠 경우 163,000km 이상으로 늘어날 것이다. 이 장은 심혈관계의 기초 해부와 생리 및 운동에 대한 속성 반응과 만성 반응에 대해서 논의하고 있다.

심장의 해부학

심장은 혈액을 몸 전체로 순환시키는 펌프 작용을 한다. 심장은 4개의 방으로 구성되어 있으며(■ **그림 8.1**), 대략 2/3 정도가 왼쪽에 위치해 있다. 평균적으로 심장은 남성은 ~300g, 여성은 255g 정도의 무게이며, 그 비율은 신체 크기와 비례한다. 2개의 방은 수용기(receivers; 심방[atrial])인 반면, 다른 2개의 방(심실[ventricles])은 혈액을 심장으로부터 펌프하여 내보내는 역할을 한다. 혈액은 신체로부터 우심방(위아래 대정맥[superior and inferior vena caval])을 통해서 심장으로 돌아온 다음 우심실로 보내진다. 삼첨판(tricuspid)은 혈액이 우심실로 통과되도록 만들어진 심방 내의 압력으로 열리며, 혈액이 거꾸로 흐르지 않도록 닫힌다. 우심실이 수축하면 폐동맥의 폐 반월판(semilunar valve)을 통해서 혈액을 폐로 펌프하여 보낸다. 혈액은 폐에서 산소를 공급받아 폐정맥을 경유해서 심장(좌심방)으로 되돌아온다. 좌심방이 수축하면 이첨판(bicuspid valve; 승모판[mitral]) 통해서 혈액을 좌심실로 펌프하여 보낸다. 좌심실은 가장 큰 방이며, 대동맥을 통해서 혈액을 모든 순환계로 펌프한다. 한편 힘줄끈(건삭, chordae tendineae)은 판과 꼭지근(유두근, papillary muscles)을 연결하는 힘줄 모양의 끈이다. 힘줄끈은 판이 내번(inversion)되지 않도록 해서 혈액이 역류하지 않도

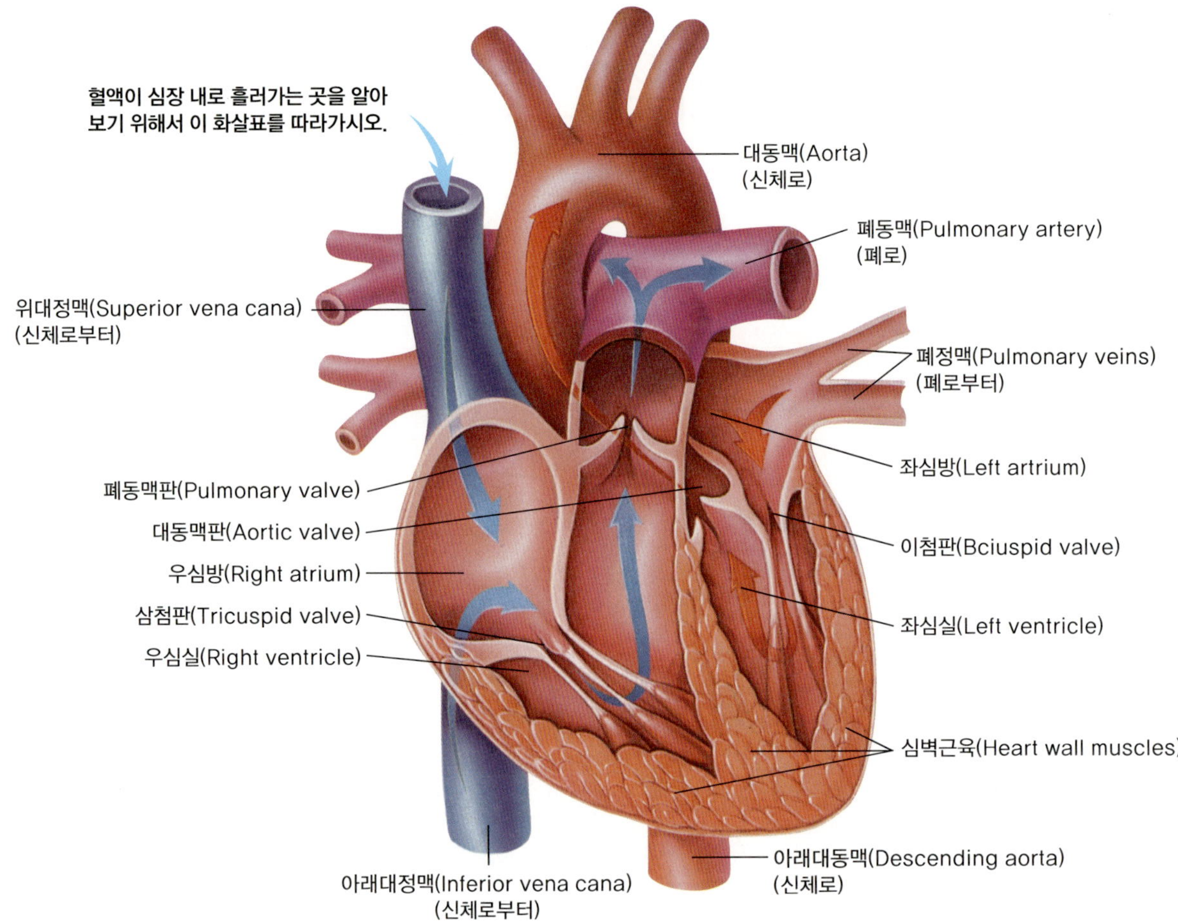

■그림 8.1 심장의 해부도

록 한다. 꼭지근은 힘줄끈이 타이트해져서 안정되도록 수축한다. 심방과 심실은 중격, 즉 각각 심방중격(interatrial septum)과 심실중격(interventricular septum)으로 분리된다.

심장근육조직

심장근육, 즉 **심근(myocardium)**은 세 가지 중요한 근육 형태 중 하나이다. 심장은 자발적으로 수축하며, 운동에 따라 비대해지고 적응할 수 있다. 심근의 두께는 스트레스에 의해서 영향을 받으며, 심근은 두께가 두꺼울수록 더 강하다. 이것은 특히 좌심실의 경우 맞는 사실이다. T 세관(tubules)은 뼈대근에 비해서 수는 적으며, 더 크고, 더 넓으며, Z 라인을 따라 위치해 있다. 이것은 심근이 더 적은 박동으로 강력하게 수축하도록 한다. **심장세포(cardiocytes)** 사이원반(intercalated discs)으로 알려진 연결조직 구조를 경유해서 인접 세포와 직접 의사소통할 수 있는 능력을 가지고 있다. 사이원반은 활동 전위의 빠른 전파와 심장 근조직의 동조화된 수축을 가능하게 한다. 사이원반은 수축 시 4개의 방 전체가 하나의 큰 섬유처럼 작용할 수 있게 한다. 간극결합(gap junctions)은 사이원반 내에 위치해 있으며, 세포 사이의 통로로써 작용한다. 간극 결합은 심장이 기능융합체(functional syncytium)로 표현되는 하나의 네트워크로 수축하도록 한다. 기능융합체는 꽉 움켜쥐어서 혈액이 유연한 형식으로 분출되도록 일어난다.

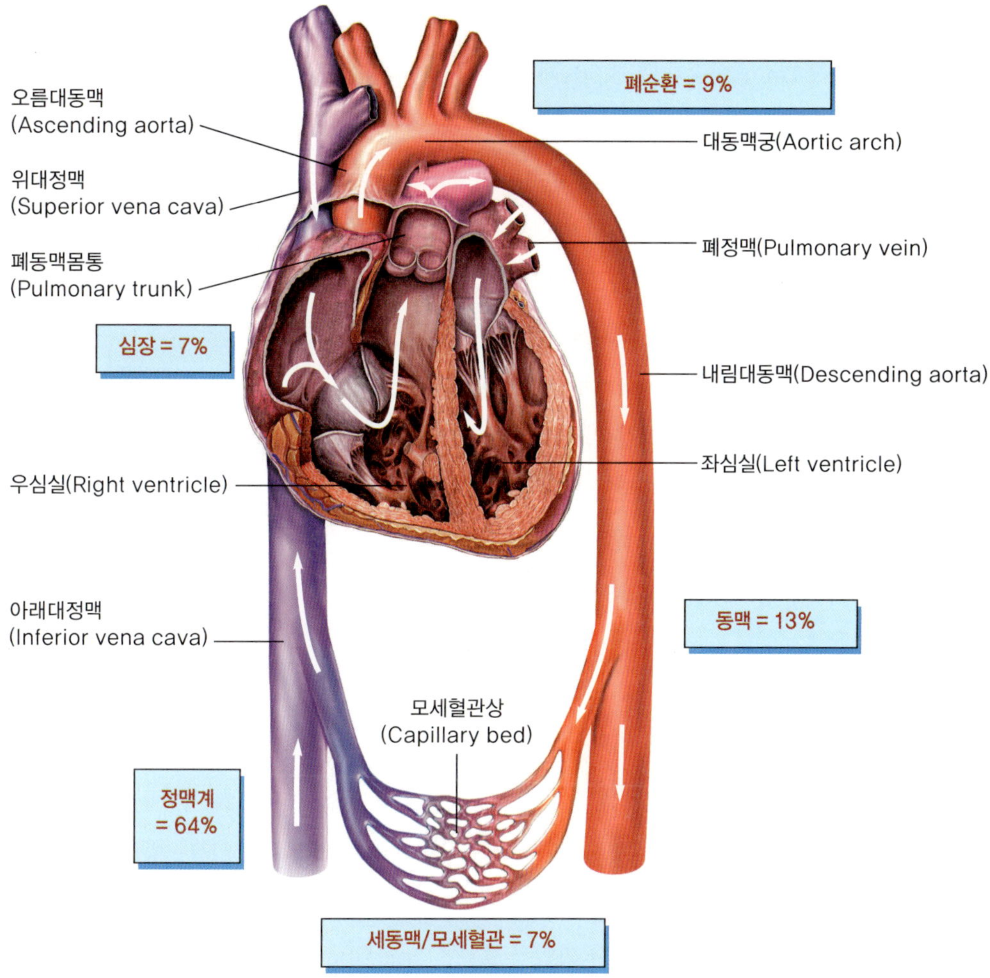

■ **그림 8.2** 순환계. 비율은 안정 시 각 부위를 지나면서 순환하는 혈액량을 가르킨다.

Adapted from an asset provided by Anatomical Chart Co.

중요 혈관

혈관은 혈액이 펌프되는 주요 경로를 제공한다(■ 그림 8.2). 인간은 폐쇄 순환계를 지니고 있기 때문에 혈관은 하나의 커다란 상호연결망을 이루며, 조직으로의 혈액운반, 영양소와 부산물 교환 및 심장으로의 회귀 등의 역할을 한다. 동맥은 산소가 풍부한 혈액을 조직으로 운반하는 고압혈관이다. 동맥은 민무늬근육(평활근)과 탄성섬유가 들어있는 벽이 있다. 탄성 반발이 커서 동맥이 강력하게 순환되도록 한다. 대동맥은 가장 큰 동맥이며, 좌심실을 출구로 하는 오름가지와 내림가지가 있다. 대동맥은 많은 가지를 지닌 분배자로써의 역할을 한다. 동맥은 조직에 가까워질수록 크기와 직경이 감소한다. 소동맥은 세동맥(arterioles)을 형성한다. 세동맥은 혈류가 조직에서 조절되도록 좁아지거나 이완한다. 안정 시 체내 전체 혈액의 약 17%가 동맥을 통해서 순환한다. 세동맥은 메타세동맥(metaarterioles)이라고 하는 보다 작은 혈관 가지를 형성한다. 메타세동맥은 동맥 측의 순환의 맨 끝이며, 모세혈관망을 형성한다. 모세혈관은 조직에서 영양소/산소 교환을 위한 장소로써 역할을 하는 가는 혈관(7~10μm)이다. 뼈대근의 경우 각 메타세동맥은 8~10개의 모세혈관과 맞대고 있다. 안정 시 전체 혈액공급량의 약 8%가 모세혈관상을 통해서 순환하며, 뼈대근의 모세혈관은 조직 $1mm^2$당 2,000~3,000개의 모세혈관이 밀집되어 있다. 모세혈관은 혈류를 제한시키거나 희석시키거나 조절하는 모세혈관이전조임근(precapillary sphincters)을 가지고 있다. 모세혈관상의 반대편은 정맥순환계를 형성한다. 소정맥(venules)은 모세혈관상으로부터의 순환출구를 계속한다. 소정맥은 보다 큰 정맥을 이루며, 모든 정맥은 혈액을 아래대정맥(하체로부터)과 위대정맥(상체로부터)으로 순환시킨다. 정맥은 확장성 벽을 지닌 저압 구조물이다. 혈액은 순환 요구가 낮을 때는 정맥에 저장되며, 보다 큰 활동에서 요구가 필요해질 때에는 순환을 하게 한다. 안정 시 전체 혈액공급량의 68%가 정맥에서 순환한다.

심장의 조절

심장 기능은 크게 심장 수축력과 박동률로부터 유래한다. 심장은 불수의적으로 수축하지만, 내인성과 외인성 요소의 조절 하에 작동한다. 내인성 요소들은 심장으로의 정맥회귀 역할을 하는 심장 수축성뿐만 아니라, 심장 스스로의 자극전도계와 관계되어 있다. 심혈관 기능을 조절하는 외인성 요소들은 신경계와 내분비계를 포함하는 다른 주요 생리학적 계에서 유래되는 자극과 관계되어 있다. 내인성 요소와 외인성 요소 모두 안정 시와 운동 시 심혈관 기능을 조정하는데 있어서 중요하다.

심장의 내인성 조절

심장은 스스로 리듬을 조절하는 능력을 가지고 있다(■ 그림 8.3). 활동전위가 동방결절에서(SA node) 자발적으로 발생된다. 동방결절은 우심방에 위치하고 있으며, 심장의 속도조절기(pacemaker)이다. 탈분극파는 심방을 가로질러서 방실결절(AV node)로 확산되어 나간다. 방실결절은 심방이 더 많은 시간 동안 수축하고, 심실이 적당한 충전시

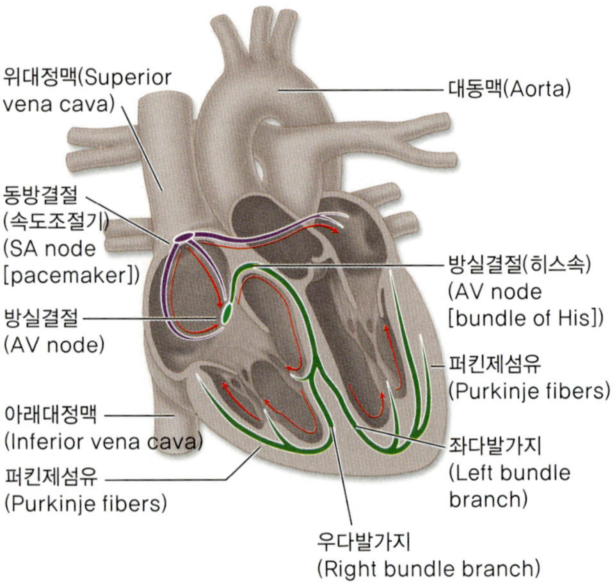

■ 그림 8.3 심장의 전도계

From McArdle WD, Katch FI, Katch VL. *Exercise physiology: Nutrition, Energy, and Human performance.* 7th ed. Baltimore(MD): Lippincott Williams & wilkins; 2010.

간을 가질 수 있도록 지연된다(~0.10~0.13초). 방실결절은 히스속(bundle of His; 방실다발)을 자극해서 탈분극파를 지속시킨다. 탈분극은 좌우 다발가지와 퍼킨제섬유(purkinje fibers)를 경유하여 심실 전체로 급속하게 퍼져나간다. 좌우 다발가지(left and right bundle branches)는 탈분극파를 심첨(apex)과 바깥쪽으로 전송한다. 최종 가지는 탈분극을 심실 전체로 확산시키는 퍼킨제섬유이다. 퍼킨제섬유는 다른 심장 부위보다 약 6배 빠른 비율로 활동전위를 전송한다. 심장의 전도계는 개개인의 상태에 따라서 심박동률을 60~100박/분으로 유지하게 한다.

심장의 외인성 조절

심장의 외인성 조절은 심장이 스트레스와 운동을 견딜 수 있도록 준비하는데 있어서 중요하다. 외인성 조절은 신경계와 내분비계로부터 유래된다. 연수(medulla oblongata)에는 심박동률과 수축력을 조절하는 심장 중추, 혈압과 혈관 직경을 조절하는 혈관운동중추, 호흡률과 호흡 깊이를 조절하는 호흡중추 등이 있다. 뇌의 감각중추와 운동중추에서의 피드백은 심박동률과 수축력을 증가시키기 위

해서 심혈관중추를 자극한다. 자율신경계는 심장기능을 조절하는데 중요한 역할을 한다. 교감신경계 자극은 심장의 수축성과 심박동률을 증가시키는 반면, 부교감신경계는(주로 미주신경[vagas nerve]의 자극을 통해서) 반대 효과를 가지고 있으며, 심혈관기능을 항상성 방향으로 원위치 시킨다. 카테콜아민(에피네프린과 노르에피네프린)이 분비되어서 심장 표면에 있는 수용기와 결합되면, 심박동률과 수축력이 증가한다. 카테콜아민은 또한 운동에 앞서 심혈관 기능의 선행 상승을 가져온다. 노르에피네프린은 교감신경에서 신경전달물질로 방출될 때 가장 효과적인 반면, 에피네프린은 부신수질(adrenal medulla)에서 분비되는 카테콜아민(~80%)의 대다수를 차지한다.

혈액 구성요소

혈액은 체중의 ~7%를 차지하며, 여러 개의 분자를 인체 전체로 수송하는 역할을 한다. 산소, 글루코스, 지방산, 아미노산, 비타민, 미네랄, 효소, 항체, 호르몬 등과 같은 분자들은 혈액을 통해서 목표 조직으로 이동한다. 부산물은 혈액에 의해서 제거되며 혈액량은 신체 크기와 유산소 상태 수준에 달려있지만, 일반적으로 남성의 경우 5~6L, 여성의 경우 4~5L이다. 혈액의 주요 구성요소에는 액체(혈장)와 유형 성분이 있다. 혈장은 혈액의 55~60%이며, 그중 90%는 물, 7%는 혈장 단백질, 나머지 3%는 영양소이다. 유형 성분은 총 혈액량의 ~40~45%이다. 총 혈액량에 대한 유형 성분의 비율은 **헤마토크릿(hematocrit)**이다. 헤마토크릿은 수분 수준에 따라서 변화할 수 있으며, 종종 운동선수의 혈액도핑 가능성을 조사하는데 이용된다.

적혈구(red blood cells: RBCs; 또는 erythrocytes)가 유형 성분의 99%를 구성하며, ~1%는 백혈구와 혈소판(platelets)으로 구성되어 있다. 신체는 25조개 이상의 적혈구를 지니고 있으며, 적혈구 생성은 테스토스테론에 의해서 증가된다. 적혈구는 핵과 세포소기관(organelles)이 거의 없다. 적혈구는 주로 철을 함유한 단백 **헤모글로빈(hemoglobin)**과 결합해서 산소를 수송한다. 소량의 산소가 혈장에 의해서 수송되지만(~1.5%), 대부분의 산소(98.5%)는 헤모글로빈에 의해서 수송된다. 혈장 용해보다 헤모글로빈에 의해서 수송되는 산소가 65~70배 더 많다. 각 적혈구는 2억 5000만~2억 8000만개의 헤모글로빈 분자를 가지고 있다. 또한 각 적혈구는 철과 4개의 산소 분자와 결합할 수 있다. 남성의 경우, 혈액 100mL당 ~15g, 여성의 경우 혈액 1dL당 ~14g의 헤모글로빈을 가지고 있다.

헤모글로빈과 결합한 산소는 협동적이다. 이것은 산소 1분자의 결합이 다른 산소와의 친화성을 증가시키기 때문이다. 그러나 산소는 조직으로 가기 전에 해리되어야 한다. 그림 8.4는 정상 pH(7.4)와 체온(37℃) 및 pH 7.6과 7.2에서의 산소-헤모글로빈 해리 곡선을 나타내고 있다. 협동적인 산소결합이 S−형의 곡선에 달하는 하나의 요인이다. x−축은 산소분압(PO_2)을 나타내고 있으며, y−축은 산소와 포화된 헤모글로빈의 비율을 나타내고 있다. PO_2는 다른 가스와는 별개로 발생한 압력이다. 그것은 현재의 가스량에 대한 측정치이다. 우리가 숨쉬는 공기는 질소 79.04%, 산소 20.93%, 이산화탄소 0.03%로 구성되어 있다. 해수면에서 대기압은 760mmHg인 반면, PO_2(760mmHg × 0.21)는 159mmHg이다. 이 PO_2는 공기가 흡입되어서 폐포에서 수증기와 이산화탄소와 혼합될 때 100~105mmHg로 떨어진다. 폐(100mmHg)와 폐포 모세혈관(40mmHg) 사이, 그리고 동맥순환(100mmHg)과 조직(40mmHg) 사이의 차이가 산소확산을 가능하게 한다(■ 그림 8.5). 후자가 **동정맥산소차(artrio-venous oxygen difference**: a-$\dot{V}O_2$ 차이)이다. 안정 시 혈액 1dL당 산소는 4~5mL이다. 그러나 운동 중에는 혈액 1dL당 산소 15mL까지 증가할 수 있다. 폐포에서 60~65mmHg의 모세혈관까지의 큰 PO_2 경사도가 산소를 순환하도록 하며, 이것이 산소확산능력으로 알려져 있다. 안정 시 ~ 250mL/min의 산소가 폐순환으로 확산하며, 이 수치는 고도로 훈련된 지구성 선수들의 경우 훨씬 더 크다.

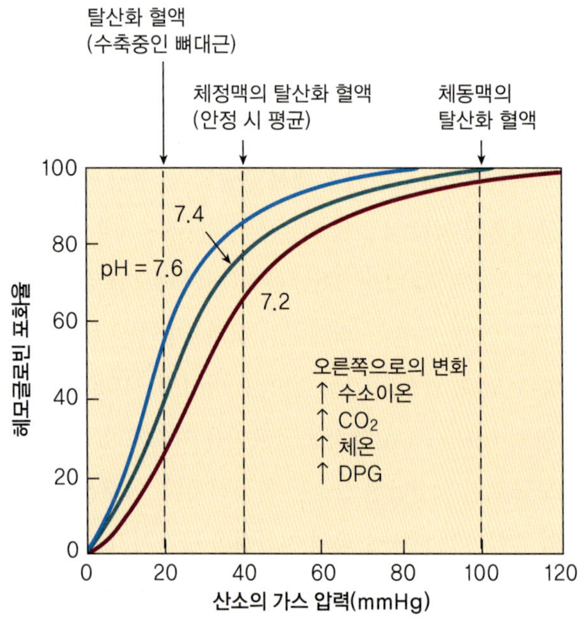

■그림 8.4 산소-헤모글로빈 해리 곡선

From *Stedmans Medical Dictionary*. 27th ed. Baltimore(MD): Lippincott Williams & Wilkins; 2000.

■그림 8.4에서 헤모글로빈 포화는 40mmHg 이상의 PO_2에서 높게 나타나고 있다(~75~80%). 안정 상태에서 헤모글로빈에서부터 모세혈관상(capillary beds)까지 약 20~25%의 산소가 빠져나간다. 이 곡선은 오른쪽이나 왼쪽으로 변할 수 있다. 오른쪽 아랫방향으로의 변화는 보다 많은 조직 산소 해리를 나타내고 있는 반면, 왼쪽 위 방향으로의 변화는 반대 결과를 나타내고 있다. 4개 주요 요인이 곡선을 오른쪽/왼쪽으로 변화시킨다. pH의 감소(증가된 H^+), 체온 증가, CO_2의 높은 수준(PCO_2의 증가). 2,3 diphosphoglycerate(2,3-DPG) 등이 산소 해리를 증가시킬 수 있다. 운동 또한 비슷한 영향을 미친다. pH와 체온의 변화로 인해서 야기된 오른쪽/왼쪽 변화는 보어효과(Bohr effect; 과학자 Christian Bohr의 이름을 따서 붙여진)로 알려져 있다. 2,3DPG는 RBCs에서 발견되며, 산소보다 더 높은 친화성으로 헤모글로빈과 결합되어 있다. 결과적으로 2,3-DPG의 상승은 산소 해리를 증가시키며, 2,3-DPG는 비단련자보다 운동선수가, 남성보다 여성이 더 높게 나타난다. 이것은 훈련으로 산소 해리를 더 크게 할 가능성을 나타내고 있으며, 여성의 경우는 낮은 헤모글로빈을 보충하기 위한 보상기전을 나타내고 있다.

CO_2는 배출되어야 하는 반면에 산소는 섭취되어야 한다. 산소와 마찬가지로 CO_2는 높은 PCO_2에서 낮은 PCO_2로 확산을 통해서 이동한다(■그림 8.5). 혈액의 PCO_2는 46mmHg인 반면 폐포의 PCO_2는 40mmHg이다. 혈액에서 CO_2는 세 경로로 이동한다. 먼저 혈장에서 5~10%의 CO_2가 해리상태로 수송된다. 유리된 CO_2는 PCO_2 값을 설정하는데 있어서 중요하다. 두 번째로 CO_2의 60~80%는 중탄산염을 경유해서 수송된다. 조직에서 탄산탈수소효소에 의해 촉매된 반응은 $CO_2 + H_2O \rightarrow H_2CO_3 \rightarrow H^+ + HCO_3^-$이다. 중탄산염 이온($HCO_3^-$)은 pH를 완충시키는 반면 CO_2를 수송한다. 폐에서 탄산탈수소효소/중탄산염 반응은 역전되는 반면, CO_2(또한 H_2O)는 재변형된 후 호기된다. 마지막으로 ~20%의 CO_2가 헤모글로빈으로 수송된다(카르바민산 유도 헤모글로빈[carbaminohemoglobin]). 산화된 헤모글로빈은 CO_2와 결합할 능력이 부족한 반면, 탈산화된 헤모글로빈은 CO_2와 결합할 능력이 더 높다. 이 개념은 **홀데인효과(Haldane effect)**로 알려져 있다. 호기를 통해서 CO_2 배출을 유도하는 폐에서 해리가 발생한다.

RBCs는 수명이 4개월이기 때문에 적절하게 대체되어야 한다. 일부의 RBCs가 운동 중 파괴될 수 있는데(스포츠빈혈), 이것은 달리는 동안 발에 부과되는 물리적 스트레스와 콩팥의 부조화가 영향을 미칠 수 있다. 혈소판은 혈액응고에 필요한 소형 분자(피브린을 포함한 몇몇 단백질과 더불어서)인 반면, 백혈구는 면역기능에 중요하다. 혈액은 체온조절과 pH 균형에 중요하다. 혈액은 인체의 중심 부위에서 열을 끄집어내서 몸 전체로 확산시킨다. 운동 중 피부 혈류가 증가하는데 이것이 열을 식히는데 도움을 준다. 마지막으로 혈액은 pH를 회복시키기 위해서 산을 완충시킬 수 있다.

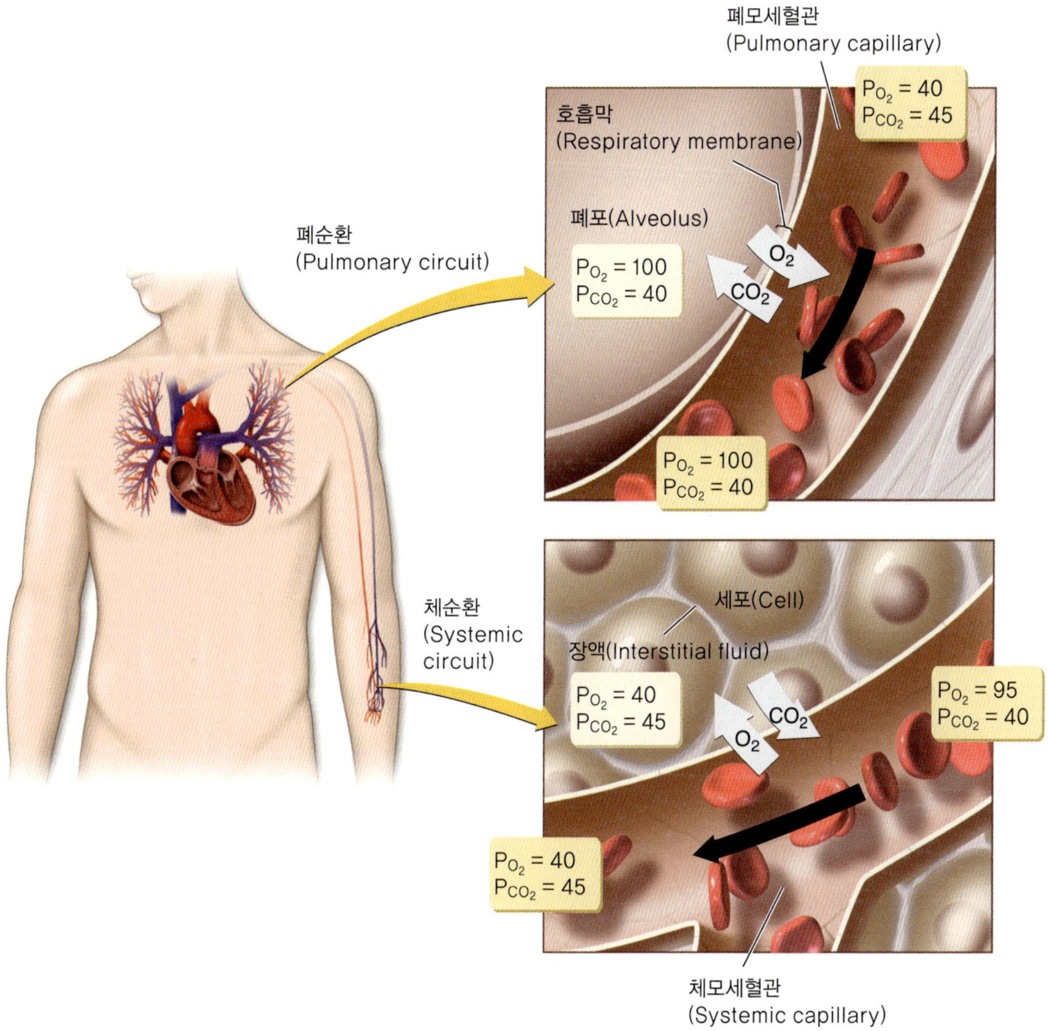

■ **그림 8.5** 산소분압과 이산화탄소

From Premkumar K. *The Massage Connection Anatomy and Physiology*, Baltimore(MD): Lippincott Williams & Wilkins; 2004.

SIDEBAR 운동선수의 혈액도핑

혈액도핑(blood doping; 1960년대 초로 거슬러 올라감)은 운동수행능력을 증가시키기 위해서 정맥 내로 혈액이나 혈액 제품을 투여하는 것을 말한다. 혈액은 수 주 이상 앞서 헌혈자(동종투여[homologous infusion])나 운동선수(자가투여[autologous infusion])로부터 얻을 수 있으며, 글리세롤로 동결된 후 경기 3~5일 전에 재 투여 되었다. 혈액도핑은 ~10% 이상의 RBC(그리고 헤모글로빈) 함유량을 증가시키며, 24시간 이내에 뚜렷하게 증가한다. 이러한 테크닉이 1984년에 국제올림픽위원회(IOC)에 의해서 금지되었지만, 1988년에는 약물 에리트로포이에틴(erythropoietin: EPO)이 혈액을 증가시키는 새로운 방법이 되었다. EPO는 콩팥과 간에 의해서 생성되는 당단백(glycoprotein)호르몬이며, 골수에 있는 수용기와 결합해서 RBCs의 생성을 증가시킨다. 합성 형태의 EPO(재합성 EPO)가 RBC의 수와 헤모글로빈의 농도를 증가시키기 위해서 투여되었다. EPO의 투여는(주 3회 체중 1kg당 20~50IU)헤모글로빈은 ~6~11% 그리고 헤마토크릿은 ~6~8.3% 증가시킬 수 있으며, 운동 중 젖산을 감소시킬 수 있고, 약 7%의 VO2max와 달리기의 탈진 시간을 약 17% 증가시킬 수 있다. 혈액도핑이나 EPO의 이용은 $\dot{V}O_{2max}$, 완충능력, 혈액량, 열 내성 등의 증가를 통해서 지구성 운동수행을 개선시킨다. 혈액도핑은 최대 11%의 $\dot{V}O_{2max}$와 5마일 트레드밀 달리기 시간, 10km 달리기 시간, 달리기와 사이클링의 탈진 시간을 13~26% 증가시키며, 그 효과는 $\dot{V}O_{2max}$가 높은 운동선수에게서 가장 현저하다.

혈류

활동 중인 근육으로의 혈류는 운동수행에 아주 중요하다. 신체는 5L의 혈액을 지니고 있지만, 혈관계는 그것보다 4배 이상을 지닐 잠재력이 있다. 안정 시 뼈대근은 전체 혈류량의 15~20%를 수용한다. 대부분의 혈류는 다른 기관, 즉 간으로 25%, 신장으로 20%, 피부로 10%, 뇌로 14~15%, 나머지 10~12%는 심장과 다른 조직으로 간다. 운동 중 뼈대근으로의 혈류는 대사적 요구를 충족시키기 위해서 전체 혈류량의 80% 이상으로 증가할 수 있다(재분배를 통해서). 운동 중 흡기근육과 호기 근육으로의 혈류는 전체 심박출량(Q_c)의 14~16%까지 증가할 수 있다. 운동 시 뇌로 가는 혈류는 유지되거나 증가된다. 운동강도가 $\dot{V}O_{2max}$의 60%까지 증가함에 따라 뇌로 가는 혈류가 증가한다. 그것이 최고치이며, 그 이후에는 감소한다. 세동맥 확장의 증가가 뇌에서 일어나는데, PCO_2의 증가, PO_2의 감소, 근육의 기계적 감각수용기(mechanoreceptors)의 증가, 보다 높은 평균 동맥압 등 때문이다.

심장으로의 정맥 환류량을 증가시키기 위해서 뼈대근의 수축이 필요하다. 근 수축은 혈액을 중력에 저항하게 하고, 정맥 밸브는 건강한 정맥에서 혈액이 뒤로 역류하지 못하게 한다. 근육 혈류량의 증가는 저항 훈련과 관계된 근육 펌프를 담당한다. 근육 혈류는 20% 이상의 MVC 수축으로 차단된다. 저항에 대해서 근섬유의 단축과 신장 그리고/혹은 등척성 수축은 혈관을 조여서 일시적으로 혈류를 감소시킨다. 그러나 보다 많은 혈류가 이완 시나 낮은 수준의 수축 시 근육으로 순환한다(**반응성충혈[reactive hyperemia]**). 저항 훈련 중에 리프터는 세트 중보다도 세트 사이에서 활동 근육으로의 혈류가 증가함을 느낄 수 있을 것이다. 저항 훈련과 관계한 빈혈은 근비대를 위한 일종의 자극이다.

혈류는 견고하게 조절된다. 혈류는 유체역학의 일반적 원칙에 따르지만, 혈류는 관내의 압력 경사도(큰 경사도 = 큰 혈류), 혈류에 대한 저항(낮은 저항 = 큰 혈류), 혈관 두께와 점도(큰 점도 = 혈류 감소), 혈관 길이(큰 길이 = 혈류 감소), 혈관 직경과 반경(큰 직경 = 큰 혈류)과는 무관하다. 운동은 혈관수축이 관례적으로 일어나는 교감신경계의 반응을 제공한다. 혈관수축은 혈압을 증가시키지만, 특정 지역으로의 혈류는 감소시킨다. 혈류는 말초조직에서 뼈대근으로 재전송될 수 있다. 운동 중 일부 조절 요인이 뼈대근으로 가는 혈류를 증가시킨다. 대사적 요구에 의해서 혈관확장을 증가시키는 혈관 작용물질을 방출시키는데 CO_2, pH의 감소, 아데노신, 마그네슘, 칼륨, 질산 등이 국소 부위의 혈관확장을 자극한다.

질산은 그 전구체인 L-아르기닌(L-arginine)으로부터 생성된 가스이다(효소 질산 합성효소를 통해서 산소로). 질산은 강력한 신호 분자이며, 인체에서 많은 기능을 만들어내는 것으로 알려진 혈관확장 제재이다. 질산은 세포막을 자유롭게 통과하며 확산하고, 고도로 반응하며, 세동맥의 민무늬근육에 빠르게 작용해서 이완과 혈관확장을 일으킨다. 질산은 뼈대근의 수축성과 운동 유발성 혈당 흡수를 조절한다. 그렇기에 질산(NO_2) 보충제가 지금까지 인기를 유지하고 있다. 운동선수를 대상으로 질산 보충에 대해서 수행된 연구가 거의 없지만, 근력과 근비대 및 근지구력 향상에 어느 정도 가능성이 있을 것으로 생각한다.

심혈관기능

건강/운동수행 평가를 위해서 몇몇 심혈관 변인이 측정될 수 있다. 이들 변인에는 심박수(heart rate: HR), 혈압, 1회박출량(stroke volume: SV)(그리고 박출계수[ejection fraction]), 심박출량(Q_c) 등이 포함되어 있다.

- 심박수는 심장이 매 분마다 박동하는 빈도이다. 안정 시 평균 심박수는 60~100bpm이다. 안정 시 심박수는 연령, 성(성인 여성은 남성보다 평균 5~10bpm 빠름), 자세(서 있는 자세가 누워 있는 자세보다 10~12bpm 빠름), 음식 섭취(소화는 대사와 HR을 증가시킴), 스트레스/감정(HR 증가), 흡연(HR 증가), 환경과 체온(체온

이 증가하고, 덥거나 습한 날씨에 HR 증가함) 등에 의해서 영향을 받는다.

- 혈압은 좌심실 수축 후의 동맥 압력이다(심장 수축기). **수축기혈압**(systolic blood pressure: SBP)은 심장수축기 동안 좌심실의 압력이며, 평균 120mmHg이다. **확장기혈압**(Diastolic blood pressure: DBP)은 이완 시(심장 확장기) 혈류에 대한 말초혈관 저항을 나타내며, 평균 80mmHg이다. 평균 동맥압은 93mmHg이며, DBP + (0.333[SBP − DBP])로 계산할 수 있다.
- 1회박출량은 매 박동마다 좌심실로부터 박출되는 혈액량이다. 1회박출량은 매 박동당 평균 60~70mL이며, 채워진 후 좌심실의 혈액량(확장말기 혈액량; 평균 혈액 100mL)과 수축기 이후의 혈액량(수축 말기 혈액량; 평균 40mL)과의 차이이다. 매 박동마다 좌심실로부터 펌프되는 혈액의 비율은 박출계수이다. 박출계수는 (1회박출량/ 확장말기 혈액량) × 100에 의해서 계산될 수 있다. 안정 시 박출계수는 평균 60%이다.
- 심박출량은 매 분마다 심장에 의해서 펌프되는 전체 혈액량이다. 심박출량은 HR과 1회박출량의 산물이다. 안정 시 Q_c는 평균 5Lmin^{-1}이며, 서있거나 앉은 자세보다 누운 자세에서 더 높은 경향이 있다.

운동에 대한 심혈관 반응

남성과 여성 모두 유산소 운동과 무산소 운동은 상당히 빠른 심혈관 반응을 야기한다. 운동은 산소 요구, 영양 사용, 부산물 생성, 심부체온 등을 증가시키며, 이 모든 부가적인 요구를 충족시키기 위해서 증가된 심혈관 반응이 필요하다. 운동으로부터의 회복은 항상성 수준으로 되돌아가기 위해서 증가된 심혈관계의 반응을 필요로 한다. 본질적으로 모든 심혈관계의 구성요소들은 운동 중 변화된다. 본 절에서는 HR, 1회박출량, Q_c, 혈압, 혈장량(plasma volume: PV), 산소 소비 등이 논의된다.

심박수 반응

HR은 안정 시 값에서 최대운동 시 195bpm까지 운동 중에 증가한다. 운동 중 HR의 상한선은 220에서 개인의 연령을 삭감함으로써 계산될 수 있으며, 유산소 운동을 위한 목표 HR은 최대 예측 HR에 근거해서 계산될 수 있다(16장 참고). HR 증가의 크기는 근육량 사용, 운동강도, 운동 지속 정도 등에 달려있다. 저, 중, 고강도 운동에서 HR은 최대까지 직선적으로 증가할 것이다. 만일 일률이 일정하다면, HR은 운동 시작 단계에서 최초 상승 후 정체한다. 그 정체된 지점이 정상 상태(steady-state)의 HR이며, 현재의 일량을 충족시키기 위한 가장 적절한 값이다. 이 지점을 넘어서 강도가 증가할 때마다 새로운 정상상태 값이 1~2분 이내에 도달될 것이다. 만일 강도가 일정하다면, HR은 이 지점에서 변하지 않을 것이다. 그러나 장시간의 유산소 운동 중, 동일한 운동강도에서 15분 이상 지속된다면 HR은 미묘하게 증가할 것이다. 이것이 HR 증가가 액체 손실에 의해서 야기된 1회박출량 감소를 보상한다는 **심혈관변이(cardiovascular drift)**로 알려져 있다. 인터벌이나 저항 훈련은 심박수의 강한 증가를 유발한다. 운동양식의 연속성이 끊어지기 때문에 변동이 나타난다. 저항 운동 초기 단계에서 매 세트 이후 HR은 증가한다. 5세트 프로토콜 중 최초 4세트 동안 매 세트 이후에 HR은 점진적으로 증가하고 안정한다. 매 반복 시, ECC와 CON 단계에서의 HR은 비슷하게 반응한다.

1회박출량반응

운동 중 1회박출량은 증가하며, 심장으로 돌아오는 혈액량, 동맥압력, 심실 수축성과 팽창성 등과 같은 생리학적인 요인들이 1회박출량 증가 폭에 기여한다. 정맥계가 안정 시 혈액의 저장소 역할을 하는 것을 기억한다. 운동은 순환 혈액량을 증가시키며, 보다 많은 정맥환류를 심장으로 돌아오게 하게 한다. 보다 큰 정맥환류는 좌심실의 확장 말기 혈액량과 심장의 수축력을 증가시킨다. 심근섬유가 보다 큰 전부하(preload)를 통해서 늘어나고, 그 영향으로 보다 큰 수축력을 갖는다. 보다 큰 전부하를 통해서 늘어난다는 것은 힘을 일으키기 위해서 심근섬유를 더 전도성 있는 길이로 만든다는 것이다. 이것이 바로 프랭크-스탈링 메커니즘(Frank-Starling mechanism)으로 알려져 있다. 심장 수축성은 정맥환류와는 별개로 증가한다. 교감신경계의 자극과 카테콜아민이 심장 수축성을 증가시킨다. 혈관확장은 심장에서부터 전체 말초혈류 저항을 감소시키며, 이것이 후부하(afterload)를 감소시킨다. 또한 이들 요인들은 운동 시 더 큰 1회박출량 증가에 기여한다.

1회박출량은 비훈련자와 중급 훈련자의 경우 최대운동능력의 40~60mL까지 직선적으로 증가하며, 운동이 계속됨에 따라 이 지점에서 정체가 일어난다. 그러나 1회박출량은 고도로 훈련된 지구성 운동선수들의 경우 이 강도를 넘어서까지 증가할 수 있다. 1회박출량은 비훈련자의 경우 100~120mL까지 증가할 수 있지만, 고도로 훈련된 사람의 경우 200mL 이상까지 증가할 수 있다. 신체 위치가 1회박출량 증가에 중요하다. 안정 시 1회박출량은 더 큰 정맥환류 때문에 반드시 눕거나 옆으로 누운 자세에서 증가한다. 똑바로 선자세가 중력 때문에 보다 적은 1회박출량을 나타내는데, 이것이 하지에서 정맥울혈(venous pooling)을 일으키는 원인이 된다. 운동 중, 1회박출량 증가는 누운 자세보다 똑바로 선 자세에서 더 크다. 이것은 누운 자세의 더 낮은 출발 값 때문이다. 1회박출량 증가는 HR의 증가에도 불구하고 일어나며, 이것이 방의 충진 시간(chamber filling times)을 감소시킨다. 1회박출량은 저항 운동 중 증가한다. 매 반복시기를 검사해보면, 1회박출량은 CON 단계에서는 증가하지 않지만 ECC 단계에서 증가할 것이다. 어느 경우에는 1회박출량이 CON 행동 단계에서 더 낮다. 이것은 **발살바조작(valsalva maneuver)**(일시적인 숨 멈춤)과 관련된 결과일 수도 있다. 발살바조작은 흉강내압(흉강 내에 발생한 압력)과 복강내압을 증가시키며, 이것이 SBP와 DBP를 증가시킨다. 리프트 시 상당한 부하(혈압 증가)가 심혈관계에 주어진다. CON 행동 시 압력의 증가는 1회박출량을 일시적으로 방해할 수 있다. 안정 단계에서 1회박출량은 상승이 일어났던 수준으로 다시 회복된다.

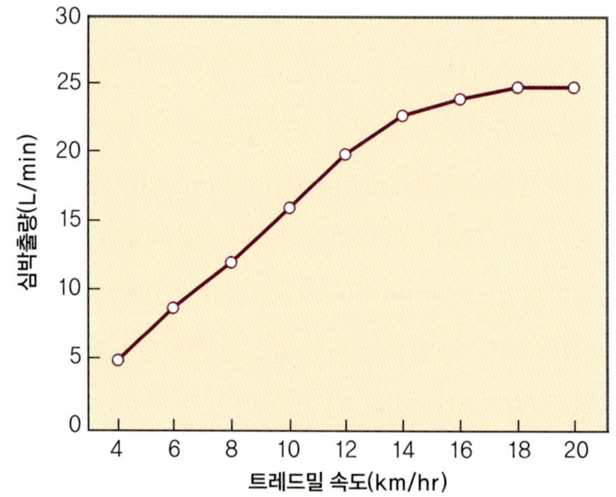

■ **그림 8.6** 유산소 운동에 대한 심박출량 반응

Adapted with permission from Wilmore JH, Costil DL. *Physiology of Sport and Exercise.* 4th ed. Champion (IL): Human Kinetics; 2008.

심박출량반응

Q_c는 HR과 1회박출량을 곱한 산물이다. 유산소 운동 시 Q_c의 선형 증가가 나타난다(■ 그림 8.6). 운동 중 HR과 1회박출량은 증가한다. 그러나 1회박출량은 강도가 올라감에 따라 정체할 수도 있다. 따라서 고강도운동 시 최대 Q_c에 도달하기 위해서 HR의 증가가 필요하다. Q_c는 운동선수의 유산소체력 수준에 따라서 20~40L min^{-1}까지 증가할 수 있다. 저항 운동 시 Q_c는 운동 전반에 걸쳐서 증가한다. 1회박출량과 마찬가지로 매 반복시기를 검사해보면, CON 행동 시에는 반응이 제한을 받지만, ECC 행동 단계에서 더 높게 나타난다. 안정 단계에서 1회박출량이 증가할 때 Q_c의 보상적 증가가 일어난다.

혈압반응

혈압은 다른 방법으로 조절된다. 교감신경계의 활성은 혈압을 증가시키는 혈관수축을 증가시키며, 부교감신경계는 반대 영향을 미친다. 혈압을 변화시키기 위해서 심혈관계의 중추 명령이 뇌간에 있는 혈관 운동중추를 자극하고 뇌에 있는 감각운동중추의 피드백이 혈압을 증가시키기 위해서 심혈관 중추를 자극한다. **압수용기(baroreceptors)**

로 알려진 혈관벽에 위치한 신전-감각수용기(대동맥궁과 경동맥동)는 압력을 감지하며, 음성 피드백 조절을 통해서 혈압을 조절하기 위해 뇌간을 자극한다. 압수용기는 혈압 증가에 반응하여 혈압을 감소시키고, 운동 시 혈압이 크게 높아지지 못하게 한다. 레닌-안지오텐신계(renin-angiotensin system)와 호르몬 알도스테론(aldosterone)이(6장에서 논의됨) 혈압을 조절한다. 레닌은 혈관수축을 야기하는 안지오텐신 II의 활성을 유발한다. 알도스테론은 혈압을 증가시키는 나트륨 잔류를 증가시킨다.

혈압은 운동 시 증가한다. 정상상태의 유산소 운동 중 SBP는 처음 몇 분 동안 증가하지만, 정상상태에 도달하면 정체하거나 약간 감소한다. 혈관확장이 말초저항을 감소시켜서 SBP가 감소할 것이지만 DBP는 크게 변화하지 않는다. 점진적 유산소 운동 시 SBP는 강도가 증가함에 따라서 선형으로 증가하는 반면, DBP는 변하지 않거나 감소한다. 지구성 운동선수의 경우 SBP 값이 250mmHg까지 나타난다. 상체운동이 하체운동보다 SBP(약 18~45mmHg)와 DBP(약 20~28mmHg)를 더 증가시킨다. 상체에 있는 소근육들이 좀 더 큰 혈류 저항을 제공함으로써 혈압을 더 크게 증가시킨다. SBP의 증가는 모세혈관을 관통하며 지나가는 혈류와 유체 움직임을 가속화시키는데 도움을 준다.

저항 운동 시 혈압은 운동강도의 증가 비율에 따라서 증가한다. 그 반응은 발살바조작의 사용, 근육량의 활성, 근육 활동, 세트의 강도/기간 등에 달려있다. 근수축 시 혈류의 차단이 혈압을 증가시킨다. 그 증가는 보다 큰 말초저항을 극복하기 위해서 필요하다. 고강도의 레그 프레스와 스쿼트 시 각각 320/250과 345/245mmHg의 평균 혈압이 발생할 것이며, 최대 480/350mmHg의 혈압 상승이 나타날 수 있을 것이다.

레그 프레스 시(1RM의 80%, 95%, 100%) 평균 290~307mmHg의 SBP와 220~238mmHg의 DBP가 나타나고 있다. 또 다른 연구에서는 198~230mmHg의 SBP와 160~170mmHg의 DBP를 제시하고 있다. 발살바조작은 저항 운동에 대한 혈압 반응을 증가시키며, 1RM의 ≥ 80%의 무게를 들어 올릴 때는 발살바조작을 피할 수 없을 것이다. 호흡 정지는 흉곽 내와 복부 내의 압력을 증가시키며, 혈압은 그 결과에 비례해서 증가한다. 1RM의 레그 프레스 시 평균 혈압은 발살바조작이 있을 경우 311/284mmHg, 없을 경우에는 198/175mmHg이다. 발살바조작이 이용되었을 때 암 컬(166/112 대 148/101mmHg)과 니 익스텐션(166/108 대 151/99mmHg)에서 보다 높은 평균 혈압이 발생했다.

근육량의 활성은 혈압 반응에 중요한 역할을 한다. 암 컬(255/190mmHg)보다 레그 프레스(320/250mmHg) 시의 평균 혈압이 더 높다. 암 컬보다 스쿼트 시의 혈압이 더 높게 나타났다. 각 반복시기의 ECC 국면에 비해 CON 국면에서 혈압 반응이 더 높으며, 활성된 근육량의 크기에 따라 비선형적으로 증가한다. 운동 장애가 있을 때 혈압은 더 증가한다. 운동장애가 있을 때마다 리프터에 의해서 과도한 발살바조작이 이용될 수 있을 것이다. 세트가 진전됨에 따라 혈압은 증가한다. Gotshall 등은 피험자들에게 매 10회 반복횟수로 된 3세트의 레그 프레스를 수행하도록 하고, 매 계속하는 반복시기에 따라서 SBP와 DBP가 점진적으로 증가하였음을 보고하였다(■ 그림 8.7). 세트별 각각의 최고

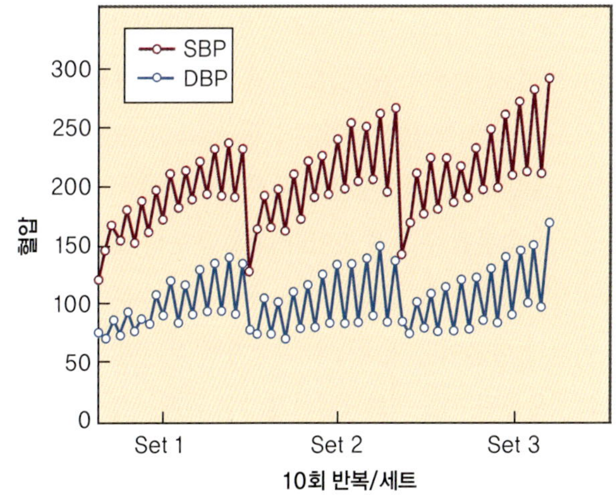

■ 그림 8.7 3세트 레그 프레스 운동에 대한 혈압 반응. SBP, 수축기혈압; DBP, 확장기혈압

From Gotshall RW, Gootman J, Byrnes WC, Fleck SJ, Valovich TC. Non-invasive characterization of the blood pressure response to the double-leg press exercise. *J Exerc Physiol.* 1999;2:1-6.

SBP는 238, 268, 293mmHg이었다. 최고 SBP는 세트가 성공적으로 수행되지 않았을 때 더 높았다. 1RM의 70~80%에서 실패로 끝난 세트는 1RM의 레그 프레스의 경우보다 더 높은 혈압 반응을 일으켰다. 혈류가 활동 근육에 복원되는 휴식기의 혈압은 감소한다.

혈장량

운동 중 혈장량은 감소한다. 수분이 혈액에서 간질 공간과 세포 내 지역으로 이동함에 따라서 혈장량은 감소한다. 혈압이 물을 간질 공간으로 보내는 힘을 증가시키고, 근육 내에 생긴 대사적 산물(삼투압 증가)이 수분을 근육으로 이동시킴에 따라서 혈장량이 변화한다. 발한으로 인한 수분 손실 또한 부가적으로 혈장량을 감소시킨다. 혈장량이 감소할 때, RBCs는 혈액농축을 통해서 증가하며, 이것이 혈액 점도를 증가시키고, 산소운반을 감소시킨다. 지구성 운동 시 최대 20%까지의 혈장량 감소가 발생한다. 감소된 혈장량은 지구성 운동수행과 $\dot{V}O_{2max}$를 악화시킬 수 있다. 수분 손실로 정맥환류가 감소함에 따라서 1회박출량이 감소된다. 이 결과, Q_c와 $\dot{V}O_{2max}$가 감소된다. $\dot{V}O_{2max}$와 혈장량은 상관이 있다. 따라서 지구성 운동 프로그램 수행 시 혈장량의 감소는 운동수행능력의 감소를 유발시킬 수 있다.

한 차례의 저항 운동은 7~14% 정도의 혈장량을 감소시키며, 어떤 경우에는 운동강도와 기간의 크기에 따라서 운동 직후 20% 정도 혈장량이 감소된다. 특히 운동 시 수분 섭취가 수반될 때, 혈장량은 운동 후 30~60분 이내에 거의 완전하게 회복될 수 있을 것이다. 최초 운동의 첫 세트 동안 레닌, 안지오텐신 II, 동맥 펩티드 등과 같은 수분 조절 요인의 변화와 더불어서 혈장량의 감소가 시작되며, 혈장량의 감소는 사용된 운동 프로그램의 형태에 의해서 영향을 받는다. Craig 등은 5RM 운동 후 13%의 감소에 비해서, 10RM 운동 후(9개의 운동으로 이루어진 3세트) 22.6%의 혈장량의 감소가 있었음을 보고하였다. Ploutz-Snyder 등은 2분간의 중간 휴식시간을 둔 6×10 스쿼트 프로토콜을 조사하여 22%의 혈장량 감소가 있었음을 보고하였다. 허벅지 근육의 CSA는 5~10% 정도 증가하였으며, 이것은 중간 휴식시간 감소와 높은 상관이 있었다. 수분은 저항 운동 중에 나타나는 빠른 근육크기의 팽창, 즉 근육 펌프에 따라서 변화한다.

산소소비량

산소소비량(oxygen consumption), 즉 $\dot{V}O_2$는 운동 중 강도, 근육량의 활성, 지속성 정도 등에 비례해서 증가한다. 산소소비량은 **픽 공식(Fick equation)** $\dot{V}O_2 = Q_c \times$ A-$\dot{V}O_2$ 차이로 표현된다. 순환계의 구조적 계층은 다음과 같다.

대동맥 → 소동맥 →
세동맥 → 메타세동맥 → 모세혈관상 →
세정맥 → 소정맥 → 대정맥

산소는 모세혈관막을 통해서 조직으로 확산한다. A-$\dot{V}O_2$ 차이는 동맥과 정맥의 산소량 차이이며, 조직으로의 산소 추출을 나타낸다. 안정 시 동맥의 산소 함량은 혈액 100mL 당 ~20mL이다. 그러나 이 값은 혈액이 모세혈관에서 세정맥으로 지나감에 따라서 혈액 100mL당 15~16mL로 감소한다(■ 그림 8.8). 안정 시 이 값은 혈액 100mL당 4~5mL이다. A-$\dot{V}O_2$ 차이는 지구성 운동수행 시 최대 혈액 100mL 당 O_2 15~16mL까지, 또는 그 이상으로 증가할 수 있다.

그 증가는 동맥혈에서 뼈대근으로 더 많은 산소가 추출되었음을 나타내고 있다. 심박출량과 산소추출량의 증가는 운동 중 $\dot{V}O_2$를 증가시킨다.

운동 시 $\dot{V}O_2$는 증가한다(■ 그림 8.9). 운동강도가 증가함에 따라서 $\dot{V}O_2$가 선형으로 증가하고 있음을 보여주고 있다. 운동속도의 증가, 경사도 수준(또는 좀 더 유연한 면을 사용하는), 저항 증가, 또는 지구성 운동 시 관련 근육량의 증가(팔 운동에 하체 운동 방식을 첨가시킴) 등은 $\dot{V}O_2$를 비례적으로 증가시킨다. $\dot{V}O_2$는 유산소 운동 시 증가한다. 그러나 낮은 수준의 유산소 운동을 지속시키면 갑작스러운 파동을 야기한다. $\dot{V}O_2$는 최대 전력질주 중이나 직후에 갑자

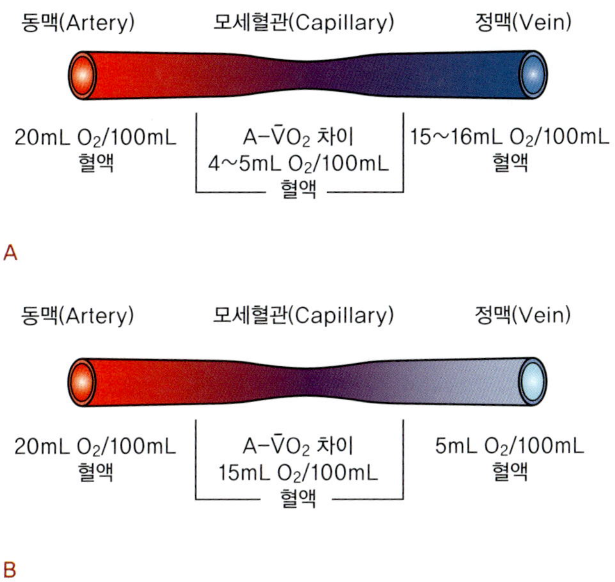

■그림 8.8 A–$\dot{V}O_2$ 차이. A. 안정 시 A–$\dot{V}$O2 차이. B. 운동 중 A–$\dot{V}$O2 차이

Reprinted with permission from Wilmore JH, Costil DL. *Physiology of Sport and Exercise.* 2nd ed. Champaign(IL):Hnman KInetics; 1999.

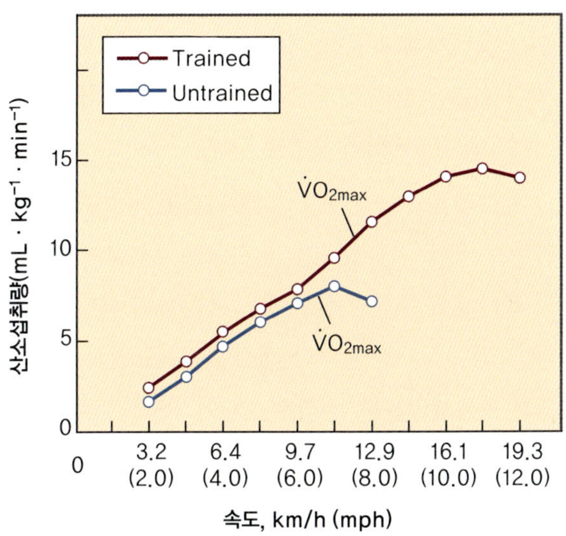

■그림 8.9 운동강도와 산소소비량과의 관계

Reprinted with permission from Wilmore JH, Costil DL. *Physiology of Sport and Exercise.* 2nd ed. Champaign(IL):Hnman KInetics; 1999. p. 140.

기 상승하지만 상승 직후 곧 감소한다. 저항 운동 시 $\dot{V}O_2$는 변동을 거듭한다. 회복 시 짧은 휴식을 취하면 $\dot{V}O_2$는 상승이 좀 더 지속된다. 그러나 긴 휴식을 취할 경우 회복하는 동안 처음에는 갑작스러운 상승이 있지만, 시간이 경과함에 따라 감소한다. 운동 지속성이 제한된다면 $\dot{V}O_{2max}$를 증가시키는데 큰 도전을 받는다. 저항 운동 시 $\dot{V}O_2$는 높은 강도, 짧은 중간 휴식시간, 큰 근육량의 운동, 저-중강도의 반복 속도 등과 더불어서 증가한다. 하체의 보디빌딩(다수의 세트, 스쿼트, 레그 프레스, 기타 다른 하체 운동, 6~12 반복횟수, < 2분 중간 휴식시간)은 $\dot{V}O_{2max}$의 45~60%만 $\dot{V}O_2$를 증가시킨다. 이 값은 보통 훈련자~고도 훈련자의 $\dot{V}O_{2max}$를 증가시키기 위해서 요구되는 역치 이하이다.

안정 시와 운동 시 만성적 적응

유산소 운동과 무산소 운동은 안정 시 심혈관계에 전반적인 변화를 가져온다. Dr. Joel Morganroth는 1970년대 중반 훈련이 두 가지 형태의 과부하, 즉 압력 과부하(pressure overload)와 양적 과부하(volume overload)를 준다고 제안한 최초의 인물이었다. 압력 과부하는 운동에 따른 혈압과 흉강 내 압력 상승에 기인한다. 압력 과부하는 심장근육계의 변화를 가져옴과 더불어서 시간이 흐르면서 몇몇 심혈관 변인을 긍정적으로 변화시킬 수 있다. 양적 과부하는 운동 중 보다 큰 정맥 환류와 심장 혈류로 인해서 발생한다. 유산소 운동은 보다 높은 수준의 연속성 때문에 양적 수준이 현저하다. 양적 과부하는 몇몇 심혈관 변인에 긍정적인 변화를 가져오며, 심장의 방 크기를 증가시킨다. 이들 변화가 안정 시 심혈관기능뿐만 아니라 운동에 대한 속성 반응도 변화시킨다.

심장 크기

훈련은 심근 변화를 가져온다. 적응은 Laplace 법칙에 의해서 일어나는 것으로 생각된다. Laplace 법칙은 "벽의 장력은 압력과 곡선의 반지름에 비례한다"고 시사하고 있다. 보다 큰 심장은 보다 큰 좌심실강(신장성 과비대)과 심벽의 두께(단축성 과비대)로 특징된다. 운동을 통한 심근의 과부하와 신장은 단백질 합성을 보다 높은 비율로 자극해서

속설과 오해

심근비대는 오직 심혈관질환의 결과로 인해서 일어난다.

훈련 중 심장 크기와 방의 양이 증가한다. 이들 변화는 긍정적이었으나, 한 때는 부정적인 것으로 조사되었다. 심근의 비대가 심혈관질환의 결과로 인해서 일어나기 때문에, 일부는 모든 비대가 부정적인 것으로 관련지었다. 그러나 운동선수들의 심장을 조사한 결과, 비대는 심혈관질환과는 관계없는 것으로 나타났다. 이러한 개념의 운동선수의 심장은 긍정적인 심혈관 영향과 관계가 있다(1회박출량과 심박출량). 안정시 기능의 변화는 일부 심근비대 때문일 수도 있다. 심장의 크기는 신체 크기가 증가함에 따라서 증가한다. 저항 훈련 중 신체 크기 변화를 무시하고 심장비대의 변화를 계량화시키는 것은 약간의 어려움이 있다. 심근 질량의 변화는 종종 체표면적이나 체질량과 관계가 있는 것으로 표현될 수 있다. 이러한 관심 사항에도 불구하고, 유산소 훈련과 무산소 훈련은 심근의 크기를 긍정적으로 증가시킨다.

근비대를 가져온다. 심근섬유는 신장되어 더 큰 수축성을 가질 때 칼슘에 더 민감해지고 더 강하게 수축한다. 양적 과부하는 근육원섬유마디(sarcomere)의 연속성을 증가시키는 반면(보다 큰 방 크기와 확장기말 용량), 압력 과부하는 근원섬유마디 수의 동시성을 증가시킨다(보다 큰 벽의 두께). 좌심실은 운동에 의해서 영향을 받는 제 1의 방이다.

유산소 훈련은 심장기능을 전반적으로 증가시킨다. 비훈련자의 경우 방 크기의 변화가 먼저 일어나는데, 이 변화는 벽 두께가 약간 변화하면서 일어난다. 지구성 운동선수, 근력/파워 운동선수, 비훈련자를 상호 비교한다는 것은 곤란하다. 많은 스포츠 운동선수들이 지구성 훈련, 플라이오메트릭 훈련, 저항 훈련 등에 제각각 참여하고 있기 때문이다. 그럼에도 불구하고, 운동선수의 심장 크기는 비운동선수보다 방 크기는 10%, 벽 두께는 15~20% 더 크다. Naylor 등은 40개 이상의 연구를 조사해서 지구성 운동선수들이 통제된 피험자보다 좌심실 질량(27 연구 중 25), 후벽 두께(32 연구 중 25), 심실 내 중격 벽 두께(28 연구 중 19), 좌심실 강의 크기(32 연구 중 27) 등이 더 크다고 보고하였다. 지구성 운동선수의 경우 훈련양이 좌심실 질량을 긍정적으로 증가시킨다. 일부 연구에서는 좌심실 질량의 증가 정도가 저항 훈련보다 유산소 훈련 중에 많았다고 보고하였다. 반면, 몇몇 연구들은 저항 훈련을 한 운동선수들의 좌심실 질량이 더 크거나, 근력/파워와 지구성 운동선수들 간의 차이는 없다고 보고하고 있다. 여자 장거리 달리기 선수들이 전력질주 선수들보다 좌심실 벽 두께, 질량, 심실 내 중격 두께 등이 더 크기 때문에, 유산소 훈련 후에 더 전반적인 변화를 하고 있음을 나타내고 있다.

저항 훈련은 좌측 심장근육의 강건함에 변화를 가져온다. 그러나 이들 변화가 심장벽 두께와 질량의 정상 상한선을 초과하는 경우는 드물며, 심혈관질환이 있는 사람보다 크기는 더 작다. 저항 훈련을 한 사람은 훈련하지 않은 사람보다 좌심실 벽 두께와 심실 내 중격 두께가 절대적으로 더 크다. 그러나 상대적인 변화(체질량과 체표면적)는 적거나 거의 존재하지 않는다. 엘리트 주니어 역도선수들은 훈련되지 않은 통제군보다 더 큰 상대적 및 절대적인 좌심실벽 두께와 질량을 지니고 있다. 그러나 다른 연구들은 그와 같은 절대적인 변화는 없다고 보고하였다. 리프팅 시 증가된 혈압과 흉강 내 압력이 단축성 비대 탓일 수 있지만, 일부 연구자들은 그 압력 상승이 경벽(transmural)의 압력 감소에 의해서 상쇄되기 때문에(좌심실 압력-흉강 내 압력), 훈련 효과의 가능성이 감소된다고(신체 크기와 무관하게) 주장하고 있다. 그럼에도 불구하고, 저항 훈련 중에 심장 두께의 절대적인 증가가 발생한다. 보디빌더들은 고도의 좌심실 질량과 벽 두께를 지니고 있다. 그러나 많은 보디빌더들이 체지방을 감소시키기 위해서 유산소 훈련을 수행하고 있다. 많은 연구에서 아나볼릭 스테로이드(anabolic steroid)의 사용이 통제되지 않았는데, 이것이 좌심실 질량 변화에 기여했을 수 있다. 왜냐하면, 스테로이드 사용자들이 약물을 사용하지 않는 보디빌더보다 더 큰 좌심실 후부와 중격 벽 두께를 지닐 수 있기 때문이다. 대부분의 심근 두께의 증가는 LBM의 변화에 의해서 유발된다. 훈련 프로그램, 즉 강도, 양, 근육 질량의 활성, 중간 휴식시간 등이 심장 변화의 가능성을 결정한다.

저항 훈련은 좌심실 강의 변화를 아주 적게 가져오거나 또는 변화를 거의 이끌어내지 못한다. 방의 크기는 양적 과부하에 반응해서 증가하기 때문이다. 일부 연구는 리프터들이 비훈련 통제군보다 더 큰 방 크기를 가지고 있다고 보고한 반면, 다른 연구자들은 차이가 없다고 보고하고 있다. 체표면적이나 LBM과 관련해서 방의 크기를 표현하면 리프터들에 의해서 나타난 증가는 적어진다. 보디빌더들은-그러나 역도선수는 아님- 통제군보다 더 큰 좌심실 양을 가질 수 있는데, 이것은 통합된 훈련을 했기 때문이다.

심박출량

심혈관계는 운동반응에 따른 Q_c의 증가에 의해서 적응한다. 유산소 훈련은 1회박출량에 큰 영향을 미친다. 안정 시와 운동 유발성 1회박출량은 향상된다. 비훈련자는 운동 중 80~110mL의 1회박출량 반응이 나타나고 있다. 그러나 훈련자나 고도로 훈련된 지구성 운동선수는 각각 운동 중 130~150mL와 160~ > 220mL의 1회박출량 반응을 보이고 있다. 유산소 훈련은 혈장량과 확장기 말 용량을 증가시킨다. 유산소적으로 훈련된 사람의 경우, 심장 수축성과 탄성 반발의 증가 및 HR의 감소(충진 시간을 개선하기 위해서)와 더불어서 1회박출량이 증가해서, 박동 당 더 많은 혈액이 펌프되도록 한다. 운동 중 박출계수는 증가할 수 있다. 수축기말 용량과 더불어서 더 큰 확장기말 용량은 더 큰 1회박출량 반응을 가져온다.

유산소 훈련은 안정 시 HR을 감소시킨다. 비훈련자는 평균 60~80bpm의 안정 시 HR을 보유할 수 있다. 그러나 유산소 훈련은 안정 시 HR을 60bpm 이하로 감소시키며, 일부 엘리트 지구성 운동선수들은 35bpm 이하의 안정 시 HR을 보유하고 있다. 감소된 안정 시 HR은 부교감신경계의 더 많은 자극과 교감신경계의 자극 감소 때문이다. 유산소 훈련은 최대하운동에 대한 HR 반응을 감소시키며(■그림 8.10), 운동 직후 HR 회복을 더 빠르게 한다. 1회박출량이 증가하기 때문에 Q_c 역치에 도달하기 위해서 HR이 크게 증가되어야 할 필요는 없다. 그러나 최대운동에 대한 HR 반응은 변화가 없다. 일부 지구성 운동선수들이 동년배의 통제군보다 더 낮은 최대 HR을 보유하고 있지만, 대부분 유산소 운동 중 최대 HR은 비슷하다. 이 둘이 함께 결합할 때(더 큰 1회박출량과 비슷한 최대 HR), Q_c는 체력 향상과 더불어서 증가한다. 엘리트 지구성 운동선수들은 최대운동 시 30L min^{-1} 이상의 Q_c를 보유하고 있다.

저항 훈련 중 안정 시 1회박출량은 약간 증가하거나 변화하지 않는다(LBM과 관련해서 나타내면). 1회박출량은 신체 크기와 관계가 있다. 근비대는 1회박출량을 증가시키는 일종의 자극이며, 저항 훈련 후 운동 시 1회박출량은 증가한다. 근력 훈련을 한 운동선수들은 통제군보다 더 큰 1회박출량 반응을 가지며, 정적 운동 시 박출계수도 증가한다. 매 반

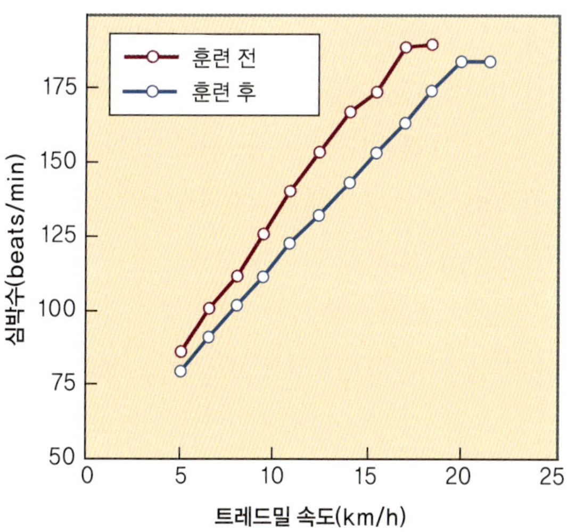

■그림 8.10 훈련 전후 운동 중 심박수 반응

Reprinted with permission from Wilmore JH, Costil DL. *Physiology of Sport and Exercise.* 2nd ed. Champaign(IL):Hnman KInetics; 1999.

복시기 동안 1회박출량은 CON과 ECC 국면에서 거의 20mL 정도 떨어지지만(발살바조작이 있을 때 흉강 내 압력이 증가함에 따라서), 세트 간 중간 휴식시간 동안에 기준선으로 돌아온다. 그러나 1회박출량은 안정 시 수준보다 운동 사이의 중간 휴식시간에 더 높이 상승한다. 그 반응은 근력 운동선수들에게서 증가하지만, 지구성 운동선수에게서 관찰되는 반응보다 훨씬 적다.

안정 시 HR은 저항 훈련으로 변화하지 않거나 약간 감소할 수 있다. 단기간의 저항 훈련 연구에서 안정 시 HR은 4~13% 감소한다고 보고하고 있다. 평균 이하의 유산소성 능력을 가진 사람에게서 가장 큰 효과가 일어난다. 안정 시 HR은 프로그램이 중요한데 그 이유는 좀 더 연속적인 형태의 프로그램이-예를 들어서 서키트 웨이트 훈련- 안정 시 HR을 감소시키고(84) $\dot{V}O_{2max}$를 증가시키기 때문이다. 그럼에도 불구하고, 저항 훈련을 통해서 HR이 감소할 가능성은 유산소 훈련보다 훨씬 적다. 주니어와 시니어 올림픽 역도선수, 파워리프터, 보디빌더 등은 60~78bpm 범위의 안정 시 HR을 보유하고 있으며, 이 수치는 동년배의 통제군보다 비슷하거나 약간 낮다. 유산소 훈련이 저항 훈련과 더불어서 실시될 때 안정 시 HR이 더 많이 감소한다. 저항 훈련 후 운동에 대한 HR 반응은 일정한 최대하운동부하에서 감소된다. 저항 훈련과 걷기운동이나 사이클링과 같은 다른 운동 방법은 운동 HR을 감소시킨다. 보디빌더들은 덜 훈련된 사람이나 통제군과 비교해서 최대하 리프팅과 최대 리프팅 시 더 낮은 HR을 가진다. 이들 자료는 저항 훈련이 규칙적인 신체활동 시 심장에 대한 스트레스를 감소시킨다는 것을 시사하고 있다. HR과 1회박출량에 대한 자료를 수집한 결과, 저항 훈련은 운동 중 Q_c를 증가시킬 수 있는 능력을 증가시키지만, 유산소 훈련보다는 증가시키는 정도가 더 적다.

최대산소섭취량

$\dot{V}O_{2max}$는 유산소능력의 핵심 기준이며, 1회박출량(그리고 Q_c)이 증가하고 A-$\dot{V}O_2$(동정맥산소) 차이가 소량 증가하기(20mL 또는 15%) 때문에 훈련 중에 증가한다. 유산소 훈련은 $\dot{V}O_{2max}$를 증가시키는 우선적인 운동 방식이다. 유산소 훈련은 최초 6개월 동안 10~30%의 $\dot{V}O_{2max}$를 증가시킨다. 지구성 운동선수들은 무산소성 운동선수나 혼합형 운동선수보다 더 높은 $\dot{V}O_{2max}$를 보유하고 있다. ■ 그림 8.11은 남성 지구성 운동선수들이(크로스컨트리 스키 선수, 장거리 달리기 선수, 사이클 선수) 혼합형 운동선수(축구 선수와 농구 선수)와 근력 운동선수(보디빌더, 파워리프터, 역도선수)보다 더 높은 $\dot{V}O_{2max}$ 값을 보유하고 있음을 나타내고 있다. 엘리트 운동선수인 Bjorn Daehlie(은퇴한 크로스컨트리 스키 올림픽 챔피언), Lance Armstrong(프

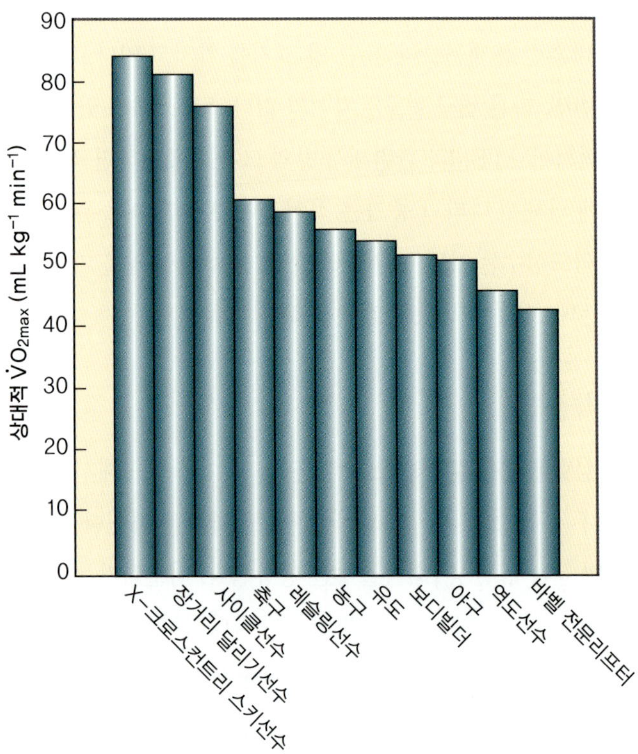

■ 그림 8.11 다양한 남성 운동선수의 $\dot{V}O_{2max}$ 자료 비교

Data compiled from McArdle WD, Katch FI, Katch VL. *Exercise Physiology: Energy, Nutrition, and Human Performance.* 6th ed. Philadelphia (PA): Lippincott Williams & Wilkins; 2007. pp. 314-363); Hoffman JR, *Norms for Fitness, Performance, and Health.* Champaign (IL): Human Kinetics; 2006. pp. 67-80; Hakkinen K, Alen M, Komi PV. Neuromuscular, anarobic, and aerobic performance characteristics of elite power athletes. *Eur J Appl Physiol Occup Physiol.* 1984;53:97-105; MacFarlane N, Northridge DB, Wright AR, Grant S, Dargie HJ. A comparative study of left ventricular structure and function in elite athletes. Br Sports Med. 1991;25:45-48l; and Raven PB, Getmann LR, Pollock ML, Cooper KH. A physiological evaluation of professional soccer players. *Br Sports Med.* 1976;10:209-216.

랑스의 멀티투어 우승자), Greg LeMond(은퇴한 프랑스의 멀티투어 우승자) 등은 각각 96, 84, 92.5mL kg^{-1} min^{-1}의 $\dot{V}O_{2max}$를 보유하고 있었다. 운동 방식(사이클이나 수영보다 트레드밀 달리기가 $\dot{V}O_{2max}$가 더 높다), 성별(근육량, 테스토스테론, 헤모글로빈 등이 적고, 체지방이 많기 때문에 여성이 남성보다 $\dot{V}O_{2max}$가 15~30% 정도 더 낮다), 연령(나이가 들어감에 따라 $\dot{V}O_{2max}$ 가 감소한다), 신체 크기, 유전 등과 같은 몇몇 요인들이 $\dot{V}O_{2max}$에 영향을 미친다. 유전은 $\dot{V}O_{2max}$에 ~20~50% 정도 기여한다.

무산소 훈련은 $\dot{V}O_{2max}$ 증가에 최소의 영향을 미친다. 역도선수나 바벨 전문리프터들은 비 훈련자들보다 비슷하거나 약간 높은 $\dot{V}O_{2max}$를 보유하고 있다. 보디빌더들은 다른 리프터들보다 비교적 높은 $\dot{V}O_{2max}$를 보유하고 있다. 이는 보디빌더들이 짧은 중간 휴식시간을 갖고 훈련하고 또 유산소적으로 훈련하기 때문이다. 오랜 중간 휴식시간이 있는 저항 훈련은 세트 사이에 HR을 회복하도록 하고, 훈련자의 $\dot{V}O_{2max}$ 증가시키기 위해서 필요한 $\dot{V}O_2$의 역치 수준에 도달하는 경우가 드물다. 저항 훈련은 유산소능력이 낮은 사람의 경우에는 $\dot{V}O_{2max}$를 증가시킬 것이다. 올림픽 역도 프로그램과 서키트 웨이트 훈련은 $\dot{V}O_{2max}$를 8% 가까이 증가시킬 수 있다. 그러나 저항 훈련이 $\dot{V}O_{2max}$를 증가시킨다 할지라도, 그 크기는 유산소 훈련보다 훨씬 적다. 저항 훈련과 유산소 훈련을 함께 하면 $\dot{V}O_{2max}$가 증가한다. 저항 훈련을 실시하면 $\dot{V}O_{2max}$를 증가시키기 위해 필요한 유산소 훈련의 양이 줄어든다. 중-고강도, 많은 운동량, 많은 근육량 운동, 짧은 중간 휴식시간 등으로 이루어진 프로그램은 $\dot{V}O_{2max}$를 약간 증가시킨다. 전력질주 훈련은 $\dot{V}O_{2max}$를 증가시킬 수 있다. 짧은 중간 휴식시간을 갖는 전력질주 훈련을 장기간 수행하면, $\dot{V}O_{2max}$를 다소 증가시킬 수 있지만, 유산소 훈련보다는 못하다.

SIDEBAR 최대산소섭취량($\dot{V}O_{2MAX}$)의 제한사항

운동과학에서 토론주제 중의 하나 '어떤 요인이 $\dot{V}O_{2max}$를 제한하는가' 라는 문제이다. 모든 사람은 $\dot{V}O_{2max}$의 상한선을 가지고 있으며, $\dot{V}O_{2max}$를 제한하는 요인에 대해서 토론이 집중되어 왔다. 그 요인으로 중추와 말초요인이 확인되었으며, 일부 사람들은 중추라고 주장하는 반면, 일부는 말초 제한 사항이 있다고 주장한다. 중추요인은 산소운반의 제한 사항을 말하며, Q_c(한계의 70~85%를 설명하는 것으로 추정), 1회박출량(심막 제한 때문), 산소운반능력, 동맥포화도 등을 포함하고 있다. 산소운반은 $\dot{V}O_{2max}$를 제한할 수 있다. 폐를 기점으로 대기에서 혈중 헤모글로빈까지 산소의 폐포 확산으로 인한 제한요인은 미토콘드리아로의 산소운반을 감소시킨다. 일부 고도로 훈련된 지구성 운동선수들은 최대운동 ~87% 운동 중에 동맥포화도 저하를 경험하는데, 이는 보통보다 5% 정도 낮다. 이러한 감소가 5mL kg^{-1} min^{-1} 정도의 $\dot{V}O_{2max}$를 감소시키기는 하지만, 이는 훈련된 운동선수의 $\dot{V}O_{2max}$만을 설명하고 있다. 지구성 운동선수에서 $\dot{V}O_{2max}$의 도달과 더불어서 환기에 대한 대사적 제한이 발생한다. 환기 반응이 크면 클수록 대사적 제한 정도도 크다. 호기유량의 제한은 과환기를 감소시킬 수 있으며, 최대운동 시 폐기능을 제한시킬 수 있다. 1회박출량과 Q_c의 제한도 $\dot{V}O_{2max}$를 제한한다. 다리운동(한쪽 및 양쪽)과 팔운동을 비교한 연구에 의하면 근육 혈류는 많은 양의 근육이 활성화될 때 제한된다(Q_c가 요구에 부응할 수 없음). 혈액도핑은 산소운반능력과 혈류량을 나타내는 $\dot{V}O_{2max}$를 증가시키는 제한 사항이다.

말초 요인은 모세혈관상에서부터 미토콘드리아까지의 산소운반과 관계가 있으며, A-$\dot{V}O_2$ 차이, 미토콘드리아 수, 효소활동, 모세혈관 밀도 등이 여기에 포함된다. 혈액에서의 산소 추출은 헤모글로빈에서의 해리, RBCs에서부터 근섬유로의 산소 확산, 미토콘드리아로의 산소운반과 확산 등을 필요로 한다. 미오글로빈은 산소에 대한 친화성이 헤모글로빈보다 약 5배 정도 크기 때문에 헤모글로빈에서의 산소해리를 촉진시킨다(PO2 경사도와 더불어서). 일부는 고도로 훈련된 유산소성 운동선수의 경우 혈류율이 지나치게 크기 때문에 혈액이 근육을 너무 빨리 지나가서 적정한 산소 확산을 하지 못하도록 한다고 주장하고 있다. 그러나 모세혈관 밀도가 증가하고, 이것이 확산 면적을 증가시켜서 혈류 속도를 조절하기 때문에 이러한 영향은 최소화될 수 있을 것이다. 마지막으로 미토콘드리아의 효소활동뿐만 아니라, 미토콘드리아의 수와 크기가 중요한 역할을 한다. 유산소 훈련이 미토콘드리아의 크기, 밀도, 효소활동을 증가시키기 때문에, 운동선수의 산소 이용능력이 증가한다. $\dot{V}O_{2max}$를 제한하는 단 하나의 요인은 없으며, 모든 요인들이 기여하고 있는 것으로 생각된다.

혈압

유산소 훈련은 안정 시 SBP와 DBP를 감소시킬 것이다. 정상 혈압인 사람은 지구성 훈련 이후 혈압의 감소를 경험하거나 경험하지 않을 수도 있지만, 고혈압인 사람은 대부분 감소할 것이다. 최근 미국스포츠의학회(American College of Sports Medicine: ACSM)의 운동과 고혈압에 관한 포지션 스탠드(position stand)에서 유산소 훈련 이후 그 적응이 다양하게 나타나고 있으나, 혈압이 감소한다는 연구는 아주 많다고 결론을 내렸다. 이들 연구는 SBP는 3.4~4.7mmHg, DBP는 2.4~3.1mmHg 하락하며, 고혈압 집단에서 가장 크게 하락하였다고 보고하였다. 관련 메커니즘은 완전히 이해되지는 않고 있다. 그러나 나트륨 분비의 변화, 말초저항의 감소, 혈관확장의 증가, 교감신경계의 활동과 카테콜아민 방출의 감소 등이 상당한 역할을 한다. 최대하 또는 최대운동 시 혈압반응은 변화하지 않거나 최대하운동 시에만 6~7mmHg 정도로 약간 변화할 수 있다. 세계 정상급의 지구성 달리기 선수는 최대운동 시 비훈련자의 SBP(205~210mmHg)와 비슷한 속성 반응을 보이고 있지만, DBP는 더 낮은 값을(65 대 80mmHg) 보유하고 있다. ACSM은 혈압을 감소시키기 위해서 최소한 중강도(여유 $\dot{V}O_2$의 40~60%)의 유산소 운동을 1일 30분 동안 지속적으로 실시할 것을 권장하고 있다.

저항 훈련은 안정 시 혈압에 영향을 미치지 않거나 감소시킬 수 있을 것이다. 근력 훈련 운동선수들은 평균 또는 평균 이하의 안정 시 혈압을 보유하고 있다. 저항 훈련 관련 문헌을 메타 분석한 결과 SBP와 DBP가 2~4% 정도 감소될 수 있음을 보고하고 있었다. ACSM은 저항 훈련이 성인의 혈압을 감소시킨다고 결론짓고 있다. 혈압이 3mmHg 정도 소량 감소하면 심혈관질환의 위험은 5~9%, 뇌졸중의 위험은 8~14% 정도 감소한다. 심박수와 혈압을 곱한 **심근산소요구량**(**rate pressure product: RPP**)은 심근의 일량을 평가하기 위해서 이용되고 있으며, 이 값은 저항 훈련 이후 감소한다. 이것은 좌심실이 장시간 동안 더 적은 일을 수행하고, 능동적인 적응이 일어남을 가리키고 있다. 저항 훈련 후 운동에 대한 속성 혈압반응은 더 낮아진다.

혈액량

유산소 훈련은 혈액량을 증가시키거나 **과다혈량**(**hypervolemia**)을 유발하는데, 이것은 대부분 혈장의 증가로 일어난다. 혈액량은 최초 2~3주 이내의 유산소 훈련으로

속설과 오해

저항 훈련은 심장에 좋지 않으며 혈압을 증가시킨다.

과거에 일부 사람들은 저항 훈련이 심장에 부정적인 심혈관 영향을 미친다고 비판해왔다. 하지만 많은 증거들이 저항 훈련이 심장에 긍정적인 이익을 가져다준다는 것을 지지하고 있다. 압력의 과부하 때문에 심벽의 두께 변화는 더 큰 스트레스를 견디도록 한다. 심장은 더 강해지고 스트레스에 더 잘 저항한다. 비록 그 적응이 유산소 훈련보다 덜 포괄적이지만, 수축성 비대는 사람들에게 건강과 안녕의 이점을 제공한다. 일부 사람들은 저항 훈련이 만성적으로 혈압을 증가시켜서 고혈압을 가져온다는 괴담 때문에 저항 훈련을 두려워한다. 하지만 ACSM의 포지션 스탠드에서 유창하게 진술하고 있는 바와 같이, 아주 최소한의 저항 훈련일지라도 장시간 동안 안정 시 혈압을 변화시키지 않거나 감소시킬 수 있다. 비록 운동 중 혈압의 급성 상승이 관찰된다고 하지만(흉강 내 압력과 말초저항의 증가를 통해서), 심장이 적응해서 혈압이 신체활동 다음에 감소하고, 신체활동 중에 시간이 경과되면서 아나볼릭 스테로이드를 사용하거나 과훈련하는 사람의 경우 안정 시 혈압이 증가할 수 있지만, 이것은 예외이며 일반적인 것이 아니다. 많은 증거들이 저항 훈련을 심혈관계에 안전하고 유익한 것으로 지지하고 있으며, 저항 훈련은 건강하고 임상적인 모든 사람을 위한 일단의 운동 형태로 ACSM에 의해서 권장되고 있다.

12~20% 증가하며, 첫째 주 후에 뚜렷한 증가가 일어난다. 유산소성 운동선수들은 비훈련자들보다 35% 정도 더 많은 혈액량을 가지고 있다. 혈액량은 호르몬(알도스테론과 ADH)과 혈액 내 단백질량의 증가 때문에 증가하는데, 이것은 수분의 움직임을 더 크게 하는 삼투압을 증가시킨다. 혈액량은 RBCs가 증가하는 것보다 더 팽창하기 때문에 헤마토크릿이 감소한다. 지구성 훈련 운동선수들의 경우 혈액량의 증가는 더 큰 모세혈관 밀도와 혈관확장 및 더 효과적인 혈액 재분배 등과 더불어서 운동 뼈대근으로 더 많은 혈류가 가게 한다. 유산소 훈련은 최대하운동 시 근육 혈류를 감소시키며(뼈대근의 더 큰 산화 가능성과 혈관확장 때문에) 최대운동 시 근육 혈류를 증가시킨다(더 큰 심박출량, 혈액 재분배, 모세혈관 밀도와 동맥 형성의 증가 때문에). 혈액량의 증가는 1회박출량이 프랭크-스탈링 메커니즘을 통해서 증가되도록 하는 중요한 적응이다. 훈련을 중지하고 난 후 1주 이내에 혈액 팽창의 실질적인 감소가 관찰될 수 있다. 저항 훈련 다음에 일어나는 과다혈량에 대해서는 비교적 덜 알려져 있지만, 저항 훈련은 제한적인 효과를 가질 것이라고 생각된다.

혈중 지질과 지단백

지질은 에너지 저장과 유리, 보호, 단열, 구조에의 세포막 제공, 비타민 수송, 세포신호전달 등의 여러 가지 중요한 기능을 수행한다. 순환하는 혈중 지질은 심장혈관 건강에 중요한 요인이다. 혈중지질은 중성지방(글리세롤에 3개의 지방산 결합), 콜레스테롤, 저밀도 지단백콜레스테롤(LDL-C), 초저밀도 지단백콜레스테롤(VLDL-C), 고밀도 지단백콜레스테롤(HDL-C), 지단백 A 등을 포함하고 있다. 콜레스테롤은 스테로이드 합성의 전구체, 세포막 구성, 담즙과 비타민 D 합성 등의 역할을 포함해서 여러 가지 중요한 역할을 한다. 그러나 상승된 콜레스테롤은 심혈관질환의 위험요인이다. 지단백은 지질이 혈액에서 수송되는 주요 수단이다. LDL-C(전체 콜레스테롤의 60~80%를 운반함)와 VLDL-C(중성지방을 근육과 지방조직으로 수송하고 가장 높은 지질 구성요소를 함유함)의 상승은 심혈관질환의 주요 위험요인인 반면, HDL-C의 상승은 심혈관질환의 위험을 더 감소시킨다. 지단백 A는 혈액 응고에 중요한 역할을 하지만 높은 수준이면 아테롬을 발생시키는 것으로 생각된다. 중성지방 $< 150\text{mg dL}^{-1}$, 총콜레스테롤 $< 200\text{mg dL}^{-1}$, LDL-C $< 100\text{mg dL}^{-1}$, HDL- C $> 40\text{mg dL}^{-1}$, 지단백 A $< 14\text{mg dL}^{-1}$ 등의 수준이 심혈관질환의 위험요인을 최소화시키는 수치로 권장되고 있다.

유전을 포함한 여러 가지 요인이 혈중 지질과 지단백 함량에 영향을 미친다. 식사는 HDL-C를 증가시키고, LDL-C와 VLDL-C를 감소시키는 중요한 요인이다. 높은 식이섬유 섭취, 단일 및 다가 불포화지방, 낮은 포화 지방과 트랜스 지방 섭취, 소량의 알코올 섭취 등이 혈중 지질과 지단백 수준에 긍정적인 영향을 미친다. 스트레스 감소와 금연도 상당히 긍정적인 영향을 미친다. 혈중지질과 지단백은 체중 변화와 연결되어 있다. 따라서 체중 감소는 혈중지질을 낮추는데 있어서 중요하다. 운동은 호의적인 변화를 가져오며 심혈관질환의 위험요인을 감소시킨다(체중 감소와는 별도로). 유산소 훈련 다음에 HDL-C의 증가와 더불어서 콜레스테롤과 중성지방 및 LDL-C의 감소가 일어난다. 반면 일부 연구에서는 최소한의 변화가 나타났다고 보고하고 있다. 또한 HDL-C의 증가가 LDL-C보다 유산소 훈련에 더 잘 반응하는 것으로 나타나고 있다. LDL-C와 HDL-C 및 콜레스테롤과 HDL-C의 비율(심혈관질환의 중요 요인)은 유산소 훈련 이후 감소한다. 용량-반응관계가 운동 양/기간의 역치가 필요한 곳에서 나타나고 있는데 일부는 그 역치가 15~20마일/주 또는 1,200~2200kcal/주의 에너지소비일 것이라고 말하고 있다. 이 정도의 운동 수준은 HDL-C는 $2\text{~}3\text{mg dL}^{-1}$을 증가시키고, 혈중 중성지방은 $8\text{~}20\text{mg dL}^{-1}$을 감소시킨다. 유산소 운동선수들은(높은 $\dot{V}O_{2max}$를 보유하고 있는) 일반인들보다 더 높은 HDL-C와 낮은 혈중 중성지방을 보유하고 있기 때문에, 더 높은 수준의 유산소 훈련은 더 큰 변화를 가져올 수 있다. 지단백 A는 훈련이나 식사 변화로 변화하지 않는다. 그러나 장거리 달리기 선수와 보디빌더들이 높은 수준인 것으로 나타났다.

저항 훈련은 혈중 지질과 지단백 프로필을 개선시키는데 영향을 미치지 않거나 아주 작은 영향을 미칠 것이다. 저항 훈련은 HDL-C는 10~15% 증가, LDL-C는 5~39% 감소, 총콜레스테롤은 3~16% 감소시킬 수 있으며, LDL-C의 경우 변화하지 않거나 약간 증가한다. 근력 훈련을 실시한 운동선수들은 정상 또는 낮거나 높은 HDL-C, LDL-C, 총콜레스테롤 등을 보유하고 있다. 여러 가지 혼란스러운 변인들이 이들 결과에 영향을 미치는 것으로 생각된다. 일부 연구들은 식사와 체중 감소를 적절하게 통제하지 못했다. 횡단 연구들은 유산소 훈련과 같은 다른 요인들을 제거할 수 없었다. 보디빌더들은 체중이 비슷한 통제군과 비교해서 더 낮은 총콜레스테롤과 LDL-C 및 VLDL-C를 보유하고 있으며, 파워리프터들은 보디빌더와 달리기 선수보다 더 낮은 HDL-C와 더 높은 LDL-C를 보유하고 있다. 그러나 보디빌더들은 유산소 훈련을 수행한다. 따라서 이들 결과에 유산소 훈련이 얼마나 많은 역할을 하는가를 확실히 한다는 것은 곤란하다. 아나볼릭 스테로이드의 사용은(단독으로 또는 성장호르몬과 결합해서) 최대 61%의 LDL-C와 콜레스테롤을 증가시키고, HDL-C는 55%까지 감소시키며, LDL-C와 HDL-C의 비율은 300%까지 증가시킨다. 또한 아나볼릭 스테로이드의 사용은 관상동맥의 석회화를 증가시키고 스테로이드의 사용 양이나 사용 기간에 따라서 부정적인 영향을 증가시킨다. 이러한 부정적인 영향은 중단 기간에 따라서 반대의 영향을 미친다. 다른 지단백(지단백 A)과 아포지단백 변형(지단백을 형성하기 위해서 지방과 결합한 단백질)은 아나볼릭 스테로이드의 사용에 의해서 부정적인 영향을 받는다. 저항 훈련의 독자적 효과는 혈중 지질과 지단백 프로필을 변화시키지 않거나 약간 개선시킨다. 유산소 훈련과 마찬가지로 저항 훈련의 양이 중요한 역할을 하는 것으로 생각된다. 아주 많은 양의 저항 훈련 단계에서 이러한 프로필의 감소가 나타났기 때문이다. 지질과 지단백 프로필을 개선시키는 최상의 방법은 유산소 훈련과 저항 훈련을 병행하면서 적당한 식사를 결합하는 것이다.

사례 연구 8.1

Ben은 오프시즌 중에 근력과 컨디셔닝 프로그램을 시작하려고 하는 고등학교 축구선수이다. 그 프로그램은 2일/주의 전신 저항 훈련과 3일/주의 지구성 훈련(달리기)으로 구성되어 있다. 그는 저항 훈련과 유산소 훈련이 그의 심장에 긍정적인 이점을 제공할 것이며, 필드에서 활력을 증가시킬 것이라고 말하고 있다. Ben은 호기심이 많은 학생 운동선수이며, 좀 더 특수하고 생리학적으로 기초가 잘되어 있는 반응을 계속 찾고 있다.

생각해볼 문제: Ben에게 근력 훈련과 지구성 훈련이 심혈관계에 제공하는 이점을 어떻게 설명할 것인가?

호흡계

호흡계는 산소를 신체로 유입하고, 이산화탄소를 제거하는데 있어서 필수적이다. 호흡은 숨쉬기, 폐 확산, 산소운반, 가스교환 등을 포함하고 있다(■ 그림 8.12). 숨쉬기는 공기를 폐 안팎으로 운반한다. 성인 폐의 평균 크기는 1kg 정도의 무게이며 ~4~6L의 공기를 보유할 수 있다. 공기는 코와 입을 통해서 몸으로 들어가며, 인두, 후두, 기관, 기관지, 세기관지, 폐포를 통해서 이동한다. 폐포는 가스교환 장소이다. **흡기**는 공기를 폐로 들어가게 하는 능동적 과정이다. 흡기는 여러 근육들이 수축하지만, 대부분 가로막(diaphragm, 횡격막)과 바깥쪽 갈비사이근(intercostal muscles, 늑간근)의 수축 때문이다. 가로막은 흉강과 복강 사이를 공기가 새지 않도록 밀폐시켜 분리하고 있는 큰 반원형의 근육이다. 운동 중 몇몇 다른 흉곽과 복부근육들이 강력한 숨쉬기를 지원하기 위해서 수축한다. 근육 수축은 갈비를 위, 바깥쪽으로 이동하게 해서 가슴을 팽창시킨다. 가로막은 수축하고, 편평해져서 10cm 정도 이동한다. 폐의 압력이 감소해서(공간이 증가함에 따라서) 공기가 밖에서 안으로 들어갈 수 있도록 한다. 폐의 압력(폐 내의 압력)이 몸 바깥쪽의 압력보다 더 낮아지면, 이곳에서 압력 경사도

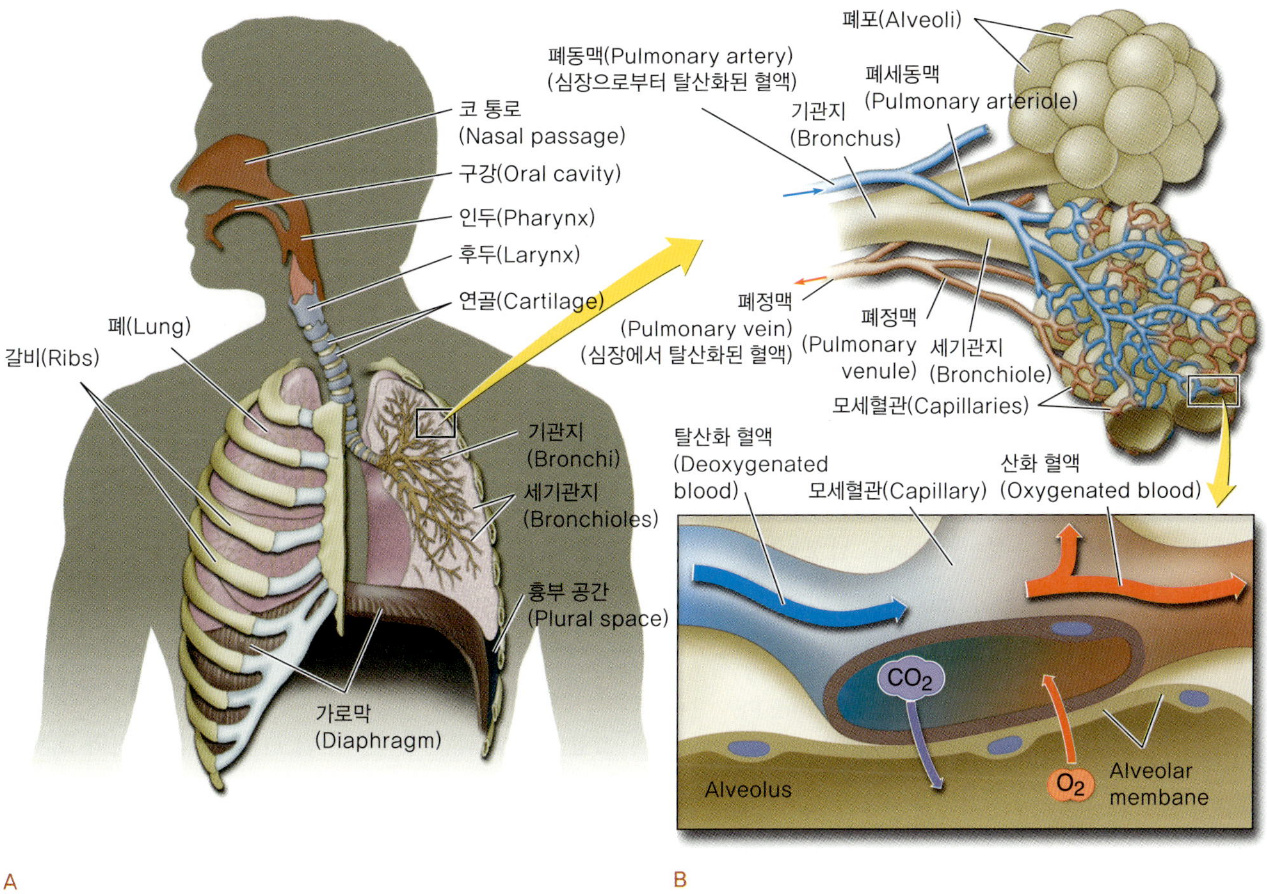

■그림 8.12 인간호흡계. A. 주요 폐구조 B. 호흡통로, 폐포, 폐포 내의 가스교환

From McArdle WD, Katch FI, Katch VL. *Exercise Physiology: Nutrition, Energy, and Human Performance*. 7th ed. Baltimore (MD): Lippincott Williams & Wilkins; 2010.

가 발생된다. 압력 경사도는 공기가 폐안으로 들어가도록 한다. 흡기 마지막에 폐의 압력과 몸 바깥쪽의 압력이 평형을 이룬다. **호기(inspiration)**는 공기를 폐와 몸 밖으로 나가게 하는 수동적 과정이다(안정 시). 호기 중 흡기근육은 이완하고, 가로막은 상승하며(이완), 흉곽은 공기가 새어나감에 따라 압착된다. 폐 압력이 몸 바깥쪽의 압력보다 더 크다. 공기가 나가가며, 이것은 폐의 탄성 반발에 의해서 크게 개선된다. 폐는 계면활성(surfactant)을 보유하고 있으며, 이것이 폐포에 대한 표면 장력을 감소시키고 폐의 탄성을 증가시킨다. 운동 중 다른 근육들이(즉, 복부근육) 강력한 숨쉬기를 위해 수축한다. 공기가 폐포로 들어가며, 그곳에서 가스교환이 일어난다. 폐 확산은 폐포에서 부터 폐 모세혈관까지 가는 호흡막(0.5~4.0μm)을 통해서 이루어지는 산소 확산을 포함한다. 폐는 혈액 공급을 많이 하기 위해서 6억개 이상의 폐포를 보유하고 있으며, 가스교환을 위한 기회를 더 크게 할 수 있도록 가는 벽을 가지고 있다.

폐용적과 폐용량

폐기능을 측정하기 위해서 여러 가지 폐용적과 폐용량이 이용되고 있다. 이들에는 다음과 같은 것들이 포함되어 있다.

- 1회호흡량(tidal volume): 매 숨에서 흡기되거나 호기되는 공기량(여성 ~500mL, 남성 ~600mL)
- 예비흡기량(inspirative reserve volume): 정상적인 1

회호흡량 이후 흡 기되는 공기량(여성 ~900mL, 남성 ~3,000mL)

- 예비호기량(exspirative reserve volume): 정상적인 1회호흡량 이후 호기되는 공기량(여성 ~800mL, 남성 ~1,200mL)
- 잔기량(residual volume): 최대 호기 후 폐에 남아있는 공기량(여성 ~1,000mL, 남성 ~1,200mL)
- 총폐용량(total lung capacity): 최대 흡기 후 폐 내의 공기량(여성 ~4,200mL, 남성 ~6,000mL)
- 노력성폐활량(forced vital capacity): 최대 흡기 후 호기되는 최대 공기량(여성 ~3,200mL, 남성 ~4,800mL)
- 흡기용량(inspiratory volume): 1회 호기 이후 흡기되는 최대 공기량(여성 ~2,400mL, 남성 ~3,600mL)
- 강제호기폐활량(forced expiratory volume: FEV^{-1}): 최대 흡입 후 1초 이내에 강제적으로 호기되는 최대 공기량. 종종 노력성폐활량과 비교해서 표현되며, 보통 노력성폐활량의 ~85%이다.
- 분시최대환기량(maximum voluntary ventilation: MVV): 1분 이내에 빠르게 호흡되는 최대 공기량(여성 ~80~120L min^{-1}, 남성 ~140~180L min^{-1}).
- 분당환기량(minute ventilation, V_E): 분당 호흡되는 공기량이며, 호흡수와 1회호흡량을 곱한 값이다. 안정 시 V_E는 보통 6L min^{-1}(12호흡× 0.5L)이다. 운동 중 호흡률은 보통 성인의 경우 35~45회로 증가하지만, 엘리트 지구성 운동선수의 경우 분당 60~70회까지 증가할 수 있다. 운동 시 1회호흡량이 2.0L까지 증가해서 V_E가 100L min^{-1} 이상 증가한다. 고강도 운동 시 1회호흡량보다 호흡률의 증가가 V_E의 증가를 가져온다. 엘리트 지구성 운동선수들은 160~180L min^{-1} 이상의 값을 가지고 있다. V_E는 $\dot{V}O_2$가 증가함에 따라서 선형으로 증가한다. 그러나 V_E는 **환기역치(ventilatory threshold**; V_E와 CO_2가 기하급수적으로 상승하는 시점)가 도달된 이후 기하급수적으로 증가한다. 저항 훈련 시 짧은 중간 휴식시간과 보다 높은 운동강도는 더 크고 빠른 V_E의 상승을 가져온다. 10RM 세트(5세트)와 30초의 중간 휴식시간을 가진 운동을 실시한 후 획득한 최고치는 5분 중간 휴식시간을 이용했을 때의 44.8L min^{-1} 비교해서 68.2L min^{-1}이었다. 그러나 지구성 운동 중에 나타난 값보다는 훨씬 적은 값이었다. 몸으로 들어가는 모든 공기가 폐포로 들어가는 것은 아니다. 일부 공기는 코, 입, 기관, 기타 부위(해부학적 사강)에 남아 있으며, 그 범위는 150~200mL이다. 폐포에 도달된 공기는 폐포환기(alveolar ventilation)로 알려져 있다.

호흡조절

호흡은 불수의적인 행동이지만, 어느 정도는 수의적으로 조절된다. 환기는 신경과 체액 요인에 의해서 조절된다(■ **그림 8.13**). 뇌간의 연수와 뇌교(pons)는 흡기와 호기를 조절하는 호흡중추를 지니고 있다. 큰 호흡 뉴런 망은 호흡률과 깊이를 조절하기 위해서 척수를 경유해서 가로막신경(가로막을 자극함), 갈비사이근, 복부근육 등의 운동신경으로 활동 전위를 전도한다. 흡기는 폐의 신축 수용기를 자극해서 폐를 늘어나게 한 결과로 발생하며, 더 많은 흡기를 억제하고 호기를 자극한다. 공기 배출 시 폐의 신축성이 부족하면 흡기를 증가시키기 위해서 호흡 뉴런을 자극한다. 흡기근육은 이완하고, 호기가 수동적으로 일어난다. 호흡기의 모터 출력(motor output)과 호흡근육의 정교한 협응이 필요하다. 뇌간에 있는 흡기 뉴런 집단과 호기 뉴런 집단은 따로 따로 방전하며, 동시에 일어나지 않는다. 흡기 뉴런 방전은 호기 뉴런 방전을 억제하고, 호기 뉴런 방전은 흡기 뉴런 방전을 억제하며, 상호 억제를 통해서 각각 흡기와 호기가 완전하게 일어나도록 한다. 관절과 뼈대근 내에 위치한 고유수용기(proprioceptors)는 운동 중 환기를 변화시키기 위해서 호흡 중추를 자극한다. 운동겉질, 소뇌, 시상하부 등의 병렬 소통(parallel communication)이 중추 명령(central command)으로 알려진 과정을 통해서 운동 시 호흡중추를 자극한다. 율동적인 근수축과 근수축의 빈도가

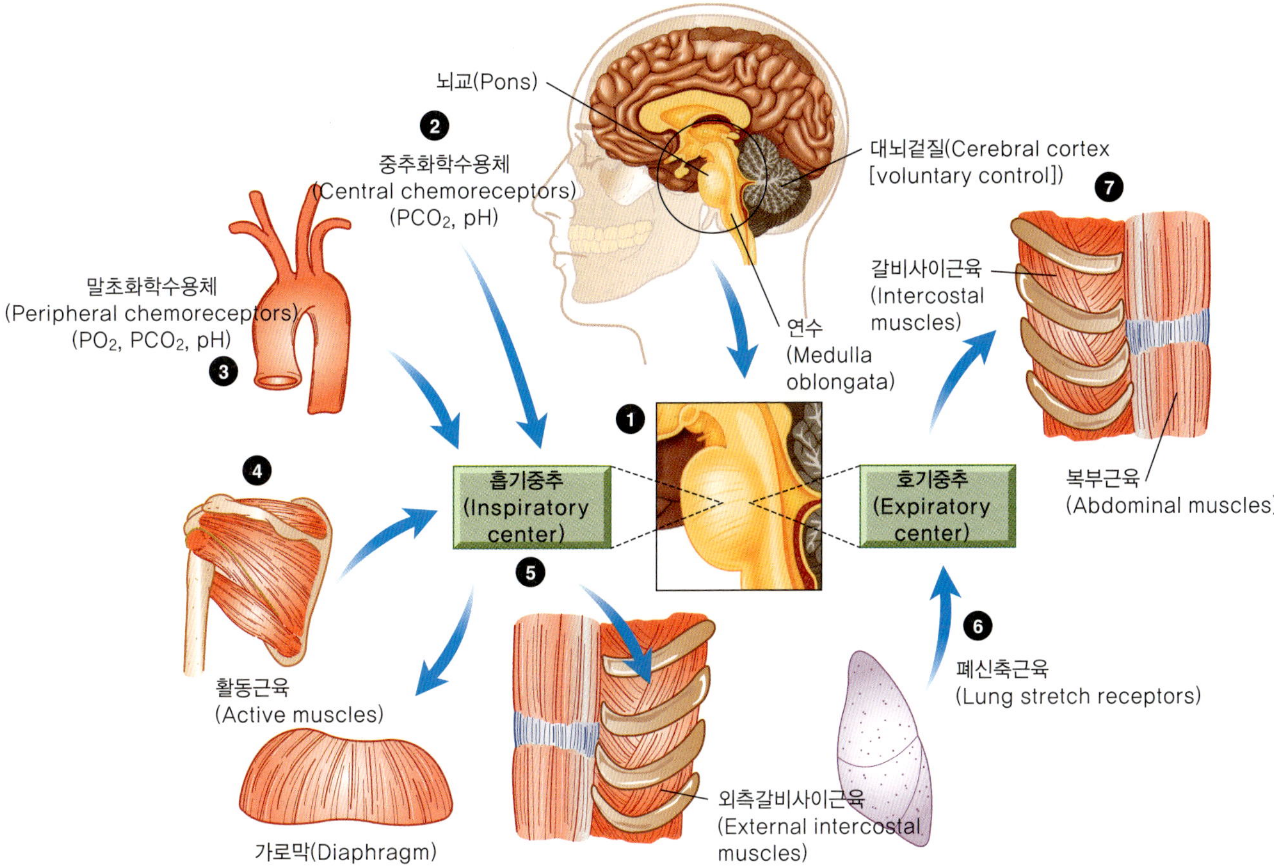

■ 그림 8.13 호흡조절의 개요

Adapted with permission from Wilmore JH, Costill DL. *Physiology of Sport and Exercise.* 2nd ed. Champaign (IL): Human Kinetics; 1999:260.

(유산소 훈련에서 나타난 바와 같이) 호흡중추에 강력한 피드백을 제공하는 반면 근수축력의 증가는 운동 시 V_E 증가에 거의 영향을 미치지 않는다.

순환(체액) 요인이 환기에 상당한 영향을 미친다. 동맥의 PO_2, PCO_2, pH와 체온의 변화는 환기를 조절하기 위해서 연수에 피드백을 제공한다. PO_2의 감소가 V_E를 증가시킨다. 산소 수준은(그리고 PCO_2와 pH는) 대동맥과 목동맥소체(carotid bodies)에 위치한 말초화학수용체(peripheral chemoreceptors)에 의해서 탐지되며, 낮은 PO_2는 안정 시와 운동 시 V_E를 증가시키기 위해서 호흡중추를 자극한다. 그러나 운동 시 V_E의 변화는 pH의 감소, 체온의 증가, PCO_2의 증가 등에 더 민감하다. 초과된 PCO_2를 제거하여 산성을 감소시키기 위해서 운동 중보다 높은 환기율이 특히 중요하다. 과환기는 PCO_2를 감소시키고, 산성을 감소시키기 위해서 중요하다.

운동 시 V_E는 운동이 진행되면서 느리게 증가하다가, 이후 빠르게 증가한다(■ 그림 8.14). $\dot{V}O_2$와 $\dot{V}CO_2$의 상승은 강도 의존적 방법과 호흡 사강의 감소에 의해서 일어난다. 초기의 가파른 상승은 관절과 근육에 있는 고유수용기의 피드백과 흡기근육의 수축을 자극하는 운동겉질에 의해서 이루어질 수 있다. V_E의 증가는 $\dot{V}CO_2$와 산소 요구의 증가와 비례한다. 운동이 진행되면서 일어나는 점진적인 증가는 pH의 감소와 PCO_2의 증가에서 오는 말초 피드백 때문일 것이다. 운동을 마친 후에는 빠르게 회복한다.

훈련에 대한 폐의 적응

유산소 훈련으로 폐용적과 폐용량은 거의 변화하지 않는다. 폐활량은 약간 증가하거나 거의 변화하지 않을 것이지

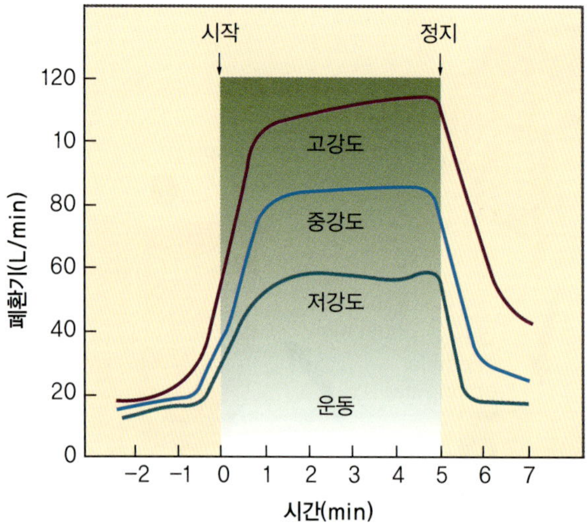

■ 그림 8.14 운동 시 폐환기

Reprinted with permission from Wilmore JH, Costill DL. *Physiology of Sport and Exercise.* 2nd ed. Champaign (IL): Human Kinetics; 1999.

만, 잔기량은 약간 감소할 것이다. 또한 안정 시나 저강도 운동 시 1회호흡량은 변화하지 않지만 최대운동 시, 특히 지구성 훈련 운동선수들의 경우 증가할 것이다. 안정 시와 최대하운동 시 호흡률은 감소하지만 최대운동 시에는 증가한다. 훈련된 지구성 운동선수의 경우 안정 시와 최대하운동 시 폐 V_E는(그리고 폐포 환기는) 변화하지 않거나 약간 감소할 수 있지만, 최대운동 시 높은 수준으로 증가한다. 저항 훈련자들은 안정 시 V_E 값이 비훈련자들과 비슷하다. 안정 시와 최대하운동 시 폐 확산은 변화하지 않지만, 최대운동 시에는 증가한다. 성차는 존재한다. 여성은 나이와 키가 비슷한 남성보다 폐의 구조적 차이, 즉 더 적은 폐활량과 최대호기유량, 기도 직경의 감소, 더 적은 확산 면적 등을 가진다. 여성은 남성에 비해서 더 작은 기도와 폐용적, 더 낮은 최대호기유량, 호흡에 대해 더 높은 대사적 일률 등을 가진다. 여성 운동선수들은 남성보다 더 빈번하게 호기유량의 제한을 보이며, 최대운동 시 호기 말기와 흡기 말기의 폐용적이 더 크게 증가한다. 여성 운동선수들은 남성과 비교해서 흡기 말기와 호기 말기의 폐용적이 각각 ~7%와 ~6% 더 크다. 여성은 호흡에 대해 더 높은 일률을 가지는데, > 90L min^{-1} 환기 시 남성 일률의 2배이다.

환기근육-특수 훈련

환기근육-특수 훈련, 즉 흡기근육 훈련(inspiratory muscle training: IMT)은 호흡 중 저항 훈련과 관련이 있다. IMT는 흡기근육의 근력과 지구력을 개선시켜 호흡기능을 증가시키기 위해서 이용되는 테크닉이다. IMT는 2개의 인기 있는 저항 호흡법으로 이루어져 있다. 한 방법은 한 쪽에는 T형 관에 일측 밸브가 달려있고, 다른 쪽에는 흡기 저항이 위치되어 있는 마우스피스에 강하게 숨을 쉬는 것과 관련되어 있다. 그 밸브는 흡기 중에 닫혀 있어서, 사람들은 저항을 받으면서 숨을 쉬고(최대 흡기 구강 압력이 1%), 호기에는 장애를 받지 않는다. 또 다른 방법은 역치 부하(threshold loading)와 관련되어 있다. 밸브에 연결되어 있는 마우스피스가 이용된다. 마우스피스는 역치부하 장치에 부착되어 있다. IMT는 호흡 근육의 근력과 지구력을 증가시키며, 신체기능을 증가시키고 만성폐쇄성폐질환(chronic obstructive pulmonary disease: COPD)을 가진 사람들과 같은 임상 환자들의 고통스러운 호흡을 감소시키기 위해서 이용되고 있다. ACSM은 1일 30분 또는 1일 2회의 15분 IMT를 주당 4~5일의 빈도로 최소한 최대흡입압력의 30%에서 실시할 것을 권장하고 있다. IMT는 운동선수의 경우 호흡근의 근력과 지구력을 28% 이상 증가시킨다. 그러나 일부 연구에서 전력질주 운동의 수행과 회복에서 약간의 개선을 보고하고 있지만, 최대 지구력과 $\dot{V}O_{2max}$에 미치는 영향은 제한적이다. 최대 흡기구강압력은 $\dot{V}O_{2max}$와는 상관이 없다. 이것은 호흡근력의 증가가 지구력이 더 크다는 것으로 해석할 수 없다는 것을 증명하고 있다.

요점 정리

- ✔ 심호흡계는 심장, 혈관, 폐, 관련 호흡근육 등을 포함한다. 폐에서 산화된 혈액은 심장(좌심방)으로 돌아와서 좌심실을 통해서 신체의 나머지 부분으로 펌프된다. 탈산화된 혈액은 우심방으로 되돌아와서 순환과정으로 폐로 수송된다.
- ✔ 유산소 운동과 무산소 운동은 심장에 미치는 압력과부하(혈압과 흉곽 내 압력 상승)를 야기시키는 반면, 유산소 운동은 심장에 미치는 용량 과부하(더 큰 정맥환류와 혈류)를 증가시킨다. 압력 과부하는 심벽의 근육 수축성을 적응시키는 반면, 용량 과부하는 심장 방의 크기를 증가시킨다.
- ✔ 핵심적인 심혈관 변인은 심박수, 혈압, 1회박출량(박출계수), 심박출량 등이다. 유산소 운동은 안정 시 심박수와 혈압을 저하시키고 1회박출량과 심박출량을 증가시킨다. 저항 훈련은 안정 시 최소의 변화를 가져온다.
- ✔ 유산소 훈련과 저항 훈련은 최대하운동에 대한 심박수와 혈압반응을 감소시킨다.
- ✔ $\dot{V}O_{2max}$는 유산소 훈련을 통해서 가장 많이 개선되는 반면, 무산소 훈련만으로는 기껏해야 작은 증가만을 가져온다.
- ✔ 유산소 훈련과 무산소 훈련 이후 안정 시와 최대하운동 시의 폐기능에서 관찰되는 변화는 거의 없다. 그러나 유산소 훈련 후 최대운동 시 속성 폐 반응이 향상된다.

복습 문제

1. 저항 훈련에 대한 적응으로
- a. 우심실 벽의 두께가 증가하고 중격 벽의 두께는 감소한다.
- b. 혈압(수축기 및 확장기)이 증가한다.
- c. 총콜레스테롤이 증가한다.
- d. 안정 시 심박수와 수축기 및 확장기혈압이 약간 감소할 것이다.

2. Fick 공식은 $\dot{V}O_{2max}$가 심박출량과 ________ 의 곱이라는 것을 말하고 있다.
- a. A-$\dot{V}O_2$ 차이
- b. 1회박출량
- c. 심박수
- d. 수축기혈압

3. 혈액을 신체의 나머지 부분으로 펌프하는 심장 부위는 어디인가?
- a. 우심방　　b. 좌심방
- c. 우심실　　d. 좌심실

4. 고도로 훈련된 운동선수들은 최대운동 시 ________ 의 1회박출량을 도달할 수 있을 것이다.
- a. 70mL　　b. 90mL
- c. 120mL　　d. 180mL

5. 최대 흡기 이후 폐에 있는 공기량은 ________ 으로 알려져 있다.
- a. 잔기량　　b. 1회호흡량
- c. 총폐용량　　d. 분당환기량

6. 저항 훈련이 $\dot{V}O_{2max}$를 개선시키는 최고의 강력한 방법은 아니지만, 다음 중 어떤 프로그램이 더 높은 $\dot{V}O_{2max}$를 가져올 가능성이 가장 많은가?
- a. 5개의 상체운동, 3세트 각각 6~8회 반복, 3분 중간 휴식시간
- b. 8개의 전신운동, 3세트 각각 8~10회 반복, 2분 중간 휴식시간
- c. 5개의 하체운동, 1세트 10~12회 반복, 1분 중간 휴식시간
- d. 10개의 전신운동, 1세트 10~12 반복을 1서키트로 해서 3서키트, 15초 중간 휴식시간

7. 건강한 심장리듬은 SA 결절에서 시작한다. O / X

8. 운동 중 pH와 체온의 감소는 헤모글로빈으로부터 산소 해리를 증가시킨다. O / X

9. 저항 훈련은 좌심실 벽을 증가시킬 수 있다. O / X

10. 웨이트리프팅 시 발살바조작은 복부 내 압력과 혈압을 감소시키며, 동체의 경직성을 감소시킨다. O / X

11. 최대 호기 후 폐에 남아있는 공기량은 분당환기량이다. O / X

12. ACSM은 호흡 근력과 지구력을 개선시키고자 하는 사람들을 위해서 최소한 최대 흡기 압력의 30%에서 4~5일/주의 빈도로, 1일 30분 동안, 또는 1일 15분 동안의 세션을 2회 실시하는 흡기근육 훈련을 권장하고 있다. O / X

참고문헌은 한미의학 홈페이지 자료실을 통해 확인 가능합니다.
http://www.hanmibook.co.kr

CHAPTER **9**

근력 훈련과 컨디셔닝의 원리

안근옥

학습목표

이 장을 학습한 후에 아래의 사항을 이해할 수 있다.

- 근력 훈련과 컨디셔닝에서 점진적 과부하의 중요성을 설명하고 프로그램 디자인의 예시를 제공한다.
- 훈련 특이성의 원칙을 설명하고, 선수에게 필요한 가장 적합한 프로그램을 만드는 중요성을 논의한다.
- 숙달된 근육의 움직임, 움직임의 속도, 운동범위, 숙달된 근육군, 사용된 에너지 시스템, 그리고 숙달된 움직임 패턴을 얼마나 신체에 명확히 적응시키는지 설명한다.
- 계속되는 과정을 위한 프로그램 디자인 변화의 중요성을 설명한다.
- 적절한 관리는 근력을 발달시키는 과정에서 훈련이 중요하다는 것을 강조하여 설명한다.

근력 훈련과 컨디셔닝 기본원리는 프로그램을 디자인하는데 기초가 된다. 이러한 원리는 다양한 조건으로 훈련 프로그램에 적용될 수 있다. 최종 과정은 많은 근력 훈련과 컨디셔닝 훈련을 하는 사람들에게 장기적인 목표이다. 근력 훈련과 컨디셔닝의 이점은 효과적으로 프로그램을 디자인할 수 있도록 하는 것이다. 많은 프로그램들은 지침에 따라 효과적으로 제공되어져 수행할 수 있다. 이것은 훈련 권고의 범위가 다양할 수 있기 때문에 근력 훈련과 컨디셔닝을 위한 학생들이 이해하는데 중요한 개념이다. 이 장에서는 점진적 과부하, 특이성, 그리고 다양성 이 세 가지 원리에 초점을 맞추었다(■ 그림 9.1). 부가적으로 개별성의 원리와 가역성의 원리(탈훈련)가 논의된다.

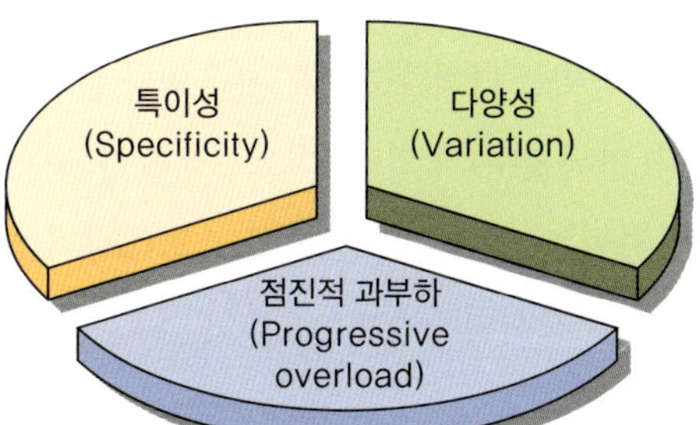

■ 그림 9.1 훈련 프로그램 디자인의 구성. 프로그램 목표에 도달하기 위한 주요 구성은 점진적 과부하, 특이성, 그리고 다양성이다.

점진적 과부하

점진적 과부하(progressive overload)의 원리란 훈련을 하는 동안 인체에 가해지는 스트레스를 점진적으로 증가시키는 것을 의미한다. 점진적 과부하의 개념은 새로운 개념이 아니며, 고대 그리스의 스트롱맨과 올림픽 레슬링 챔피언 크로토나의 밀로(1장)에 의한 몇 천년 전의 자료들이다. 인체는 보다 높은 강도의 훈련을 경험하지 못한다면 더 강해질 수가 없다. 프로그램 중 점진적 과부하의 부족은 정체기를 이끌어내는 요소이다. 점진적 과부하의 사용은 이를 극복하기 위해 **조정**(accommodation)할 수 있다. 적응은 훈련 프로그램 변화의 부재로 인해 진부해진 결과이다. 훈련 프로그램의 적응은 몇 주 안에 일어난다. 훈련 자극을 다양하게 바꾸는 프로그램의 적절한 기법은 자극이 과하면 개인적인 컨디셔닝 역치에 도달할 수 있지만, 나아가 근체력의 개선이 일어날 수도 있다. 근력 훈련과 컨디셔닝 동안 점진적 과부하를 소개하는 몇 가지 방법들이 있다. 다음 단락에서는 저항 훈련, 유연성, 스피드, 파워, 그리고 민첩성과 유산소 훈련에 대해 다룰 것이다. 짧은 예시들은 이번 장에서 다루고 더 특별한 훈련의 추천과 예시들은 다음 장에서 다룰 것이다.

저항 훈련

점진적 과부하는 많은 방법들 중에 저항 훈련 프로그램으로 조직화될 수 있다.

1. 저항/부하가 증가될 수 있다. 남자 또는 여자 선수는 1RM의 상대적으로 더 높은 백분율로 교육하거나, 지속적인 반복 계획안에서 더 높은 절대적 부하를 사용한다. 예를 들면, 1~3주 동안 각각의 구조적 운동들에 대해 1RM의 70%를 사용한다. 4~5주 동안은 1RM의 75%가 사용된다. 6~8주 동안은 1RM의 80%가 사용된다. 이 예는 구조적 운동들과 부하가 1RM과 0.7로 늘려서 계산된 실제 1RM일 때 적용된다.
   이 예는 구조적 운동들을 위해 알려진 실제 1RM 일 때 적용되며, 부하는 1RM을 취한 것과 0.70(0.75와 0.80 각각)의 곱에 의해 계산된다. 확실한 부하의 예: 1~2주 동안 선수는 벤치 프레스에서 99kg을 8회 들었다. 3~4주 동안 선수는 101kg을 8회 반복하는 벤치프레스를 수행하고 무게를 추가했다(같은 반복횟수를 유지하는 한편 21kg이 추가된다).
2. 반복횟수는 최근의 운동부하에 따라 추가될 것이다. 예를 들어(선수가 운동 동안에 8~12회 범위의 반복횟수를 수행할 수 있는 8~12 RM 부하구역) 1~2주 동안 선수는 벤치 프레스를 8회 반복 3세트, 99kg을 든다. 3~4주 동안 선수들은 10회 반복 3세트를 수행하지만 99kg을 유지한다. 5~6주 동안 선수는 99kg과 함께 3세트 동안 12회 반복으로 증가시킨다. 12회 반복 3세트 이후로는 두 가지 이상 계속되는 훈련이 수행되며, 선수는 중량, 8회 반복 수행 그리고 반복 사이클을 추가한다.
3. 최대하 강도에서 운동수행 속도는 기술이 습득된 이후로는 자연스럽게 증가될 것이다. 목적은 중량을 가능한 빠르게 드는 것이다. 왜냐하면 힘은 중량 × 가속이고, 높은 회전력과 큰 근력증가의 결과로 반복속도가 증가한다(질량을 일정하게 유지하면서).
4. 휴식시간은 큰 부하를 적용하였을 때 증가할 것이다. 이전 단계와 함께 합하여서 휴식 간격이 길어지는 것은 무거운 무게를 드는 세트 사이에 가능한 더 많은 회복을 줄 것이다. 지구력과 근비대를 위한 훈련에서의 휴식시간은 감소될 것이며, 세트 사이에 회복 역시 감소될 것이다.
5. 훈련양은 무거운 무게를 적용하여 변화시키거나 적절한 범위(2~5%) 안에서 증가시킬 수 있다. 개인 훈련을 하는 초보자에게는 양에 있어서 작은 증가가 저항 훈련을 향상시킬 수 있다. 하지만 그것의 진행은 프로그램 디자인을 하는데 있어서 가장 중요한 강도와 양의 변화이다.
6. 다른 최대부하 훈련기술이 소개될 것이다. 예를 들어, 힘있는 반복 기술, 무거운 네거티브(heavy negative) 운동, 운동범위의 아주강한 구역에서의 부분 반복, 그리고 다양한 저항 장치들은 운동범위 각각의 분절 또는 1RM의 100%보다 더 큰 근육활성으로 사용될 수 있다. 이러한 기술은 경험이 있는 사람에게만 적용해야 한다.

유연성

유연성(flexibility) 훈련을 위한 강도, 양, 기간, 그리고 빈도는 점진적 과부하를 위하여 증가될 수 있다. 강도는 스트레칭의 운동범위와 관련이 있으며, 높은 강도의 스트레칭은 관절가동범위를 넓혀주고 개인에게 약간 불편한 자세를 만든다. 양(반복횟수)과 기간(각 스트레칭의 길이)은 진행과정 중 증가될 수 있다. 마지막으로 스트레칭의 빈도는 진행과정 중에 증가시킬 수 있다.

파워, 스피드, 민첩성

저항 훈련과 유사하게, 강도, 양(그리고 빈도), 그리고 휴

속설과 오해

저항 훈련은 거대한 근육을 만들 수 있다.

일부 사람들은 저항 훈련이 거대한 근육을 만든다는 오해를 하고 있기 때문에 두려워한다. 이것은 주로 근육의 크기가 커진다는 속설을 믿는 여자들과 관련이 있다. 이런 관련성의 일부분은 신체를 발달시키는데 저항 훈련을 시행하기로 한 상태에서 잡지에서의 여자 보디빌더들을 보면서 시작된다. 그러나 과도한 근육의 비대는 동화 스테로이드와 다른 성장을 도와주는 것들에 대부분의 책임이 있다. 동화 약물을 사용하지 않는 여성들은 테스토스테론의 낮은 농도를 가지고 있고, 이것으로 인해 많은 근질량을 얻는 것은 생리학적으로 불가능하다. 교육은 이러한 속설을 이해시키는데 중요하다. 어떤 연구 결과에 의하면 개인 트레이너의 감독 아래 훈련된 여성들은 스스로 훈련을 하는 여성들에 비하여 속설을 믿는 비율이 낮다. 이 두려움은 근거가 없는데, 힘든 운동의 훌륭한 분배와 전념과 가벼운 무게를 드는 행동이 단지 간단하지 않기 때문이다. 무게를 드는 것이 근력과 근육의 크기 증가를 보장하지는 않는다. 근력과 근육의 크기를 만들기 위한 저항 훈련은 자극이 점진적으로 더 어렵게 되어야만 한다. 만약 적응한 역치보다 낮은 무게로 운동한다면, 근력과 근비대의 효과를 기대하기는 어려울 것이다. 과도한 비대는 고강도의 훈련으로 수년이 걸릴 수 있기 때문에 과도한 비대에 대한 두려움은 근거가 없다.

식시간은 점진적 과부하를 위하여 변화시킬 수 있다. 플라이오메트릭, 스피드 그리고 민첩성 훈련을 위한 다양한 운동들을 적용할 수 있으며, 저항은 길게 또는 높이 점프하거나 던지는 것은(더 큰 힘을 요구하는)강도의 증가를 위해 사용될 것이다. 선수들의 스피드, 점프 능력, 파워, 그리고 민첩성을 증가시키기 위해서 강도 또한 증가시킨다. 양은 컨디션이 개선됨에 따라 적절한 수준에서 증가될 것이다. 그러나 양과 강도의 설정 시 주의할 점은 운동 사이에 적절한 회복기와 관련이 있으며 이는 의무적이다. 휴식시간은 특별히 목표로 하는 힘이나 높은 강도의 지구력에 의해 조절 될 수 있다.

유산소성 지구력

유산소 훈련 프로그램을 점진적으로 과부하시키기 위하여 운동량과 지속시간, 강도를 증가시키고 휴식시간은 감소시킬 것이다. 운동량과 지속시간은 운동기간의 길이나 거리의 증가로 바뀐다. 강도는 빠른 비율로 운동을 하고, 저항이 추가되며, 오르막으로 운동하는 것으로 적절히 증가될 수 있다. 그것은 강도가 크게 증가하지 않거나 운동이 무산소로 될 수 있는 것을 기록하는데 중요하다. 인터벌 훈련은 높은 강도로 운동을 할 때 사용될 수 있다. 운동의 연속성이 증가하는 구간 사이에 휴식시간의 감소는 유산소적 지구력을 향상시키는데 효율적이다.

사례 연구 9.1

David는 저항 훈련을 2년간 진행해오고 있다. 지난 2달은 운동의 진전을 고려하지 않았다. 그의 훈련 프로그램을 설명하면, 매번 같은 운동, 같은 반복횟수, 그리고 어떠한 부하도 추가되지 않도록 운동을 하였으며. 동일한 프로그램을 진행하였다. David는 낙심하게 되었고 저항 훈련을 그만두는 것을 신중하게 고려하였다.

생각해볼 문제: David의 저항 훈련 진행과정의 결점에 대해서 당신은 어떻게 충고해 줄 것인가?

특이성

특이성(specificity)의 원칙은 모든 훈련적응이 자극에 적용되기 위한 특정성을 수반한다. 비록 비특이적 향상도 나타나지만, 대부분의 향상은 자극이 가해지는 특정 장소에서 나타날 것이다. 훈련적응은 근활성화의 포함, 움직임의 속도, 힘 전개 비율(rate of force development: RFD), 운동범위, 근육의 발달정도, 에너지 대사, 움직임 형태, 그리고 훈련의 강도와 양에 의해 특정화된다. 특이성은 더욱 진보된 저항 훈련을 위하여 진전하는 동안 가장 명백해진다. 이는 많은 연구들의 결과에서 훈련받지 않은 사람과 적절히 훈련된 개인에서 훈련효과의 전이가 많이 나타난 것으로 알 수 있다. 훈련효과의 전이 적용은 다음과 같다.

- 한쪽 훈련으로부터 (반대쪽 사지까지) 근력 전이
- 훈련된 근육활동으로부터 훈련되지 않은 활동까지 근력 전이
- 제한된 관절가동범위 훈련으로부터 다른 부위의 관절가동범위 또는 전 영역 관절가동범위까지 근력 전이
- 한 가지 속도로부터 다른 속도까지 근력 전이
- 저항 훈련으로부터 운동수행(점프능력, 전력질주 스피드, 그리고 스포츠 특정 움직임)이 향상된 결과

근활성

신장성 수축(eccentric contraction), 단축성 수축(concentric contraction), 그리고 등척성 수축(isometric contraction) 활동의 근력 훈련은 근력을 증가 시킨다. 근력을 많이 좋아지게 하는 것은 특별한 근활성 훈련의 형태에 달려있다. 단축성 수축 근활성의 훈련은 단축성 근력을 크게 증가시킨다. 그러나 약간의 훈련 전이 효과가 발생한다. 등척성 운동과 동적인 저항 운동을 비교하면 등척성 훈련은 동적인 근력을 증가시킬 수 있고(특히 다관절 각도에서 훈련할 때) 동적인 훈련은 등척성 근력을 증가시킬 수 있다. 동적인 근력의 증가는 신장성 수축이 포함될 때 더 커진다. 그렇기 때문에 대부분의 훈련 프로그램들은 단축성과 신장성 근활성을 포함하며 근력은 이러한 근활성에서 대부분 증가할 것이다. 비록 등척성 근력이 증가할지라도(동적인 저항 운동을 하는 동안 등척성 활성이 존재한다) 대부분 효과는 다양한 관절 각도에서 특별한 등척성 훈련을 통하여 등척성 근력이 증가한다.

움직임의 속도

속도의 특이성은 훈련 속도에 가까울 때 최대 근력 증가가 발생한다는 것을 가리킨다. 훈련되지 않은 속도에 대한 약간의 전이효과가 발생하는 것뿐만 아니라 근활성 사이에 속도 영향이 전이될 것이다(등척성 훈련은 등척성 수축의 힘 전개 비율과 동적 움직임 속도를 증가시킬 수 있다). 연구는 등속성 저항 훈련에 초점이 맞추어져 있으며 속도의 특이성은 훈련속도의 위와 아래에 약간의 전이가 더해지는 것으로 보인다. 전체적으로, 이러한 연구들은 중속(초당 180~240도)에서 훈련할 때 더 큰 근력 발생이 모든 테스트 속도에서 증가하여 나타난다. 동적인 근활성 저항 훈련은 특이성과 다른 훈련되지 않은 저항을 드는 속도를 증가시키는 전이로 설명된다. 큰 전이 효과들은 숙련되지 않거나 개인적으로 훈련되는 것으로 보인다. 향상된 훈련은 그들의 필요성에 의해 특별한 속도에서의 훈련으로 큰 이점이 있다. 근력/파워 선수들은 높은 속도의 움직임(또는 최대 부하로 가속할 의지)으로부터 대부분 이점을 얻을 수 있다.

운동범위

운동범위의 특이성은 제한된 범위에서 동적, 등속성, 또는 등척성 훈련을 하는 동안 나타난다. 제한된 운동범위에서의 동적 훈련은 훈련된 운동범위에서 근력이 증가할 수 있으며, 약간의 전이 효과가 있어 전체 운동범위를 증가시킬 수 있다. 등척성 훈련에 의한 근력의 증가는 훈련된 관절 각도(각 특이성[angular specificity])가 중요하지만 훈련된 각도의 ± 20~30도에 전이될 것이다. 전이의 크기는 큰 근육의 길이에서 관절 각도가 더 크다. 이러한 연구들은 최

해석연구

집중적으로 빨리 들어 올리는 것은 근력발달에 중요하다.

DG Behm, DG Sale. Intended rather than actual movement velocity determines velocity-specific training response. - *Journal of Applied Physiology*, 1993; 74:359-368

이 연구는 1993년에 David Behm과 Digby Sale에 의해 수행되었다. 이 연구에서 남자와 여자는 등척성 또는 5세트 10회 반복의 동적 반동 발목 발등굽힘에 대한 저항 훈련을 16주 동안 주당 3일을 수행하였다. 훈련 결과 특정 근력 속도와 유사하게 힘 전개 비율이 증가하였다. 흥미롭게도, 이전에 공헌된 고속 훈련반응이 발견되었고 또한 반동 훈련은 최대의 힘 전개 비율과 등척성 수축 동안에 발견되었다. 저자는 반동 수행, 고속 활동의 수행이 주요하게 작용했으나 근활성화는 아니라고 결론을 지었다. 현장에서 적용 지침은 근력/파워 훈련을 위해서 최대로 가속하여 무게에 집중하는 것이 주요한 자극일 것이다.

대의 개선을 위한 전체 운동범위에서 훈련의 중요성을 나타낸다. 이것은 동적인 부분 운동범위 반복들에서 이점이 있을 것이며 약간의 예외가 있다. 그러나 저항 훈련은 전체 운동범위에서 반복이 수행될 때 더 효과적이다. 등척성 훈련을 위해 다중관절 각도는 충분한 관절가동범위에서 부합하여 훈련되는 것이 추천된다.

훈련된 근육군

훈련의 이점은 훈련된 근육군에서 탁월하게 나타난다. 전형적으로 훈련은 모든 근육군이 목표가 될 것이지만 그럼에도 불구하고 몇몇 부위들은 훈련되지 않거나 최대하로 숙련될 것이다. 훈련의 이점은 오직 근육군에 대한 특별한 운동이 수행될 때 일어날 수 있다. 모든 큰 근육군의 훈련은 근균형, 손상의 감소, 그리고 최적의 수행에 도달하기 위하여 중요하다.

에너지 대사

훈련의 이점은 에너지 대사에서 나타난다. 에너지 시스템은 효소 활성과 기질 저장/사용이 증가하므로 대부분 작용한다(7장 참고). 양, 강도, 반복속도, 그리고 휴식시간의 길이 사이의 상호 작용은 다른 에너지 시스템이 목표인 급성 대사반응을 유발하므로 비판적이다. 비록 모든 대사적인 시스템들이 활발하게 활동 중이지만 훈련 자극이 기반이 되면 우세할 것이다. 저항 운동의 에너지 요구는 ATP-PC 그리고 해당과정에 의한다. 무산소성 해당과정은 긴 지속시간의 세트와 짧은 휴식시간을 사용하는 강렬한 훈련 동안에 증가될 것이다.

움직임의 형태

비록 훈련효과의 전이가 발생할 수도 있지만 운동기술, 움직임 패턴과 관련된 프로그램 디자인이 수행될 때 이상적이다. 훈련을 하는 동안 이점들은 움짐임 패턴의 형태에 따라 특이성이 있다. 움직임 패턴의 예로 다양한 프리웨이트 대 기구, 열린사슬과 닫힌사슬을 이용한 운동들, 한쪽 대 다양한 양쪽 훈련, 그리고 움직임의 특별한 훈련이 포함된다.

프리웨이트 대 고정식 기구

적응의 특이성은 프리웨이트와 고정식 기구운동을 하는 동안 나타난다. 비록 둘 다 근력을 증가시키는데 효과적이지만, 더 큰 근력의 증가에는 어려움이 있다. 테스트 장비는 중요한 요소인데, 프리웨이트 훈련 후에 프리웨이트 검사에서 더 큰 향상이 나타날 것이고, 고정식 기구 훈련은 고정식 기구 검사에서 더 큰 향상이 나타나기 때문이다. 자연적인 테스트를 하는 장비를 사용할 때 프리웨이트와 고정식 기구의 근력 개선은 비슷하다. 프리웨이트 훈련은 운동기술의 향상을 위하여 더 적절하며 예로는 수직 점프 수행이 있다.

열린사슬 대 닫힌사슬 운동

닫힌사슬 운동(closed-chain kinetic exercise)은 원위분절이 고정되어 있다(레그 프레스, 스쿼트, 데드리프트), 한편 **열린사슬 운동**(open-chain kinetic exercise)은 부하를 향하여 원위분절이 자유롭게 움직일 수 있게 한다(레그 익스텐션, 레그 컬). 많은 닫힌사슬 운동들은 다중관절들에 스트레스를 주며, 열린사슬 운동은 한 관절에 스트레스를 준다. 닫힌사슬 운동들과 수직/길게 점프 수행의 사이에서 일반적으로 높은 관련성이 나타났다. 닫힌사슬 운동의 수행에서 가리키는 것은 많은 운동수행 기술들과 강하게 관련되어 있다. 어거슨(augustsson) 등은 바벨 스쿼트와 기구에서 무릎 폄 그리고 엉덩이의 모음 운동에 대해 6주를 비교했는데, 스쿼트 훈련에서는 수직점프가 10% 증가했지만 열린사슬 운동 훈련 후에는 차이가 없었다.

한쪽 대 양쪽 훈련

한쪽 또는 양쪽(하나 또는 두 개 팔 또는 다리)은 훈련에 있어서 근신경적응에 영향을 주는 운동으로 수행된다. 교차교육(cross education)은 한쪽 훈련을 하는 동안 훈련 하지 않는 사지에 근력을 얻는 것과 관련된다. 훈련을 하지 않는 사지의 근력의 증가는 22%의 높은 범위로 일어날 것이며(평균 증가 = ~8%) 이것은 신경 적응의 지배로 일어난 것이라 생각된다. 양쪽 훈련의 결점은 양쪽 사지의 수축이 한쪽이 수축하는 것보다 더 작다. 한쪽 훈련은(비록 그것이 양쪽 근력을 증가시킬지라도) 더 큰 양쪽 결점에 기여하지만, 양쪽 훈련은 양쪽 결점을 감소시킨다. 특이성은 양쪽 훈련보다 한쪽 훈련의 더 좋은 수행의 결과로 한쪽 저항 훈련이 관찰된다. 스포츠 손상을 경험한 선수들은 한쪽 근력과 힘이 중요하고 반대쪽의 명백한 약화는 한쪽 훈련으로 개선될 수 있다. 예를 들어, 한 팔로 인클라인 덤벨프레스(오직 한쪽에 덤벨과 함께)를 수행하는 것은 한쪽의 부하로 생성된 토크값을 위해 몸통근육의 수축을 필요로 한다. 그리고 운동을 통하여 적절한 자세를 유지하려는 선수에게 힘을 줄 수 있다. 최적의 훈련은 스포츠에서 필요로 하는 것을 기반으로 한쪽 수축에 대하여 양쪽 수축의 비율과 함께 한쪽 운동과 양쪽운동을 포함하는 것이 좋다. 미국스포츠의학회(ACSM)에서는 저항 훈련에 둘 다 포함하여 추천하였다.

특정 움직임 훈련

특정 움직임 훈련(movement-specific training)은 특정 움직임을 훈련하도록 하는 운동을 말한다. 저항 훈련을 통한 운동수행능력 향상이 주요 목표이고 전통적인 저항 훈련을 통한 근력 향상과 특정 움직임 훈련의 연결고리로 제공되고 있다. 훈련은 다면 움직임(multiplanar movement)으로 구성되어 있고, 밴드, 메디신볼, 덤벨, 스태빌리티 볼, 케틀벨, 로프, 그리고 기타 장비들과 같은 기구의 다양성과 함께 안정화 근육의 기능이 향상되는 불안정한 환경에서 때때로 수행된다.

과부하/저부하 도구들

선수들한테 흔한 훈련 기구는 예를 들면, 과부하 기구의 저항에 반하여 스포츠 특정 운동을 수행한다. 과부하 기구들은 선수에게 스포츠 특정 동작에 과부하를 주기 위함이고, 그것에 의하여 그 자체의 움직임이 유사한 운동패턴으로 저항을 유발한다. 과부하가 상승 작용을 통해 신경반응 강화를 가능하게 하고 강화된 신경반응은 이후의 훈련과 함께 더 큰 파워 발달을 이끌어 낼 것이다. 과부하 기구를 사용한 훈련은 힘-속도 관계의 힘 구성이 목표이다. 저부하 기구는 던지기 선수들에게 주로 사용되어 왔다. 저부하 기구는 힘-속도 관계의 속도 구성이 목표인데, 운동선수가 스포츠에 사용되는 공보다 더 가벼운 물체를 던지는 것에 의해 운동기술을 흉내 내는 것이다. 던지기 선수에 대한 연구들은 던지기 속도의 향상을 위해서 과부하와 저부하 기구를 사용하는 것을 제안하였고, 그것은 던지기 선수를 위하여 정상적인 부하의 5~20%로 사용된 기구를 제안해 왔다. 과부하 기구들은 대부분의 운동기술로 사용되었지만, 연구는 야구선수와 핸드볼선수들이 팔 위로 손을 들어 공을 던지는 동안에만 시행되었다. 몇 가지 예들은 전력질주를 하는 동안 낙하, 슬레드(sled), 중량조끼를 사용하였고, 운동기술을 습득하는 동안 점프, 스윙 중량 배트, 그리고 밴드를 사용하였다. 과부하와 저부하 기구들에서 무거운 기구들은 천천히 사용해야하는 것처럼 정상적인 훈련과 관련하여 사용되어야 한다. 과부하와 저부하 기구는 사용된 속도로 정상 훈련을 하는 것과 무거운 기구들의 경우 더 천천히 사용하는 것을 혼합하여 사용하여야 한다.

> **SIDEBAR 던지기 속도의 개선을 위한 과부하/저부하의 사용**
>
> Van den Tillaar R. Effect of different training programs on the velocity of overarm throwing: a brief review. *J strength cond Res.* 2004;18:388-396.
>
> 몇몇의 연구들은 과부하와 저부하 기구로 훈련의 효과를 연구하였다. 이러한 연구들은 주당 던지기를 60~200개 이상의 범위에서 실시하는 대학생 선수들의 아래 수준인 고등학생 남자 여자 야구와 핸드볼 선수들을 조사하였다. Van den Tillaar의 문헌과 보고서의 내용은 다음과 같다.
>
> - 과부하 기구: 연구의 절반 이상은 던지기 속도가 기구 훈련에 의해 증가하였다(5~11%). 기구는 볼 무게의 20~25%로부터 100% 이상의 범위였다.
> - 저부하 기구: 대부분의 연구들은 저부하 기구가 훈련 동안 정상 볼과 결합될 때 최상의 결과를 나타냈고, 저부하(공 무게보다 20~25% 적은) 기구는 2~7%의 속도가 증가되었다는 것을 보여 주었다.
> - 과부하와 저부하 기구: 대부분의 연구들은 과부하-저부하 기구를 사용한 훈련이 3~6%의 던지기 속도가 증가되었다는 것을 보여 주었다.

다양성

훈련의 다양성(variation)은 자극이 최적의 상태를 유지하는 시간이 지났을 때 하나 또는 다수의 프로그램에 있어 변경이 필요 하다. 인체는 스트레스에 빠르게 적응하기 때문에 다양성은 차후에 일어날 적응에 대해 매우 중요하다. 어떠한 프로그램에도 변화를 주지 않는 프로그램들과 비교하여 장기간의 과정 동안 양과 강도를 체계적으로 변화시키는 것이 가장 효율적이라는 것을 연구 결과들을 통해 보여준다. 연습은 많은 방법으로 변화될 수 있다. 근력과 컨디셔닝 훈련을 하는 사람들은 진전을 위해 단계들의 다양성을 제공하는 것과 같이 유명한 기구와 같이 각 디자인 특성에 대해서 생각해야 한다. 근력의 증가를 위한 많은 방법들이 있다. 그래서 프로그램 디자인을 통한 다양성의 여러 방법들을 포함하면 이점이 있다. 최소한의 다양성을 주는 훈련 철학은 제한된 효과를 가질 것이다.

진전과 프로그램 디자인

훈련상태와 진전

훈련상태는 체력 구성을 위하여 진전의 형태를 타나낸다. 훈련상태는 체력 수준, 훈련 경험, 그리고 유전적으로 타고난 것과 같은 적응의 연속을 반영한다. 근력개선의 높은 비율은 훈련되지 않은 사람에서 일어난다. 저항 훈련을 한 사람들은 느린 비율로 개선이 일어난다. 2002년에 미국스포츠의학회(ACSM)에서 발간한 자료에 의하면, 150개 이상의 연구들에서 근력증가에 대해 보여주고 있다.

- 훈련되지 않은 사람들에서 ~40% 증가
- 중간 정도로 훈련된 사람들에서 ~20% 증가
- 훈련된 사람들에서 ~16% 증가
- 우수한 사람들 ~10% 증가
- 엘리트 선수들 ~2% 증가

이러한 연구들은 4주에서 2년 이상의 기간과 훈련 프로그램, 검사 방법의 큰 변화를 정리하였다. 훈련된 사람과 중간 정도로 훈련된 사람을 정확하게 분류하는 것이 불가능하다면 매우 어렵게 된다. 때문에 각각의 분류는 체력 수준과 경험의 기간(연수) 사이의 상호작용이 포함된다. 예를 들어 경험과정의 많은 기간(연수)의 일부 사람들은 제한된 경험을 한 사람들보다 근력이 적다. 아무리 그 사람의 컨디셔닝 개선을 한다고 해도 더 어렵게 될 수 있다는 것을 보여줄 수 있다. 결과를 요약하면 훈련이 된 사람들에서 증가가 적게 보이는 한편 훈련이 되지 않은 사람들에서 가장 유리하게 반응하는 것으로 보인다. 비로 이러한 연구들은 근력에 초점이 맞추어져 있지만 어떠한 체력요인에 관해서도 적용이 될 수 있다. 근력과정은 훈련의 몇 달 안에 일어나기는 어렵다. 각각의 개선은 남자 또는 여자라는 유전적인 제한점으로 더 밀접하게 접근된다. 단기간의 연구들은(16주 이하) 처음 4주에서 8주안에 근력의 증가가 크게 일어난다고 보여주었다. 과정의 비율과 양은 컨디셔닝의 높은 수준으로 감소한다. 안정 수준은 그들의 유전적 한계와 개선의 어려움이 개인마다 일어난다(체감의 원칙). 훈련 프로그램들은 통합적인 점진적 과부하와 특이성, 그리고 높은 수준으로의 진전을 위한 다양성이 필요하다.

진전의 일반적, 특정적 모델

훈련되지 않은 사람들은 어떠한 훈련 프로그램이나 유리하게 반응하기 때문에, 덜 특정화된 또는 일반적인 프로그램 디자인이 모두 초기에 필요하다. 이 단계는 대부분의 프로그램에서 복합성이 필요하지 않다. 초기 단계는 점진적 훈련을 기초로 한 컨디셔닝을 만들거나 적절한 기술을 배우는데 특성화된다. 미국스포츠의학회(ACSM)는 시작하기 위한 일반적인 프로그램 구조를 추천한다. 그러나 저항 훈련을 하는 사람들은 그들의 훈련을 위한 주기화 패턴이 보이고 진전은 느린 비율로 나타난다. 훈련 사이클은 더 큰 변화를 위한 기회를 제공한다. 그리고 변화는 프로그램 디자인에 있어서 필요하다. 훈련 진전은 훈련 초기에 일반적이고, 특이성이 적은 것으로부터 훈련의 수준이 높아질 때 더 특정화된 디자인으로 순차적인 방법으로 나타난다(■ 그림 9.2). 고급화된 훈련의 진전 목표는 더 복합적이고 훈련 목표를 위한 큰 변화와 특정성을 요구한다. ■ 그림 9.2는 훈련 진전을 위한 일반적인 것으로부터 특별한 모델로 알려진, 필요로 하는 변화의 양을 이론적 연속체에 표현하는 간략한 도식이다. 삼각형의 좁은 부분(초보자)은 초기에 단계적으로 시작하는 것이 중요한 것과 같이 다양성에 제한을 두어야 한다. 그러나 삼각형이 넓어지면 다양한 진전이 필요하다.

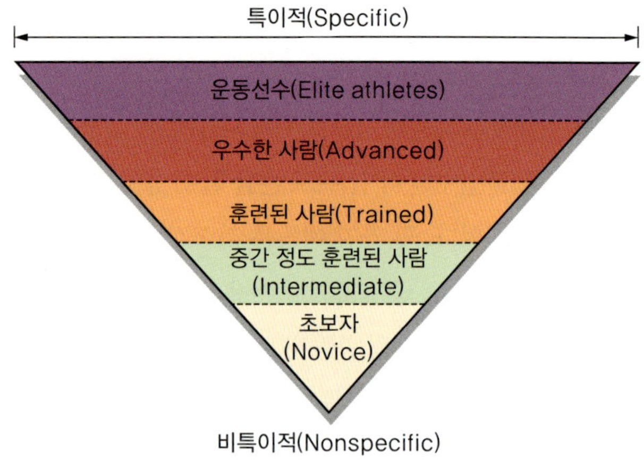

■ **그림 9.2** 훈련과 진전의 일반적으로부터 특정적 모델. 삼각형의 좁아지는 부분은 훈련을 하는 초보자를 위한 다양성의 규모이다. 초보자들은 진전을 쉽게 해야 하고, 복잡함을 필요로 하지 않기 때문이다. 일반적 또는 덜 특이적인 프로그램은 이 단계에서 요구된다. 그러나 더 천천히 진전을 통해 얻어진다. 더 큰 다양성은 삼각형의 넓은 부분에 의해 나타난 프로그램 디자인에서 필요로 한다. 우수한 사람이나 운동선수는 사이클링 훈련으로부터 더 큰 이득을 얻을 수 있다.

개별성

모든 사람들은 훈련에 다르게 반응한다. ■ 그림 9.3은 우리의 실험실에서 나온 연구로부터 개별화된 자료를 묘사하였다. 피험자들은 1RM 스쿼트와 60m 전력질주 시간 향상, 저항 훈련과 전력질주/플라이오메트릭 훈련이 복합되

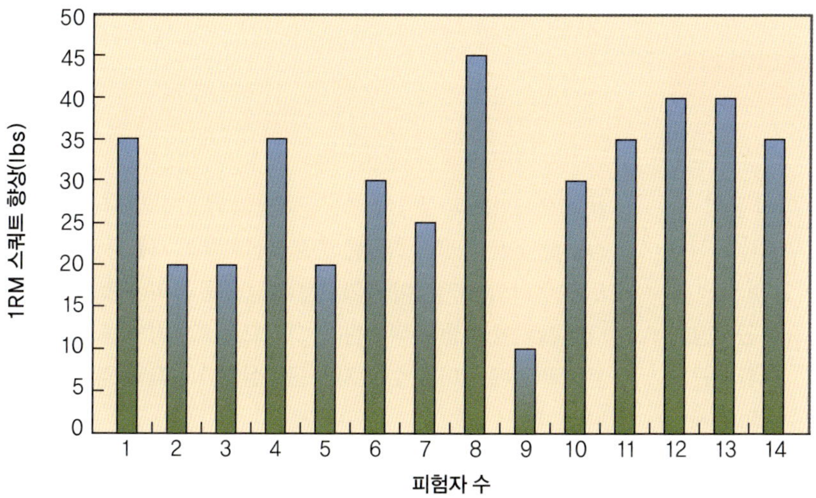

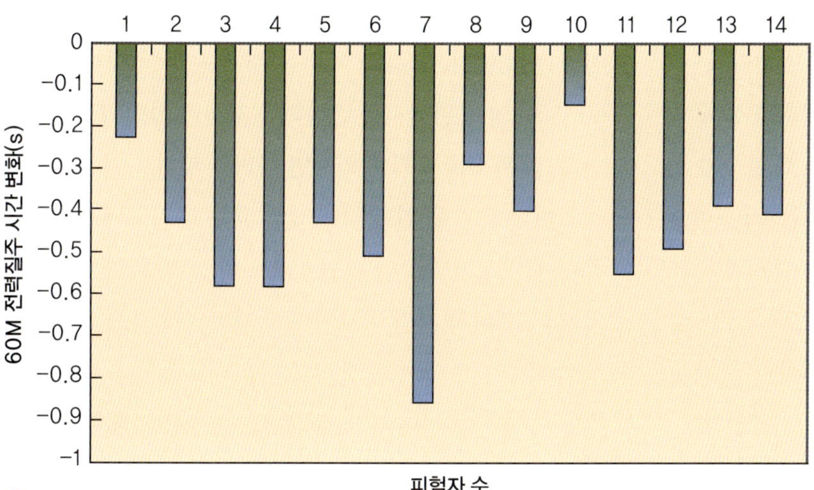

■그림 9.3 훈련에 따른 개인반응. 전력질주/플라이오메트릭 그리고 저항 훈련을 복합적으로 10주간 실시했을 때 개인별 반응. A 1RM 스쿼트의 증가, B 60m 전력질주 시간의 감소. 각 피험자들에게 향상의 정도가 다양하게 나타났다.

Adapted with permission from Ratamess NA, Kraemer WJ, Volek JS, et al. The effects of ten weeks of resistance and combined plyometric/sprint training with the Meridian Elyte athletic shoe on muscular performance in women. *J Strength Cond Res.* 2007;21:882–887.

어 10주간 시행되었다. 모두가 같은 훈련에도 불구하고 다르게 향상되었다. 유전, 훈련상태, 신경계 적응, 프로그램이 적응 수준에 있어서 실질적으로 역할들을 수행한다. 만약 반응이 적다면 변화에 대한 필요성과 개인적인 반응 패턴을 감지하는 것이 필요하다. 가장 효과적인 프로그램은 개인의 필요성에 맞게 디자인하는 것이다. 이것은 어려울 수 있다. 특히 이것은 몇몇 선수들에게 적용하는 훈련이다. 연습을 할 때에 프로그램 개별화는 진전에 대해서 이점이 있다.

탈훈련

탈훈련(detraining)은 훈련과 함께 관련된 신체적인 향상의 이점이 소실되고, 수행력의 감소의 결과로 빈도, 양, 강도의 감소를 감지하거나, 훈련의 완벽한 정지상태이다. 탈훈련 기간의 길이 그리고 개인의 훈련상태는 수행의 감소된 양을 말한다. 수행력 감소는 적어도 2주 안에 일어날 것이며, 훈련된 선수들에 있어서도 곧 나타나게 될 것이다. 취미 삼아 훈련한 남자의 근력은 첫 6주의 탈훈련 기간 동안 근력에 있어서 매우 조금의 변화를 보여준 다른 자료에 비하여 탈훈련의 4주 안에 감소될 것이다. 훈련된 사람들 중

속설과 오해

탈훈련은 근육이 지방으로 바뀔 것이다.

탈훈련은 훈련상태와 탈훈련 기간 정도의 양에 따라 근력, 파워 그리고 지구력을 감소를 이끌어낸다. 비록 자연적인 적응이 초기에 근력감소로 대부분 반응하지만, 적어도 몇 주의 탈훈련은 근육 질량의 감소의 결과로 나타난다. 사실 근육량의 감소는 정확히 지방으로 전향되거나 잃은 것이 아니다. 근육량은 하루에 기초적으로 소비하는 칼로리와 선수들의 대사량을 향상시키는데 결정적이다. 근육량의 감소는 기초대사량의 감소를 이끌어낸다. 이것은 칼로리섭취량과 저활동성, 남자 또는 여자의 체지방이 증가하는 가능성을 높이는 것과 같은 다른 요인들과 함께 복합된다. 그러므로 체지방의 증가는 탈훈련과 함께 일어날 수 있지만 근손실의 직접적인 영향은 아니다.

탈훈련은 근력보다 근 파워가 더 크게 감소할 것이다. 근력 감소는 탈훈련 기간이 시작될 때 뼈대근의 위축과 함께 초기에는 신경기전과 관련이 있다. 탈훈련은 효소 활성과 무산소 능력을 감소시키며, 근섬유의 변화와 생리학적인 변화를 이끌어낸다. 흥미롭게도 탈훈련 이후의 근력의 수준은 훈련을 그만 두었을 때 이후의 효과에서 보여준 운동 전 수준보다 더 낮다. 그러나 훈련을 다시 시작했을 때 근력 습득 비율은 높다.

관리의 중요성

관리는 어떠한 훈련 프로그램에서도 중요하게 구성된다. 관리가 잘 된 훈련은 적은 손상과 더 좋은 기술의 결과를 가져다주는 것뿐만 아니라 수행이 더 큰 범위로 향상된다. 선수들은 다른 훈련보다 더 높은 비율로 관리를 받으며 진전 된다. Mazzetti 등의 연구에서 관리된 그룹과 관리되지 않은 그룹을 12주간 저항 훈련으로 비교하였는데, 관리된 그룹에서 더 큰 최대근력의 향상이 있었다(> 10%). (코치, 트레이너, 또는 적어도 동료로 부터)관리된 훈련은 선수의 목표 진전을 위한 몇 가지 이점이 있다. 관리의 긍정적 영향은 관리 받지 않는 저항 훈련에서 개인 스스로 선택을 중요하게 여긴다는 것이다. 남자와 여자는 저항 운동에 대한 1RM의 40~56%의 범위에서 훈련부하를 자신이 선택하는 경향이 있다. 많은 표준지침에 의하면 이러한 부하는 차선으로 고려되거나 근력을 위한 너무 낮게 훈련된 집단에서 비대의 증가에 대해서도 고려할 필요가 있다. 우리는 개인 트레이너 없이 훈련한 사람과 그리고 트레이너와 함께 훈련한 여성의 저항 강도의 자가 선택된 것을 비교하였다. 여성의 경우 연습하는데 있어서 10개의 반복횟수를 수행할 수 있는 무게를 선택하게 하여 주의 깊게 지도하였고, 그 뒤에 네 가지 운동(레그 프레스, 레그 익스텐션, 체스트 프레스, 시티드 로우)에 대한 1RM 테스트를 진행하였다. ■ 그림 9.4에서 이러한 결과를 묘사하였다. 개인 트레이너와 함께 훈련한 여성들은 더 높은 1RM 근력을 얻게 되었다. 개인 트레이너와 함께 훈련한 그룹이 자가 선택한 상대적 강도에 비해 높은 강도를 선택하는데, 레그 프레스(50% 대 41%), 체스트 프레스(57% 대 48%), 그리고 시티 드로우(56% 대 42%)로 나타났다. 종합하면, 모든 운동들에 대한 평균적인 자가 선택 강도는 개인 트레이너 그룹에서는 51.4% 그리고 관리 받지 않는 그룹에서는 42.3%로 저항 훈련에 있어서 개인 트레이너에 대한 중요한 역할과 관리의 긍정적인 이점이 보인다.

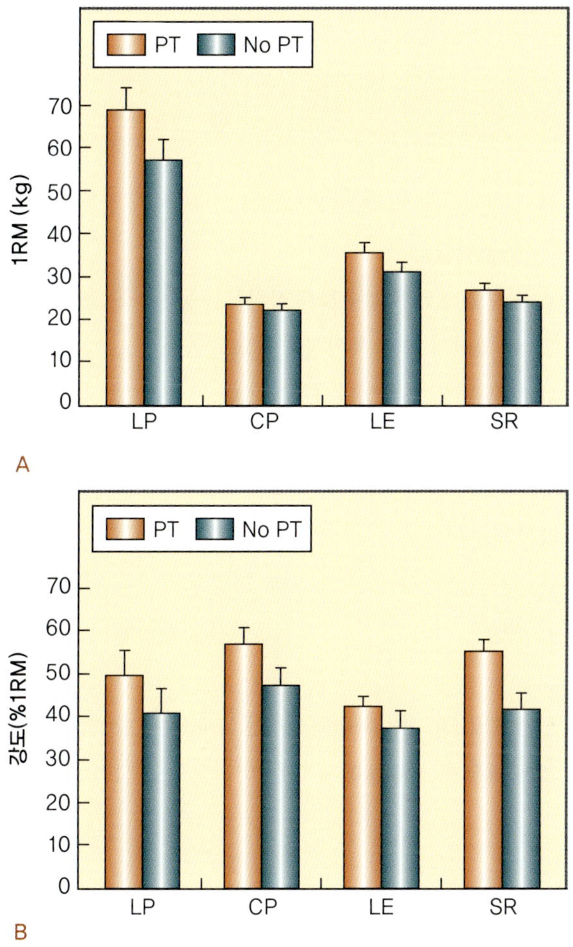

■그림 9.4 건강한 여성이 자가 선택한 저항 강도에서 개인 트레이너의 효과. A 개인 트레이너와 함께 훈련한 그룹과 개인 트레이너 없이 훈련한 그룹에서 1RM 근력 자료. B 개인 트레이너와 함께 훈련한 그룹과 개인트레이너 없이 훈련한 그룹에서 자가 선택한 훈련강도. LP: 레그 프레스, CP: 체스트 프레스, LE: 레그 익스텐션, SR: 시티드 로우. 개인 트레이너 없이 저항 훈련을 한 그룹보다 개인 트레이너와 함께 훈련한 여성들이 더 높은 1RM 근력과 자가 선택한 상대적 강도가 더 높았다.

Reprinted with permission from Ratamess NA, faigenbaum AD, Hoffman JR, Kang J. Self-selected resistance training intensity in healthy women: the influence of a personal trainer. *J Strength Cond Res.* 2008;22: 103-111.

요점 정리

- ✔ 프로그램을 디자인하는데 있어서 세 가지 중요한 원칙은 점진적 과부하, 특이성, 그리고 다양성이다. 프로그램은 이러한 원칙을 추가했을 때 효과적이다.
- ✔ 관리를 받은 훈련 프로그램은 개인의 필요성을 기초로 하여 디자인될 때 가장 효과적이다.
- ✔ 훈련되지 않는 사람들은 역치의 양과 강도가 규정되어 제공되며, 훈련에 유리하게 반응한다. 그것은 적절한 기술을 배우고 기초적인 컨디셔닝을 만드는 훈련을 하는 한편 초기에 사용된 일반적인 프로그램 디자인이 추천된다. 프로그램 진행과 함께 큰 특이성은 최적의 다양한 훈련 목표가 필요하다.
- ✔ 탈훈련이나 자극이 제거될 때 또는 훈련의 양과 강도가 급격하게 감소될 때 저항 훈련의 효과를 잃을 수 있다.

복습 문제

1. 다음중 점진적 과부하의 예가 아닌 것은?
   a. 같은 반복횟수를 유지하는 한편 운동을 하는 동안 부하의 양이 증가하는 것
   b. 반복횟수가 증가하는 한편 운동을 하는 동안 부하의 양을 똑같이 유지하는 것
   c. 반복횟수의 수가 감소하는 한편 운동을 하는 동안 부하의 양이 감소하는 것
   d. 반복횟수의 수가 약간 감소하는 한편 운동을 하는 동안 부하의 양이 증가하는 것

2. 다음 운동 중 닫힌사슬 운동의 예는 어느 것인가?
   a. 암 컬 b. 레그프레스
   c. 트라이셉스 푸시-다운 d. 래터럴 레이즈

3. 한쪽 훈련의 결과로 훈련되지 않은 사지에서 얻을 수 있는 근력은?
   a. 교차교육 b. 양쪽 감소
   c. 탈훈련 d. 적응

4. 한 선수가 8주간의 웨이트 훈련 프로그램을 시작한다. 그의 무게는 훈련 동안에 증가했다. 그러나 그는 등척성 장비를 사용하여 검사가 이루어졌고 그의 점수는 조금만 개선되었다. 이 검사방법이 어떠한 원칙을 위반하여 나타난 것인가?
   a. 특이성 b. 변화
   c. 점진적 과부하 d. 관리

5. 일반적인 것에서 특이적인 훈련과정의 모델을 적용한 것은 무엇인가?
   a. 처음으로 무게를 드는 사람들은 프로그램 디자인에 있어서 큰 변화를 필요로 한다.
   b. 일반적인 프로그램들은 엘리트 선수들에게 진보된 최고의 운동이다.
   c. 진보한 엘리트 선수들은 진전하는 동안 프로그램 디자인에 있어서 더 큰 특이성을 필요로 한다.
   d. 위의 내용 모두 해당사항이 없다.

6. 훈련 프로그램이 있어서 변화의 부족으로 나타나는 것으로 알려진 것은?
   a. 특이성 b. 다양성
   c. 적응 d. 점진적 과부하

7. 진전을 필요로 하는 체감의 원칙은 남자 또는 여자의 유전적 한계에 부딪힌 선수들에서 더한 어려움으로 직면하게 된다. O / X

8. 근력을 얻는 동안 적응의 문은 엘리트 근력선수와 훈련되지 않은 사람들에게서 더 크다. O / X

9. 수행력 개선의 높은 비율을 차지하는 것은 관리된 훈련의 결과이다. O / X

10. 과부하 기구와 함께 훈련에서 보인 대부분의 연구들은 던지기 속도가 평균 5~11% 정도 증가할 수 있다. O / X

11. 한 각도에서 등척성 운동은 훈련되지 않은 운동범위 구역에서 인접한 근력의 전이는 일어나지 않는다. O / X

12. 탈훈련은 Type II a와 II x섬유들의 변이를 이끌어 낼 수 있다. O / X

참고문헌은 한미의학 홈페이지 자료실을 통해 확인 가능합니다.
http://www.hanmibook.co.kr

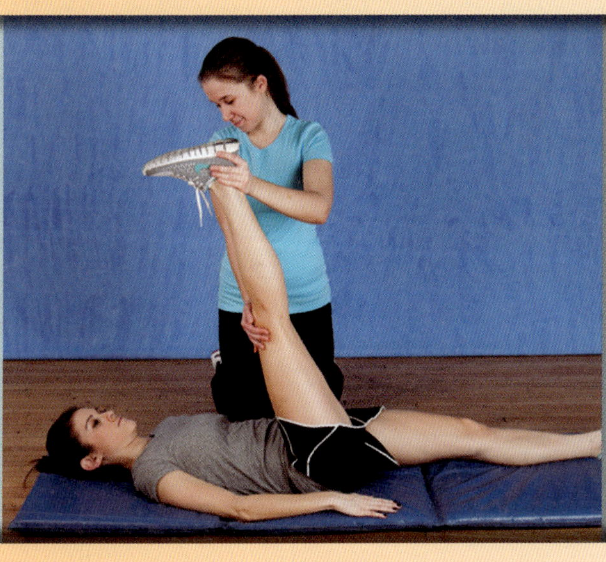

PART 3

근력 훈련 및 컨디셔닝 프로그램 디자인

CHAPTER 10

준비운동과 유연성

송상협

학습목표

이 장을 학습한 후에 아래의 사항을 이해할 수 있다.

- 준비운동의 생리적 효과와 손상예방 및 경기력 강화를 위한 준비운동의 중요성에 대해 논의한다.
- 일반적인 준비운동과 특이적 준비운동을 디자인한다.
- 유연성에 영향을 미치는 요소에 대해 논의한다.
- 스트레칭의 다른 양상을 설명한다.
- 유연성 훈련 지침에 대해 논의하고 유연성 훈련 프로그램을 디자인한다.
- 본 운동 후 정리운동의 중요성에 대해 논의한다.

운동선수는 신체가 적절하게 준비되었을 때 최고의 경기력을 얻을 수 있다. 이러한 준비과정은 장기간과 단기간의 측면으로 나누어 볼 수 있다. 장기간에 걸친 준비는 일정 기간 동안 선수의 훈련 프로그램, 식단, 그리고 회복전략으로 구성된다. 단기간에 걸친 준비는 본 운동이나 시합 전의 전략 계획에 초점이 맞추어져 있을 뿐만 아니라 식이섭취, 수분소비, 정신집중 및 시각화, 시합전략, 준비운동 역시 단기간에 걸친 준비과정에 속한다. 준비운동은 강도가 높거나 운동량이 많은 경우에 대비하여 잠재적인 손상의 위험을 감소시키기 위해 수행한다. 이러한 준비운동은 일반적으로 유산소 운동, 가벼운 스트레칭, 활동적인 체조, 그리고 운동에 맞는 특이적 훈련과 같이 관절의 가동범위를 증가시킬 수 있는 운동을 포함하고 있다. 관절의 가동범위는 선수의 유연성에 영향을 준다. 유연성은 건강관련 체력요소 중 하나이며 경기력이나 건강에 영향을 주고, 유연성 훈련은 선수들을 훈련시키는데 있어서 중요한 요소이다. 이 장에서는 적절한 준비운동과 유연성 훈련에 대한 생리적, 경기적 측면에서의 장점들을 논의할 것이다.

준비운동

준비운동(warm-up)은 높은 강도의 신체활동에 앞서 낮은 강도로 운동동작을 수행하는 것으로 구성된다. 준비운동의 강도는 저-중강도에서 시작하여 고강도로 진행되며 모든 형태의 운동 전에 수행한다. 준비운동은 매우 가볍게 시작하지만, 선수가 본 운동에 필요한 요소가 준비될 때까지 점진적으로 강도를 증가시킨다. 준비운동은 수동적으로(운동 이외의 사우나, 따뜻한 물로 샤워, 따뜻한 물에 담그기, 열의 적용을 통해 근육의 온도 상승) 또는 능동적(운동을 통해)으로 할 수 있다. 이 두 종류의 준비운동은 준비운동을 하지 않았을 때와 비교하여 근육의 온도를 효과적으로 상승시키며 좋은 경기력을 가져온다. 능동적 준비운동은 단시간의 경기에서 수동적 준비운동보다 좋은 효과를 발휘하며 피로를 유발시키지 않으면서 중·장기간의 경기력을 향상시킨다. 능동적 준비운동은 일반적 준비운동과 특이적 준비운동의 두 가지 종류로 구분할 수 있다. 일반적 준비운동은 5~10분 동안 천천히 조깅을 하거나 고정식 자전거를 타는 것과 같은 저강도 운동이며, 특이적 준비운동은 하고자 하는 운동이나 신체활동과 유사한 움직임을 활동적이거나 가볍고 정적인 움직임으로 구성해서 5~15분 동안 수행한다. 이렇기 때문에 특이적 준비운동은 운동종목의 특성에 따라 달라질 수 있다. 일반적인 준비운동은 특이적 준비운동보다 앞서서 진행된다. ■**그림 10.1**은 일반적 준비운동 후에 두 가지 특이적 준비운동을 그린 것이다. 하나는 단거리 경기 운동을 위한 것이며, 다른 하나는 바벨 백 스쿼트를 운동의 첫 순서로 하는 하체의 저항 운동을 위한 것이다(이 운동은 다른 장에서 다룰 것이다).

대다수의 코치와 선수는 여러 가지 형태의 준비운동에 대해서 경험을 해보고, 선수에게 필요한 요소들을 충족시키기 위해 개인에게 맞춘 준비운동을 최종적으로 설정한다. 준비운동을 설정하는 것은 비교적 간단하다. 첫 번째로 선수는 일반적 준비운동을 위한 신체활동을 선택하는데 대부분 5~10분간 자전거 타기나 가벼운 조깅을 하는 것이다. 강도는 낮게 설정하며 선수가 피로감을 느껴서는 안 된다. 그 후에 특이적 준비운동을 한다. 특이적 준비운동을 위한 운동은 매우 다양하며 체조, 기술 훈련, 저항 운동, 메디신볼 운동, 활동적인 유연성 운동(side bar 참고), 저-중강도의 플라이오메트릭, 전력질주, 그리고 민첩성 준비를 위한 운동 등이 있다. 이들 운동 중 몇몇 운동들은 다른 장에서 다룰 것이다. 이 운동들은 처음에는 저-중강도로 강도를 설정해야 하지만 선수가 아주 활동적이며 격렬한 운동을 준비해야 한다면 높은 강도로 알맞게 설정해야 한다. 일부 고강도 운동은 선수의 기술을 강화시킬 수 있을 것이다. 준비운동으로 선택된 5~10개 정도의 훈련은 1~3세트, 총 5~15분 동안 실시한다. 유산소 훈련을 위한 일반적 준비운동은 본 운동에서 진행할 수 있으며 또는 특이적 준비운동에 보다 먼저 실시할 수 있다. 저항 운동을 위한 특이적 준비운동은 체조, 활동적인 유연성 운동, 그리고 가벼운 무게로 저항 운동을 하는 방법으로 구성된다. 전력질주, 플라이오메트릭, 그리

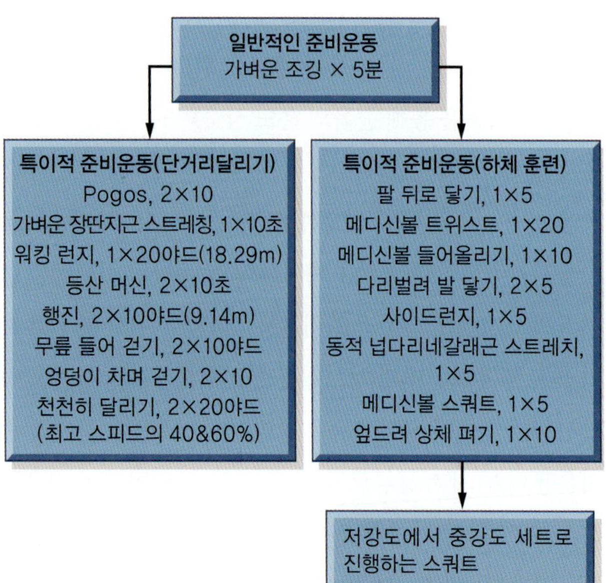

■**그림 10.1** 일반적 준비운동과 특이적 준비운동의 예

SIDEBAR **활동적인 유연성 운동**

- 팔 앞뒤로 돌리기
- 목 돌리기
- 엉덩이 돌리기
- 머리 위로 메디신볼 던지기
- 발가락 터치하기
- 메디신볼 앞으로 들어올리기
- 메디신볼 팔자돌리기
- 팔 엇갈려 원 그리기
- 점핑잭
- 앞차기 뒤차기
- 다리벌려 몸통 돌리기
- 손목 굽힘과 폄하기
- 발목 돌리기
- 몸통 돌리기/옆으로 구부리기
- 무릎 돌리기
- 어깨 돌리기
- 다리벌려 메디신볼 굴리기
- 런지/사이드런지
- 맨몸 스쿼트
- 등산기구
- 메디신볼을 이용한 위팔세갈래근 폄
- 무릎대고 볼을 이용한 팔 돌리기
- 엎드려 상체 펴기
- 볼 위에 브릿지자세로 누워서 밀기
- 머리 위로 박수치기
- 사선으로 발닿기
- 무릎/엉덩이 굽혀 흔들기
- 팔 들어올리기

고 민첩성 훈련을 위한 특이적 준비운동은 저 강도 훈련과 고강도 훈련으로 구성할 수 있다. 종목에 알맞는 구체적인 준비운동을 위해서 실제 참여하는 종목의 구체적인 신체활동으로 이어지는 일반적인 훈련을 포함시킬 수 있는데, 예를 들면, 야구를 위해 공을 치거나 던지기이며, 농구를 위해 슛을 하거나 레이업 동작을 하는 훈련들이 있다.

준비운동의 생리적인 면

올바른 준비운동은 신체가 본 운동에 대비할 수 있도록 해주며 부상의 위험을 감소시킨다. 일부 연구에서는 준비운동이 근육과 결체조직(connective tissue)의 부상만을 감소시킨다고 하지만, 적절한 준비운동은 경기력을 향상시키며, 부상의 가능성을 감소시킬 것이다. 능동적 준비운동 동안의 생리적 반응에 대한 효과는 아래와 같다.

- 근육과 심부의 온도의 증가
- 혈류량의 증가
- 대사반응의 속도가 증가
- 헤모글로빈과 마이오글로빈의 산소해리도 증가(Bohr 효과)
- 심박수와 심박출량 증가
- 신경전도 속도와 신경계의 활성도 증가
- 산소소비량 증가
- 관절/연결조직, 그리고 근골격계의 점성과 저항성의 감소
- 근육 글리코겐 분해와 해당과정의 증가
- 정신적인 준비와 생리적인 기능의 증가

이러한 급성적인 반응은 준비운동을 함으로써 더욱 뛰어난 근력, 파워, 관절가동범위, 스피드, 민첩성, 지구력 등을 이끌어 낸다.

경기력에 미치는 효과

대부분의 연구에서는 단기간의 준비운동을 하는 것이 경기력을 더욱 증가시킨다고 한다. 3~5분 정도의 저-중강도 준비운동을 하면 수직점프, 수영시간, 달리는 시간, 그리고 자전거 탈 때 사용하는 힘이 향상된다. 이러한 대다수의 능력향상은 근육의 온도가 증가함으로써 일어난다. 반면에 일부 연구에서는 준비운동이 너무 강렬하거나 평가 전에 충분한 휴식시간을 가질 수 없다면 오히려 경기력을 감소시킨다고 한다. 준비운동은 중간 정도의 시간이 소요되는 운동의 경기력을 향상시킨다. 높아진 근육온도와 더불어 중간 또는 오랜기간의 신체활동을 하기 전에 준비운동을 수행하는 것은 초기 산소소비량의 정도를 상승시켜 산소의 결핍을 막아주고, 경기 중 유산소 대사의 기여도를 증가시킨다. 더 긴 시간을 가지는 운동의 경우에는 준비운동이 경기력에 많은 영향을 주지는 않는다. 최대산소섭취량의 40~60%강도로 10~20분(준비운동 후 본 운동을 시작할 때 5분 정도 휴식시간을 갖음)간 할 수 있는 유산소 운동으로 구성된 일반적 준비운동은 경기력을 향상시키는 데 도움이 된다. 지구력으로 단련된 선수들은 근육온도를 적절하게 올려주기 위해 더 높은 강도($\dot{V}O_{2max}$의 70%)로 준비운동을 해야 효과적이다. 준비운동의 중요한 요소는 근육의 온도 증가, 산소소비량의 증가, 그리고 피로의 최소화(ATP-PC, 글리코겐 고갈, 혈중 젖산)이다.

준비운동 vs 근활성 후 근력과 순발력 강화

흥미로운 것 중 하나는 준비운동과 상승작용 프로토콜(potentiation protocol) 관계이다. 많은 체력관리 전문가들은 신체를 조금 더 도전적이고 힘든 운동에 준비시키기 위한 준비운동으로 저-중강도 신체활동을 사용한다. 일부 전문가들은 상승작용 프로토콜을 준비운동보다는 본 운동으로 분류하여 준비운동과는 분리된 독립적인 부분으로 생각한다. 다른 전문가들은 피로는 최소화하면서 상승작용 프로토콜을 낮은 강도에서 고강도의 전 범위에 이르기까지 연속적으로 수행되는 고강도의 준비운동으로 분류한다(■ **그림 10.2**). 이런 지각적인 차이에도 불구하고 강도가 다른 두 가지 형태의 준비운동을 시합과 훈련에 적용하여 성공적인 결과를 가져왔다. 근활성 후 근력과 순발력 강화 동안에 활성화된 운동단위(motor units)는 일정 시간동안 최대

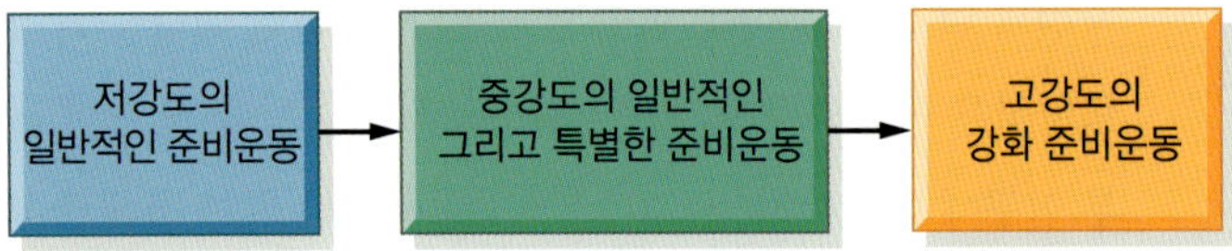

■ **그림 10.2** 준비운동 연속체. 준비운동은 연속적인 강도가 있으며 일반적에서 특이적으로 발생시킨다.

LI, low intensity-저강도; MI, moderate intensity-중강도; HI, high intensity-고강도

또는 최대에 가까운 근수축을 가능하게 하며 이 시간 동안에는 근력, 힘, 그리고 지구력을 강화시켜 준다. 연구들에 따르면 백 스쿼트 또는 프론트 스쿼트를 1RM의 30~90%로 수행하는 것은 40m 단거리 달리기 속도를 향상시킨다. 스쿼트를 무겁게 수행하는 것은(1RM의 90%, 1회, 5sets) 훈련된 선수들에게 점프할 때의 힘(jump power)을 향상시켜 주지만 잘 훈련되지 않은 개인에게서는 효과를 보기 어렵다. 하프 스쿼트(1RM의 20~90%)를 수행하는 것은 높은 근력 정도를 가지고 있는 선수들에게 점프의 최대 힘(Jump peak force)과 높이(height)를 더 크게 향상시킨다. 벤치프레스(1RM 65%, 6회 반복)를 수행하는 것은 벤치프레스의 최고 힘을 증가시킨다. 1RM으로 백 스쿼트를 수행하는 것은 최대 수직적 점프 높이를 3%까지 증가시킨다. 반면에 일부 연구에서는 상승작용 프로토콜이 단기간에 나타나지는 않는다고 하였다.

상승작용 프로토콜은 일부 관심을 받아왔지만 대부분의 경우, 힘의 증가는 높은 수준의 근력을 가진 선수들에게 최대근력(maximal strength)과 힘(power)을 증가시키는 효과가 있었다. 단기간의 경기력 강화는 몇 분 또는 그보다 오래 지속될 것이다. 대부분의 연구들은 속근섬유의 동원을 최대로 하기 위한 최대 무산소 운동에 앞서 무거운 것을 들어올릴 때의 상승작용효과를 연구했다. 하지만, 최대 무산소 경기에 앞서서 시행한 반동적 운동의 효과는 순발력의 증가를 가져오지 못하였다.

동적 준비운동 vs 정적 준비운동

동적 준비운동은 경기력을 향상시킨다. 그러나 정적 스트레칭을 준비운동에 포함해야 하는지에 대해서는 아직 논란이 있다. 오랫동안 정적 스트레칭은 근육온도와 관절의 가동범위를 증가시키고 부상위험을 줄이기 위해 준비운동으로 널리 사용해왔다. 이 스트레칭은 특히 높은 유연성을 필요로 하는 종목(체조)을 가진 선수들을 위해서는 반드시 필요하다. 그러나 지난 20년의 연구에서는 근력과 힘을 사용하는 경기 전에 강도 높은(가벼운 정도는 해당되지 않는다) 정적 스트레칭에 대한 흥미 있는 결과들이 발견되어 정적 스트레칭을 해야 할지 말아야 할지는 의문점으로 남아있다.

스트레칭이 없는 준비운동과 정적 스트레칭을 포함한 준비운동을 비교했을 때 수직점프, 파워, 민첩성, 전력질주와 관련된 근력, 근파워 운동을 위해서 정적 스트레칭은 제한이 될 수 있다. 장기적인 정적 스트레칭으로 1~30%정도의 경기력이 감소되었다. 감소된 경기력은 2시간 가량 지속이 되며 근력과 힘의 감소는 스트레칭 후 관절의 가동범위가 증가하는 동안 발생한다. 정적, 반동적, PNF 스트레칭을 각각 10분씩 적용하여 단기간에 수직적 점프 경기력을 비교했을 때 4%, 2.7%, 그리고 5.1%까지 각각 감소하지만 15분 후면 완전하게 회복한다. 감소된 EMG의 활성도는 스트레칭 이후 근력과 힘의 손실을 동반하여, 신경반응의 전달을 감소시켰다. Behm 등은 대퇴사두근의 20분간의 정적 스트레칭 이후 실험에서 최대 자발적 수축의 힘의 12% 감소와 신경의 활성이 2~20%까지 감소함을 보여주었다. 이것은 높은 강도의 스트레칭이 근육-힘줄 접합부의 경직성을 감소시킴으로써 늘어났다가 짧아지는 주기의 파워 능력 향상 효과가 줄어든 결과로 생각할 수 있다. 근육-힘줄 접합부의 경직성은 최대 단축성(CON)과 등척성(ISOM) 힘 생산과 관련이 있으며 정적 스트레칭이 되면 이 힘들은 감소한다. 이러한 이유로 동적 스트레칭은 경기력의 손실을 많이 발생시키지 않는다는 점에서 선호하는 대안이다. 흥미로운

해석연구

최대근력수행을 위한 정적 및 반동 스트레칭

Bacurau RF, Monteiro GA, Ugrinowitcsh C, et al. Acute effect of a ballistic and a static stretching exercise bout on flexibility and maximal strength. *J Strength Cond Res.* 2009;23:304-308

Bacurau 연구진은 정적 스트레칭 그룹, 반동 스트레칭 그룹으로 나누어 각각 20분씩 스트레칭을 하였다. 스트레칭 직후 바로 1RM을 측정한 결과 정적 스트레칭 후에는 1RM이 감소(최고 28kg까지)했지만 반동적 스트레칭 후에는 감소하지 않았다. 이 결과로 보아 최대근력수행을 위한 정적 스트레칭은 큰 효과를 볼 수 없는 것으로 나타났다.

점은 상체의 정적 스트레칭은 상체의 근력과 힘에 제한적인 요소로 작용하지 않는다는 점이다. 비록 정적 스트레칭 후 동적 스트레칭의 수행은 몇몇 손실을 줄여주지만, 일부 연구에서는 활동적인 운동을 수행했더라도 손실은 여전히 남아있다고 주장한다. 실제로 중요한 요소는 강도와 정적 스트레칭의 기간과 운동량이다. 단지 약간의 세트들로 가벼운 스트레칭을 하는 것만으로도 최소한의 효과를 볼 수 있다. 많은 연구자, 코치, 의사들은 강도 높은 정적 스트레칭 대신 일반적 준비운동을 선택해 왔다. 일반적 준비운동과 결합된 가벼운 스트레칭은 경기수행을 최적화하는데 효과적이다. 반면 강도 높은 스트레칭은 근력과 근파워를 요구하는 선수들에게는 본 운동 이후의 정리운동의 한 부분으로 추천할 수 있다. 높은 유연성 정도를 필요로 하는 근력과 근파워 선수들(체조선수, 무술가)을 위한 일부 정적 스트레칭은 필수적이지만, 과도한 신장을 반드시 주의해야 한다. 그리고 몇몇의 정적인 스트레칭은 경기력을 감소시키는데, 예를 들면, 리듬체조선수들은 일반적으로 준비운동을 45분 정도 한다. 이 때 운동에 필요한 가동범위를 높이기 위해 하고자 하는 종목에 맞는 구체적인 특이적 준비운동과 정적 스트레칭을 먼저 한 뒤에 가벼운 조깅을 한다. 높은 유연성을 필요로 하는 경우 장기적인 정적 스트레칭은 바람직하지 않다.

유연성

유연성(flexibility)은 부상이 없는 상태에서 관절의 가동범위를 측정하는 것으로 체력의 건강관련 요소로서 중요하다. 정적 유연성은 능동적이거나 수동적인 움직임을 하는 동안 관절에 대한 가동범위로 기술하며, 동적 유연성(dynamic flexibility)은 움직임 동안의 가동범위로 기술한다. 동적 유연성의 또 다른 종류인 반동적 유연성(ballistic flexibility)은 아주 활동적이거나 또는 반동이 있는 종류의 움직임을 통해 가동범위를 얻기 위한 운동이라고 정의한다. 적절한 유연성을 유지하는 것은 건강과 운동수행에 매우 유익하다. 유연성 훈련은 적절한 근육 길이를 유지하는데 도움이 되고 근육의 단축성 수축시간을 오래 지속할 수 있게 해주며 근육의 균형을 향상시키는데 도움이 된다. 또한 유연성 훈련은 근육이 약해지는 것을 방지하는데 도움을 주어 부상의 위험을 감소시킨다. 그 이외에도 움직일 때의 자세와 능력, 스트레스 완화, 그리고 등 아래의 통증감소에 효과적이다. 선수의 관점에서 보면, 뛰어난 유연성은 선수들의 기술 훈련을 위한 운동수행을 향상시킨다. 그 예는 다음과 같다.

- 증가된 어깨의 유연성은 올림픽 역도선수들이 머리 위로 무게를 들 수 있는 스내치(snatch) 동작을 도와준다.
- 증가된 엉덩관절의 유연성은 체조선수들이 스플릿(split) 동작을 하는 동안에 적절한 자세를 취할 수 있게 도와준다.

- 증가된 어깨와 엉덩관절의 유연성은 다양하고 까다로운 각도에서 퍽(puck)을 막아야 하는 아이스하키 골리(골키퍼)에게 중요하다.
- 증가된 어깨의 유연성은 테니스선수들이 공의 속도를 높이고, 빠르고 정확한 서브를 넣기 위해 중요하다.
- 증가된 어깨의 유연성은 배구선수들이 공을 블로킹하고 스파이크를 하는데 도움을 준다.
- 증가된 엉덩관절과 넙다리뒤근육의 유연성은 선수들이 허들 위를 편차 없이 뛰며 점프할 수 있게 하는데 꼭 필요하다.

비록 유연성이 단거리 선수들에게는 관련이 없을지라도, 여자 수영선수들에게 있어서 발목의 유연성과 발을 차는 속도에는 관련이 있다. 12주 동안의 정적 스트레칭 훈련을 통하여(유연성 18.1% 증가), 멀리뛰기와 수직점프를 수행하는 능력은 각각 2.3%와 6.7%가 향상되었고, 20m 전력질주 속도는 1.3%, 최대 근력은 15~32%, 그 외에도 지구력 능력이 향상되었다.

유연성과 손상예방

일반적으로 관절의 유연성이 증가하면 통증이나 부상의 위험은 줄어든다고 생각한다. 스트레칭, 그리고 유연성의 증가는 힘줄(건, tendon)의 조절을 용이하게 하여 힘줄이 에너지를 흡수하는 능력을 증가시킨다. 단기간의 정적 스트레칭과 정적 스트레칭 프로그램은 갑작스러운 힘줄의 경직성을 줄이고 **이력현상(hysteresis)**을 감소시키며, 힘줄의 조절을 용이하게 한다. 이러한 변화는 관절의 가동범위를 증가시키며 부상의 위험을 감소시키지만 스트레칭과 손상에 대한 효과를 조사한 연구들은 상반되는 결과를 발표하기도 했다. 일부 연구에서는 감소된 발목의 발등굽힘(배측굴곡, dorsiflexion) 가동범위가 배구선수들에게 무릎힘줄질환(patellar tendinopathy) 발병률과 관련이 있다고 발표했고, 군대에서 허리통증의 발생률은 정적 스트레칭을 하지 않은 신병에 비해 스트레칭을 포함한 신병에게서 더 낮았으며, 손상 발생률은 스트레칭을 하지 않은 신병들보다 넙다리뒤근육을 꾸준히 스트레칭을 해온 신병들이 12.4% 더 낮게 나타났다. 이와는 대조적으로 몇몇 연구에서는 스트레칭이 허리통증의 발생률을 줄이는데 도움이 되지 못한다고 하였다. 예를 들면, 엉덩관절의 벌림(외전, abduction) 유연성은 내셔널하키리그(NHL)의 하키선수들의 샅굴부위 부상의 위험을 감소시키는 것과 관련이 없으며, 또한 유연성이 축구선수들의 부상예방에도 관련이 없다고 말하기도 했다 이렇듯 손상예방과 관련하여 유연성의 이점은 명확하지는 않으나 증가된 유연성은 체력이나 경기수행에 있어서 이점이 되며 여러 상황에서 손상의 위험을 줄여줄 것이다.

유연성에 영향을 주는 요인

관절의 유연성은 여러 가지 요인들에 의해 결정이 된다. 그 요인들은 다음과 같다.

- 관절 구조 – 관절의 종류마다 가지고 있는 관절 구조는 얼마나 많은 면으로 동작을 가능하게 하는지에 대해 영향을 준다. 절구관절(ball-and-socket jonits)은 세 가지 면으로 움직임을 가능하게 해주는 반면, 경첩관절(hinge joints)은 오로지 한 면의 동작만을 가능하게 한다. 관절 부위에 있는 뼈의 크기 역시 중요한 역할을 한다. 깊은 구멍이나 오목한 표면과 관절을 이루는 볼록한 표면을 가진 큰 뼈는 큰 안정성이 있고, 더 작은 뼈들이나 구멍보다는 이동성이 작다.
- 근육의 불균형 – 근력과 길이의 불균형, 대항근(antagonist muscles)의 불균등한 작용이나 근육의 과도한 긴장(짧아진 상태에서)은 유연성을 감소시킨다.
- 근육의 통제 – 일부 움직임을 위한(누워있는 상태에서 엉덩관절의 벌림) 근력 발휘시의 특정각도와 평형성은 특정 수준의 가동범위에 도달하는데 영향을 준다. 근력과 평형성의 부족은 유연성을 감소시킨다.
- 나이 – 나이가 들어갈수록 유연성은 감소한다. 연장자나

좌식생활자들은 섬유성 연결조직(Fibrous connective tissue)이 확장하는 반면에 운동단위(motor units)와 근섬유(muscle fibers)는 감소한다. 콜라겐 함량이 많을수록 유연성은 감소된다.

- 성별 – 여성은 남성들에 비해 일부 신체에서(엉덩관절) 더 좋은 유연성을 가지고 있다. 남성과 여성 간의 해부학적, 구조적, 그리고 호르몬적(estrogen, progesterone)인 차이는 유연성의 차이를 만든다. 여성은 남성들보다 큰 골반을 가지고 있으며 더 넓고 더 얕은 엉덩관절을 가지고 있어 이런 골반/엉덩관절에서 유연성이 높다.
- 연결조직 – 힘줄(tenden), 인대(ligaments), 근막(fascia), 관절주머니(joint capsules), 그리고 피부(skin)는 유연성에 영향을 미치며 콜라겐과 탄력성 함량(elastin content)은 연결조직의 탄력성(elasticity)과 가소성(plasticity)에 영향을 미친다. 훈련은 연결조직(connective tissue: CT) 가소성을 변화시킨다.
- 부피 – 근육 규모(mucle bulk)나 체지방률의 증가는 관절의 가동범위를 제한하며 유연성을 감소시킨다. 추가적인 조직 질량은 높은 수준의 가동범위를 가지는 뼈의 부분적인 관절 움직임에 방해가 된다. 보디빌더들은 위팔의 큰 질량 때문에 팔꿈치의 굽힘(굴곡, flexion)의 가동범위가 폄(신전, extension)할 때보다 더 떨어질 것이다. 이런 비슷한 제한들은 비만일 때도 나타난다. 과체중 또는 비만인 사람은 복부의 규모가 근신경계 요소들보다 관절의 가동범위에 더 영향을 주기 때문에 좌전굴(넙다리뒤근육, 엉덩이근육, 허리 유연성)에서 좋은 점수를 받기가 힘들 것이다. 그러므로, 관절 유연성은 연결조직에 의해 제한을 받는 반면에 가동범위는 관절 유연성과는 독립적인 요소인 규모(bulk)에 의해 제한을 받기 때문에 가동범위와 유연성은 정확히 말해서 같은 개념이 아니라고 할 수 있다. 이와 더불어 몸의 분절 길이도 유연성 점수에 영향을 줄 수 있다.
- 가동범위가 제한된 훈련 – 가동범위가 제한된 훈련(특히 저항 운동)을 지속한다면 유연성을 줄어들 수 있으므로 가동범위를 크게 유지하는 훈련을 권장한다.
- 신체활동 수준 – 활동적인 사람은 좌식생활을 하는 사람보다 더 유연한 경향이 있다.

스트레칭의 종류

스트레칭은 신체를 바른 자세로 하였을 때, 관절의 가동범위 내에서 가벼운 정도의 저항에서 또는 불편할 정도의 저항에서 유지하여야 한다. 각각의 관절을 신장시키기 위해서는 힘이 필요하다. 능동적 스트레치는 선수 스스로가 힘을 가하여 하는 반면 수동적 스트레치는 파트너 또는 장비가 선수에게 힘을 가하여 하는 것이다. 몇몇의 연구는 짧은 기간(4~6주)에는 능동적 스트레칭이 수동적 스트레칭보다 넙다리뒤근육 유연성을 증가시키는데 더 뛰어나다고 하며, 긴 기간(8주 이상)에는 수동적 스트레칭이 넙다리뒤근육 유

속설과 오해

유연성은 유전적 요소가 강하여 훈련을 통한 개선이 매우 제한적이다.

흔히 사람들은 유연성을 결정짓는 주된 요인을 유전으로 생각하는 경향이 있다. 유전적 요소가 유연성에 영향을 미치기는 하지만 규칙적인 유연성 훈련을 통하여 향상될 수 있다. 동적 움직임과 정적 스트레칭과 같은 지속적인 유연성 훈련은 유연성을 향상시킬 수 있다. 실험을 통하여 6~12주간의 정적 스트레칭을 훈련한 연구결과 관절의 가동범위가 10° 혹은 18% 이상 향상되었다. 아마도 유전적 요인이 약간의 제한점을 가지고는 있지만 누구나 훈련을 통하여 유연성을 향상시킬 수 있다.

연성 증가에 더 뛰어난다고 하였다. 네 가지 종류의 스트레칭이 훈련 프로그램으로 사용되고 있으며 그 종류로는 정적(static), 동적(dynamic), 반동적(ballistic), 그리고 고유신경근촉진법(PNF stretching)이 있다.

정적 스트레칭

정적 스트레칭(static stretching)은 관절 자세를 약간 불편한 수준에서 정적으로 15~20초간 유지하는 것을 말한다. 운동을 하는 동안 선수의 움직임을 완벽하게 제어하고 관절의 위치를 정적으로 유지할 수 있게 해준다. 정적 스트레칭은 관절의 가동범위를 증진시키기 위해 매우 효과적이며 목표가 유연성을 증가시키는 것일 때에는 운동 후에 하는 것이 가장 효과적이다. 정적 스트레칭의 예시는 이 장의 마지막에 소개되어 있다.

동적 스트레칭

동적 스트레칭(dynamic stretching)은 관절 위치의 유지나 휴식 없이 최대 가동범위에 걸친 활동적인 움직임을 말한다. 이러한 신장은 기능적이며 본 운동과 관련된 움직임을 따라하게 된다. 특이적인 움직임은 한정된 근육군보다 더 많은 부위를 신장시킨다. 몇 가지 예를 들면, 앞뒤로 팔 돌리기, 허리 돌리기, 그리고 무릎을 높이 올리며 걷기 등이 있다. 동적 스트레칭이 준비운동을 위해 사용되면 정적 스트레칭보다 명확한 장점이 있다. 동적 스트레칭은 정적 스트레칭(근력과 순발력을 감소시키는)이 근육-힘줄 접합부가 가진 경직성이란 특징을 감소시켜주는 수준은 아니지만 신체가 운동에 준비할 수 있도록 돕는 생리적 반응을 제공한다. 동적 스트레칭은 준비운동의 효과가 여러 근육군에 동시적이고 잠재적으로 발휘되는 것과 같은 이점을 제공한다. 이 스트레칭은 한 부위에서 반복적으로 수행할 수 있으며 특정 거리를 포함할 수 있는 부위에서 할 수 있다. 두 경우 모두 근력과 순발력 운동을 준비할 때 운동의 진행순서는 가벼운 것부터 시작해서, 점진적으로 강도가 증가하는 움직임이나 빨라지는 움직임으로 할 수 있다.

반동적 스트레칭(ballistic stretching)은 아주 활동적인 종류의 동적 스트레칭이다. 반동적 스트레칭은 활동적인 움직임을 포함하지만 움직임에 반동(ballistic)이 있어서 그 결과 마지막 동작에 정적으로 유지하지 않고 반동(bouncing)을 주는 종류의 스트레칭이다. 반동적 스트레칭을 반대하는 사람들은 부상의 위험의 증가해 그 결과 큰 근육과 연결조직에 손상이나 통증을 유발한다고 주장하여 논란이 되어왔다. 반동적 스트레칭은 작용근의 신장반사(stretch reflex; 수축을 가능하게 하며 이완시키지는 않음)를 시작하기 위해 근방추를 활성화시킨다. 이것은 유연성을 늘리기 위한의 목적을 방해한다. 비록 반동적 스트레칭은 유연성을 늘려줄 수는 있으나 적은 힘을 이용해 지속적으로 하는 정적 스트레칭과 비교했을 때 자극이 적용되는 시간이 짧아 유연성을 늘리는데 적절한 방법은 아니다. 반동적 스트레칭의 지지자들은 반동적 스트레칭이 적절하게 수행될 때 효과적이고 안전하며 신체가 반동적 운동을 준비하는데 좀 더 효과적으로 돕는다고 말한다. 그럼에도 불구하고, 대부분의 체력관리 코치나 선수들은 준비운동으로 동적 스트레칭(반동적인 움직임이 없는)을 선호한다. 어떤 연구는 정적 스트레칭과 PNF 스트레칭보다 격렬한 반동적 스트레칭으로 인해 수직점프 수행의 감소가 더 낮게 나타난다고 말하며, 빠른 수직점프의 높이를 증가시키며, 정적 스트레칭이 1RM을 감소시키는 반면 격렬한 반동적 스트레칭은 단기간의 1RM 근력에 영향을 주지 않는다고 말하기도 한다.

고유수용성 신경근촉진법 스트레칭

고유수용성 신경근촉진법(proprioceptive neuromuscular facilitation: PNF)은 1940년대 말에 Herman Rabat가 소아마비 환자들을 위한 재활의 한 부분으로 개발했다. 1970년대 말부터 선수들은 유연성을 향상시키기 위해 PNF 스트레칭을 사용하기 시작했다. 다른 형태의 스트레칭과는 달리 PNF 스트레칭은 단축성, 신장성, 등척성 근수축의 작용이 포함되어 있다. PNF 스트레칭은 작용근 근육군의 근육억제를 통한 휴식은 더 큰 가동범위를 야기한다는 생리학적 근거에 기반을 두고 있다. 사실 PNF 스트레칭을 한번 반복하면 ROM이 3~9° 까지 상당히 증가한다. 몇몇의 근신경계 기전은 근 휴식에 있어서 중요한 역할을 한다. **자가발생 억제(autogenic inhibition)**는 반사이완(reflex relaxation)을 포함하는데 반사이완은 작용근 근육군에 발생하는 것으로 골지힘줄기관의 활성을 통해 피로를 유발하는 수축 다음에 일어난다. **상호억제(reciprocal inhibition)**는 대항근 휴식을 포함하는데 작용근 근육군의 수축의 결과로 일어나게 된다. 일부 학자들은 등척성 수축이 근방추의 작용을 휴식에 호의적이 되게 약간 변화시킨다고 말한다. PNF 스트레칭은 선수의 근육이 신장에 견디는 능력이나 지각하는 능력을 향상시키고, 그 결과 가동범위의 신속한 증가와 유연성의 향상을 가능하게 해준다.

다양한 형태의 근 수축-휴식 주기는 관절의 가동범위를 증가시키기 위해 사용된다. PNF 스트레칭은 선수들에게 많은 이점을 제공한다. 일부 연구에서는 PNF 스트레칭이 유연성을 최고 33%까지 향상시킨다고 보여주며, 또 다른 연구는 정적 스트레칭보다 뛰어나다고 하기까지 한다. PNF와 정적 스트레칭은 단거리선수의 보폭을 각각 9.1%와 7.1%까지 증가시켜 단거리선수의 생체기전을 변화시킨다. 저항성의 요소로 인하여 PNF 스트레칭은 근력, 근지구력, 관절의 안정성을 향상시킨다. 그러나 근력과 힘을 주로 사용하는 신체활동 전의 준비운동으로서의 PNF 스트레칭은 정적 스트레칭과 비슷한 부정적인 영향을 미친다. PNF 스트레칭의 일부를 변형한 스트레칭이 수행될 때에는 이런 변형들은 파트너의 도움이 필요하지만 선수들은 PNF 기술을 직접하는 경우가 있다. 네 가지 공통적인 PNF 기술은 (a) hold-relax(스트레칭 했다가 다시 이완시키기), (b) contract-relax(수축했다가 다시 이완시키기), (c) hold-relax with agonist contraction(작용근의 수축과 함께 스트레칭 했다가 다시 이완시키기), (d) contract-relax with agonist contraction(작용근의 수축과 함께 수축했다가 다시 이완시키기)이 있다. 유지(hold)는 등척성으로 해주며, 수축(contract)은 작용근 또는 대항근 근육군의 단축성 수축으로 하고, 이완(relax)은 수동적 정적 스트레칭으로 해준다. PNF 스트레칭은 정적 수축과 함께 적어도 최대 자발적 수축 힘의 20% 이상으로 1주일에 1~2일 정도 수행하는 것이 바람직하다. American College of Sports Medicine(ACSM)에서는 6초 정도 수축을 한 뒤에 10~30초 동안 도움을 받아 신장을 하는 방법을 권장한다.

유지-이완(Hold-Relax)

- 수동적인 신장을 시작해 약간 불편할 정도로 10초 동안 유지한다.
- 파트너는 대항근에 저항을 적용하고 선수에게 이 자세를 유지하라고 한다.
- 선수는 등척성 수축을 하고 파트너가 가하는 저항에 6초 동안 저항하여 버틴다.
- 선수는 원래 상태로 휴식을 취하고 파트너는 선수에게 더 폄 각도를 늘려 20~30초 동안 수동적인 신장을 한다.
- 이러한 주기를 최대 가동범위가 나올 때까지 반복해준다 (■ 그림 10.3).

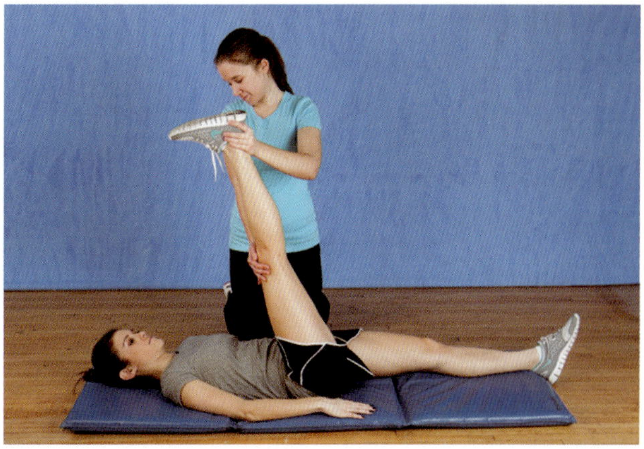

■ 그림 10.3 넙다리뒤 근육군의 유지-이완 PNF 스트레칭

수축-이완(Contract-Relax)

- 수동적인 신장을 시작해 약간 불편할 정도로 10초 동안 유지한다.
- 선수가 관절의 가동범위를 통한 작용근 군의 단축성 수축을 하는 동안 파트너는 작용근 근육군에 저항을 가한다.
- 선수는 원래 상태로 이완시키고 파트너는 선수에게 더 폄 각도를 늘려 20~30초 동안 수동적인 신장을 하게 한다.
- 이러한 주기를 최대 가동범위가 나올 때까지 반복해준다.

작용근 수축에 의한 유지-이완 (Hold-Relax with Agonist Contraction)

- 수동적인 신장을 시작해 약간 불편할 정도로 10초 동안 유지한다.
- 파트너는 대항근 근육군에 저항을 적용하고 선수에게 이 자세를 유지하라고 한다.
- 파트너의 힘에 저항하기 위해 대항근 근육군의 단축성 수축을 한다.
- 수동적 신장을 20~30초 동안 선수에게 적용시킨다.
- 이러한 주기를 최대 가동범위가 나올 때까지 반복해준다.

작용근 수축에 의한 수축-이완 (Contract-Relax with Agonist Contraction)

- 수동적 신장을 시작해 약간 불편할 정도로 10초 동안 유지한다.
- 선수가 관절의 가동범위를 통한 작용근 군의 단축성 수축을 하는 동안 파트너는 작용근 근육근에 저항을 준다.
- 선수는 원래 상태로 휴식을 취하고 선수가 다시 단축성 수축을 하는 동안 파트너는 더 폄 각도를 늘려 20~30초 동안 수동적인 신장을 하게 해준다.
- 이러한 주기를 최대 가동범위가 나올 때까지 반복해준다.

속설과 오해

저항 훈련은 유연성을 감소시킨다.

저항 훈련이 근육을 단축시켜 유연성이 감소될까 봐 걱정하는 사람들이 있다. 선수들이 유연성 운동을 전혀 하지 않는다면 가능할 수도 있다. 근육량이 많은 선수들의 경우 유연성이 떨어질 수도 있지만, 그것은 태생적으로 유연성이 부족하거나 스트레칭 부족의 결과라고 할 수 있다. 근육량과 관계없이 저항 훈련을 하지 않거나 유연성 운동을 하지 않으면 유연성이 감소될 수 있다. 주된 원인은 바로 스트레칭의 부족이다. 저항 훈련만으로 일부 관절의 유연성이 향상될 수 있으며 특히, 좌업생활자나 노약자들은 초기에 낮은 강도의 유연성 운동으로 큰 효과를 볼 수 있다. 일부 연구에서는 저항 훈련이 유연성을 증가시키지 못한다고 하지만 저항 훈련과 함께 스트레칭 프로그램을 병행하면 유연성은 증가한다. 올림픽 역도선수들은 보디빌딩, 파워리프트, 그리고 미식축구 선수들과 비교하여 어깨에 좋은 유연성을 가지고 있다. 저항 운동과 유연성 운동을 병행하면 근비대와 유연성 모두 최대 효과를 볼 수 있다. 저항 훈련 시 유연성을 강화시키려면 전체 가동범위에서의 운동과 매 반복마다 신장성 운동(ECC)에 집중해야 한다. 스쿼트, 스내치, 파워클린, 프론트스쿼트, 스티프 레그드 데드리프트, 그리고 런지와 같은 동작은 관절의 가동범위를 증가시킬 수 있다. 스쿼트는 발목과 엉덩관절의 유연성을, 스내치는 어깨의 유연성을 향상시킬 수 있고, 파워클린과 프론트 스쿼트는 무게를 받는 동작에서 자연스럽게 손목의 유연성을 향상시킨다. 스티프 레그드 데드리프트는 넙다리뒤근육을 런지는 엉덩관절과 발목의 유연성을 각각 향상시킨다.

운동

정적 스트레치

다음은 정적 스트레칭으로 자주 사용되는 운동들에 대한 그림과 설명이다.

목돌림

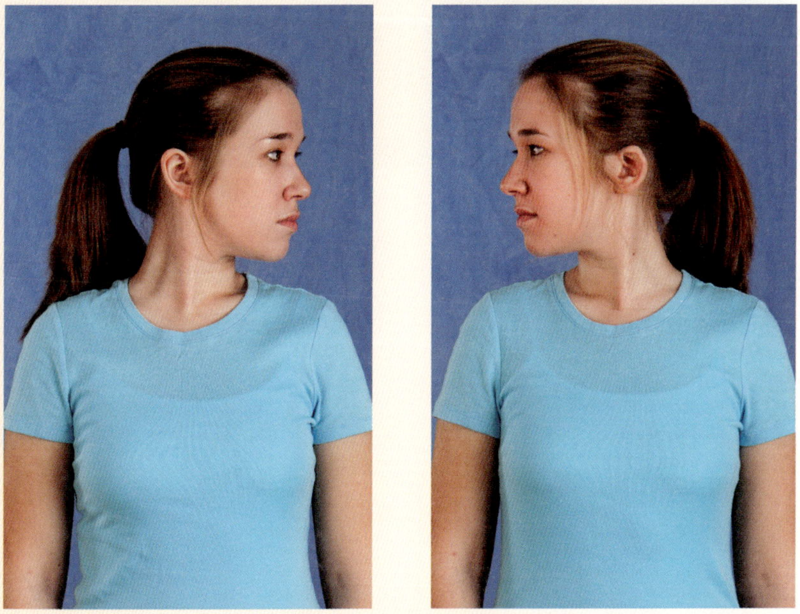

■그림 10.4

- 선수는 서거나 앉은 자세로 머리와 목을 똑바로 유지하고 왼쪽으로 정적인 신장을 유지한다.
- 머리를 다시 시작 자세로 두고 오른쪽에서 정적인 신장을 유지한다.
- 신장(폄)되는 근육: 목돌림근

> **주의!** 목을 돌리는 동안에는 속도를 천천히 조절해야 한다.

목굽힘/폄/가쪽굽힘(Neck Flexion/ Extenstion/ Lateral Flexion)

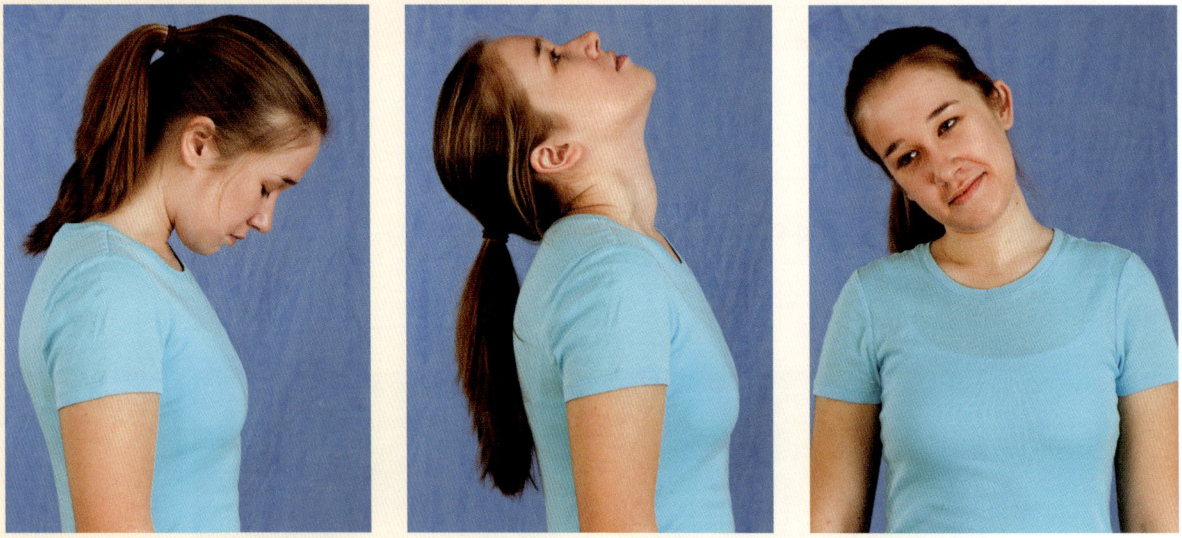

■그림 10.5

- 선수는 서거나, 앉거나, 천장을 보고 벤치에 누운 자세에서 머리와 목을 똑바로 유지하고 턱이 가슴 쪽으로 향하도록 목을 아래로 굽혀 자세를 유지한다.
- 머리를 시작 자세로 두고 이번에는 뒤로 폄이나 젖힘시켜 자세를 유지한다.
- 머리를 다시 해부학적인 자세로 두고 오른쪽으로 폄시켜 자세를 유지하고 그 다음에는 왼쪽으로 폄시켜 자세를 유지한다.
- 신장(폄)되는 근육: 목폄근, 목굽힘근, 목가쪽굽힘근

벽을 이용한 흉근 스트레치(Pectoral wall stretch)

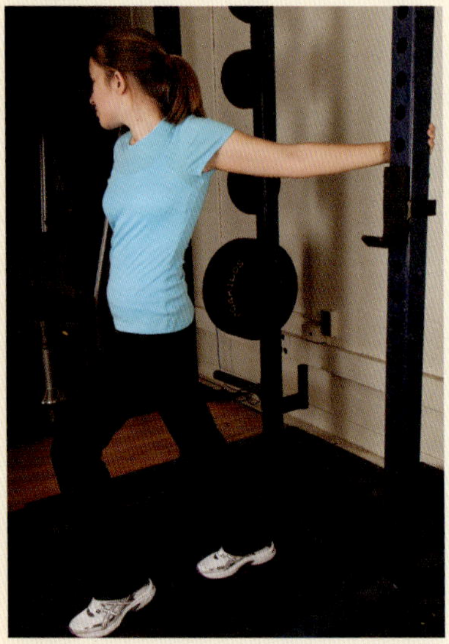

■그림 10.6

- 선수는 팔꿈치가 어깨 정도에 위치하게 팔을 90도 정도 구부려 장비(열려있는 문이나 웨이트 머신)와 마주하여 선다.
- 선수는 가슴상단에 신장이 느껴질 때까지 몸을 앞으로 기울인다.
- 스트레칭은 벽이나 웨이트 머신에 한 팔로도 수행할 수 있다(■그림 10.6). 이러한 변형적인 방법에 있어서, 몸통 돌림은 신장의 가동범위를 증가시키는데 도움을 준다. 이 스트레칭은 두 개의 벤치, 의자, 또는 볼 사이에서 수행할 수도 있다.
- 다른 변형적인 방법은 가벼운 덤벨을 손에 쥐고 천장을 보고 벤치에 누운 자세에서도 할 수 있다. 덤벨 플라이를 반대로 하는 동작과 유사하며, 덤벨을 손에 쥐고 낮게 내릴 수 있을 만큼 끝까지 자세를 취하고 유지하는 방식으로 한다.
- 신장(폄)되는 근육: 큰가슴근, 어깨내밈근, 앞어깨세모근

허리숙여 어깨/큰가슴근 스트레치(Bent-Over Shoulder/Pectoral Stretch)

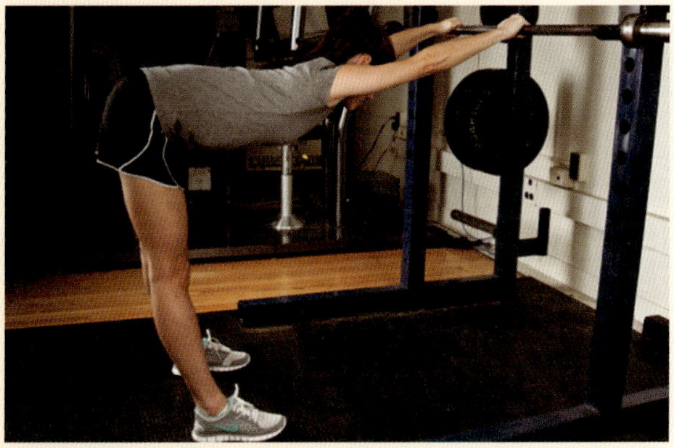

■그림 10.7

- 어깨굽힘(팔꿈치는 변화 때문에 구부러져 있다)과 함께 바나 벤치 또는 파워랙을 어깨 넓이로 잡고, 허리를 숙여 상체가 지면과 평행하게 자세를 잡는다.
- 어깨를 안정시키고 머리가 팔보다 더 낮아지는 수준까지 가능한 범위에서 계속해서 구부린다. 이 스트레칭은 무릎을 땅에 대고 손이 매트나 바닥으로 향하게 수행할 수도 있다.
- 신장(폄)되는 근육: 어깨굽힘근

뒤로 어깨 젖힘(Posterior Shoulder Hyperextension)

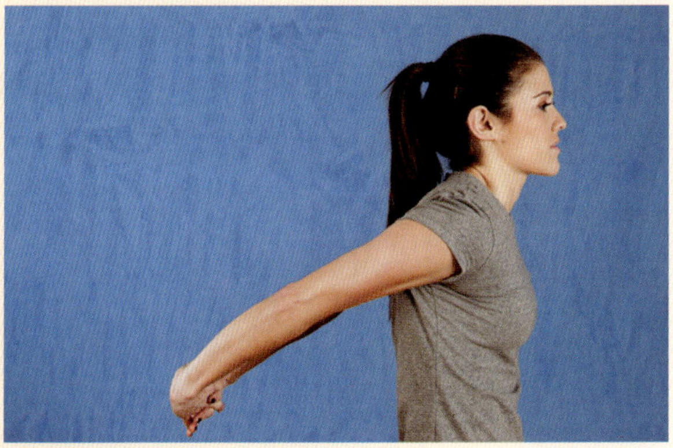

■그림 10.8

- 선수는 팔을 등 뒤로 한 채로 서서 팔꿈치를 폄시킨다. 두 손은 깍지를 끼고 손바닥이 바깥쪽을 향하게 한다. 목은 안정시키며 머리는 똑바로 한다.
- 손가락을 맞물리는 것 대신에 긴 빗자루 막대기나 가벼운 바를 이용해 변화를 줄 수도 있다.
- 팔이 천천히 올라가거나 어깨가 젖힘되는 동안에 팔꿈치는 최대로 폄시켜야 한다.
- 신장(폄)되는 근육: 어깨굽힘근

앉아서 뒤로 기대기(Seated Posterior Lean)

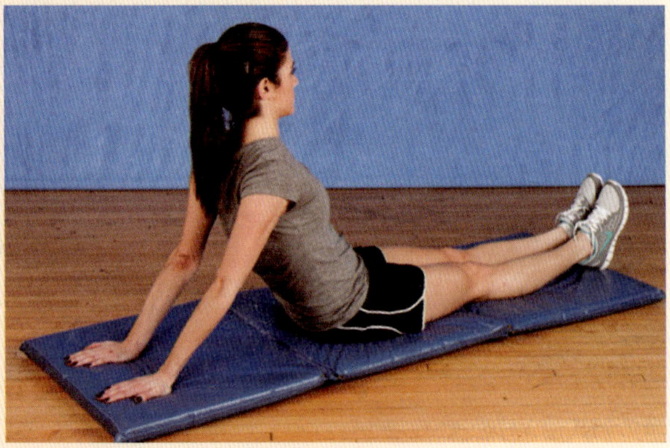

■그림 10.9

- 손바닥은 엉덩이 뒤로 해서 바닥에 대고(몸에서 멀리) 팔과 다리를 곧게 편 상태로 앉는다.
- 손을 뒤쪽으로 미끄러지게 하면 몸이 뒤로 기울어진다.
- 신장(폄)되는 근육: 어깨굽힘근

앞면 팔 교차 스트레치(Anterior Cross-Arm Stretch)

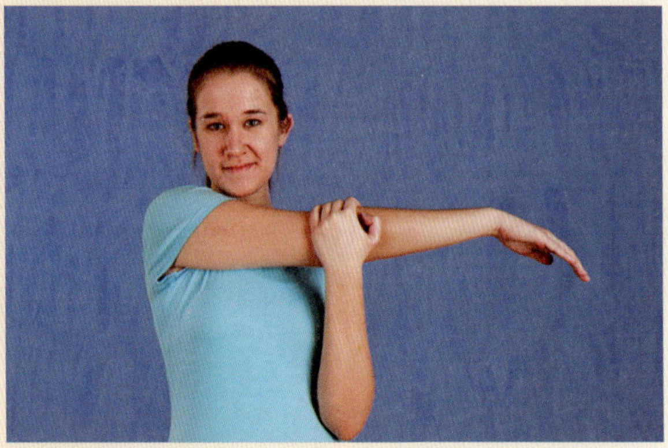

■그림 10.10

- 왼쪽 팔꿈치를 살짝 굽힌 상태로 서거나 앉아, 양팔을 수평 모음하여 몸과 교차시킨 후, 오른손은 가슴을 가로 질러 왼쪽 팔을 당긴다.
- 이 자세를 유지하고 반대쪽도 반복하여 시행한다.
- 신장(폄)되는 근육: 상부 등근육, 뒤어깨세모근

손 모아 머리 위로 스트레치(Flexed Arms Above Head Stretch)

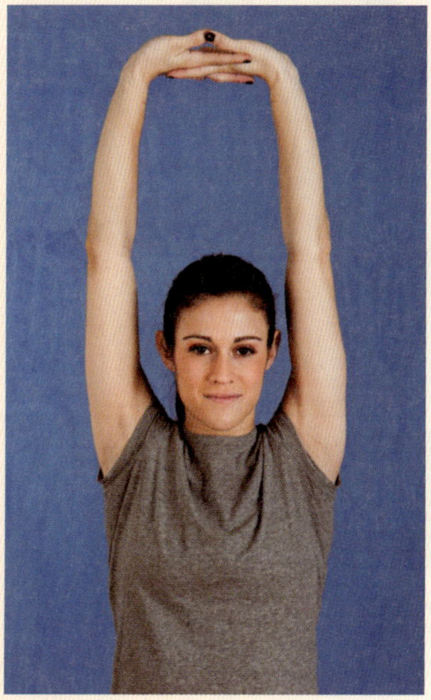

■그림 10.11

- 몸 앞으로 손바닥이 바깥쪽을 향하게 손가락을 맞물리게 하고, 팔은 신장시킨 상태로 선다.
- 손바닥이 하늘을 향하도록 팔을 머리 위로 곧게 유지하고, 가동범위를 증가시키기 위해 위아래로 움직인다. 이 자세를 유지한다.
- 철봉에 매달려 변화를 줄 수 있다.
- 신장(폄)되는 근육: 상부 등근육

등 스트레치(Lat Stretch)

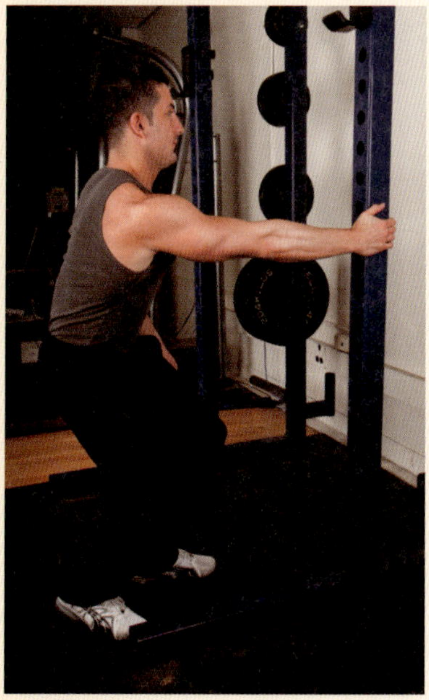

■그림 10.12

- 손으로 어깨 수준까지 오는 파워렉의 상단을 잡는다.
- 엉덩관절/무릎을 굽히고 뒤로 기울여 상부 등근육을 신장시킨다. 이 자세를 유지한다.
- 신장(폄)되는 근육: 상부 등근육, 어깨모음근

어깨 안쪽/가쪽돌림 스트레칭(Internal/External Shoulder Rotation Stretch)

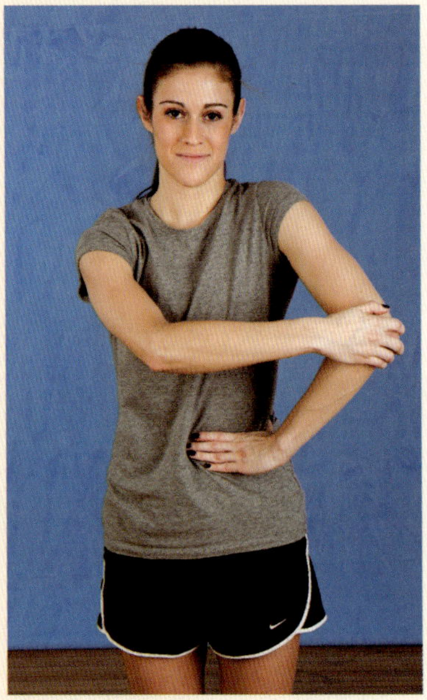

■그림 10.13A

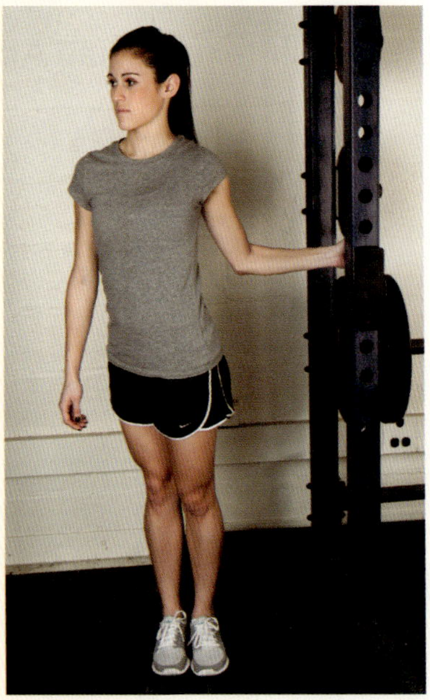

■그림 10.13B

- 앉거나 서서 팔꿈치를 굽히고 손을 허리에 올린다(■그림 10.13A).
- 반대쪽 팔은 팔꿈치가 안쪽으로 돌아갈 수 있게 힘을 가한다. 이 자세를 유지하고 반복해서 반대쪽 팔도 신장시킨다.
- 선수는 벽 또는 파워렉 한쪽에서(■그림 10.13B) 팔꿈치를 90° 로 굽힌 상태로 선다. 가쪽돌림을 할 수 있게 몸을 돌리면 힘이 가해진다. 이 자세를 유지하고 반대쪽도 반복하여 시행한다.
- 신장(폄)되는 근육: 어깨의 안쪽돌림근, 어깨의 가쪽돌림근

머리 뒤로 위팔세갈래근 스트레치(Behind-The-Neck Triceps Stretch)

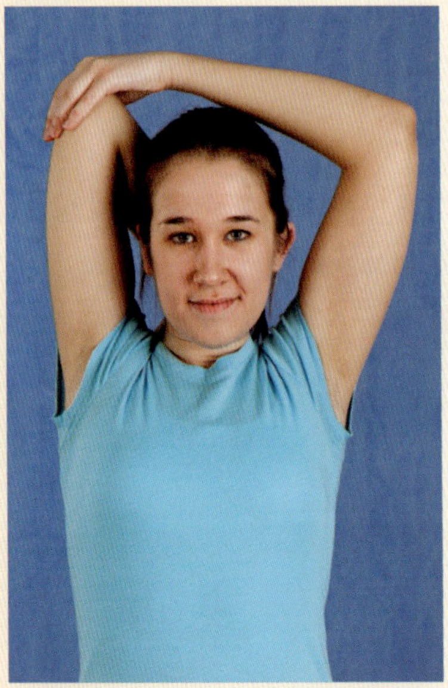

■그림 10.14

- 앉거나 서서 오른쪽 어깨를 벌리고 팔꿈치를 굽힌다.
- 왼손으로 오른쪽 팔꿈치를 잡고 머리 뒤로 당긴다. 이 자세를 유지하고 반대쪽도 반복하여 시행한다.
- 신장(폄)되는 근육: 위팔세갈래근

> **주의!** 신장 시 목을 앞으로 밀지 않는다.

앞으로 위팔세갈래근 스트레치(Forward Triceps Stretch)

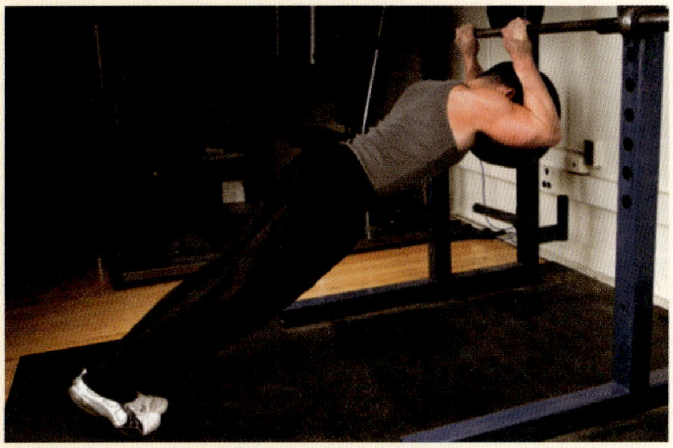

■그림 10.15

- 바를 좁게 잡고 몸 앞으로 위치시킨다. 팔꿈치를 굽히는 동안 몸을 앞으로 기울여 마지막 자세를 유지한다.
- 신장(폄)되는 근육: 위팔세갈래근

위팔두갈래근 스트레치(Biceps Stretch)

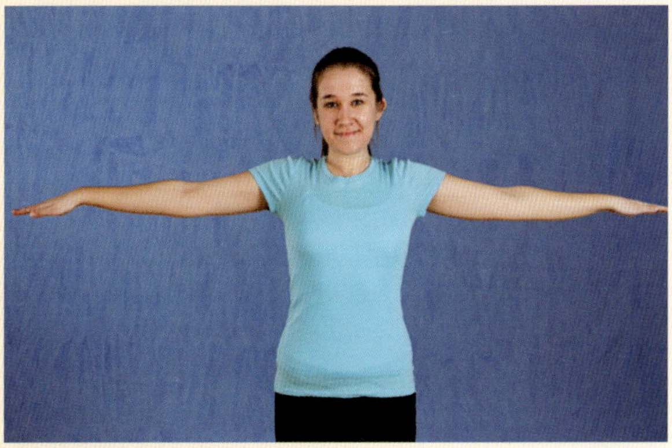

■그림 10.16

- 어깨를 벌리고 팔꿈치를 편 상태로 유지한다. 아래팔은 팔꿈치 굽힘근과 손뒤침근(회외근)을 추가로 신장시키기 위해 엎침(회내)시켜 놓는다. 벽이나 파워렉을 지지대로 사용한다.
- 신장(폄)되는 근육: 팔꿈치의 굽힘근과 뒤침근

허리비틀기(Pretzel)

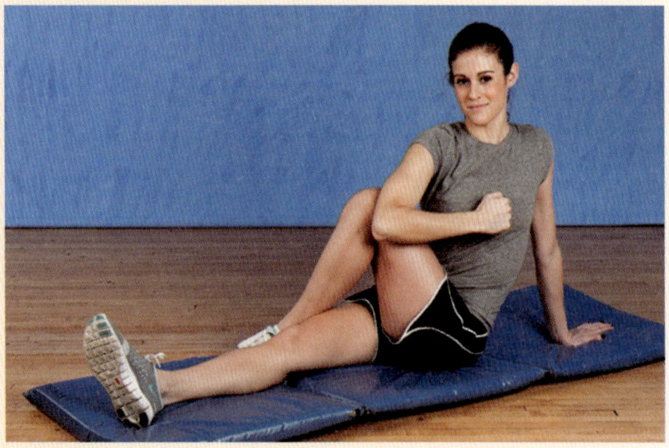

■그림 10.17

- 앉아있는 자세에서 왼쪽 발을 구부린 채로 오른쪽 무릎 옆에 놓는다. 오른쪽 팔꿈치의 뒷부분을 무릎의 왼쪽 옆으로 밀어준다. 왼팔은 지지대 역할을 한다.
- 가슴을 펴고 얼굴은 뒤쪽을 보게 하면서 왼쪽 무릎을 오른쪽으로 민다.
- 이 자세를 유지하고 반대쪽도 반복하여 시행한다.
- 신장(폄)되는 근육: 허리, 복근, 배빗근

누워서 무릎 당기기(Supine Hip Flexion)

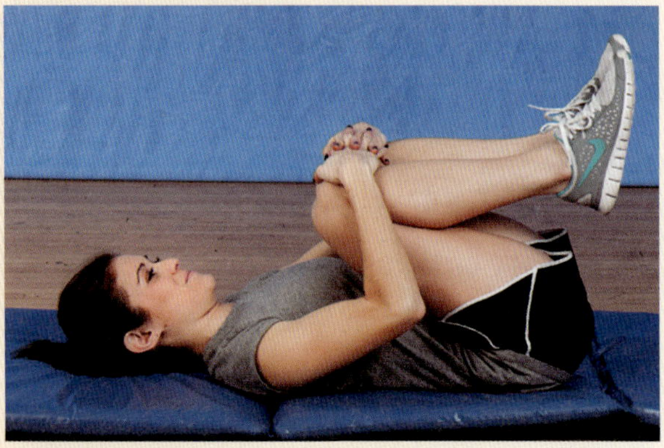

■그림 10.18

- 다리를 곧게 펴 천장을 보고 눕는다. 무릎 위에 손을 놓고 두 다리를 굽혀 가슴 안쪽으로 밀어 당긴다. 마지막 자세를 유지한다.
- 신장(폄)되는 근육: 허리, 엉덩이폄근

변형된 방법 한번 신장할 때 한쪽 다리만 신장시키는 변형된 방법을 취할 수 있다. 또 다른 변형방법은 등에서 어깨까지 구르면서 스트레칭하는 방법도 있다. 중력이 다리를 아래로 당기기 때문에 손으로 몸통을 보조한다.

다리 엇갈려 벌리기(Semileg Straddle)

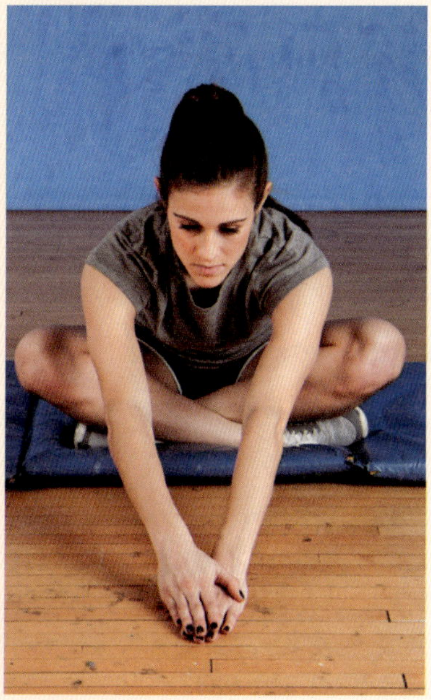

■그림 10.19

- 무릎과 엉덩이는 발가락이 밖으로 향하면서 굽힘된다. 바닥에 앉는 대신 의자에 앉아서 하는 것으로 또 다른 변화를 줄 수 있다.
- 허리에서부터 앞으로 기울이며 팔을 앞으로 펴시킨다.
- 신장(폄)되는 근육: 허리, 엉덩이폄근

변형된 방법 발목과 하퇴를 다리 위로 향하게 하거나 무릎을 90° 꺾고 몸을 똑바로 편 상태를 유지하는 방법이 있다.

누워서 몸통 스트레치(Lying Torso Stretch)

- 어깨를 90° 가까이 벌려 팔꿈치를 편 상태로 매트에 눕는다. 엉덩이와 무릎은 굽힌다.
- 오른쪽으로 끝까지 엉덩이를 돌린 자세를 유지하고 왼쪽으로 끝까지 돌려 자세를 유지한다. 몸통을 돌리는 동안 팔꿈치굽힘근과 어깨의 수평 모음근은 좌우 똑같이 펴진다.
- 다른 쪽 다리는 곧게 펴고 다른 한쪽 다리를 돌리는 방법도 대안이 될 수 있다(■그림 10.20).
- 신장(폄)되는 근육: 허리, 엉덩이폄근/모음근, 몸통돌림근

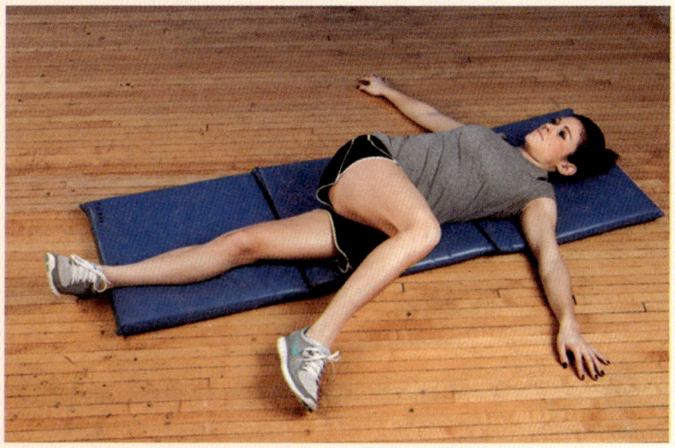

■그림 10.20

변형된 방법 돌림하는 동안 무릎을 폄시켜 유지하는 방법이 있다.

전방 런지 스트레치(Forward Lunge Stretch)

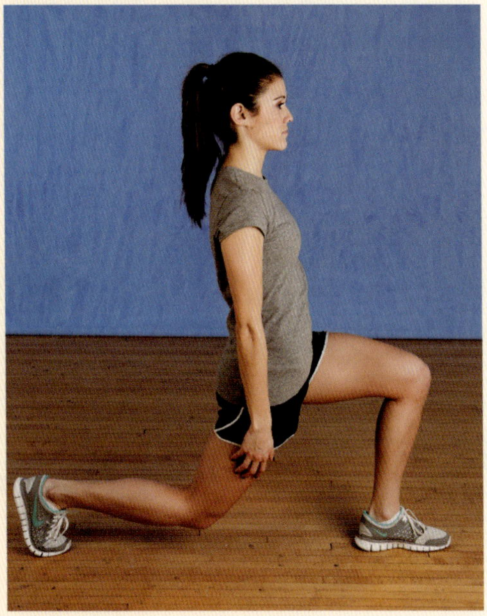

■그림 10.21

- 선 자세에서 왼쪽 다리와 함께 앞으로 걷고 왼쪽 무릎은 발 바로 위까지 굽힌다. 왼발은 평평한 바닥에 발가락이 왼발과 같은 방향이 되게 놓고 무릎 뒤쪽을 약간 구부린다.
- 엉덩이는 전방, 아래로 향한다. 이 자세를 유지하고 반대쪽도 반복하여 시행한다.
- 신장(폄)되는 근육: 엉덩이굽힘근과 반대쪽의 엉덩이폄근

변형된 방법 무릎을 꿇은 상태에서 신장시키는 동작으로 변화를 줄 수 있다. 몸통을 돌리고, 팔을 굽히면 상체폄을 추가로 발생시킬 수 있다.

상체 일으켜 스트레치(Press-Up Stretch)

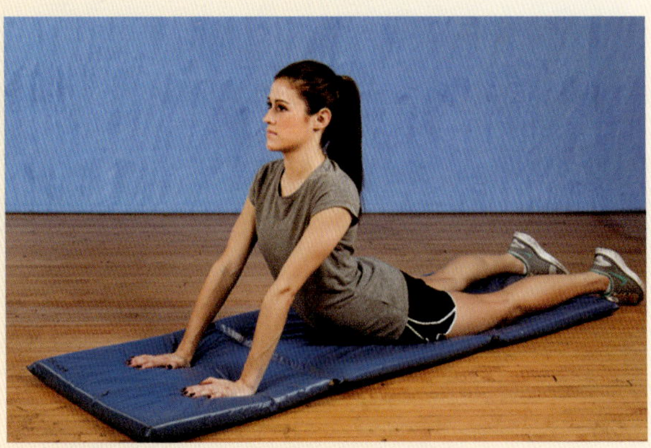

■그림 10.22

- 매트 위에 팔굽혀 펴기 자세로 엎드려서 눕고 엉덩이와 손발은 정적인 상태를 유지하는 동안 상체를 밀어 위로 향하게 한다. 마지막 자세를 유지한다.
- 신장(폄)되는 근육: 엉덩이굽힘근, 배곧은근

주의! 엉덩이는 바닥에 붙어있는 상태로 유지해야 한다.

팔을 옆으로 구부려 스트레치(Side Bend Stretch)

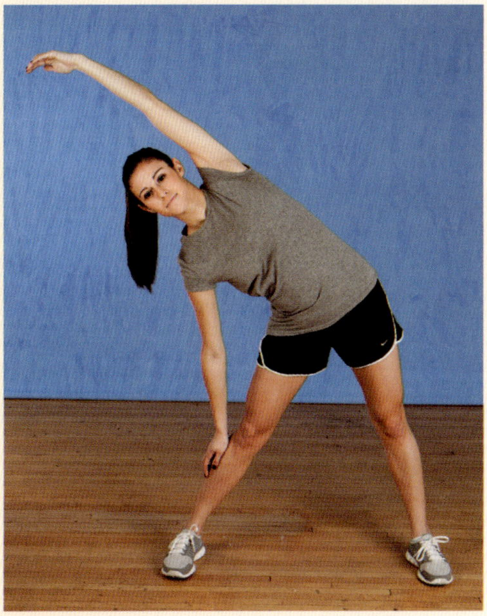

■그림 10.23

- 어깨 넓이보다 좀 더 큰 폭으로 서고 왼쪽 팔은 머리위로 올리고, 오른쪽 팔은 내린다(■그림 10.23).
- 몸을 오른쪽 바깥쪽으로 굽혀 향하게 한다. 이 자세를 유지하고 반대쪽도 반복하여 시행한다.
- 신장(폄)되는 근육: 배빗근, 넓은등근

변형된 방법 엉덩이 넓이로 서서 손바닥이 바깥으로 향하게 하여 손가락 깍지를 끼고 몸통에서 떨어뜨리거나, 선수가 앉거나 다리를 벌리고 앉은 상태에서 신장을 수행하는 대안도 있다.

보조자와 함께하는 힙 굽힘근 스트레치(Partner Hip Flexor Stretch)

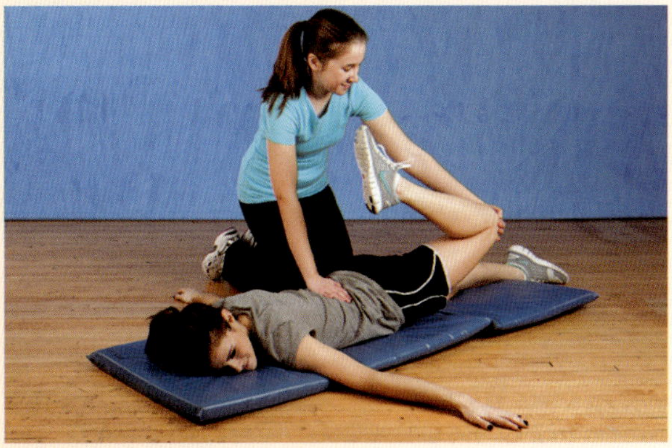

■그림 10.24

- 벤치, 바닥, 또는 탁자에 엎드려 눕는다. 보조자는 선수의 옆에 자리를 잡는다.
- 보조자는 허리에 저항을 주고 선수가 엉덩이 근육을 수축하고 있는 동안 굽혀진 다리를(무릎 아래에서) 들어 올린다.
- 이 자세를 유지하고 반대쪽도 반복하여 시행한다. 동시에 넙다리네갈래근(대퇴사두근)이 스트레칭되는 것을 돕기 위해 파트너가 발에 저항을 적용시킨다.
- 신장(폄)되는 근육: 엉덩이굽힘근

좌전굴 스트레치(Seated Toe Touch Stretch)

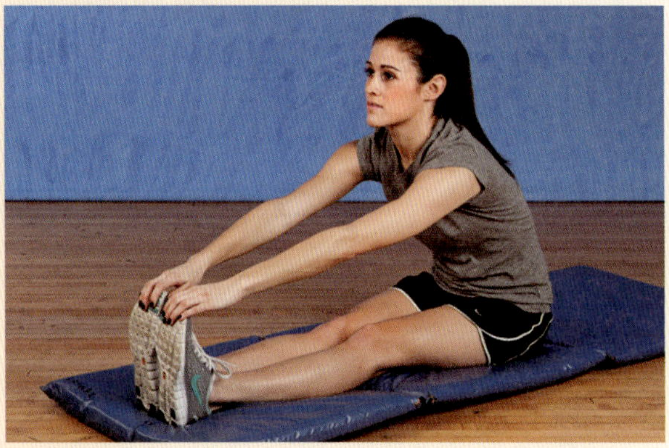

■그림 10.25

- 앉아서 다리를 곧게 펴 상체와 수직이 되게 한다. 본인의 능력에 맞게 몸을 엉덩이굽힘근을 이용해 앞으로 기울이고 팔을 발목이나 발가락에 닿게 향한다.
- 발은 계속 곧게 유지하며 자세를 유지한다.
- 신장(폄)되는 근육: 척추세움근, 넙다리뒤근육, 바닥쪽굽힘근(*plantar flexion*)

한쪽 발 굽혀 스트레치(Semistraddle Stretch)

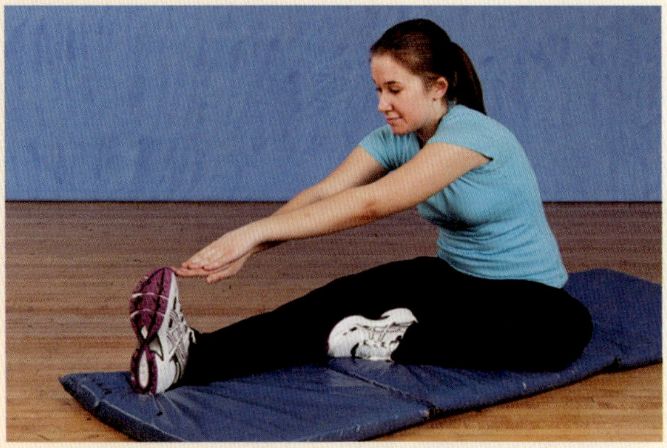

■그림 10.26

- 앉은 자세에서 다리를 곧게 뻗고 상체를 거의 수직에 가깝게 자세를 잡는다. 왼발의 발바닥을 오른 무릎 안쪽에 둔다.
- 엉덩이폄근을 사용해서 상체를 앞으로 숙이고 팔은 발가락을 향해 가게 한다. 이 자세를 유지하고 반대쪽도 반복하여 시행한다.
- 신장(폄)되는 근육: 척추세움근, 넙다리뒤근육, 바닥쪽굽힘근

> **주의!** 펌하지 않은 발은 바깥이 아닌 안쪽으로 두어야 한다. 이러한 방식은 무릎에 지나친 저항을 준다(이러한 변형은 허들선수들의 스트레칭으로 알려져 있다).

다리벌려 스트레치(Straddle Stretch)

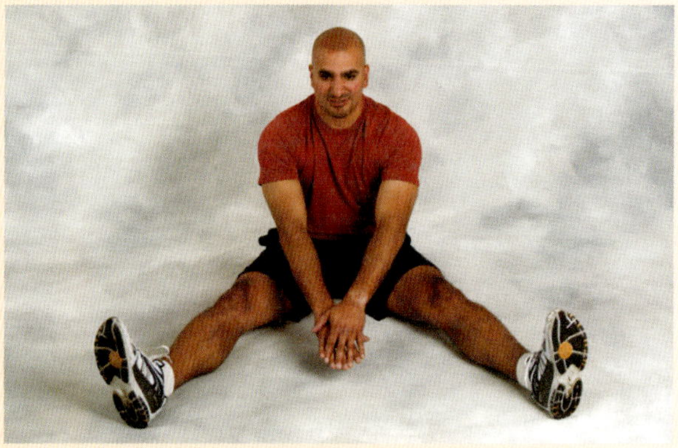

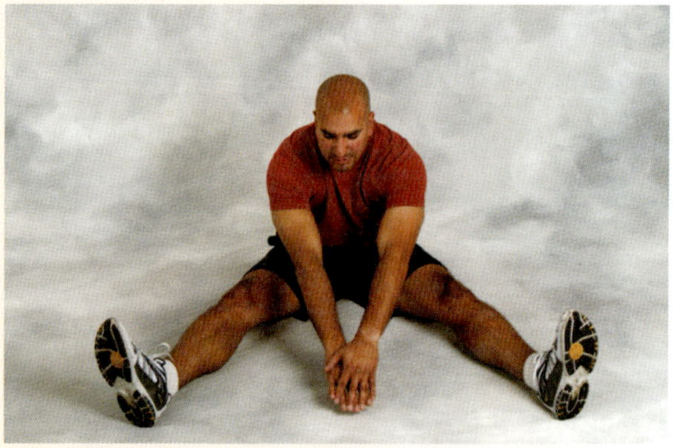

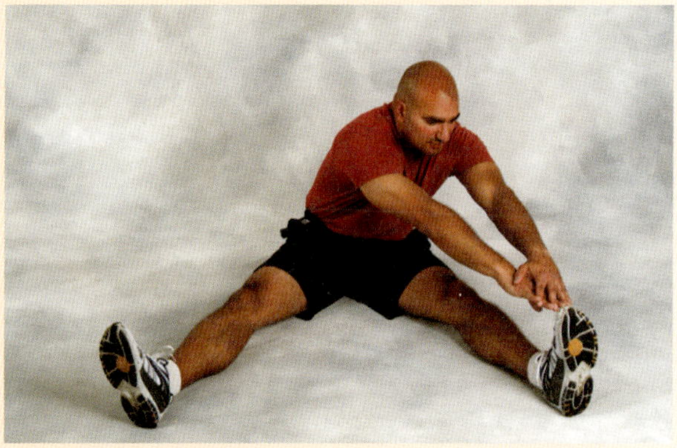

■그림 10.27

- 자리에 앉아 다리를 넓게 벌린 자세로 앉는다.
- 선수는 몸을 앞으로 굽히고 무릎의 편 상태를 유지한 상태에서 발목이나 발가락을 잡는다. 이 마지막 자세를 유지한다.
- 신장(펌)되는 근육: 척추세움근, 넙다리뒤근육, 엉덩이모음근, 바닥쪽굽힘근

변형된 방법 엉덩이가 벌림되는 신장의 수행을 벽을 마주보고 벽으로 손을 뻗어하는 방식으로 변화를 줄 수 있다(무릎은 편 상태에서). 파트너는 더 많이 펼 수 있도록 저항을 줄 수 있다. 이러한 변형은 엉덩이모음근에 더욱 자극을 줄 수 있다.

나비 스트레치(Butterfly Stretch)

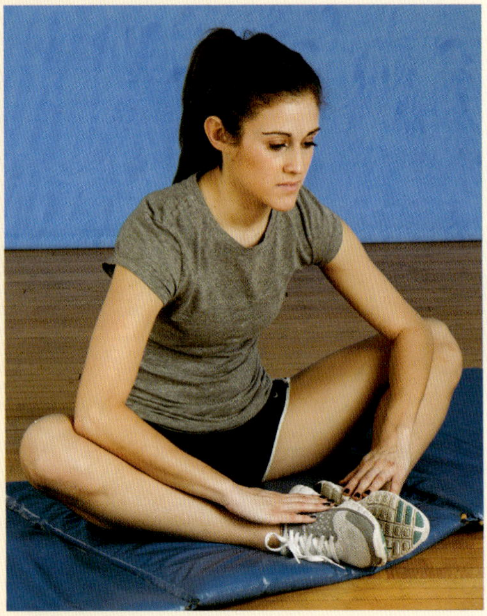

■그림 10.28

- 무릎을 굽힌 상태에서 바르게 자세를 취하고 발바닥에 손을 대고 엉덩이를 바깥쪽으로 돌려준다.
- 바닥에 앉아 무릎에 손을 대고 엉덩이를 벌려 허리에서부터 앞으로 숙인다.
- 신장(폄)되는 근육: 엉덩이모음근, 엉덩이안쪽돌림근

무릎대고 엉덩이모음근 스트레치(Kneeling Hip Adductor Stretch)

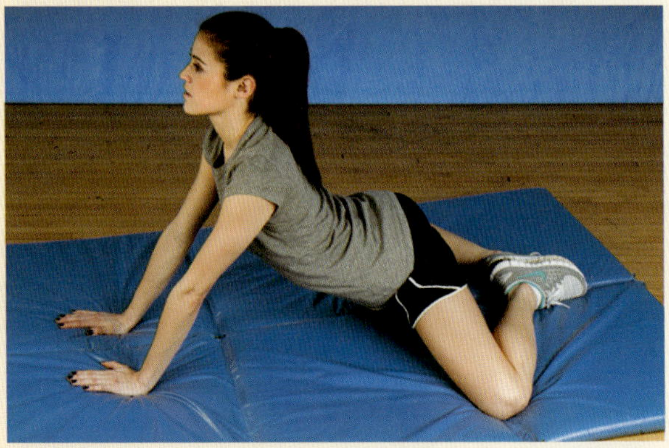

■그림 10.29

- 매트 위에서 무릎을 꿇은 상태로 다음(■그림 10.29)의 자세가 나올 때까지 점진적으로 엉덩관절을 벌린다. 발은 뒤쪽에서 댈 수 있다. 이 신장은 선 자세에서 무릎을 펴면서도 수행할 수 있다.
- 선수는 안정한 상태에서 체중을 아래로 향하게 하여 엉덩이를 신장시킨다.
- 신장(폄)되는 근육: 엉덩이모음근, 엉덩이 안쪽돌림근

서서 넙다리네갈래근 스트레치(Standing Quadriceps Stretch)

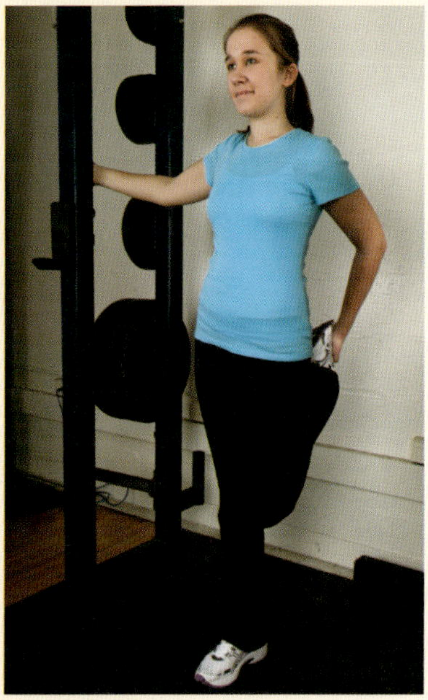

■그림 10.30

- 선 자세에서 벽이나 파워렉에 체중을 지지한다. 이 스트레칭은 다리를 곧게 펴고 누운 상태에서 수행한다. 왼쪽 무릎은 굽히고 발목의 앞을 왼손으로 잡아 엉덩이 쪽으로 당긴다. 이 자세를 유지하고 반대쪽도 반복하여 시행한다.
- 신장(폄)되는 근육: 넙다리네갈래근

변형된 방법 신장된 다리의 발을 벽에 대거나 뒤로 기울이는 변형된 방법도 있다.

스쿼트 스트레치(Squat Stretch)

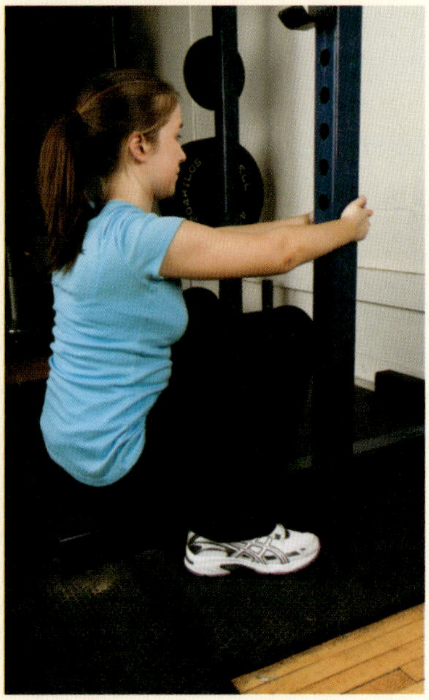

■그림 10.31

- 어깨 넓이 자세로 서서 가능한 낮은 스쿼트 자세를 취하고 이 자세를 유지한다.
- 지지를 위해 파워렉을 사용하거나 더 깊은 신장을 위해 엉덩관절을 앞으로 향하게 한다.
- 신장(폄)되는 근육: 넙다리네갈래근, 엉덩이폄근

보조자와 함께 하는 넙다리네갈래근 스트레치(Partner Quadriceps Stretch)

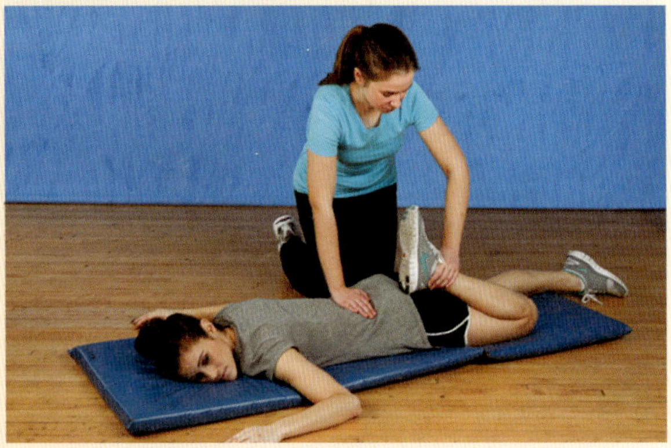

■그림 10.32

- 벤치나 바닥에 엎드린 자세에서 한쪽이나 양쪽 무릎을 굽힌다.
- 보조자는 가동범위를 증가시키기 위해 선수의 발목에 저항을 준다.
- 보조자는 선수가 혼자서 스트레칭 할 때는 필요하지 않으나 혼자서 스트레칭을 하는 것은 신장의 효과가 감소한다.
- 신장(폄)되는 근육: 넙다리네갈래근

궁둥구멍근 스트레치(Piriformis Stretch)

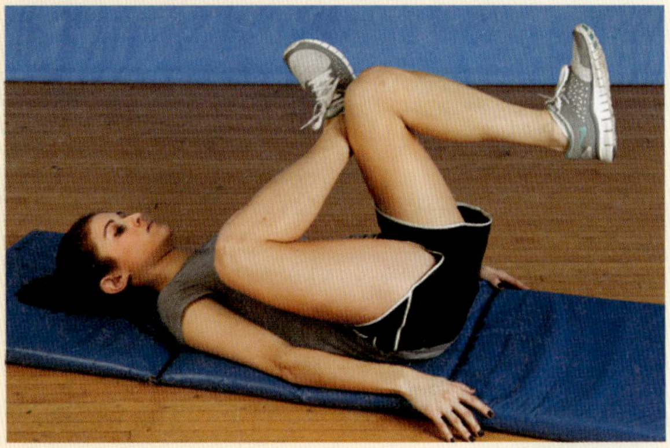

■그림 10.33

- 서거나 앉거나 누운 자세(■그림 10.33)를 취한다. 왼쪽 엉덩이와 무릎을 굽히고 오른쪽 다리는 왼쪽 다리와 교차시킨다.
- 엉덩이 가쪽돌림근을 신장시키기 위해 저항을 오른쪽 다리에 준다. 왼쪽 엉덩이는 가동범위를 증가시키는 것을 돕기 위해 굽힌다. 만약 선 자세라면 하프 스쿼트를 할 수 있다. 이 자세를 유지하고 반대쪽도 반복하여 시행한다.
- 신장(폄)되는 근육: 엉덩이 가쪽돌림근

서서 넙다리뒤근육 스트레치(Standing Hamstring Stretch)

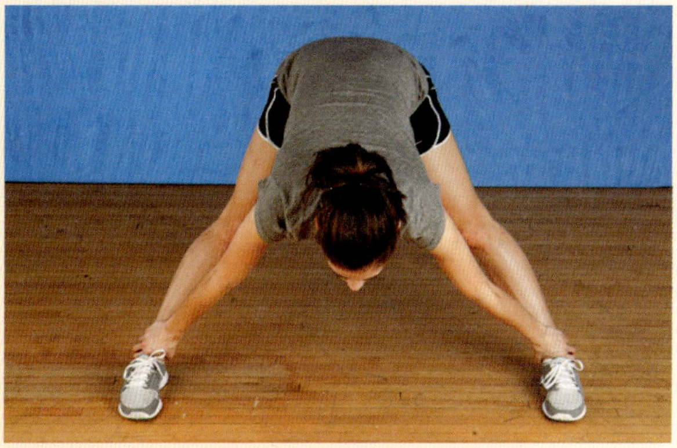

■그림 10.34

- 넓게 다리를 벌린 자세에서 몸통을 곧게 하여 허리를 숙이고(무릎은 펴시킨 상태를 유지한다), 오른쪽이나 왼쪽 발가락에 손을 댄다. 가능하다면 가운데를 향해 굽힌다.
- 신장(폄)되는 근육: 넙다리뒤근육, 허리, 엉덩이근육

변형된 방법 좁은 자세에서 한 다리를 다른 다리에 교차하면 다리 뒤는 신장이 잘 일어나게 되는 변형된 형태를 취할 수 있다. 한 다리를 앞으로 굽힘시키고 바닥에서 기구(스텝박스나 벤치) 위로 들어 올려놓는 변형도 있다. 발가락을 위로 유지하는 동안 몸을 앞으로 구부려(무릎은 편 상태에서) 넙다리뒤근육을 스트레칭 할 수도 있다.

일어서서 모음근 스트레치(Standing Adductor Stretch)

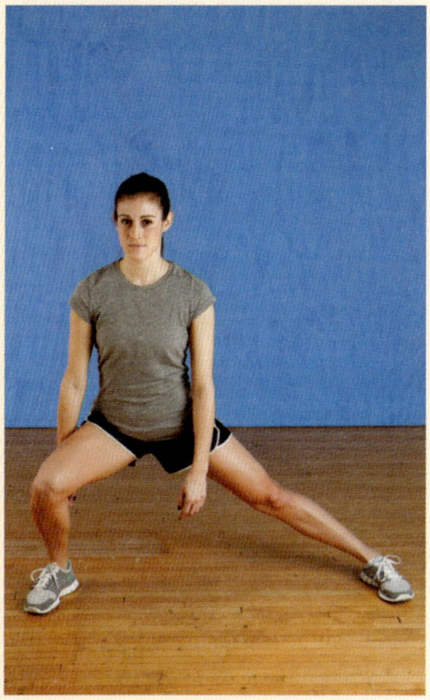

■그림 10.35

- 어깨 넓이보다 다리를 넓게 벌려 서고, 모음근(샅굴부위)에 신장이 느껴질 때까지 사이드런지를 수행한다.
- 마지막 자세를 유지하며 반대쪽도 똑같이 수행한다.
- 신장(폄)되는 근육: 엉덩이모음근, 넙다리뒤근육

주의! 상체를 가능하면 수직 자세를 유지해야 한다.

누워서 넙다리뒤근육 스트레치(Supine Hamstrings Stretch)

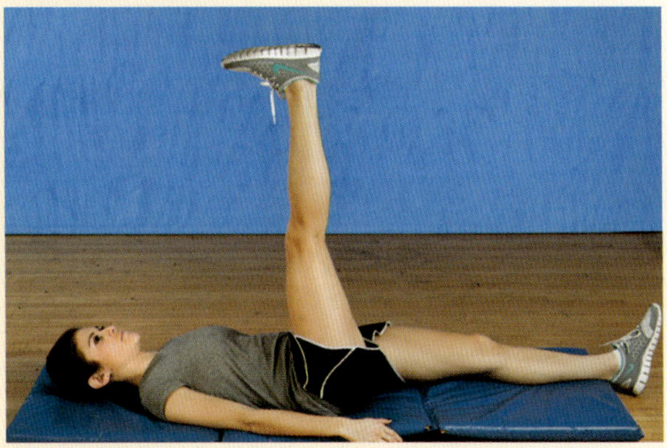

■그림 10.36

- 평평한 바닥에 등을 대고 누워 다리는 펴고 오른쪽 엉덩이는 굽힌 상태를 유지한다.
- 마지막 자세를 유지하고 반대쪽도 반복하여 시행한다.

변형된 방법 의자에 앉거나 서서(엉덩이는 굽힌다)하는 동작으로 변형하여 수행할 수 있다.

벽을 이용한 장딴지 스트레치(Wall Calf Stretch)

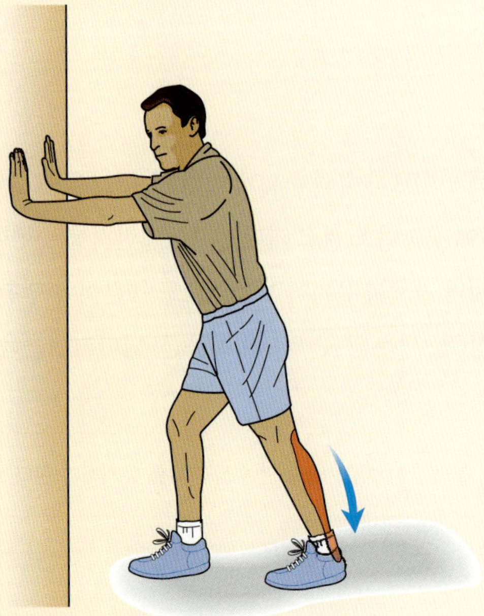

■그림 10.37

- 어깨 넓이로 벽을 향하여 서서 손을 벽에 대고 앞으로 기울인다.
- 한 다리는 앞다리의 무릎이 굽히는 동안 한걸음 뒤로 한다. 바닥과 닿아있는 뒷다리 아래의 뒤꿈치 부분을 편다. 마지막 이 자세를 유지하고 반대쪽도 반복하여 시행한다.
- 신장(폄)되는 근육: 바닥쪽굽힘근

스텝박스 스트레치(Step Stretch)

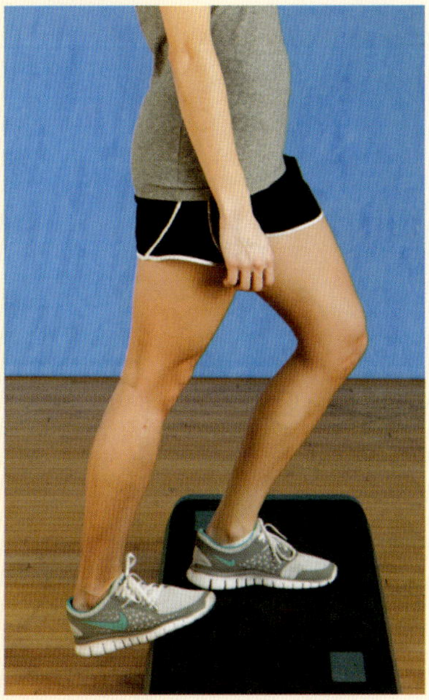

■그림 10.38

- 한 다리는 스텝박스의 가장자리에 두고 다른 발은 평평한 곳에 둔다. 발끝에 뒤꿈치는 다리를 곧게 펴서 바닥의 아래로 향하게 한다.
- 마지막 자세를 유지하고 반대쪽도 수행한다.
- 신장(폄)되는 근육: 바닥쪽굽힘근

엎드려 엉덩이벌림근 스트레치(Prone Hip Abductor Stretch)

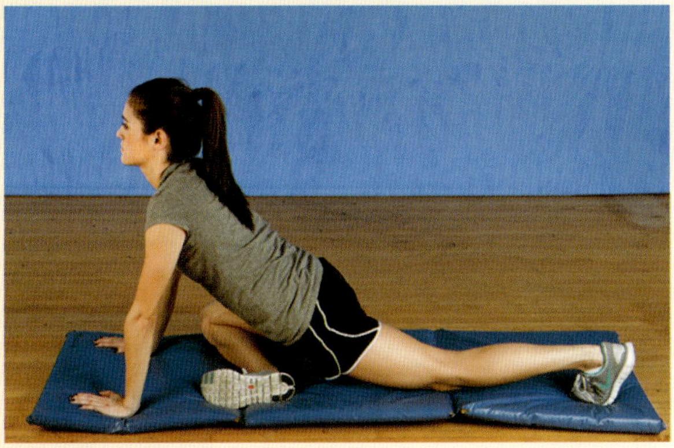

■그림 10.39

- 팔굽혀 펴기 자세로 엎드린다.
- 엉덩관절의 굽힘, 안쪽돌림, 모음을 이용해 다리를 앞 안쪽으로 향하게 하여 몸통 아래쪽에 교차시켜 놓는다.
- 다리 위에서 밑으로 향하게 무게를 실어준다. 마지막 자세를 유지하고 반대쪽도 반복하여 시행한다.
- 신장(폄)되는 근육: 엉덩이벌림근

유연성 훈련 지침

동적운동이 관절의 유연성을 증가시키지만 스트레칭은 유연성 훈련 프로그램에 중요한 요소이다. 유연성을 증가시키기 위한 스트레칭은 근육이 더 넓은 가동범위를 유지하기 위한 신장을 안전하게 하기 위해 근육을 따뜻하게 만들어주는 본 운동이나 일반적 준비운동(주로 혼자하는 유연성 운동의 양식) 후에 수행되어야 한다. 스트레칭은 본 운동 전후에는 비슷한 정도의 유연성을 나타내기 때문에 만약 똑같은 본 운동 동안 무산소 운동을 수행한다면 본 운동 후에 스트레칭을 하는 것을 권고한다. 몇몇의 유연성을 비교한 연구에서는 빈도가 일주일에 1~6일, 운동시간은 15~60분인 프로그램을 사용했는데 다음과 같은 결과를 보여주었다. 일주일에 스트레칭을 1~5일을 하면 넙다리뒤근육의 유연성이 증가하며 하루보다는 3~5일의 스트레칭 운동이 유연성의 효과적인 증가를 보였다. 스트레칭을 6주간 매일 하면 하루에 3번하는 것과 유사한 넙다리뒤근육의 유연성이 증가하였다. 스트레칭을 30초 동안 하면 60초 한 것과 유사한 넙다리뒤근육의 유연성 증가를 보였고, 둘 다 15초 동안 스트레칭 하는 6주에 걸친 훈련보다 뛰어났다. 12(반복)×15초, 6(반복)×30초, 4(반복)×45초 스트레칭을 12주에 걸쳐 수행했을 때, 총 스트레칭 기간이 유사한 유연성 증가에 큰 영향을 주었다. ACSM은 다음과 같은 유연성 훈련 지침을 따르는 것을 권장한다.

- 신장시킬 각각 주요 근육군의 선택
- 근육군당 적어도 일주일에 2~3일, 4번 반복, 10분간 수행
- 동적, 정적, PNF 스트레칭 중 선택하고 반동적 스트레칭은 아주 활동적인 경기를 하는 선수만 포함시킨다.
- 정적 스트레칭은 약간 불편한 정도까지 하며 15~60초간 유지한다. PNF 스트레칭은 6초간 수축 후에 10~30초간 도움을 받아 스트레칭을 하는 방법을 권장한다.

■ **표 10.1**은 초보자의 점진적인 유연성 훈련 프로그램을 위한 12주간의 예시이다. 유연성 훈련 프로그램을 구성하는데 있어서 운동과 빈도의 선택을 먼저 한다. 다른 운동과는 다르게 스트레칭은 매일 할 수 있고 하루 중 다양한 시간에 할 수도 있다. 약간 더 난이도 있는 유연성 훈련은 빈도를 더 높게 설정할 수 있다. 유연성 훈련은 운동 후에 관절가동범위를 최대화시키고 준비운동 동안에 생긴 젖힘으로부터 오는 경기력 감소를 최소화하기 위해 수행되어야 한다. 모든 주요 근육군은 스트레칭 되어야 한다(또는 적어도 본 운동 동안 훈련이 되어야 한다). 정적 스트레칭의 2~4번 반복(또는 선수의 필요에 따라 더 수행할 수 있다)은 공통으로

■ **표 10.1 초보자, 점진적인 16주 유연성 훈련 프로그램**

스트레치	1~3주	4~7주	8~10주	11~12주
Wall Calf Stretch	3 × 30s	3 × 40s	4 × 40s	4 × 50s
Standing Quadriceps Stretch	3 × 30s	3 × 40s	4 × 40s	4 × 50s
Butterfly Stretch	3 × 30s	3 × 40s	4 × 40s	4 × 50s
Semistraddle Stretch	3 × 30s	3 × 40s	4 × 40s	4 × 50s
Pretzel Stretch	3 × 30s	3 × 40s	4 × 40s	4 × 50s
Press-Up Stretch	3 × 30s	3 × 40s	4 × 40s	4 × 50s
Bent-Over Shoulder/Pectoral Stretch	3 × 30s	3 × 40s	4 × 40s	4 × 50s
Anterior Cross-Arm Stretch	3 × 30s	3 × 40s	4 × 40s	4 × 50s
Behind-the-Neck Triceps Stretch	3 × 30s	3 × 40s	4 × 40s	4 × 50s

각 스트레칭은 지정된 시간 동안 약간 불편함 지점에서 유지한다; 프로그램은 일주일당 3일 수행

사례 연구 10.1

Dwight는 비 시즌기 훈련 프로그램을 시작하고 있는 레스링 선수이다. 지난 시즌에 Dwight는 몇 가지 평가를 잘 통과했다. 특히 근력과 순발력 평가에서는 만점 또는 거의 만점에 가까운 평가를 받았고 근지구력 검사에서도 좋은 점수를 받았지만 Dwight는 유연성에서 좋은 점수를 받지 못했다. 그 결과 Dwight는 비 시즌기 동안에 유연성을 증가시키는 것만 전념을 다했다. 그는 모든 주요 근육군의 유연성을 증가시키기를 원했고 그의 열정은 어깨와 엉덩이 유연성을 증가시켰다. Dwight는 이제 일주일에 3일은 저항 운동을 할 것이고 결론적으로 그의 저항 운동에 스트레칭 프로그램을 통합해서 할 계획이다.

생각해볼 문제: Dwight의 목표를 기반으로, 그에게 어떤 유연성 훈련에 대한 조언을 줄 것인가?

해야 하며 각각 불편한 지점까지 가서 자세를 유지해야 한다. 이 위치는 수행하는 사람의 유연성 증가 정도에 따라 다를 수 있다. 강도는 신장된 정도나 불편함을 느끼는 정도에 근거하여 증가시킬 수 있다. 마지막으로, 스트레칭은 적어도 처음에는 15초간 해주고 그 다음에 늘려 주어야 한다. 유연성 훈련의 향상을 위해서는 가동범위, 운동시간, 반복수를 점차적으로 증가시켜 한다.

정리운동

정리운동(cooldown)은 운동 후에 가볍게 운동하는 것으로 운동과 휴식 사이의 적응 기간을 제공한다. 이것은 통제되는 방법으로 몸이 항상성을 유지하는 것을 돕는다. 정리운동은 대사의 부산물을 제거해주는 것을 가능하게 하고 심혈관계 반응을 적절하게 안정시키며, 정리운동에 따라 안정 상태로 돌아오는 감각작용이 더 커진다. 정리운동 시간은 유연성을 늘리기 위한 운동 후의 스트레칭에 좋은 시간이다. 선수는 5~10분간 걷기/자전거타기와 정적 스트레칭처럼 가벼운 활동을 수행한다.

요점 정리

- ✔ 준비운동은 일반적 준비운동과 특이적 준비운동으로 구성되어 있다. 준비운동은 몸이 좀 더 강렬한 운동에 준비되는 것을 돕기 위해 생리학적으로 몇 가지 빠른 변화를 가져온다.
- ✔ 높은 강도의 준비운동은 근력과 순발력 수행을 증가시킨다.
- ✔ 지속적이며 고강도의 정적 스트레칭은 근력과 순발력 수행을 줄일 수 있기 때문에 동적 준비운동을 선호한다. 만약 스트레칭을 수행할 것이라면, 저-중강도로 수행한다. 준비운동 동안에 지속적인 정적 스트레칭을 수행하는 것은 높은 정도의 유연성을 필요로 하는 선수만이 할 수 있다.
- ✔ 유연성은 스트레칭을 함으로써 증가한다. 유연성에 영향을 미치는 요소들로는 관절구조의 영향이나 제한, 근육의 불균형과 통제, 나이, 유전, 성, 연결조직, 규모, 제한된 가동범위를 가지는 운동수행, 신체활동 수준이 있다.
- ✔ 스트레칭은 능동적 스트레칭 또는 수동적 스트레칭이 있다. 스트레칭의 종류에는 정적 스트레칭, 동적 스트레칭, 반동적 스트레칭, 그리고 PNF 스트레칭이 있다.
- ✔ 유연성 훈련을 위해서는 모든 주요 근육군의 어느 부위에 신장을 줄 것인가를 선택하고, 일주일에 2~3일, 약간 불편할 정도의 강도, 적어도 근육군당 4번 반복, 15~60초간 신장을 유지하는 것을 권장한다.

복습 문제

1. 다음 중 유연성에 대해서 올바른 것은?

a. 남성이 여성보다 엉덩관절이 더 유연하다.

b. 활동적인 사람은 좌생생활을 하는 사람보다 더 유연하다.

c. 제한된 가동범위의 훈련은 유연성을 최대화시킨다.

d. 힘줄과 다른 연결조직 구조물은 관절의 가동범위를 제한하는 역할을 한다.

2. 허리비틀기(pretzel) 수행 시 신장되는 주요한 근육군은 무엇인가?

a. 배빗근(복사근) b. 넙다리뒤근육(햄스트링)

c. 장딴지근(비복근) d. 큰가슴근(대흉근)

3. 작용근군이 골지힘줄기관의 활성을 통한 피로수축(fatiguing contraction)이 발생하는 반사이완(reflex relaxation)으로 알려져 있는 것은?

a. 자생억제(Autogenic inhibition)

b. PNF

c. 상호억제(Reciprocal inhibition)

d. 이력현상(Hysteresis)

4. 신장 시 가동범위의 거의 끝에 가서 반동을 포함하는 것으로 알려져 있는 스트레칭은?

a. PNF 스트레칭 b. 정적 스트레칭

c. 수동적 스트레칭 d. 반동적 스트레칭

5. 준비운동은 어떤 특징이 있는가?

a. 조직 저항을 증가시킨다.

b. 근육에 혈류를 감소시킨다.

c. 근육온도를 증가시킨다.

d. 심박출량을 감소시킨다.

6. Semistraddle stretching이 신장시키는 근육은?

a. 위팔세갈래근

b. 큰가슴근

c. 넙다리뒤근육

d. 넙다리네갈래근

7. 특이적 준비운동의 예로는 5분간의 가벼운 조깅을 하는 것이 있다. O / X

8. 높은 강도의 스트레칭은 특이적 준비운동의 부분으로 수직점프와 전력질주 경기력을 최대화시킬 수 있다. O / X

9. 1RM의 85%, 1~2번 반복, 3set의 스쿼트로 구성된 근력 프로토콜은 최대 수직점프의 수행을 증가시킨다. O / X

10. 저항 운동과 유연성 운동을 동시에 같이 수행하는 프로그램을 하는 선수는 근비대 때문에 유연성을 잃을 것이다. O / X

11. 상체 일으켜 스트레칭(Press-up stretching)은 배근육과 엉덩이굽힘근을 신장시킨다. O / X

12. 정리운동은 통제된 방식으로 몸이 항상성 상태로 돌아가는 것을 도와주기 때문에 운동에서 아주 중요한 부분이다. O / X

참고문헌은 한미의학 홈페이지 자료실을 통해 확인 가능합니다.
http://www.hanmibook.co.kr

CHAPTER 11

저항 훈련 프로그램 설계

이호성

학습목표

이 장을 학습한 후에 아래의 사항을 이해할 수 있다.

- 최대의 효과를 위한 개별 프로그램 설계의 중요성을 논의한다.
- 운동 목표를 위한 다양한 프로그램 설계 방법을 정의한다.
- ACSM의 권장사항에 따른 점진적 저항 운동방법을 논의한다.
- 다양한 저항 운동 기법과 기술의 잠재적 유용성을 논의한다.
- 저항 훈련 프로그램을 설계한다.

저항 훈련(Resistance training; RT)은 경기력을 향상시키는 것으로 잘 알려져 있다. 최적화된 저항 훈련의 중요한 요소는 프로그램의 설계와 더불어 지속적으로 운동 프로그램을 진행하기 위한 동기부여와 운동선수의 노력이 필요하며, 저항 훈련 프로그램은 여러 가지 변인들의 상호작용으로 이루어진다(■ 그림 11.1). 프로그램의 설계는 목표에 따라 다양한 방법의 변화를 통하여 지루함을 최소화시키는 것이 중요하다. 운동의 지루함을 최소화하기 위해서는 구체적인 목표를 설정하고 다양한 운동들로 프로그램을 구성해야 한다. 기본적인 저항 훈련의 지침은 ACSM(American College of Sports Medicine)에서 1998년에 제시하였다. 그 이후 ACSM은 건강한 성인과 노인에게 근력(strength), 순발력(power), 근비대(hypertrophy), 지구력(endurance) 운동의 지침까지 확대하여 제시하였다. 이러한 지침을 통한 프로그램의 설계는 코치와 선수들이 상의하여 새로운 프로그램을 구성할 수 있도록 해준다.

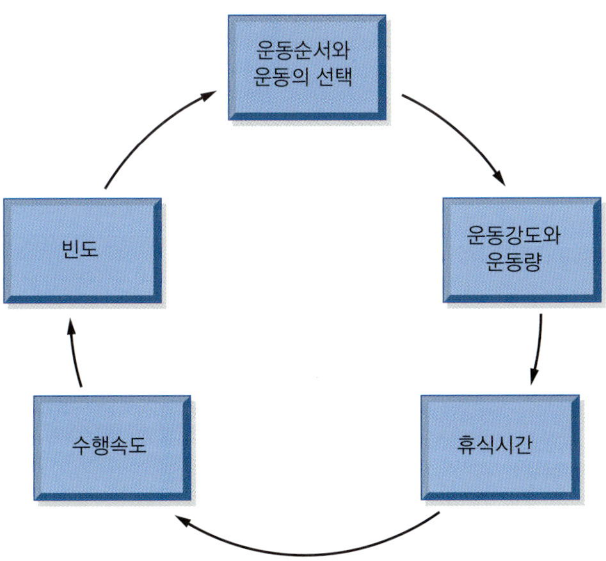

■ 그림 11.1 일회성 프로그램의 변수

저항 훈련 프로그램의 개별화

효과적인 저항 훈련 프로그램은 선수에게 필요한 목표에 맞게 개별화되어 있어야 한다. 운동의 목표(제1장 참고)는 프로그램을 설계하기 위한 기반을 제공하며, 선수들의 운동 프로그램은 다양한 목표를 가지고 있다. 경기종목에서의 목표는 **요구분석**을 시행하여 얻을 수 있으며, 요구분석은 목표를 기반으로 문제에 답하는 것과 선수가 원하는 결과와 평가, 운동기구에 대한 접근기회, 건강, 경기종목에서 필요로 하는 요구사항으로 구성되어 있다. 요구분석에 대한 예시는 ■표 11.1에 나와 있다. 개별화된 저항 훈련은 선수의 목적과 필요를 목표로 하기 때문에 가장 효과적이다. 요구분석질문은 다음과 같다.

1. **운동 또는 운동강도를 제한하는 건강상의 문제나 부상이 있는가?** 부상과 건강상의 문제는 충분한 회복이 이루어질 때까지 일부 운동과 운동강도를 제한할 필요가 있기 때문에 이러한 부상 또는 건강문제를 고려하여 운동을 선택해야 한다.
2. **어떤 종류의 운동기구를 이용하는가?** 운동기구의 이용 가능성은 운동을 선택하는데 중요하다. 효과적인 프로그램은 최소한의 장비만을 이용해서 구성할 수 있지만, 어떤 장비가 가능한지에 대해 알고 있다면 효과적인 운동과 운동의 다양성을 충족시킬 수 있다.
3. **운동의 빈도와 기간에 대한 제약이 있는가?** 한 주에 이루어지는 운동의 빈도는 운동선택, 운동량, 강도와 같이 변화를 줄 수 있는 요소들에 의해 영향을 받기 때문에 초기에 설정해야 한다. 일부 선수는 특정 시간 동안만 운동을 할 수 있다. 만약 특정 시간이 1시간 30분이라면, 프로그램을 그 시간에 맞춰 구성하는 것이 필요하다. 운동이 결정되면 운동 종목 수, 수행하는 세트수, 그리고 세트와 운동사이의 휴식기간을 조율해야 한다.
4. **어떤 근육군에 집중해야 하는가?** 모든 주요 근육군이 발달되어야 하지만 일부 근육군의 강약에 따라 우선순위를 결정해야 한다. 특히 작용근과 대항근의 균형 관계 또는 국소 근육이 대근육에 비하여 빠르게 피로해 진다는 점을 고려해야 한다.
5. **어떤 에너지 시스템을 이용하는가?** 저항 훈련 프로그램은 대부분 ATP-PC 및 해당과정에 초점을 두고 있지만 대사작용이 필요한 운동의 특성에 따라 두 가지의 에너지 시스템이 동원된다. 저항 운동 시 산화작용이 활발하지만 유산소성 운동을 통하여 더욱 단련할 수 있다.
6. **어떤 종류의 근수축(단축성, 신장성, 등척성 수축)이 필요한가?** 단축성, 신장성, 등척성 수축은 모든 운동 프로그램에 포함되어 있지만 일부 선수는 종목의 특성에 따라 한 가지 근수축에만 초점을 두는 것이 오히려 도움이 될 수도 있다.

■**표 11.1 요구분석 예시**

대학야구선수–우익수 비시즌 근력과 컨디셔닝 프로그램	
스포츠 요구	던지기, 타격, 주루, 수비 동작, 슬라이딩, 스프린팅, 다이빙, 점핑
근육군	모든 대근육군들이 강조된다–특히 코어 근력과 파워, 어깨(회전근개), 악력, 엉덩이/대퇴사두근 근력/파워
일반적인 손상	어깨, 무릎, 햄스트링, 팔꿈치, 허리
에너지 수요	ATP-PC 시스템
건강 요구	근력, 순발력, 지구력, 스피드, 민첩성, 전신반응, 체지방 감소
기구 제한	없음
검사 결과	스피드와 민첩성 검사; 파워, 근력 평가 모두에서 좋은 결과가 나타남
빈도	주 3회
훈련 배경	5년간의 저항 훈련 경험, 특히 올림픽 리프트를 위해 좋은 체격과 기술을 가지고 있다. 근력 기반을 중간에서 좋은 상태로 만듦. 훈련 검사에 기초하여 상급자로 고려됨
운동구조	주기화, 전신 운동. 각 운동은 올림픽/파워 리프트→기초 체력→스포츠의 특별한 요구조건의 순서로 구성 참고: 주기화 원리에 따라 비시즌 프로그램은 모든 대근육을 강화시킨다.

참고: 이 비시즌 프로그램은 근력과 파워의 최대화, 시즌 전 검사를 위해 주기화 방식으로 모든 대근육을 강화시킨다. 스피드와 민첩성 훈련은 개별적으로 한다.

7. 스포츠를 위한 운동을 할 때 어떤 부위에 주로 부상이 오는가? 취약한 부위에 부상이 자주 일어난다는 것을 생각해 두어야 한다. 예를 들면, 여자선수는 남자선수보다 전방십자인대(ACL) 손상의 빈도가 4~8배 정도로 높기 때문에 근력강화를 통하여 운동학적 구조를 강화시켜야 한다.

SIDEBAR 전방십자인대의 부상과 여자선수

전방십자인대 파열은 장시간의 재활이 필요한 심각한 부상이다. 비접촉성 전방십자인대 손상의 주된 원인은 무릎의 비틀림 또는 빠른 속도에서 감속하거나 방향을 전환할 때 축이 변화하며 발생한다. 전방십자인대 손상은 남성보다 여성에게서 최대 8배 이상 높은 빈도로 나타나며, 여성은 전방십자인대 손상에 대해 몇 가지 취약한 해부학적, 생리학적 원인을 가지고 있다. 여성은 남성과 비교하여 골반이 넓어 상대적으로 넙다리네갈래근(quadriceps)이 당기는 각이 크며, 넙다리네갈래근의 크기나 근력이 덜 발달되어있고, 또한 넙다리뼈 과간절흔(femoral notch)이 좁고(전방십자인대를 수용하기에 적은 공간), 높은 유연성(경골 탈구를 더욱 야기), 정강뼈의 비틀림, 넙다리뒤근육(hamstring)과 넙다리네갈래근의 낮은 근력 비율, 고밀도의 에스트로겐, 느린 힘의 생성 및 작은 전방십자인대를 가진다. 이러한 요인들이 무릎의 안정성을 감소시킨다. 여자는 큰 외반(valgus; 바깥굽은)의 압박이 무릎에 작용하고 있으며, 이러한 외반의 압박은 관절이 정상적인 벌림의 움직임이 아닌 비정상적인 벌림(바깥방향으로 기울어짐)이 나타나는 것을 말한다. 앞서 언급한 해부학적 요인들의 결과로 나타나는 외반의 압박은 무릎 부상을 증가시킨다. 무릎부상의 우려가 있는 여자선수를 위한 요구분석이 시행되어야 하고 이 부분을 강화시키기 위해 특별한 운동이 필요하다. 전방십자인대 손상 방지는 무릎에만 초점을 맞추는 것이 아니라 다양한 방법이 필요하다. 무릎은 약한 연결고리이기 때문에 연결고리(엉덩이, 발목 및 무릎을 포함한 코어)의 강화는 무엇보다 중요하다. Wilk 등은 여자선수들의 전방십자인대 손상을 감소시킬 수 있는 8가지 부위와 운동방법을 제시하였다. 이러한 운동들은 아래와 같은 목적이 있다: (a) 세 가지 면(plane)에서의 엉덩이 근력 증가(lateral step-over, lunge), (b) 무릎 조절능력 향상을 위한 넙다리뒤근육 강화(lateral lung, slide board), (c) 외반 스트레스 감소(밴드와 함께 하는 step-up, 외발 스쿼트), (d) 무릎의 젖힘(과신전) 감소(plyometrics), (e) 신경근 반응 증가(움직임-불안정한 지면에서 특정한 운동), (f) 넓다리 근육 증가(squat, leg press), (h) 속도증가(sprint 운동, 뒤로 달리기). 무릎 외반 동작 및 점프 시 착지하는 동안의 무릎 굽힘 가동범위, 체질량, 경골 길이, 넙다리네갈래근과 넙다리뒤근육 근력 비율은 ACL 부상의 예측 변수인데 Myer는 외반 스트레스 증가에 기여하는 이러한 변수들을 사용하여 선수를 위험정도에서 확인하기 위한 알고리즘을 개발하였다. 이와 같은 자료들은 코치나 선수들이 일찍 부상을 확인하는데 유용하게 쓰일 수 있다.

운동상태의 중요성

프로그램의 설계는 개인의 운동상태(training status)에 근거하여 제공되어야 한다. 운동상태는 초보자부터 엘리트 선수들까지의 범위에 대한 분류를 말한다. 운동상태를 고려하기 위한 요인들은 운동경험(몇 개월이나 몇 년), 컨디셔닝(conditioning)의 수준(근력, 힘, 지구력, 근비대) 및 참여 운동 등이 있으며, 운동상태는 이러한 요인들을 전체적으로 살피는 것이다. 운동상태에 따라 코치들은 결정에 어려움이 있을 수 있다. 예를 들면, 어떤 사람들은 몇 개월에서 몇 년의 운동 동안 무게의 작은 증가만을 경험하는데 반해 몇몇 사람들은 유전적 요인이나 스포츠 참여 경험으로 인해 무게의 증가가 빠르게 나타난다. 따라서 선수를 분류하는데 어려움에 직면할 수도 있다. 일반적으로 운동의 경험이 없거나 경험이 적은 초보자는 운동에 적응하는데 시간이 필요할 수 있으나 4~6개월 정도 점진적인 저항 훈련 경험이 있는 중급자는 현저한 근력의 증가를 이루며, 점진적인 저항 훈련과 역치수준 이상의 운동을 경험한다. 또한 적어도 1년 이상 점진적인 저항 훈련을 경험한 상급자는 상당한 수준의 적응력을 보이며, 저항 훈련에 아주 뛰어나고, 하나 혹은 여러 체력요소에서 뛰어난 수준을 가진다. 기술 수준은 초보자에서 중급자로, 중급자에서 상급자로 진행된다.

운동의 진행률과 규모는 운동의 상태에 따라 결정한다. 초보자는 어떤 프로그램을 시키더라도 어렵게 느낄 수 있어 저항 훈련 프로그램의 효과에 대한 평가를 내리기 어려우며, 저항 운동으로 훈련된 사람(상급자)은 초보자나 중급자보다 느린 진행률을 보인다. ACSM에 따르면 여러 선행연구에서 4주~2년에 걸친 운동기간 동안 근력은 초보자는 40%, 중급자는 20%, 중상급자는 16%, 상급자는 10%, 엘리트 선수들은 2% 증가하였으며, 어떤 체력적 요소라도 운동되면 될수록 향상시키기는 더욱 어려워진다고 보고하였다. 이러한 경향 때문에 저항 훈련 프로그램 설계는 일반적인 것에서 특이적 진행으로 가는 순차적인 방법으로 설정되어야 한다(■ 그림 11.2). ■ 그림 11.2를 보면 초보자를 의미하는 피라미드의 좁은 부분에서는 약간의 변화만이 필요하며, 많은 운동 프로그램들은 초기에 긍정적인 결과를 얻을 수 있기 때문에 프로그램 설정을 일반적인 것으로 간단하게 시작하는 것을 추천한다. 이 일반적인 단계에서는 낮은 운동강도 및 적은 운동량을 가지고 기술 강화와 컨디셔닝 기초를 세우는 것을 목표로 한다. 그러나 운동에 대한 적응력이 부족하다면 피라미드의 넓은 부분을 이용하여 변화를 주어야 하며, 보다 큰 특수성 역시 필요하다. 초보자에게 일반적인 저항 훈련 프로그램은 여러 체력요소를 동시에 향상시킨다. 하지만, 훈련된 사람에게 있어서 똑같은 프로그램의 적용은 하나 또는 두 가지 요소밖에 증가시키지 못한다. 난이도 있는 운동은 보다 큰 특수성을 특징으로 하며, 프로그램에 있어서 더욱 다양한 변화를 필요로 한다. 운동주기는 주기적으로 하며, 각각의 주기마다 몇 개의 체력요소를 목표로 설정한다. 높은 수준의 운동에서는 운동 정체기가 나타나며, 운동 정체기가 나타나면 변화된 운동방법이 필요하다.

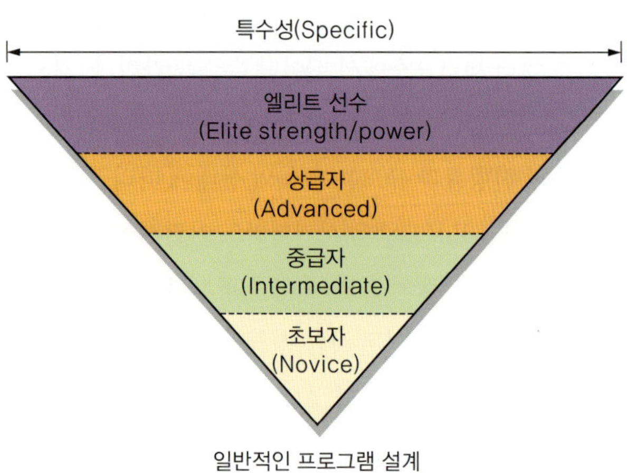

■ 그림 11.2 일반적 진행에서 구체적인 진행 모델

ACSM 인용 출처: 건강한 성인을 위한 저항 훈련 진행 모델의 과학 스포츠운동

저항 훈련 프로그램 설계

저항 훈련 프로그램은 (a) 사용되는 근육, (b) 강도, (c) 운동량, (d) 운동의 선택과 운동구조, (e) 운동순서, (f) 세트 사이의 휴식시간, (g) 반복 속도 및 (h) 운동빈도 등의 여러 변인들을 포함해야 한다. 이러한 변인들 중 하나 또는 몇 가지를 바꿔주는 것은 운동을 자극하거나 동기를 증가시키는데 영향을 미친다.

운동선택

모든 운동은 단축성 수축(CON), 신장성 수축(ECC) 및 등척성 수축(ISOM)의 근활동으로 구성되어 있다. 각 근육 움직임의 반복은 신장성, 단축성 수축으로 구성되어 있으며, 간혹 등척성 수축을 포함한다. 생리학적으로, 신장성 활동은 단축성 또는 등척성 활동보다 근육 단면적 단위당 더 큰 힘을 제공하고, 힘(force)의 단위당 더 적은 운동단위 활동을 가지며, 장력의 수준 당 낮은 에너지 사용을 필요로 하며, 결과적으로 근손상의 정도가 높고 근육 성장에 좀 더 도움이 된다. 이 세 가지 근육 활동 모두는 저항 운동에 있어서 근신경계 적응을 중재하는데 중요하지만, 근력의 향상은 신장성 운동 시에 가장 크다. 근육 활동은 단축성과 신장성 단계로 구성되어 있기 때문에 매우 적은 근육 활동에도 단축성 수축과 신장성 수축이 발현된다. 그러나 단축성 또는 신장성 수축 단계는 부하, 운동량, 속도, 휴식시간을 조정함으로써 바뀔 수 있으며, 따라서 일부 상급 운동단계에서는 신장성 운동을 우선적으로 포함한다. 전통적인 저항 운동을 포함한 대부분의 저항 운동은 단축성 수축 시 취약점이 나타난다. 취약점이란 바의 속도가 가장 최저인 지점을 말한다. 기전적으로 무거운 무게를 사용하거나 피로감을 느낄 때 선수는 불리한 상태가 되며, 이런 상태에서 운동을 수행하는 것은 실패의 원인이 되고 전체 가동범위에 걸친 운동 수행을 제한하기 때문에 무게 선택은 단축성 수축의 취약점에 맞춰서 선택해야 한다. 결과적으로 신장성 수축 단계는 최적의 부하를 받지 못할 수 있으나, 신장성 수축은 추가적

SIDEBAR 프리 웨이트 vs 머신 웨이트

ACSM에서는 프리 웨이트와 머신 웨이트 운동을 권장한다. 비록 프리 웨이트 운동이 머신을 기반으로 한 최대근력을 증가시키고 그 반대의 경우에도 최대근력을 증가시키지만 프리 웨이트 운동은 프리 웨이트 검사 수행에서 머신 웨이트 운동은 머신 검사에 대한 수행에서 더 좋은 결과를 야기한다. 검사 결과, 프리 웨이트와 머신 웨이트로부터 오는 근력 향상은 비슷하게 나타난다. 프리 웨이트와 머신 웨이트 장점과 단점은 다음과 같다.

- 머신 웨이트는 안전하고 배우기 쉽다(몇몇 기구는 들어올리는 것에 대한 설명서가 자세하게 나와 있음). 프리 웨이트는 사용하기에는 안전하나 머신 웨이트보다 배워야 하는 기간이 길다.
- 머신 웨이트는 프리 웨이트보다 비용이 많이 든다. 프리 웨이트는 적은 장비를 가지고도 몇 가지 운동수행을 가능하게 한다.
- 머신 웨이트는 프리 웨이트보다 장비를 유지하기가 더 좋다.
- 머신 웨이트는 선수가 짧은 휴식간격을 사용하거나 서킷 훈련 프로그램을 수행 중이라면 핀을 통해서 빠르고 쉽게 무게를 바꿔 사용할 수 있다.
- 머신 웨이트와 프리 웨이트에서는 부하가 다르게 느껴진다. 스미스 머신과 프리 웨이트에서의 벤치프레스와 스쿼트를 비교했을 때 스미스 머신 스쿼트에 대한 1RM 수행이 5%더 높았고(프리 웨이트보다) 프리 웨이트 벤치프레스가 11% 더 높았다(스미스 머신보다).
- 머신 웨이트는 프리 웨이트로 하면 어려운 몇몇 운동수행을 가능하게 한다.
- 몇몇 머신 웨이트는 단관절 근력곡선에 근거하여 다양한 저항을 제공한다.
- 등속성 장비는 속도를 조절하고 재활과 검사에 유용하다.
- 머신 웨이트는 보조자가 항상 필요하지는 않다.
- 몇몇 머신 웨이트는 안정근 활동이 제한적이기 때문에 협응성의 향상을 더디게 만든다. 머신 웨이트는 고정되어 있거나 자유로운 형태이다. 고정되어 있는 장비는 가동범위와 운동경로를 고정시키며(레그 컬), 자유로운 형태의 장비는 다양한 움직임 방식을 허용한다(케이블 장비). 자유로운 형태의 장비는 고정되어 있는 장비보다 근력과 평형성 향상에 더 좋은 이점이 된다.
- 프리 웨이트는 더 좋은 잠재적인 움직임을 가능하게 하고, 들어올리는 사람에게 운동의 모든 측면에서의 조절과 평형성을 더욱 필요로 한다.
- 몇몇 머신 웨이트는 매우 힘이 센 선수에게는 충분한 저항을 제공하지 못할 수 있다.
- 장비에 따라서 프리 웨이트는 발과 손의 위치, 자세를 바꿈으로써 운동수행을 좀 더 다양한 방법으로 할 수 있다.
- 프리 웨이트는 올림픽 역도경기 수행을 가능하게 한다. 비록 일부 장비가 올림픽 역도경기 수행을 위해 개발되었지만 프리 웨이트 운동학 방식과는 맞지 않고 그 결과 더 낮은 무게를 들게 되거나 힘의 생산도 줄어들게 된다.
- 프리 웨이트는 근력/파워 운동을 위한 더 큰 바 반복 속도를 가능하게 한다.
- 비록 스포츠에 맞는 특정한 움직임을 따라하게 하는 일부 새로운 장비가 개발이 되었지만 프리 웨이트가 선수의 경기력을 향상시키는데 가장 효과적이다. 제동 시스템이 있는 머신 웨이트는 반동적인 저항 운동의 수행을 허용한다.

인 이익을 제공할 수 있으며, 신장성 운동은 신경계 억제를 감소시켜 단축성 근력을 더욱 강화시킬 수 있다. 벤치프레스에서 보면, 단축성 1RM보다 무거운 무게(1RM의 105%)에서 부하를 낮추는 것은 단축성 1RM의 부하에서 낮추는 것보다 더 큰 1RM 벤치프레스가 향상된다. 이것은 신장성 단계의 끝에서 부하를 내려 놓게 만드는 고리를 사용한 것을 통해 발견 되었다. 단축성 1RM은 최고 7kg까지 증가되었다. 신장성 운동강화를 위한 기술은 헤비 네가티브, 강제 네가티브, 단측 네가티브를 포함해야 한다.

등척성 근육 활동은 저항 운동 중에 많은 형태로 존재한다. 자세안정근은 자세를 유지하고 운동 동안 안정시키기 위해 등척성으로 수축한다. 등척성 활동은 작용근의 신장성과 단축성 활동 사이에서 일어나며, 수축 동작을 일시적으로 멈추면 등척성 활동은 길어지게 된다. 또한 손을 쥐는 일은 등척성 근활동을 필요로 한다. 손가락, 엄지, 손목 근육의 등척성 수축은 무게를 쥐고 당기는 동안 사용된다. 악력 운동은 등척성 근육 운동과 아주 밀접하다. 마지막으로, 등척성 근육 활동은 가동범위의 특정한 영역에 있어서 운동의 주요한 방식으로서의 제 역할을 할 수 있다. 예를 들면, 다리 들기와 플랭크(plank) 같은 운동은 대부분 등척성이다. 몸통의 강한 수축으로 중력의 효과를 상쇄시키기 때문이다. 또 다른 예는 오버헤드 스쿼트가 있다. 상체와 몸통은 머리 위의 바 위치를 유지하기 위해 등척성 수축을 한다. 턱걸이 운동에서도 특정한 시간을 유지하여 버틸 수 있다. 이 동작

표 11.2 다양한 운동 목표를 위한 운동선택의 예시

역도선수	근력/파워 운동선수	보디빌더	파워리프트
풀 스내치 5 × 1-3	행 클린 4 × 3-5	백 스쿼트 5 × 8-10	벤치프레스 6 × 3-6
풀 스내치 5 × 1-3	백 스쿼트 4 × 5-8	레그프레스 3 × 8-10	벤치프레스(짧은 휴식) 3 × 5
오버헤드 스쿼트 4 × 5	벤치프레스 4 × 5-8	레그 익스텐션 3 × 10-12	와이드-그립 벤치프레스 3 × 5
굿모닝 3 × 5	바벨 스텝-업 3 × 8	스티프-레그 데드 리프트 4 × 10-12	덤벨 숄더프레스 3 × 6
벤치프레스 3 × 5	밴트 오버 로우 3 × 8	라잉 레그 컬 3 × 10-12	프런트 레이즈 3 × 8
	스탠딩 카프 레이즈 3 × 10		라잉 트라이셉 익스텐션 3 × 8
	인터널/익스터널 로테이션 3 × 10		
	플라이오 레그 레이즈 3 × 20		

은 등과 팔 근육군의 등척성 수축을 포함하며, 특정한 가동범위에서의 근력과 지구력을 향상시킨다. 마지막으로, 기능적인 등척성 운동도 이용할 수 있다. ACSM은 근력, 근비대 및 지구력 향상을 목표로 하는 저항 훈련에 등척성 근육 활동을 포함할 것을 권고한다.

단관절 운동과 다관절 운동 두 가지 종류의 운동을 선택할 수 있다. **단관절 운동**은 하나의 관절이나 하나의 주요 근육군만 자극을 주는 반면, **다관절 운동**은 하나의 관절이나 주요 근육군보다 더 많은 곳에 자극을 준다. 단관절 운동과 다관절 운동 둘 다 근력향상에 효과적이며, 종목과 선수의 특성에 맞게 특별하게 고려될 수 있다. 단관절 운동(예를 들면, 세갈래근 푸시-다운, 라잉 레그 컬)은 특정한 근육군을 목표로 할 수 있고, 기량이나 기술의 수준이 어렵지 않기 때문에 부상의 위험이 적다. 다관절 운동(예를 들면, 벤치프레스, 숄더프레스, 스쿼트)은 조금 더 복잡하고, 많은 양의 무게를 들 수 있기 때문에 근력 증가에 가장 효과적이다. 다관절 운동은 기초 근력이나 전신 운동의 하위로 분류할 수 있다. 기초 근력 운동은 적어도 두세 가지 이상의 주요 근육군을 포함하고 전신 운동(올림픽 역도와 변형)은 대부분의 주요 근육군을 포함한 복합적 운동이다. 이 운동들은 폭발적인 힘(force)의 생산과 빠른 몸의 움직임을 필요로 하기 때문에 파워 향상을 위한 가장 효과적인 운동이다.

근육량은 운동선택 시 중요하다. 운동에 의한 자극은 여러 개의 근육군 혹은 큰 근육군에 크고 빠른 대사 반응을 야기한다. 저항 운동에서 큰 근육량은 벤치프레스, 숄더프레스와 같은 운동보다 데드 리프트, 점프 스쿼트, 올림픽 역도와 같은 다관절 운동을 통해 테스토스테론과 성장호르몬을 빠르게 분비시킨다. ACSM은 초보자, 중급자, 상급자에게 최대근력, 크기, 지구력을 위한 다관절 운동의 강조와 함께 한쪽만 하거나 양쪽 다 같이 운동하는 단관절 운동과 다관절 운동(free weight와 machine weight)을 포함시키는 것을 권장한다. 그러나 ACSM은 초보자, 중급자, 상급자의 파워 운동에서는 다관절 운동을 이용할 것을 권고한다. 신체 자세, 잡는 방식, 잡는 폭의 넓이/선 자세와 위치, 일부 각도에서의 근활동 변화는 운동을 변화시키며, 단관절 운동과 다관절 운동은 많이 변화되거나 점진적으로 수행될 수 있다. **표 11.2**는 파워 리프터, 보디빌더, 역도선수, 운동선수들의 운동특성 예시를 설명한 것이다.

운동순서와 본 운동구조

운동당 근육군의 수는 고려되어야 하며, 다음의 세 가지 선택할 수 있는 기본 운동구조가 있다. (a) 전신 운동(total-body workouts), (b) 상·하지 분할 운동(upper/lower-body split workouts), (c) 근육군 분할 운동(muscle

■ **표 11.3 다른 훈련 구조의 운동 예시**

전신 운동	상지 운동	분할 운동(가슴/상완 삼두근)
스쿼트 3 × 10	벤치프레스 3 × 6-8	벤치프레스 3 × 6-8
벤치프레스 3 × 10	밴트 오버 로우 3 × 6-8	인클라인 벤치프레스 3 × 8
랫 풀 다운 3 × 10	인클라인 덤벨프레스 3 × 8	덤벨 플라이 3 × 10
레그프레스 3 × 10	시티드 로우 3 × 10	케이블 크로스 오버 3 × 12
숄더프레스 3 × 10	레터럴 레이즈 3 × 10	스탠딩 트라이셉 익스텐션 3 × 10
백 익스텐션 3 × 15	라잉 트라이셉 익스텐션 3 × 10	리버스 푸시-다운 3 × 10
트라이셉 푸시-다운 3 × 10	프리쳐 컬 3 × 10	리버스 딥스 3 × 20
스탠딩 컬 3 × 10		
스탠딩 카프 레이즈 3 × 15		
토르소 로테이션 3 × 25		

group split routines). 전신 운동은 모든 근육군(각각 주요 근육군의 한두 가지 운동이나 대부분의 주요 근육군에 자극을 주는 운동)에 걸쳐 운동을 수행하는 것을 말하며, 운동선수나 올림픽에 출전하는 역도선수들 사이에서 주로 한다. 역도경기에서 들기(용상 및 인상)와 이와 관련하여 변형된 운동들은 전신 운동이다. 올림픽 역도경기(변형 운동 포함)와 같은 전신 운동이 가장 먼저 실행되어야 하며, 나머지 운동에서는 기본적인 근력 운동에 전념해야 한다. 상·하지 분할 운동은 한 가지 운동 동안에 상지 운동이면 상지 운동, 하지 운동이면 하지 운동만을 수행하고 다음날에는 전날에 상지 운동을 했으면 하지 운동을, 하지 운동을 했으면 상지 운동을 하는 것을 말한다. 이것은 운동선수, 파워 리프트 선수(powerlifter), 특히 보디빌더들 사이에서 주로 이 운동법을 사용한다. 근육군 분할 운동은 특정한 근육군을 위한 운동을 말한다(예를 들면, 등근육 운동을 수행하고 나서 두갈래근을 위한 운동을 수행하는 "등/이두" 운동). 이러한 것은 보디빌딩 프로그램의 특징이다. 복합적 분할 운동(Compound split routines)은 그룹 운동당 한 가지 이상의 근육군을 운동하는 것을 말한다. 독립적 분할 운동(Isolated split routines)은 운동당 오직 한 근육을 대상으로 운동하는 것을 말한다. 이러한 운동방법은 하루에 두 번 운동하는 이중분할(double split)에서 사용된다. 복합적 분할 운동을 하는 동안 리프터(lifter)들은 작용근-대항근(가슴/등), 협응근(가슴, 삼두), 직접적인 관련이 없는 근육군(어깨, 종아리)의 강화를 위해 또 다른 방법을 사용한다. 이런 모든 방법은 경기력을 향상시킬 수 있으며, 목표, 시간 및 빈도, 개인의 선호에 따라 선수나 코치가 어떤 방법을 선택할 것인지 결정해야 한다. 운동방법 간의 차이는 운동(근육군당 수행되는 운동의 수와 관련) 중에 특이성 존재의 유무와 운동 간의 휴식의 양이다. 한 연구에서는 운동경험이 없는 여성에게 전신 운동과 상·하지 분할 운동 중 분할 운동에서 근력이 향상되었다고 보고하였으며, 다른 연구에서는 노인들에게 같은 운동량과 강도로 전신 운동과 하지 분절 운동을 적용하였을 때 하체근력의 향상은 유사하다고 보고하였다. ■ **표 11.3**은 운동의 예시를 보여준다.

운동순서는 저항 운동 중에 순간적인 리프팅 능력과 근력의 비율에 영향을 미치며, 피로가 적게 발생하기 때문에 반복횟수 및 무게의 증가가 빠르게 나타난다. 다관절 운동은 운동순서상 초기에 시행하는 것이 말기에 시행하는 것보다 효과적이다. Sforzo와 Touey는 운동순서에 따른 벤치프레스와 스쿼트 능력에 미치는 영향을 조사하였다. 첫 번째 순서는 스쿼트, 레그 익스텐션, 레그 컬, 벤치프레스, 숄더프레스, 트라이셉 푸시-다운(4세트× 8RM, 2~3분의 휴식간격)을 구성하였고 두 번째 순서는 첫 번째 순서의 반대로 구성했다. 두 번째 순서에서 벤치프레스와 스쿼트 능력은 첫 번째 순서와 비교하였을 때 각각 75%와 22% 감소가 나타났다고 보고하였다. Simao 등은 벤치프레스, 랫풀다운, 숄더프레스, 바이셉 컬, 트라이셉 익스텐션(10번 반복 3세트)으로 적용한 A순서와 A순서의 운동순서를 반대로 적용한 B순서의 두 가지 순서를 사용하여 비교하였을 때 벤치프레스와 랫풀 다운의 반복수가 A순서와 비교하였을 때 B순서에서 각각 28%와 8%감소했다고 보고하였다(■ 그림 11.3). Preuwenberg 등은 스쿼트를 첫 번째로 수행하였을 때와 마지막 순서로 수행했을 때의 스쿼트 능력을 검토한 결과, 처음에 수행했을 때 더 많은 반복횟수를 보였다고 보고하였고, 스쿼트의 평균적인 힘 생산은 행 풀을 한 이후에 높게 나타났으며, 폭발적인 운동은 기본 근력을 향상시킨다는 결과를 보여줌과 동시에 대항근은 이전 세트에서 자극을 받아 운동 능력이 증가할 수 있으므로 작용근-대항근 운동순서를 검토하여 제공해야 한다고 보고하였다. 대근육 운동 시 얻을 수 있는 소근육의 등척성 근력은 소근육 운동만을 실행하였을 때보다 이득이 많다. 다관절 운동이 근력과 힘의 증가에 있어서 효과적이라는 것을 고려하여 ACSM

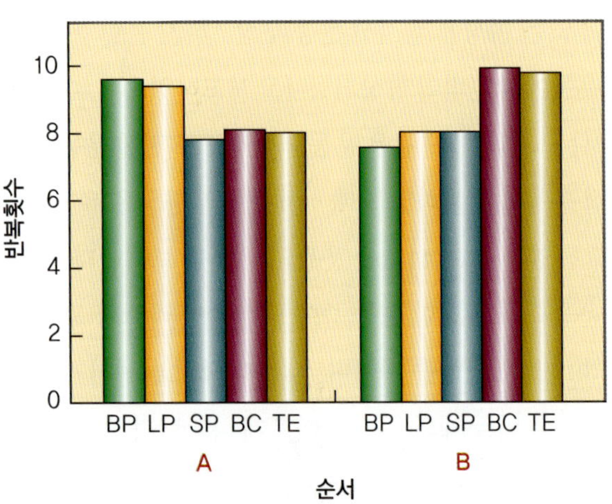

■ 그림 11.3 두 가지 순서를 사용한 저항 운동수행

BP, 벤치프레스; LP, 랫 풀 다운; SP, 숄더프레스; BC, 바이셉 컬; TE, 트라이셉 익스텐션.

Adapted with permission from Simao R, Farinatti PTV, Polito MD, Maior AS, Fleck SJ. Influence of exercise order on the number of repetitions performed and perceived exertion during resistive exercises. *J Strength Cond Res.* 2005;19:152–156.

에서는 운동초기에 다관절 운동을 우선적으로 하는 것을 권장하고 있다. 역기 운동은 폭발적인 힘(force)의 생성 및 피로에 대항하는 근신경계 반응을 필요로 하며, 기술적 요구와 최대의 반복을 할 수 있도록 운동초기에 수행되는 것이 필요하다. 지구력과 근비대를 위한 운동은 다양한 운동순서를 사용하는 것을 필요로 하며, 근피로는 근지구력 운동에 필수적인 요소이고 근비대 운동에도 필요하다. 근 성장과 근지구력을 최대화하기 위해서는 여러 가지를 고려해야 한다. ACSM은 근력과 파워 운동을 위한 순서 전략을 권장하며(■ 표 11.4), 전략은 지구력 및 근비대 운동에도 적용할 수 있다. ACSM의 권장사항은 다음과 같다.

전신 운동

1. 큰 근육 운동은 작은 근육 운동 전에 수행되어야 한다.
2. 다관절 운동은 단관절 운동 전에 수행되어야 한다.
3. 파워 운동을 위해서: 전신 운동은(가장 복잡하게 시작해서 단순하게) 기본 근력 운동 전에 수행되어야 한다. 예를 들어, 가장 복잡한 운동은 스내치(바가 반드시 가장 큰 거리를 이동해야 하기 때문에) 및 들기와 관련하여 클린과 프레스가 일어나는 것이다.
4. 상체와 하체 운동을 번갈아 하는 운동 또는 작용근과 대항근 운동을 번갈아 하는 운동을 할 수 있다(관련자료를 참고: 푸시-풀 운동 예시). 이유는 반대 근육이 운동되는 동안 근육에 휴식시간을 가질 수 있도록 하는 것이다. 이 전략은 높은 운동강도와 목표 반복수를 유지하는데 도움이 된다.
5. 운동의 효과를 증가시키기 위해 세트 사이에 시간차를 두어 다른 근육군에 운동을 진행한다.

상·하지 분할 운동

1. 큰 근육 운동은 작은 근육 운동 전에 수행되어야 한다.
2. 다관절 운동은 단관절 운동 전에 수행되어야 한다.
3. 반대되는 운동을 번갈아 수행한다.

■ **표 11.4 다양한 운동순서를 나타내는 운동 예시**

전신 운동순서 –근육량	상지 운동순서 –다관절, 단관절	분할 운동순서 –근육량	올림픽 리프트/운동선수 역도–일반 저항 운동	등 운동순서 –강도
스쿼트	디클라인 벤치프레스	벤치프레스	바벨 스내치	데드 리프트 4 × 3–5
스티프–레그 데드 리프트	로즈–그립 풀 다운	덤벨 인클라인 프레스	행 파워 클린	밴트 오버 바벨 로우 3 × 6–8
랫 풀 다운	인클라인 덤벨프레스	디클라인 플라이	클린 풀	리버스 랫 풀 다운 3 × 8–10
벤치프레스	업라이트 로우	라잉 트라이셉 익스텐션	프런트 스쿼트	로우–폴리 로우 3 × 10
바벨 슈러그	트라이셉 푸시–다운	로프 푸시–다운	하이퍼익스텐션	케이블 스트레이트 암 풀다운 3 × 12
트라이셉 익스텐션	프리쳐 컬			
시티드 컬				

분할 운동

1. 다관절 운동은 단관절 운동 전에 수행되어야 한다.
2. 고강도 운동은 저강도 운동 전에 수행되어야 한다. 순서는 가장 무거운 운동에서 가장 가벼운 운동으로 진행한다.

근비대와 근지구력 운동을 위해 앞서 말한 지침서에서 몇 가지 예외사항이 있다. 근비대를 최대화시키기 위한 운동은 근력 운동을 포함해야 하며, 권장하는 방식의 운동순서를 적용해야 한다. 근비대에는 기전적인 요인과 순환계적인 요인이 있다. 근력 운동은 기전적인 요소를 최대화 시키는 반면 피곤한 상태에서 운동은 근육 성장을 유도하는 순환계 요소를 더 강하게 해준다. 운동순서는 상당히 다양하다. 몇몇 보디빌더들은 **선 피로(pre-exhaustion)** 기법이라 알려진 기술을 사용한다. 선 피로기법은 선수가 근육군을 피로하게 만들기 위해 단관절 운동을 먼저 수행하고, 다관절 운동은 그 후에 수행한다. 한 가지 예를 들면 덤벨 플라이와 벤치프레스의 순서로 벤치프레스를 이용한 실험에 의하면 위팔세갈래근은 벤치프레스 운동의 피로가 자주 나타나는 부위이다. 선 피로기법으로 인해 가슴근육군의 피로화된 상태에서 벤치프레스 운동은 목표 근육인 가슴 근육군에 피로를 일찍 유발시킨다. 이러한 선 피로기법을 사용한 운동은 근력 운동 효과와 함께, 낮은 무게를 사용하여 근비대와 근지구력을 향상시키는 것을 목표로 한다. 몇몇 연구에서는 선 피로기법이 목표된 근육에 더 큰 향상을 활성화시키지 못한다고 보고하였지만, 단관절 운동 후에 수행되는 다관절 운동 기술은 변화시킬 수 있다. 근지구력 운동 시 피로에 대한 적응이 필요하며 많은 운동순서 전략이 이용가능하다. 준비 운동은 다관절 운동 전에 하는 단관절 운동이지만 준비 운동은 예외적으로 봐야 하며 준비 운동의 중요한 요소는 가벼운 무게로 피로하지 않게 단관절 운동을 진행한다.

SIDEBAR 푸시–풀 운동의 예

- 벤치프레스, 벤트–오버 바벨 로우, 숄더프레스, 랫풀다운, 랫 풀업
- 트라이셉 푸시–다운, 트라이셉 익스텐션, 컬(변형된 운동 포함)
- 업라이트 로우, 딥스
- 백 익스텐션, 싯업
- 레그 익스텐션, 레그 컬
- 스쿼트/레그프레스, 힙 플렉션
- 힙 모음, 힙 벌림
- 리스트 컬, 리버스 리스트 컬
- 플라이, 리버스 플라이
- 래터럴 레이즈, 케이블 크로스오버
- 프런트 레이즈, 풀오버

강도

강도는 저항 운동 중에 들어야 할 무게의 양이며, 운동의 순서, 양, 빈도, 반복 속도 및 휴식시간을 고려하여 설정해야 한다. 강도는 저항 운동의 수준을 설명하는데 사용된다. 정확하게는 저항 운동 난이도의 수준을 설명하기 위해 사용되는 용어이다. 강도의 설정은 운동선수의 운동상황과 목표에 따라 저강도에서 고강도까지의 범위(■ 표 11.5)내에서 달라진다. 초보자에게는 45~50% 1 RM 또는 더 낮은 강도로 설정하며, 이러한 저항 운동의 강도는 초보자가 적절한 형태의 운동과 기술을 습득하는데 중요하다. 저-중강도 무게는 초보자에게 효과적이므로 초보자에게는 가벼운 무게에서 점진적으로 무게를 증가시키는 것을 권장한다. 선행 연구에 따르면 1RM의 60%는 초보자에게 가장 큰 근력 강화 효과를 나타낸다고 보고하였으며, 중강도의 무게를 이용하여 빠르게 운동할 수 있다면 더욱 큰 근력을 강화할 수 있다고 보고하였다. 그러나 고난이도 운동으로 진행될수록 최대근력을 증가시키기 위해서는 높은강도(1RM의 80~85% 이상)가 필요하다. 선행 연구에서는 고난이도로 훈련된 선수들에게 있어서 적어도 1RM의 80~85%의 강도가 근력을 증가시키는데 필요하다고 보고하였다(■ 그림 11.4). 근비대가 일어나기 전에 고강도 부하의 운동과 저-중강도 부하를 구별하는 신경 패턴의 생성이 발생하기 때문에 신경 시스템 운동이 근력 강화에 중요하다고 할 수 있으며, 근력, 힘, 근비대의 최대화를 위해서는 운동단위를 최대로 동원해야 한다. 고강도의 부하는 필수적이지만, 주기적인 강도의 조절이 근력 운동에 있어서 가장 중요하다. Zatsiorsky는 역도 시합에서 엘리트 역도선수들 중 8%는 운동 시에 들어올린 부하의 60%, 24%는 60~70%, 35%는 70~80%, 26%는 80~90%의 부하를 들어올리며, 오직 7%만이 최대의 무게를 들어올린다고 보고하였다.

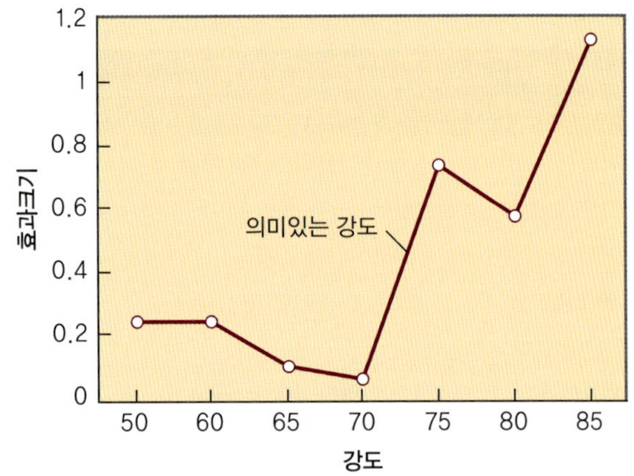

■ 그림 11.4 저항 운동강도에 따른 반응. 선행연구에서는 1RM의 85% 강도의 훈련이 가장 큰 향상이 있다는 의미있는 결과가 나타났다. 1RM의 50~70%강도의 훈련은 가장 효과가 적은 것으로 나타났다.

Adapted with permission from Peterson MD, Rhea MR, Alvar BA. Maximizing strength development in athletes: a meta-analysis to determine the dose-response relationship. *J Strength Cond Res.* 2004;18:377–382.

들어올리는 부하와 반복횟수(성공적으로 수행한 것)는 반비례 관계에 있으며(■ 그림 11.5A, B), 반복횟수가 낮을수록 강도는 높게 설정되고 반복횟수가 높을수록 강도는 낮게 설정된다. 근력 발달에는 고강도 · 저반복 운동방법이 도움이 되며, 곡선이 오른쪽으로 이동할수록 근력보다 지구

■ 표 11.5 강도 분류

강도 분류	%1RM	유용성
최대 과부하(주의 깊게 사용)	100~↑	최대근력, 부분적 – 관절가동범위, 신장성 근력, 등척성 수축
매우 무겁다	95~100	최대근력, 근비대, 운동단위동원
무겁다	90~95	최대근력, 근비대, 운동단위동원
조금 무겁다	80~90	최대근력, 파워, 근비대
보통	70~80	근력, 파워, 근비대, 근지구력
가볍다	60~70	파워, 근지구력, 근비대
매우 가볍다	60~↓	준비 운동, 무부하, 고반복 지구력, 근비대

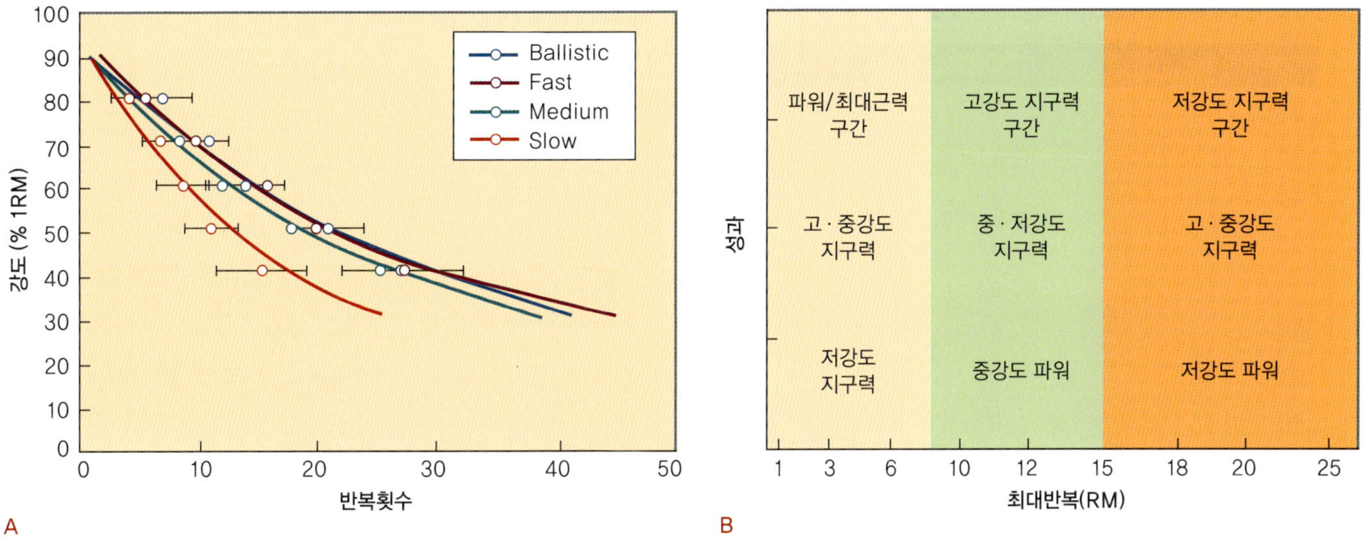

■ **그림 11.5** 강도와 반복횟수 사이의 관계(A) 이론적 최대 반복 연속체(B)

A reprinted with permission from Sakamoto A, Sinclair PJ. Effect of movement velocity on the relationship between training load and the number of repetitions of bench press. *J Strength Cond Res.* 2006;20:532–527. **B** adapted with permission from Fleck SJ, Kraemer WJ. *Designing Resistance Training Programs.* 2nd ed. Champaign (IL): Human Kinetics; 1997.

력을 목표로 하게 된다(반복횟수의 증가 및 강도의 감소). 고강도 리프팅은 근력증가에 이점이 있으며, 강도의 감소와 세트당 반복횟수의 증가는 근력을 느리게 증가시킨다. 운동에 따른 반복횟수는 선수의 1RM과 관련이 있으며, 운동에 참여할 수 있는 근질량이 많을수록 반복횟수는 증가한다. ■ 표 11.6은 강도와 반복횟수 간의 관계를 보여준다. 그러나 ■ 표 11.7에서 보여주듯이 강도와 반복횟수와의 관계는 단순하지 않고, 근육량의 관여도, 운동상태, 성과 같은 요인에 따라 달라진다. 이러한 요소들은 1세트 내에서 기반이 되며, 여러 세트수행 시 반복수는 피로에 의해 줄어든다. 1~6RM에 부합하는 부하(1RM의 85%이상)로 하는 운동은 최대근력 향상에 가장 효과적이다(■ 그림 11.6). 일반적으로 근력은 6~12RM부하(1RM의 65~85%)에서 증가하지만, 상급자들에게 6~12RM부하(1RM의 65~85%)는 최대근력 증가를 위한 것으로는 부족하다. 그러나 근비대를 목표로 하는 초보자나 중급자에게는 6~12RM부하(1RM의 65~85%)가 가장 이상적이며, 12~15RM보다 가벼운 강도는 최대근력에 대해서는 작은 변화를 가져오지만 근지구력이나 근비대를 증가시키는 데는 효과적이다. RM이 높아질수록 근수축의 피로도를 높여, 지구력 강화를 위한 강한 자극을 주게 된다.

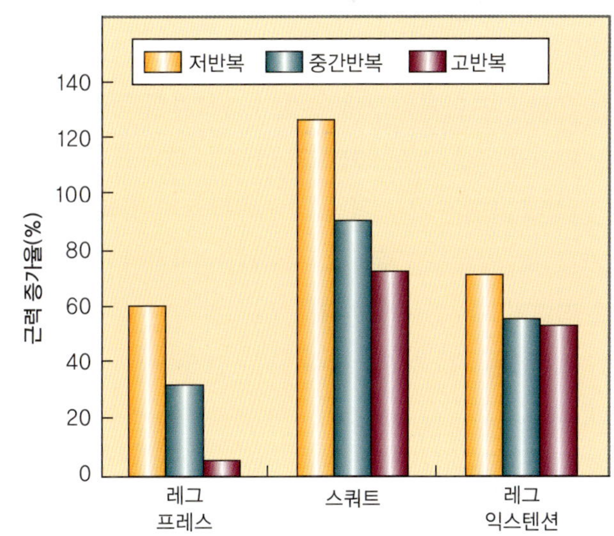

■ **그림 11.6** 저반복(4세트 × 3-5RM, 3-minRI);중간 반복(3세트 × 9-11RM, 2-min RI); 고반복(2세트 × 20-28RM, 1-min RI)와 레그프레스, 스쿼트, 레그 익스텐션 운동의 근력 변화

Adapted with permission from Campos GER, Lueke TJ, Wendeln HK, et al. Muscular adaptations in response to three different resistance-training regimens: specificity of repetition maximum training zone, E*ur Appl Physiol.* 2002;88:50-60)

■ 표 11.6 수행된 강도와 반복횟수 간의 일반적인 관계

%1RM	반복횟수
100	1
95	2
93	3
90	4
87	5
85	6
83	7
80	8
77	9
75	10
70	11
67	12
65	15

Source: Baechle TR, Earle RW, Wathen D. Resistance training. In: Baechle TR, Earle RW, editors. Essentials of Strength Training and Conditioning. 3rd ed. Champaign (IL): Human Kinetics; 2008. pp. 381–412.

각각의 운동방법마다 각각의 이점을 가지고 있지만, 운동시간 전체를 한 가지의 운동방법만을 적용해서는 안 된다. 운동방법은 운동의 목표에 따라서 각각의 운동방법을 복합적으로 적용하는 방법이 사용되어야 한다. ACSM에서는 근력과 근비대 운동을 위해서 초보자와 중급자에게 8~12번 반복할 수 있는 1RM의 60~70%의 무게를 권장하고, 상급자에게는 근력을 최대화시키기 위해 1RM의 80~100%의 운동을 주기로 하는 것을 권장하며, 근력 훈련을 점진적으로 진행하기 위해 목표 반복수반복횟수에서 1~2회 더 반복할 수 있는 2~10%(소근육 운동 시 낮은 증가, 대근육 운동 시 높은 증가)의 부하를 증가시켜 적용하길 권고한다. ACSM은 상급자의 근비대 운동에서 세트당 1~12번 반복할 수 있는 1RM의 70~100% 부하의 범위에서 6~12RM과 1~6RM부하를 주기적으로 적용하는 운동방법을 권장한다. 강도 설정은 운동에 따라 다른데 예를 들면, 몇몇 운동에서는 운동 내에 고강도 다관절 운동을 통하여 근력 강화가 이점을 갖는데 반해, 다른 몇몇 운동에서는 운동 내의 다관절 운동을 통해 또 다른 목표를 가질 수도 있으며, 강도 또한 다양하게 적용될 수 있다. 근력 운동은 무거운 무게를 들어올리는 것도 포함되지만, 모든 운동이 높은 무게를 들어올리는 것을 목표로 하는 것은 아니며, 높은 무게를 들어올리는 것보다는 필요한 분절의 운동을 목표로 진행해야 한다. ACSM은 초보자와 중급자를 위한 근지구력 운동은 상대적으로 가벼운 무게(10~15반복)를 사용할 것을 권장하며, 상급자를 위한 근지구력 운동은 주기화 방법으로 다양한 부하를 주는 전략을 사용할 것을 권장한다(10~25반복 혹은 그 이상).

파워 운동은 두 가지 부하전략을 필요로 한다. 파워는 힘(force)의 생산과 속도(velocity)인데 이 두 요소는 반드시 운동되어야 한다. ■그림 11.7은 파워 운동의 결과로 생긴 힘-속도 곡선 변화 그림이다. 힘이 주어질 때 속도가 증가하는 오른쪽으로의 이동이 보인다. 이러한 이동은 선수의 힘 발전 비율(rate of force development)의 향상을 나타내며, 중-고강도 부하는 최대의 근력 향상을 위해 필요하다. 두 번째 운동전략은 리프팅 속도를 폭발적으로 수행할 수 있게 저-중강도 부하로 수행한다. 속도는 낮은 부하일수

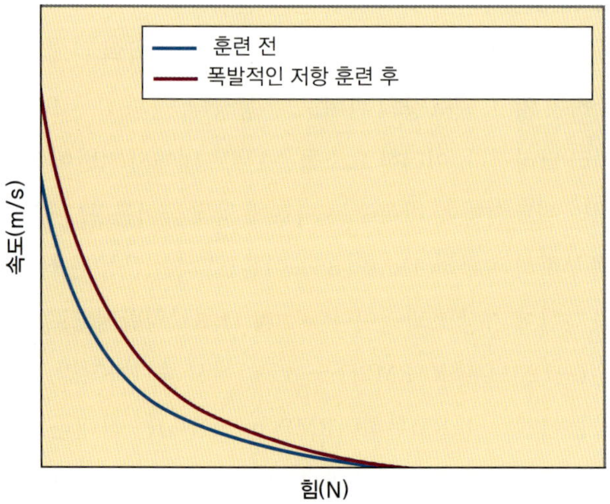

■그림 11.7 운동에 따른 힘–속도 곡선

Reprinted with permission from Kawamori N, Haff GG. The optimal training load for the development of muscular power. *J Strength Cond Res.* 2004;18:675-684)

■ 표 11.7 1RM과 관련된 다양한 강도에서 수행된 반복횟수

EXERCISE	40%	60%	70%	75%	80%	85%	90%	95%
레그프레스								
초보자	80.1	33.9	***	***	15.2–20.3	***	***	***
상급자	77.6	45.5	***	***	19.4–21.0	***	***	***
랫 풀 다운								
초보자	41.5	19.7	***	***	9.8	***	***	***
상급자	42.9	23.5	***	***	12.2	***	***	***
벤치프레스								
초보자	34.9	19.7–21.6	***	10.9–10.6	9.1–9.8	***	6.0	***
상급자	38.8	21.7–22.6	13.4–14.0	10.0–14.1	9.2–12.2	6.0	4.0	2.2
레그 익스텐션								
초보자	23.4	15.4	***	***	9.3	***	***	***
상급자	32.9	18.3	***	***	11.6	***	***	***
싯업								
초보자	21.1	15.0	***	***	8.3	***	***	***
상급자	27.1	18.9	***	***	12.2	***	***	***
암 컬								
초보자	24.3	15.3–17.2	***	***	7.6–8.9	***	3.9	***
상급자	35.3	19–21.3	***	***	9.1–11.4	***	4.4	***
레그 컬								
초보자	18.6	11.2	***	***	6.3	***	***	***
상급자	24.3	15.4	***	***	7.2	***	***	***
스쿼트								
초보자	***	35.9	***	***	11.8	***	6.5	***
상급자	***	25–29.9	13.5	10.6	8.4–12.3	6.5	4.6–5.8	2.4
파워 클린								
초보자	***	***	***	***	***	***	***	***
상급자	***	***	13.6–17.0	11.5	9.3	7.0	4.6	2.6
숄더프레스								
초보자	***	***	***	***	***	***	***	***
상급자	***	14.0	***	***	6.0	***	***	***

***Limited data.

Data obtained from Hoeger WK, Barette SL, Hale DF, Hopkins DR. Relationship between repetitions and selected percentages of one repetition maximum. *J Appl Sport Sci Res.* 1990;1:11–13; Morales J, Sobonya S. Use of submaximal repetition tests for predicting 1-RM strength in class athletes. *J Strength Cond Res.* 1996;10:186–189; Mayhew JL, Ball TE, Arnold MD, Bowen JC. Relative muscular endurance performance as a predictor of bench press strength in college men and women. *J Appl Sport Sci Res.* 1992;6:200–206; Mayhew JL, Ware JS, Bemben MG, et al. The NFL-225 test as a measure of bench press strength in college football players. *J Strength Cond Res.* 1999;13:130–134; Ware JS, Clemens CT, Mayhew JL, Johnston TJ. Muscular endurance repetitions to predict bench press and squat strength in college football players. *J Strength Cond Res.* 1995;9:99–103; Kraemer WJ. A series of studies-the physiological basis for strength training in American football: fact over philosophy. *J Strength Cond Res.* 1997;11:131–142; Kraemer WJ, Fry AC, Ratamess NA, French DN. Strength testing: Development and evaluation of methodology. In: Maud PJ, Foster C, editors. *Physiological Assessments of Human Performance.* 2nd ed. Champaign (IL): Human Kinetics; 2006. pp. 119–150; Ratamess (unpublished); Shimano T, Kraemer WJ, Spiering BA, et al. Relationship between the number of repetitions and selected percentages of one repetition maximum in free weight exercises in trained and untrained men. *J Strength Cond Res.* 2006;20:819–823; Hatfield DL, Kraemer WJ, Spiering BA, et al. The impact of velocity of movement on performance factors in resistance exercise. *J Strength Cond Res.* 2006;20:760–766.

록 증가하며, 부하에 비례해서 감소한다. 최대속도는 파워 운동에 있어서 중요한 요소이다. 강도는 운동과 선수의 운동상태에 따라 매우 다양하며, 최고 힘(peak power)은 1RM의 30~40%에서 숄더 스로가 숄더프레스와 비교하여 더 크다. 대부분의 연구에서 최고 힘은 점프 스쿼트나 벤치프레스 스로와 같은 반동적(ballistic) 운동에서 1RM의 15~60%까지의 범위에서 얻을 수 있다고 보여준다. 체중(body weight)이 적을수록 점프하는 동안 힘 생산을 최대화한다. Mcbride 등은 1RM의 30%강도로 하는 점프 스쿼트 운동은 1RM의 80%로 하는 것보다 최고 힘을 증가시키는데 좀 더 효과적이며, 반동을 이용한 저항 운동과 함께 뛰거나 체중의 영향을 적게 받음으로써 부하는 최대로 증가하게 된다. 하지만 기존의 반복횟수는 완전한 가동범위를 통해 발생하는 힘을 제한하는 감속기를 야기하며(■ **그림 11.8**), 단축성 수축에서 부하는 상당한 비율(24~40%)로 감속되기 때문에 감속단계의 길이는 부하와 평균속도에 따라 달라진다. 감속기의 비율은 1RM의 낮은 비율(81%)로 수행할 때나 목표활동의 움직임 속도와 거의 비슷하게 운동하려는 노력으로 바를 빠르게 움직일 때 52%까지 증가하며, 감속의 분산으로 인해 최고 힘에 의해 얻어지는 이득은 반동적 운동보다 높다. 예를 들면, 벤치프레스를 위한 1RM의 40~60%, 스쿼트를 위한 40~70%가 있다. 올림픽 역도경기를 위한 최고 힘은 전형적으로 1RM의 70~80%에서 발생한다. 어떤 강도를 사용하더라도 근파워를 증가시킬 수 있지만, 운동의 요구에 맞는 강도를 설정하는 것이 중요하기 때문에 특정한 강도 설정이 필요하다. ACSM은 저-중강도 부하(상체 운동을 위해 1RM의 30~60%, 하체 운동을 위해 1RM의 0~60%)를 사용하여 운동당 1~3세트를 3~6회의 반복수로 구성된 파워 요소를 권장한다. 근력증가에 필수적인 고강도 부하(1RM의 85~100%)와 폭발적인 속도로 수행하여 빠른 힘 생산증가에 필수적인 저-중강도 부하(상체 운동을 위한 1RM의 30~60%, 하체 운동을 위한 1RM 0~60%)를 혼합한 주기화 방법(1~6회 반복)을 사용하여 다양한 운동전략을 점진적으로 활용할 수 있다.

해석연구

다른 저항 훈련 프로그램의 비교

Rana SR, Chleboun GS, Gleders RM, et al. Comparison of early phase adaptations for traditional strength and endurance, and low velocity resistance training programs in college-aged women. *J Strength Cond Res.* 2008;22:119-127.

Rana 등은 비 훈련된 여대생을 대상으로 6주 이상의 세 가지 저항 훈련 프로그램(근력, 지구력 및 저속 프로그램)의 효과에 대해 실험하였다. 운동 프로그램은 레그프레스, 레그 익스텐션 및 스미스 머신 스쿼트 운동을 3세트간 적용하였으며, 근력 운동군은 6~10RM의 부하를 단축성 수축 1~2초, 신장성 수축 1~2초의 속도로, 지구력 운동군은 20~30RM의 부하를 단축성 수축 1~2초, 신장성 수축 1~2초의 속도로 진행하였으며, 저속 운동군은 6~10RM의 부하를 단축성 수축 10초 신장성 수축 4초의 속도로 진행하였다. 결과는 다음과 같다.

- 근력의 증가는 근력 운동군에서 레그프레스(근력) 62%, 스쿼트(근력) 46%, 레그 익스텐션(근력) 54%의 증가로 17~30%의 근력 증가를 보인 다른 운동군에 비하여 크게 나타났다.
- 저속 운동군은 26~30%의 근력증가가 나타났으며, 지구력 운동군은 17~23%의 근력증가를 나타났다.
- 근지구력의 증가는 지구력 운동군에서 54~72%로 크게 나타났으며, 저속 운동군에서는 17~47%, 근력 운동군에서는 14~58%의 증가가 나타냈다.
- 근력 운동군에서만 수직 점프 시 힘(power)의 증가(10%)가 나타났다.
- 사이클링 시 힘(power)은 근력 운동군 및 지구력 운동군에서 9~10%의 증가가 나타났지만 저속 운동군에서는 1.6%만 증가하였다.

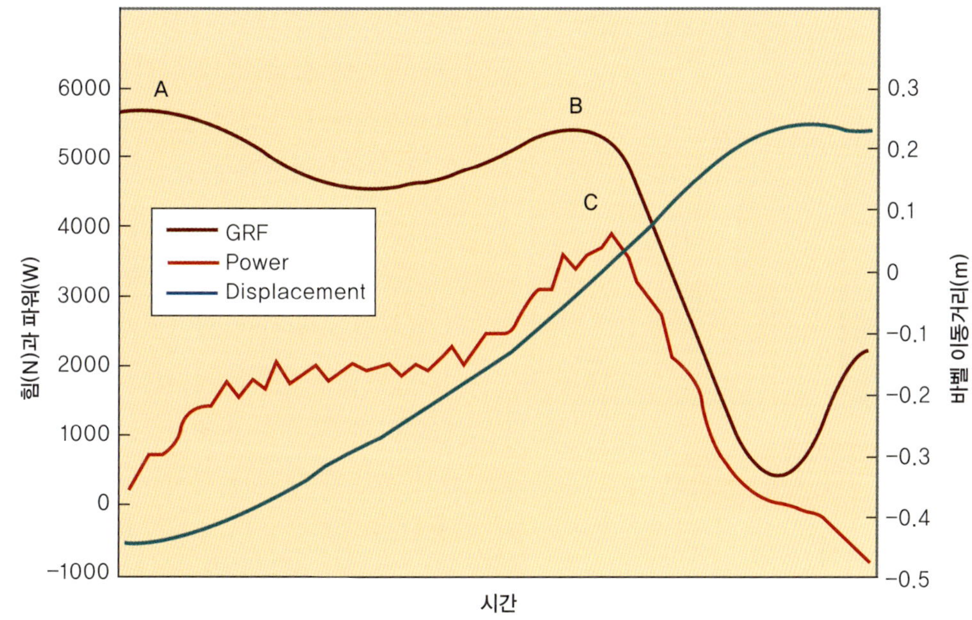

■**그림 11.8** 스쿼트 중의의 힘(force)과 파워. 지면반력(GRF; point B)과 파워(point C)는 반복이 완료되기 전에 최대치를 보여준다. 최대치 이후부터 완료까지 부분은 감소되는데 이것은 감속 단계의 특징이다.

Reprinted with permission from Zink AJ, Perry AC, Robertson BL, Roach KE, Signorile JF. Peak power, ground reaction forces, and velocity during the squat exercise performed at different loads. *J Strength Cond Res.* 2006;20:658–664.

저항 운동의 부하를 증가시키는 방법

점진적인 저항 운동 중에 부하를 증가시킬 수 있는 세 가지 방법이 있다(■**그림 11.9**): (a) 상대적 비율의 증가, (b) 목표 반복횟수 구간, (c) 부하량의 증가. 상대적 비율의 증가는 주기화 프로그램에서 흔히 사용된다. 특히 역도 운동에서 변형된 올림픽 역도, 스쿼트, 벤치프레스와 같은 분절 운동에서 많이 사용된다. 상대적 비율은 세트마다 다양한 강도로 적용하거나 운동주기를 수량화하기 위해 사용될 수 있다. 예를 들면, "1RM의 65~75% 강도에서 근비대가 최대로 증가 vs 1RM의 85% 이상에서 근력이 최대로 증가"가 있다. 운동주기에 따라 코치가 근력 증가를 목적으로 운동을 진행한다면 상대적 비율은 1RM의 100%를 초과할 수도 있다. 상대적 비율은 무부하 운동기간 동안 유용하게 쓰이며, 다양한 근력 검사의 결과를 나타낼 수 있다. 목표 반복횟수 구간은 목표 반복횟수에 도달할 때까지의 운동량 및 반복횟수의 증가를 필요로 한다. 8~12RM 구역 안에서 선수는 8RM 부하를 선택하고 8회의 반복을 수행하지만 여러 운

SIDEBAR **반동적 운동 및 최대근력(maximal strength)**

최대근력 강화를 위해 반동적 저항 운동은 관심을 받고 있다. 사실상 부하가 실린 전력질주 운동은 그 자체만으로 1RM 스쿼트를 증가시킬 수 있으며, 반동적 저항 운동은(일반적인 저항 운동과 연관이 없는) 다음과 같다.

- 저항 운동이 취미인 사람에게서 8주간 1RM의 26~48%강도로 점프 스쿼트 운동 후에 1RM 스쿼트는 증가하지 않았다(파워는 증가).
- 운동선수에게서 7주간 1RM의 80% 또는 20~43%강도로 머신 점프 스쿼트 운동 후에 각각 15%와 10.5% 1RM 스쿼트가 증가했다.
- 비 훈련자에게 있어서 12주간의 플라이오메트릭 운동 후에 레그프레스, 레그 익스텐션, 레그 컬 근력은 증가하였다.

이전부터 수행하던 저항 운동에 반동적 운동의 추가는 최대근력을 증가시킨다. Mangine 등은 반동적 운동과 전통적인 저항 운동의 복합 적용 및 전통적인 저항 운동을 단일적용한 결과 복합 운동이 전통적인 저항 운동의 단일적용보다 벤치프레스 1RM을 더 크게 증가시켰다고 보고하였다. 반동적 운동의 근신경계 동원은 1RM근력을 증가시키기 위한 잠재적인 전달 효과를 가진다고 생각된다.

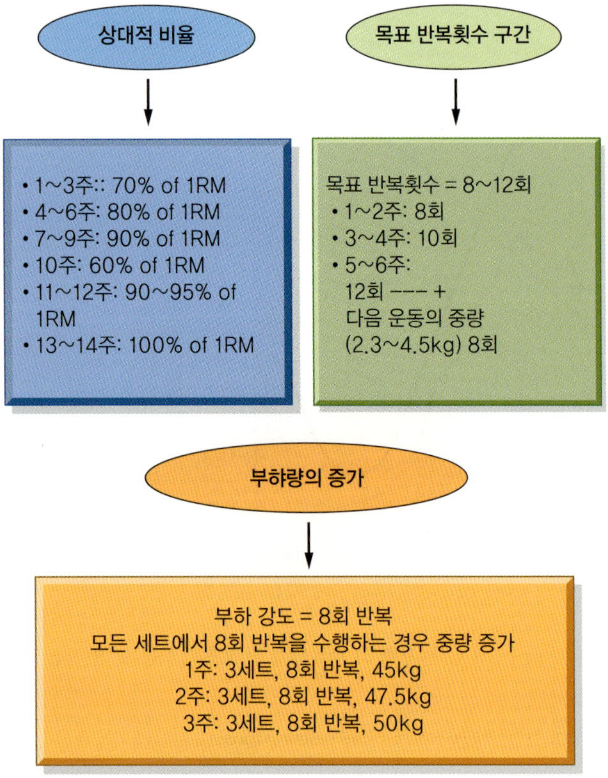

■**그림 11.9** 강도를 증가시키는 방법의 예

동을 진행하면서 12회 반복이 수행될 때까지 부하 및 반복수반복횟수를 증가시키며, 다시 부하를 증가시켜 8회 반복수행으로 되돌아온다. 부하량의 증가 방법에서 강도를 증가시키는 것은 앞의 내용과 비슷하다. 예를 들어, 벤치프레스에서 100kg으로 6회의 반복을 완벽하게 수행할 수 있으면, 그 뒤에 선수는 부하를 증가시켜(105kg) 계속해서 벤치프레스를 6회 수행할 수 있도록 한다. 부하량 증가방법의 주의할 점은 무게의 증가를 이겨낼 수 있을 만큼 근력이 강해졌을 때 적용해야 한다. 대근육 운동(레그프레스)은 5~10kg 증가에도 이겨낼 수 있는 반면에 소근육 운동은 1kg~2kg 증가만을 이겨낼 수 있기 때문에 부하량의 증가는 운동에 따라서 다른 방법이 필요하다. 위에 언급한 모든 방법은 효과적이며, 이 방법 중 하나 또는 여러 가지를 조합하는 것은 코치/선수가 선택해야 한다.

운동량

운동량(training volume)은 운동 동안에 총 운동량의 측정이며, 세트의 수와 수행된 반복수의 총합이다. 운동량(volume)을 서술하는 또 다른 용어는 **운동량 부하(volume load)**가 있다. 운동량 부하는 들어올린 "부하(kg)"와 "세트와 반복수"를 곱함으로써 측정된다. 들어올린 무게의 양이 고려되기 때문에 운동량 부하는 더 크게 응용할 수 있는 가능성을 가진다. 두 선수가 8회 반복수로 4세트 squat를 수행하는데 있어 첫 번째 선수는 150kg으로 들어올린 반면 두 번째 선수는 200kg으로 들어올린다고 가정해보자. 이런 경우 두 번째 선수는 더 무거운 무게를 들어올렸기 때문에 더 큰 운동량 부하를 가지게 된다(각각 4,800kg vs 6,400kg). 운동량 부하는 체력 단련실에서 총 운동량을 양적으로 바꿔주는 효과적인 수단이고, 운동주기를 양적으로 바꿔주는데 흔히 사용한다.

몇몇 신경, 대사, 호르몬, 근육계 시스템은 운동량에 민감하게 반응한다. 운동량을 조정할 땐 운동횟수마다 수행되는 운동의 수, 세트마다 수행되는 반복수, 운동마다 세트의 수, 부하(운동량 부하를 참고할 때)에 변화를 줄 수 있다. 운동량에 있어서 운동마다 수행되는 세트수와 운동의 수는 반비례 관계이다. 또 만약 운동에서 중요한 증가 요소가 강도라면 운동량을 감소시켜야 하므로 운동량과 강도는 반비례 관계가 된다. 고강도 저항 운동은 중강도 저항 운동보다 더 높은 근신경계 피로를 유발하고 높은 운동량은 과운동의 위험을 증가시킨다. 근력 운동은 분절 운동을 위한 세트마다 저-중강도의 반복수가 수행되기 때문에 저-중강도의 운동량과 아주 밀접하다. 근비대와 근지구력 운동은 저-중-고강도와 중-고강도의 운동량과 아주 밀접하며, 이 프로그램들은 총 운동량이 매우 높고 강한 내분비 반응과 대사적 반응을 자극한다. 흥미롭게도, 무거운 부하(3~5RM)를 다양하게 수행하기 위해 같은 운동에 대한 고강도 단일세트를 추가하는 것은 근력 운동만 했을 때보다 근비대를 더욱 증가시킨다. 선수들의 운동량은 상당히 다양하고 강도외에도 다른 요소(예를 들면, 운동상태, 운동당 훈련된 근육군의 수, 영양상태, 연습/시합 일정)에 의해서 달라진다. 예를 들면, 초보자의 근력 운동을 위해서는 권장 운동양인 운동당 1~3세

속설과 오해

저항 운동 동안 모든 세트는 실패(1번 반복 시 완벽한 동작을 제대로 수행할 수 없는 것) 수행이 필요하다.

세트 종료와 운동강도의 관련성에 대하여 알아보고자 한다. 세트 종료의 시점을 운동의 정확한 자세에서 보조자가 없이 더 이상 반복할 수 없을 정도로 근육에 일시적으로 극심한 피로가 나타났을 때로 설정하는가? 혹은 부하를 들어올리기를 실패하였을 때로 설정하는가? 어떤 운동선수들은 부하 들어올리기를 실패할 때 세트를 종료하고(보디빌더들), 또 다른 운동선수들은 흔히 들어올리는 것을 실패했을 때보다 근육의 피로로 인해 기술적으로 실패하였을 때 세트를 종료한다. 훈련과 실패의 이론적 근거는 최대화된 운동단위 활동과 근적 응력에 있다. 이러한 훈련은 근력, 근비대 및 근지구력의 최대화를 나타내지만, 세트수행의 실패는 높은 수준의 피로와 다음 세트수행능력에 제한을 가져오며, 얼마나 많은 세트의 수행에서 어떤 경우에 운동수행의 실패가 나타나야 하는지는 불분명하다. 선행연구에 따르면 실패지점 훈련은 실패지점 훈련과 비슷하게 진행된 비실패지점 훈련과 비교하여 어떠한 뚜렷한 이점도 나타나지 않았다. 실패지점 훈련은 여러가지의 조건하에서 적절히 적용되어야 한다. 하지만, 근력을 강화하기 위해서는 세트를 수행할 때 수행실패와 극심한 근피로를 적절한 비율로 적용해야 한다. Drinkwater 등은 실패지점 훈련(4세트 × 6회)과 비슷한 부하를 이용한 비실패 훈련(8세트 × 3회)을 비교하였을 때 근력이 6RM 벤치프레스에서 실패지점 훈련 9.5%, 비실패 훈련 5%로 실패지점 훈련이 근력을 크게 증가시켰다고 보고하였다. 하지만 Izquierdo 등은 16주간의 실패지점 훈련이 근지구력은 크게 증가시켰지만, 1RM 스쿼트 23%, 벤치프레스 22~23% 및 근파워 26~29% 증가로 비슷한 결과를 보인다고 보고하였다. 실패지점 훈련을 어떻게 이용하느냐는 불명확하지만, 이론과 운동의 목적을 바탕으로 결정해야 한다. 이러한 실패지점 훈련은 높은 힘, 속도, 근파워 및 적절한 기술을 요구하는 복합 운동 프로그램에서 피로의 최소화와 함께 최대로 수행되어야 한다.

결론적으로, 실패지점 훈련은 역효과를 낼 수 있지만, 다관절 근력 훈련, 기본적인 근력 운동 및 단관절 운동 중 한 번에 한 부분에서의 수행 실패는 이득이 될 수 있다. 모든 세트에서 수행의 실패가 아니라 적어도 여러 세트수행 중 1~2세트의 실패지점 훈련은 훈련 중 여러 부위에서 근력의 증가를 최대화시킨다.

트를 수행한다. 다양한 세트는 중간정도 운동에서 상급 운동으로 진행되기 위해 운동량과 강도의 체계적인 변화를 고려해야 하며, 운동량의 급격한 증가는 권장하지 않는다. 올림픽 역도선수들에게는 근력 증가를 위해 저강도 혹은 고강도의 운동량보다 중간정도 운동량이 더욱 효과적이다. 그러나 모든 운동이 똑같은 세트수를 수행할 필요는 없으며, 고강도 혹은 저강도의 운동량을 프로그램 설정 시 우선적으로 설정하는 것과 관련이 있다.

주목해야 할 점은 운동, 근육군, 운동당 수행되는 세트수이다. 총 세트를 변화시킨 저항 운동을 비교 · 분석한 여러 선행연구를 토대로 프로그램을 설정할 때 근력 운동과 컨디셔닝(S&C) 전문가들을 위한 많은 프로그램 구성방법이 있다. 대부분의 운동량 연구는 단일세트와 다중세트 운동 프로그램을 비교하거나 들어올리는 속도를 느리게 하여 8~12회 반복수로 수행된 운동당 한 세트, 주기화된 다중세트와 주기화하지 않은 다중세트를 비교 · 분석하였다. 이 연구에서 비훈련자에게서는 단일세트와 다중세트 모두에서 좋은 반응이 있었다고 보고하였으나, 다중세트의 점진적인 적용을 위해서는 고도로 훈련된 상태를 필요로 한다고 보고하였다. 운동량 당 총 세트에 대한 메타분석에서는 훈련된 사람에게서 동원된 근육군당 4~8세트는 상당한 효과가 있다고 제시했고(■ 그림 11.10) 반면에 운동되지 않은 사람에게서는 4세트가 가장 효과가 있다고 제시했다. 대부분의 연구는 운동당 2~6세트를 사용했고 훈련자 및 비 훈련자 모두에게서 상당한 근력 증가가 있었다. 전형적으로 운동당 3~6세트가 흔하게 사용되나 더 많은 세트나 더 적은 세트도 성공적으로 사용될 수 있다.

운동당 세트를 선택함에 있어서 다음의 지침이 유용하다. 무거운 부하(3~5RM)를 다양하게 하기 위해 같은 운동에 대한 고강도 운동방법이다.

- 전신 운동: 15~40세트/운동(3~6세트 또는 근육군당 두 가지 운동)
- 상체 운동: 15~30세트/운동(6~9세트 또는 근육군당 세 가지 운동)
- 하체 운동: 15~30세트/운동(6~9세트 또는 근육군당 세 가지 운동)
- 가슴 운동: 운동당 6~20세트(운동당 3~6가지 운동)
- 등 운동: 운동당 6~20세트(운동당 3~6가지 운동)
- 넙다리네갈래근/햄넙다리뒤근육 운동: 운동당 8~25세트(운동당 3~7가지 운동)
- 종아리 운동: 운동당 6~15세트(운동당 2~5가지 운동)
- 등세모근 운동: 운동당 6~18세트(운동당 3~6가지 운동)
- 두갈래근 운동: 운동당 5~12세트(운동당 2~5가지 운동)
- 세갈래근 운동: 운동당 6~15세트(운동당 2~5가지 운동)
- 전완 운동: 운동당 6~12세트(운동당 2~4가지 운동)
- 코어 운동: 운동당 6~20세트(운동당 3~6가지 운동)

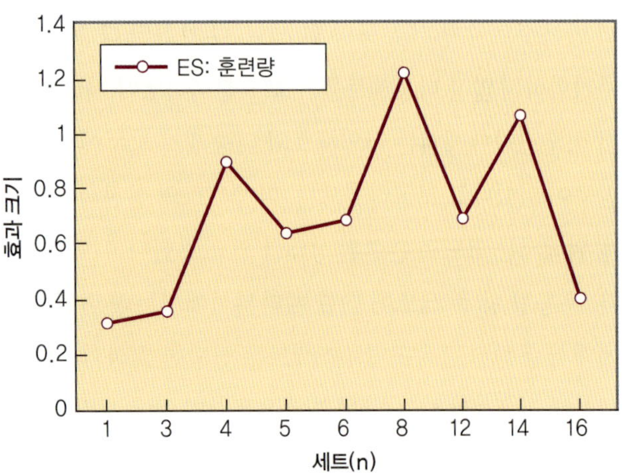

■그림 11.10 운동당 세트수

Adapted with permission from Peterson MD, Rhea MR, Alvar BA. Maximizing strength development in athletes: a meta-analysis to determine the doseresponse relationship. *J Strength Cond Res.* 2004;18:377–382.

이 운동들은 저항 훈련 프로그램에 대해 흔히 사용되는 세트의 범위이다. 범위는 운동경험, 빈도, 강도, 영양, 휴식 요소에 따라 달라질 수 있으며, 운동경험이 있는 사람은 주어진 운동에 대해서 더 많은 세트를 수행할 수 있다. 세트수가 많아지면 고강도보다 저-중강도로 수행해야하기 때문에 세트수는 강도에 따라 달라지며, 빈도 역시 중요하다. 만약 근육군이 주 당 한 번 운동이 된다면 높은 세트수가 수행될 수 있으나, 만약 근육군이 주 당 두 번에서 세 번 수행된다면 (전신 또는 상 하체 분할 운동) 운동당 더 낮은 세트가 수행될 것이다. 영양도 중요한 역할을 한다. 선수에게 힘든 운동을 가능하게 하고 운동 사이에 회복을 주기위해 단백질과 탄수화물(비타민과 무기질)섭취는 반드시 충분히 이뤄져야 한다. 선수의 칼로리섭취가 낮을 때 과운동을 막기 위해서 세트의 수는 감소되어야 할 것이다. 약물 사용과 같은 요소도 중요한 역할을 한다. 이 내용은 주어진 범위보다 더 높은 세트수를 사용하는 엘리트 선수를 위한 운동 프로그램을 볼 수 있게 게시하는 곳이나 잡지(기사)에서도 흔히 읽을 수 있는 내용은 아니다. 동화작용 약물(anabolic drugs)은 회복능력을 증가시키고 선수에게 더 높은 운동량으로 운동하는 것을 가능하게 한다. 그러므로 선수를 위한 다양한 운동 프로그램을 점검할 때 정상적인 선수라면 약물에 관한 내용을 반드시 알고 있어야 한다. 마지막으로, 운동당 세트수는 운동의 양상에 따라 달라진다. 만약 저항 운동이 전력질주/플라이오메트릭/민첩성 운동 또는 유산소 운동이 통합되어 있다면 운동량의 수정이 필요하다. 이것은 선수의 시즌기에서의 저항 운동을 위한 경우인데, 여기에는 스포츠의 연습/시합경기가 있기 때문에 운동당 총 세트수는 더 낮아진다.

다중세트 프로그램을 위한 세트 구조

운동에서 다중세트가 사용되었을 경우, 다음의 구조를 결정해야 한다. 예를 들면, 하나의 세트에서 다음 세트까지의 부하 방식과 운동량 설정이 있다. 각각의 세트 동안 강도와 운동량은 증가, 감소, 또는 똑같이 유지할 수 있으며, 이

속설과 오해

저항 운동의 단일세트는 다중세트만큼 근력 최대화의 효과가 동일하다.

역사적으로 근력강화와 컨디셔닝(S&C)을 위한 단일세트 운동과 다중세트 운동의 효과에 대해서는 오랜 시간 동안 쟁점이 되고 있다.

실험이 진행될 때마다 저항 운동에서 단일세트 운동과 다중세트 운동의 효과를 증명하고 있다. 그럼에도 불구하고, 노틸러스(Nautilus)사에서 저항 운동기구를 이용한 단일세트 운동의 대중화와 몇몇 연구자들이 단일세트 운동의 효능을 언급한 1970년대부터 논쟁은 계속되고 있다. 몇몇 연구에서의 비판적인 견해로는 운동당 세트의 수는 다른 변수들과 다르지 않다는 것이지만, 다른 몇몇 연구에서는 대중적인 단일세트 운동과 다양한 다중세트 운동 프로그램 간에 비교를 계획하고 있다. 단일세트 운동 프로그램과 다른 운동 프로그램을 비교하였을 때 단일세트 운동 프로그램의 지지자들은 시간의 효율성, 운동 집중도 증가, 부상의 감소(기구를 이용한 느린 반복속도 운동) 및 훈련 목표를 이루기 위한 효과적인 고강도 훈련을 수행할 수 있다고 주장한다. 이런 관점에서 볼 때, 대부분 근력의 향상은 첫 번째 세트에서 일어나며, 세트의 추가 수행은 수행에 대비하여 큰 이득은 얻을 수 없다. 다시 말하자면 수확 체감의 원리(Principle of Diminishing Returns)에 따라 훈련시간의 증가(Input)에도 불구하고 능력의 향상(Output)은 감소한다는 것이다. 단일세트 훈련의 지지자들은 적은 향상을 위해 많은 시간을 투자하는 것은 불필요하다고 주장한다.

다중세트 훈련 지지자들은 단일세트 운동 프로그램은 초보자나 짧은 시간으로 훈련효과를 유지하려는 사람들을 위한 프로그램으로 훈련의 양과 훈련시간의 증가가 요구되는 점진적 운동 프로그램에는 다중세트 훈련이 필요하다고 주장한다. 선수들을 위해서는 종목 훈련에서 근력강화 훈련은 매우 중요하다. 근력이 필요한 종목의 운동선수 혹은 엘리트 리프트 선수들의 훈련은 거의 모든 운동이 다중세트 운동으로 진행되며, 97%의 Division I S&C 코치들은 다중세트 운동 프로그램을 사용한다고 보고하였다. 단일세트 운동 프로그램은 각 운동을 점진적으로 진행하는데 있어 변화(강도, 양, 휴식 시간)를 주는데 제한적이라고 주장한다. 오직 한 세트 내에서 무거운 부하를 들기는 어렵기 때문에 많은 리프터(lifter)들은 무거운 부하까지 점진적인 준비 운동을 필요로 한다. 적절한 준비 운동 없이 고중량을 이용한 운동수행은 제한될 수 밖에 없다. 마지막으로, 단일세트 운동은 대부분이 8~12RM의 부하를 적용하여 느린 리프팅 속도 및 기구를 이용한 운동으로 모든 훈련의 목표를 이루기에는 부족하다. 또한, "부족할수록 좋다."라는 주장은 매혹적으로 보이지만, 최소한의 방법을 사용하여 최대한의 이익을 얻기는 어렵다. 양측 모두에서 논쟁의 소지가 있지만, ACSM에서는 초보자들에게는 단일세트 운동 혹은 다중세트 운동을 권고하지만, 점진적으로는 주기화된 다중세트 운동 프로그램을 진행하는 것이 권고된다.

장기간의 논쟁의 결과는 많은 연구와 문헌에 제시되어 있다. 몇몇 연구에서 초보자에게는 비슷한 결과가 나타났다고 보고되었지만, 다른 여러 연구에서는 초보자에게 다중세트 운동이 단일세트 운동과 비교하여 효과적이라고 보고하였다. 그러나 주기화된 다중세트 운동 프로그램은 중급과 고급 단계에서 단일세트 운동 프로그램과 비교하여 한 가지 연구를 제외한 모든 연구에서 우수하다고 보고하였다. 폐경 후 여성에게서 다중세트 운동 프로그램은 3.5~5.5%의 근력증가를 보였지만, 단일세트 운동 프로그램은 1.1~2.0% 근력의 감소가 나타났다. 흥미롭게도, 여러 고찰연구 및 메타분석연구(동일하거나 유사한 연구 주제로 실시된 많은 통계적 연구를 다시 통계적으로 통합하고 종합하는 문헌 연구의 한 방법)를 통한 논문들이 이러한 주제들로 게재되고 있다. 다시 한 번 종합하여 살펴보면:

- 1998년도 이전에 13편의 연구들이 발표되었다. 6편의 연구에서는 단일세트 및 다중세트 운동 프로그램에서 비슷한 근력 증가를 보였으며, 7편의 연구에서는 다중세트 운동 프로그램에서 더 높은 근력 증가를 보였다. 비슷한 근력향상을 보인 6편의 연구를 살펴보면, 4편의 연구에서는 비 훈련인을 대상으로 하였고, 2편의 연구에서는 훈련인을 대상으로 하였다. 다중세트 운동 프로그램에서 더 높은 근력증가를 보인 7편의 연구를 살펴보면, 1편에서는 비 훈

계속

련인을 대상으로 하였고, 6편의 연구에서는 훈련인을 대상으로 하였다.

- 1998~2003년도까지 8편의 연구를 살펴보면 1편의 연구에서는 훈련인의 근력향상이 비슷하게 나타났다고 보고하였지만, 다른 7편의 연구(비 훈련인 대상 연구 5편, 훈련인 대상 연구 2편)에서는 다중세트 운동 프로그램에서 더 높은 근력향상이 나타났다.
- 2003년도부터 현재까지 저항 운동을 경험한 적이 없거나 비 훈련된 성인을 대상으로 한 5편의 연구를 살펴보면, 4편의 연구에서는 다중세트 운동의 우수성을 보고하였고 다른 한편의 연구에서는 다양한 조건하에 세 가지 운동검사를 실시하였을 때 오직 하나의 운동검사에서 다중세트운동이 우수하다고 보고하였다. Munn 등 다중세트 운동에서 단일세트 운동과 비교하여 더 높은 근력증가가 나타났다고 보고하였다(48% vs 25%). Mcbride 등도 12주간 다중세트 운동 프로그램과 단일세트 운동 프로그램을 적용하였을 때 다중세트 운동 프로그램의 적용이 단일세트 운동 프로그램과 비교하여 컬(curl) 1RM(48% vs 25%) 및 레그 프레스 1RM(22.8% vs 8.5%)을 더욱 증가시켰다고 보고하였다. Ronnestad 등은 11주간 다중세트 훈련과 단일세트 훈련을 적용한 결과 하지 근력 및 근비대는 다중세트 훈련군에서 더욱 높게 나타났지만, 상지근력은 비슷하게 증가하였다고 보고하였다. Kelly 등은 8주간 1세트 및 3세트의 등속성 하지 신전 운동(60° s^{-1})을 적용하였을 때 다중세트 훈련은 최대토크(peak torque)를 증가시킨 반면에, 단일세트 훈련은 최대토크를 증가시키지 못했다고 보고하였다.
- 14주 이상의 훈련 기간을 가진 모든 연구에서 다중세트 훈련이 단일세트 훈련과 비교하여 신체능력 향상에 우수하다고 보고하였다.
- 비 훈련인 및 훈련인 모두에서 각 운동당 2~3세트의 훈련은 단일세트 운동과 비교하여 최대 46%까지 더 높은 근력향상을 가져온다.
- 비 훈련인 및 훈련인 모두에서 다중세트 훈련과 비교하여 단일세트 훈련의 우수성을 나타낸 연구는 없다.

세 가지 기본적인 구조가(많은 통합된 시스템) 사용될 수 있다(■ **그림 11.11**). 각각의 방법마다 장점과 단점을 가지고 있으나 모든 방법이 효과적이기 때문에 이 방법들을 사용하는 것은 선수나 코치의 개인적인 선호도에 달려 있다. 첫 번째로는 지속적인 부하/반복 시스템(constant load/repetition system)이다. 부하와 반복수는 모든 세트에 걸쳐서 지속적으로 유지한다. 고정된 체계로 모든 운동이 똑같은 반복수로 수행되게 하거나(각각 운동을 위한 부하도 지속적으로 유지), 각각 운동이 다양한 반복수로 수행되는 다양한 시스템을 사용할 수 있다(부하는 역시 지속적으로 유지). 이 체계는 근력, 힘, 근비대, 근지구력 증가에 매우 효과적이다. 두 번째 체계는 가볍게 시작해서 점점 무겁게 가는 시스템(light to heavy system)으로 운동하는 것이 있다. 반복수는 똑같게 유지하거나 또는 감소시키는 반면 무게는 각 세트마다 증가된다. 이 체계에서 첫 번째로 알려진 것 중에 하나는 점진적인 저항 운동의 Delorme 방법이 있는데, 세트당 10번의 반복수를 수행한다. 그러나 선수의 10RM의 50%, 75%, 100% 무게를 사용하여 각각 3세트, 그래서 총 9세트를 수행한다. 첫 번째와 두 번째 세트는 램핑 세트(ramping set), 그리고 세 번째 세트는 작업부하 세트이다. 가볍게 시작해 점점 무겁게 가는 체계의 또 다른 예는 무게가 더해지고, 각각 세트에 대한 반복수가 감소하는 "상승 피라미드 운동법"이다. 비록 전통적인 상승피라미드 운동법은 1RM의 무게에 점점 도달하기 때문에 최대근력을 목표로 하는 것이었지만, 지금은 강도와 운동량을 다양하게 해줌으로써 어떤 체력요소를 목표로 하든 간에 적용될 수 있다(■ **표 11.8**). 이 운동법은 가장 무거운 무게를 들어올리기 바로 전까지 진행한다는 점에서 장점이 될 수 있다. 전통적인 상승 피라미드 운동법은 넓은 범위의 강도(70~100%)를 사용할 수 있으며, 일반적으로 1RM까지 도달할 수 있기 때

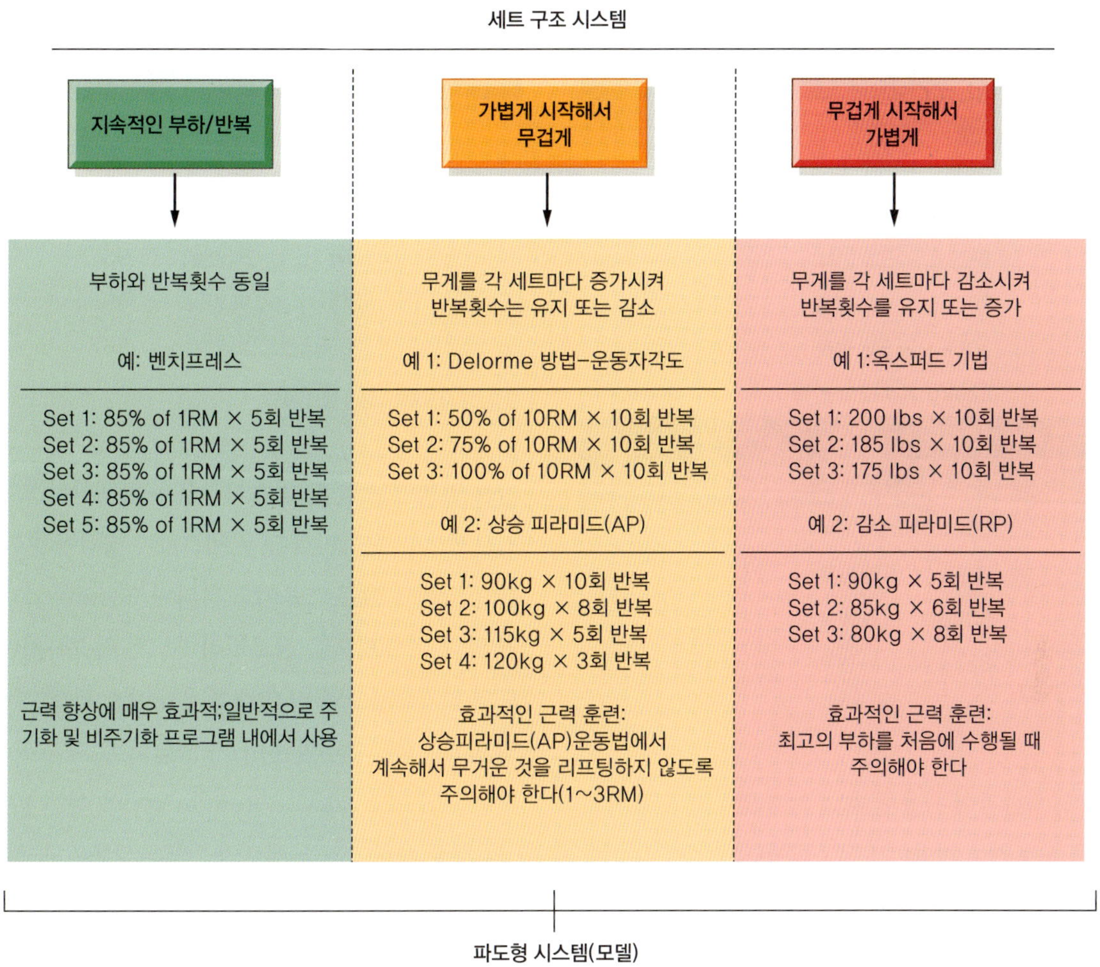

■그림 11.11 세트 구조 시스템

Reprinted with permission from McGuigan M, Ratamess NA. Strength. In: Ackland TR, Elliott BC, Bloomfield J, editors. *Applied Anatomy and Biomechanics in Sport.* 2nd ed. Champaign (IL): Human Kinetics; 2009. pp. 119–154.

문에 중요하다고 여겨져 왔으나, 너무 자주 사용하게 되면 과운동을 야기하는 단점이 있다. 상승 피라미드 운동법은 좁은 범위에서의 특정한 강도로 수정하여 적용할 수 있다. 다시 말해 목표를 기반으로 최고 강도 아래(1RM의 75~80%)로 설정할 수 있다. 여러 전문가들은 너무 넓은 범위의 강도(반복횟수도 더 높게)는 더 큰 피로를 유발하기 때문에 낮은 범위의 강도를 사용(10~20%)할 때에는 상승 피라미드 운동법이 가장 효과적이라고 제시하기도 한다. 상승 피라미드 운동법은 어떤 운동에서라도 사용할 수 있으나(보통 운동들은 적어도 3세트가 수행되는 것을 필요로 하기 때문에 다관절 기본 근력 운동에 더 흔히 사용), 총 운동에 있어서 모든 운동을 상승 피라미드 운동법으로 사용하지는 않는다. 이보다는 먼저 분절 운동을 목표로 할 수도 있고 나머지 운동은 다른 세트구조 체계로 사용할 수 있다. 세 번째 기본 체계 구조는 무거운 무게에서 가벼운 무게로 수행하는 것이다. 이 운동법은 무게를 각 세트의 진행에 따라 감소시키며, 반복횟수를 유지하거나 증가시킨다. 여러 선행연구는 옥스퍼드 기법(Oxford technique)이라고 알려진 구조를 연구했다. 옥스퍼드 기법은 들어올리는 사람이 운동의 모든 세트에서 같은 반복수반복횟수를 유지하며, 각 세트에 따라 무게를 감소시키는 방법이다. 이 방법은 근력을 증가시키는데 효과적이며, 9주 동안의 운동에서 DeLorme 시스템과 유사한 근력의 증가를 보였다고 보고하면서, 이 방법에서 반복횟수를 유지하기 위해서는 부하가 감소하기 때

■ 표 11.8 상승 피라미드(Ascending pyramids)의 예

상승 피라미드 운동법	
세트	무게 × 반복횟수
1	100kg × 12회 반복
2	150kg × 10회 반복
3	190kg × 8회 반복
4	200kg × 6회 반복
5	205kg × 5회 반복
6	220kg × 1-2회 반복
근비대/지구력 감소 피라미드	
세트	무게 × 반복횟수
1	60kg × 20회 반복
2	70kg × 15회 반복
3	80kg × 12회 반복
4	85kg × 10회 반복
5	90kg × 8회 반복

문에 짧은 휴식간격이 사용될 때 효과가 있다고 보고하였다. 또 다른 예는 감소 피라미드 운동법이다. 반복횟수가 증가하는 반면 무게는 각 세트마다 감소한다. 이 운동법의 장점은 가장 무거운 세트를 피로가 가장 적은 상태에서 제일 먼저 수행한다는 것이며, 이론적으로 이 방법은 최적의 근력 운동을 제공한다. 그러나 이 방법을 반대하는 사람들은 첫 번째 운동이 1RM에 가까운 부하를 필요로 하지만, 가장 무거운 세트를 위한 적절한 준비 운동이 수행되지 않는 가능성을 지적하며 주의가 필요하다고 말한다. 다른 구조의 운동을 접하는 처음 몇 번은 사용될 수 있으나 대체적으로 많은 운동에서 감소 피라미드 운동법를 사용하지는 않는다. 통합된 모델이나 또는 파형을 이루는 모델(부하/반복, 무거운 무게에서 가벼운 무게, 가벼운 무게에서 무거운 무게 체계를 기반으로 함)도 사용되어 왔다. 통합된 모델은 두 가지 또는 더 많은 체계를 조합한다. 진짜 피라미드 방법은 상승 피라미드와 감소피라미드를 조합한 것이다. 들어올리는 사람은 부하를 증가시키고 반복횟수를 감소시키는 방법으로 올라간 다음에 부하를 감소시키고 반복횟수를 증가시키는 방법으로 내려온다. 지지자들은 부하가 줄어듦으로써 내려

■ 표 11.9 세트 구조화의 통합된 모델: 바벨 스쿼트

세트	무게 × 반복횟수	%1RM
1	180kg × 8회 반복	80
2	180kg × 8회 반복	80
3	205kg × 5회 반복	90
4	205kg × 5회 반복	90
5	215kg × 2회 반복	95
6	215kg × 2회 반복	95

참고: 1RM 500lb; 웜업 세트 제외

가는 방법에는 몇 가지 강화작용이 발생한다고 제시한다. 기본적으로, 운동마다 많은 세트가 수행되어야 한다. 또 다른 통합된 모델은 스큐이드 피라미드(skewed pyramid)가 있다. 진행방법은 감소피라미드와 비슷하지만, 피라미드의 하강부분보다 더 아래쪽에서 감소 세트(부하의 감소 및 반복수반복횟수의 증가)가 포함되며, 사후 활성화 상승작용(postactivaion potentiation)을 통한 피라미드의 상승부분 때문에 감소 세트의 수행은 강화된다. 하나보다는 다양한 세트에 걸쳐 부하가 증가하고 반복수가 감소하는(또는 그 반대) 모델이 있다. ■ 표 11.9는 스쿼트를 위한 운동모델이다. 1~2세트보다 3~4세트에서 부하가 증가하고 반복수는 감소했다. 그래서 상승 피라미드 운동법은 특정한 강도에서 세트수를 증가시키는 방법을 사용한다. 이 모델은 상승 피라미드 운동법을 적용한다. 마지막으로 파도형 모델은 고강도 및 중강도의 부하를 가지고 모든 세트마다 번갈아 가며 하게 된다. 이 모델은 몇몇 세트(5세트이상)로 구성된 다관절 운동을 위해 사용된다. 한 가지 예를 들면, 파형부하(wave loading) 방법이 있다. 비록 이 시스템을 사용하는 방법은 많지만, 파형 부하 방법은 선수가 첫 번째 파(상승 피라미드 운동법)에 있어서 1RM의 90%, 95%, 100%를 각각 3번, 2번, 1번 반복을 시행하는 것을 필요로 하며, 두 번째 파는 각각의 세트마다 2.5lb를 더해 3번, 2번, 1번 반복을 수행한다. 선수는 파형이 수행될 수 없을 때까지 계속한다. 또 다른 파도형 모델의 예는 이중 자극(double stimulation) 모델이다. 선수는 한 번과 중간정도 반복수

사이를 10~15%의 강도 격차와 함께 번갈아가면서 한다. 예를 들면, 선수는 첫 세트에 1회 반복×90%, 두 번째 세트에 5회 반복×80%, 세 번째 세트에 1회 반복×90%, 네 번째 세트에 5회 반복×80%를 수행하고, 이런 방식은 세트가 끝날 때까지 반복한다. 파도형 모델은 저강도 세트 다음 고강도 세트를 수행하는 것으로부터 발생하는 강화작용을 최대화하려는 노력이다.

휴식간격

세트와 운동 사이의 휴식간격 길이는 운동강도, 목표, 체력 수준, 목표로 하는 에너지 시스템 이용에 따라 달라진다. 운동 사이의 휴식간격은 훈련된 근육군, 장비의 이용가능성, 무게를 바꾸는데 필요한 시간 및 다른 운동구역으로의 이동 등에 의해 영향을 받으며, 운동과 운동 사이의 휴식은 저항 운동수행을 위한 대사, 호르몬, 심혈관계 반응뿐만 아니라 이후의 운동의 진행에도 영향을 준다. 비록 짧은 휴식시간이 근비대와 근지구력 운동에 이익이 되더라도, 아주 적은 회복이 발생하기 때문에 급성적인 근력, 힘 생산은 짧은 휴식간격에 좋지 못한 영향을 받는다. 예를 들면, ATP-PC system시스템, 젖산 제거, 근육 버퍼링, 산소 부채의 상환에 대한 회복이 있다. Kraemer는 레그프레스와 벤치프레스에 3분 휴식간격을 이용했을 때 10RM부하를 10번 반복하는 것을 3세트수행했고, 휴식간격이 1분까지 줄어들게 할 때 각각 10번, 8번, 7번 반복하여 수행한 것을 보여주었다. Willardson과 Burkett는 스쿼트와 벤치프레스를 4세트수행할 때 가장 높은 운동량은 5분의 휴식간격이었고 다음으로는 각각 2분과 1분으로 나타났다고 보고하였다. Miranda 등은 3세트를 8RM의 부하로 1분 또는 3분의 휴식간격을 가지는 6가지 운동의 두 순서를 비교했는데, 3분 휴식간격이 1분이었을 때보다 3세트에 걸쳐 4~6번 더 반복횟수가 많았다고 보고하였다. 이 연구에서 유사한 근육군이 사용되는 운동을 순서대로 수행하였는데(넓은 그립 랫풀다운, 좁은 그립 랫풀다운, 머신 로, 바벨 로) 흥미롭게도, 제일 처음 수행하고 난 다음의 다른 운동에서의 첫 번째 세트에서는 8회 반복을 수행할 수 없었으며, 이 효과는 1분의 휴식간격으로는 유사한 근육군을 자극하는 운동수행에 의해 발생한 피로로 인해 수행능력이 감소되는 현상이 나타난다고 보고하였다.

■ **그림 11.12**는 다양한 휴식간격을 사용한 일회성의 리프팅 수행을 보여준다. 이 그림은 리프팅을 수행함에 있어서 가장 큰 경기력 감소는 30초 휴식간격에서 나타나고, 최고의 경기력은 5분 휴식간격에서 나타난다는 것을 보여준다. 다른 연구는 스쿼트와 벤치프레스가 5분 > 3분 > 2분 > 1분 > 1분 이하 순서로 더 높은 반복수반복횟수가 수행된다고 말한다. 짧은 휴식간격은 경기에 악영향을 주는 반면 긴 휴식 기간은 강도 및 운동량을 유지할 수 있게 도와주고, 짧은 휴식간격 동안에 나타나는 경기력 감소는 선수의 최대근력의 더 큰 감소를 유발하는 반비례 관계이다.

선행 연구에서 세트 사이에 짧은 휴식간격에 비해 긴 휴식간격이 더 큰 근력을 증가시킨다는 것을 보여준다고 보고하였다. 예를 들면, 3분 vs 30~40초 휴식간격이 있다. 몇몇 연구는 짧은 휴식간격(1분 이상)에 비해 긴 휴식간격(2분이상)일 때 2~8% 더 큰 근력이 증가했다는 것을 총체적으로

SIDEBAR 다중세트 중의 리프팅 수행의 운동역학(kinetics)과 운동학(kinematics)

휴식시간의 길이는 운동수행능력에 영향을 미친다. 짧은 휴식시간은 부하와 반복횟수를 감소시키지만, 운동에 따른 피로가 적게 나타난다. 또한, 반복횟수가 변하지 않더라도 최대근력과 속도는 변할 수 있다. ■ **그림 11.13**은 1RM의 75%의 부하로 휴식시간을 2분으로 설정하여 6세트 10회의 스쿼트를 수행하였을 때 반복횟수와 부하에 대한 그래프이다. 부하는 처음 3세트까지 일정하게 유지하였지만, 마지막 3세트를 성공적으로 수행하기 위해서 부하를 감소시켰다. 부하를 일정하게 적용한 처음 3세트 동안 각 세트를 성공적으로 수행할수록 지면반발력의 감소가 나타났다. 피로한 상태에서도 반복횟수를 수행할 수 있지만, 힘의 감소와 함께 수행 시 속도의 저하가 나타나며, 운동속도는 반복횟수와는 상관없이 각 세트마다 감소한다. 이러한 자료는 최대근력과 근파워의 훈련을 위해 많은 반복수행을 요구하는 운동선수들에게 중요한 결과이며, 근력 및 근파워 훈련을 위한 각 반복당 최대 수행은 길고 충분한 휴식시간을 필요로 한다.

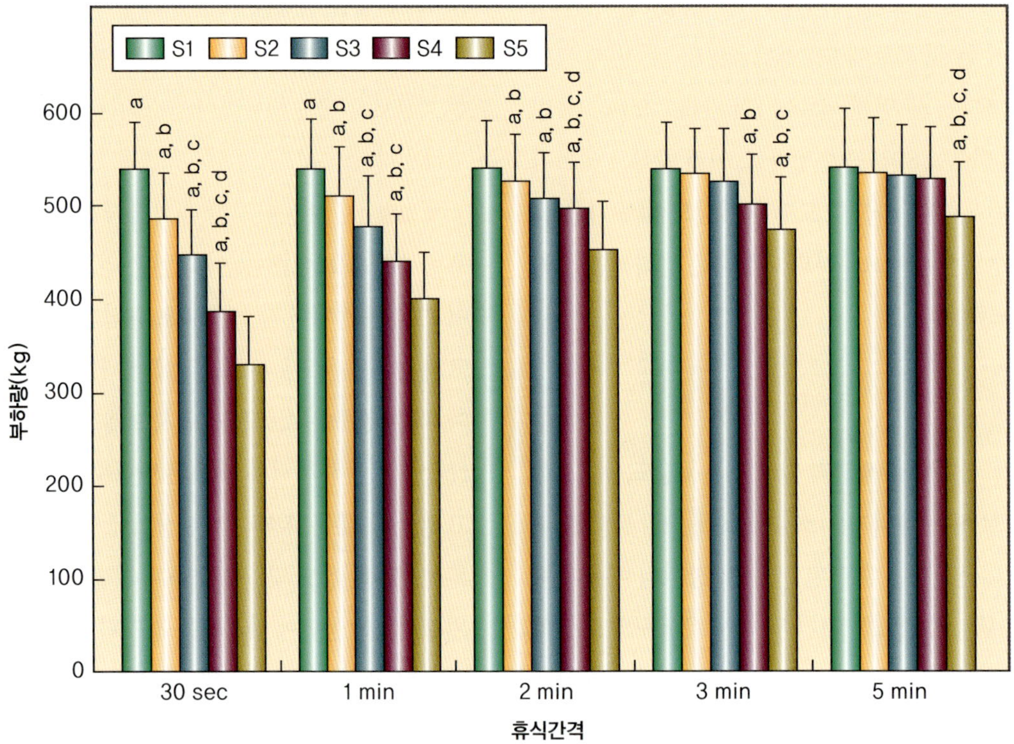

■그림 11.12 30초, 1분, 2분, 3분 그리고 5분간의 휴식시간이 벤치프레스 10회 반복 동안 리프팅 수행

Reprinted with permission from Ratamess NA, Falvo MJ, Mangine GT, Hoffman JR, Faigenbaum AD, Kang J. The effect of rest interval length on metabolic responses to the bench press exercise. Eur *J Appl Physiol.* 2007;100:1–17.

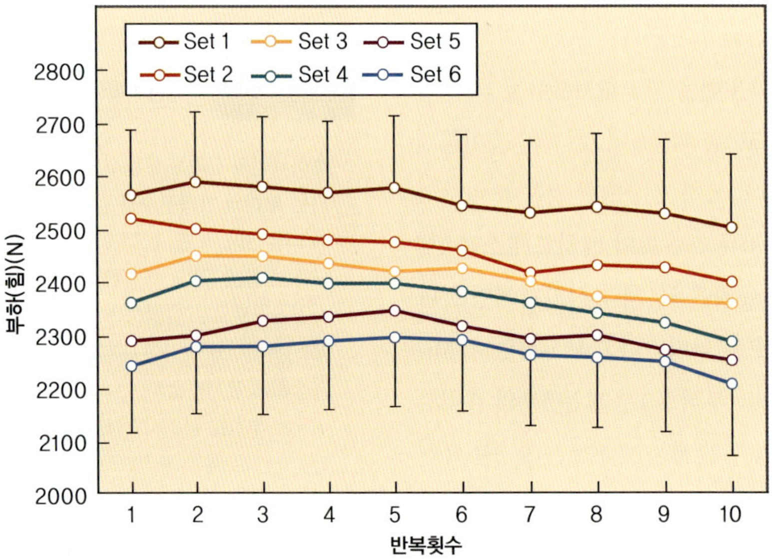

■그림 11.13 스쿼트 프로토콜의 운동역학 개요

Reprinted with permission from McGuigan M, Ratamess NA. Strength. In: Ackland TR, Elliott BC, Bloomfield J, editors. *Applied Anatomy and Biomechanics in Sport.* 2nd ed. Champaign (IL): Human Kinetics; 2009. pp. 119–154.

보여준다. 그러나 일부 연구는 예를 들면, 세트 사이의 1분과 2.5분, 2분과 4분, 2분과 5분 휴식간격 간에 유사한 근력 증가가 나타난다고 통계적으로 보여준다. 이 연구는 휴식간격이 2분보다 더 적을 때 근력차이가 주로 발생한다는 것을 총체적으로 보여준다. 휴식간격 길이는 특정한 운동의 목표에 따라 다양하다(모든 운동은 같은 휴식간격을 사용하지 않는다). 초보자, 중급자, 상급자의 근력과 파워 운동에 대해서 ACSM은 더 무거운 부하를 드는 분절 운동을 위해 적어도 2~3분, 보조적 운동을 위해서는 1~2분의 휴식간격을 사용하는 것을 권장한다. 비록 짧은 휴식간격이 효과적으로 사용될 수도 있지만, 이 권장사항은 근비대를 위한 운동에도 적용시킬 수 있다. 근력과 힘 수행은 ATP-PC 시스템에 따라 매우 달라지는데, ATP-PC 시스템은 일반적으로 충분히 회복되는데 적어도 3분이 걸린다. 그러나 근력은 짧은 휴식간격에서도 조금씩이나마 증가하며 근지구력 운동을 할 때 휴식시간 선택은 큰 영향을 준다. 근지구력을 증가시키기 위한 운동을 다음과 같이 제안한다: (a) 최대 근지구력에 가깝게 향상시키기 위한 높은 반복횟수 수행(세트수의 증가), 또는 (b) 높은 수준의 지구력(또는 근력)을 증가시키기 위한 세트 사이 휴식 최소화. 이러한 내용은 근지구력 운동을 위해 짧은 휴식간격 사용을 권장한다. 예를 들면 높은 반복횟수(15~20번 또는 그 이상 반복) 세트를 위한 1~2분 휴식시간, 그리고 중간정도 반복횟수(10~15번 반복) 세트를 위한 1분보다 낮은 휴식시간이 있다.

반복 속도

반복 속도는 신경계, 근비대 및 대사적 반응을 운동하는데 영향을 주며, 부하와 피로도에 따라 달라진다. 많은 선행 연구에서 등속성 저항 운동에 대해 연구하였다. 등속성 장비는 지레팔 각도의 속도를 저속(30°s^{-1}), 중속(180°s^{-1}), 고속(300°s^{-1}) 또는 그이상의 속도를 선택하여 유지시키는 장비이다. 선수는 최대의 근력을 사용하지만, 속도는 미리 결정되어 있으며, 회전력(torque) 및 힘(force)을 측정하여 보여준다. 등속성 장비는 부하와 관계없이 속도만을 나타내며, 오히려 저항성 장비를 포함하여 더 큰 신장성 부하를 안정적으로 제공한다. 그러나 등속성 장비는 매우 비싸며, 등속성 운동은 저항 운동에 비해 흔히 사용되지 않는다. 등속성 장비를 이용한 운동은 저속(30°s^{-1})을 포함한 모든 속도에서 근력 증가가 나타나지만, 중속(180~240os^{-1})에서 가장 큰 근력 증가를 시킨다.

대부분의 운동에서 등속성 장비의 사용보다는 본인이 직접적으로 무게를 이용하여 속도를 통제하는 일정한 동적 외부 저항 운동이 대다수이며, 이 방법은 의도적으로 속도를 통제하는 것이 중요하다. "힘 = 질량× 가속도"이기 때문에 저속 반복이 목적일 때 힘의 감소가 나타나지만, 두 가지 저속 수축의 종류(의도적이지 않은 것과 의도적인 것)에 따라 달라질 수 있다. 의도적이지 않은 느린 속도는 고강도 반복시 사용되는데 이때 부하 및 피로도가 느린 속도에 영향을 주며, 고부하 세트 동안에 나타나고 근력 증가를 위한 강한 자극을 준다. 반복 속도는 피로가 나타나기 시작하는 세트의 마지막 반복횟수에서 감소한다. 5RM 벤치프레스동안 단축성 단계에서 처음 세 번째 반복횟수는 대략 1.2~1.6초인 반면 마지막 두 반복횟수는 각각 2.5~3.3초가 된다. 특히 피로는 세트가 완료되기 직전의 들어올리는 속도를 늦추는데 핵심적인 역할을 한다.

의도적으로 느린 속도 반복은 선수가 거의 최고 무게의 속도를 직접적으로 통제하여 들어올릴 때 사용된다. 이 속도는 장력이 근육에 전달되는 시간을 증가시키기 위해 사용되며, 의도적으로 느린 속도를 통해 장력이 전달되는 시간을 증가시키는 것은 지구력 강화를 위한 강한자극을 주어 높은 피로를 유발시킨다. 의도적인 저속 운동(5~10초 단축성, 5~10초 신장성)이 일반적인 속도의 운동이나 폭발적으로 빠른 속도의 운동과 비교하였을 때 힘의 생성이 낮게 나타났다고 보고하였다. 의도적인 저속 운동으로 무게를 드는 것은 선수가 받는 무게를 줄이기 위해 더욱 느리게 힘이 발생하고 그 결과 부하당 반복횟수, 힘(force) 및 파워를 적게 발생시킨다(■ **그림 11.14**). 선행연구에 따르면, 10주간 매우 느린 속도를 사용하여 1세트를 10회 반복횟수로 수행(10초 – 단축성, 5초 – 신장성) 및 느린 속도로 수행(2초 – 단축성, 4초 – 신장성) 시 매우 느린 속도에서 부하의 30%감소를 야기하며 제한된 근력만을 얻었다고 보고하였다. 의도적인 저속 운동은 근지구력 운동에 사용될 수 있으나 중급자 및 상급자의 근력과 힘 운동에는 역효과를 낳는다. Munn 등(120)은 비 훈련자에게 있어서 빠른(1초 – 단축성, 1초 – 신장성) 속도의 운동은 느린(3초 – 단축성, 3초 – 신장성) 속도의 운동보다 11% 더 큰 근력 상승을 보였다고 보고하였으며, 훈련자에게 있어서 고속 운동(0.85초 이하 – 단축성, 1.7초이하 – 신장성)은 저속 운동(1.7초 – 단축성, 1.7초 – 신장성)과 비교하여 벤치프레스(7.9%)와 벤치 풀(5.5%) 근력에서 더 큰 증가를 보였다고 보고하였다. Rana 등은 비 훈련된 여성에게 있어서 매우 느린 운동 속도는 느린 근력의 비율 증가를 보인다고 보고하였으나 Neils 등은 비 훈련된 개인에게서 고속 운동과 저속 운동 모두에서 유사한 근력증가가 보인다고 보고하였다. 고속 운동, 중속 운동(1.2초 – 단축성, 1.2초 – 신장성) 및 저속 운동을 비교하였을 때 중속 운동과 고속 운동(1초 이하 – 단축성, 1초 이하 – 신장성)이 저속 운동과 비교하여 근육 강화에 더욱 효과적이다. 예를 들면, 수행된 반복횟수, 일(work)과 힘(power) 생산량, 운동량, 근력 획득의 비율 증가에 더 효과적이다. Sakamoto와 Sinclair는 스미스 머신 벤치프레스 수행 시 1RM의 60~80%의 무게를 느린 속도로 들어올릴 때 3~9번 반복수반복횟수를 수행했다. 그러나, 같은 부하를 빠르거나 폭발적인 속도로 들어올릴 때 5~15번 반복횟수를 수행하였다고 보고하였다.

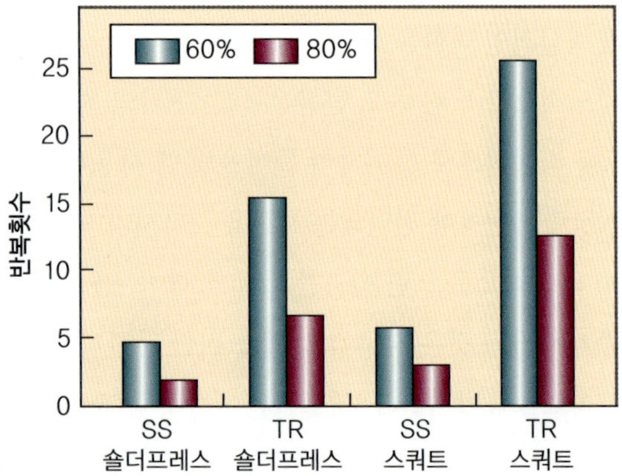

■ **그림 11.14** 매우 느린 속도와 전통적인 반복 속도의 비교. 위 자료는 숄더프레스와 스쿼트 모두에서 매우 느린속도(SS)보다 전통적인 속도(TR) 가 1RM의 60%, 80% 강도에서 상당히 많은 반복이 이루어졌다는 것을 보여준다.

Adapted with permission from Hatfield DL, Kraemer WJ, Spiering BA, et al. The impact of velocity of movement on performance factors in resistance exercise. *J Strength Cond Res.* 2006;20:760–766.

운동의 속도는 저-중강도 운동에서의 반복능력과 관련이 있다. 근력 운동을 위해 의도적으로(신경계 반응을 최적화) 무게를 가능한 한 빨리 움직이기 위해서 힘발전비율(RFD)의 역할은 매우 중요하며, 운동의 마지막 수행 시의 들어올리는 속도 자체도 중요하지만, 빠르게 들어올리는 목적이 더욱 중요하다. 이 기술은 단축성 단계 동안의 가동범위에 걸쳐 부하를 최대로 증가시키기 위해 선수에게 필요로 하는 "보상 가속" 이라는 용어로 사용되었다. 고속 운동의 중요한 장점은 고강도의 부하에도 적용될 수 있으며(중강도의 부하 포함), 다관절 운동에 효과적이고 저속 운동보다 근력 강화에 큰 이점이 있다. ACSM은 근력과 근비대 운동 동안에 운동되지 않은 사람을 위해서는 저속-중속 운동, 중급자들을 위해서는 중속 운동을 권장한다. 상급자를 위한 근력과 근비대 운동은 고부하에 의한 저속부터 고속으로 구성되어 있는 운동속도의 조절 적용을 권장한다. 속도의 선택은 강도를 고려해야 하며, 최대근력의 증가를 원한다면 단축성 근육 활동의 속도를 최대화해야 한다. 파워 운동은 최대의 힘발전비율(RFD), 속도에 따른 근력 증가, 수축-이완 순환 능력, 협응성 및 기술의 증가를 동반하므로 빠르고 폭발적인 속도(1초 이하 – 단축성, 1초 이하 – 신장성)는 파워 운동을 위해 사용되어야 한다.

근지구력과 근비대를 위한 운동은 다양한 부하 전략과 함께 속도 전략을 필요로 한다. 근지구력 운동을 위해 중요한 요소는 세트의 기간을 연장하는 것이다. 세트 기간을 연장하기 위해 권장하는 두 가지의 방법은 (a)의도적인 저속과 중등도의 반복횟수 방법 및 (b)중-고속과 높은 반복횟수

방법이 있다. 가벼운 부하를 이용하는 의도적 저속 운동은 (5초 – 단축성, 5초 – 신장성, 또는 더 길게) 길어진 시간 때문에 근육에 장력을 계속해서 가하게 되지만, 의도적인 저속 운동을 적용하면 많은 반복횟수를 수행하기는 어렵다. 높은 반복횟수를 원할 때는 중-고속이 선호된다. 저속으로 중등도의 반복횟수로 수행, 중-고속으로 높은 반복횟수로 수행하는 운동전략은 해당과정과 산화적 과정을 자극해 증가시키며, 그 결과 근지구력 향상의 효과적인 수단으로서의 역할을 하게 된다. ACSM은 의도적인 저속 운동은 중등도의 반복횟수(10~15)를 위해 사용되고 많은 반복횟수(15~25 또는 그 이상)를 수행할 때는 중-고속을 권장한다.

빈도

특정한 시간 동안 수행된 운동의 수는 운동에 적응하는데 있어 영향을 미친다. 빈도는 특정한 운동시간의 수 또는 운동되는 근육군을 포함하며, 운동량, 강도, 운동의 종류, 컨디셔닝의 수준, 운동상태, 회복능력, 영양섭취, 운동목표와 같은 몇 가지 요소들에 따라 달라진다. 고강도의 운동은 다음 운동(특히 유사한 근육군을 사용하는 다관절 운동)에 앞서 회복시간을 증가시킨다. 비운동 여성에게 10RM의 부하를 5세트 동안 10번 반복횟수로 구성된 하체 운동 이후에 2일간 94%의 근력 회복을 보였다고 보고하였다. 다른 선행 연구에서도 비 훈련자에게 주당 2~3일 운동빈도를 적용하여 연구한 결과, 운동량을 비슷할 때 2일과 3일의 빈도 모두에서 유사한 결과를 나타냈다고 보고하였다. 이러한 결과는 운동 초기에 사용되는 빈도이며 초보자들에게 권장한다. 몇몇 연구에서는 최대근력을 증가시키는데 주당 4~5일의 운동이 주당 3일의 운동 보다 뛰어나며, 주당3일의 운동은 주당 1일 운동과 2일 운동보다 뛰어나고 주당 2일 운동은 주당 1일 운동보다 뛰어나다고 보고하였다. 메타분석 결과 주당 3일 운동은 비 훈련자에게, 주당 2일 운동은 운동경험자에게 근력 향상에 최고의 효과를 나타낸다고 보고하였다. 운동경험의 증가는 각 근육군 운동을 위한 빈도에 있어서 변화를 필요로 하지 않지만, 운동선택, 운동량, 강도와 같은 다른 변화에 따라 달라진다. 빈도의 증가는 근육군 당 더 많은 운동선택과 운동량을 가지게 하며, 상급자 운동을 위한 빈도는 상당히 다양하다. 한 연구는 주당 4~5일 운동을 하는 미식 축구선수가 주당 3일 또는 6일 운동한 선수들보다 더 좋은 결과가 나타난다고 보고하였으며, 주당 4~6일의 높은 빈도로 운동을 하는 웨이트리프터들과 보디리프터들은 이중 분할 운동(하루에 다른 근육군 운동을 위한 두 번의 횟수)을 사용하여 주당 8~12번의 운동횟수(session)를 갖고, 올림픽 역도선수들은 주당 18번의 운동횟수를 갖는다. 이론적으로, 횟수 간 짧은 간격을 가진 후의 회복시간, 영양보충 및 음식섭취는 더 좋은 운동 반응을 가져온다. 한 연구에서는 운동량이 하루에 한 횟수보다 두 횟수로 나뉠 때 근육의 단면적과 근력의 더 큰 증가를 보였다고 보고하였다. 엘리트 파워 리프터들은 주로 한주에 4~6번 운동을 하지만, 모든 근육군을 높은 빈도로 사용하여 운동마다 특별하게 운동하는 것은 아니며, 운동의 많은 수에도 불구하고 각 주요 근육군은 주당 2~3번 운동한다.

운동빈도는 운동구조에 영향을 받는다. 다른 빈도와 운동구조 간의 조화를 이룰 때 다음의 지침은 사용될 수 있다.

- 주당 1일: 전신 운동
- 주당 2일: 전신 운동 또는 상지/하지 분할 운동
- 주당 3일: 전신, 상지/하지 분할, 또는 복합 분할 방식 운동
- 주당 4일: 전신(분할 지정), 상지/하지 분할, 또는 복합 분할 방식 운동
- 주당 5일: 전신(분할 지정), 또는 복합/분리 분할 방식 운동
- 주당 6~7일 그리고 그보다 더: 복합/분할 분리 방식 운동 -웨이트리프팅 전신이 사용될 때(분할 지정)

* 분할 지정과 함께 전신 운동은 올림픽 역도경기 프로그램의 종류와 관련이 있다. 올림픽 역도경기가 전신 들기이기 때문에 운동은 전신 운동으로 간주된다. 그러나 분할 지정은 올림픽 역도경기 이후에 수행된 운동과 관련이 있다. 이것은 상지/하지 운동으로 나눌 수 있다.

사례 연구 11.1

Lance는 비 시즌기 운동을 준비하는 대학교 Division II 2부 리그 미식 축구선수이다. 그는 약간의 근비대를 얻으면서 최대근력과 파워증가를 목표로 하는 189cm, 102kg, 라인백커이다. 그는 6년간 리프팅을 해왔고 올림픽 경기방식의 들기에 능숙하다. 선수의 운동공간은 무게를 들어올릴 수 있는 공간과 선반, 벤치, 프리 웨이트 장비들이 있지만 몇 가지 장비를 사용하는데 제한이 있다. 다시 말하면 랫풀다운, 로우-폴리 로우, 레그프레스, 케이블/폴리 시스템 사용에 제한이 있다. 그는 전신 운동을 전부터 해서 그런지 그의 근육군은 근력의 균형이 잘 맞는다(눈에 띄게 약화된 부분도 없다). Lance는 10주 운동 프로그램 설정 방법을 당신에게 묻는다.

생각해볼 문제: Lance에게 어떤 프로그램을 설정해 줄 것인가?

상급자 저항 운동 기술

몇몇 저항 운동 기술은 상급자에게 더 좋은 운동을 제공한다. 이러한 기술은 높은 과부하의 정도를 제공하고 선수가 정체기를 극복하는 것을 돕는데 유용하지만, 초보자나 중급자에게는 도움이 되지 못한다. 그보다 우선적으로 초보자나 중급자들은 견고하게 기초 근력을 만들기 위하여 기초 프로그램들을 진행하는 것이 더 좋다. 상급자 기술은 가동범위뿐만 아니라 많은 프로그램 변화를 기반으로 한다. 기술 적용 방법은 다음과 같다.

- 근육 활성: 헤비 네가티브, 강제 네가티브, 기능적 등척성 운동
- 관절가동범위: 부분적 반복, 가변 저항
- 강도(최대: > 신경계를 자극하는 1RM 단축성 수축): 헤비 네가티브, 강제 네가티브, 과부하, 강제 반복, 부분 반복(강한 관절 가동 범위)
- 휴식시간과 운동량: 분할 세트, 운동의 결합, 비연속 세트, 질적운동, 범위반복/대조되는 부하 조합

헤비와 강제 네가티브

헤비 네가티브는 1RM의 100% 이상의 부하를 파워 랙을 이용하여 오직 저속(> 3~4s)의 신장성 수축에서 수행하며, 단축성 수축은 보조적인 역할만을 수행한다. 또 다른 신장성 운동은 한 다리만을 이용하여 저-중강도의 무게로 반동적 운동을 수행한다. 한쪽 다리의 무게를 낮추고 나서 각각 반복 또는 세트와 함께 번갈아 가면서 한다. 몇몇 기계는 더 큰 신장성 수축의 다양한 부하를 적용할 수 있게 개발되었다. 반복횟수는 기존의 세트 동안 단축성 수축 단계를 통해 신장성 수축 단계에 적용된 힘과 함께 증가할 수 있다(강제 네가티브). 여러 선행연구에서는 최대보다 더 높은 신장성 수축 부하는 더 큰 근비대와 근력 획득을 할 것이라 생각하였으나, 오직 몇몇 연구만이 선수들에게 헤비 네가티브를 적용하였다. Brandenburg와 Docherty는 프리쳐 컬과 트라이셉 익스텐션 운동을 이용하여 9주 동안 전통적인 신장성 수축 운동과(4세트× 10반복횟수, 1RM의 75%) 강화 신장성 수축 운동(3세트× 10반복횟수, 단축성 단계에서는 1RM의 75%로 수행하고 신장성 수축 단계에서는 1RM의 110~120%로 수행)을 비교한 결과 프리쳐 컬에서는 유사한 근력증가를 보였으나, 강화 신장성 수축 운동에서 트라이셉 익스텐션(24% vs 15%)에서 더 큰 근력 향상을 보였다. 이러한 무거운 신장성 수축 운동은 과 훈련, 근손상 및 부상을 줄이기 위해 주의해서(4~6주간 운동주기에서 운동당 몇몇 세트에서만 사용) 사용해야 한다.

기능적 등척성 운동

기능적 등척성 운동(Functional Isometrics)은 Bob Hoffman에 의해서 처음으로 촉진되었으며, 파워 랙에 있는 바벨을 밀거나 파워 랙의 핀이 당겨질 때까지 약간 들어올리는 것을 말한다. 들어올리는 사람은 등척성 수축이 2~6초간 적용되게 가능한 한 힘들고 빠르게 계속해서 밀거나 당긴다. 바벨을 놓을 수 있는 시작자세와 가동범위의 목표구간, 이렇게 두 구간에 핀을 둔다(바닥에서 처음 반복수를 시행하지 않을 때). 등척성 수축 근력은 단축성 수축 근력보

다 더 크기 때문에 근력 향상을 위해 특정한 가동범위 구간에서 더 큰 힘을 제공하는 이론에 근거한다. 기능적인 등척성 수축은 이전의 저항 운동 세트와 비교했을 때 강한 대사 반응을 제공한다. 기능적인 등척성 수축은 어떤 가동범위의 구간에서라도 수행될 수 있지만 운동의 가장 힘든 지점에서 수행할 때 효과적이다. 이것은 운동의 약점을 보완하는 효과적인 근력과 파워 운동방법이다. 몇몇 운동에서는 기능적인 등척성 수축을 목표로 벤치프레스, 데드 리프트, 스쿼트, 클린 풀을 흔히 수행한다. Jackson 등은 6초간의 활동적인 운동이 더해진 기능적인 등척성 수축은 근력을 19.4%까지 증가시키는 반면 활동적인 운동만 했을 때는 11.9%만이 증가했다고 보고하였다. O' shea와 O' shea는 6주간의 기능적인 등척성 수축과 활동적인 스쿼트 운동을 비교했는데 그 결과 기능적인 등척성 수축이 동적인 운동보다 스쿼트 1RM에 있어서 더 큰 증가를 보였다고 보고하였다(각각 31.8kg vs 13.2kg). Giorgi 등은 동적인 벤치프레스, 스쿼트 운동과 동적인 운동에 기능적인 등척성 수축(각각 반복당 2~3초)을 더한 것을 비교했는데 그 결과 유사한 근력 증가를 보였다고 보고하였다(기능적인 등척성 수축 = 13~25%, 활동적인 운동 = 11~16%). 그러나 가장 인정받는 6개의 연구를 분석했을 때 동적인 운동과 비교하여 기능적 등척성 운동은 근력이 5~10% 더욱 증가된 것으로 보인다. 그러므로 기능적인 등척성 수축 운동은 근력 기반이 이미 이뤄져 있는 선수에게 활동적인 근력을 강화시킬 수 있는 가능성을 가진다.

부분 반복

부분 반복은 가동범위를 제한하여 수행하는 것이다. 부분 반복은 임상적인 문제나 재활 설정에 있어서 관절의 가동범위가 제한될 때 유용하다. Graves 등은 120°~60°, 60°~0° 의 부분적인 가동범위와 전체 가동범위에 걸쳐 무릎 신전하는 운동을 연구한 결과 전체 가동범위에 걸쳐 근력의 향상이 나타났다고 보고하였으며, Graves 등의 또 다른 연구에서는 8~12번 반복횟수를 가지는 허리 신전 운동을 72°~36°, 36°~0° 와 전체 가동범위(72°~0°)에 걸쳐 연구한 결과 36° 의 운동만으로도 근력은 전체 가동범위 내에서 증가하였다고 보고하였다. 따라서 전체 가동범위 근력은 부분적인 가동범위에서 운동함으로써 강화시킬 수 있다는 결론을 내렸다. 부분 반복은 가동범위의 한 부분에 있어서 근력을 증가시키고, 이러한 변화가 전체 가동범위 근력 증가로 바뀌게 되어 근력 운동 동안에 선수에게 유용함을 제공한다.

최대근력 강화를 위해서 많은 반복 운동이 수행되지만, 부분 반복은 다른 방법으로도 사용할 수 있다. 몇몇 선수는 세트의 확장을 위해 반복 수행의 실패(때론 "소모"라고도 함)를 극복하면서 부분 반복을 사용하였지만, 부분 반복은 들어올리는 사람이 최고의 단축성 수축 단계를 도움 없이 완료할 필요가 없기 때문에 더 많은 반복횟수를 갖게 된다. 이러한 부분 반복의 유용성은 최대 근비대 또는 지구력운동에서 흔히 볼 수 있으며, 반복수행의 실패가 없는 추가적인 이익을 제공한다. 또 다른 유용성은 부분 반복을 전체 가동범위 반복과 함께 동적인 세트에 통합시키는 것으로 보디빌더들의 운동에 사용하며, "21s"라고 알려져 있다. 들어올리는 사람은 처음에는 가동범위의 절반에 걸쳐, 다음에는 다른 절반의 가동범위로 7회 반복하여 수행하고 마지막에는 전체 가동범위로 7회 반복하여 수행한다. 또 다른 예는 $1\frac{1}{2}$ 시스템이다. 들어올리는 사람은 세트가 완료될 때까지 부분 가동범위의 반복과 함께 전체 가동범위의 반복을 수행하는 방법이다.

부분 반복은 최대근력의 영역에서 일반적인 부하량보다 큰부하로 반복을 수행한다. 이론적으로 신경억제를 줄이기 위해 최대보다 더 높은 부하를 적용하며, 전체 가동범위에 있어서 이전의 부하와 함께 거의 최대로 훈련된 가동범위를 운동하기 위함이며, 약점을 피하고 가동범위의 가장 강한 영역에서의 과부하는 근력 증가를 위한 신경 시스템을 자극할 수 있다. 스포츠 현장에서 부분 가동범위 운동은 이미 활발히 수행되고 있으며(수직 점프 수행 강화를 위해 수행된 하프 스쿼트) 일반적으로 "강조(accentuation)"라 불린다. 근력 곡선의 증가는 미는 운동에서 관찰되는 반면 곡선의 감소는 당기는 운동에서 나타난다. 벤치프레스에서의 최대 힘(force) 생산은 거의 끝 지점에 도달할 때 발생하며, 최대보다 더 큰 부하의 가장 힘든 지점을 피하는 가동범위 지점에서 들어올릴 수 있다. 부분 가동범위 벤치프레스의 근력 증가는 전체 가동범위로 들 때와 비교하여 11~18% 더욱 증가하며, 부분 가동범위 벤치프레스는 전체 가동범위로 들 때보다 더 높은 근활성도를 보인다(■ 그림 11.15). 부분 반복에 익숙하지 않은 사람들은 몇 가지 운동으로 1RM의 4.5%까지 증가함으로써 호의적으로 반응한다고 보고하였으며, Clark 등은 전체 가동범위, 전체 가동범위의 $\frac{3}{4}$, 전체 가동 범위의 $\frac{1}{2}$ 및 전체 가동 범위의 $\frac{1}{4}$ 의 벤치프레스 운동에서 들어올린 부하와 힘(force) 생산은 가동범위가 감소함으로써 증가했다고 보고하였다. Messey 등은 전체 가동범위 벤치프레스, 부분 가동범위 벤치프레스, 이 둘을 섞은 벤치프레스의 10주간 운동을 비교한 결과, 세 가지 모두 비 훈련된 남성들에게서 전체 가동 범위의 벤치프레스 1RM이 유사하게 증가하였다고 보고하였다. 주목해야 할 점은 부분 가동범위 운동은 전체 가동범위 1RM 벤치프레스를 증가시켰지만, 전체 가동 범위 운동과 부분 가동 범위 운동을 조합한 운동은 전체 가동범위 운동보다 전체 가동범위 근력을 증가시키지 못했다는 점이다. 파워 리프터들

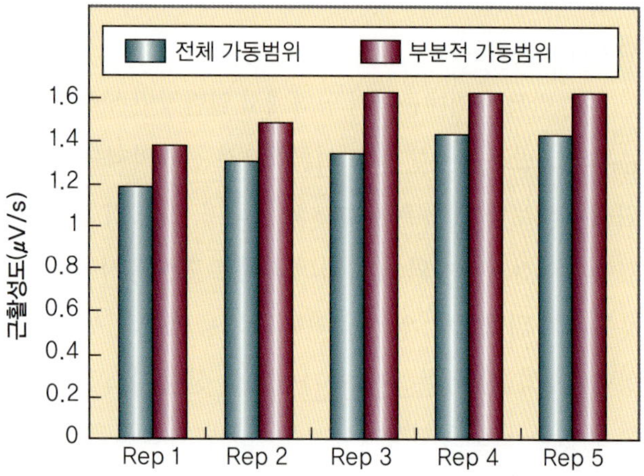

■ 그림 11.15 전체 가동범위와 부분 가동범위를 이용한 벤치프레스의 근활성도

과 같은 근력 선수들은 벤치프레스 전용복장을 입고 운동을 하게 되면 근력이 강화되는 이점이 있을 수도 있는데, 벤치프레스 전용복장은 가장 낮은 가동범위와 중간부분의 가동범위에서 최고의 도움을 제공하기 때문이다.

저항 운동의 변화

다양한 저항 운동 기구들은 근력의 증가나 감소에 따른 관절의 가동범위에 따라 부하를 수정한다. 이러한 저항 운동 기구들은 부하와 중심축 사이의 거리를 바꿔 주는 것을 통해 부하를 수정할 수 있도록 길이를 다양하게 해주는 다양한 캠(cam)을 가지고 있다. 이러한 저항 운동변화의 장점은 취약한 부위에서는 부하를 감소시키며, 전체 가동 범위 내에 강한 부위에서는 다시 부하를 증가시킬 수 있다. 취약점에서 부하의 감소는 다른 가동범위 구역에서 더 큰 운동이 되게 해준다.

저항 운동의 변화는 상급의 저항 운동 기술로 간주되지 않을 수도 있으나, 파워 리프터들 및 다른 선수들 사이에서 자주 사용되는 저항 운동 변화방법들이 있다. 많은 선수들은 저항에 변화를 주기 위해 밴드나 체인을 사용하며, 선행 연구에 따르면 영국인 파워 리프터들의 39%와 57%가 각각 밴드와 체인을 사용한다고 보고하였다. 밴드와 체인은 둘 다 저항에 변화를 줄 수 있으며 도움없이 스스로 사용할 수 있다. 밴드와 체인은 많은 사이즈로 출시되고, 사용자들에게 다양한 저항을 제공한다. 스쿼트의 끝 범위에서(선수는 이런 강한 가동범위 구역에서 체인무게의 대다수를 지지하게 된다) 바의 양 끝에 적용된 체인은 공중에 걸려 있으며(또는 적어도 체인의 반이 넘게 걸려 있다), 스쿼트 동작 중 내려가는 동작을 수행할 때 체인의 고리가 바닥과 평행한 상태가 되어 무게를 줄일 수 있고, 올라갈 때는 체인 고리가 바닥에서부터 들어올려지기 때문에 점진적으로 부하가 증가한다. 저항은 무게, 체인의 사이즈, 바닥과 바의 거리(바가 높아지면 더 많은 무게가 적용)에 따라 달라지며, 일반적으로 선수들은 5~7개의 체인을 사용한다. 체인에서 발생하는 진동으로 인해 운동 중의 안정성이 요구된다. ■ 그림

11.16은 체인 사이즈를 보여준다. $\frac{5}{8}$ 체인을 바의 끝에 적용하면 상체 부분의 부하는 18kg의 부하가 발생하며, 양쪽 끝에 $\frac{5}{8}$ 체인과 $\frac{1}{2}$ 체인을 각각 적용하면 최대 21kg의 부하가 더해진다. 이렇듯 체인은 상당한 부하를 제공할 수 있다.

탄력밴드를 이용한 운동은 바닥을 이용한 운동과 바를 이용한 운동에서 모두 유사한 효과를 얻을 수 있지만, 바를 이용한 운동에서 길어진 탄성 밴드는 더 큰 저항을 발생시킬 수 있다. 선수들과 엘리트 파워 리프터들에게서 밴드와 체인은 성공적으로 사용되어 왔지만 밴드와 체인의 에르고제닉 효과(ergogenic effect)는 연구 관점에서는 아직 잘 이해되지 않았다. Cronin 등은 10주간 점프 스쿼트 운동에서 번지코드(bungy cords)의 적용과 비적용에 대해 비교한 결과 두 가지 모두에서 유사한 근력증가를 보였다고 보고하였다(번지 코드를 사용했을 때 신장성 수축 동안 비록 더 큰 EMG활동이 보였다). Wallace 등은 탄력 밴드의 사용은 백 스쿼트를 하는데 힘과 파워 생산량이 증가하는 것을 더해주며, 바벨 운동에 더 큰 근신경계 부하를 제공하지만 오랜 기간의 운동 효과는 두고 검토할 필요가 있다고 보고하였다. Ebben과 Jensen은 체인 또는 밴드(각각 1RM의 ~10%로 구성)와 함께하는 스쿼트와 전통적인 스쿼트를 비교한 결과 세 가지 운동 모두에서 유사한 근 활동과 지면반발력의 생성을 보였다고 보고하였다. Coker 등은 역도선수들에게서 인상과 용상 동안 체인 사용을 연구했는데 (1RM의 80%와 85%와 더불어 체인 5%) 기술 또는 운동역학적 컨디션에 있어서 다른 차이가 없음을 보고하였다. 그러나 모든 리프터들은 체인의 추가로 인하여 더 열심히 운동하는 것으로 감지되었고 체인에서 발생하는 진동으로 인해 bar의 안정화를 위해서는 어깨, 복부 및 등의 더 큰 근육활동을 필요로 했다는 것을 느꼈다. 일부 연구에서는 체인을 가지고 하는 운동을 시간에 따라 연구하였다. 한 연구에서는 7주간에 걸친 벤치프레스 수행에 있어서 빠른 반복을 위한 밴드와 체인의 사용을 연구 했는데(체인/밴드는 주당 하루에 한 가지만 사용) 미식 축구선수들에게 있어서 근력 또는 근파워의 증가가 없다고 보고하였다. 하지만, Anderson 등은 선수에게 7주간의 벤치프레스와 스쿼트 운동에 프리 웨이트의 단일적용과 프리 웨이트와 탄력밴드(밴드는 부하의 20%)의 복합적용을 각각 수행한 결과 벤치프레스(4% vs 8%), 스쿼트(6% vs 16%)로 밴드를 함께 사용 할 때 더 큰 증가가 있다고 보고하였다. McCurdy 등은 9주간 체인을 이용한 벤치프레스와 프리 웨이트 벤치프레스를 연구한 결과 체인을 사용한 벤치프레스 운동과 프리 웨이트 벤치프레스 운동 모두에서 프리 웨이트와 체인 1RM 벤치프레스 근력의 증가가 유사하게 나타났다고 보고하였다. 비록 추가적인 연구는 필요하지만 여러 연구에서 밴드 및 체인을 이용한 저항 운동의 에르고제닉 효과를 보여주고 있다.

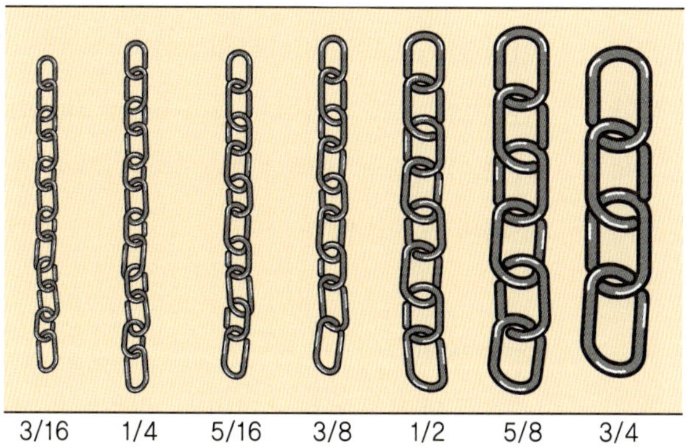

체인 연결 크기	무게(피트 당)	
in	lb	kg
3/16	0.44	0.20
1/4	0.69	0.31
5/16	1.00	0.45
3/8	1.31	0.60
1/2	2.75	1.25
5/8	3.81	1.73
3/4	4.81	2.18

■ **그림 11.16** 체인 사이즈 정보

참고: 체인연결크기와 길이는 피트당 무게를 나타내고 이는 바에 가해지는 추가적인 무게를 계산하는데 사용될 수 있다.

과부하

과부하는 세트 이후의 느낌을 더 가볍게 만들고 신경 억제 기전을 동원하기 위해 최고 이상의 부하를 유지하는 것을 말한다. 운동 또는 시합에 있어서 170kg의 1RM 시도를 준비하는 선수는 이 시도에 앞서 처음 부하를 바에 180kg으로 하고 고정된 위치에서 무게를 유지하는 것을 먼저 한다. 이런 시도는 170kg에 시도를 할 때 신경 반응의 증가를 야기하기 위해서다. 파워 리프터들은 스쿼트 운동 전 근신경계 시스템을 운동시키기 위해서 과부하(랙에서 들어올린 후)로 운동을 진행하며, 과부하 운동의 목표는 1RM의 시도를 강화하기 위해 사후 활성화 상승작용(postactivation potentiation)을 사용한다.

강제 반복

강제 반복은 근력, 지구력, 근비대의 증가를 위해 보조자(비록 들어올리는 사람이 레그프레스와 같이 그들 스스로 보조를 할 수 있는 운동도 있음)의 도움으로 수행되어 실패를 극복하는 것이다. 최소의 도움은 1~4반복을 위한 무게의 움직임 허용을 가능하게 한다. 강제 반복은 특정한 세트로서 독점적으로 사용될 수 있고 또는 근육계의 힘의 감소가 발생할 때 세트 연장을 위해 사용할 수 있다. 전자의 경우, 최고 이상의 부하는 보조자가 모든 반복횟수를 도와주어야 하는 몇 번의 반복횟수를 사용한다. 후자의 경우, 보조자는 실패를 극복할 수 있게 들어올리는 사람을 도와 줄 수 있다. 강제 반복은 더 큰 동화작용 호르몬을 생성하고 근신경계 시스템을 더 높은 정도로 자극한다. Ahtiainen 등은 12RM의 마지막 반복은 실패하게 놔두는 운동과 강제 반복과 함께 12번 반복횟수 수행(8RM 부하 + 4번 강제 반복)을 8세트 할 때를 비교한 결과 두 프로토콜 모두에서 테스토스테론, 코티졸 및 성장호르몬을 증가시켰으나 강제 반복 운동은 코티졸과 성장 호르몬이 더 크게 증가했다. 등척성 수축 근력은 기존 운동 후에 38.3%까지 감소한 반면 강제 반복 운동 3일 후에는 56.5% 감소를 보였다. 이것은 강제 반복이 근신경계 시스템에 더 큰 과부하를 제공하며 운동빈도 사이에 회복시간을 증가시킨다는 것을 나타낸다. 운동상태는 급성적인 반응에 있어서 중요한 역할을 한다. 훈련자와 비 훈련자를 비교했을 때 훈련자에게 강제 반복을 포함한 운동은 총 테스토스테론에 있어서 더욱 큰 증가를 야기한다고 보고하였으나, 다른 연구에서는 운동당 강제 반복횟수에 상관없이 세 가지 운동군 사이에서 유사한 근력 증가를 보였다고 보고하였다. 강제 반복은 강한 운동 반응을 주지만 더 큰 피로가 발생할 수 있으므로 주의해서 사용해야 한다.

분할 세트

분할 세트(Breakdown Sets)는 하강 세트, 드롭 세트, 또는 멀티파운드 시스템으로도 알려져 있는데 최소한의 휴식과 함께 빠른 부하의 감소를 포함하며, 그 결과 선수에게 추가적인 반복을 수행하게 한다. 반복의 실패 시 부하의 감소로 계속해서 반복을 수행할 수 있는 가능성이 있다는 이론에 근거를 두고 있으며, 분할 세트는 실패를 극복할 수 있는 운동으로 사용되는 다른 방법이다. 단일(1세트) 또는 다수의 분할(다수의 세트수) 방법이 사용된다. 분할 세트는 부하를 제거하거나 부하의 변경을 위해 기계에 있는 핀을 바꿔줄 때 보조자의 이용이 가장 효과적이다. 이전부터 분할 세트는 근비대와 지구력을 증가시키기 위해 보디빌더들에게 많이 사용되었지만, 분할 세트의 거의 최고의 무게는 1~2번 반복횟수로 들어올릴 수 있는 무게이기 때문에 근력 향상을 목표로 사용될 수 있고, 부하의 5%를 감소시킬 수도 있는데 추가적으로 1~2번 반복횟수를 더 수행할 수 있으며 이런 식으로 목표된 반복횟수까지 수행할 수 있다. 엘리트 선수들의 운동에 있어서 성공적으로 사용되었음에도 불구하고 이 기술에 대해서 오랜 운동기간에 걸쳐 실제적으로 조사된 연구가 없다.

운동의 결합

운동의 결합은 휴식 없이 두 가지 혹은 그 이상의 운동을 연달아 수행하는 것을 포함하는 것이며, 다양한 운동이 한 운동으로 결합될 수 있다. 운동의 결합은 올림픽 역도경기를 할 때 흔히 하는 것이며, 결합 들기는 바닥에서의 클린, 프런트 스쿼트 및 마지막으로 푸시프레스로 이러한 순서는 일련의 반복으로 수행된다. 결합된 운동은 올림픽 역도경기가 아닌 다른 운동에서도 흔히 사용한다. 또 다른 운동 결합 방법은 한 가지 운동의 모든 반복수가 수행된 다음 운동 사이에 휴식 없이 한 가지 또는 그 이상의 운동의 연이은 수행을 하는 것이다. 다음은 세 가지 다른 운동 결합 방법에 대한 용어이다.

- **수퍼세트** – 두 가지 다른 운동을 연이어 수행(같은 근육군 또는 다른 근육군, 즉, 작용근-대항근)하는 방법이다. 복합적 세트는 같은 근육군을 포함하는 다른 운동의 수퍼세트를 설명하기 위해 사용한다.

  예: 인클라인 벤치프레스를 10회 반복한 다음 바로 로우 풀리 로를 10회 반복한다. 목표로 한 세트를 완료할 때까지 반복한다.
- **트라이세트** – 세 가지 다른 운동을 연이어 수행하는 방법이다.

  예: 벤치프레스를 10회 반복한 다음 바로 체중을 이용한 딥스를 10회 반복하고 또 바로 덤벨 플라이를 10회 반복하는 것이다. 목표로 한 세트를 완료할 때까지 반복한다.
- **자이언트 세트** – 네 가지 또는 그 이상의 운동을 연이어 수행하는 방법이다.

  예: 스쿼트를 10회 반복하고 바로 레그 익스텐션을 10회 반복하고 또 바로 레그 컬을 10회 반복한 후 마지막으로 바벨 셋업을 10회 반복한다. 목표로 한 세트를 완료할 때까지 반복한다.

특히 최소한의 운동시간을 활용한 복합적 운동은 운동 시에 주로 근지구력과 근비대를 증가시키기 위해 사용한다. 근력은 복합적 운동의 적용으로 증가될 수 있지만, 근력 강화는 더 적게 훈련된 사람에게 더 잘 보인다. 복합 들기 운동은 근지구력을 증가시키기 위해 사용되며, 운동의 대사적인 수요를 증가시키는데, 만약 운동을 혼자서 수행한다면(운동의 약점에 따라 다르다) 각 운동 동안에 들어올린 무게는 일반적인 운동법보다 더 적게 된다. 예를 들면, 클린, 프런트 스쿼트 및 프레스의 복합운동에서 부하의 선택은 순서에 따른 피로도를 예상하여 가벼운 것이 좋다. 이 기술을 사용할 때 신진대사 및 지구력 강화의 목표가 지배적이다. 많은 보디빌더들이 체지방의 감소를 돕고 근비대와 운동의 대사적인 수요를 증가시키기 위해 수퍼세트, 트라이세트, 자이언트세트를 사용하며, 많은 보디빌더들이 분할 운동법을 사용하기 때문에 복합운동의 적용은 같은 근육군에 자극을 주기 위한 운동방법으로 흔히 사용된다. 가장 큰 이익은 큰 피로를 유발해서 근지구력과 근육의 사이즈를 강화시키는 것이다. 몇몇 근력 선수들은 근력 증가를 위해 수퍼세트를 사용하며, 많은 시간의 수퍼세트는 운동의 대항근 또는 상관없는(상지에서 하지) 근육군을 포함해서 적절한 회복이 주어지고 더 큰 부하를 사용할 수 있게 한다. 수퍼세트를 이용한 복합 운동방법은 근력 운동에 가장 적합하다.

비연속 세트

비연속 세트는 한 세트 안에 휴식시간을 포함하거나 또는 한 세트의 반복 사이에 잠시 멈추는 것을 포함한다. 피로를 최소화함으로써 각 반복의 힘(force)과 파워 생산량을 최대화하기 위한 이론에 근거한다. ■그림 11.17과 ■그림 11.18은 실험실에서 스쿼트와 벤치프레스의 세트를 10회 반복해서 얻어진 자료이며, 이 자료는 각 반복의 특성이 세트의 진행마다 다양하게 나타나는 것을 보여준다. 스쿼트에서 최고 힘(peak force)은 2~5회 반복에서 발생하고 이후에는 점진적으로 감소하며, 벤치프레스에서 처음 3회 반복 수행 동안 가장 높은 파워값이 나왔다. 이 두 경우에 반복의 특성은 각각 6회와 3회 이후에 감소한다. 이것이 많은 S&C 전문가들이 근력과 파워 운동을 위해 낮은 반복횟수를 권장하는 이유이다. 반복 수행의 높은 질은 올림픽 역도경기와 파워 리프팅을 포함하는 몇 가지의 종목에서 중요하다. 반복 사이에 휴식시간의 추가는 피로의 영향을 최소화하여 각각 반복을 최대의 속도로 수행하기 위함이다.

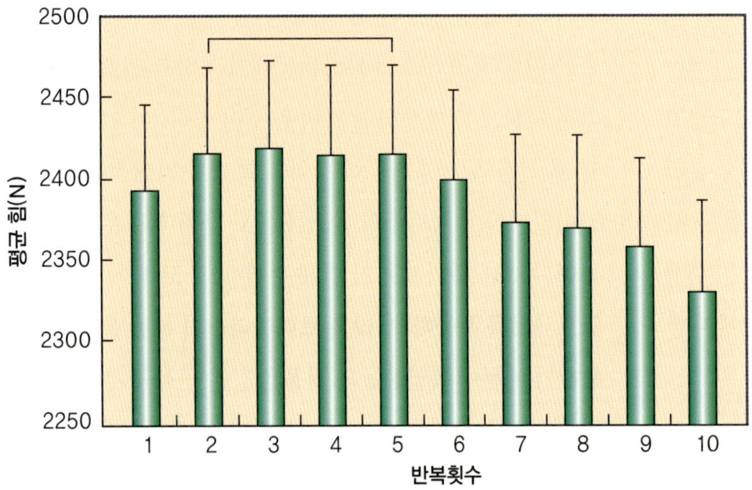

그림 11.17 스쿼트 10번 반복의 운동역학 개요. 2~5회에서 가장 높은 힘의 생성을 보였고, 반복횟수가 진행될수록 유의하게 낮아졌다.

Reprinted with permission from McGuigan M, Ratamess NA. Strength. In: Ackland TR, Elliott BC, Bloomfield J, editors. *Applied Anatomy and Biomechanics in Sport.* 2nd ed. Champaign (IL): Human Kinetics; 2009. pp. 119–154.

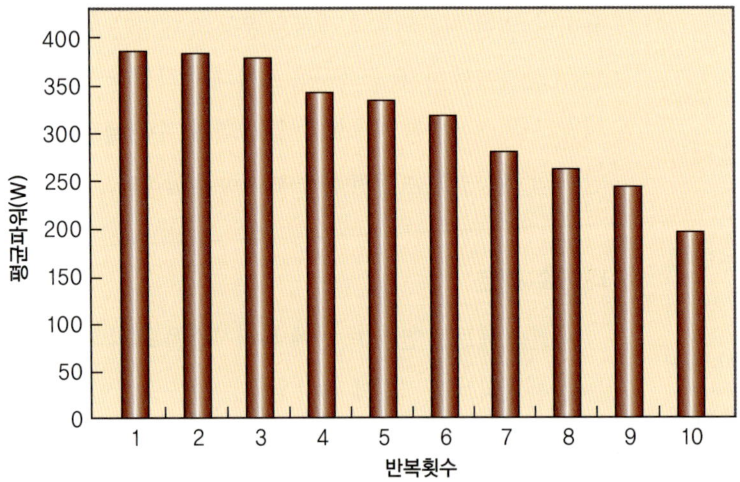

그림 11.18 벤치프레스 10번 반복의 파워 개요

반복 사이에서 휴식

반복 사이에 휴식시간의 추가는 반복의 더 많은 수행과 더 높은 힘(force)과 파워 생산을 야기하며, 이러한 운동 중 휴식은 피로를 적게 발생시켜 장점이 된다. 해당과정을 자극하는 운동은 근비대 반응을 야기하며, 가벼운 부하(제한된 혈류와 증가된 신진 대사의 결합)는 큰 부하만큼의 유사한 근비대를 나타낸다. 그러나 저항 운동에 있어서 신진 대사의 역할은 명확하지 않다. Rooney 등은 6주간 6~10회 반복 사이에 휴식의 유 · 무에 대해 검토한 결과 휴식을 취하지 않고 운동을 진행하였을 때 56.3%의 근력 증가를 보였다고 보고하였으며(휴식시간을 사용했을 때는 41.2%증가), Lawton 등은 4세트× 5회 반복 또는 8세트× 3회 반복(6RM)으로 하는 벤치프레스 운동을 비교했는데 반복을 계속한 그룹(4× 6)에서는 9.7%, 반복을 계속하지 않은 그룹(8× 3)에서는 4.9%의 근력 증가를 보였는데 이는 계속 반복을 수행하는 것(더 많은 피로 발생)이 반복 사이에 휴식을 추가했을 때보다 근력 운동 반응에 더 좋다고 보고하였다. 그러나 Folland 등은 비 훈련된 종목을 9주 동안 주당 3일간 운동으로 4세트× 10회(1RM의 75%) 반복 시 30초의 휴식의 유 · 무가 미치는 영향을 검토한 결과 휴식의 유 · 무와 상관없이 근력이 유사하게 증가하였다고 보고하였다. 둘 다 근력 증가를 보이기 때문에 어떤 것이 더 효과적인지는 명확하지 않다.

휴식-일시정지 운동과 변형

휴식-일시정지 운동은 세트 사이에 짧은 휴식시간을 통해 최고 또는 최고에 가까운 무게로 더 많은 반복횟수가 수행되는 것을 허용하며, 고부하로 세트당 운동량을 증가시키는 이론에 근거한다. 짧은 휴식시간은 부분 회복과 고부하를 이용하여 반복의 질을 증가시킬 수 있다. 예를 들면, 한 선수가 벤치프레스 수행에 있어서 3RM의 부하로 5회 반복 수행하는 것을 원할 때 3회 반복을 도움 없이 수행한 후 15~30초 동안 쉰다. 그러고 나서 1~2회의 추가적인 반복을 같은 무게로 수행한 후 15~30초간 휴식 뒤에 1~2회의 추가적인 반복을 다시 수행하여 목표로 한 반복횟수를 완료할 때까지 수행한다. 휴식-일시정지의 다른 변형된 방법이 있다. 휴식시간의 길이는 부하가 매우 높거나(한 번의 반복을 1RM의 100%로 사용), 다음 반복을 위한 부하의 감소로 바뀔 수 있다. 운동 세션 간의 휴식을 위해서 며칠 동안 1세트에 6~10회 반복을 수행하는 것을 제안한다.

휴식-일시정지 운동의 변화된 방법은 엘리트 파워 리프터들과 웨이트 리프터들에게 사용되어 왔다. 엘리트 파워 리프터들이 사용하는 운동방법에는 동적 방법(dynamic method)이 있다. 동적 방법은 선수가 분절 운동(벤치프레스, 스쿼트, 박스 스쿼트)을 8~10세트수행 시 한 세트마다 45초~1분의 휴식간격을 이용해 1RM의 60%까지의 부하로 2~3회 폭발적인 반복을 수행하는 것을 필요로 한다. 휴식과 많은 세트수는 휴식-일시정지 운동의 변화된 방법의 사용으로 2~3회 반복횟수를 연이어 수행할 수 있다. 여러 선수들에게서 최고 힘(peak force)또는 파워는 1회의 반복으로 발생되지 않고 2~3회의 반복할 때 최고의 힘 또는 파워가 발생하므로 여러 번의 반복을 사용하는 것이 이점이 된다.

이 휴식-일시정지 운동방법은 올림픽 역도선수들의 운동에서 성공적으로 사용된다. 세트 안의 반복 사이에 휴식시간을 추가하는 것을 **클러스터 훈련(cluster training)**이라고 하며, 일반적으로 반복 사이에는 10~45초 휴식시간을 사용한다고 보고하였다. Haff 등은 올림픽 웨이트리프터, 트랙, 필드 선수들에게 있어서 클러스터 훈련을 연구한 결과 집적운동(반복 사이에 30초간 휴식과 함께)은 마지막 3회 반복 동안 클린 풀의 1세트×5회 반복에서 더 큰 바 속도와 이동을 야기했다고 보고하였다. 클러스터 훈련은 다른 방법으로 구성될 수 있으며, 부하를 이용하여 운동 간에 지속적으로 유지, 증가, 감소, 또는 증가 감소를 번갈아 가며 사용할 수 있다. 올림픽 역도경기는 부하에 의해 바를 떨어뜨릴 수 있지만 운동 중 휴식은 바를 다시 잡을 수 있게 하며, 부하를 변경할 수 있게 하고, 몸의 자세를 바로 잡을 수 있게 하기 때문에 클러스터 훈련은 올림픽 역도경기에 특히 유용하다. 클러스터 훈련은 파워와 속도가 같은 무게에서 유지될 수 있으며, 더 높은 부하를 짧은 휴식시간을 이용해 수행할 수 있기 때문에 클러스터 훈련은 상급자들에게 장점이 된다.

질적 운동

질적 운동(Quality Training)은 근력의 향상보다는 근지구력과 근비대를 향상시키기 위해 사용하는 기술이며, 운동이 진행될수록 휴식시간의 길이를 감소시키는 것을 말한다. 예를 들어, 선수가 현재 4세트×10회 반복을 125kg의 무게로 세트 사이에 2.5분 휴식시간을 두고 데드 리프트를 운동할 때 운동이 진행됨에 따라 휴식시간 길이를 2분으로 감소시키면 선수의 컨디셔닝 증가를 야기한다. 또한 4세트×10회 반복을 125kg의 무게로 세트 사이에 1분 휴식시간이 목표가 된다. 이 지점에서 운동은 더욱 효과적이 되며, 부하의 증가, 휴식시간 길이의 증가 및 추가적인 질적운동의 수행이 필요하다. 지구력, 컨디셔닝 및 근비대는 질적인 운동 원리의 사용이 향상된다.

범위반복/대조되는 부하 조합

여러 가지의 반복패턴이 오랜 시간에 걸쳐 사용되어 왔다. 범위반복은 운동 안에서 저강도, 중강도, 고강도를 목표로 하는 것과 관련이 있으며, 대조되는 부하는 먼저 고부하 운동을 수행한 후 저-중부하 또는 저부하로 수행하는 것을 말한다. 반복횟수는 운동 간 또는 운동 중에 변경할 수 있으며, 다양한 요소들에게 스트레스를 준다. 예를 들면, 일부

원에 사용된 하나의 시스템은 6-20이고, 스쿼트와 같은 운동을 6세트로 수행 시 첫 3세트는 고부하를 이용하여 6회 반복 수행하고 나머지 3세트는 저부하를 이용하여 20회 반복 수행한다. 이러한 대조적인 부하 시스템의 목표는 고부하 사용으로 가능한 한 많은 근섬유를 동원하고 나서, 저부하와 높은 반복횟수로 혈액 순환 성장 인자를 자극시킨다. 또 다른 예는 5-10-20 시스템이다. 이 시스템은 같은 근육군에 세 가지 운동을 적용하는 방법이다. 처음에는 고부하를 이용해 5회 반복으로 다양한 세트를 수행하고, 다음으로는 중부하를 이용해 10회 반복으로 다양한 세트를 수행하며 마지막 운동은 저부하를 이용해 20회 반복으로 다양한 세트를 수행한다. 선수가 고부하로 시작하고 점점 저부하로 모든 부하를 이용하는 방법으로는 유사한 다른 방법들이 있다. 이러한 방법은 근비대 증가가 주목적인 보디빌더들이 자주 사용한다.

운동일지 기록하기

운동일지는 기록 혹은 운동에 관한 일기이다. 운동일지에는 운동, 무게, 반복횟수, 휴식시간 및 전체적인 평가를 작성할 수 있다. 예를 들어, 피로를 느꼈거나 통증이 있다면 피로나 통증에 의해 좋지 못한 운동을 했다라고 평가를 남길 수 있다. 자세한 운동 일지를 기록하는 것은 코치나 또는 선수들에게 저항 훈련 프로그램의 진행정도와 효과에 대한 평가를 정확하게 확인할 수 있게 해준다. 이것은 정기적인 일정 평가와 더불어 귀중한 평가 도구가 된다. 운동일지는 선수에게 동기를 유발하는 도구로도 사용될 수 있다. 지난 운동을 검토하고, 현재 운동정도와 비교하는 것은 선수가 더 열심히 운동할 수 있는 동기가 된다.

요점 정리

- ✔ 프로그램은 운동의 정체를 막기 위해 반드시 계속해서 변화되어야 하며 저항 운동에 여러 가지 변화를 주는 방법은 프로그램 설계에 중요하다.
- ✔ 개별화된 운동 프로그램은 점진적인 향상을 위해서 가장 중요하다. 필요분석에서 조사된 정보는 프로그램의 설계에 매우 중요한 고려사항이다.
- ✔ 저항 훈련 프로그램의 설계는 다음과 같이 진행한다.
- ✔ 선수는 의학적으로 이상이 없어야 하며, 질병 및 부상은 사전에 알려주어야 한다.
- ✔ 운동 목표, 종목별 요구사항, 선수의 근력 및 취약점을 고려하여 결정한다.
- ✔ 한 해의 운동 스케줄을 세심하게 계획한다. 예를 들면, 비시즌, 시즌 전, 시즌의 기간과 이와 관련된 운동 목표를 총체적으로 계획한다.
- ✔ 저항 운동을 위한 운동빈도를 결정한다. 또한, 동시에 다른 운동 요소들도 결정한다. 예를 들면, 전력질주, 플라이오메트릭, 유연성, 유산소 운동이 있다. 운동빈도는 운동의 형태와 경기종목에 따른 요구사항(연습, 게임, 시합)들을 고려해야 한다.
- ✔ 운동의 빈도를 기반으로 하여 운동의 구조를 결정해야 한다. 다시 말해 전신 운동, 상지 · 하지 분할법 및 하루 일정 분할법(split routine)으로 할지 결정해야 한다.
- ✔ 프로그램과 순서에 맞게 사용될 운동을 결정해야 한다. 이것은 분절 운동과 보조적 운동이 있다. 한 해의 운동 동안 많은 운동이 선택될 수 있으며, 다양한 운동이나 주기마다 돌아가는 운동을 계획하여 사용할 수 있다.
- ✔ 운동 단계마다 각 운동의 강도와 운동량을 결정해야 한다. 만약 테스트를 통해 1RM을 알아냈거나 또는 수행하고 실수를 반복하여 1RM을 알아가는 과정으로 접근해서 구했다면, 강도는 1RM의 %로 설정할 수 있다. 운동량은

각 단계 및 강도에 따라 변경할 수 있으며, 다양한 세트를 이용할 때, 세트의 구조를 결정하는 것도 중요하다.

✔ 운동 진행 시 예상 반복 속도 혹은 의도적 반복 속도를 결정한다.

✔ 세트 간 및 운동 간 휴식시간을 결정한다.

✔ 어떤 상급 기술을 사용해야 할지 결정한다.

✔ 운동 일지를 기록한다. ■표 11.10과 ■표 11.11은 선수들에 의해 사용되는 저항 훈련 프로그램의 예시이다.

■표 11.10 15주 레슬링 프로그램

월요일	세트 × 반복횟수(주차)
파워 클린	3 × 6 (1–4); 5 (5–8); 4 × 5 (9–12); 5 × 3 (13–15)
벤치프레스	3 × 10–12 (1–4); 8–10 (5–8); 6–8 (9–12); 3–5 (13–15)
크로즈–그립 벤치프레스	3 × 10–12 (1–4); 8–10 (5–8); 6–8 (9–12); 3–5 (13–15)
숄더프레스	3 × 10–12 (1–4); 8–10 (5–12); 6–8 (13–15)
풀–업 프로그레션	
와이드–그립 풀–업	3 × 10–25 (1–5)
타월 풀–업	3 × 10–15 (6–10)
웨이트 풀–업 또는	3 × 8–10 (11–15)
유니레터럴 풀–업	
인터널/익스터널 로테이션	3 × 10
메디신 볼 러시안 트위스트	3 × 25–50
스태빌리티 볼 크런치	3 × 25–50
도수저항 운동–목	2 × 10
수요일	**세트 × 반복횟수(주차)**
백 스쿼트	3 × 10–12 (1–4); 8–10 (5–8); 4 × 6–8 (9–12); 5 × 3–5 (13–15)
오버헤드 스쿼트	3 × 6–8 (1–7)
프런트 스쿼트	3 × 6–8 (8–15)
유니레터럴 레그프레스	3 × 8–10 (1–7)
스플릿 스쿼트/런지	3 × 8–10 (8–15)
스티프–레그 데드 리프트	3 × 10–12 (1–6); 8–10 (7–12); 6–8 (13–15)
백 익스텐션	3 × 15–20
카프 레이즈	3 × 15–20
바벨 데드 리프트	3 × 10
플라이오메트릭 레그 레이즈	3 × 15–25
플랭크	3 × 1 min

■ 표 11.10 15주 레슬링 프로그램(계속)

금요일	세트 × 반복횟수(주차)
파워 스내치	3 × 6 (1–4); 5 (5–8); 4 × 5 (9–12); 5 × 3 (13–15)
벤트–오버 바벨 로우	3 × 10–12 (1–4); 8–10 (5–8); 6–8 (9–12); 3–5 (13–15)
크로즈–그립 랫 풀 다운	3 × 10–12 (1–5); 8–10 (6–10); 6–8 (11–15)
웨이트 딥	3 × 12–15 (1–4); 10–12 (5–8); 8–10 (9–15)
풀오버	3 × 8–10
단계별 푸시––업	
기본	3 × 25–50 (1–5)
스태빌리티 볼	3 × 15–30 (6–10)
메디슨 볼 플라이오 푸시––업	3 × 10 (11–15)
파트너 플레이트 패스	3 × 25
웨이트 컬–업	3 × 25
리스트/리버스 컬	3 × 10

노트:1RM의 60~85% 강도

휴식시간: 파워 운동 2~3분, 보조 운동 1~2분, 복근 운동 30초~1분

Adapted with permission from Hoffman JR, Ratamess NA. *A Practical Guide to Developing Resistance Training Programs.* 2nd ed. Monterey (CA): Coaches Choice Books; 2008.

■ 표 11.11 15주 주당 3일 테니스 프로그램

월요일	세트 × 반복횟수(주차)
행 클린	3 × 6 (1-5); 4 × 5 (6-10); 5 × 3 (11-15)
백 스쿼트	3 × 10-12 (1-4); 8-10 (5-8); 4 × 6-8 (9-12); 5 × 3-5 (13-15)
덤벨 벤치프레스	3 × 10-12 (1-5); 8-10 (6-10); 6-8 (11-15)
런지	3 × 8-10
덤벨 레터럴 레이즈	3 × 10-12
풀오버	3 × 10-12
트렁크 로테이션	3 × 25
인터널/익스터널 로테이션	3 × 10
수요일	**세트 × 반복횟수(주차)**
레그프레스	4 × 8-10 (1-5); 6-8 (6-10); 5-6 (11-15)
스티프-레그 데드 리프트	3 × 10-12 (1-8); 8-10 (9-15)
프런트 랫 풀 다운	3 × 10-12 (1-5); 8-10 (6-10); 6-8 (11-15)
카프 레이즈	3 × 15-20
리버스 플라이	3 × 10
러시안 트위스트	3 × 25-50
요측/척측 편위	2 × 10
어깨뼈 안정화 운동	2 × 10
금요일	**세트 × 반복횟수(주차)**
행 스내치	3 × 6 (1-5); 4 × 5 (6-10); 5 × 3 (11-15)
프런트 스쿼트	3 × 10-12 (1-5); 8-10 (6-10); 6-8 (11-15)
유니레터럴 덤벨 로우	3 × 10-12 (1-8); 8-10 (9-15)
인클라인 덤벨 플라이	3 × 10-12
풀오버	3 × 10-12
리스트/리버스 컬	3 × 10
인터널/익스터널 로테이션	3 × 10
스테빌리티 바벨 크런치	3 × 25-50

노트: 1RM의 60~85% 강도

휴식시간: 파워 운동 2~3분, 보조 운동 1~2분, 복근 운동 30초~1분

Modified from Hoffman JR, Ratamess NA. *A Practical Guide to Developing Resistance Training Programs.* 2nd ed. Monterey (CA): Coaches Choice Books; 2008.

복습 문제

1. 저항 운동의 일반적-특이적 모델로의 진행 중 옳은 것은?
   a. 초보자는 프로그램 설정에 있어서 더 큰 변화를 필요로 한다.
   b. 일반적인 프로그램은 상급자에서 엘리트 선수가 되기 위한 최고의 프로그램이다.
   c. 상급자에서 엘리트 선수로 가는 것은 진행을 위한 프로그램 설정에 있어서 더 큰 특수성을 필요로 한다.
   d. a, b, c 모두 아니다.

2. 스쿼트 3세트 × 6회, 벤트-오버로 3세트 × 10회, 레그프레스 3세트 × 8회, 벤치프레스 3세트 × 8회, 리버스 런지 3세트 × 6회, 업라이트로 3세트 × 10회는 어떤 운동 프로그램에 대한 예시인가?
   a. 밀고 당기기 운동 b. 상하지 분할 운동
   c. 강도에 기초한 순서 d. 근육군 분할 운동

3. 운동당 수행된 세트수는 무엇에 의해 영향을 받는가?
   a. 운동빈도 b. 근육군 운동경험
   c. 운동강도 d. a, b, c 모두 맞다.

4. 선수는 데드 리프트 운동 4세트를 다음과 같은 방법으로 수행하였다: 225 × 10; 245 × 8; 265 × 6; 275 × 5. 이것은 무엇의 예시인가?
   a. 감소 피라미드 b. 상승 피라미드
   c. 대조적 부하/반복 방법 d. 점진적 저항 운동 (DeLorme technique)

5. 의도적 저속 반복운동의 효과는 무엇인가?
   a. 근파워 향상에 가장 좋다.
   b. 근비대 향상에 가장 효과가 적다.
   c. 최대근력 증가에 가장 효과적이다.
   d. 국소적인 근지구력 향상에 매우 효과적이다.

6. 다음은 선수의 최고 근력을 위해 설정된 프로그램이다. 어떤 부하 패턴이 선수의 분절 운동에 가장 적절한가?
   a. 1~12주: 1RM의 80%
   b. 1~3주: 1RM의 95~100%, 4~6주: 1RM의 95%, 7~9주: 1RM의 90%, 10~12주: 1RM의 80%
   c. 1~3주: 1RM의 80%, 4~6주: 1RM의 90%, 7~9주: 1RM의 95%, 10~12주: 1RM의 95~100%
   d. 1~4주: 1RM의 70%, 5~8주: 1RM의 75%, 9~12주: 1RM의 80%

7. 요구분석은 목표, 바라는 결과, 평가, 운동 기구에 대한 접근기회, 건강 및 운동 종목에서 요구하는 사항에 근거하여 문제에 답을 하는 방식으로 구성되어 있다. O / X

8. 올림픽경기 방식의 들기는 기본 근력 운동의 예이다. O / X

9. 하체 운동의 마지막에서 바벨 스쿼트와 같은 운동을 수행하는 것과 첫 번째로 수행하는 것은 수행되는 반복횟수나 들어올린 무게에 영향을 미치지 않는다. O / X

10. 운동량 부하는 들어올린 무게를 세트수와 반복횟수를 곱함으로써 계산된다. O / X

11. 강제 반복은 근력, 지구력, 근비대 증가를 위해 선수가 보조자에게 도움을 받아 실패를 극복하는 것이다. O / X

12. 밴드나 체인은 다양한 저항 운동을 위해 다관절 운동에 추가될 수 있다. O / X

참고문헌은 한미의학 홈페이지 자료실을 통해 확인 가능합니다.
http://www.hanmibook.co.kr

CHAPTER 12

저항 훈련장비와 안전

정영수

학습목표

이 장을 학습한 후에 아래의 사항을 이해할 수 있다.

- 저항 훈련에 사용된 상이한 양식들을 설명한다.
- 프리 웨이트와 머신(기계)의 장점과 단점을 설명한다.
- 효과적인 저항 훈련을 위한 일반적 안전 절차들을 고려한다.
- 저항 훈련 중에 부상의 위험을 감소시킬 수 있는 방식들을 설명한다.

이론적으로, 어느 정도 저항을 제공하는 다양한 형태의 장비가 훈련을 위해 사용될 수 있다. 지난 20년 동안 수많은 저항 훈련(RT) 장비들이 개발되어 왔다. 몇몇 장비들은 새롭고 혁신적이며, 어떤 제조사들은 RT 역사를 통틀어 사용된 다양한 부품들에까지 새로움을 확대하였다. 사람들은 저렴한 장비를 사용하여 양질의 RT 프로그램을 설계할 수 있으며, 따라서 그 비용이 효과적인 훈련으로부터 우리를 가로막지 않아야 한다.

저항 훈련양식

체중

인간의 신체는 현존하는 가장 기본적인 저항 형태이다. 체중 스쿼트, 런지, 푸시-업, 풀-업, 딥스, 리버스 딥스, 싯-업, 크런치, 레그 레이즈, 그리고 젖힘과 같은 운동들 모두는 선수가 일련의 반복횟수를 수행하는데 자신의 체중을 극복할 것을 요구한다. 유연체조, 전력질주, 플라이오메트릭, 지구력, 그리고 민첩성 훈련과 같은 다른 양식들도 모두 선수가 체중을 극복할 것을 요구한다. 외적인 무게를 추가하지 않는 경우, 체중 운동들은 그립/스탠스 폭, 지레(저항의 모멘트 팔), 박자를 변화하거나 단측과 양측 수축(한 팔에 대해 두 팔 혹은 다리)을 사용함으로써 더욱 어렵게 할 수 있다. 예를 들어, 근 적응이 훈련의 목표인 경우, 적절한 상대적 강도 유지를 위해 비록 체중으로 저항이 발생하더라도 RT의 기본 원칙들은 지켜야 한다.

푸시-업이 하나의 주요 예시이다(■ 그림 12.1). 무릎을 대고 푸시-업을 수행하는 것은 팔의 저항을 감소시키고, 지면에 체중을 약간 지지하게 함으로써 그것을 더 쉽게 실시하게 한다(수정된 푸시-업). 근력과 지구력의 향상을 위해 푸시-업 동작을 어렵게 실시할 수도 있다. 선수는 손의 간격을 넓히거나 좁게, 또 손을 교차하거나 머리 쪽으로 더 앞에 위치시킬 수도 있다. 발을 벤치 위 또는 상체를 의자 사이, 볼이나 플랫폼 위에 올린다. 단지 한 발만 바닥과 접촉(또는 팔을 교차)하여 유지한다. 운동에 비틀림(최고 지점에서 회전), 정지 또는 팔로 앞으로 걷기를 실시한다. 박자에 변화를 준다. 그리고 마침내 한 팔 푸시-업까지 진행한다. 푸시-업은 손가락 또는 손등으로 실시할 수도 있는데, 이는 손과 손목의 더 큰 근력을 요구할 뿐만 아니라 어려움도 증가한다. 아래로 경사진 푸시-업 자세는 강력한 코어 운동이므로 이 자세를 유지하는 것은 코어 근조직(두 팔 지지대에 대한

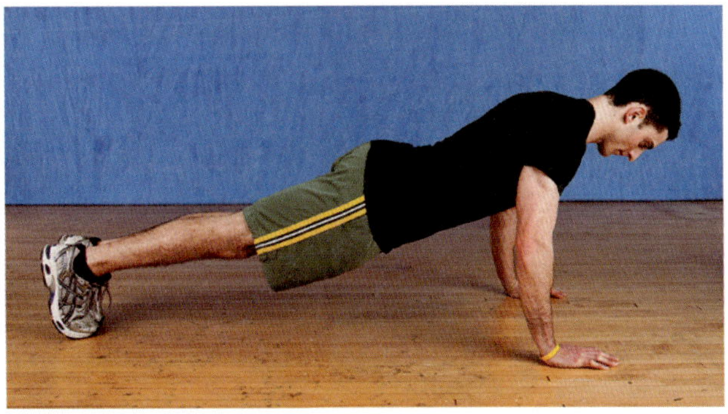

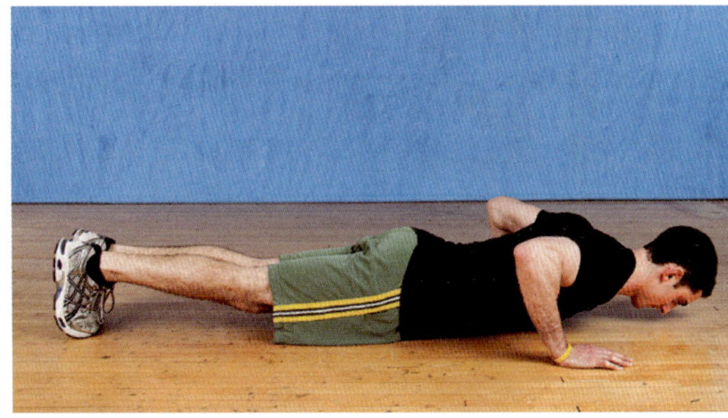

■그림 12.1 푸시-업(팔굽혀펴기)

한 팔)에 스트레스를 주는 반면, 사지를 잘 조작하게 한다. 이들 변화들 모두는 어려움과 강도를 증가시키기 위해 추가적인 외부 저항 없이도 어느 정도까지 근육 활성과 복잡성을 변화시킨다.

체중부하를 적용하여 훈련하는 체조선수는 생체역학과 훈련도구로서 체중을 이용하는 방법을 이해함으로써 높은 수준의 근력과 파워를 갖는다. 체중은 누구나 비용을 들이지 않고 RT를 위해 사용할 수 있으며, 모든 장소에서 운동이 수행될 수 있는 저항의 한 형태이다. 그러나 근력과 컨디셔닝(S&C) 직업에서 충분한 근력 혹은 커다란 질량 발달에는 미흡하기 때문에 몇몇 체중 운동들이 어떤 집단에서는 실제적이지 않을 수도 있음을 깨닫는 것이 중요하다. 예를 들어, 몇몇 사람들은 딥이나 풀-업을 하나도 못할 수도 있다. 이 경우에, 다른 체력강화 운동들(머신 딥, 래터럴 풀-다운)이 체중 운동을 수행하는 능력을 발달시키기 전까지는 개인이 보조자 없이 초기에 사용될 수도 있다. 최근 여러 종류의 장

속설과 오해

최상의 저항 훈련(RT) 활동은 필연적으로 값비싼 장비를 필요로 한다.

몇몇 인기 있고 효과적인 RT 장비들이 고가이기는 하지만, 훌륭한 RT 프로그램은 비용이 들지 않거나 아주 낮은 비용으로 개발될 수도 있다. 이는 집과 도로에서의 훈련 또는 제한된 자원을 갖는 선수 집단의 훈련을 위한 다양한 방식들이 있다. 저항의 가장 기본적 원칙은 각 개인의 체중이다. 체중 운동들은 생체역학, 선택된 운동의 강도, 반복횟수, 그리고 휴식간격을 변화시킴으로써 더욱 어렵게(또는 쉽게) 만들어질 수 있다. 체중을 이용한 활동은 모든 체력 수준의 선수들에게 효과적일 수 있다. 수동 RT(자기 체중 혹은 파트너의 저항)는 비용이 들지 않으며, 어디에서나 실시할 수 있다. 다른 저항 자원들이 적은 비용으로 구입될 수 있다. 밴드, 튜브, 메디신볼(MBs), 덤벨, 그리고 케틀벨(KBs) 들을 저가로 구매할 수 있고, 쉽게 이동할 수도 있다. 집과 정원 주변의 여러 도구나 품목들(대형 해머, 신더블록, 바퀴가 하나인 손수레, 긴 의자 등등)이 사용될 수 있다. 커다란 여러 프리 웨이트 장비, 머신, 그리고 헬스클럽 회원증은 많은 비용이 들며, 가정에서 구매하기가 어렵다. 이것들은 또한 매우 넓은 공간을 요구한다. 예를 들어, 바벨 세트(판과 무게의 양에 따라)들은 kg당 판매되며, 100달러에서 수백 달러에 이르는 가격대이다. 프리 웨이트 벤치들은 비용 면에서는 저렴하지만, 더 질 좋은 장비(더욱 광범위한 사용을 위해 고안된 장비)는 가격이 수백 달러에 이른다. 리프팅 플랫폼과 파워 랙은 수백 달러에서 2,000달러에 이른다. 머신들은 매우 비싸며, 수행되는 운동의 수를 제한한다. 헬스클럽 회원증은 대개 연간 수백에서 천 달러까지 비용을 받는다. 비용이 몇몇 장비 사용을 못하게 할 수도 있다. 따라서 신체 컨디셔닝을 향상시키기 위해 비용을 많이 지불해야 하는 것은 잘못된 속설이다.

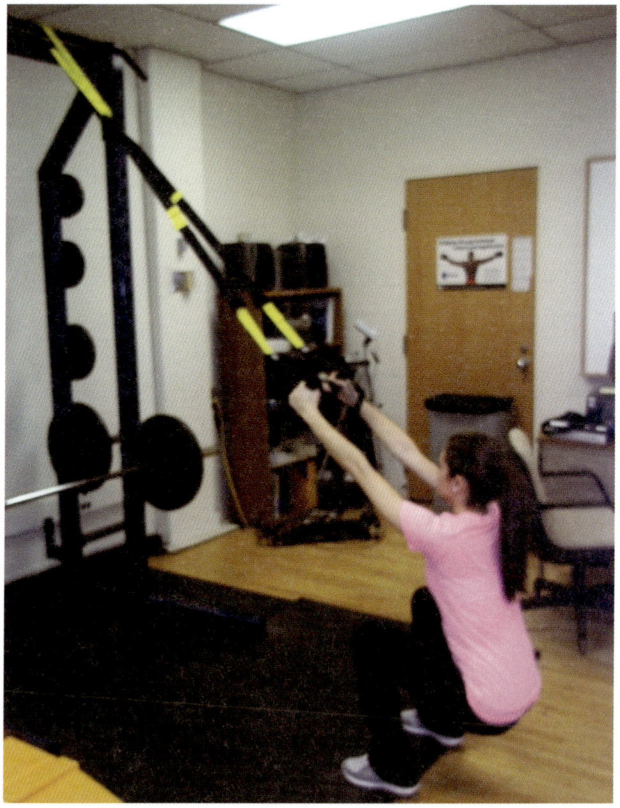

■ 그림 12.2 TRX

비들이 몇몇 체중 운동들을 수행하는 데 유용할 수도 있다. 예를 들어, 딥 바들은 딥을 하는 데 도움을 줄 수 있으며, 바들은 풀-업을 하는 데 유용할 수 있고, 벤치는 리버스 딥, 크런치, 싯-업, 그리고 레그 레이즈를 위해 사용될 수 있다.

인기 있는 체중 장비의 하나가 TRX(전신 저항 운동) 현수 트레이너(■ 그림 12.2)이다. TRX는 손잡이와 발 부착을 조절할 수 있는 두 개의 가죽 끈으로 구성되며, 이는 천장, 문, 빔 또는 케이블 장치나 파워 랙과 같은 다목적 저항 운동 기구로부터 매달리거나 고정될 수 있다. 조절할 수 있는 가죽 끈은 체중부하 운동에 특수한 수많은 움직임 수행을 가능하게 한다. 가죽 끈은 지지하는 것임에도 불구하고 자유롭게 움직일 수 있게 하여 바람직한 훈련자극을 제공한다. 선수의 신체 위치의 조작(고정 장치로부터의 거리, 바닥에 대한 신체 각도, 시작 위치와 질량 중심[COG]의 높이, 그리고 기저 지지의 크기 등)은 극복해야 할, 체중의 비율을 결정하는 진자 시스템에 기초된다. 예를 들어, 몇몇 상체 운동

사례 연구 12.1

팔굽혀펴기 운동이 앞에서 논의되었다. 팔굽혀펴기 운동과 동일한 논리를 활용하여 기본적인 체중 스쿼트에 생체역학적 원칙을 적용한다.

생각해볼 문제: 선수가 외부 무게를 추가하지 않고 다양하게 운동할 수 있는 방법들에 대해 논의한다.

에서 상체를 세우면 세울수록(발을 뒤로 움직임) 운동이 더 쉬워진다(더 적은 체중을 지지하게 된다). 바닥과 가까울수록(발을 고정체에 근접시킴), 체중의 더 많은 비율을 극복해야 하기 때문에 운동이 더욱더 어려워진다.

다른 사람 또는 파트너의 체중은 유용한 RT 기구가 될 수 있다. 스쿼트, 벤치프레스, 숄더 프레스, 로우, 베어 허그 리프트(중량을 껴안아 들기), 그리고 짐 운반은 파트너의 체중으로 수행될 수 있다. 파트너의 체중은 수행 가능한 반복 횟수를 결정한다. 체중의 분포가 균형을 이루지 않기 때문에 67.5kg의 파트너를 활용한 운동수행은 67.5kg의 바벨을 이용하여 운동을 하는 것 이상으로 어려울 수 있다.

수동 또는 파트너 저항

선수 또는 파트너는 비교적 느린 반복횟수 과정에서 자체-저항을 제공할 수도 있다(■ 그림 12.3). 수동(manual) 또는 파트너 동적/정적(ISOM) RT 운동의 장점은 비용을 거의 들이지 않고 부상 위험이 낮은 상태에서 어디에서나 실시할 수 있고, 높은 저항을 운동범위(ROM) 전체에 적용할 수 있으며, 많은 사람들이 동시에 훈련될 수 있고, 저항이 피로에 따라 수정될 수 있고, 그리고 전통적인 RT 프로그램에 다양하게 추가될 수 있다. 제공된 강도가 충분하다면 이들 운동들은 완벽한 근력 발달에 효과적이다. 수동 저항 운동들의 몇 가지 예시에는 한쪽 팔꿈치 굴곡/신전, 타월 레그 프레스, ISOM 가슴 스퀴즈와 벽 밀기, 프런트 레이즈(반대 팔로 잡고), 누워 다리젓기와 가슴 프레스(다리 대고), 업라이트 로우(반대 팔로 잡고), 슈러그, 팔을 사용한 힙 내전/외전, ISOM 무릎 신전, 무릎 레이즈(팔에 대항하여), 그리

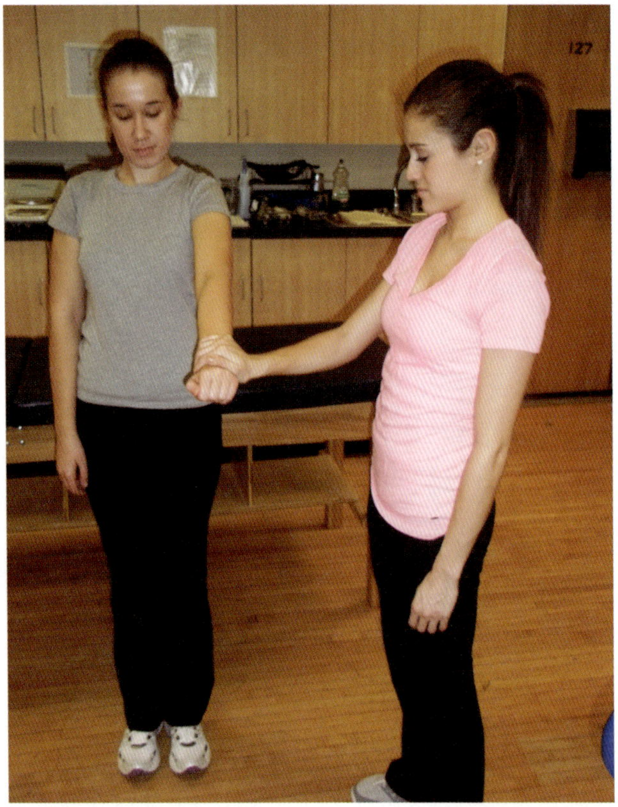

■그림 12.3 수동 저항 프런트 레이즈(파트너 보조 활용)

고 네 가지-방식의 목(neck) 수동 저항 운동 등을 포함한다. 이들 운동들은 길항근보다 더 강한 근육군에 의해 대항될 때 가장 잘 이루어진다(항상 그런 것은 아니다). 파트너는 직접적으로 또는 타월을 이용하여 저항을 제공할 수 있다. 레그 컬, 로잉, 숄더 프레스, 래터럴 레이즈, 푸시-업, 기타 등등과 같은 한 사람이 손으로 수행하기 어려운 몇몇 운동들에서 파트너는 유용할 수 있다. 파트너는 저항을 위해 두 팔 혹은 자신의 신체를 이용하는 데 장점을 갖는다. 따라서 부하가 자기-저항보다 더 클 수 있다. 수동/파트너 활용 RT의 단점은 비교적 낮은 운동 선택에 얼마나 많은 저항이 사용되는지를 일관되게 정량화하기가 어렵고, 체격과 힘이 충분한 파트너를 사용하기가 쉽지 않다는 것이다. 파트너들(혹은 보조자들)은 기술들을 관찰하고 조절함으로써 운동 선수와 충분히 의사소통이 이루어져야 하며, 피로 혹은 더 강한 ROM 면적에 적응이 필요할 때에는 장력을 수정해야 한다.

프리웨이트

프리 웨이트는 선수가 어느 방향에서나 무게를 조절하고 움직일 수 있기 때문에 적절하게 명칭이 부여되었다. 프리웨이트에는 바벨, 덤벨, 원판(plates), 칼라/꺽쇠, PlateMates(중량을 갖는 0.6kg 마그네틱판; 1.1kg이 너무 무거울 때 사용될 수 있다), 그리고 더 힘든 프리 웨이트 운동 선택을 가능하게 하는 다양한 부속품들을 포함한다. 프리 웨이트는 특히 부하를 쉽게 적용하고, 여러 도구들을 이용해서 더 많은 운동들을 수행하는 능력 측면에서는 다른 RT 기법과 비교해서 많은 장점을 갖는다.

바벨

바벨은 중량 또는 원판으로 부하를 줄 수 있는 다양한 길이의 바(bar)이다. 전형적으로 바벨은 길이가 약 150~210cm 사이이며, 두께는 다양하다. 올림픽 바벨이 가장 일반적으로 사용된다(■그림 12.4). 이것은 헬스클럽, 체육관, 그리고 웨이트 훈련장에서 흔히 볼 수 있는 올림픽 중량 혹은 원판(올림픽 바에 맞는 5cm 중심 구멍보다 큰 것들)으로 사용되는 형태이다. 이들은 약간 가볍거나 무거울 수 있지만, 대체로 길이는 213cm, 무게는 ~20.5kg이다. 그리고 더 잘 잡기 위해 손잡이와 바 사이에 마찰을 증가시키는 골(옹이)을 갖는다. 바의 직경은 2.5cm 정도이며 롤러, 볼, 봉침(needle)과 같은 베어링은 무게가 자유롭게 회전하게 한다. 가벼운(6.8kg) 알루미늄 바는 올바른 기술을 배우기 시작한 초보자나 젊은 선수에게 적합하다. 휘어진(캠버) 올림픽 바는 벤치 프레스 중에 선수가 더 많은 ROM을 갖게 하거나 벤치에 누워 있는 동안에 슈러그를 수행할 수 있게 한다. 바벨의 또 다른 형태는 굵은 바이다. 굵은 바는 5cm, 7cm, 7.6cm의 다양한 직경이 있으며, 전형적으로 9~22.5kg 사이의 무게를 갖는다. 굵은 직경을 갖기 때문에 굵은 바는 대개 악력 훈련을 위해 사용된다. 굵은 바는 벤치 프레스와 숄더 프레스와 같은 미는 운동에는 아주 낮은 효과를 갖는다. 그러나 데드리프트, 벤트오버 로우, 암 컬, 그리고 업라이트 로우와 같은 당기는 운동들은 바의 두께와

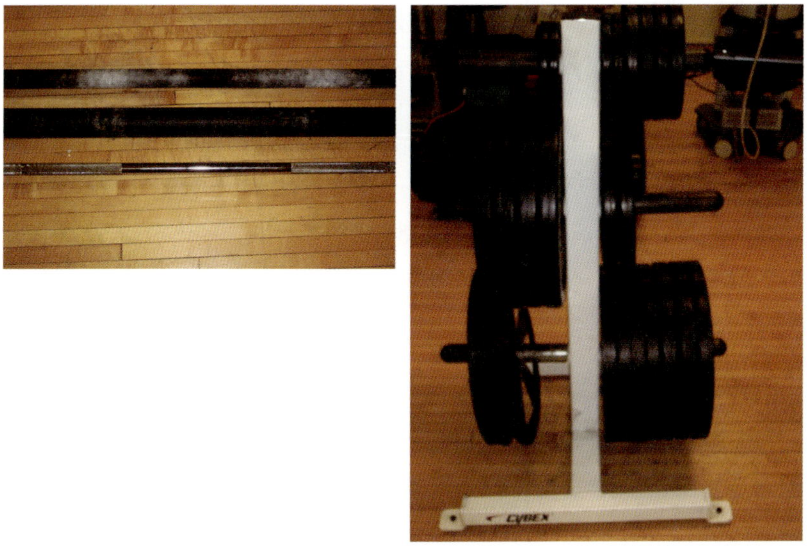

■ 그림 12.4 올림픽 바와 굵은 바, 그리고 원판

비례하여 영향을 받는다. 예를 들어, 데드리프트와 벤트오버 로우에서 1RM 리프트는 5cm와 7.6cm 바에서 각각 ~28%와 55% 낮으며, 벤트 오버 로우에서는 ~9%와 37%가 낮다. 흥미롭게도, 부하의 감소는 손 크기, 최대 ISOM 악력과 상관관계를 갖는다.

표준 바벨은 올림픽 바보다 더 작은 끝(말단)을 가지며, 표준 원판에 적용되어 사용된다. 그것들은 무게가 적게 나가지만 180kg까지 무게를 수용할 수 있다. 몇몇 체육관에서는 고정된 바벨을 사용한다. 이들은 특수한 무게를 갖는 바벨들로 사전에 부하가 고정되어 있다. 덤벨과 같이 고정된 바벨의 범위를 알 수 있으며, 그것들은 4.5~45kg 혹은 그 이상이다. 이들은 무게를 더하거나 뺄 필요가 없기 때문에 짧은 휴식간격을 갖는 세트를 수행하는 데 유용하다는 장점을 갖는다. 전문 바들은 많은 체육관에서 볼 수 있다. 컬 바(E-Z 바)는 잡을 때 더 많은 내전을 제공하기 위해 중간이 굽어져 있다. 이는 컬 또는 세갈래근(triceps) 신전과 같은 운동을 수행할 때 손목에서 생기는 약간의 긴장을 없애주며, 길이가 약 122cm, 무게는 6.8~11.2kg이다. 세갈래근 바들은 좁지만 암 컬 또는 신전 운동을 위해 사용자가 중간범위 손 위치를 사용할 수 있도록 한다. 트랩(trap) 바는 슈러그와 데드리프트를 수행하는 데 사용되는 다이아몬드 형태의 중간 영역을 갖는다. 안전 스쿼트 바(satety squat bar)는 바의 기저로부터 90° 각도로 뻗어져 있는 두 개의 패드가 붙은 바를 갖는다. 이들은 단단히 잡은 채로 사용될 수 있지만, 그것들은 지지자 없이 어깨 위에서 편안하게 휴식을 취할 수 있게 한다. 어떤 선수들은 앉았다가 일어서는 동안 스쿼트 동작의 지지 혹은 보조를 위해 그리고 파워 랙을 하기 위해 자신의 팔을 사용한다.

중량 혹은 원판들이 부하 증가를 위해 바에 첨가된다. 원판은 전형적으로 0.5, 1.1, 2.25, 4.5, 11.25, 15.75, 20, 25, 그리고 45kg 중량 크기로 생산된다. 표준 원판들은 표준 바를 위해 사용되며, 올림픽 원판은 올림픽 바를 위해 사용된다. 많은 올림픽 원판들이 판매되었다. 그러나 더욱 새로운 원판들은 원판에 손잡이가 있어 중량을 올리는 일을 더 쉽게 하며, 어떤 경우에는 그것들로 운동을 할 수 있게 하였다. 고무가 들어간 원판이 일반적이다. 고무로 둘러싸여 있기 때문에 원판들이 손상을 입지 않은 채로 쉽게 떨어지거나 던져질 수 있다. 몇몇 고무로 된 원판들은 실제로 고무로 도금된 철 원판으로 주조되었다. 이들 원판들은 잠재적으로 바와 플랫폼에 손상을 줄 수 있다. 그러나 범퍼 원판이 전적으로 고무로 되어 있고, 플랫폼이나 바닥에 손상 없이 떨어지고 폭발적인 리프팅으로부터의 지나친 활용에 견딜 수 있도록 특수하게 고안되었다. 이것은 선수가 성공하지 못하는 시도에서, 그리고 일단 들기를 완수한 후에는 중량을 떨어뜨리도록 배웠기 때문에 올림픽 리프트 또는 여러 경기를 수행할 때 중요하다. 원판들은 칼라와 꺽쇠를 부착하여 고정된다. 이들은 비틀림/록(근육 꺽쇠), 나선/록, 스크루-온, 혹은 스퀴즈/록(스프링)을 포함하는 다양한 형태로 보급된다. 비록 어떤 것은 무게가 거의 2.7kg인 것도 있지만, 그것들은 전형적으로 0.5kg 이내의 무게를 갖는다.

덤벨

덤벨은 대개 한 손으로 사용하도록(비록 여러 운동에서 한 개의 덤벨이 사용될 수 있지만) 고안된 바벨의 작은 변형이다. 단단하고, 고정된, 조절가능한 원피스 단위(다양한 무게가 부과되고 꺽쇠나 칼라로 고정될 수 있는 바), 그리고 조정할 수 없는 무게가 부과된 단위 등 다양한 형태의 덤벨이 존재한다. 몇몇 덤벨들은 회전하는 손잡이를 갖는다. Selectorized 덤벨(파워블록)은 작은 원판들이 무더기로 쌓여 있는 블록으로 된 덤벨이다. kg으로 중량이 선택되며, 그 덤벨은 목표 무게가 블록으로 함께 들린다. 원판의 재질처럼 몇몇 덤벨들도 고무로 되어 있으며, 이는 그것들을 떨어뜨릴 때 손상을 주지 않는다. 덤벨들은 가장 작은 것(2.25kg)에서 가장 큰 것(56.3kg 혹은 그 이상)까지 다양한 크기로 생산되며, 대개 2.25kg 증가 단위로 층을 이룬 선단에 한 쌍으로 정연하게 쌓여 있다. 덤벨의 가장 큰 이용성은 덤벨이 제공하는 가장 큰 움직임의 잠재성과 ROM이다. 무게 자석이 0.5 혹은 1.1kg 증가를 추가하기 위해 덤벨에 부착될 수도 있다.

프리-웨이트 장비

많은 다양한 장비들이 프리 웨이트 사용을 위해 이용될 수 있다. 이들은 주로 웨이트 훈련장, 체육관, 그리고 클럽에서 볼 수 있다. 그것들은 선수들이 프리 웨이트 운동을 수행할 때 신체 자세나 위치를 변화시키는 것을 가능하게 한다는 장점이 있다. 다음의 목록들은 이들 핵심 장비들을 요약한 것이다.

- 올림픽 벤치: 수평, 인클라인, 디클라인
- 운반용 벤치(90° 까지 조정 가능한 것들)
- 숄더 프레스 벤치
- 싯-업 벤치
- 딥/레그 레이즈 벤치
- 엉덩이-햄 레이즈 또는 젖힘 벤치
- 리프팅 플랫폼: 올림픽 리프트를 수행하는 데 필수적임
- 파워 랙(핀으로 조정가능)-여러 가지의 운동을 위해
- 다용도 랙 장비-벤치, 딥핑, 그리고 치닝 바가 부착된
- 스쿼트 랙
- 프리쳐(preacher) 컬 벤치(서서 하는 것과 앉아서 하는 것)
- 플라이오 상자-스텝-업 혹은 다양한 탄성 운동을 위해
- 손목 롤러
- 벨트-중량을 이용한 딥 혹은 풀-업을 위해
- 머리/목 가죽 끈

머신(기계)

여러 형태의 RT 머신들은 헬스클럽과 체육관에서 볼 수 있다. 몇몇 머신들은 선수에게 ROM 전 범위를 통해 일정한 장력 수준을 제공한다. 몇 가지 유형의 레그 프레스 머신들의 경우에서 보는 것처럼 직선의 동작이 발생된다. 많은 체육관에서 발견되는 또 다른 예시는 스미스 머신이다. 스미스 머신(1950년대 피트니스의 전설 Jack La Lanne에 의해 초기 고안된 것을 개선시킨 Rudy Smith 이후에 붙여진 이름)은 강철 로커(바닥에 대는 활처럼 휜 철대)에 단지 수직적으로 위와 아래로 움직일 수 있는 바벨로 이루어진다. 스미스 머신은 다용도로 활용할 수 있으며, 벤치 프레스(그리고 변형), 숄더 프레스, 스쿼트, 로우, 그리고 여러 다른 동작과 같은 많은 운동을 수행할 수 있도록 한다. 피로가 생겨 바를 옆으로 혹은 앞뒤로 움직이지 않으면 걸쇠가 바를 고정하기 위해 사용됨으로써 안전성을 높인다. 일련의 슬롯들

이 각 로커의 뒤에 이어져 있으며, 그것들은 다양한 위치에서 바가 걸리거나 안전하게 되도록 한다.

케이블 풀리 머신은 중량 스택에 연결된 하나 또는 그 이상의 풀리를 통해 연결되는 케이블로 이루어진다(■ 그림 12.5). 원하는 위치(대부분의 머신 원판은 2.25~9kg 범위)에 핀을 끼워서 중량을 늘려 무게를 선택할 수 있다. 사용자가 힘을 케이블에 적용하면 힘은 풀리에 의해 재전송되고, 원판(핀을 끼운 곳 위에 있는 모든 원판들)들이 장력을 제공하기 위해 들리게 된다. 중량 스택(그리고 풀리 배열)은 한 머신에서 다른 머신으로 이동할 때 변한다. 선수가 어떤 한 머신에서 운동을 수행하는 것이 쉬울 수도 있지만, 동일한 부하를 사용하는 또 다른 머신에서 운동수행이 어려울 수도 있기 때문에 머신을 달리하여 운동할 때 선수는 부하 혹은 반복횟수를 조정해야만 한다. 많은 케이블 머신들이 조정가능하기 때문에 많은 단측 혹은 양측 운동들이 수행될 수 있다. 풀리는 낮게, 높게, 그리고 그 사이 어떤 부위에도 위치시킬 수 있다. 비록 케이블 풀리 머신이 자체로는 기계(자유로운 형태)일지라도, 그것들은 선수들이 근수축을 안정화시키는 데 장점이 있는 다른 형태의 머신만큼 많은 안정성을 제공하지 않는다. 다목적 케이블 풀리 장비로는 많은 운동들이 수행될 수 있기 때문에 체육관과 헬스클럽에는 흔히 있다. 바/손잡이/로프 등 여러 형태들이 다양한 운동을 위해 사용될 수 있다. 몇몇 케이블 풀리 머신은 조정이 불가능하며, 아주 특수하며 낮은 풀리 로우, 랫풀-다운과 같은 소수의 운동만 수행할 수 있다.

원판이 실린 머신(■ 그림 12.6)은 선수가 저항을 위해 중량을 부과해야 한다. 중량 스택과는 대조적으로 원판이 기계에 실리며, 이는 약간의 장점을 갖는다. (a) 선수들은 폭넓은 부하 범위를 제공받는다. 예를 들어, 1.1kg 중량은 중량 스택으로는 어려울 수 있는 저항을 목표로 하는데 사용될 수 있다. (b) 많은 중량 스택 머신이 강력한 체력을 갖는 선수에게는 불충분할 수도 있는 저항에서 더 이상 무게를 올릴 수 없기 때문에 더 큰 부하가 사용될 수도 있다.

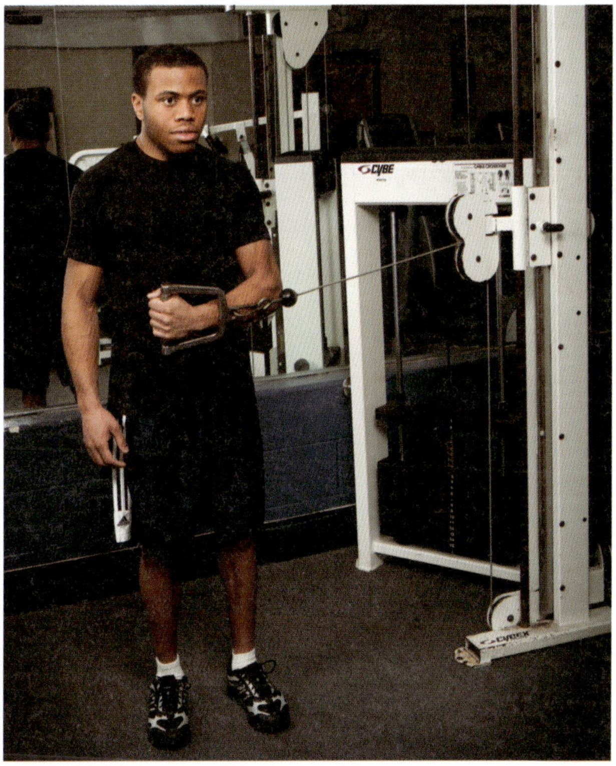

■ 그림 12.5 케이블 풀리 머신

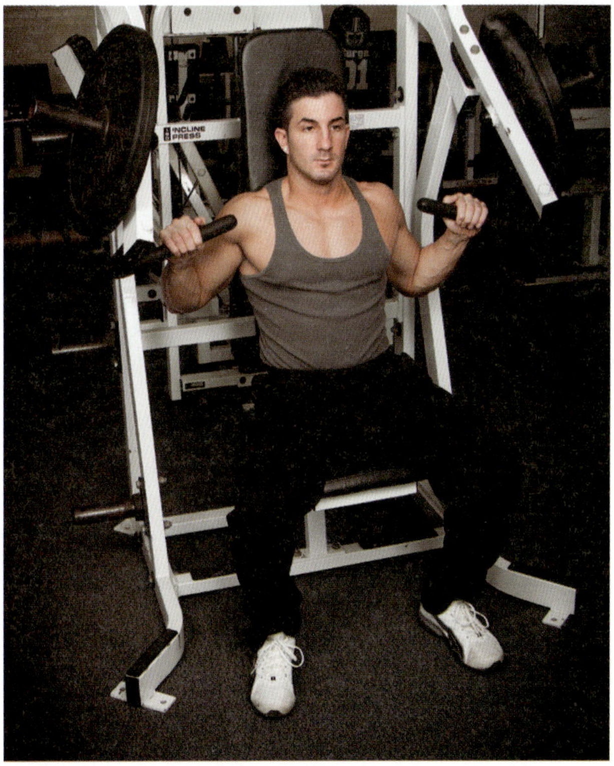

■ 그림 12.6 원판이 실린(Hammer Strength) 체스트 프레스 머신

Hammer Strength와 같은 몇몇 원판이 실린 머신은 동작의 집중과 발산 아크를 사용하며, ROM(변인 저항 머신) 전체에서 저항을 변화시키기 위해 균형이 잡힌 지레 팔을 사용한다. 시작 위치에서 지레는 바깥으로 회전해서 선수가 전체 부하에 견디지 못하게 한다. 그러나 지레 팔은 중량이 들림에 따라 수평으로 이동하며, 그 결과 선수에게 부과되는 저항은 증가한다.

과거 가변 저항 머신은 중량 스택에 저항을 적용하는 지점을 변화시키기 위해 슬라이딩 지레를 사용하였다. 그러나 최근 가변 저항 머신은 ROM 전체에서 부하를 변화시키기 위해 캠을 사용한다. 캠은 케이블 혹은 벨트가 부착된 머신 팔에 연결된 타원이다. 캠의 형태는 가변 저항이 인간 근력 곡선을 모방하게 한다. 근육의 힘 생성은 전 관절 ROM을 통해 다양하다. 몇몇 머신들은 더 큰 힘이 생성되는 곳의 ROM 분절에서 더욱 어렵게 하고, 더 적은 힘이 생성되는 곳의 ROM 분절에서 더 쉽게 하도록 캠의 형태를 바꿈으로써 이들 장력 변화를 수용하도록 시도한다. 예를 들어, 역-U 형태의 캠은 상승-하강 근력 곡선(단일 관절 운동)을 위해 사용될 수 있고, 원위 말단에 가장 큰 직경을 갖는 길게 늘어진(장방형) 형태 캠은 하강 근력 곡선(다관절 풀링 운동)을 위해 사용된다. 탄성 밴드, 스프링, 튜브, 그리고 체인과 같은 여러 장비들이 다양한 저항을 제공할 수 있다.

수압(hydraulic) 저항 머신은 오일이 채워진 챔버에 대항하여 저항을 제공하는 수압 피스톤에 연결된 지레를 갖는다. 몇몇 머신들은 유체 속도와 저항을 변화시키는 유속 조절기를 갖는다. 저항은 선수의 노력(개인이 빠르게 움직일수록 저항도 더 많이 생긴다)과 일치한다. 어떤 머신들은 밸브 저항보다 더 큰 힘을 액체 흐름에 허용하기 위해 압력-방출 밸브를 사용하며, 일정하면서 더 많은 저항을 제공한다. 수압 저항 머신들은 원심성(ECC) 근육 활성에 부과된 구심성(CON)/단축성 동작을 최소화한다. 그 머신은 길항근을 자극하는 이중-운동 요소를 갖는다.

공기(pneumatic) 저항 머신들은 1980년대 초에 최초로 고안되었으며, 저항을 위해 공기압을 사용한다. 수압펌프 혹은 피스톤(실린더와 유사한)이 압축 공기를 이용하여 사전에 부과된다. 들기 단계 중에 수압펌프는 CON과 ECC 단계 중에 더 많은 저항을 제공하기 위해 공기를 압축한다. 선수는 한 세트 운동을 통해 공기를 배출시킴으로써 그 저항에 적응할 수 있으며, 이는 장점이 될 수 있다. 부드러운 유체 동작과 중량 스택을 이용하는 것들과 비교해서 공기식 머신의 지지자들은 공기식 머신의 장점으로서 저항의 변화를 쉽게 할 수 있다는 것을 거론한다. 공기식 머신은 중량 스택의 부재로 인해 관성 효과를 갖지 않는다. 따라서 저항은 들기 속도에 상관없이 전 ROM을 통해 일정하다.

우리는 컴퓨터 세대에 살고 있으며, 컴퓨터로 작동되는 저항 머신들이 개발되었다. 이들 머신들은 모터에 연결된 기어와 벨트를 통해 다양한 저항을 제공한다. 터치 스크린, 버튼, 혹은 풋 페달이 저항을 조작하며, 몇몇은 CON보다는 더 많은 ECC 요소를 부과할 수 있다.

등속성(isokinetic) 머신은 전체 ROM 동안에 일정한 각 속도에서 지레팔을 유지하는 동력계를 갖고 있다. 활용성은 반복 속도가 조절되고, 저항 장비에 잘 적응하여 수동적으로 작동한다는 것이다. 그것들이 연구실, 훈련장, 그리고 임상적 시설에 대개 설치되기 때문에 등속성 머신의 비용은 매우 비쌀 수도 있다. 등속성 머신들은 속도가 사전에 결정되고 컴퓨터로 작동되는 장비이다. 최고와 평균 토크, 각도에 특수한 최고 토크, 총 작업량, 최고 토크에 도달하는 시간, 그리고 다양한 시간 간격에서의 토크 등을 포함한 조절될 수 있는 많은 측정들이 가능하기 때문에 근력 평가에 유용하다. 이용 가능한 변인들은 그것에 수반하는 소프트웨어 패키지뿐만 아니라 사용된 근력계의 브랜드와 모델에 의존한다.

프리 웨이트와 머신의 비교

RT를 프리 웨이트와 머신으로 비교할 때에는 몇 가지 단점과 장점이 존재한다. 프리 웨이트 운동(특히 다중-관절 운동)은 운동을 하는 사람이 그 운동을 완벽하게 조절하는 것을 요구하기 때문에 더 큰 부상 위험에 놓이게 되는 반면,

머신은 신체와 저항 동작의 안정성을 지원하기 때문에 급성 부상의 위험을 줄일 수 있다. 그러나 건에서의 만성 염증 발생 위험성은 머신에서 더 클 수 있으며, 이는 움직임의 유연성을 제한한다. 한 연구에서 12명의 선수에게서 RT와 관련된 부상을 조사하였다. 그 결과 부상자 중 9명은 프리 웨이트를 사용하면서 발생하였으며, 3명은 머신 운동 중에 부상이 발생하였다. 머신 운동의 경우가 RT 중의 부상 위험이 매우 낮았다. Hamill은 웨이트 훈련과 웨이트 리프팅 100시간 활동당 각각 0.012명과 0.0013명 부상을 보고하였다. 비록 양쪽 장비 모두가 부상을 유발하지만, 적절한 프로그램과 감독이 필수적이다.

프리 웨이트와 머신은 서로 다른 장점/단점을 갖는다. 선수는 반복 속도를 조절해야만 하며, 프리 웨이트 훈련동작이 운동경기에서 보이는 동작과 더욱 유사하다. 프리 웨이트가 모든 공간 차원을 통해 조절되어야만 하는 반면, 머신은 대개 단일 평면 조절과 관련되기 때문에 프리 웨이트는 머신보다 더 많은 협응성과 근육 안정화 활성을 요구한다. 따라서 안정화 근육들이 프리 웨이트를 통해 더욱 효과적으로 단련된다. 이것이 개인의 기술 수준에 의존해서는 장점 혹은 단점이 될 수 있다. 낮은 균형감과 손상된 운동 기능을 갖는 몇몇 사람은 초기 RT에 기초한 머신으로부터 효과를 얻을 수 있다. 또한 프리 웨이트를 이용하는 실제적인 이유는 저렴한 비용과 이용가능성이다. 프리 웨이트와 머신은 근력을 증가시키는 데 효과적이다. 선행연구에서는 프리 웨이트 훈련이 프리 웨이트로 평가된 근력에서 더 큰 향상을 초래하였으며, 머신 훈련은 머신 검사에서 더 큰 경기력을 가져왔다고 보고하였다. 중립적인 검사 장비를 사용하였을 때 프리 웨이트와 머신의 근력 향상은 유사하였다. 프리 웨이트 혹은 머신 사용에 대한 선택은 핵심 훈련목표뿐만 아니라 훈련수준 상태와 특수한 운동 동작과 관련된 유사성에 기초해야만 한다. 두 가지 방법이 RT를 통한 향상을 위해 미국스포츠의학회(ACSM)에 의해 추천되었다.

올림픽 리프트와 변형된 방법들은 프리 웨이트 동작들이 대근육량의 동원을 요구하며, 이것은 머신의 구조 내에서는 적절하게 수행되지 않기 때문에 프리 웨이트로 수행된다. 몇몇 운동들(레그 컬, 레그 익스텐션)은 프리 웨이트로 수행하기가 어렵기 때문에 머신이 더 선호된다. 프리 웨이트는 CON과 ECC 근육 활동을 포함한다. 원심성 근활성(ECC)은 몇몇 수압 머신 혹은 등속성 근력계를 사용할 경우에서는 이루어지지 않는다. 프리 웨이트는 원하는 ROM을 제공하는 반면, 몇몇 머신들은 사용자와 머신 구성 간에 적절한 맞춤이 이루어지지 않는다면 제한적일 수 있다. 프리 웨이트와 유사하게 머신은 잘 정비되어야 한다. 이와 같은 것에는 나사 풀림; 손상 부품; 닳아 해진 케이블, 체인, 풀리; 그리고 찢어진 장식용품과 손잡이 지지대 점검 등을 포함한다. 머신은 사용자에게 적절하게 적응되어야 하며, 부드럽게 작동되도록 하는 것이 필수적이다. 부적절한 급유 혹은 장비의 잘못 배열은 머신에 알려지지 않은 저항을 추가할 수도 있다. 여기에는 머신 원판들이 붙지 않도록 점검하는 것을 포함한다.

메디신 볼, 스태빌리티 볼, 밸런스 볼(BOSU Ball), 기타 평형 도구들

메디신 볼(MBs)은 다양한 크기의 중량이 있는 고무 혹은 가죽 공이다(■ 그림 12.7). 이들은 일반적인 RT, 미용체조, 그리고 플라이오메트릭 운동에 사용될 수 있다. 역사적으로 최초로 불린 MBs(그것은 단지 모래가 채워진 주머니였다)는 거의 3,000년 전에 레슬러들에 의해 사용되었다. 메디신 볼은 19~20세기 초에 체육 수업에서 그리고 체조 훈련을 위해 널리 사용되었다. 그 후 메디신 볼은 예를 들어 신체 펀치를 자극하기 위해 복서들의 주요 훈련으로 광범위하게 사용되었다. 오늘날 대부분의 MBs는 고무로 만들어진다. 고무 MBs는 바운스가 잘 되며, 아무런 손상 없이 안전하게 던질 수 있기 때문에 유용하다. 폭발적인 오버헤드 던지기를 위해 MB를 사용하는 선수는 볼을 벽에 던질 수 있으며, 볼은 리바운드되어 돌아가서 여러 번 반복해서 던질 수 있다. MBs는 0.5~13.5kg(~12.7~28cm) 크기로 생산되며, 초기 디자인을 벗어나 수년에 걸쳐 발전해 왔다. 예를

SIDEBAR 프리 웨이트와 머신의 비교

프리 웨이트

장점

- 머신보다 가격이 낮고 유지 비용이 적게 든다.
- 모든 움직임 측면에서 신체를 지지하기 위해 더 큰 길항근과 안정근 활성을 필요로 한다. 조절되어야만 하는 다방향 동작을 가능하게 한다. 균형과 협응을 위한 더 나은 자극이 주어진다.
- 자극을 변화시키기 위해 손과 발의 간격을 유지하는 데 더 많은 변화를 줄 수 있다.
- 장비 없이도 여러 운동을 수행할 수 있다. 운동 선택 폭이 더 크다. 몇몇 장비들은 쉽게 이동될 수 있다.
- 저항 훈련이 단측 혹은 양측으로 수행될 수 있다.
- CON, ECC, ISOM 근활성을 목표로 할 수 있다.
- 향상에 대한 평가가 쉽다. 저항과 반복횟수의 조절이 쉽다.
- 올림픽 리프트를 가능하게 한다. 파워 훈련을 위해 가속도를 최적화한다. 프리 웨이트는 폭발적 훈련에 더욱 도움이 되며, 파워와 스피드 발달에 효과적이다.
- 운동경기 혹은 일상생활의 활동에서 보는 동작들을 복제하기가 매우 쉽다.
- 건강 체력과 기술 관련 요소들을 증가시키는데 효과적이다.

단점

- 더 큰 안정화 요구에 기인하여 부상 위험이 잠재적으로 더 클 수 있다.
- 세트와 운동 사이에 중량을 바꾸고 그것들을 치우는 데 시간이 많이 걸린다.
- 적절한 동작 기술, 특히 올림픽 리프트를 배우는 데 많은 시간이 걸릴 수 있다.
- 어떤 운동(벤치 프레스, 숄더 프레스, 그리고 스쿼트)에서는 보조자가 필요할 수도 있다.
- 저항선이 수직으로 내려가기 때문에 가로면(해부학적 자세에 비해)에서 수행된 몇몇 운동들은 최대 저항이 적용되지 않을 수도 있다.

머신

장점

- 사용하기가 안전하며 쉽게 배울 수 있다. 쉽게 익숙해지며 기술이 단순하다. 초보자나 특수 집단에게 안정성이 높다.
- 핀을 움직이거나(중량 스택 머신) 다른 머신에 저항을 수정하는(수압, 공기 저항 머신) 것의 하나로 저항을 변화시키는 것이 단순하다. 원판이 실린 머신은 프리 웨이트와 유사하게 무게를 변화시켜야 한다.
- 몇몇 머신들은 근력 곡선을 일치시키는 시도에서 다양한 저항을 제공한다. 비록 근력 곡선이 완전하게 복제되지는 않지만, 다양한 저항 머신들은 변화된 부하를 제공하며, 이는 일반적인 관절 역학과 다소 유사하게 될 수 있다.
- 등속성 머신들은 속도를 조절하고 선수가 최대 노력과 느린, 중간, 빠른 근 활성 속도를 발생시키게 한다.
- 저항 훈련은 단측 혹은 양측으로 실시될 수 있다.
- 평가 진행이 쉽다. 저항과 반복횟수 조절이 쉽다. 몇몇 머신들은 컴퓨터로 작동되어 훈련정보를 저장할 수 있다.
- 프리 웨이트로 실행하기 어려운 몇몇 운동들의 수행을 가능하게 한다.
- 비록 머신에 기초한 운동들(특히 스미스 머신)에서 보조자가 도움이 될 수 있지만, 대개 보조자를 이용하지 않을 수 있다.
- 수압과 공기 저항 머신들은 운동량을 감소시키며, 부드러운 반복횟수 리듬을 제공한다.
- 몇몇 머신들은 여러 장비로 이루어지며, 여러 운동을 수행할 수 있게 한다.
- 회원권 판매 편익을 위한 주요 유인책이 될 수 있다.
- 만약 훈련 프로그램이 점진적이면, 대부분의 건강, 그리고 기술 관련된 체력 요소를 어느 정도 증가시키는 데 효과적이다.

단점

- 프리 웨이트보다 가격이 훨씬 더 비싸며 더 많은 유지비용이 든다. 머신들이 크고 무거워 이동하기가 어렵다.
- 적절한 근신경 협응을 방해할 지도 모르며, 추가 안정성은 스스로 안정화시키는 신체의 요구를 작아지게 한다. 길항근과 안정화 근육 활성이 더 낮다. 머신은 개별화된 활동의 형태이다.
- 몇몇 머신에서는 단지 제한된 운동만이 수행될 수 있다. 몇몇 제한점들은 그립 혹은 발의 각도/폭을 제한할 수 있다.
- 수압/공기 저항 머신은 프리 웨이트와 비교해서 근력과 파워 증가가 적을 수 있다. 수압/공기 저항 기구들은 동작의 초기에 사전부하가 제공되지 않기 때문에 그것들은 ROM에서 이른 근력 증가를 제한한다.
- 몇몇 머신들은 근력이 뛰어난 사람에게 충분한 저항을 제공하지 않는다. 동일한 운동을 수행 시 부하가 한 머신에서 다른 머신으로 이동할 때 크게 변한다.
- 머신 장비 설치의 제한점에 기초하여 서로 다른 신장, 체중, 그리고 사지 길이를 갖는 사람을 완전하게 일치시키는 것이 어려울 수도 있다.

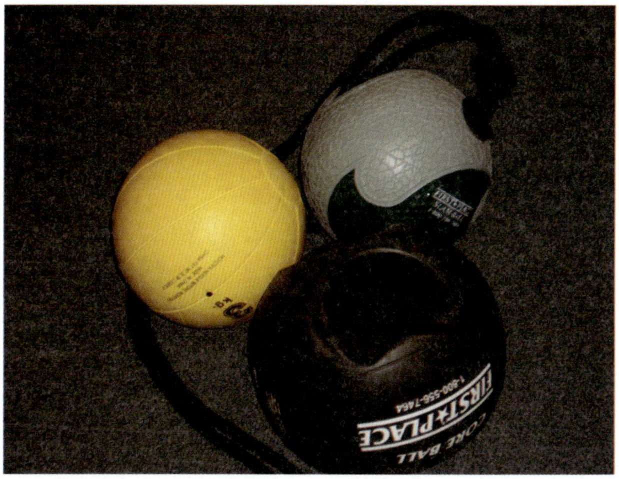

■그림 12.7 메디신 볼, 코어 볼, 그리고 슬램 볼

들어, 코어(core) 볼은 손잡이를 더 좋게 개선하기 위해 손잡이가 달린 MBs이다. 이들 볼은 덤벨과 유사하게 사용되며, 플라이오메트릭 운동을 위해 폭발적으로 던져진다. 슬램(slam) 볼은 로프가 부착된 MBs이다. 선수는 로프를 잡을 수 있으며, 파워 운동을 위해 그 볼을 던지거나 내던진다. 몇몇 MBs(NRG 볼)은 운동 선택을 바꾸기 위해 양쪽 면에 손잡이가 있다. 최근, 반동 장비(트램펄린과 유사한 것)들이 MB 훈련을 촉진시키고 있다. 선수가 볼을 반동이 보장된 그 장비를 향해 던질 수 있게 한다. 선수는 신전-단축 주기(SSC)를 촉진하고 플라이오메트릭 훈련을 향상시키기 위해 리바운드되는 볼을 잡을 수도 있다.

스태빌리티 볼(SBs)은 엑서사이저 볼, 피지오 볼, 스위스 볼로도 알려져 있으며, 다양한 크기로 생산되고(~30~80cm) 팽창할 수 있는 볼이다(■그림 12.8). 1960년대 임상적 목적으로 처음 사용되었을 때 SBs는 불안정한 환경에서의 훈련을 위해 주로 사용되어 안정화 근육의 활성을 증가시켰다. 안정화 근육들이 선수가 볼에서 회전하지 못하도록 크게 수축해야만 하기 때문에 SBs는 주로 중심 근조직을 목표로 사용되었다. SBs는 프리 웨이트와 체중 운동들에 사용될 수 있으며, 선수가 볼에 앉은 자세로 엉덩이를 ~90° 까지 굴곡시킴으로써 선택될 수 있다. 그러나 더 작은 볼 운동들은 선수가 발과 다리 사이의 볼을 지지하기

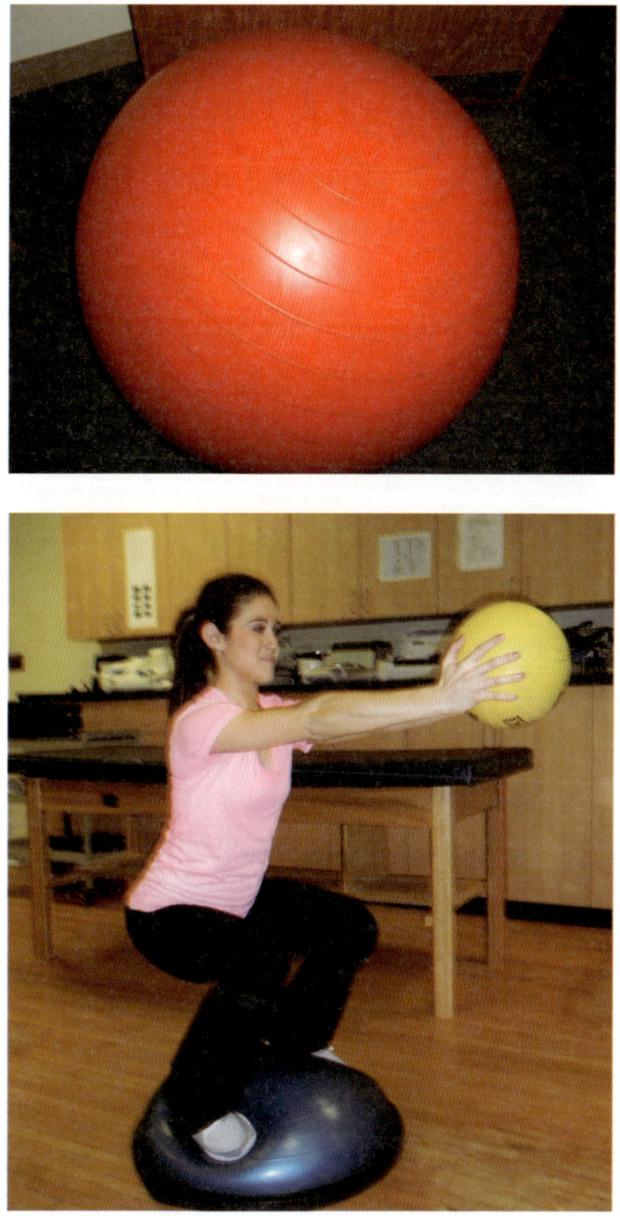

■그림 12.8 스태빌리티 볼(위)과 BOSU 볼(아래)

를 요하는 운동들에 사용될 수 있기 때문에 몇몇 운동에서는 유리한 자세이다. 또한 더 작은 볼은 지면과 더 밀접하기 때문에 SB 롤아웃과 같은 기본 운동을 더욱 도전적으로 만들 수 있다. 몇몇 운동(푸시-업)에서 다소 바람을 뺀 SB가 안정성이 낮아 더욱 효과적일 수 있다. 그러나 공기를 많이 주입한 볼은 더 잘 구를 수 있으며 컬-업과 같은 운동에서는 더욱 효과적일 수 있다.

BOSU 볼(밸런스 트레이너)은 바닥이 안정하도록 평

면(직경이 53.3~63.5cm, 최대로 팽창되었을 때 높이가 30.5cm)인 것을 제외하고는 SBs와 유사하다. BOSU 볼 위에서 다양한 운동들이 수행될 수 있으며, 1999년에 개발된 이래로 인기를 얻어 왔다. 위쪽은 불안정성을 제공하는 반면, 바닥이 편평하기 때문에 볼이 구르지는 않는다. BOSU는 볼이 한쪽으로 사용될 수 있기 때문에 '양쪽 면이 활용되거나 양쪽 면이 올라간 것' 을 뜻한다. 아래가 돔 형태를 가지기 때문에 BOSU 볼이 흔들판처럼 사용될 수 있게 한다.

다른 균형 장비들이 RT에 사용되어 왔다. 전체적으로 이들 장비들은 훈련을 위해 불안정한 환경을 제공한다. 균형 스텝은 평편한 면을 위와 아래로 사용될 수 있도록 하기 위해 공기 혹은 물로 채워진 작은 비닐 볼이다. 이들은 움직임 중에 발을 디딜 수 있으며, 균형감을 향상시키기 위해 운동 중에 서 있을 수 있다. 균형 원판은 직경이 35.6~53.3kg인 작은 형태의 불안정 장비이며, 다양한 운동들이 수행될 수 있다. 균형 원판 위에서의 스쿼트는 안정성을 유지하기 위해 가자미근(soleus), 척추세움근(erector spinae), 그리고 복부 근육의 활성을 증가시킨다. 균형판(Airex)(■ 그림 12.9)은 서 있을 때 불안정성을 제공하기 때문에 유사하게 기능한다. 균형판과 흔들판(■ 그림 12.9)은 위에 위치한 나무 플랫폼에 원의 중심을 갖는다. 그 플랫폼은 이쪽에서 저쪽, 앞에서 뒤로 움직일(흔들림) 수 있으며, 운동 중에 균형을 잡는 것을 요구한다. 이들은 바닥쪽 굽힘과 등쪽 굽힘뿐만 아니라 발목 모음과 벌림에 좋은 자극을 준다.

탄성밴드, 튜브, 체인, 스프링

탄성 밴드와 튜브는 선수에게 다양한 저항을 제공한다. 저항은 근력 곡선이 올라감에 부합하여 밴드 혹은 튜브가 더 많이 신전됨에 따라 증가한다. 몇몇 밴드 회사는 다양한 밴드 길이에 따라 어떻게 많은 파운드의 힘이 제공되는지에 대한 도표를 제공한다. 이 정보는 요구된 밴드 길이/장력과 일치하는 지점에 신체를 위치시킴으로써 장력을 조절할 수 있기 때문에 선수들에게 유용하다. 밴드는 다양하게 사용할 수 있으며 프레스, 컬, 그리고 로우와 같은 일상적인 RT 운동들을 수행하는 데 사용될 수 있다. 또한 스포츠에 특수한 운동 혹은 동작들을 실시하는데 사용될 수 있다. 밴드는 수직 점프나 스프린팅 동작에 저항을 제공하기 위해 사용될 수 있으며, 던지기, 치기, 두드리기, 차기, 몸통 던지기 등등과 같은 운동 기술에 저항을 제공하는 데 전략적으로 활용될 수 있다. 밴드는 바에 부착하여 운동을 더욱 어렵게 만들거나 원판 혹은 KBs을 지지하기 위해 사용될 수 있다. 진동 벤치 프레스(■ 그림 12.10)는 어깨 굽힘근/모음근과 팔꿈치 폄근육에 부하를 주기 위해 사용된 운동이지만, 바를 내리고 올리는 동안에 바 궤적을 통제하기 위해 안정화 근육 활성을 증가시킨다. 밴드와 튜브는 가벼우며 이동이 쉽고 어디에나 갖고 갈 수 있기 때문에 가정 훈련 혹은 여행 중에 RT를 하기 위해 사용될 수 있다. 많은 회사들이 상이한 형태의 밴드를 제작한다. 대개는 적용된 저항의 양에 기초하여 색깔로 부호화되었으며, 매우 가벼운 것에서 최대로 무거운 것까지 다양하게 분류될 수 있다. 밴드는 발 혹은 다른 신체

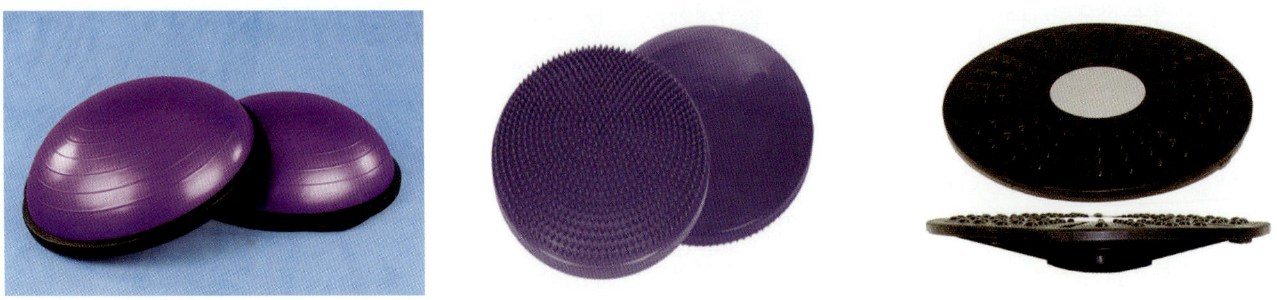

■ 그림 12.9 Bosu 볼(반쪽짜리 공)과 균형판

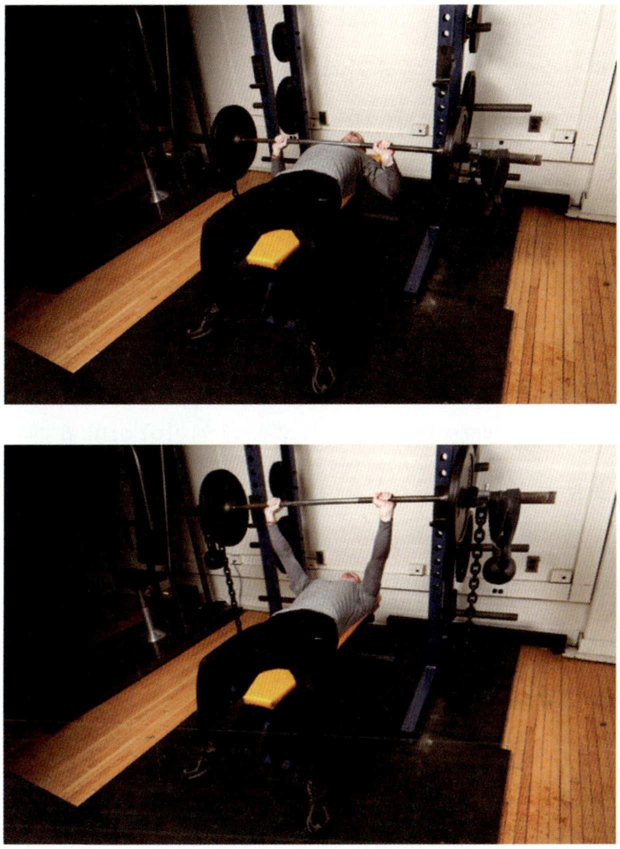

■그림 12.10 밴드로 바에 부착된 체인과 케틀벨을 이용한 변동 벤치 프레스

부위에 장력을 주어 감쌀 수 있으며, 또한 고정된 물체(벽 혹은 지주에 끼워진)를 강한 장력으로 둘러쌀 수 있다. 몇몇 짧은 밴드는 사이드 스텝, 셔플링, 측면 움직임과 같은 전면 하지 움직임에 저항하기 위해, 또는 스쿼트와 점프 중에 중간볼기근/작은볼기근 활성을 증가시키기 위해 양 다리에 둘러서 부착할 수 있다. 후자는 여성 운동선수에게서 엉덩이 근력을 증가시켜 무릎에 가해지는 미주신경 자극을 감소시켜 전방십자인대(ACL) 손상 방지를 위한 훈련도구로서 사용되어 왔다. 탄성 밴드 RT는 근력, 지구력, 그리고 기능적 수행능력을 향상시키는 데 매우 효과적이다.

또한 밴드(체인)의 활용은 바벨 운동에 다양한 저항을 제공한다. 특히 밴드는 벤치 프레스, 스쿼트와 같은 운동을 하기 위해 특수하게 바벨에 덧붙일 수 있다. 엘리트 파워 리프터는 오하이오 콜럼버스의 웨스트사이드 바벨 클럽에서 처

SIDEBAR 스태빌리티 볼(SB) 운동과 훈련연구

SB 운동은 연구 관심사의 주제가 되어 왔다. 근전도(EMG) 연구들은 벤치 위에서의 체스트 프레스에 대한 배곧은근(rectus abdominis muscle)의 활성이 유사하게 발생된 SB 체스트 프레스를 이용하는 체스트 프레스 운동에 대해 논쟁적인 결과들을 나타내고 있다. 그러나 다른 연구들은 그 운동이 SB 위에서 수행되었을 때 더 큰 복부와 요부 근 활성을 제시하고 있다. 벤치 프레스의 근육 활성(큰가슴근, 위팔 세갈래근, 앞쪽 어깨세모근)은 벤치 프레스가 벤치에 대하여 볼 위에서 수행할 때 유사한 반면, 어깨세모근 활성은 SB 체스트 프레스 중에 더 높게 나타났다.

SB 운동들은 코어 운동 중에 큰 동체 근육 활성을 초래한다. SB 위에서 수행한 코어 운동들은 안정화된 표면에서 수행된 것과 비교해서 복부 근육 활성이 28% 증가하였다. SB 크런치는 볼이 등 하부(볼이 등 상부 아래에 위치했을 때와는 반대) 아래에 위치했을 때 크런치가 주로 바닥에서 실시되었을 때보다 복부 근육 활성이 더 크게 발생하였다. SB 컬업은 평편한 표면에서 실시한 것과 비교해서 배곧은근과 배바깥빗근 각각에서 14%와 5% 더 큰 근육 활성을 발생시켰다. 반대로, 적어도 1RM의 50~70%로 실시한 스쿼트와 데드리프트는 중량을 얻지 않은 운동(브릿지, 백 익스텐션, 네 발 걷기)보다 더 큰 허리 근육 활성을 발생시켰다. 많은 선행연구에서는 SB 위에서의 동체 운동 수행은 효과적인 훈련자극을 제공하는 것을 보여준다.

RT에 대한 중요성은 SBs 위에서 수행하는 운동들의 효과가 부하를 주는 데 있다. SB 위에서 운동을 수행할 때 감소된 부하가 사용되었다. Anderson과 Behm은 최대 ISOM 체스트 프레스 힘은 플랫 벤치와 비교해서 SB 위에서 ~60% 더 낮았음을 보여주었다. McBride 등은 ISOM과 힘 발생 비율(그리고 주동근 활성)이 바닥보다 불안정성 표면에서 40~46% 더 낮음을 제시하였다. SB 위에서(벤치와 비교해서)의 체스트 프레스 훈련 중 작업 능력은 12% 더 낮았다. 그러나 Goodman 등은 SB와 벤치 간에 1 RM 벤치 프레스 근력 수행이 유사함을 보고하였다. 연구의 대다수는 SBs 위에서 체중지지 없는 운동을 수행할 때 부하(그리고 특정 부하의 반복횟수)가 감소되어야 한다는 개념을 지지한다.

SB 훈련을 조사한 연구들은 거의 없다. Cowley 등은 훈련되지 않은 여성이 SB 위에서 혹은 벤치에서 3주간 체스트 프레스 훈련을 했을 때 근력에서 유사한 증가를 가져왔음을 보고하였다(벤치와 SB 모두에서 평가됨). 그러나 이들은 훈련되지 않은 여성들이었으며, 연구 기간이 3주였기 때문에 이를 지지하기 위해서는 더 많은 연구가 필요하다.

음 사용한 이래로 아주 효과적으로 사용하고 있다. 스쿼트와 벤치 프레스가 상승 근력 곡선을 예시하는 다관절 운동이기 때문에 밴드는 리프트가 진행되는 동안(선수는 ROM의 더 강한 영역에 존재함) 더 큰 저항을 제공한다. 밴드는 데드리프트 운동을 위해서도 사용된다. 밴드는 파워 랙의 가장 위층과 반대 방향의 바에 부착될 수 있다. 밴드는 바벨이 바닥에 있고, 바가 상승함에 따라 더 적은 당기기가 바에 제공할 때 대개 바벨을 위쪽으로 당긴다. Wallace 등의 연구는 저항의 20%, 30%에 해당하는 두 조건에서 밴드를 사용하는 스쿼트를 프리 웨이트 스쿼트(1RM의 85%)와 비교하였다. 최고 힘과 파워는 프리 웨이트 스쿼트와 비교해서 밴드를 사용하는 것이 더 크게 나타났음을 보고하였다.

체인은 스쿼트, 벤치 프레스, 그리고 다양한 동작(■ **그림 12.10**)을 수행하기 위해 유사한 방식으로 사용된다. 체인은 전형적으로 길이가 182.9~213.4cm이며, 무게는 5.4kg 이상이고, 바벨의 꺽쇠에 부착한다. 다양한 체인은 더 큰 저항을 제공하기 위해 각각의 면에 부착할 수 있다. 체인의 일부분이 바닥에 놓여 있기 때문에 선수는 체인 무게의 일부분을 지지하거나 들어야 한다. 낮은 체인 중량이 바 상승 중에 바닥에서 지지되며(바닥에서 떨어지는 것과 더 많이 연계됨), 이는 선수가 더 많은 장력을 발생하게 한다. 체인은 흔들리며, 안정성 요구를 증가시킨다. 스미스 체인(0.5~0.8cm 고리)은 30.5cm 길이당 0.45kg 혹은 더 작은 중량을 제공하는 반면, 더 큰 체인(약 1.5~1.9cm 고리)은 30.5cm 길이당 1.3~2.2kg의 중량을 제공한다. 몇몇 연구들에서 체인을 이용한 단기 리프팅 수행력을 조사했다. Ebben 등은 지면반력과 근육 활성에 체인이 어떤 효과도 없음을 보여주었다(부하 10%를 대체하는 체인 사용). Coker 등과 Berning 등은 연구 대상자들이 체인을 사용할 때 더욱 힘들었다는 느낌을 보고했음에도 불구하고, 체인(10% 부하를 대체하는)을 사용하는 스내치와 크린의 지면반력과 바 속도에서는 차이가 나타나지 않음을 보고하였다. 주요한 고려사항은 '얼마만큼의 바벨 무게가 체인 무게에 의해 대체되어야만 하는가' 이다. 아마도 체인 부하의 5~10% 대체는 그 운동의 하지 분절에 최대로 자극이 되지 않을 수도 있기 때문에 너무 많은 것이다(만약 체인이 사용

해석연구

다양한 평형 장비 비교

Wahl MI, Behm DG, Not all instability training devices enhance muscle activation in highly resistance-trained individuals. *J Srength Cond Res.* 2008; 22: 1360-1370

Wahl과 Behm에 의한 연구가 Dyna Discs, BOSU ball, 흔들판, SB, 그리고 바닥에서의 스탠딩과 스쿼트에 대한 근육 활성을 조사했다. 그 결과는 다음과 같다.

- 스탠딩 중에 가자미근 활성은 다른 기구들과 비교하였을 때 흔들판이 가장 활성화되었고, 하복근의 활성 또한 흔들판을 사용할 때가 가장 활성화되었다. 그리고 SB가 그 다음으로 활성화되었다.
- 스탠딩 중에 SB는 넙다리곧은근 활성이 가장 크게 증가되었으며, 흔들판은 넙다리두갈래근 활성을 가장 높게 증가시켰고, SB와 흔들판은 척추세움근 활성을 가장 크게 증가시켰다.
- 스쿼트 중에 가자미근이 흔들판에서 가장 활성화되었으며, 하복부 활성은 흔들판과 SB에서 가장 활성화되었다.
- Dyna Discs와 BOSU 볼은 저항 훈련이 된 연구 대상자에게서 최소의 근 자극을 제공하였다.

저자들은 더 큰 불안정성을 제공하는 도구(SB와 흔들판)들이 약간의 불안정성을 제공하는 도구(Dyna Discs와 BOSU 볼)들보다 근육 활성을 증가시키는데 더욱 효과적이라고 결론지었다.

되지 않는다면 최대 자극이 발생할 수 있기 때문).

스프링은 다양한 저항을 제공한다. 스프링이 당겨짐에 따라 커다란 장력이 발생한다. 스프링 RT 사용은 1950년대에 대중화되었고, 수십 년이 지난 이후에 근력 훈련기업가가 프리 웨이트의 대안 훈련방법을 찾을 때까지 이어졌다. 몇몇 스프링 기구들이 아직도 사용되고 있지만 인기가 있지는 않다.

움직임에 특수한 저항 도구들

움직임에 특수한 저항 도구들은 특수 운동기술에 부합되는 것들이다. 예를 들어, 파워 슈트(chutes)와 벨트(harnesses)들이 스프린팅에 저항을 주기 위해 사용되었다. 벨트들은 레슬링 또는 혼합 격투기에서 상대방을 넘어뜨리기 위한 다른 가속 기술에 유용할 수 있다. 중량 조끼들이 스프린팅, 점핑, 그리고 수많은 운동 기술들에 저항을 주기 위해 사용될 수 있다. 썰매(sleds)가 스프린팅과 플라이오메트릭 훈련에 저항을 주기 위해 사용된다(■ **그림 12.11**). 새로운 형태의 트레드밀이 골격계에 부가적인 부하 없이 스프린팅에 저항을 주기 위해 개발되어 왔다. 예를 들어, 우드웨이 포스 3.0(Woodway Force 3.0) 트레드밀은 약 68kg에 달하는 저항을 전기자기장 브레이크 시스템을 경유해서 벨트에 제공한다. 이 트레드밀 위에서의 훈련은 지면에 기초한 스피드를 향상시키는 데 효과적인 것으로 나타났다. 많은 장비들이 근력, 파워, 그리고 가속력을 증가시키기 위한 의도로 동작에 저항을 주기 위해 사용되었다.

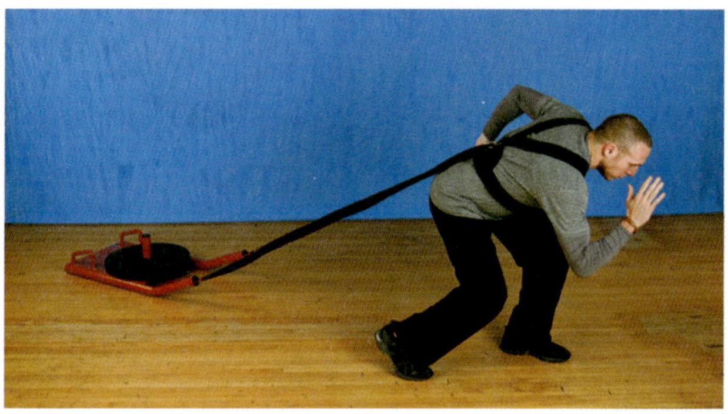

■ **그림 12.11** 썰매를 이용한 저항 달리기 동작

근력 도구

RT에서 근력 도구의 사용은 최근 대중성이 크게 증가하였다. 그러나 이들 도구 일부는 RT에서 오랫동안 사용되어 왔다. 이들 도구들을 사용하려는 생각은 다양한 도구들이 사용되었던 근력 경기로부터 생겨났다. 이들 경기에서 훈련특수성이 증가함에 따라(세계선수권에서 가장 강한 남성) 근력 선수들은 자신들의 훈련프로그램에 이들 도구들을 포함하였다. 현재 많은 근력/파워 선수들이 일반적인 RT 프로그램에 이들 도구들을 빈번하게 사용하고 있기 때문에 효과성과 대중성은 다른 목표에까지 옮겨지게 되었다. 많은 도구들이 불균형한 저항을 제공하고 이를 잡기도 더욱 어렵기 때문에 프리 웨이트보다 운동선수에게 더 많은 스트레스를 제공한다. 도구를 이용하는 몇몇 운동들은 프리 웨이트로는 똑같이 할 수가 없다. 다음 장에서 인기 있는 몇 가지 도구들에 대해 설명할 것이다. 예를 들어, 당기기/끌기를 위한 원통(트렁크), 돌, 그리고 다른 무거운 물체처럼 논의되지 않은 다른 도구들이 사용되어 왔음을 아는 것이 중요하다.

케그(드럼통)

케그는 RT에 사용된 액체로 채워진 드럼통이다. 케그는 9.1~13.6kg 정도로 가볍거나 혹은 136kg 이상의 무게를 가질 수 있다. 케그 중량은 선수의 훈련상태, 프로그램의 목표, 그리고 정해진 목표 운동들에 의해 결정된다. 몇몇 시설들은 훈련변화를 위해 다양한 무게의 케그를 갖는다. 케그가 액체(그리고 모래)로 채워져 있기 때문에 더욱 높은 균형을 요구한다. 케그가 들림에 따라 액체가 움직이기 때문에 선수는 힘 생성과 안정화를 위한 근 활성이 요구된다. 그 결과 프리 웨이트와 유사하게 케그를 사용해서 운동을 하는 선수들은 안정화 효과에 적응하기 위해 더 가벼운 케그를 선택할 필요가 있다. 케그는 어떻게 잡느냐가 중요하다. 케그를 잡는 지지점은 있지만 선수들은 바벨을 잡았던 것처럼 견고하게 잡을 수는 없다. 스쿼트, 런지, 데드리프트, 벤치프레스, 로우 등 많은 운동들이 케그를 이용하여 수행될 수

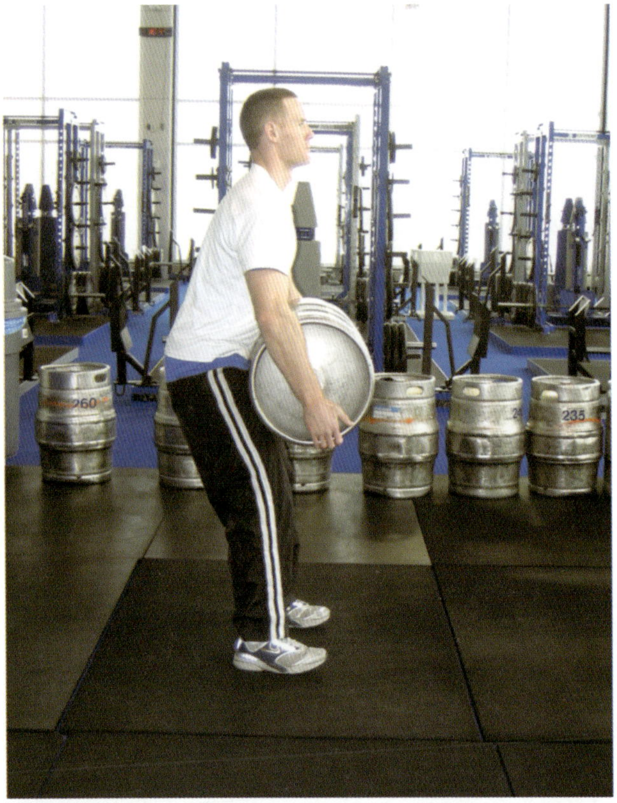

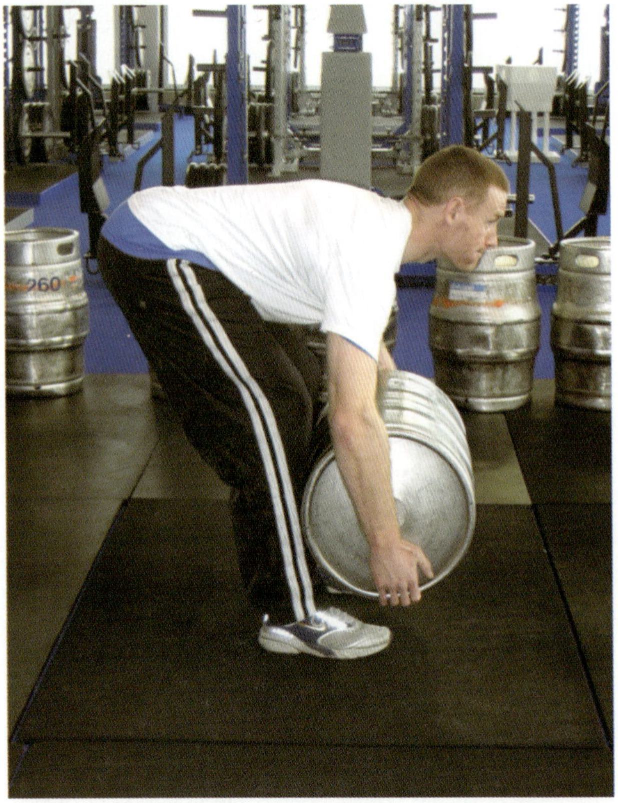

■ 그림 12.12 케그(작은통)를 이용한 데드리프트 동작

Chandler J., Brown L. 근력과 인간 수행력을 위한 컨디셔닝, Baltimore(MD): Lippincott Williams & Wilkins; 2008의 허락에 의해 재게재함).

있다(■ 그림 12.12). 케그 토스, 가격(chops), 흔들기, 들기(클린), 운반하기, 그리고 던지기와 같은 근력/파워에 특수한 운동들이 수행될 수 있다.

케틀벨(KBs)

케틀벨 들기가 1800년대 중반부터 러시아에서 사용되었다는 사실에도 불구하고 최근 인기가 높아졌다. KBs는 손잡이가 부착되어 있는 둥글게 된 중량이다(■ 그림 12.13). 이들은 덤벨과 유사한 크기로 생산된다. KBs는 덤벨의 효과와는 별개의 독특한 도전을 선수에게 제공한다. KBs는 그립이 더 두껍기 때문에 악력을 향상시키는 데 효과적이다. 손잡이는 케틀벨을 자유롭게 스윙할 수 있도록 제작되었다. 그것이 들림에 따라 지레가 변화하며, 이는 팔과 전완 근육조직에 더 큰 힘을 부과하고, KB의 추가 동작을 지지하도록 더 큰 안정화 근육의 활성을 요구한다. 덤벨과는 반대로(덤벨은 손잡이가 양쪽 중량 사이에 위치하여 중력중심(COG) 가까이를 움켜잡을 수 있음), KBS는 중량의 맨 위에 위치한 손잡이로 COG를 벗어나 움켜잡도록 되어 있다. 몇몇 KB 운동 중에 발생하는 더 많은 회전은 선수가 더 큰 힘으로 그립을 지지하는 것에 적응하도록 한다. 덤벨을 이용한 많은 운동들이 KBs로 수행될 수 있다. 몇몇 널리 알려진 KB 운동들에는 스윙, 프레스, 크린, 스내치, 회전, 그리고 터키식 겟-업(케틀벨을 한 손으로 든 상태에서 일어나기) 등이 있다.

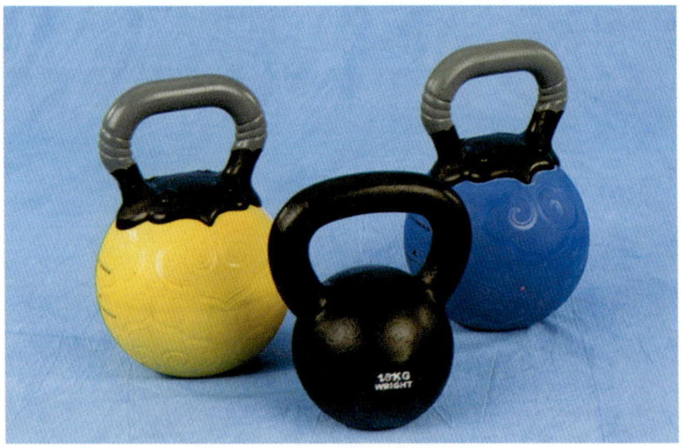

■ 그림 12.13 케틀벨 사진

로그(통나무)

로그는 중량이 각 측면에 추가되도록 한다. 그러나 그들은 중간범위 그립 지지점을 가지며, 이는 선수가 내전된 전완 위치로 로그를 사용하게 한다. 몇몇 로그들은 케그와 유사하게 선수가 안정화 근육 활성을 증가시키도록 저항을 추가하기 위해 물로 채워져 있다. 크린, 프레스, 저크, 로우, 스쿼트, 데드리프트, 그리고 런지 등을 포함하는 많은 운동들이 실시될 수 있다.

Farmer's Walk Bars

Farmer' s Walk Bars(농부들의 활동과 유사한 장비)는 선수가 무거운 중량을 꽉 잡고 특정 거리를 걷거나/달릴 수 있게 하는 도구들이다. Farmer' s Walk는 근력을 겨루는 인기 있는 시합 종목의 하나이다. 이들 바는 근력 경기를 위해 훈련할 수 있게 할 뿐 아니라 일반적인 근력, 파워, 그리고 체력을 위한 전이 효과를 갖는다. 이 바들은 악력을 향상시키는 데 효과적이다. 그들의 디자인으로 인해 다른 도구들과 비교해서 제한된 운동 선택이 이루어진다. Farmer' s Walk Bars의 다양한 모델들이 개발되어 왔다. 꽉 잡기 위한 나일론 끈이 Farmer' s Walk를 복제하기 위해 덤벨에 연결해서 사용될 수 있다.

타이어와 큰 해머

트럭의 타이어와 무거운 장비는 주로 확 던지거나 뒤집기를 통해 선수에게 커다란 저항을 제공한다. 타이어 던지기는 근력과 파워를 증가시키는 데 장점이 있으며, 힙, 무릎, 그리고 발목 관절의 세 부위 신전으로 이루어진다(■ 그림 12.14). 타이어는 신체를 그것의 안쪽으로 밀어냄으로써 지면에서 들린다. 손은 타이어를 뒤집기 위해 조절되고 신전된다. 경험이 많은 선수들은 전형적으로 자신의 체중에 약 2배가 되는 타이어를 선택하여 시작하며, 수평 상태로 놓여 있는 타이어를 무릎에 이르게 한다. 또한 타이어는 밧줄로 끌 수도 있다. 큰 해머를 치는 훈련의 목표물로 나무 밑동을 이용할 수 없다면 작은 타이어가 사용될 수 있다. 큰 해머 스윙은 코어 부위와 손목 근골격에 자극을 주는 매우 훌륭한 운동이다. 큰 해머는 3.6~9kg 범위에서 다양하게 생산되며 수직, 수평, 그리고 대각선 스윙에 사용될 수 있다. 선수는 반복적으로 큰 해머를 이용하여 타이어를 폭발적으로 내리친다. 선수는 해머가 타이어로부터 튀겨나오는 것을 조심해야 하며, 나무 밑동을 칠 때는 더욱더 조심해야 한다. 이 운동들은 해머의 손잡이 끝을 잡아 저항팔을 더 크게 함으로써 더욱 어렵게 하거나 해머의 머리 가까이 잡아서 더욱 폭발적으로 이용할 수도 있다.

샌드백과 중량 백

샌드백은 내부에 캔버스 백이 감싸진 모래로 채워진 플라스틱 백을 말한다. 그들은 무게가 가벼운 것에서 45kg이 넘는 것까지 다양하다. 더 작은 백은 모래로 채워져 있으며, 중량을 변화시키기 위해 더 큰 백 안에 들어가 있다. 샌드백은 선수에게 균형이 잡히지 않은 저항을 제공하며, 이는 선

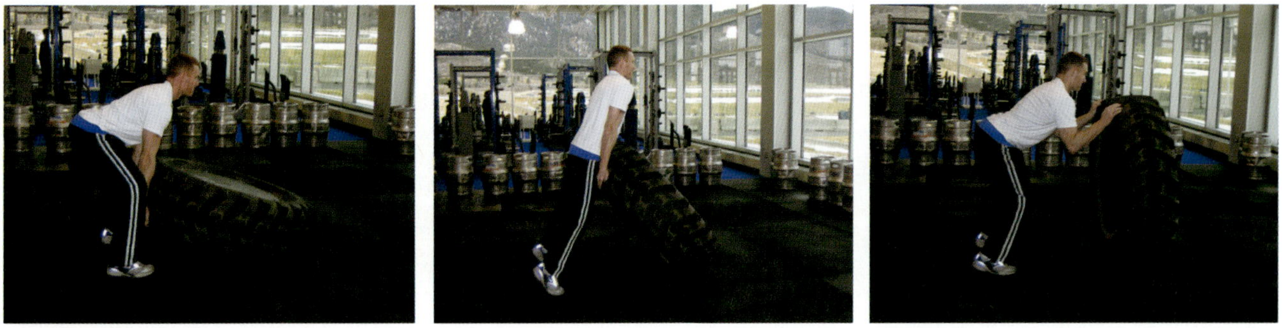

■ 그림 12.14 타이어 던지기(또는 뒤집기) 동작

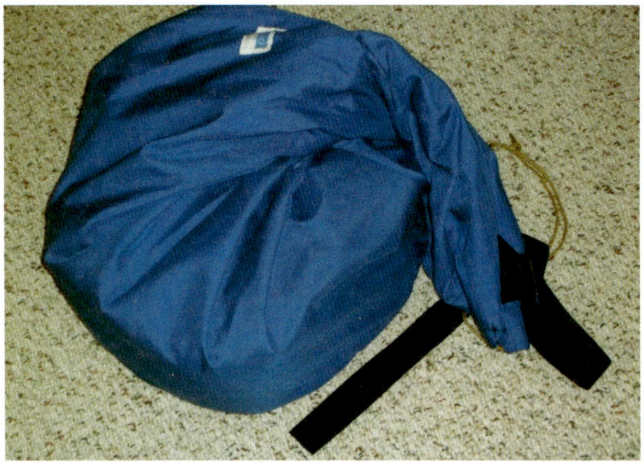

■그림 12.15 샌드백 사진

수가 적절한 기술을 발휘하기 위해 안정화 근육 활성을 증가시키게 한다(■그림 12.15). 이것들은 지지점이 거의 없이 꽉 잡아야만 하기 때문에 악력을 증가시키는 데 효과적이다. 스쿼트, 드래그, 런지, 터키식 겟업, 프레스, 풀, 크린, 로우, 베어 허그 던지기, 비틀기 등을 포함하는 다양한 운동들이 샌드백을 이용하여 수행될 수 있다. 샌드백을 이용하는 것처럼 중량 백(펀치 백)도 RT를 위해 사용될 수 있다. 이들은 모조 상대로서 상대와 맞잡고 경기하는 선수들에게 효과적이며, 다양한 방향으로 던지거나 들 수 있다.

물과 자연환경

물과 자연환경은 저항의 또 다른 자원이다. 물의 속성은 동작에 저항을 발생시킬 수 있다. 물의 **부력**은 중력의 반대 방향으로 작용하는 수직 힘으로 정의되며, 물에 침수되었을 때 선수의 비중과 관련된다. **비중**은 물 변위의 질량에 대한 물체 질량의 비율이다. 인체의 비중은 물의 비중(1.0)보다 적다. 따라서 인간은 물에 뜨게 된다. 운동선수가 부력의 힘에 대항하여 아래로 움직일 때 그 동작에 대해 더 큰 저항이 발생된다. 위쪽 방향 움직임은 부력이 그 동작을 지지하기 때문에 더 적은 저항을 맞게 된다. 선수의 사지가 수평 외전 동작에서 부력은 더 적은 노력으로 풀과 평행을 유지하도록 한다. 유체정력학적 압력은 깊이가 증가함에 따라 물에서의 동작에 저항을 제공한다. 물에서의 저항은 물의 점성에 비례하여 영향을 받게 된다. 물을 가로지르는 인간의 동작은 인접한 물 분자와 충돌을 일으키며, 이는 유체 저항을 증가시키고 동작을 어렵게 한다. 마주친 저항은 선수가 빠른 비율로 움직이거나 물 분자 흐름에 노출된 표면적의 양을 증가시키는 장비를 사용할 때 증가된다.

수영 이외에도 아쿠아 RT 프로그램이 인기가 있다. 이들에는 자연적인 물 저항에 저항하여 물에서 운동을 하거나

해석연구

스트롱맨 경기의 역학적 분석

McGill SM, McDermott A, Fenwick CMJ. Comparison of different strongman events: trunk muscle activation and lumbar spine motion, load, and stiffness. *J Strength Cond Res.* 2009; 23: 1148-1161.

Mcgill 등은 여러 스트롱맨 경기(farmer' s walk, suitcase 운반, super yoke walk, 타이어 뒤집기, 통나무 들기, Atlas stone lift, 그리고 keg walk)의 근육 활성과 척추에 부과되는 특성들을 분석했다. 그들은 다음과 같은 사실을 발견했다.

- 가장 큰 척추 압박은 super yoke walk에서 발생했다.
- 가장 큰 L4/L5 척추 운동량은 keg walk와 통나무 들기를 실시한 후 타이어 뒤집기에서 발생했다.
- 타이어 뒤집기와 Atlas stone lift는 가장 큰 배곧은근, 배바깥빗근과 배속빗근, 넓은등근, 중간볼기근과 큰볼기근, 넙다리두갈래근, 척추세움근, 그리고 넙다리곧은근 활성을 유발했다. 또한 통나무 들기는 높은 척추세움근 활성을 일으켰다.
- 모든 경기는 척추를 안정화시키는 코어와 둔부 근골격에 커다란 도전을 부과하였다. 중량을 운반하는 경기는 들기 경기보다 차별적인 활성 유형을 유발했다.

사례 연구 12.2

Lisa는 학교 농구팀에 들어가기 위한 적성검사를 대비하고 있는 고등학생이다. 비록 Lisa는 몸을 다듬기 위해 친구들과 종종 일시적인 농구 경기를 하였지만, 그녀는 그 팀의 일원이 되는 기회를 증가시키기 위해 RT를 시작하기를 원한다. 체육관에서 만나거나 고등학교 웨이트장에서 중량을 드는 것보다 차라리 그녀는 자신의 집에서 개인적으로 훈련하기를 원했다. 그녀는 차고에 있는 제한된 공간을 가졌으며, 그녀의 아버지는 그녀를 위해 몇몇 비용이 저렴한 장비를 구입하는 것에 동의하였다.

생각해볼 문제: 그녀의 상황에 기초하여, 당신은 Lisa를 위해 어떤 RT 장비를 추천하는가? 가격 면에서 어떤 장비가 합당하며 그녀에게 많은 이익을 줄 것인가? 그녀가 RT 프로그램을 시작하기 위해 당신이 Lisa에게 어떤 충고를 해줄 것인가?

덤벨, 벨트, 팬 패들과 글러브, 손목과 발목 커프, 그리고 훈련신발 등과 같은 아쿠아 저항 장비들을 사용하는 것 등이 있다. 아쿠아 저항 운동은 관절과 골격계에 대한 저항을 줄이며, 이는 부상을 재활하는 특수 집단과 운동선수들, 혹은 일반적인 모든 목적의 훈련을 위한 매력적인 방법이 되게 한다. 이들은 심장혈관계와 열 조절 기전에 대한 요구가 낮다. 그러나 아쿠아 저항 운동은 ECC 요인이 적다. 아쿠아 RT는 다양한 집단의 근력, 악력, 비대, 유연성, 지구력, 그리고 기능적 수행능력을 향상시키는 데 효과적이다. 물에서의 플라이오메트릭 훈련은 수직 점프 수행력을 향상시키는 데 효과적이다.

언덕(내리막과 오르막), 지형과 같은 환경 요소들은 부가적인 저항을 제공한다. 오르막 달리기는 운동선수에게 편평한 표면에서 달리는 것보다 더 큰 근신경과 대사적 요구를 필요로 한다. 이는 빈번하게 스타디움 계단을 오르는(그리고 내려오는) 선수에게는 더 확실하다. 내리막 달리기는 잠재적인 ECC 요인을 가지며, 근 손상과 **지연성 근통증(DOMS)**을 더 잘 유발시킬 수 있다. 거친 표면은 부드러운 표면보다 생리학적으로 더 힘들며, 관절에 더 많은 긴장을 부과한다. 예를 들어, 모래사장 혹은 눈 위에서의 걷기는 대사적 에너지 지출을 2~3배 더 증가시킨다. 지형은 특히 걷기, 조깅, 그리고 스프린팅의 훈련을 향상시키는 데 사용될 수 있다.

진동 장비와 훈련

진동(vibration)은 빈도(초당 주파수)와 진폭 크기(최소와 최대 진동값 사이의 절반 차이)로 정의되는 기계적 진동(oscillation)이다. 진동의 크기는 진폭 이외에 가속도(g 혹은 $m \cdot s^{-2}$)로 나타낼 수 있다. 상이한 파형을 사용하는 진동이 운동에 부과될 수 있는데, 예를 들어 진동 훈련은 다음의 두 가지 방식으로 적용된다. (a) 포켓용 진동 장비를 통해 혹은 (b) 진동 플랫폼(전신 진동 훈련으로 알려진)을 통해 활동 근육에 직접적으로 적용된다. 비록 진동 훈련이 1960년대로 거슬러 올라갈 수 있지만, 후자는 최근 운동선수뿐 아니라 고령자와 특수 집단에서 더욱 인기를 얻고 있다. 전신 진동판은 상반된 수직 변위(오른쪽과 왼쪽)를 가지거나 전신 판이 동일하게 위와 아래로 진동한다. 대부분의 진동 장비는 15~60Hz 범위의 주파수, 1~10mm 이하의 변위, 그리고 15g에 이르는 가속도를 제공한다.

진동은 몇 가지 생리학적 시스템 반응들을 보여준다. 계획된 수행력 향상 효과들은 향상된 신경 반응들을 통해 발생하는 것으로 생각된다. 진동은 근방추(Ia 구심성)의 주요 말단을 자극하는 것으로 생각되며, 이는 장력성 진동 반사(tonic vibration reflex)로 알려진 주동근을 방전하는 운동뉴런을 강력하게 한다. 더욱 경제적인 운동단위 유형, 동원, 그리고 일치화가 발생하여 동적 근력과 파워 생성이 향상되는 것으로 여겨진다. 진동은 운동단위의 출력을 증가시킴으로써 피로를 보상하는 것으로 제안되어 왔다. 주안점은 진동과 관련된 잠재적 위험성이다. 동물과 작업장 연구에서 진동은 심혈관 스트레스, 폐 손상, 뼈/관절 손상, 요통 문제, 그리고 신경학적 장애와 관련이 있었다. 그러나 운동선수에게 제시된 진동의 크기는 낮았으며, 세심한 주의가 주어졌다. 진동 장비는 운동선수에게 손상을 일으킬 수 있는 높은 수준의 진동에 노출시킬 잠재성을 갖고 있다. 그러나 훈련연구들은 단기간에 적절한 자극을 사용하였다.

진동 장비들은 단기 운동과 훈련에서 연구되었다(■ 그림 12.16). 상체 연구들이 팔꿈치 굽힘을 전형적으로 사용한 반면, 전신 진동은 대개 스쿼트 동작에 사용되었다. 대부분의 연구들은 진폭이 2~10mm 범위를 갖는 23~44Hz의 주파수에서 훈련을 실시했다. 진동 훈련은 근력과 파워를 향상시키는 것으로 나타난 반면, 몇몇 연구들은 어떤 에르고제닉 효과도 없음을 보고하였다. 26~44Hz, 3~10mm, 그리고 30~170m · s^{-2}의 진동을 사용한 단기 연구들은 진동이 근 파워를 5~12%, 점프 높이를 4% 높이고, 증가된 테스토스테론과 성장 호르몬과 감소된 코티졸을 생성하는 것으로 보고하였다. 넙다리네갈래근의 활성은 진동이 없는 곳보다는 진동이 있는 플랫폼에서 단측과 양측 ISOM 스쿼트 운동 중에 더 높았다. Hazell 등은 진동 운동이 1~7% 더 큰 하체 근육 활성과 상체에서는 단지 위팔두갈래근 활성만이 크게 나타남을 보고했다. 그러나 더 높은 진동 주파수(35Hz 이상)와 진폭(4대 mm)이 근 활성에서 최고의 증가를 발생시켰다. 반대로, 몇몇 연구들은 진동 훈련의 어떤 에르고제닉 잠재성을 나타내지 못했다. 1.5~3주간의 장기 진동 훈련은 근력, 파워, 유연성을 증가시킬 수 있다. 몇몇 장기간(6~8주) 연구들은 파워, 속도, 근력과 유연성에서 진동 훈련의 이로운 효과를 보고하였다. 그러나 다른 연구들은 선수의 근력, 파워, 스피드, 수직 점프, 혹은 민첩성에 효과가 없음을 보고하였으며, 따라서 특히 그것이 전통적인 RT 프로그램의 효과를 증대시킬 수 있는 것인지 아닌지와 관련하여 진동 훈련의 효과성에 대한 의문이 남아 있다.

부상 예방

저항 훈련은 웨이트장에서 마주치는 부상들(아주 낮은 빈도)뿐만 아니라 운동경기 현장, 레크리에이션 장소, 혹은 일상생활 활동 중에 발생하는 부상들의 위험을 줄이는 데 중요한 역할을 하는 것으로 생각되었다. 근력을 강화시킬수록 관절의 안정성이 증가되어 선수가 매우 탄성적인 활동 중에 마주치는 높은 수준의 힘을 발생시킬 수 있게 한다. 건, 인대, 그리고 뼈는 경직성(건), 횡단 면적, 그리고 골밀도를 증가시켜 RT에 적응하며, 이는 커다란 지지점을 골격계에 제공하고 힘 전달 효율성을 증가시킨다. 예를 들어, 모든 근육군의 훈련과 약점 개선과 같은 적절한 RT는 근육 균형을 증가시킨다. 근육 균형의 증가는 부상 위험을 감소시키는

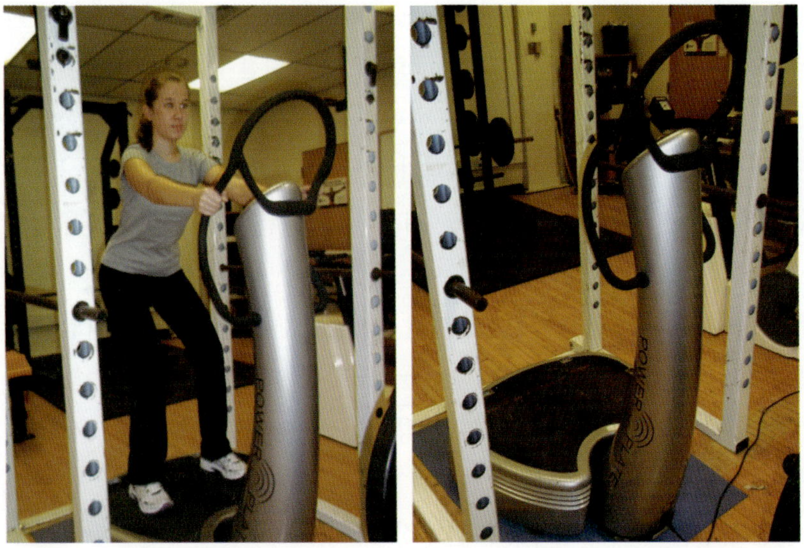

■ 그림 12.16 파워 플레이트 진동 훈련장비 사진

것으로 생각된다. 그러나 근육 균형과 부상 예방 간의 명백한 연계를 나타내기 위해서는 더 많은 연구들이 필요하다. 근육 균형은 신체 모든 측면의 근육들과 길항적 관계를 갖는 근육들 간에 유지되어야만 한다. 근육 균형은 근육의 힘과 길이가 비교 가능한 수준에 있어야 함을 요구한다. 근육 균형 훈련은 과사용 부상의 위험성을 줄이는 데 중요하다(무릎 인대 염좌와 좌상, 넙다리뒤근육(hamstring) 파열, 어깨 부상, 그리고 요통/요부 부상 등). 예를 들어, 성 차이(호르몬, 해부학적, 근력 불균형)는 여성 선수들이 십자인대(ACL) 부상에 더 잘 걸리게 한다. 내부와 외부 어깨 회전근 간의 근력 균형은 선수들의 어깨 부상을 줄이는 데 중요하다. 넙다리네갈래근 대 넙다리뒤근육 근력의 비율이 적어도 60%는 되어야 하고, 주측과 비주측 다리 간에는 10% 이하의 근력 차이를 가져야 한다고 제시되어 왔다. 만약 대학 여성 운동선수들이 오른쪽과 왼쪽 다리의 무릎 굴곡력에서 15% 이상 차이가 나고, 넙다리뒤근육과 넙다리네갈래근 비율이 75% 이하이면 다리 부상에 대한 위험이 더 높아지는 것으로 제시된 것처럼, 이것은 선수들에게서 더 높아진다. 최근 복부, 넙다리뒤근육, 힙 신전근, 그리고 척추 근육을 적절히 강화하는 것이 요통을 예방하는 데 중요하게 여겨지고 있다.

안전과 효과적인 저항 훈련

일반적인 절차들이 운동선수의 안전하고 효과적인 참여를 보장하기 위해서 뿐만 아니라 시설에서 운동하는 다른 선수들에게도 준수하도록 제시되었다. 일반적인 안전(그리고 상식) 절차를 따르는 것 이외에도 적절한 헬스장 에티켓이 모든 사람들을 위한 생산적인 리프팅 환경을 보장하기 위해 수립되었다. 다음의 안전/에티켓 체크리스트는 최적의 RT 환경을 만드는 데 사용될 수 있다.

속설과 오해

저항 훈련은 관절 부상과 손상에 대해 높은 위험을 갖는다.

몇몇 사람들은 RT는 부상 위험이 높다고 말한다. 그러나 RT가 적절하게 수행될 때 다른 경쟁적 스포츠와 비교해서 더 적은 부상 위험이 있음을 연구들이 제시하였다. 일반적인 RT를 하는 동안에 가장 빈번한 부상 부위는 등 하부이며, 대개 직면하는 부상 유형은 근육 손상(좌상)이다. 부상과 관련되는 RT의 주요 원인들은 (a) 부적절한 들기 기술 혹은 잘못된 동작, (b) 부적절한 부하(너무 빠른 부하 증가), (c) 감독 부재, (d) 과도한 훈련, (e) 근력 불균형, (f) 잘못된 준비운동, (g) 웨이트장 사고 등이다. 이들 부상 기전의 대부분은 경험부족(미숙) 혹은 감독 부재에서 발생한다. 잘못된 기술과 프로그램 계획에 대해 제한된 정보를 갖는 초보자, 그리고 감독이 적절히 이루어지지 않았거나 보조를 위해 현장에 나오는 사람(트레이너, 코치)들은 더 위험할 수도 있다. 웨이트장 사고는 경험 수준에 상관없이 발생할 수 있지만, 초보자는 더 잘 당할 수 있다. 경험이 많은 선수는 장시간 동안 강도 있게 훈련을 하기 때문에 부상과 관련된 과도한 훈련에 더 잘 노출될 수 있다. 부상 위험이 증가하는 것과 관련된 또 다른 요인은 아나볼릭 스테로이드 사용이다. 몇몇 동물 자료에 따르면, 아나볼릭 스테로이드는 단백질 변성을 증가시키며(주로 아나볼릭 스테로이드 대사의 향기를 내는 에스트로제닉 효과를 통해), 그것은 건에 더 큰 부상 위험을 부과한다. 건은 골격근보다 더욱 느리게 부하에 적응하기 때문에 근력과 근비대의 빠른 이득을 경험하는 아나볼릭 스테로이드를 사용하는 선수는 일찍 그 지점에서 적절한 건의 지지를 가질 수는 없다. 대개 뼈로의 힘 전달은 손상이 되며, 아나볼릭 스테로이드는 근육 건 부상의 위험을 간접적으로 증가시키는 것으로 간주될 수 있다. 그러나 적절한 감독과 운동 처방이 이루어진다면, 약물을 사용하지 않는 RT로부터 발생하는 부상 혹은 관절 손상의 위험은 매우 낮아진다.

계속

새로운 방식의 RT 혹은 리프팅 시합에서의 부상 발병률이 더 높아지고 있다. 이들은 규칙적으로 스스로 그들의 신체적 한계에 도전하여 높은 부상의 위험에 노출시킨다. Keogh 등은 101명의 파워 리프터들을 조사했으며, 연간 평균 1.2명 부상 혹은 1,000시간의 훈련당 4.4명 부상을 보고했다. 이들 표본에서 36%는 어깨 부상, 24%는 등 하부(요부) 부상, 그리고 11%는 팔꿈치 부상으로 보고되었다. Goertzen 등은 358명의 보디빌더와 60명의 파워 리프터를 조사하여 다양한 부상 유형(근육 접지름, 염좌, 건염)을 보고했다. 어깨와 팔꿈치 부상이 가장 흔했으며(40% 이상), 등하부와 무릎 부상이 그 다음 많았다. 파워 리프터는 보디빌더보다 부상 비율이 두 배였다. Raske와 Norlin는 웨이트 리프터는 등하부와 무릎 부상의 빈도가 더 높은데 비해 어깨 부상은 파워 리프터에서 더욱 두드러지게 발생했다.

SIDEBAR 안전 체크리스트

- RT를 시작하기 전에 의학적 허가를 받는다. 비록 참가자가 건강해 보이고, 운동 중 심장혈관 사고에 의한 심각한 질병 혹은 사망 위험이 매우 낮다고 하더라도(10만 명당 6명 이하), 사전 검사를 실시하는 것이 추천된다. 미국스포츠의학회(ACSM), 미국심장협회(AHA), 그리고 미국 근력과 컨디셔닝 협회(NSCA)는 의학적 허가를 얻기 위한 절차가 포함된 지침서를 발간했다. ACSM과 AHA는 운동에 참여하기 전에 의학적 병력 질문지 혹은 건강진단서를 이용하여 모든 운동 시설들에 대해 사람들을 검사할 것을 추천했다. 모든 운동 전문가들은 RT를 위해 개인을 검사할 때 이들 조직의 추천을 반드시 따라야 한다.
- 적합한 운동검사. 운동경기 검사(18장 참조)는 선수들의 근력과 약점을 결정할 수 있다. 의학적 허가와는 달리, 운동경기 검사는 선수가 훈련 전에 가질 수 있는 두드러지는 운동기능 약점을 나타낼 수 있다. 그런 약점들은 근력, 지구력, 유연성, 균형, 협응력, 그리고 강조되어야만 하는 기술 부족을 감출 수 있다. 예를 들어, 힙과 발목의 유연성이 부족하여 중량을 이용하지 않고 적절한 스쿼트(자세와 깊이)를 수행할 수 없는 사람은 운동수행능력이 향상될 때까지 중량 부하를 주는 스쿼트 훈련을 시작해서는 안 된다. 부적절한 운동 유형을 부과하는 것은 문제를 야기하여 부상 위험을 증가시킬 수 있다. 기술(그리고 유연성) 훈련은 선수에게 더 큰 부하를 줄 수 있다. 비록 약점이 선수가 RT를 시작하는 것을 배제하지 않을 수 있지만, 프로그램 계획은 고도의 RT를 시작하기 이전에 이들 약점들을 강조해야만 한다.
- 적절하며, 불쾌감을 주지 않는 복장을 해야 한다. 이와 더불어 저항 운동 중에 적절한 관절 ROM을 유지하기 위해 편안한 옷(셔츠, 발한 팬츠, 티셔츠, 탱크탑, 운동 팬츠, 발한 셔츠 등등)을 착용해야 한다. 옷은 덥고 습한 상태에서 참가자를 서늘하게 하거나 추운 상태에서 따뜻하게 유지하기 위해 착용하기 때문에 대기온도를 고려해서 착용해야 한다. 적절한 운동경기 신발은 편안하고 안정성을 주며, 선수의 움직임을 쉽게 하기 위해 착용되어야 한다.
- 각각의 장비들이 어떻게 작동하며, 적절한 사용법은 어떤지를 알아야 한다. RT 시작 전에 선수는 각 운동이 어떻게 수행되며, 사용하기 전에 각 장비들은 어떻게 작동하는지를 알아야 한다. 이들 영역에서의 지식 부족은 부상을 초래한다.
- 각 운동, 특히 프리 웨이트로 운동할 때의 적절한 자세와 기술을 익혀야 한다. 비록 부상의 위험이 낮지만, 프리 웨이트에서의 부적절한 기술은 부상의 위험을 증가시킬 수 있다. 트레이너, 감독, 혹은 코치들은 만약 참가자가 어떤 운동을 정확하게 수행하는 지를 잘 알지 못한다면 전문가에게 조언을 받아야 한다.
- 머신을 사용하기 전에 오래되어 헤진 철사, 풀린 나사, 느슨한 패드, 그리고 적절한 동작 등을 점검해야 한다. 머신의 손상 혹은 손실은 부상을 유발할 수 있다. 만약 손상이 있다면, 스태프는 즉각적으로 조언을 받아야 하며, 그 머신은 고칠 때까지 사용하지 않아야 한다. 고장을 알리는 안내판이 계속적으로 그 머신에 부착되어야만 한다.
- 안장 높이 수정이 정확했는지, 그리고 핀들이 그들의 구멍으로부터 줄곧 있는지를 확인해야 한다. 각 머신은 목표 근골격에 기초한 적절한 적응 지점을 가진다. 예를 들어, 레그 익스텐션 운동을 수행할 때 무릎은 머신의 회전축과 정렬되어야만 하며, 의자와 등받이도 따라서 수정되어야 한다. 체스트 프레스 머신에서는 의자가 수정될 수 있기 때문에 그립은 아래쪽(흉골) 가슴 높이에 위치되어야 한다. 그러나 이 지점 위아래에 의자를 위치하면 각각 근 활성이 위쪽 또는 아래쪽 가슴 근육으로 이동할 수 있다. 저항

계속

을 변화시키기 위해 핀을 사용하는 머신을 위해, 핀은 항상 중량 스택의 구멍에 꽂혀 있어야 한다. 완전하게 꽂혀지지 않은 핀은 적절한 부하를 제공하지 못할 수도 있다.

- 중량 스택을 튀게 하지 않아야 하며, 누군가가 그것을 사용하고 있을 때 스택 주변에 손가락을 놓아서는 절대 안 된다. 중량 스택을 튀게 하는 것은 특히 ECC 단계 중에 조절을 어렵게 한다. 중량은 통제된 상태에서 들려야 하며, 이렇게 함으로써 중량 스택이 튀어 시끄러운 소리를 없애 준다. 머신 사용 중에 참가자는 손가락이나 손을 중량 스택 가까이에 절대 놓아서는 안 된다. 스택에 손가락이 끼게 되면 매우 고통스러우며, 심지어는 손가락 절단을 유발할 수도 있다. 세트 간 중량을 낮추어 핀을 빨리 뽑기 위해 중량 스택 가까이에 보조자를 둘 수도 있다는 점에서 몇몇 선수들은 분해 세트를 수행한다. 이 기법은 유효한 방법이지만, 보조자는 한 세트가 끝나고 다음 세트가 시작함에 따라 실시자와 의사소통을 분명히 하여야 한다. 보조자는 세트 간 중량을 바꿀 때를 제외하고는 그들의 손을 중량 스택으로부터 떨어져 있어야 한다.
- 선수가 세트를 한창 하고 있을 때 방해해서는 안 되며, 이는 가장 일반적인 예의범절이다. 세트 중에 선수는 그 운동에 집중되어 있으며, 그 장소에서 다른 사람에 의해 방해받지 않아야 한다(응급상황이 발생하지 않았거나 선수가 다른 사람의 개입이 필요한 부상의 큰 위험에 처하지 않았을 때). 주의 산만은 선수를 높은 부상 위험에 처하게 하거나 그 운동의 수행력을 떨어뜨릴 수도 있다. 웨이트장에서 누군가와 의사소통을 할 때에는 운동이 완결되거나 세트 사이 휴식기에 하는 것이 바람직하다.
- 시설 내에서는 소란스럽게 해서는 안 된다. 잘못된 행동은 부상을 초래하거나 체육관 혹은 클럽에서 퇴장을 요구받을 수도 있다.
- 보조자나 안전 랙 없이 최대 무게를 들어서는 안 된다. 스쿼트, 벤치 프레스와 그 변형 동작, 그리고 숄더 프레스와 같은 특정 운동을 하는 동안 무거운 무게를 들 때에는 보조자가 반드시 있어야 한다. 신체의 위치는 각 운동의 최저 지점에서 신체의 위치로 인해 완전하게 반복을 수행할 수 없다면 선수는 바 아래에서 움직이지 못하게 된다. 보조자는 바가 안전하게 받쳐져서 그 동작이 완수될 때까지 중량을 드는 것을 도와준다. 파워 랙의 들기에서 중량은 핀에서 안전하게 부과될 수 있다. 스쿼트 중에는 중량의 무게에 따라 여러 명의 보조자가 활용될 수 있다.
- 덤벨이 단단하게 조여졌는지를 확인해야 한다. 덤벨은 견고하지 않지만(하나의 부품으로 되어 있지 않지만) 한 자리에 단단히 고정된 원판이 각각의 면에 부착되어 있기 때문에 이들 덤벨은 단단하게 죄어 있는 것이 중요하다. 느슨한 덤벨은 한쪽 혹은 양쪽으로 원판이 미끄러져 떨어질 수 있으며, 선수가 그 원판에 부딪혀 부상을 당할 수가 있다.
- 바들이 적절하고 균형 있게 중량을 부과했는지를 확인해야 한다. 바벨을 부과할 때 동일한 중량이 양쪽에 부과되었는지를 확인하는 것이 중요하다. 부적절한 중량 부과는 한쪽을 다른 쪽보다 더 무겁게 하여 불균형한 들기 기술을 익히게 한다. 바 혹은 원판이 부착된 머신에서 무게를 줄일 때 주의를 기울여야 한다. 한쪽 면의 중량을 전부 내려서는 안 된다. 이는 바가 기울어져 다른 사람을 치게 하거나 작은 머신이 기울어지게 한다. 바로부터 원판을 제거할 때에는 양쪽을 균등하게 하는 것이 중요하다.
- 중량이 미끄러지는 것을 방지하기 위해 덤벨을 사용할 때 꺽쇠를 사용해야 한다. 꺽쇠나 칼라는 원판이 바의 제 위치에 있게 하여 그것이 미끄러지는 것을 방지한다. 설령 다양한 이유로 인해 꺽쇠가 사용되지 않더라도 선수는 바에 원판을 고정시켜 안전성을 높여야 한다.
- 운동을 할 때 사람들과의 공간이 충분한 지를 확인해야 한다. 공간은 안정성 고려에서 중요하다. 옆 사람과의 너무 가까운 곳에서 리프팅은 바, 덤벨, 혹은 다른 장비의 일부분과의 접촉을 통해 신체 부상을 초래할 수도 있다. 선수는 랙으로 걸어가지 못하도록 랙에 붙은 길게 뻗은 바(그리고 다른 움직이는 부분)를 인식하고 있어야 한다. 들기 운동 중에 누군가와의 충돌은 더 큰 위험에 처하게 할 뿐만 아니라 개인의 운동 또한 방해받는다. 선수는 주변 환경에 대해 잘 알고 있어야 하며, 한 지역에서 다른 지역으로 이동하기 전에 항상 주위를 살펴야 한다. 이는 선수가 올림픽 리프팅을 수행하는 리프팅 플랫폼에서는 특히 주의해야 한다. 올림픽 리프트는 폭발적인 들기이며, 만약 다른 사람이 세트를 진행하고 있을 때 한 사람이 바 가까이에 있게 되면 위험해질 수도 있다. 웨이트장의 관점에서 여러 장비들 간의 적절한 공간배치를 다루고 있는 다양한 전문가 조직(NSCA)에 의해 표준 매뉴얼이 작성되어 왔다. 체육관과 클럽 소유자는 이들 지침서와 그에 따른 시설 설계에 대해 알고 있어야 한다.
- 장비들을 적절하게 보관해야 한다. 사람들이 다니는 길에 장비들을 그냥 놓아두어서는 안 된다. 이는 안전의 문제이며, 에티켓의 문제이다. 프리 웨이트 장비 혹은 MBs을 정리하지 않고 방치하면 걸려 넘어지거나 균형 상실, 낙상 등을 초래하여 부상을 일으킨다. 운동을 끝내면 사용자는 도구를 제자리에 반드시 정돈해야 한다. 우리는 다른 사람과 체육관을 공동으로 사용해야 하며, 바와 덤벨을 장소(원래의 랙으로부터 떨어진)에 내버려 두면 다른 사람들이 그 장비를 사용하기 위해 웨이트장을 헤매게 된다. 바람직한 체육관 에티켓은 도구 사용을 끝냈을 때에는 장비를 원위치로 갖다 놓도록 한다.
- 최대 ROM을 이용하여 운동한다. 가장 좋은 결과는 선수가 완전하게 규정된 ROM에서 운동을 수행할 때에 획득되었다. 비록 몇몇 최신 기법들은 선수가 부분적인 ROM에서 운동할 것을 요구하지만, 대개의 조건하에서 선수는 최대 ROM에서 각각의 운동을 수행하는 것이 중요하다.

계속

- RT 전에 적절하게 준비운동을 실시한다. 준비운동의 효과는 이 책의 후반부에 논의되었다. 선수가 부상의 위험을 줄이고 경기력을 높이기 위해 중량을 들기 전에 적절한 준비운동을 하는 것이 필요하다.
- 운동 시작 시점에 선수가 안정된 자세 상태에 있는지를 항상 확인해야 한다. 선수가 무거운 중량으로 운동을 수행할 때 세트에 집중되었고, 준비되었으며, 시작할 준비가 되었는지를 확인하는 것이 중요하다. 이는 운동을 시작할 때 적절한 신체 자세를 유지하는 데 필수적이다. 몇몇의 경우, 선수가 시작(이륙) 자세에서 그 중량을 드는 데 도움을 주기 위해 보조자를 활용할 수도 있다. 벤치 프레스, 비하인드 넥 프레스를 수행할 때, 무거운 덤벨을 선수에게 건네주었을 때, 선수가 무거운 중량을 건네받을 준비가 되고 의사소통이 가장 중요하다는 것을 보조자는 확인해야 한다. 선수가 준비되지 않은 상태에서 중량을 건네거나 드는 것은 부상을 유발할 수도 있다.
- 중량을 들고 나서 아래로 내릴 때 적절한 조절방법을 사용한다. 선수는 그 중량을 통제해야만 한다. 중량이 선수를 통제해서는 안 된다. 적절한 무게 부과는 특히 ECC 단계 중에 중량을 통제하는 것을 돕는 데 필수적이다. 초보자가 범하는 일반적인 오류는 ECC 단계 중에 중력이 중량을 조절하게 하는 것이다. ECC 단계에서 강조하는 것은 최대근력과 근비대 발달이다. ECC 단계의 조절은 부상 위험을 증가시키지 않고, 경기 수행력을 제한하지 않는다. 몇몇의 경우, 선수들은 만약 그들이 위태로운 자세에 처했을 때 한 세트를 마치는 순간 프리 웨이트 장비를 떨어뜨리거나 던진다. 예를 들어, 몇몇 선수들은 일련의 덤벨 벤치 프레스를 마친 후에 바닥에 덤벨을 떨어뜨린다. 이는 선수가 벤치까지 들어올려야 하지만 손에 있는 무거운 덤벨로는 그렇게 하기가 어렵기 때문이다. 선수는 고무로 완충된 범퍼 원판을 사용하여 플랫폼에서 올림픽 리프트의 마지막 단계에 중량을 떨어뜨린다. 여러 예시들이 언급되었지만, 핵심은 이들 상황에서 중량을 주의 깊게 사용하고 조절하는 것이다.
- 바닥으로부터 중량을 들 때 가능한 한 최대로 하체와 적절한 자세를 사용해야 한다. 적절한 들기 기술은 등하부 부상 위험을 줄이는 데 중요하다. 등하부 부상은 다양한 요소(빈약한 신전근 지구력과 근력, 길이/근력 불균형, 척추 근육 약화, 감소된 신경/근육 활성 혹은 협응 활성 등)로부터 발생하지만, 부적절한 들기 기술은 요추에 커다란 긴장을 부과하여 잠재적인 부상을 유발한다. 반복적인 동체 굴곡은 요추 디스크에 엄청난 양의 긴장을 부과하며, 어떤 경우에는 그 양이 디스크 탈출 혹은 헤르니아 형성을 야기하기에 충분하다. 적절한 기술은 척추 부하를 최소화하는 반면, 척추 안정성을 증가시킨다. 이는 다음의 몇 가지 방법으로 이룩될 수 있다. 첫째, 선수는 복압(IAP)을 증가시킴으로써 척추 안정성을 증가시킬 수 있다. 복부 고정으로 알려진 한 가지 기법이 사용되었다. 복부 고정은 복부 근육의 모든 층을 일체화하여 수축한다. 요부 신전 근육은 척추 견고성을 증가시키기 위해 수축한다. 이는 척추 전만 아크(편평한 등 자세)를 유지하여 척추 전단력을 감소시킨다. 선수에게 정확한 자세와 훈련초기에 버팀목으로 받치는 기법을 가르치는 것이 중요하다. 그것은 어깨 대를 움츠리고, 가슴을 앞으로 돌출시키고, 코어를 버팀목으로 받치는 것으로 설명될 수 있다. 이 자세는 단지 지면에서 중량을 들어올리는 동안만 아니라 모든 운동 중에 유지되어야만 한다. 둥글게 된(굽은) 척추는 선수를 더 큰 부상 위험에 처하게 한다. IAP는 발살바 기동 혹은 일시적인 숨 참기와 반응해서 증가하며, 이는 떠받치는 안정화 효과를 추가한다. 둘째, 선수는 가능한 한 다리를 더 많이 이용해서 들어야 한다. 이는 특히 큰볼기근과 같은 힙 신전 근육의 강한 수축을 유발한다. 엉덩이 근육구조의 수축은 그 활동에서 해야 하는 일의 대부분을 엉덩이에 부과하여 척추의 부하를 줄인다. 복부를 버팀목으로 받치고 정확한 들기 기술을 발휘하는 것은 급성 등하부 부상을 방지하는 최상의 방법이다.
- 보조자가 유능한지를 확인해야 한다. 경험이 많고 주어진 운동을 위해 어떻게 보조해야 하는지를 아는 보조자를 선택하는 것은 매우 중요하다. 보조자와의 의사소통은 선수에게 필요한 보조 형태에 중요하다. 어떤 사람들은 실패하기 전까지 도와주지 않은 채로 있는 보조자를 더 좋아하며, 다른 사람들은 실패 전에 보조자가 도와주는 것을 더 좋아한다. 또 몇몇 사람들은 보조자가 최소한의 도움만 주는 것을 좋아하는(단지 바가 이동하는 것을 유지하게만 하는 힘 정도) 반면, 어떤 사람은 더 많은 도움을 주기를 원한다. 보조자는 충분한 근력을 갖추고 있어야 한다. 근력이 뛰어난 선수가 힘든 운동을 수행하는 동안 보조자는 만약 실패할 때 도움을 줄 수 있을 정도의 힘이 있어야만 하는 것이 필수적이다. 비록 보조자가 많은 횟수에서 단지 낮은 힘 수준을 제공하는 데 필요할지라도 만약 큰 힘이 요구된다면 보조자는 그 상황에 적응할 수 있을 정도로 근력이 강해야만 한다. 아주 드문 경우에 근력이 약한 보조자는 부상의 위험을 증가시킬 수 있다.
- 훈련을 준비할 때 운동 후에 타월이나 청소 장비를 휴대하는지를 확인한다. 바람직한 체육관 에티켓을 위해 장비에 과도하게 땀이 난 것을 제거하기 위해 타월을 소지하는 것이 바람직한 생각이다. 만약 소지하지 못했다면 그때에는 사용 후에 세척제를 사용하여 장비에 묻은 것을 닦아내는 것이 좋다. 운동에서 땀이 발생하더라도, 장비에 땀방울을 내버려 두는 것은 바람직하지 않으며, 그 시설에 있는 다른 선수들을 배려할 줄 모르는 처사이다. 훈련 사용자는 그들의 손을 씻었는지 또는 운동을 마친 후에 손 위생제를 사용하는 지를 확인해야 한다. 이는 감기, 인플루엔자, 혹은 다른 감염원에 걸리는 위험을 줄이기 위해 중요하다. 비록 많은 사람들이 땀을 흘린 이후에 실내 장비들을 청소하지만, 바, 덤벨, 머

계속

신 손잡이, MBs 등등(손잡이가 있는 장비의 부품들)은 깨끗이 청소되지 않으며, 감염원들이 전파될 수도 있는 첫 번째 통로이다. 수많은 사람들이 잡았던 손잡이 장비와 얼굴 부위에 자신의 손을 갖다 대는 것은 스스로를 오염시키는 쉬운 방법이다.

- 항상 적절한 호흡을 연습한다. 적절한 호흡은 포지티브 단계(더욱 힘든 부분)에서 내쉬고, 네가티브 단계(ECC 근육 활성 중에 근육들이 더욱 강하기 때문에 더 쉬운 단계)에서 들이마시는 것을 말한다. 여러 상황(낮은 강도에서 다소 높은 강도의 운동)에서 적절한 호흡은 수행력을 최대로 하고 심혈관 자극을 줄이기 위해 저항 운동 중에 수행되어야 한다. 그러나 예외가 존재한다. 숨을 참는 것(발살바 기동)은 복압, 흉강내압, 그리고 동체 견고성을 증가시킨다. 예를 들어, 최대 스쿼트 중에 파워 리프터는 스틱킹(sticking) 부위로 내려가는 동안 숨을 들이마시며, 그다음 스틱킹 부위를 지나 초기 상승지점을 통과하는 가장 낮은 하강 지점에서 숨을 일시적으로 멈춘다. 그리고 들기를 완수하는 동안 숨을 내쉰다. 스틱킹 부위는 운동의 가장 힘든 부분이며, 등하부 부상을 당할 가능성을 증가시키는 영역이다. 자세 안정성은 척추를 보호하면서 힘든 중량을 들어올리는 데 필수적인 힘을 발달시키기 위해 중요하다. 일시적인 발살바 기동은 IAP를 증가시키고, 이 핵심 자세에서 척추를 보호할 수 있다. 발살바 기동은 야구에서 던지기의 이동 단계 혹은 최대 수직 점프 중뿐만 아니라 여러 폭발적인 활동 중에 보인다. 자세 안정성은 폭발적인 혹은 무거운 중량을 드는 동작하에서 발살바 기동의 바람직하지 않은 효과들을 극복한다. 이는(발살바 기동) 호흡 원칙에서는 예외이며, 적절한 호흡은 대부분의 상황에서 사용되어야 한다는 것을 이해하는 것이 중요하다.
- 만약 훈련 중에 통증 혹은 불편을 느낀다면, 즉시 운동을 중지한다. 그 지점에서 통증의 원인이나 본질을 확인하고자 하는 것이 그 선수의 최선의 관심사는 아닐 것이다. 따라서 드는 것을 중지하여 더 심한 부상이 발생하지 않도록 하는 것이 현명하다.
- 적절한 체육관 에티켓을 준수한다. 적절한 체육관 에티켓은 항상 따라야 한다. 여기에는 장비를 사용할 때 다른 사람과의 의사소통도 포함한다. 한 장비 앞으로 다가갈 때 현재 그것을 사용하고 있는 사람이 아무도 없는지를 확인한다. 만약 다른 선수가 그 장비를 사용하고 있다면, 그때에는 "내가 운동해도 되나요?" 혹은 "얼마나 많은 세트가 남아 있나요?"라고 물어보는 것이 일반적인 예의이다. 다른 사람이 그것을 사용하기 위해 기다리고 있을 수도 있기 때문에 사용하는 사람이 없다고 그 장비를 곧장 사용하는 것은 적절하지 않다. 만약 필요하다면, 공손하게 질문해야 하며, 사용자가 호의를 베풀거나 정중히 거절할 것이다. 사람들에게 공손히 대하는 것이 중요하며, 여기에는 불경 혹은 무례한 언어를 사용하지 않는 것, 몸을 청결히 하고 장비 깨끗이 정리하기, 체육관 주인처럼 활동하고 다른 사람을 방해하지 않도록 적극적으로 훈련하기 등을 포함한다. 체육관은 많은 사람들이 훈련하는 곳이지 사교적인 곳이 아니다. 체육관에 사람들이 많을 때 때때로 장비를 사용하기가 어려울 수도 있다. 장비를 사용하기 위해 기다려야만 하며, 다른 사람의 운동이 끝나기를 기다릴 때는 급한 마음이 들 수도 있다. 기다림은 간혹 사람들에게 적절한 에티켓 유지를 어렵게 하기도 하지만, 운동 참여자가 혼잡한 환경을 알고, 그에 따라 행동하는 것이 중요하다. 의사소통과 공손한 행동은 복잡한 체육관에서 행동하는 데 도움을 준다. 대체 계획(다른 운동들, 휴식간격 등)을 갖는 것은 이들 상황에 도움을 줄 수 있다. 마지막으로, 다음에 제시하는 시설에서의 규칙들이 중요하다. 대부분의 시설들은 공지된 규칙을 갖거나 선수에게 규칙 목록표를 제공한다. 여러 시설들은 복장 혹은 옷차림새, 음악, 소음, 리프팅 쵸크 사용, 청소 장비, 중량 내리기 혹은 장비에 원판 끼우기, 그리고 몇몇 장비들은 어떻게 사용되는 지에 관한 지침을 가질 수도 있기 때문에 그 규칙을 존중하고 따르는 것이 중요하다.

SIDEBAR 효과적인 보조자 되기

많은 운동선수들(그리고 훈련 파트너)은 RT 중에 보조자(support)가 되기도 한다. 보조자는 필요한 사람에게 도움을 제공하는 사람으로 정의된다. 보조 능력은 반복적인 보조자를 함으로써 더 좋아진다. 다음은 효과적인 보조자가 되기 위한 체크리스트이다.

- 자신이 보조하고 있는 운동에 대해 잘 알고 있어야 한다.
- 선수가 보조받기를 원하는 동작(스쿼트를 위한 허리 혹은 어깨 주변, 팔꿈치 아래, 혹은 프레스를 위해 손목을 안정화하기)에서 선수가 얼마나 많은 반복횟수를 목표로 하고, 수동적 반복 횟수의 잠재성, 그리고 선수가 동작을 마무리하는 데 중량의 보조 랙킹을 요구한다면, 보조자는 들기 동작에 개입하여 도움을 줄 때, 선호하는 보조의 형태, 적용하는 보조의 양에 대해 그 선수와 효과적으로 의사소통을 해야 한다.
- 보조할 때 선수를 다그치지 않도록 하며, 선수가 운동을 끝마치도록 적절한 공간을 제공한다. 예를 들어, 벤치 프레스 보조 시 운동 중에 선수와 접촉을 피하기 위해 선수 머리에 가깝게 서 있지 않는다.
- 근력이 뛰어난 선수에게 도움을 줄 수 있을 정도로 자신의 근력이 강한 지를 확인한다.
- 스쿼트(선수 뒤에 단지 한 명의 보조자만 있을 때)를 보조할 때, 적절한 자세를 유지하도록 매 반복횟수마다 아래로 선수를 따라가며, 보조 시 선수를 앞으로 밀지 않도록 해야 한다.
- 바의 움직임 유지에 충분한 정도의 힘만 제공하는지를 확인한다. 이는 선수가 최대로 활동하는 것을 제공한다. 응급 상황 혹은 1RM 검사가 아니라면, 선수로부터 중량 부과를 제거하지 않도록 한다.
- 만약 선수가 도움을 요구할 때 언제 개입해야 하는지를 알아야 한다. 이는 바의 움직임이 없는 1~3초 기간 이후에 일어날 수 있다.
- 선수가 운동을 시작하기 전에 방해 물질들이 있는 지역을 체크하고 제거한다.
- 바를 신중하게 체크하고 안전한 고리로 부하가 고르게 끼워졌는지 원판을 확인한다. 덤벨을 선수에게 운반할 때, 그립이 노출되었는지, 쉽게 잡을 수 있는지를 확인한다. 그리고 그 운동의 출발 위치에서 선수에게 중량을 건넨다.
- 운동 전체에 걸쳐 적절한 보조 자세와 신체 위치를 유지하고 집중하도록 한다.
- 머신 운동을 위한 보조도 할 수 있다. 그럴 경우, 보조는 선수의 사지나 머신의 그립 지지대에 주어지며, 압력을 케이블에 적용할 때 주의한다.
- 올림픽 리프트를 위한 보조는 일반적이지 않으며, 선수들은 실패한 시도 중에 바를 안전하게 제거하도록 지도되기 때문에 추천되지 않는다.
- 운동에서 무거운 중량이 사용되거나 한 명의 보조자만이 도움을 주도록 되어 있다 하더라도 여러 명의 보조자가 필요할 수도 있다.
- 몇몇 운동(레그 프레스, 한 팔 암 컬, 혹은 세갈래근 익스텐션, 앉은 자세 카프 레이즈)들을 할 때, 실패에 대해 선수들 스스로 보조를 할 수도 있다.
- 한 명의 보조자가 수동의 네가티브 혹은 손으로 조작하는 저항 운동을 위해 저항을 적용할 수도 있다. 저항의 양은 선수의 근력과 목표에 의존한다. 이는 운동 시작 전에 의사소통을 통해 이루어져야 한다.

요점 정리

✔ RT를 위해 여러 가지 다양한 방식들이 사용된다. 프리 웨이트와 머신은 그것들이 더 많은 운동 선택을 가능하게 하고, 쉽게 수량화할 수 있기 때문에 추천되어 왔다.

✔ 체중, 손으로 조작하거나 파트너 저항, 외부 환경은 RT를 위해 이용될 수 있다. 이것들은 자유로우며, 각자의 예산과는 상관없이 독립적으로 사용될 수 있다.

✔ 프리 웨이트와 머신은 각각 장점과 단점을 갖는다. ACSM은 RT 프로그램에서 이 둘 모두를 포함시킬 것을 추천했다.

✔ MBs은 다양한 크기로 생산되며, 여러 가지 운동을 위해 사용된다. 그것들은 플라이오메트릭 훈련을 위해 활용될 수 있다.

✔ 불안정 장비는 균형과 안정화 근육 활성을 증가시킨다. SBs, BOSU 볼, 흔들판, 패드, 균형 디스크가 RT에서 일반적으로 이용된다.

✔ 탄성 밴드, 튜브, 케이블, 체인은 이동이 쉽고, 다양한 RT에 사용될 수 있다는 이유로 인기가 높다.

✔ 근력을 겨루는 경기가 인기가 높아짐에 따라 근력 경기를 위한 훈련방법들이 사용되었다. 근력 도구들이 많은 RT 프로그램에 성공적으로 통합되어 왔다.

✔ RT는 일반적인 규칙과 지침서가 제공된다면 매우 안전한 훈련이다.

복습 문제

1. 프리 웨이트에 포함되는 것은?

a. 바벨　　b. 덤벨
c. 원판　　d. 위에 것 모두 포함

2. 다음 중 저항을 위해 공기압을 사용하는 저항 운동 머신들로 알려진 것은?

a. 유체정력학적 머신들　　b. 기체 머신들
c. 스미스 머신들　　d. 원판이 부착된 머신들

3. 프리 웨이트가 효과적인 이유는?

a. 머신보다 비용이 많이 든다.
b. 움직임의 모든 면에서 신체를 지지하기 위해 더 큰 길항근과 안정화 근육 활성을 필요로 한다.
c. 운동 선택을 제한한다.
d. 보조자를 활용하는 것을 요구하지 않는다.

4. 다양한 저항을 제공할 수 있는 유일한 장비는?

a. 메디신 볼　　b. 스태빌리티 볼
c. 탄성 밴드　　d. 케틀벨

5. 다음에서 효과적인 보조자의 특성이 아닌 것은?

a. 지지해야 하는 운동에 대해 잘 알고 있음
b. 세트 중에 들기를 실패할 때 적절하게 도움을 제공할 만큼의 근력이 있음
c. 세트와 관련하여 실시자와 의사소통을 이루지 않음
d. 운동을 시작하기 전에 중요한 것에 대해 분명하게 체크함

6. 복부 보조벨트 착용은 IAP와 척추 안정성을 증가시키기 위해 동체 근육들을 수축하는 것을 포함한다. O / X

7. 적절하게 감독이 이루어진 저항 훈련 프로그램 중의 부상 위험은 경쟁적 스포츠 경기 중에 발생하는 부상 위험보다 훨씬 낮다. O / X

8. 스태빌리티 볼(SB)에서 1RM 벤치 프레스를 수행하면 안정된 벤치에서 1RM을 수행하는 것보다 더 높은 값을 얻을 수 있다. O / X

9. SB, BOSU 볼, 또는 흔들판에서 운동을 수행하면 불안정한 환경으로 인해 안정화 근육 활성이 증가한다. O / X

10. 체인들은 프리 웨이트 운동에 다양한 저항을 적용하기 때문에 여러 장점을 가진다. O / X

11. 저항 운동 중 적절하게 호흡하기는 네가티브 단계에서 내쉬고, 포지티브 단계에서 들이마시는 것이다. O / X

참고문헌은 한미의학 홈페이지 자료실을 통해 확인 가능합니다.
http://www.hanmibook.co.kr

CHAPTER

13 저항 훈련

김기홍

학습목표

이 장을 학습한 후에 아래의 사항을 이해할 수 있다.

- 저항 운동 중의 적절한 호흡에 대하여 설명한다.
- 상 · 하체 및 중심근육을 위한 머신(machine) 저항 운동, 그리고 몇 가지 바벨 및 덤벨 운동을 적절하게 실시하는 것에 대하여 설명한다.
- 어떠한 운동이 단순 운동에서 증가된 운동, 또는 복합 운동으로 결합되는지를 설명한다.
- 근력 훈련의 그립방법에 대하여 설명한다.
- 적절한 올림픽 리프트(Olympic lifts) 실시 및 그 변형된 내용들에 대하여 설명한다.
- 메디신 볼(medicine balls), 스태빌리티 볼(stability balls), 보수(BOSU) 볼, 샌드 볼(sand ball), 케틀벨(kettlebells) 및 기타 도구를 포함하는 여러 가지 운동방법에 대하여 설명한다.

다양한 운동 방법들 중 저항 훈련(RT) 프로그램의 일부로 포함될 수 있는 것들이 다수 있다. 많은 장비들이 개발되어 왔다는 것을 고려해 보면, 저항 훈련 프로그램의 일부로 포함될 수 있는 가능성 있는 운동의 수도 매우 많다. 적절한 운동을 선택하는 것은 코치 및 운동선수에게 중요한 과제이다. 운동은 구체적인 목표를 갖고 있으면서, 스포츠에서 볼 수 있는 운동능력과 움직임의 면에서 비슷하도록 선택되어야 한다. 초보자들의 경우에는, 처음에는 몇 가지 기본적인 운동에 초점을 두고, 경험을 쌓아가면서 좀 더 복잡한 운동으로 나아가야 한다. 기술적으로 숙달되는 것이 중요한데, 이렇게 능숙하게 된 기술을 지침으로 하여 적절한 부하를 정하고, 좀 더 복잡하고 도전적인 운동으로 나가기 위한 선행조건으로 삼아야 한다.

이 장은 70개 이상의 운동을 대상으로 하여 이들 운동을 어떻게 적절하게 실시할 것인지를 다루고, 600개 이상의 변형된 방법들을 소개한다. 운동선수에게 있어 몸의 위치나 자세, 손 / 발의 너비와 폭(width), 그리고 손 / 발의 위치는 근육 활성화에 변화를 일으킨다. 그러므로 변형된 운동동작은 부하 및 운동반복 실시 횟수와 관련하여 개별적으로 고려해야 한다. 몇몇 운동은(팔 또는 다리 양쪽을 써서) 양방향으로(좌우로, 양쪽으로) 이루어질 수도 있고 한쪽으로(한쪽 팔 또는 다리로) 이루어질 수도 있다. 예를 들어, 한쪽 다리로 운동을 하는 것은 근력 및 균형을 향상시키기 위해 할 수 있으며, 한쪽 팔로 운동을 하는 경우는 불균형적인 부하에 의한 근육동원을 필요로 한다. 표면이 안정적인지 불안정적인지의 여부는 운동수행에, 그리고 그 후에 적응을 하는 것에 영향을 준다. 이 장은 각각의 운동이 상. 하체의 사지근육, 중심부(core) 근육, 전신 근육계 중에서 기본적으로 어디에 중점을 두느냐를 바탕으로 설명을 한다. 그리고, 프리 웨이트(바벨, 덤벨) 및 플레이트, 바디 웨이트, 스태빌리티 볼(stability ball, SBs) 및 보수(BOSU), 메디신 볼(medicine balls, MBs), 탄성 붕대/튜빙(elastic bands/tubing), 케틀벨(KBs), 샌드백 및 그 밖의 도구들(통, 체인, 근력시합용 장비)을 이용해 실시하는 운동들에 대하여 설명한다.

속설과 오해

운동선수는 리프팅을 할 때에 숨을 멈추면 안 된다.

저항 훈련(RT)을 함에 있어서 적절한 호흡은 매우 중요하다. 많은 상황하에서 운동선수는 보다 더 힘든 부분(동심 또는 양성상)에서 숨을 내쉬어야 하며, 보다 쉬운 부분(편심 또는 음성상)에서는 숨을 들이마셔야 한다. 그러나 이 일반적인 규칙에 예외가 있다. 고도의 복강내압과 허리뼈 지지(데드리프트, 스쿼트, 벤트오버로우, 올림픽 리프트)를 필요로 하는 운동을 하기 위해 고강도로 무게를 리프팅할 때 제일 힘든 부분에서 많은 선수들이 잠시 동안 숨을 참는다. 고강도 스쿼트를 할 때에는 자세를 내릴 때 숨을 들이마시고, 제일 아래 자세(bottom position)나 처음 올라갈 때까지 잠시 숨을 참았다가, 그 다음 일어나는 동작에 숨을 내쉴 수 있다. 숨을 참는 것은 몸체경축을 늘리는 데 도움이 되며 운동을 더 잘 할 수 있도록 해준다. 많은 경우, 발살바메뉴버를 피하고 있으나 숨을 참는 것이 유리한 경우도 있는 것이다.

운동기능

사람의 움직임은 **해부학적 자세**(관절을 펼치고, 손바닥은 앞을 보게 하고, 발은 평행으로 하여 바른 자세로 서 있는 것)와 관련하여 설명되며, 움직임의 세 가지 면을 통해 일어난다(■ 그림 13.1). **시상면(sagittal plane)**은 몸을 오른쪽과 왼쪽 부분으로 나눈다(■ 그림 13.2). 가로(또는 내외측)

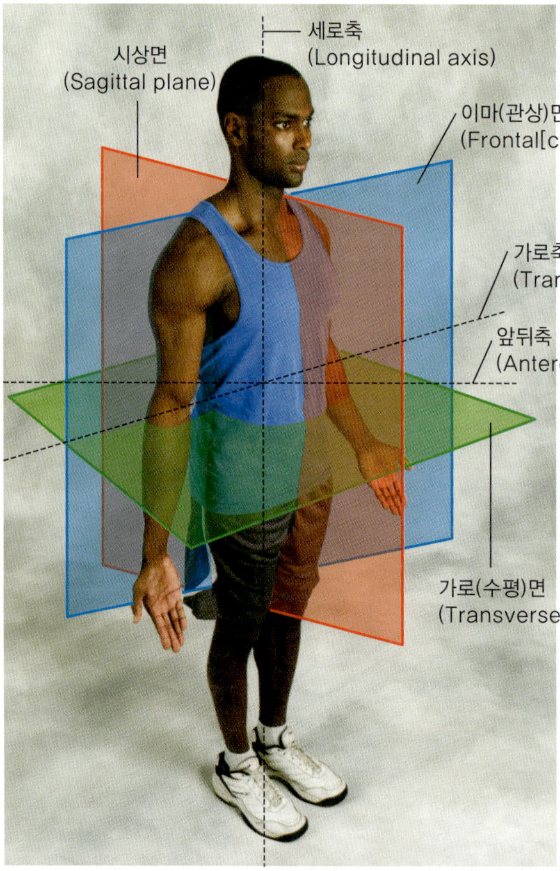

■ 그림 13.1 사람의 회전축 및 움직임면. 시상면, 이마면, 가로면과 함께, 이들에 상응하는 회전축(각 면과 수직을 이루고 있음)이 나와 있다.

Reprinted with permission from Thompson, W, ed, *ACSM's Resource for the Personal Trainer*. 3rd ed. Baltimoe(MD): LWW; 2010.

회전축 주위로 시상면에서 움직임이 생기며 앞에서 뒤로 가는 방식(flexion, extension)으로, 또는 그와 반대 방향으로 이루어진다. **이마면(frontal plane)**은 몸을 앞구역 및 뒤구역으로 나눈다(■그림 13.3). 전후상 회전축 주위로 정중면에서 움직임이 일어나며, 옆옆연결 방식(모음, 벌림)으로 이루어진다. **가로면**은 몸을 상부/상지와 하지/하부로 나눈다(■그림 13.4). 세로 회전축 주위로 가로면에서 움직임이 일어나며, 수평(회전, 뒤침 및 엎침) 방식으로 이루어진다. 사람이 하는 많은 움직임은 다면적이며 2~3개의 움직임면으로 일어난다. 움직임이 해부학적 자세와 다른 자세에서 일어날 때에는 움직임면이 달라질 수 있다. 예를 들어, 팔꿈치 굽힘의 경우, 어깨의 시작 위치에 따라 그 어떤 면(plane)에서든지 나타날 수 있다.

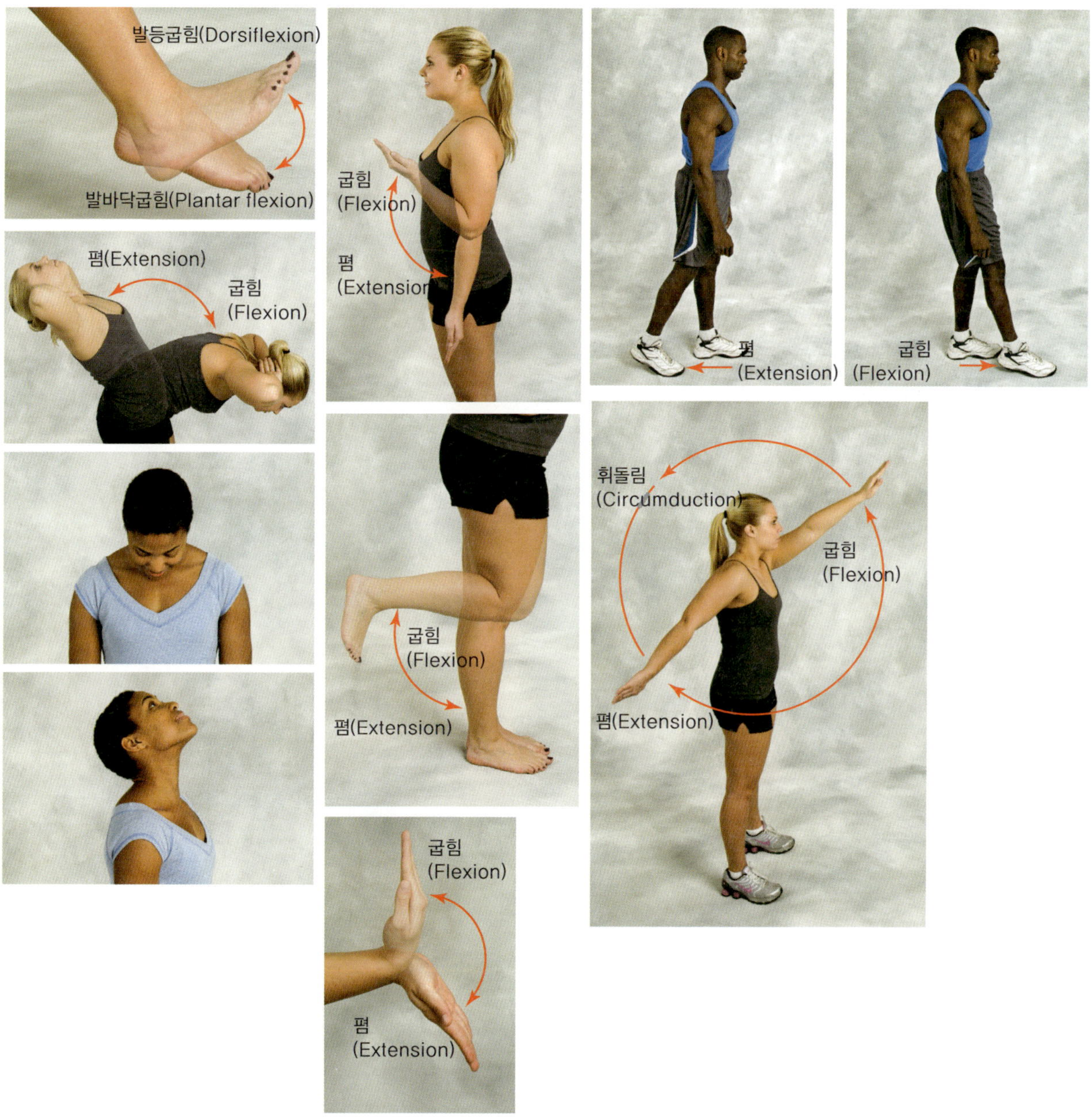

■그림 13.2 시상면에서의 움직임. 굽힘, 폄, 젖힘, 발바닥굽힘 및 발등굽힘

Reprinted with permission from Thompson W, ed. *ACSM's Resources for the Personal Trainer.* 3rd ed. Baltimore (MD): LWW; 2010.

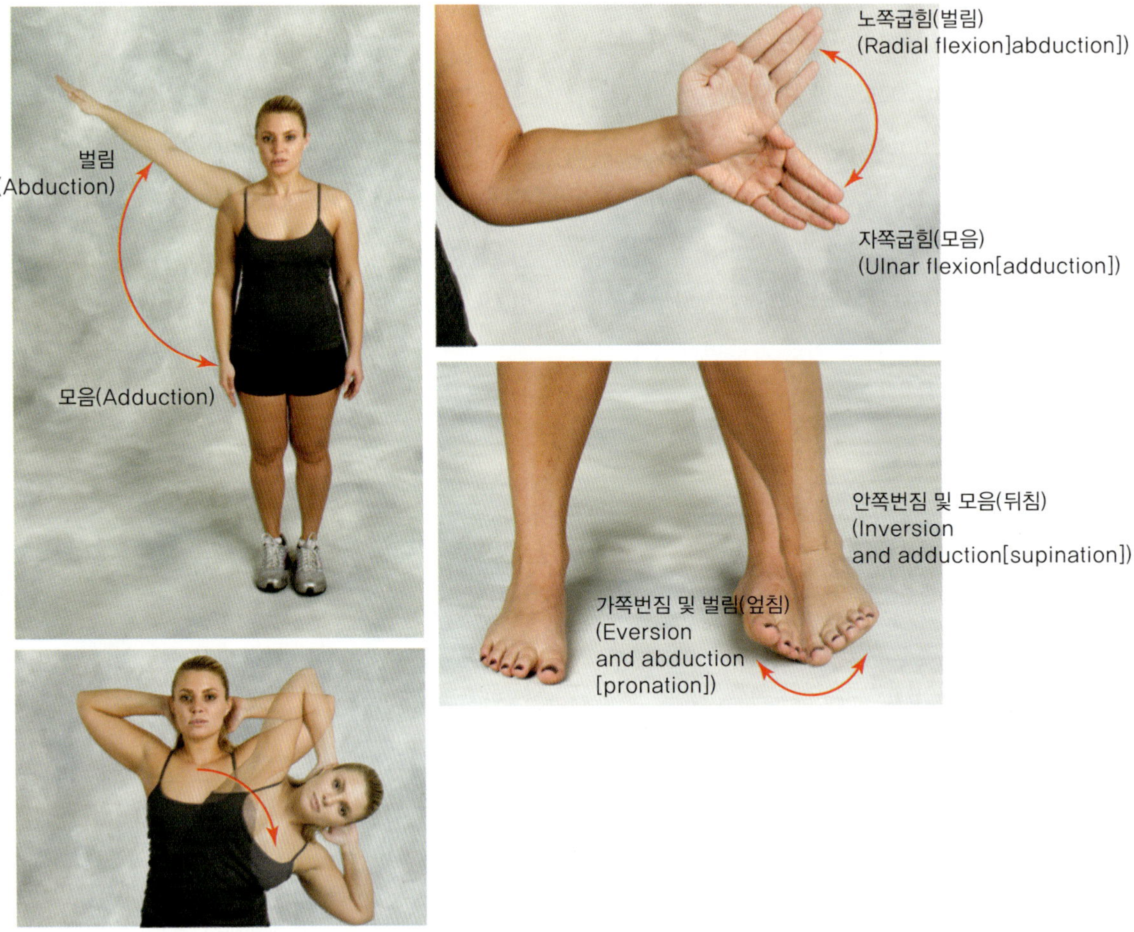

■그림 13.3 이마면에서의 움직임. 벌림, 모음, 옆굽힘, 노/자쪽 변위, 안쪽번짐 및 가쪽번짐

Reprinted with permission from Thompson W, ed. *ACSM's Resources for the Personal Trainer*. 3rd ed. Baltimore (MD): LWW; 2010.)

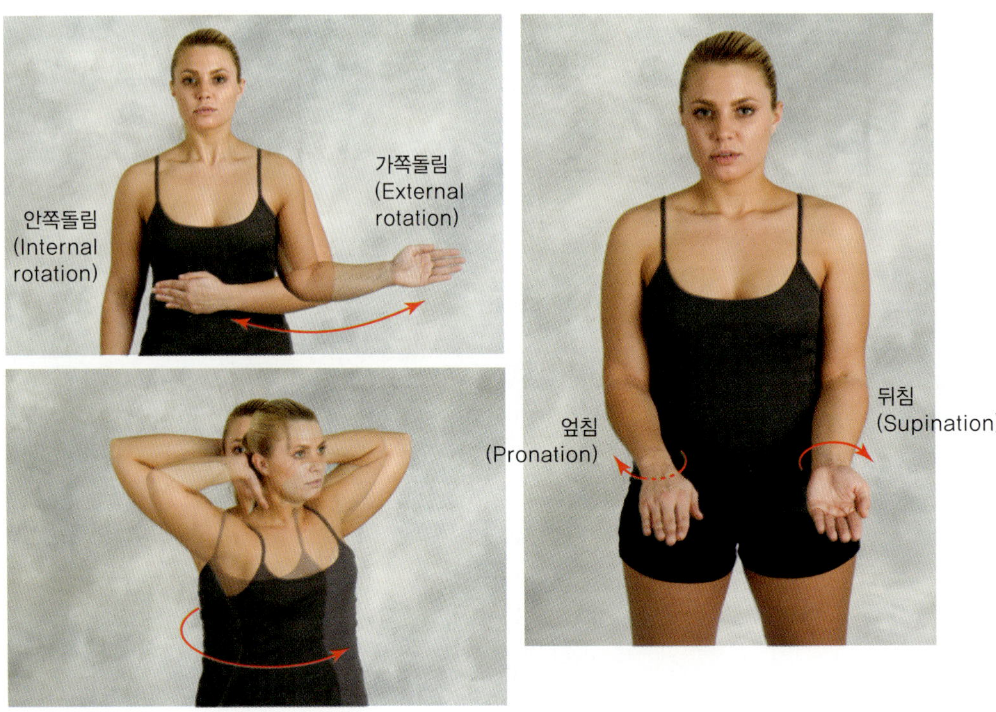

■그림 13.4 가로면에서의 움직임. 돌림, 엎침, 뒤침

Reprinted with permission from Thompson W, ed. *ACSM's Resources for the Personal Trainer*. 3rd ed. Baltimore (MD): LWW; 2010.

운동

저항 운동

다음은 저항 운동에서 일반적으로 이루어지는 많은 운동들을 소개하고 있다.

서로 다른 운동(modalities)이 사용될 수 있다. 바디웨이트, 바벨, 덤벨, BOSU 볼, 메디슨볼, 두꺼운 막대기, 케틀벨, 밴드/ 튜빙, 통, 샌드백, 타이어, 통나무 및 기타 기구들에 대하여 알아본다. 독자들이 단순한 운동과 힘이 드는 운동을 구별할 수 있도록 각 운동에 복잡한 정도와 관련된 등급을 매겨 두었다. 등급은 세 개의 분류로 나뉘는데, "A" 등급은 그 운동이 하기에 단순하며 배우는 데 시간이 얼마 걸리지 않는다는 것을 말한다. "A" 등급의 운동은 대부분이 제한적인 균형 요구조건(limited balance requirement)을 필요로 하는 단순관절 운동이다. 머신을 기반으로 하는 일부 복합관절 운동도 "A" 등급이다. "B" 등급은 그 운동이 하기에 다소 힘이 들고, A 등급의 운동보다 배우는 데 시간이 더 걸린다는 것을 말한다. 이들 운동은 충분한 균형 요구조건을 갖고 있는 복합관절 운동이다. "C" 등급은 그 운동이 매우 힘들다는 것, 그리고 배우는 데 시간이 많이 들거나 아니면 중심부 근력이 요구된다는 것을 말한다. 이들은 큰 기저면을 확보한 균형 및 협응능력이 요구되는 복합관절 운동이다.

하체 운동

하체 운동은 엉덩이, 무릎, 그리고 발목관절에 대한(시상면, 가로면, 그리고 이마면) 세 가지 면의 운동을 아우른다. 몇몇 주요 근육무리(■ **그림 13.5**)가 이들 운동을 만들어 내며, 관절이 원동력(prime mover)으로 여겨지지 않을 때에는 그 관절을 안정시키기 위해 근육은 정적(isometrically) 수축을 해야 한다. 복합적인 형태의 것도 있고, 그렇지 않으면 복합관절에서의 운동을 만들어낸다(■ **표 13.1**).

■ **표 13.1** 하체 움직임 운동학

관절	관절의 유형	관절 움직임	근육 개입
엉덩이	볼 & 소켓	굽힘	큰허리근, 작은허리근, 엉덩근, 넙다리곧은근, 넙다리빗근, 넙다리근막긴장근, 짧은모음근 및 긴모음근, 두덩정강근
		폄/젖힘	뒤넙다리근(넙다리두갈래근, 반막모양근, 반힘줄근), 큰볼기근, 큰모음근
		벌림	중간볼기근, 작은볼기근, 큰볼기근, 넙다리빗근, 넙다리근막긴장근, 궁둥구멍근 및 엉덩이 가쪽 회전자
		모음	두덩근, 짧은모음근, 긴모음근, 큰모음근, 두덩정강근, 큰볼기근
		안쪽돌림(IR) 및 가쪽돌림(ER)	IR: 중간볼기근, 작은볼기근, 큰볼기근, 넙다리근막긴장근, 모음근, ER: 넙다리빗근, 궁둥구멍근, 위/아래 gamelli, 바깥폐쇄근/ 속폐쇄근, 넙다리네모근
무릎*	변형된 경첩	굽힘	넙다리뒤인대(넙다리두갈래근, 반막모양근, 반힘줄근), 두덩정강근, 오금근, 넙다리빗근, 장딴지근
		폄	넙다리네갈래근(넙다리곧은근, 중간/가쪽/안쪽넓은근)
발목	경첩	발등굽힘	앞정강근, 긴엄지(발가락)폄근, 긴발가락폄근, 셋째종아리근
		발바닥굽힘	짧은종아리근, 긴종아리근, 장딴지근, 가자미근, 뒤정강근, 긴발가락굽힘근, 긴엄지(발가락)굽힘근
목말밑	면/글라이딩	안쪽번짐(내번)	앞정강근, 긴엄지(발가락)폄근, 뒤정강근, 장딴지근, 가자미근, 긴발가락굽힘근, 긴엄지(발가락)굽힘근
		뒤집힘(외번)	짧은종아리근, 긴종아리근, 긴발가락폄근, 셋째종아리근,

* Internal and external rotation of the knee is possible when the hip is flexed.

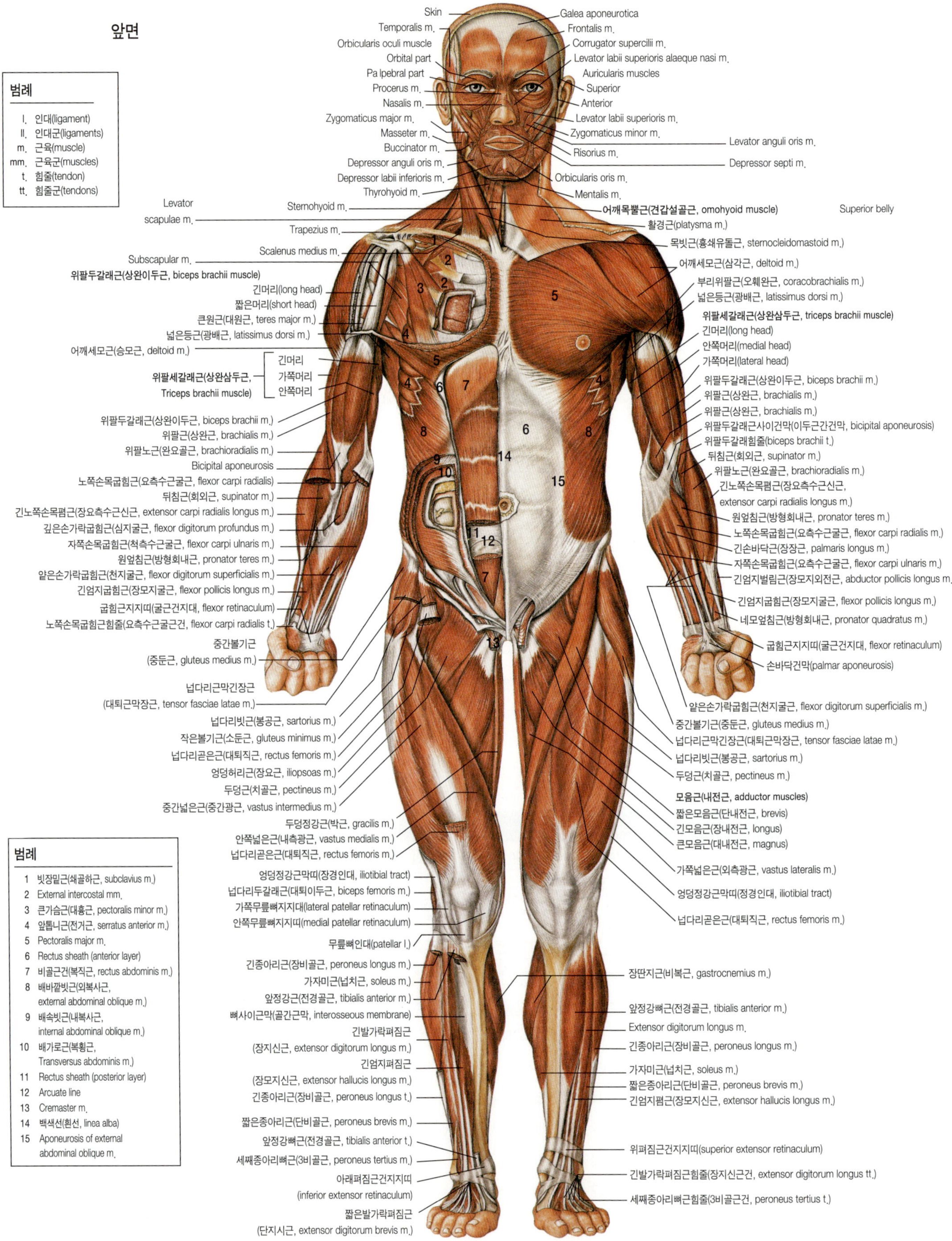

■그림 13.5 인체의 주요 근육들
Asset provided by Anatomical Chart Co.

뒷면

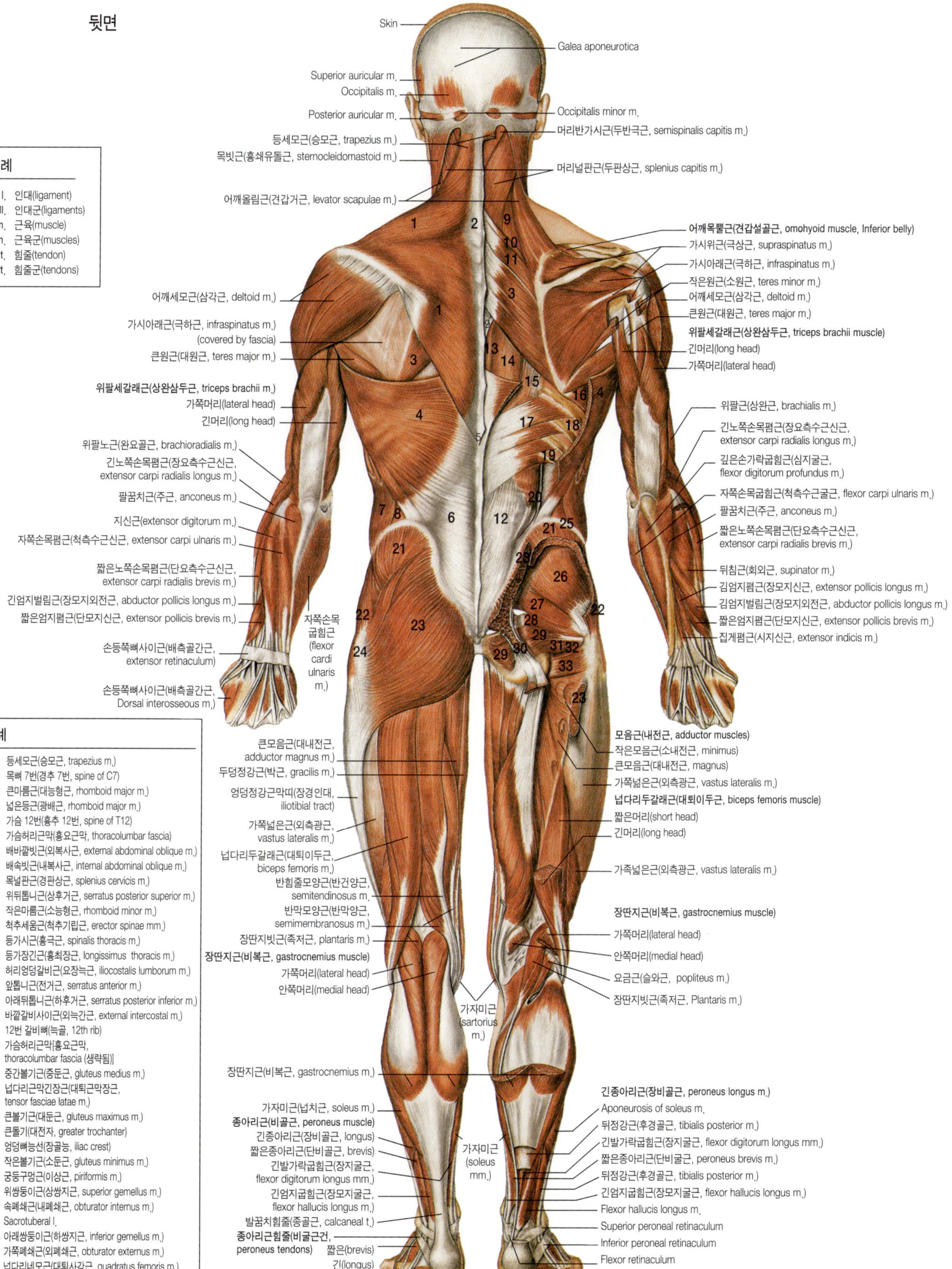

범례

- l. 인대(ligament)
- ll. 인대군(ligaments)
- m. 근육(muscle)
- mm. 근육군(muscles)
- t. 힘줄(tendon)
- tt. 힘줄군(tendons)

범례

1 등세모근(승모근, trapezius m.)
2 목뼈 7번(경추 7번, spine of C7)
3 큰마름근(대능형근, rhomboid major m.)
4 넓은등근(광배근, rhomboid major m.)
5 가슴 12번(흉추 12번, spine of T12)
6 가슴허리근막(흉요근막, thoracolumbar fascia)
7 배바깥빗근(외복사근, external abdominal oblique m.)
8 배속빗근(내복사근, internal abdominal oblique m.)
9 목널판근(경판상근, splenius cervicis m.)
10 위뒤톱니근(상후거근, serratus posterior superior m.)
11 작은마름근(소능형근, rhomboid minor m.)
12 척추세움근(척추기립근, erector spinae mm.)
13 등가시근(흉극근, spinalis thoracis m.)
14 등가장긴근(흉최장근, longissimus thoracis m.)
15 허리엉덩갈비근(요장늑근, iliocostalis lumborum m.)
16 앞톱니근(전거근, serratus anterior m.)
17 아래뒤톱니근(하후거근, serratus posterior inferior m.)
18 바깥갈비사이근(외늑간근, external intercostal m.)
19 12번 갈비뼈(늑골, 12th rib)
20 가슴허리근막(흉요근막, thoracolumbar fascia (생략됨))
21 중간볼기근(중둔근, gluteus medius m.)
22 넙다리근막긴장근(대퇴근막장근, tensor fasciae latae m.)
23 큰볼기근(대둔근, gluteus maximus m.)
24 큰돌기(대전자, greater trochanter)
25 엉덩뼈능선(장골능, iliac crest)
26 작은볼기근(소둔근, gluteus minimus m.)
27 궁둥구멍근(이상근, piriformis m.)
28 위쌍둥이근(상쌍자근, superior gemellus m.)
29 속폐쇄근(내폐쇄근, obturator internus m.)
30 Sacrotuberal l.
31 아래쌍둥이근(하쌍자근, inferior gemellus m.)
32 가쪽폐쇄근(외폐쇄근, obturator externus m.)
33 넙다리네모근(대퇴사각근, quadratus femoris m.)

■그림 13.5 인체의 주요 근육들(계속)
Asset provided by Anatomical Chart Co.

스쿼트(SQUAT)

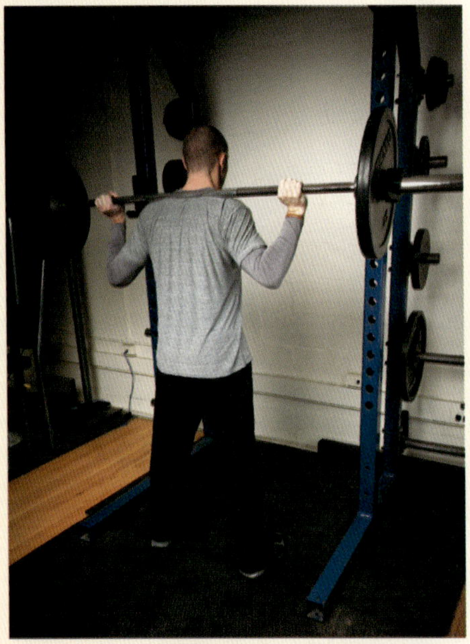

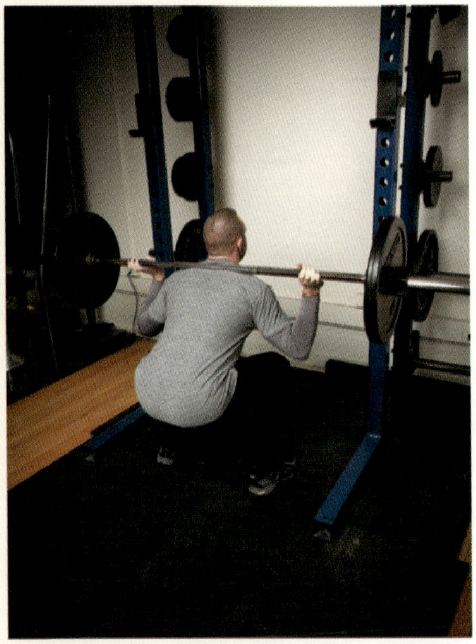

■그림 13.6

- 바를 어깨 위에(뒤쪽 어깨세모근을 가로지르고 등세모근의 가운데로) 로우바(low bar)로 두거나, 하이바 자세(high bar position)로 하여 목 아랫부분에서 후면 삼각근 위로 높은 자세에서 어깨는 위로 벌리고 어깨뼈는 뒤당김을 하여 바에 대한 선반(shelf)를 만든다.
- 어깨 너비보다 약간 넓게 모음 그립으로 바를 움켜잡는다.
- 발은 나란히, 어깨 너비 또는 그보다 좀 더 넓게 벌리며, 발가락은 약간 바깥으로 향하게 한다.
- 눈은 정면을 향하거나 눈 높이 위로 한 상태에서 머리를 위로 젖힌다.
- 앉는 동작 중에는 엉덩이와 무릎은 구부리며, 바는 균형을 잃지 않도록 잘 조절하여 내린다. 이때 가슴을 펴고, 어깨를 뒤로 하여 몸이 넘어지지 않도록 단단히 힘을 주어 허리의 굽힘(만곡)을 유지한다.
- 넓적다리 위쪽이 지면과 평행이 될 때까지 계속 앉는 동작을 실시한다.
- 엉덩이와 무릎을 펴서 일어서는 동작을 한다.
- 바의 양쪽에 보조자(spotter)를 각각 둘 수도 있고, 선수 뒤에 한 명만 둘 수도 있다. 운동선수가 앉는 동작을 실시할 때에는 동작을 따라가며 잘 지켜 보아야 한다. 필요할 경우, 선수의 흉부/상반신 근처 또는 바에 저항을 주어 보조를 할 수도 있다. 저항을 가할 때에는 선수를 앞쪽으로 밀지 않도록 주의한다.
- Coaching tip(코칭팁): 초보자에게는 운동의 바텀 포지션(bottom position)을 가르쳐 주는 것으로 시작하는 것이 좋다. 리프팅(Lifting)을 처음 시도하는 사람들 가운데에는 이 자세를 하는 것을 힘들어하고 웅크리고 앉았다가 다시 일어서는 데에 자신감이 부족한 경우가 있다. 그래서 이 자세를 가르쳐주면 우선 운동선수가 적절한 기술을 가지고 좀 더 수월하게 내려갈 수 있게 된다. 로우 포인트(low point) 위치 마커로 상자(box, 박스)나 벤치(bench)를 사용하는 것도 도움이 되는데, 그것은 선수가 그 박스나 벤치에 볼기근이 닿을 때까지 내려가야 하기 때문이다.

스쿼트(squat)에서 싱글 레그(single-leg) 버전은 훈련 및 선수평가(athletic assessment)에서 흔히 볼 수 있다. 스포츠에서는 몸에 가속을 주기 위해서 한쪽 다리를 이용해 밀어내는 동작을 요하는 경우가 많이 있다. 따라서, 싱글 레그 스쿼트는 엉덩이와 무릎, 그리고 발목의 안정화 근육들을 효과적으로 수축하여 스포츠 수행능력 향상에 도움을 준다. 이 동작은 한쪽다리를 고정시키고 몸이 흔들리는 것을 통제하여, 엉덩이와 무릎의 근력(strength) 및 자세 조절능력을 보여준다. 싱글 레그 스쿼트를 하는 데에는 성별에 따른 차이점이 나타나는데, 여성의 경우 액면에서 움직임이 더 크고 무릎에 외반(valgus force)이 더 보인다.

주의! 발가락과 비교하여 무릎을 지나치게 앞으로 하는 것, 과도하게 앞으로 구부리는 것, 충분히 규정되어 있는 관절가동범위(ROM) 내에서 운동하지 않는 것, 머리를 아래로 향하고 있는 것은 흔히 일어나고 있는 잘못들이다. 선수들은 등 아래쪽 압박을 줄이기 위하여 볼기근, 넙다리뒤인대, 그리고 네갈래근을 가능한 한 힘차게 수축시키도록 훈련받아야 한다. 어떤 사람들은 ROM이 좋지 않은 선수들의 뒤꿈치를 올리기 위해 보드를 사용하는 것을 지지하는데, 보드는 필요하지 않다. 그것보다는 코치가 선수의 ROM 향상을 위해 힘써야 한다. 좋은 리프팅 신발을 신었을 경우 뒤꿈치를 올리는 데 약간의 도움이 된다.

그 밖의 변형 운동 및 유사한 운동 프런트 스쿼트(바 위로 팔 두는 것), 핵 스쿼트(hack squat), DB/KB/샌드백 스쿼트, DB 스쿼트(어깨를 땅바닥과 평행이 되도록 굽힘), 스미드 머신 스쿼트(Smith machine squat), 스플리트 스탠스 스쿼트(split stance squat), 박스(또는 벤치) 스쿼트, 체인 또는 밴드를 사용한 스쿼트, 포즈 스쿼트(pause squat), 측면 스쿼트(lateral squat), 스태거드(스탠스) 스쿼트(staggered(stance) squat), 싱글 레그 스쿼트(floor, BOSU), 싱글 레그 스쿼트(SB 또는 벤치로 뒷다리 지지하는 것), 싱글 레그 스쿼트(반대쪽 다리가 힘을 빼고 아래쪽 방향으로 있을 수 있도록 벤치 위로 올라감), TRX 싱글 레트 스쿼트, 저처 스쿼트(Zercher squat), 랙 스쿼트(rack squat), 벨트 스쿼트(belt squat), 시시 스쿼트(sissy squat), 머신 스쿼트(machine squat), 세이프티 스쿼트(satety squat), SB 월 스쿼트(SB wall squats), ISOM 월 스쿼트(ISOM wall squats), 발목 주위에 밴드를 이용한 스쿼트(엉덩이 벌림근 힘을 강화하기 위함), BW 스쿼트, BW squats with TRX, MB 스쿼트(어깨 구부린 상태), 무릎 스쿼트, 버디 스쿼트(buddy squat), 케그 스쿼트(keg squat), 샌드백 스쿼트, BOSU 또는 밸런드 보드 스쿼트, 싱글-DB 스모 스쿼트, BW/DB 덕 워크(duck walks), 밸런스 스쿼트(one-leg support, one-leg hip flexion from BB squat position), KB 스윙 스쿼트, 점프 스쿼트(DB, MB, KB, 스미스 머신, 샌드백, 웨이티드 베스트(weighted vest)

해석연구

스쿼트 중 발 위치(자세)에 대한 생체역학적 분석

Escamilla RF, Fleisig GS, Lowry TM, Barrentine SW, Andrews JR. A three-dimensional biomechanical analysis of the squat during varying stance widths. *Med Sci Sports Exerc.* 2001;33:984-998.

Escamilla 등은 BB 스쿼트를 좁은(어깨폭의 107%까지), 중간(어깨폭의 142%까지), 넓은(어깨폭 142%까지) 스탠스 폭으로 분석하고, 좁은 스탠스와 비교해 볼 때보다 넓은 스탠스의 경우 다음과 같은 결과가 나타난다는 것을 알아냈다.

- 수평(가로)넓적다리 위치가 7~12도 더 넓음
- 엉덩관절 굽힘이 6~11도 더 큼
- 엉덩이 가쪽돌림이 6도 더 큼
- 세로 정강이(하퇴) 위치가 5~9도 더 큼

이와 같은 결과는 스탠스 폭의 변화가 스쿼트 운동학에 영향을 준다는 것을 보여준다. 근육 활성도를 바꾸고, 다른 방법으로 근육을 강화하고, 운동에 다양성을 더하기 위하여 여러 가지 스탠스 폭으로 스쿼트를 실시하는 운동선수들도 있다.

레그 프레스(Leg press)

등급: A

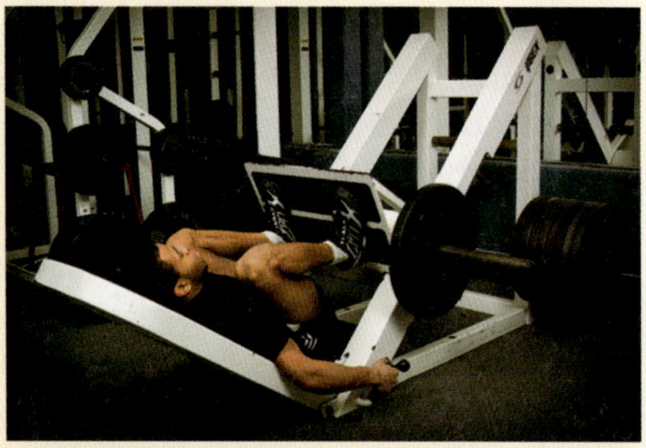

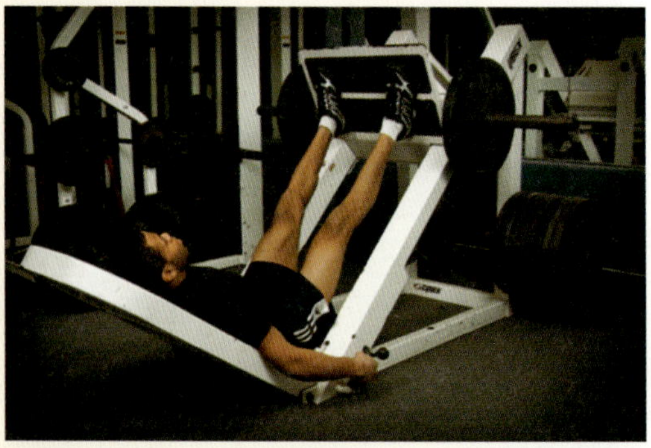

■그림 13.7

- 머신의 유형(seated: 앉는 것, angled: 각이 있는 것, lying supine: 등을 바닥에 대고 반듯이 눕는 것)에 따라 몸의 자세를 잡는다.
- 슬레드(sled)에 어깨 너비 정도로 발을 벌린다. bottom position(등을 서포트 패드에 대고 무릎을 90도 구부린 자세)으로 시작할 때에는 무릎과 엉덩이를 약 90도 정도로 나란히 한다.
- 손은 손잡이(supports)가 어디에 위치해 있느냐에 따라 사이드 또는 어깨 쪽을 단단히 잡는다. 이때 몸은 서포트 패드(support pads)에 대고 곧고 편평한 자세를 취한다.
- 다리는 슬레드 위에 두고, 무릎과 엉덩이를 편다(무릎을 완전히 펴는 동작[lock out]은 하지 않는다).
- 적절한 발 자세를 유지하면서 ROM을 완벽히 마치는 것이 중요하다.
- 세트 반복이 끝난 다음 캐리지(carriage)를 시작 위치로 돌려 둔다.
- 도움이 필요할 때에 손으로 다리를 밀어서 손으로 무

릎 쪽을 스스로 보조하거나 또는 옆에 있는 보조자에게 필요한 경우 캐리지(carriage)에 압력을 가하도록 할 수도 있다.

그 밖의 변형 운동 슈파인 레그 프레스(supine leg press), 버티컬 레그 프레스(vertical leg press.), 유닐레터럴 레그프레스(unilateral leg press) 운동선수는 발의 간격 및 위치를 바꾸어도 된다.

데드 리프트(Deadlift)

등급: B

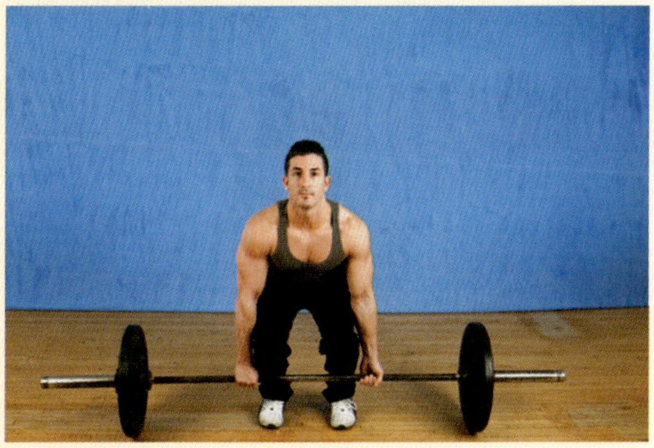

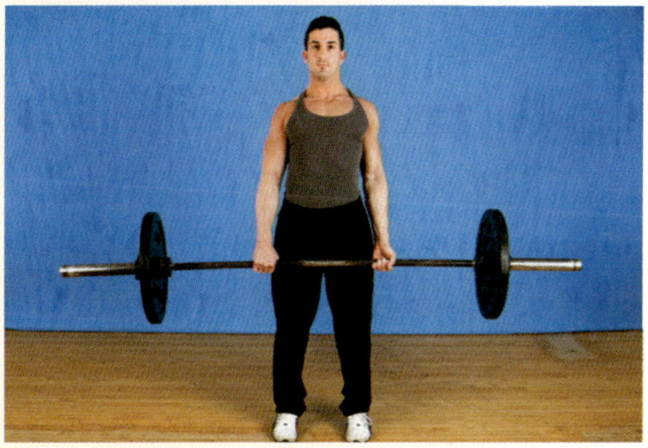

■그림 13.8

- (전통적인 데드 리프트의 경우) 무릎을 팔 안쪽에 두고, 발은 어깨 너비만큼 하여 편평하게 벌린다(스모 스타일 데드 리프트의 경우에는). 다리 안쪽에 팔을 두고 좀 더 넓은 자세(stance)를 취한다. 연구에 따르면, (a) 스모 스타일은 전통적인 스타일에 비하여 넓적다리 위치가 좀 더 평행하게, 수직적 자세가 더 크게, 엉덩이 외부 회전이 더 큰 자세가 나오도록 하며, 넙다리네갈래근 및 앞정강근의 근활성도가 더 크게 하고, L4/L5 척추뼈 위치에서 전단력(load shear force)을 8~10% 낮게 한다. (b) 전통적인 데드 리프트에서는 이동되는 바 스탠스(bar stance), 운동량(work)에너지 소비가 스모 스타일에 비해 25~40% 더 나온다.
- 바(bar)를 어깨 너비보다 약간 넓거나 비슷하게 모음 또는 얼테네이트(alternated) 클로우즈드 그립(closed grip)으로 잡고 팔을 완전히 뻗는다. 얼터네이티드 그립(alternated grip)으로 잡으면 바를 움켜잡을 때 기능해부학적으로 더 많은 힘을 발휘할 수 있게 되며, 결과적으로 더 많은 무게를 들 수 있다.
- 무릎과 엉덩이를 구부려 몸을 낮춘다.
- 어깨는 수직으로 바(bar)의 약간 앞으로 하고, 바는 정강이 가까이로 발 위에 위치시킨다.
- 가슴을 펴고 고정한 채(hold up) 어깨뼈가 서로 맞은편 쪽으로 끌어당기게 하면서(pull) 젖힘(hyperextension)으로 등을 편평하게 한다.
- 중심부 근육은 몸을 긴장시켜 운동 시 도움을 준다.
- 어깨를 올리면서 무릎을 펴고 엉덩이를 앞쪽으로 가도록 함으로써 바를 위로 한다. 이 움직임의 처음은 주로 무릎의 폄이고, 두 번째는 무릎과 엉덩이 펴는 동작을

합한 것이고, 마지막은 주로 엉덩이 폄(hip extension)이다. 허리뼈에 가는 긴장을 낮추기 위해 엉덩이 폄을 힘껏 수축해야 한다.

- 팔꿈치를 편 상태에서 바를 몸에 가까이 위치시키면서 위로 한다.
- 엉덩이 및 무릎 폄을 마친 후 몸은 똑바로 선 자세가 된다.
- 조절하면서(with control) 엉덩이와 무릎 굽힘으로 바를 시작 위치로 내린다.
- 데드 리프트는 여기에 소개되기는 하였지만, 상지의 근육들 중 당기는 역할을 하는 근육들의 자극에 중점을 두고 있으며, 이 운동은 훌륭한 전신 근력운동이다.

주의! (무릎 폄 없이) 바를 움직이기 전에 엉덩이를 들면 등 아랫부분에 스트레스가 더 가게 된다. 바는 무릎 폄을 통해 지면 위로 올려야 한다.

그 밖의 변형 운동 및 유사한 운동 (밴드를 사용하는) 데드 리프트, 스티프 레그드 데드 리프트(stiff-legged deadlift), DB/KB(하나 또는 둘) 데드 리프트, 티 바 스티프 레그드 데드 리프트(T-bar stiff-legged deadlift), deadlift pulls(in rack), DL 바 또는 두꺼운 바(주로 포암forearm 운동)를 사용하는 데드 리프트, deadlift from a small elevation, 케그 또는 샌드백을 이용하는 데드 리프트, 파트너(BW) 데드 리프트, 샌드백/heavy bag deadlift with a bear hug, 케이블 데드 리프트 풀 스루(pull-through), 레니게이드(Renegade) 데드 리프트, DB/KB(하나 또는 둘) 싱글-레그 데드 리프트(반대쪽 다리를 폄).

바벨 런지(Barbell lunge)

등급: B

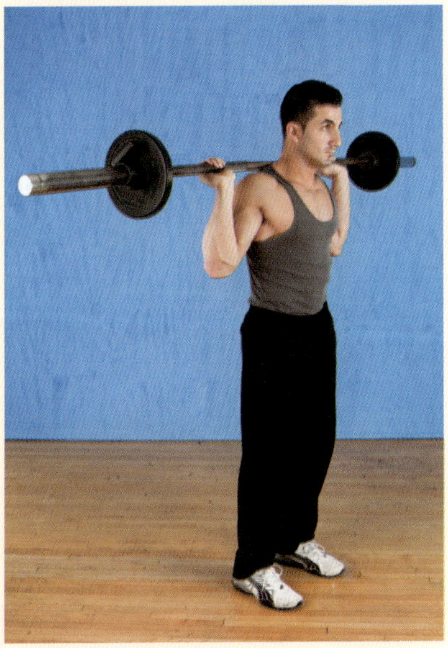

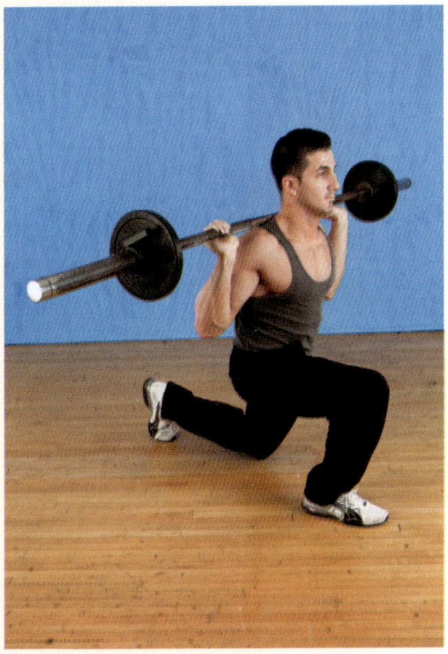

■그림 13.9

- 어깨 너비보다 약간 넓게 클로우즈드(closed) 모음 그립으로 바를 잡고, 백 스쿼트(back squat)와 비슷하게(목 아래 뒤쪽 등세모근 위로) 하이 바 포지션(high bar position)으로 어깨 위에 위치시킨다.
- 발은 어깨 너비와 비슷하게 또는 약간 넓게 한다.
- 평소 스텝보다 더 넓게 한 발짝 앞으로 간다. 발가락은 똑바로 앞을 향하게, 또는 약간 안쪽으로 향하게 한 상태에서 무릎과 발가락을 나란히 한다(■그림 13.9).
- 스텝을 할 때 리드 니(lead knee)는 리드 풋(lead foot) 바로 위에서 위치하에 하여(under control) 구부린다. 이때 훈련 풋(training foot)은 바닥 쪽으로 낮추지만 닿게는 하지 않는다.
- 몸통(torso)은 계속 똑바른 자세를 취하며, 중심부는 brace된다.
- 리드 레그(lead leg)로 푸시 오프(push off)하고, 큰 스텝 한 번(또는 작은 스텝 두 번)으로 시작위치로 돌아온다.
- 반대쪽 다리도 똑같은 방법으로 실시한다.

그 밖의 변형 운동(싱글 또는 얼터닛 레그) 및 유사한 운동
DB/KB/MB/BW/샌드백 런지, 리버스 런지(reverse lunge)(DB, KB, BB), 사이드 런지(side lunge), 스미스 머신 런지(Smith machine lunge), 박스 런지(box lunge), 워킹 런지(walking lunge), 케그 또는 샌드백을 사용하는 런지 또는 리버스 런지, 버디 런지(buddy lunge), lunge onto BOSU, 파워 런지(power lunge), 스타 런지(star lunge), 몸통 회전(MB)이 있는 런지/리버스 런지, 오버헤드 스쿼트 BB 포지션으로부터 하는 런지, DB/MB(하나 또는 두 개) 오버헤드 런지, DB/MB 리칭 런지(reaching lunge)(앞, 옆), DB lunge with shoulder press or lateral raise, 마운튼 클라이머스(mountain climbers)(BW).

스텝 업스(Step-ups)

등급: B

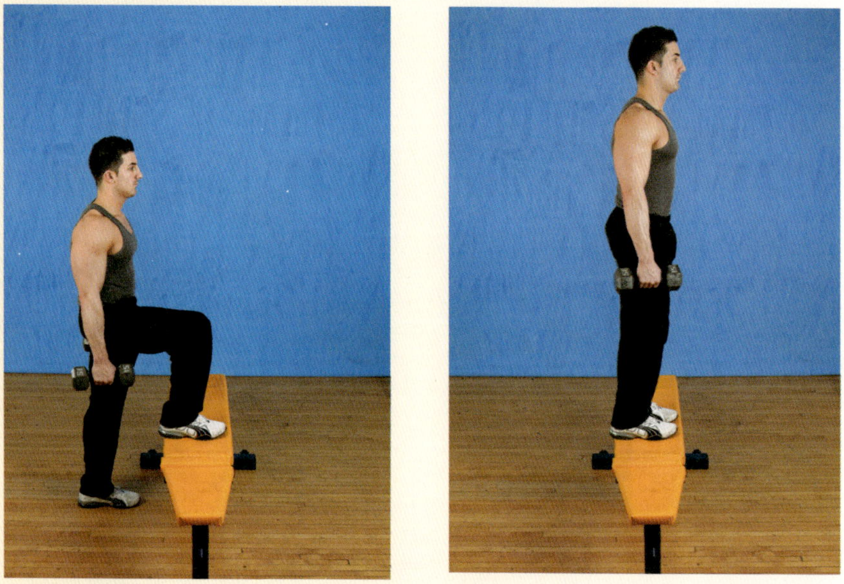

■그림 13.10

- 각 손에 DB를 들고(또는 어깨에 BB을 둔 상태로), 30~45cm 높이(또는 발이 박스에 닿았을 때 무릎에서 90도 각도가 나오는 높이)의 박스나 벤치에서 30~45cm 떨어진 자리에 바른 자세로 선다.
- lead leg로 벤치에 올라 벤치 가운데로 선다.
- 앞으로 기울이지 않으면서 BW를 lead leg로 이동하고, 몸은 벤치 위에 서 있는 자세로 올라간다.
- trailing leg은 push off할 때에 사용되지 않지만, 곧 뒤따라 벤치 위로 올라간다.
- trailing leg로 벤치를 내려와 시작 자세(starting position)로 간다. 만약 사이클이 사용된다면, lead leg가 먼저 내려온다. trailing leg가 바닥에 오면서 BW가 이동한다(trailing leg)
- lead leg로 벤치를 내려와 시작위치로 돌아온 다음 다시 반복한다.

그 밖의 변형 운동(싱글 또는 얼터닛 레그)
BB/KB/MB/BW 스텝 업, 케그 또는 샌드백을 사용하는 스텝 업,(크로스오버를 하는, 또는 하지 않는) 사이드 스텝 업, 파트너 스텝 업, 오버헤드 스텝 업, step-ups with a curl and press, 플라이오메트릭(plyometric) 스텝 업.

머신, 케이블 장치, 밴드/튜빙 또는 앵클 웨이트(ankle weights 발목 모래주머니)를 사용해서 몇 가지 단관절 엉덩이 운동을 할 수도 있다. 여기에 속하는 것으로 머신 및 케이블 엉덩이 벌림/모음, 머신 및 케이블 엉덩이 굽히기 및 펴기, 케이블 스트레이트 레그 엉덩이 펴기, lying hip extension, 굽힘, 벌림/모음, prone kneeling bent-leg hip extension, supine bent-leg hip extension(반대쪽 엉덩이 굽힘으로 바닥에서 함), 그리고 클램쉘(clamshell)이 있다.

레그 컬(Leg culr)

등급: A

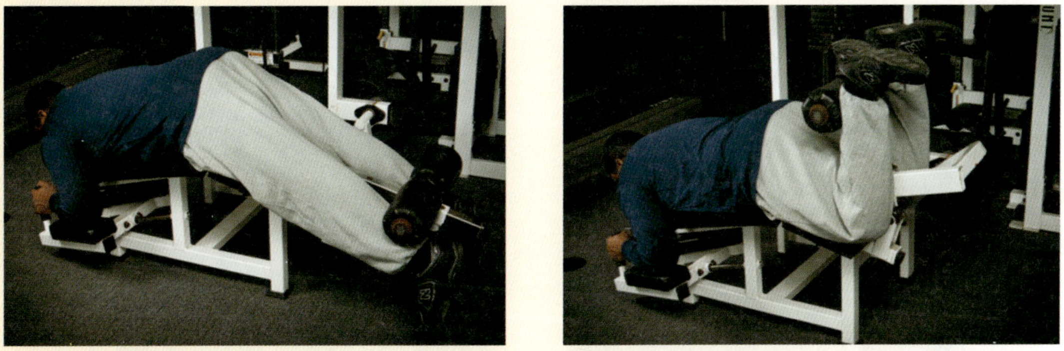

■그림 13.11

- 벤치나 머신에 얼굴을 아래로 하고 눕는다. 엉덩이와 가슴은 패드에 엎드린다.
- 무릎은 넓적다리 패드의 맨 아랫부분 가장자리의 밑에 위치하며, 뒤꿈치 패드 아래 발목 및 머신의 회전축과 나란히 한다. 손은 그립을 잡고 있는다.
- 엉덩이는 계속 벤치에 닿아 있으며, 무릎은 구부린다(뒤꿈치는 엉덩이 최대한 가까이 이동한다).
- 발목의 위치가 중요한데 무릎 굽힘 토크(torgue)는 발목이 발바닥쪽 굽힘이 아니라 발등쪽 굽힘이 될 때에 더 크게 나온다. 장딴지근은 복합관절성 근육으로서, 무릎을 구부리는 데 도움을 준다. 발등쪽굽힘을 한 발목으로 레그 컬을 하면 장력을 만들어 내는 데 있어 장딴지근이 더 도움이 된다.
- 조절하면서 다리를 시작 위치로 천천히 내린다.
- 도움이 필요할 경우, 보조자가 있으면 무릎 굽힘을 할 때에 발목에 압력을 줄 수 있다.

그 밖의 변형 운동 및 유사한 운동 스탠딩 유니래터럴(unilateral) 레그 컬, 시티드(seated) 머신 레그 컬, DB/KB/MB 레그 컬, 케이블 레그 컬, 리버스 레그 컬(다리가 지지를 받는 상태로), 리버스 레그 컬(밴드 사용함), 밴드/튜빙 또는 파트너와 하는 레그 컬, SB(다리 하나 또는 둘) 레그 컬 및 TRX 레그 컬(다리 하나 또는 둘).

레그 익스텐션(Leg extension)

등급: A

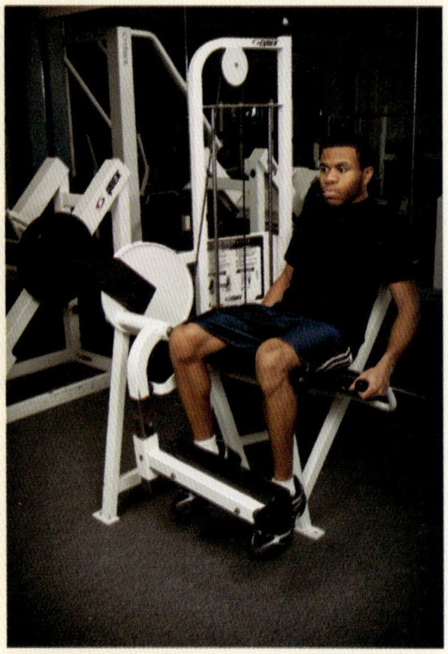

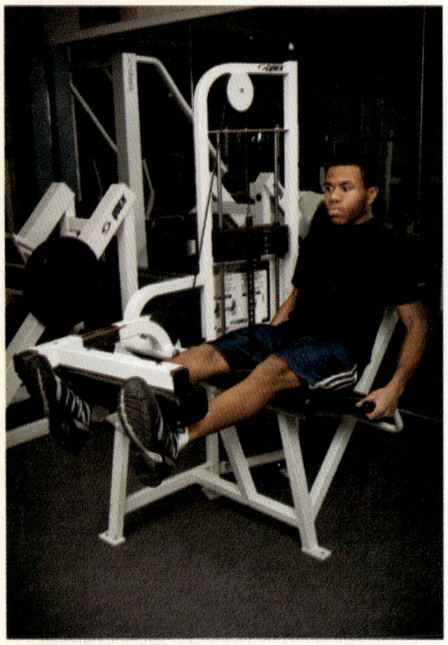

■그림 13.12

- 등 받침대에 등을 편평하게 대고 앉아, 무릎은 장비(machine)의 회전축과 나란히 하고, 발목은 롤러 패드에 닿게 한다. 손은 핸들을 꽉 잡는다(무거운 부하가 사용될 때 엉덩이가 좌석에 계속 있도록 하기 위함).
- 무릎을 최대한 뻗는 동안 엉덩이와 등은 장비(Machine)에서 계속 제자리에 있어야 한다.
- Resistance arm(정강이와 닿는 장비의 부분)을 시작 위치로 천천히 내린다.
- 제한된 ROM에서 운동을 한다거나 핸드 서포트를 꽉 쥐지 않는 등의 실수를 하지 않도록 한다. 몸이 안정되어 있을 때 토크(torque)와 파워(power)가 더 크게 나올 수 있다.

그 밖의 변형 운동 유니래터럴 레그 익스텐션, DB/KB 밴드 레그 익스텐션, ISOM 레그 익스텐션, 자리 각도를 다양하게 해서 운동 하는 것.

카프(토우) 레이즈 (Calf[toe] raise)

등급: A

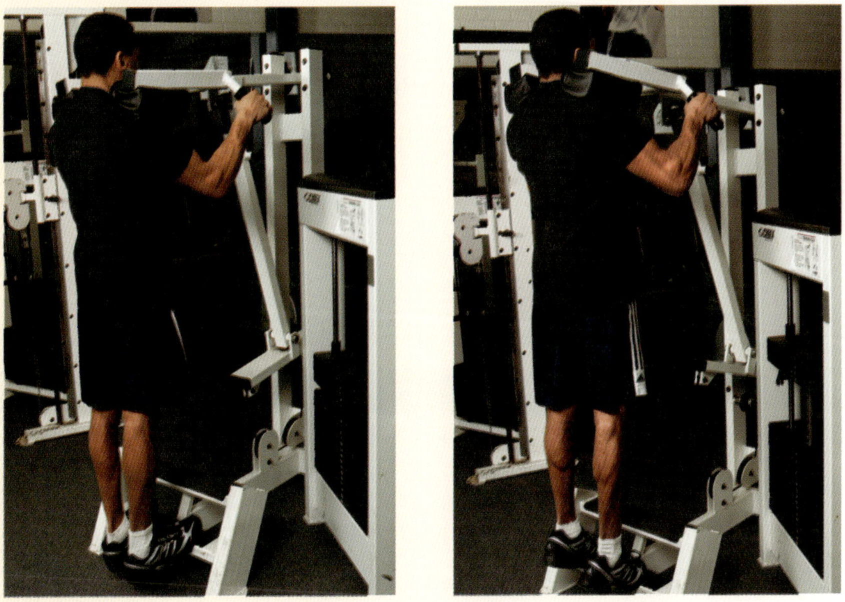

■그림 13.13

- 어깨 너비보다 약간 넓게 클로우즈드 모음 그립으로 바를 잡는다. 머신을 사용할 때에는 어깨를 패드 아래에 위치시킨다(■ 그림 13.13).
- 어깨 너비 자세를 하고, 무릎은 최대한 편다.
- ROM을 늘리고 완전히 뻗기 위해서는 발가락 아래쪽 동그란 부분을 올라간 표면(raised surface)의 모서리 가까이에 둔다. 발가락을 안쪽으로 하는지, 바깥쪽으로 하는지, 아니면 중립 위치를 유지하고 있는지에 따라 근육의 서로 다른 부분이 강조된다.
- 무릎을 완전히 편 상태로 유지하면서 가능한 한 높이 올라간다(발바닥굽힘). (발목은 발바닥굽힘 동작을 하고 있으나 발가락은 위로 폄(extension) 상태로 되어있음).
- 뒤꿈치가 시작 위치에서의 발가락 레벨(level)보다 아래로 될 때까지 웨이트를 내린다.
- 제한된 ROM에서 운동을 하는 경우가 많은데, 이러한 실수를 하지 않도록 한다.
- 균형(balance)을 유지하기 위해서는 앵클 배굴근, 내번근육군(inverters), 외번근육군(everters) 훈련을 하는 것이 중요하다. 발등굽힘 운동은 밴드를 사용해서 또는 발 위에 원판(plate)을 놓고서, 또는 DARD(dynamic axial resistance device 동적 축 저항 기구)를 가지고 할 수도 있다. 밸런스 장비(워블 보드wobble board, BOSU) 및 싱글 레그 운동으로도 이러한 근육 훈련을 할 수 있다.

그 밖의 변형 운동 및 유사한 운동 카프 레이즈 온 레그 프레스(calf raise on leg press)(각이 있는 경우, 가로 또는 세로), 스미스 머신(또는 BB) 카프 레이즈, DB/KB/케그/샌드백 캐프 레이즈, DB/BW 유니래터럴 캐프 레이즈, 당나귀 카프 레이즈, 카프 스쿼트, 파트너 카프 레이즈, 씨티드(seated) 카프 레이즈(머신, BB, 또는 DB) 및 앵클 배굴곡.

상체 운동

상체 운동은 어깨, 어깨띠, 팔꿈치, 노자뼈 및 손목관절에 대하여(상면, 가로면 및 이마면의) 세 가지 면에서 일어나는 운동을 망라하는 것이다. 몇 가지 주요 근육들이 모여 이러한 운동을 만들어내는데, 그 관절들이 최초 움직임에 동원되지 않을 때에는 관절을 안정시키기 위해 반드시 정적 수축을 해야 한다. 일부는 다관절이나 복합관절에서 운동을 만들어낸다.

■ 표 13.2 상체 움직임 운동학

관절	관절	관절 움직임	근육
복장빗장관절	안장(saddle)	올리기	앞톱니근, 어깨올림근, 큰마름근/작은마름근, 등세모근
		내림	작은가슴근, 빗장밑근, 아래 등세모근
		내밈	앞톱니근, 작은가슴근
		뒤당김	어깨올림근, 큰마름근/ 작은마름근, 등세모근
		위쪽으로 회전	앞톱니근, 등세모근
		아래쪽으로 회전	어깨올림근, 큰마름근/ 작은마름근
봉우리빗장관절,	글라이딩	–	
오목위팔인대	볼 및 소켓	굽힘(굴곡)	큰가슴근, 부리위팔근, 앞/안쪽 삼각근, 위팔두갈래근
		폄(신전)	어깨밑근, 뒤쪽 삼각근, 넓은등근, 큰원근, 위팔세갈래근의 긴머리
		모음(내전)	큰가슴근, 부리위팔근, 위팔두갈래근, 넓은등근, 큰원근/작은원근, 위팔세갈래근의 긴머리
		벌림(외전)	가시위근, 앞삼각근, 가시아래근
		안쪽돌림	큰가슴근, 어깨밑근
		가쪽돌림	가시아래근, 작은원근
팔꿈치 (위팔자관절)	경첩	굽힘	위팔두갈래근, 위팔근, 위팔노근, 원엎침근,
		폄	위팔세갈래근, 팔꿈치근
		엎침,	원엎침근, 네모엎침근,
노자관절	피봇 (pivot, 중쇠, 축)	뒤침	위팔두갈래근, 손뒤침근
손목관절	융기	폄	짧은노쪽손목폄근/긴노쪽손목폄근, 자쪽손목폄근, 손가락폄근, 새끼폄근, 짧은엄지폄근/ 긴엄지(손가락)폄근, 집게폄근
		굽힘	요골쪽손목굽힘근, 자쪽손목굽힘근, 긴손바닥근, 얕은손가락굽힘근, 깊은손가락굽힘근, 긴엄지굽힘근/긴엄지벌림근
		자쪽 굽힘	자쪽손목굽힘근, 자쪽손목폄근
		노쪽 굽힘	노쪽손목굽힘근, 얕은손가락굽힘근, 짧은노쪽손목폄근/긴노쪽손목폄근

벤치 프레스(Bench press)

등급: B

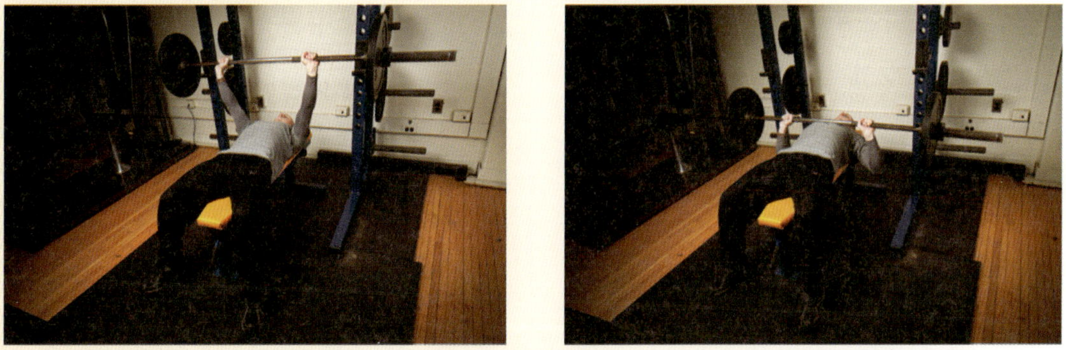

■그림 13.14

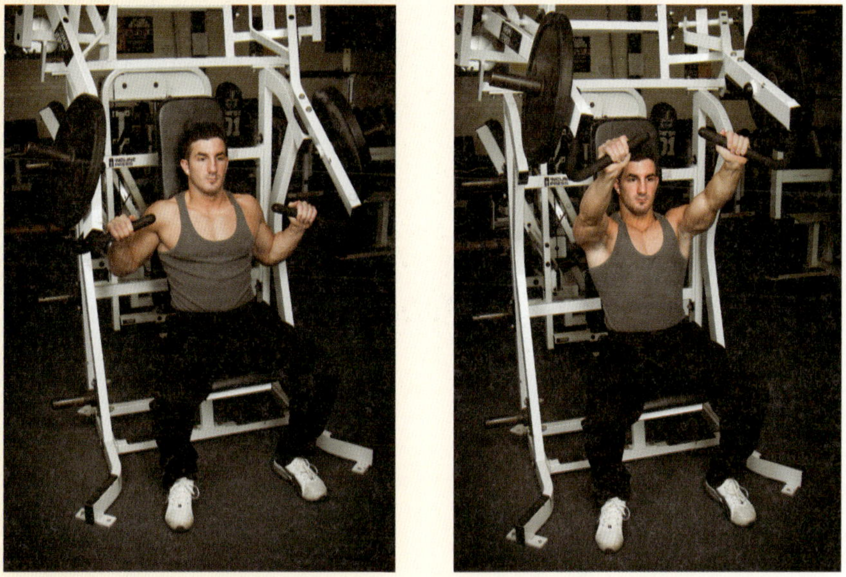

■그림 13.15

- 발을 바닥에 편평하게 두고 벤치에 반듯이 눕는다. 어깨올림근은 움츠리고 가슴은 포스 아웃(force out)한다.
- 어깨 너비보다 약간 넓게 클로우즈드(closed) 모음 그립으로 바를 잡는다. 바 뒤쪽에 손바닥을 대고 손을 바꿔주면 리프팅 오프(lifting off)를 할 때에 바 아래에 손바닥 두는 데에, 그리고 어깨를 벤치에 단단히 고정시키는 데에(lock) 도움이 된다.
- 받침대(rack)에서 바를 떼고 가슴 바로 위에 위치시킨다. 팔꿈치는 완전히 편다.
- 주의하면서 바가 유두 근처 흉격(lower chest) 바로 위에 닿을 때까지 바를 내린다.
- 팔꿈치가 완전히 펴질 때까지 곡선으로 바를 올린다. 몸은 계속하여 벤치에 반듯이 있는 자세를 취한다.
- 세트를 마친 후에 바를 rack에 제자리로 둔다.
- 벤치 머리부분에 보조자가 자리하며, 도움이 필요할 때 바가 천천히 내려올 수 있도록 충분히 힘을 줄 수 있다.
- 이 운동은 업라이트 포지션(Up-right position: 바로 서기)으로 Chest press M/C에서 할 수도 있다(■그림 13.15). 이때에도 비슷한 기술이 적용된다. 그림

포지션(mid-range 및 모음)과 너비(좁게, 보통, 넓게)를 바꾸는 몇 가지 머신이 이용 가능하다. 좌석을 조절해 흉부의 여러 다른 부분을 다양한 목적으로 훈련할 수도 있다. 예를 들어, Bench의 높이를 조절하여 큰가슴근 아랫부분의 근육군을 목적으로 훈련할 수도 있고, 그 반대의 경우도 마찬가지이다.

주의! 바를 가슴에서 반동을 주는행위(bounce off하는 것), 그리고 벤치에서 등을 과도하게 구부리는 것은 흔히 일어나는 실수이다. 파워 리프터(powerlifters)들은 레버리지(leverage)를 늘려 수행능력을 향상시키기 위하여 엉덩이는 벤치에 계속 닿은 상태에서 약간 구부리기(mild-to-moderate arch)를 하는 기술을 사용한다. 벤치 프레스를 하는 중에 발을 벤치에 두는 것을 좋아하는 리프터들도 있다. 이렇게 하면 안정성이 줄어들고 테크닉에 변화가 온다. 그러나 무거운 중량을 들어올릴 때에는 권하지 않는 방법이다.

그 밖의 변형 운동 및 유사한 운동 DB 벤치 프레스(유니래터럴 또는 바이래터럴), 클로우스-그립 벤치 프레스(세갈래근 훈련에 특히 효과적임), 디클라인 벤치 프레스(decline bench press), 리버스-그립 벤치 프레스(reverse-grip bench press), 와이드 그립 벤치 프레스(wide-grip bench press), 스미스 머신 벤치 프레스(Smith machine bench press), 케그(keg), 마스티프 바(mastiff bar) 또는 샌드백 벤치 프레스, 플로어 프레스(floor press), 보드 프레스(board press), 벤치 프레스 위드 포즈(bench press with pause), SB DB/KB 벤치 프레스(몸은 지면과 평행하게 함. incline, decline. 벤치 프레스 인 랙(bench press in rack) 벤치 프레스 위드 체인 앤드 밴드(bench press with chains and bands, 벤치 프레스 투 넥(bench press to neck), 진동 벤치 프레스(밴드, KB, 그리고/또는 플레이트 사용), 머신 체스트 프레스(machine chest press).

인클라인 벤치 프레스(Incline bench press)

등급: B

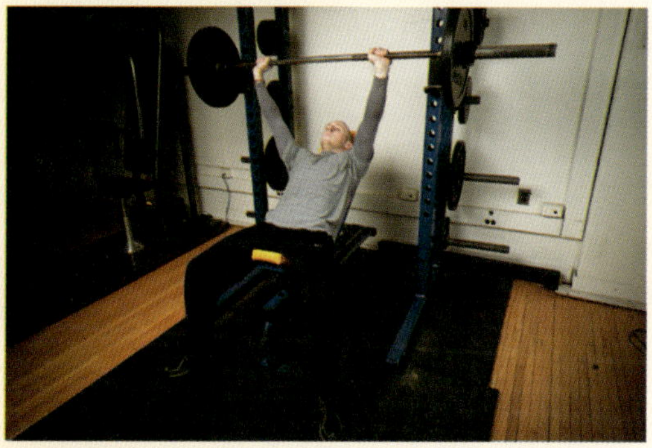

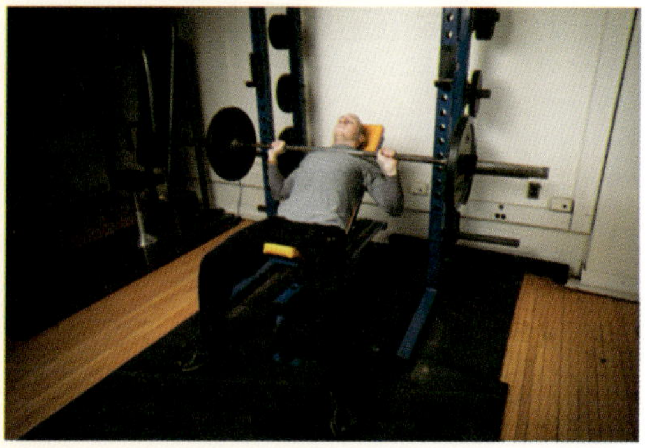

■ 그림 13.16

- 벤치 프레스와 비슷하게 발을 바닥에 평편하게 두고, 인클라인 벤치 위에 ~45도 각도로 눕는다(각도는 달라질 수 있음).
- 어깨 너비보다 약간 넓게 클로우즈드 그립으로 바를 잡는다.
- 랙(rack, 받침대, 선반)에서 바를 떼고 윗가슴 바로 위에 위치시킨다. 팔꿈치는 완전히 편다.
- 조절하여 bar가 빗장뼈 근처 큰가슴근 상부(upper chest)에 닿을 때까지 바를 내린다.
- 팔이 완전히 펴질 때까지 곡선으로 바를 올린다. 과도한 back arching 또는 가슴부위에서 반동을 주지 않고 몸은 계속하여 벤치에 있는다.
- 세트 반복이 끝난 다음, 바를 랙에 되돌려 둔다.
- 벤치 머리부분에 보조자(spotter)가 자리하며, bar가 천천히 움직일 수 있도록 저항을 주어 도움을 줄 수 있다.

그 밖의 변형 운동 및 유사한 운동 플랫 벤치 프레스에 열거되어 있는 내용들과 비슷하며, 디클라인 벤치에서도 실시할 수 있다.

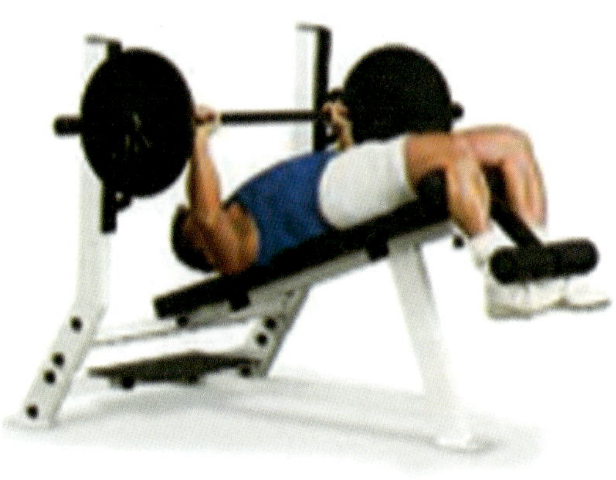

■ 그림 13.17

해석연구

벤치 및 쇼울더 프레스 변형 운동 중의 근육 활성화

Branett C, kippers V, Turner P. Effects variations of the bench prss exercise on the EMG activity of five shoulder muscles. *J strenth cond Res.* 1955;9:222-227

Barnett 등은 디클라인, 플랫, 인클라인, 숄더 프레스(with wide and narrow grips)(■그림 13.18) 중에 나타나는 근육활동과 근력발현에 대한 연구를 하였다. 몸의 위치가 최대 강도에 영향을 주었는데, 숄더 프레스가 가장 낮은 1 R.M.을 기록하였고 디클라인 벤치 프레스에서 가장 높게 나왔다. 큰가슴근의 가운데(흉골늑골) 부분은 플랫 벤치 프레스 중에 가장 활발했으며, 위쪽(빗장뼈) 큰가슴근을 위한 인클라인과 플랫 벤치 프레스 중에 비슷한 활동이 보였다. 전방 삼각근 활동은 디클라인 프레스에서 숄더 프레스로 크기 면에서 증가하였다. 위팔세갈래근 활동은 디클라인 및 플랫 벤치 프레스 중에 가장 높았다. 넓은등근피판 활동은 디클라인 프레스 중에 가장 컸다.

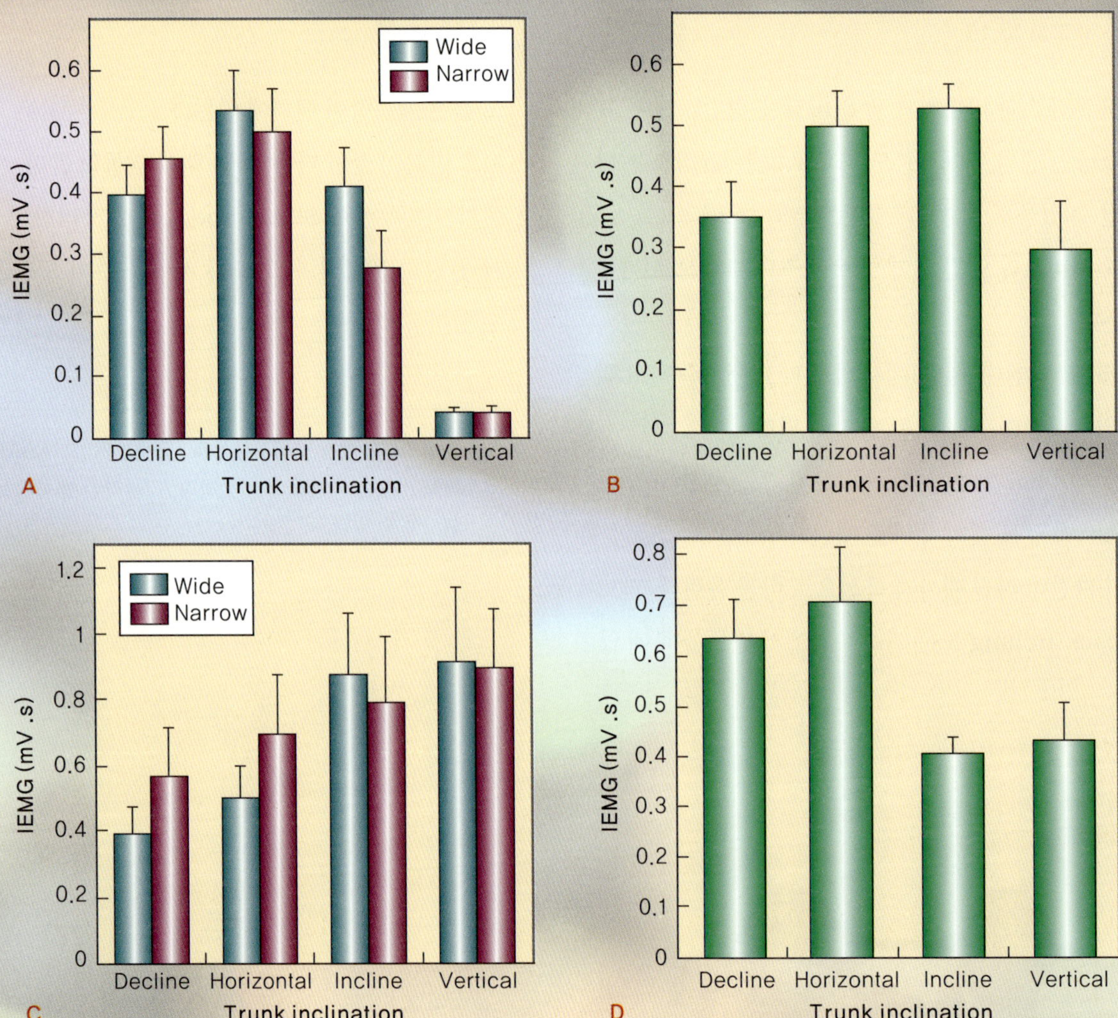

■그림 13.18 벤치 프레스 중의 근육 활성화. 이들 수치는 트렁크 인클리네이션(trunk inclination 몸통 경사각) 및 그립의 폭이 벤치 프레스 중의 근육 활동에 영향을 준다는 것을 나타내고 있다. A는 큰가슴근 활동의 가운데 가슴뼈 부분이 플랫 벤치 프레스 중에 가장 높음을 보여준다. B는 큰가슴근의 빗장뼈(위쪽) 부분이 인클라인 및 플랫 벤치 프레스 중에 가장 활발함을 보여준다. C는 전방 삼각근 활동이 숄더 프레스(그리고 인클라인 프레스) 중에 가장 활발함을 보여준다. D는 위팔세갈래근 활동이 플랫 벤치 프레스(그 다음으로는 디클라인 프레스) 중에 가장 많다는 것을 보여준다(계속).

계속

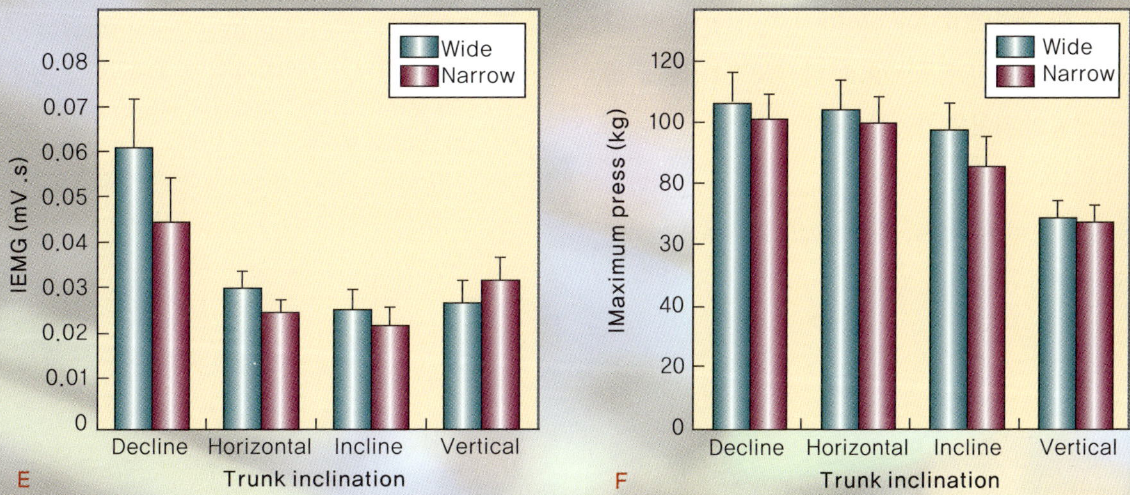

■그림 13.18 (계속)E는 넓은등근(광배근)의 활동이 디클라인 프레스 중에 가장 많다는 것을 보여준다. F는 디클라인 프레스 중에 들어올린 웨이트 중 가장 많이 나온 무게의 양을 나타낸 것이다. 그 다음으로 플랫 벤치 프레스, 인클라인 프레스, 그리고 숄더 프레스가 있다.

Reprinted with permission from Barnett C, Kippers V, Turner P. Effects of variations of the bench press exercise on the EMG activity of five shoulder muscles. *J Strength Cond Res.* 1995;9:222-227.

덤벨 플라이(Dumbbell fly)

등급: A

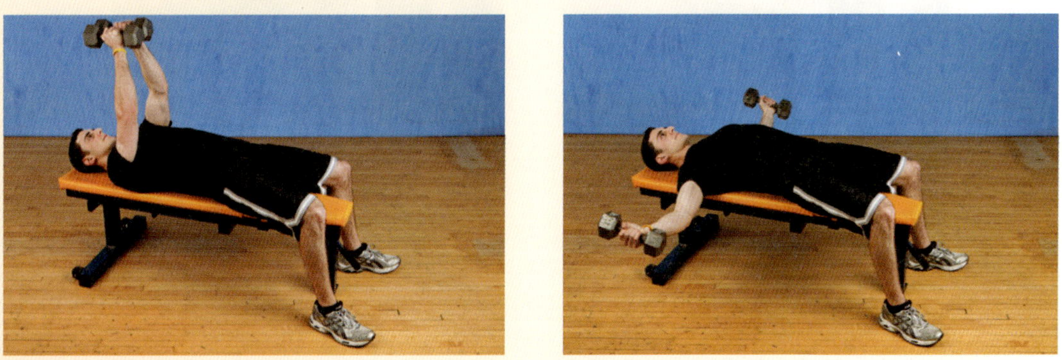

■그림 13.19

- 발을 바닥에 편평하게 두고 벤치에 반듯이 눕는다(인클라인 또는 디클라인 할 수 있음).
- 팔을 완전히 펴고 클로우즈드 모음 그립으로 가슴 위에서 덤벨을 잡는다. 손바닥이 서로 마주하고 팔꿈치가 point out할 수 있도록 덤벨을 회전시킨다(팔꿈치는 약간 구부러진 상태임).
- 팔꿈치를 약간 구부린 상태에서 덤벨을 넓은 활(arc, 호) 모양으로 주의하면서 내린다.
- 팔이 가슴 위의 출발하는 지점으로 돌아올 때까지 팔을 수평으로 넓은 호를 그리며 모음시킨다(adduct a

wide arc)(주의 사항: up phase 중에 팔꿈치를 구부리면 저항 관성력(momentum of resistance)이 줄어들고 운동이 더 쉬워진다. 따라서 ROM 전체를 통해 팔꿈치의 위치를 가능한 한 최적의 상태로 유지하여야 한다).

- 안쪽으로 하여 손목으로 힘을 가함으로써 누군가 보조자의 역할을 해줄 수도 있다.

그 밖의 변형 운동 및 유사한 운동 인클라인 DB/KB 플라이, 디클라인 DB/KB 플라이, 머신(펙-데크 pec-deck) 플라이, 케이블 플라이, 로테이션 플라이, SB DB 플라이, SB 케이블 플라이, MB 플라이, TRX 플라이, 스탠딩 케이블 크로스오버(with multiple postures and arm positions 다양한 자세와 팔 위치 사용함), 앙와위 DB/KB 아암 바(트렁크 로테이션으로 함).

패러럴 바 딥스(Parallel bar dips)

등급: B

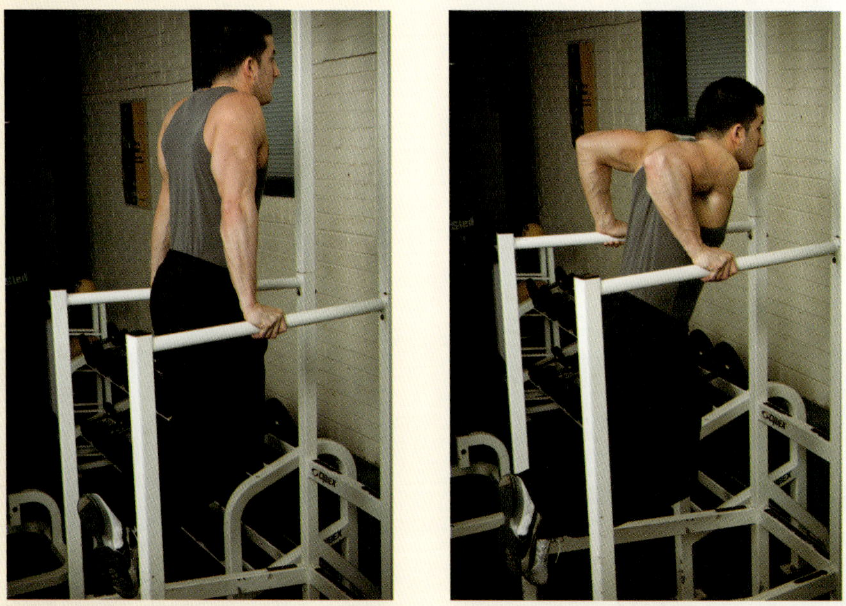

■그림 13.20

- 팔을 완전히 펴고 무릎은 구부린 상태에서 바에 몸을 의지해 있는다. 팔은 어깨 너비만큼 떨어져 있고, 몸통은 약간 앞으로 기운 상태에서 똑바로 선다(가슴 근육 활동을 늘리기 위함임).
- 위팔이 바닥(ground)과 평행하게 될 때까지 몸을 내리다가 다시 시작 위치로 올린다.

그 밖의 변형 운동 및 유사한 운동 리버스 딥(주로 세갈래근을 위한 것임), SB 리버스 딥(reverse dips), 링(gymnastic rings) 딥 및 안정화(stabilization), 머신 딥(with support).

푸시-업(Push-up)

등급: B

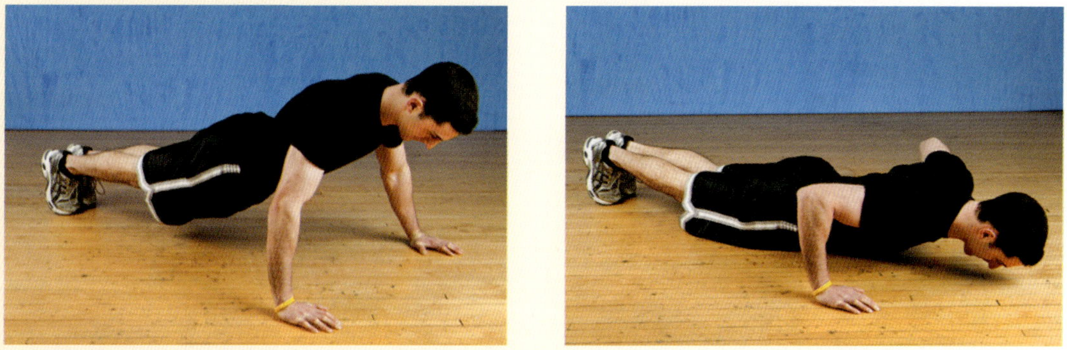

■그림 13.21

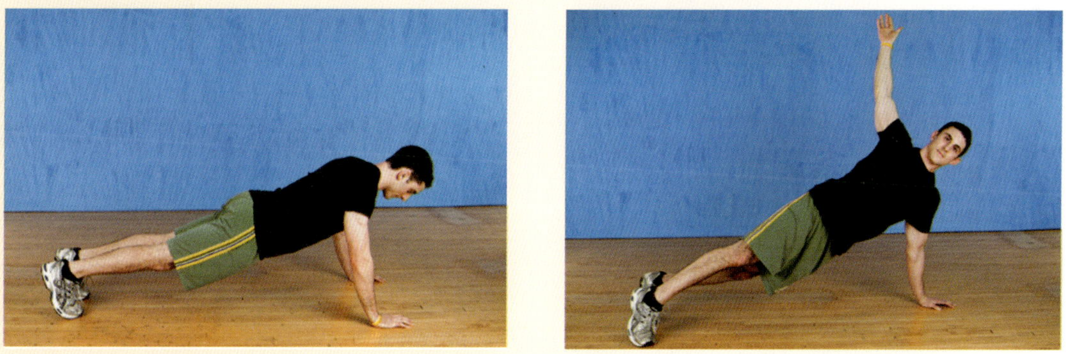

■그림 13.22 T회전

- 엎드린 자세로 시작하며, 손목은 어깨 아래에 위치시키고, 바닥과 수직으로 있는 팔에 체중을 싣는다. 다리는 뻗고, 발가락은 아래로 밀어 넣고, 중심부를 수축한다.
- 팔꿈치를(~90도) 구부리고, 바닥 바로 위로 가슴이 있는 데까지 어깨를 수평으로 벌린다.
- 팔꿈치를 펴고 어깨를 수평으로 모음시켜 몸을 원래의 시작 자세로 올린다.

그 밖의 변형 운동 및 유사한 운동 수정된 푸시-업(무릎으로 함), 다양한 그립 폭 및 손 자세(넓게, 좁게)로 하는 푸시-업, 스태거드 핸드 포지션으로 하는 푸시-업(push-ups with staggered hand positions) 손가락 끝/손목/주먹으로 하는 푸시-업, 발을 들고 하는 푸시-업, 원 아암(one-arm) 푸시-업, push-up on MB(두 손, one hand on ball), MB push-up with shuffle or cross-over, plyo push-up(바닥, MB, SB), 의자/벤치 사이에서 하는 푸시-업, push-up on SB(arms on ball, feet on ball [정강이, 발가락, 한 다리는 SB에]), 코어 보드(core board), BOSU(양쪽 다), push-up with walkout, T 회전하는 푸시-업(■그림 13.22), 스파이더맨 푸시-업, TRX 푸시-업, push-up with unilateral shoulder flexion at top(single-arm support works core), ISOM half(반) push-up, 아미 크롤(army crawls), 베어 크롤(bear crawls), 사이드 크롤(side-crawls), 휠배로우(wheelbar-rows) 드래그(dragging plate on floor with), 푸시-업 워크(push-up walks), 다양한 자세로 하는 푸시-업(feet together. apart . on top of one another, one leg with other extended), 월 푸시-업(wall push-up), push-ups on DB/KB/bars.

벤트 오버 바벨 로우(Bent-over barbell row)

등급: B

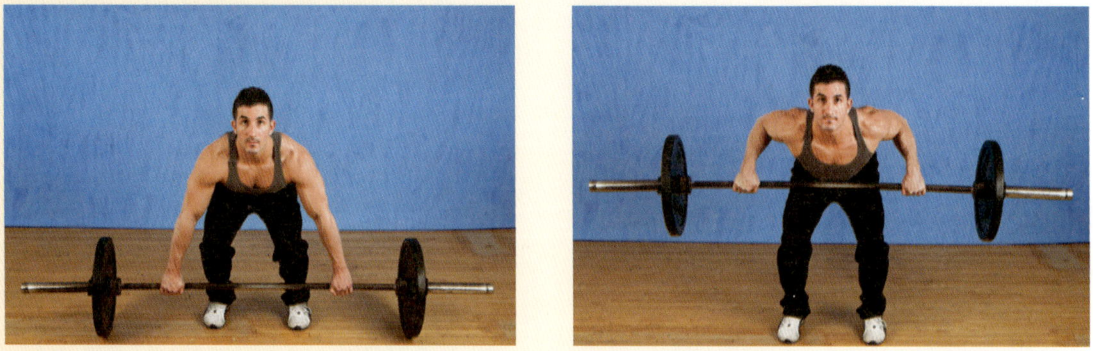

■그림 13.23

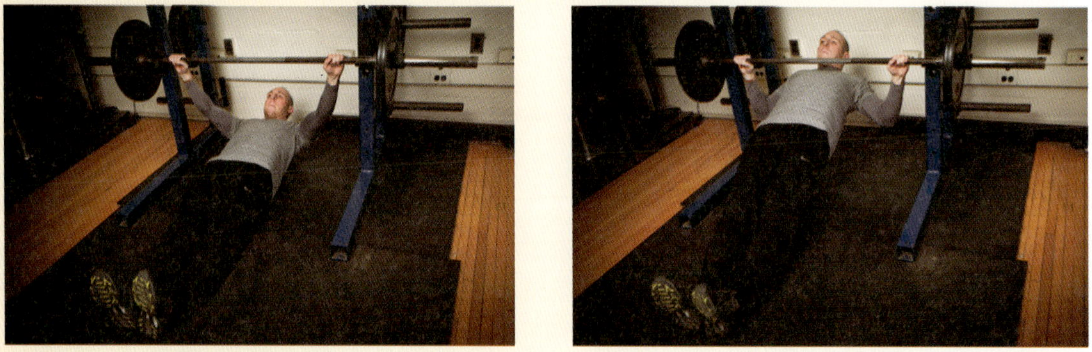

■그림 13.24 인버티드 로우

- 어깨 너비만큼 발을 벌리고 무릎을 구부려 선다.
- 어깨 너비보다 넓게 클로우즈드 모음 그립으로 바닥에서 바를 잡는다. 등은 평편하게 하고, 가슴은 편다. 어깨를 오므리고, 머리는 앞으로 기울인다. 팔꿈치는 완전히 펴고, 몸은 수평면 위 10~30° 정도 앞으로 굽힌다.
- 운동하는 내내 앞으로 굽힌 상태를 유지해야 한다.
- 주로 등 근육을 사용하고 팔꿈치 굽힘쪽은 쓰지 않으면서 바를 위로 끌어올려, 복부 위쪽에 닿게 한다.
- 몸통 부분은 움직이지 않는 상태로, 팔꿈치를 point up시킨다. 이 동작을 하는 동안 등은 계속 젖힘 상태를 유지해야 한다.
- 팔꿈치가 완전히 펴질 때까지 바를 내린다.

주의! 너무 꼿꼿하게 서 있게 되면 ROM과 근육 발달이 대단히 제한된다. 거의 수직 자세로 이 운동을 하는 것은 제대로 된 방법이 아니다.

그 밖의 변형 운동 및 유사한 운동 리버스 그립 벤트-오버 로우(reverse-grip bent-over row), 벤트-오버 DB 로우(bent-over DB row)(다양한 그립 자세로 함), BB 벤치 로우(BB bench row), T 바 로우(T-bar row), 스미스 머신 로우(Smith machine row), rows with keg, mastiff bar, or sand bag, one-arm DB/core ball/band/tubing row, one-arm cable row, DB/KB row(균형을 위해 싱글 레그함), renegade row with DB or KB, 원 아암 벤치 로우(one-arm bench row), 그리고 인버티드 로우(inverted row)(BW with bar or TRX and feet elevated on bench/SB or placed on the floor, pronated or supinated grip

랫 풀-다운(Lat pull-down)

등급: B

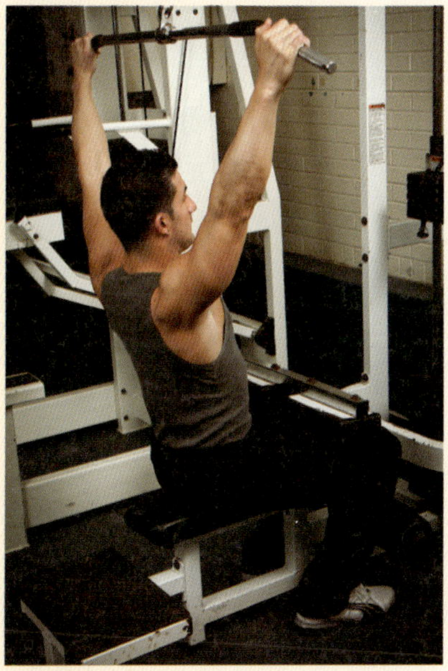

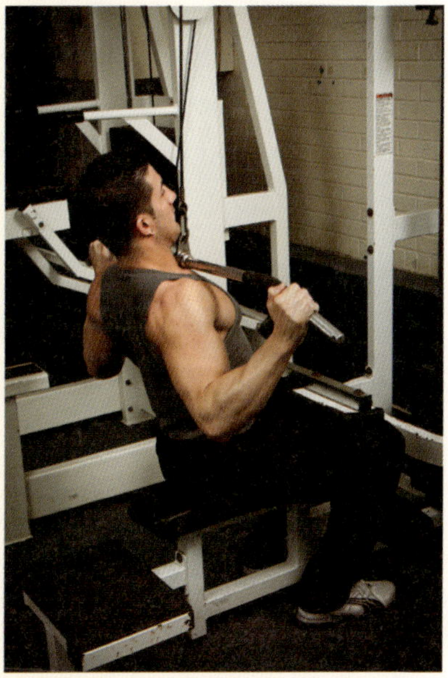

■그림 13.25

• 어깨 너비보다 넓게 클로우즈드(closed) 모음 그립으로 바(Lat bar 몇 개 중에서 고를 수 있음)를 잡는다(그러나 이 폭은 실시하는 변형 운동의 종류에 따라 달라질 수 있다).
• 팔을 완전히 뻗고, 등은 약간 젖힘되며, 가슴을 앞으로, 어깨는 움츠리고, 넓적다리는 잘 조절된 넓적다리/엉덩이 패드 아래에 단단히 고정시킨다.
• 바를 아래쪽으로 당겨 가슴 위쪽 또는 턱 아래에 닿게 하고, 그 다음에 바를 시작 위치로 되돌려 놓는다. 중심부 근육을 통해 만들어진 탄력관성력(cheating)을 사용해서 리프트를 마치는 일은 피해야 한다.
• 도움이 필요할 경우, 보조자가 바에 아래방향으로 저항을 줄 수 있다.

그 밖의 변형 운동 및 유사한 운동 와이드-그립 랫 풀-다운(wide-grip lat pull-down), 평행 그립 랫 풀-다운(parallel grip lat pull-down), 클로스-그립 랫 풀-다운(close-grip lat pull-down), 리버스 랫 풀-다운(reverse lat pull-down), 머신 풀-다운(다양한 머신 사용), 리어 랫 풀-다운(rear lat pull-down), 스트레이트-아암 풀-다운(straight-arm pull-down), 케이블 더블 풀-다운(cable double pull-down).

풀-업(Pull-up)

등급: B

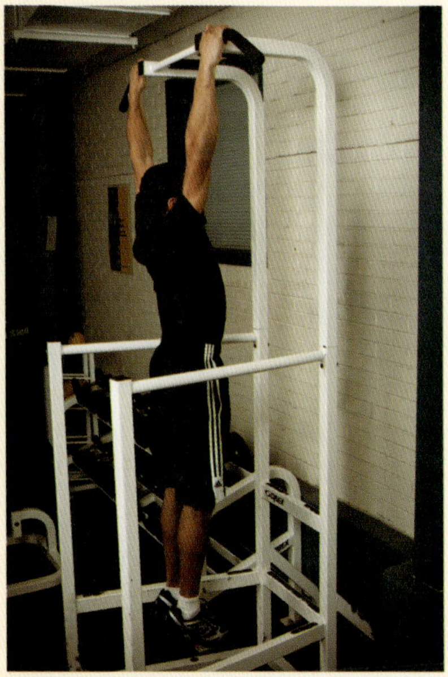

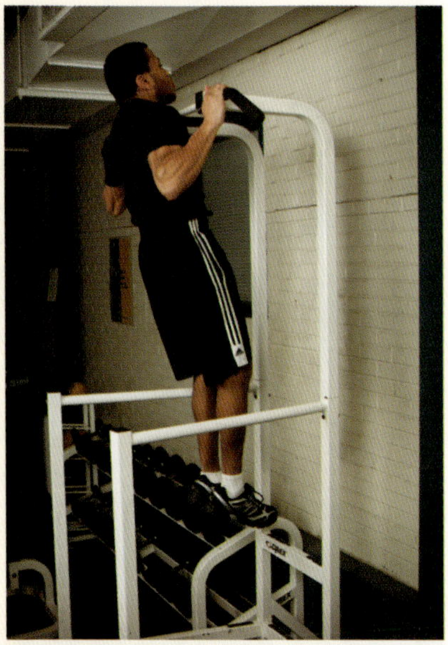

■그림 13.26

- 판을 머리 위로 뻗은 위치보다 약 15cm 높은 치닝 바를 사용한다. 어깨 너비보다 넓게 오버핸드 그립(overhand grip)으로 바를 잡는다. 몸은 움직임 없이 매달려 있는다(가슴을 내밀고, 등은 젖힘동작으로 하며, 무릎은 구부리거나 바로 편다).
- 턱이 바를 넘어서는 곳까지 위쪽으로 올라갔다가 원래 시작위치로 조심해서 돌아온다. 몸이 흔들리는 것을 가능한 한 최소화해야 한다. 체중을 이용하여 자신이 원하는 반복 횟수만큼 할 수 없을 때에는 M/C을 사용할 수도 있다.
- 도움이 필요할 경우, 보조자가 엉덩이에 또는 발 아래에 저항을 줄 수 있다.

그 밖의 변형 운동 및 유사한 운동 친업(chin-up)(벌림 그립), 스터넘 친업(sternum chin-ups), 웨이티드 풀업(weighted(중량턱걸이) pull-ups)(그립 및 그립 폭을 다양하게 사용함), 타월 친업(towel chin-ups), 싱글 아암 풀업(single-arm pull-up), 리어 풀업(rear pull-up), 풀업 앤드 프레스(pull-up and press), 로우프 풀 또는 클라임(rope pulls or climbs), rope pulls on a MarpoKinetics device(로프M/C).

해석연구

랫 풀다운의 변형 운동 중 근육 활성도

Signorile JF, Zink AJ, Szwed SP. A comparative electromyographical investigation of muscle utilization patterns using various hand positions during the lat pull-down. *J Strength Cond Res.* 2002; 16:539-546.

Signorile 등은 와이드-그립(wide-grip 넓은 그립) 랫 풀 다운(앞과 뒤), 리버스 그립 풀 다운(reverse grip pull-down), 그리고 내로우(narrow, 좁은) 그립(평행봉) 풀 다운 중의 근육 활성도를 조사하고, 바를 빗장뼈 앞으로 내리는 와이드-그립 랫 풀 다운을 할 때에 넓은등근 및 큰원근활동이 가장 많이 증가했음을 보여주었다. 뒤쪽 등세모근 활동은 클로스-그립 랫 풀 다운 중에 더 활발했다(■그림 13.27).

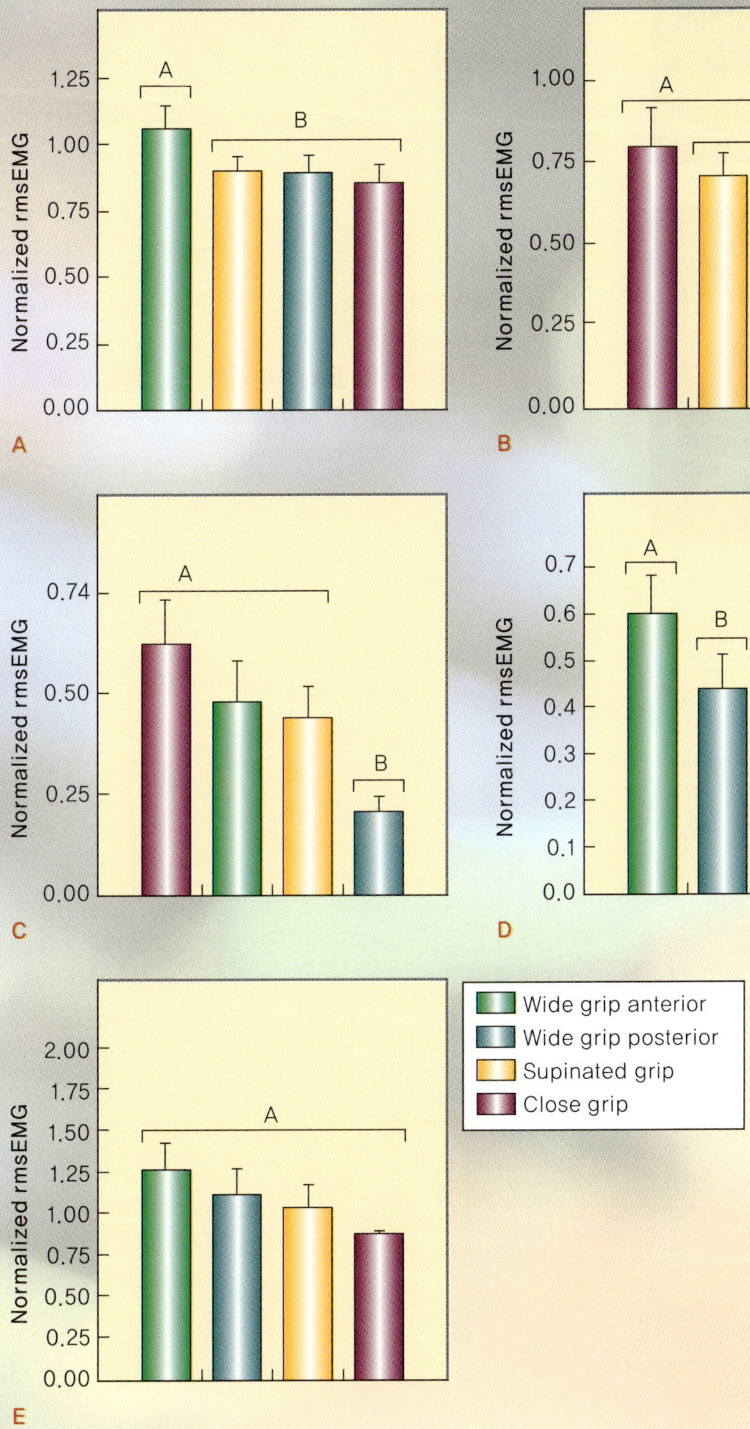

■그림 13.27 랫 풀 다운 변형 운동 중의 근육 활성도. A, D, E는 넓은등근, 세갈래근 및 큰원근 활동이 와이드-그립 프론트 랫 풀 다운 중에 가장 활발했음을 보여준다. B, C는 큰가슴근 상부와 뒤쪽 등세모근 활동이 클로스-그립 랫 풀 다운 중에 가장 컸음을 보여준다.

Data from signorile JF, Zink AJ, Szwed SP. A comparative electromyographical investigation of muscle utilization patterns using various hand positions during the lat pull-down. *J Strength Cond Res.* 2002;16:539-546.

로우-풀리 로우(Low-pulley row)

등급: A

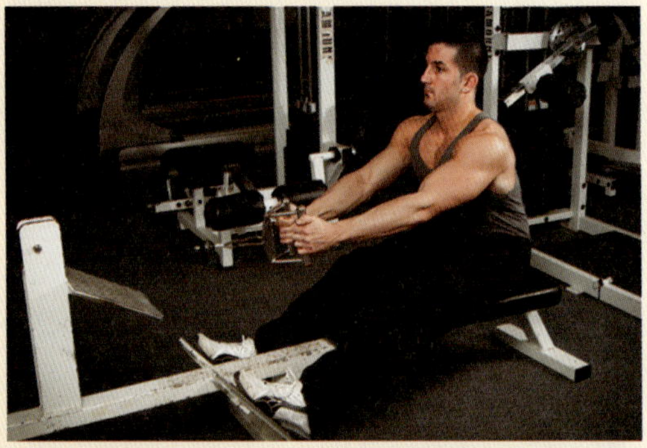

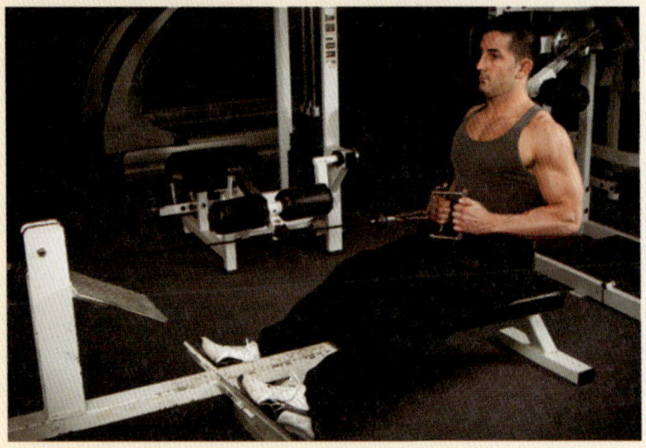

■그림 13.28

- 몸은 바닥과 직각이 되게 가슴은 펴고, 어깨는 움츠리고, 발을 서포트에 마주 닿은 상태에서 무릎은 약간 구부린 자세로 M/C을 바라보고 앉는다.
- 클로우즈드 그립(closed grip)으로 핸들을 잡고 팔꿈치는 완전히 편다.
- 몸을 똑바로 한 자세에서 복부 위쪽으로 바를 끌어당겼다가 시작 위치에 가져다 놓는다.

그 밖의 변형 운동 및 유사한 운동 머신 로우(machine row)(다양한 머신 사용), 여러 가지 그립 및 바를 사용하는 케이블 로우(역방향, 넓은 그립, 좁은 그립, 모음 그립, 벌림 그립), 밴드/튜빙을 사용하는 로우잉(rowing with bands/tubing).

풀오버(Pullover)

등급: A

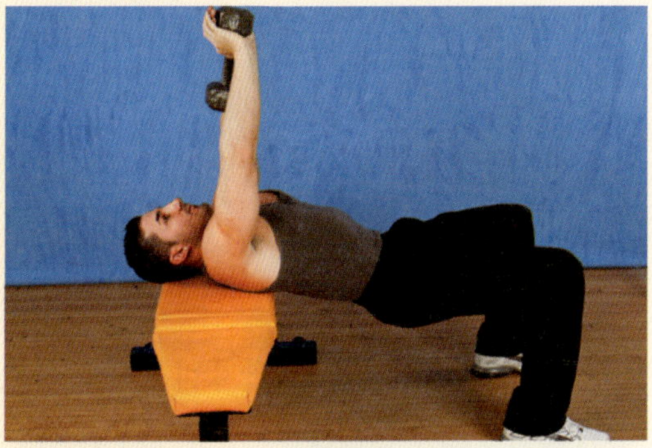

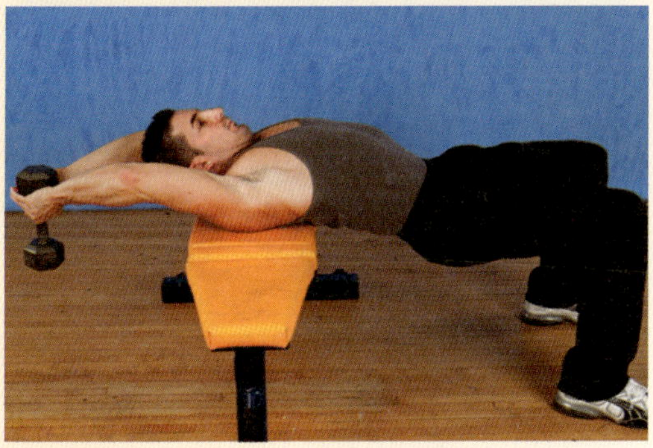

■그림 13.29

- 어깨를 벤치 위에 나란히 하여 눕고 몸의 나머지 부분은 떨어져 있는 상태로 벤치와 평행이 되게 눕는다. 엉덩이는 벤치 높이 아래로 내려야 하며, 무릎은 구부리고 발은 바닥에 편평하게 한다.
- 가슴은 펴고, 목은 똑바로, 양팔은 덤벨을 쥔 상태로 가슴 위로 뻗는다.
- 위팔(Upper arm)이 머리 높이에 올 때까지 어깨를 구부렸다가 시작 위치로 어깨를 다시 뻗는다.

그 밖의 변형 운동 및 유사한 운동 BB 풀오버, 머신 풀오버, MB 풀오버, DB/KB/MB/샌드 백 풀오버(한쪽 또는 양팔) on SB, 풀오버 앤드 프레스

스탠딩 숄더 프레스(밀리터리 프레스)(Standing shoulder press[military press])

등급: B

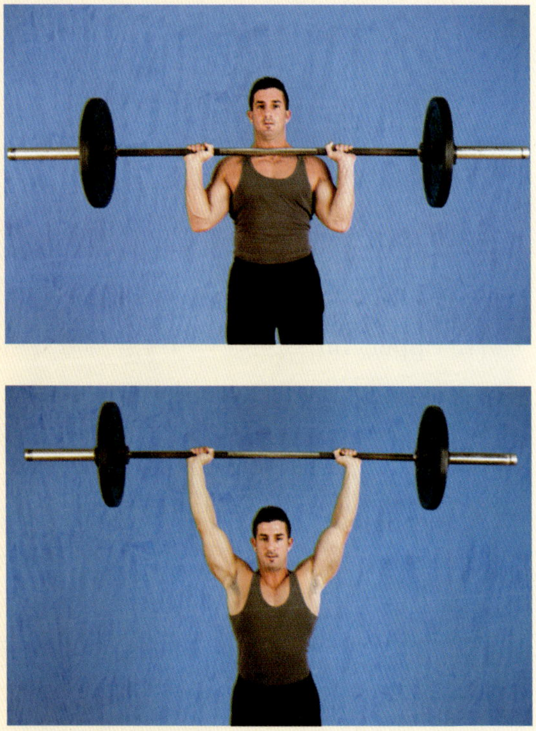

■ 그림 13.30

- 어깨 너비보다 약간 넓거나 어깨 너비로 어깨 위치에서 클로우즈드 모음 그립으로 바를 잡는다.
- 손목은 젖힘시킨 상태로, 팔꿈치는 바 아래에 있게 한다. 발은 어깨 너비보다 약간 넓어야 하며, 무릎은 약간 구부린다.
- 팔꿈치가 완전히 펴질 때까지 바를 위로 올렸다가 어깨 높이로 다시 내린다.
- 운동하는 내내 몸은 똑바른 자세를 취한다.

그 밖의 변형 운동 및 유사한 운동 스탠딩 DB/KB 숄더 프레스(모음 그립 또는 미드레인지 그립; 한쪽 또는 양팔), MB/core 볼 프레스, 나이더 프레스(Neider press), 케그 또는 샌드백 프레스, 마스티프 바 프레스, 밴드/튜빙으로 하는 프레스(press with bands/tubing), 스탠딩 DB 아놀드 프레스(회전과 함께), 스탠딩 DB/KB 회전 프레스, MB/DB "Y" 프레스, BOSU 또는 워블보드에서 하는 숄더 프레스, 플레이트/MB 스쿼트 회전 프레스, KB 사이드 프레스, 레너게이드(Renegade) 숄더 프레스.

시티드 숄더 프레스(Seated shoulder press)

등급: B

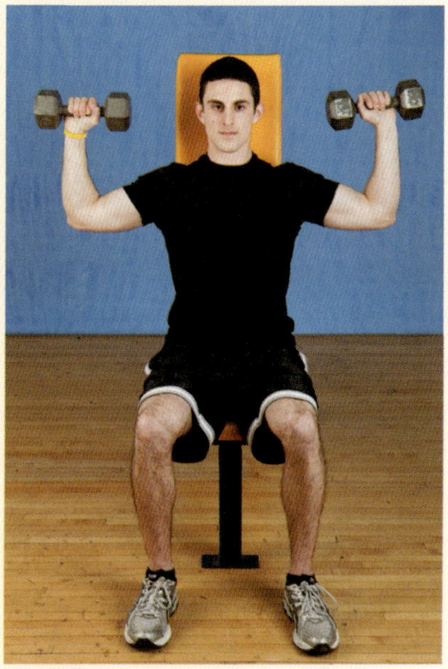

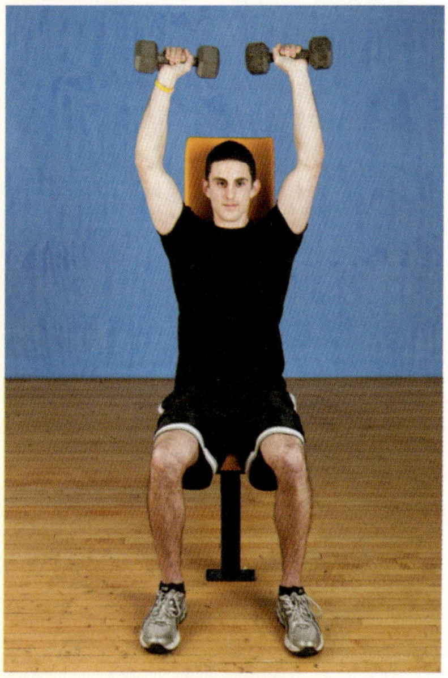

■ 그림 13.31

- 등받침대(back support)가 있는 벤치에 앉는다(머리는 앞을 향하게 하고, 등은 벤치가 받쳐주는 자세임). 가슴은 펴고, 등은 젖힘시킨 상태로, 발은 바닥에 편평하게 둔다.
- 어깨 너비보다 넓게 클로우즈드(closed) 모음 그립으로 바를 잡는다.
- 바를 랙에서 들어 머리 위로 팔꿈치가 펴진 자세가 될 때까지 올린다.
- 턱 높이 아래로 바를 내렸다가, 팔꿈치가 완전히 펴질 때까지 머리 위로 밀어 올린다.
- DB를 사용할 때에는(■ 그림 13.31) 어깨 높이 또는 그 근처에서 모음 그립으로 시작하며, DB를 위로 밀어 올리고, 다시 시작 위치로 돌아온다. 방법을 약간 바꾸어 한쪽 다리로 실시함으로써 균형을 목표로 할 수도 있다(아래에 나오는 sidebar 참고할 것).

그 밖의 변형 운동 및 유사한 운동 Seated behind-the-neck BB shoulder press, seated KB shoulder press(모음 또는 미드레인지 핸드 포지션 사용함), SB 숄더 프레스, seated DB Arnold press, 스미스 머신 숄더 프레스, seated shoulder press rack work(부분적인 ROM, 네거티브, 기능적 정적 수축 운동), 머신 숄더 프레스(다양한 머신 유형), DB press out on a hyperextension bench

SIDEBAR 기본 운동을 바꾸어 균형을 향상시킴

근력은 몸이 가장 안정된 자세에 있을 때 가장 잘 만들어진다. 예를 들어, 안정된 벤치에 앉아서, 또는 적절한 자세로 large base support를 받으며 서서 실시할 때에는 많은 양의 웨이트를 들어 올릴 수 있다. 그러나 몸 자세가 덜 안정된 상태에서 할 때에는 기타 stabilizer muscle들이 동원되어 몸을 안정시키게 되고, 들어올릴 웨이트가 줄어든다. 그것은 maximal strength를 향상시키는 것보다는 균형(그리고 stabilizer muscle 활동)을 향상시키는 것이 목표가 되기 때문이다. 숄더 프레스를 실시하면서 특별히 균형을 목표로 훈련하였다면, 몇 가지 변형된 운동을 할 수도 있다. 즉, SB에 앉거나, BOSU ball이나 워블보드나 Airex pads에 서서 또는 한쪽 다리(one-or two-arm presses)또는 두 다리로 서서 이 운동을 실시할 수 있다. 한쪽 다리로 서서 할 때는 기저면(base support)이 좁아진다(■그림 13.32). 눈을 감고 이 운동에 대한 반응요소(reaction component)를 더할 수도 있다. 지난 몇 년에 걸쳐 균형 운동(balance exercise)은 많은 인기를 얻어왔다. 이들 운동은 특별히 균형을 향상시키고 근육 활동을 안정시키기 위해 사용되어야 한다. 그러나 이러한 훈련에서는 무게를 이용한 부하가 많이 감소함으로써 최대 근력 훈련(maximal strength training)에 필요한 자극(stimulus)은 낮아진다.

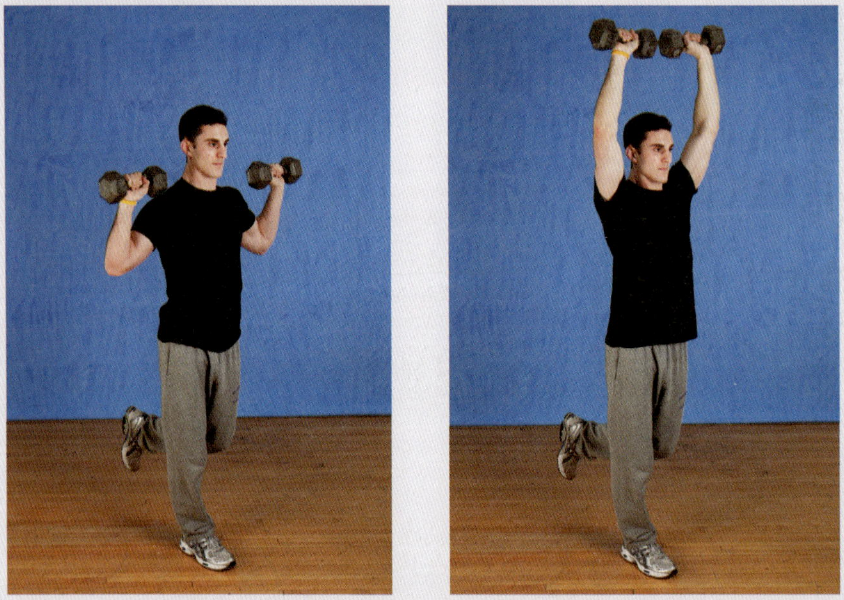

■그림 13.32 외다리 DB 스탠딩 숄더 프레스

쉬러그(Shrug)

등급: A

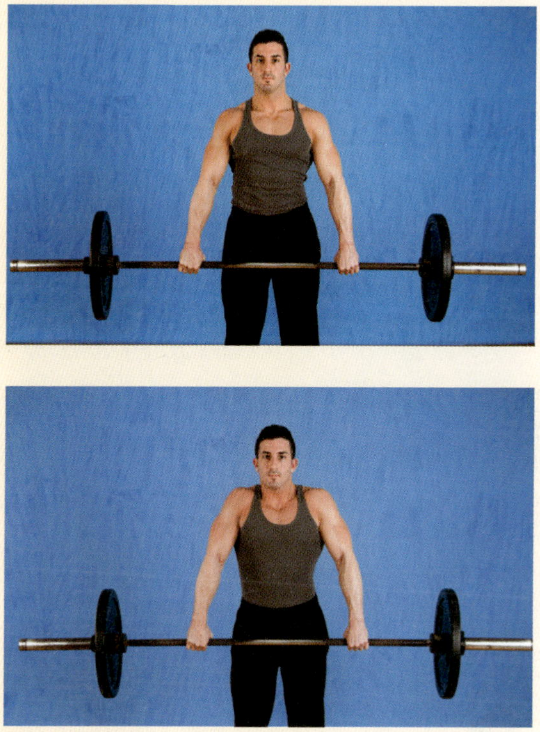

■그림 13.33

- DB(덤벨)인 경우에는 넓적다리 옆에, 또는 BB(바벨)의 경우에는 허벅지 위쪽(upper thighs) 앞에 클로우즈드(closed) 모음 그립으로 바를 잡고(■그림 13.33) 팔 길이만큼 내린 자리에 있는다.
- 발은 어깨 너비보다 약간 넓게 벌리고, 무릎은 약간 구부린다.
- 팔꿈치를 완전히 펴고 몸을 일직선 자세로 유지하면서 어깨를 올려 덤벨이나 바벨을 들어올린다. 가능한 한 어깨를 높이 으쓱하거나 올렸다가 다시 시작 위치(어깨가 내려와 있는 자세)로 돌아온다.

그 밖의 변형 운동 및 유사한 운동 파워 쉬러그, 머신 쉬러그, 케이블 쉬러그, 케그/샌드백 쉬러그, 시티드 DB/KB 쉬러그, 시티드 트랩 바 쉬러그(seated trap bar shrugs), DB 오버헤드 쉬러그, behind-the-back BB shrugs

업라이트 로우(Upright row)

등급: A

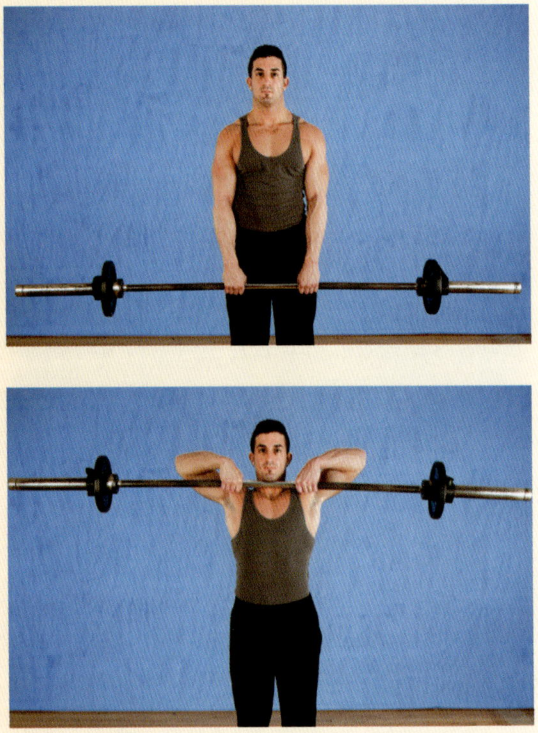

■ 그림 13.34

- 두 손을 약 20~30cm 간격으로 두고 클로우즈드 모음 그립으로 바를 잡는다.
- 발은 어깨 너비보다 약간 넓게 벌리고, 무릎은 약간 구부린다. 넓적다리 쪽으로 팔꿈치를 완전히 뻗은 상태에서 바를 편하게 내린다.
- 턱 쪽으로 몸에 가까이 바를 들어 올린다(팔꿈치는 손목보다 높아야 하며 어깨 위에 있어야 한다). 중량장비를 들어올릴 때에는 관성력(momentum)을 만들기 위해 lower body 또는 back을 쓰는 실수를 하지 않도록 한다. 중량장비는 상체 근육계만을 써서 들어올려야 한다.
- 조심해서 바를 시작 위치로 내려놓는다.

그 밖의 변형 운동 및 유사한 운동 DB/KB/MB 업라이트 로우, 와이드 그립 업라이트 로우, 케이블 업라이트 로우, 파트너 매뉴얼 리지스턴스 타월 업라이트 로우(partner manual resistance towel upright row), 한 팔 업라이트 로우(one-arm upright row), BOSU 또는 워블보드에서 하는 업라이트 로우, DB step-up with upright row, 밴드/튜빙으로 하는 업라이트 로우.

덤벨 래터럴 레이즈(Dumbbell lateral raise)

등급: A

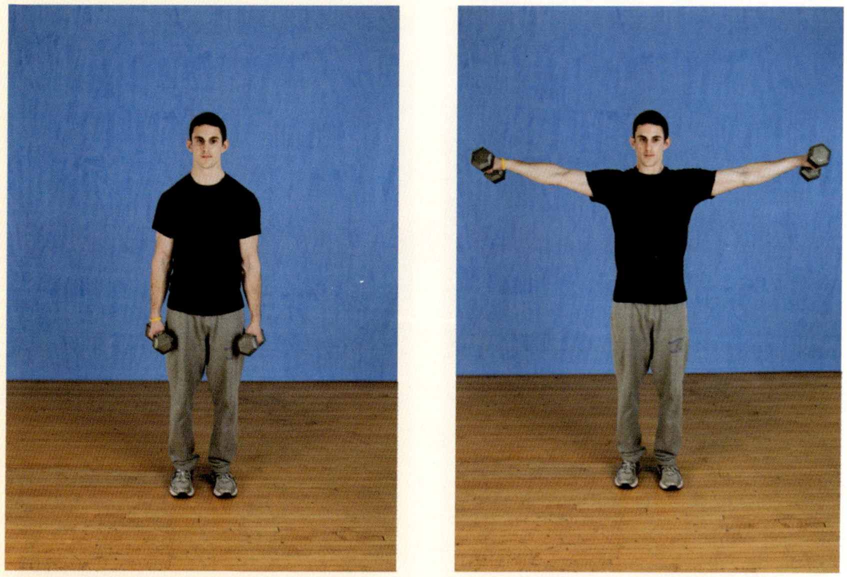

■그림 13.35

- 팔꿈치를 약간 구부린 상태로, 엉덩이 앞으로 클로우즈드 모음 그립으로 덤벨을 잡는다. 그리고 팔꿈치가 바깥쪽을 가리키면서 손바닥은 서로 마주 볼 수 있도록 덤벨을 돌린다.
- 발은 어깨 너비보다 약간 넓게 벌리고, 무릎은 약간 구부린다. 눈은 정면을 향해 보고 등은 곧게 한다.
- 팔꿈치와 손목이 바닥에 평행하고 어깨와 일직선이 될 때까지 덤벨을 좌우로 올린다.
- 탄력으로 덤벨을 흔드는 실수를 하지 않도록 한다.
- 시작 위치로 덤벨을 내린다. 다른 운동(런지, 스쿼트, 사이드 플랭크, 푸시-업)에 이 운동을 더하여 콤보 운동을 만들 수도 있다.

그 밖의 변형 운동 및 유사한 운동 시티드 래터럴 레이즈(seated lateral raise), ISOM lateral hold/front raise, 케이블 사이드(side) 래터럴, 머신 래터럴 레이즈, 리어(rear) 래터럴 레이즈(DB or cable), 벤트 오버(bent-over) 래터럴 레이즈, SB에서 하는 닐링(kneeling) 래터럴 레이즈, 머신 리버스 플라이(machine reverse fly), 케이블 리버스 플라이(cable reverse fly), SB 리버스 플라이(SB reverse fly), 크로스 케이블 래터럴(cross-cable laterals), BB front raise, lateral/front raise with core ball, DB/KB/MB front raise, alternate arm front raise, cable front raise, 45도 front raise(팔을 안쪽으로 회전함), angled front raise, standing plate front raise(with a twist, steering wheel), standing lateral/front raise on BOSU, DB punches(jabs, upper cuts, with rotation), DB arms swings, prone/seated/standing shoulder extensions

인터널/익스터널 숄더 로테이션(Internal/external shoulder ratations)

등급: A

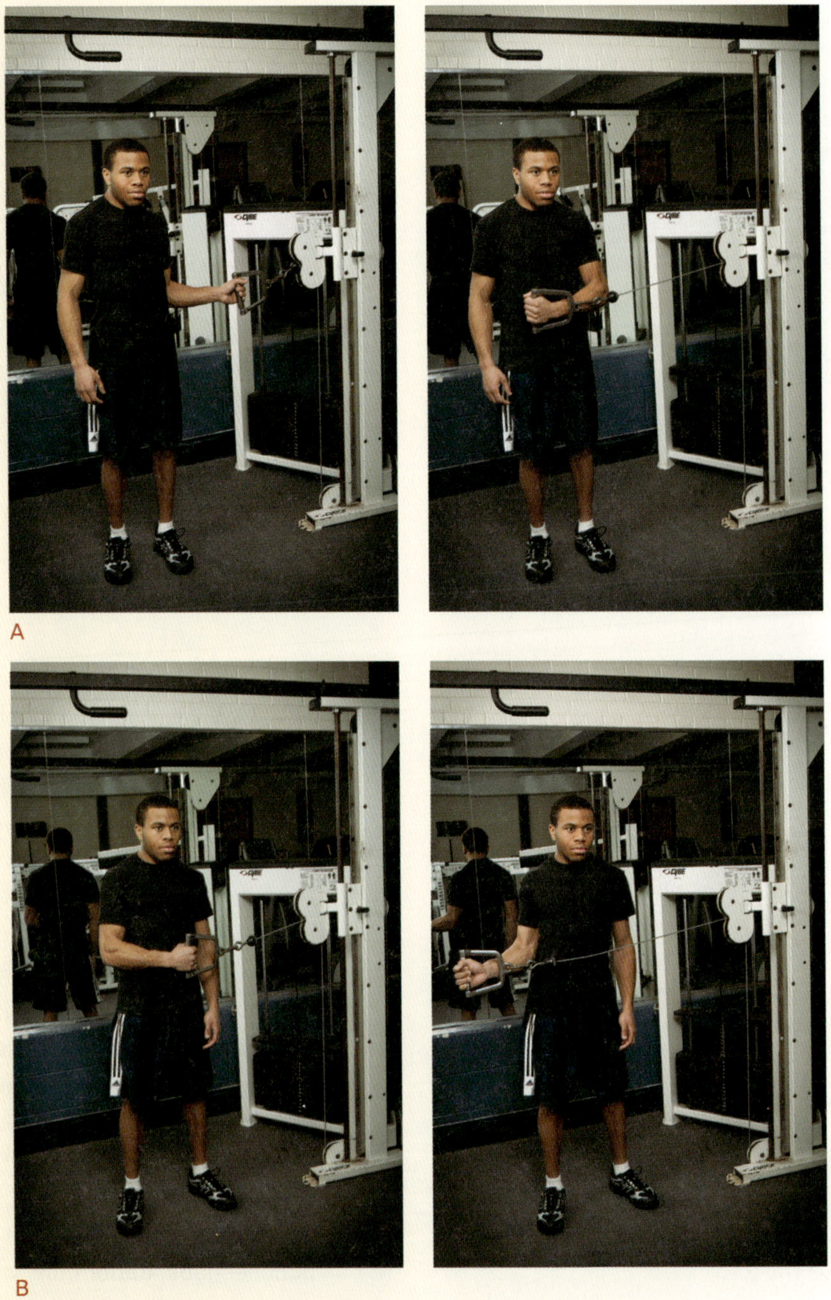

■그림 13.36 인터널 숄더 로테이션(왼쪽) 익스터널 숄더 로테이션(오른쪽)

- 케이블 풀리 시스템 또는 밴드/튜빙 가까이에 어깨 너비로 발을 벌린다. 풀리(pulley, 도르래)는 팔꿈치와 나란히 있게 하고, 팔은 옆으로 편하게 내린다.
- 팔을 ~90도 구부리고, ~60~80도 바깥쪽으로 돌리며 시작 지점으로 간다.
- (몸 자세를 제대로 유지하면서) 관절가동범위를 확실하

게 확보하면서 팔을 안쪽으로 돌린다. 이 위팔(upper arm)은 계속 옆구리쪽에 있다가 시작 지점으로 되돌아 온다.

- 무게를 바꾸고(안쪽 어깨 회선근이 가쪽 어깨 회선근보다 더 강함), 몸을 180° 돌린다.
- 팔꿈치를 ~90도 구부리고 어깨는 안쪽으로 ~90° 돌린다.
- (몸 자세를 제대로 유지하면서) 관절가동범위(ROM)를 확실하게 확보하면서 팔은 가쪽으로 돌린다. 그 다음 시작 지점으로 되돌아 온다.

그 밖의 변형 운동 및 유사한 운동 머신 인터널/익스터널 로테이션(machine internal/external rotations), 스탠딩 DB 인터널/익스터널 로테이션, lying cross-bench T crucifix(크루시픽스), 밴드를 사용하는 인터널/익스터널 로테이션,(위팔을 바닥에 평행하게 두는) 밴드를 사용하는 스탠딩 인터널/익스터널 로테이션, 벤치나 SB에서 하는 엎드려 하는(prone) 익스터널 로테이션, lying(누워서 하는) 인터널/익스터널 로테이션(supine and prone on side midrange)

스캐퓰러 리트랙션/프로트랙션(Scapula retraction/protraction)

등급: A

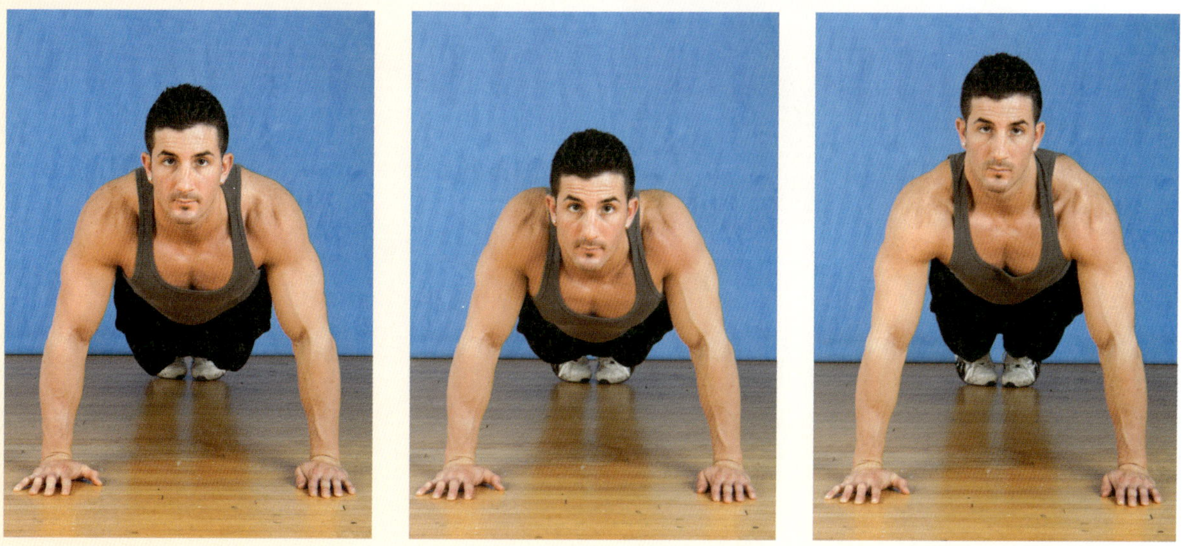

■그림 13.37

- 어깨 너비보다 약간 넓게 양손을 벌리고 푸시-업 자세로 엎드린다.
- 푸시-업 자세로 팔을 펴고 있는 동안 어깨뼈를 움츠렸다가 다시 시작 자세로 돌아간다.
- 여기서부터 푸시-업 자세로 팔을 펴고 있는 상태에서 어깨뼈를 내밀었다가 다시 시작 자세로 돌아간다.

그 밖의 변형 운동 및 유사한 운동 엎드린 DB 뒤당김(prone DB retractions)(양팔은 바닥에 평행하게 하고 팔꿈치는 90도로 굽힘), 프로운 서킷(prone circuit). 벤치 프레스자세로, 또는 SB/BOS에서, DB를 가지고, 또는 벽에 기대어서도 똑같이 운동을 실시할 수 있다.

스태빌리티 볼 슬랩(Stability ball slaps)

등급: A

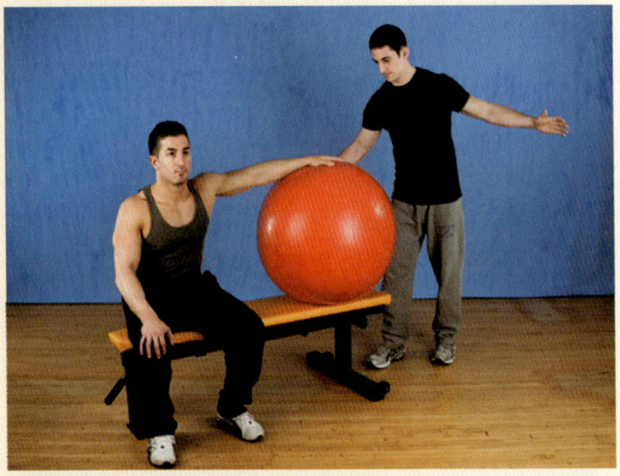

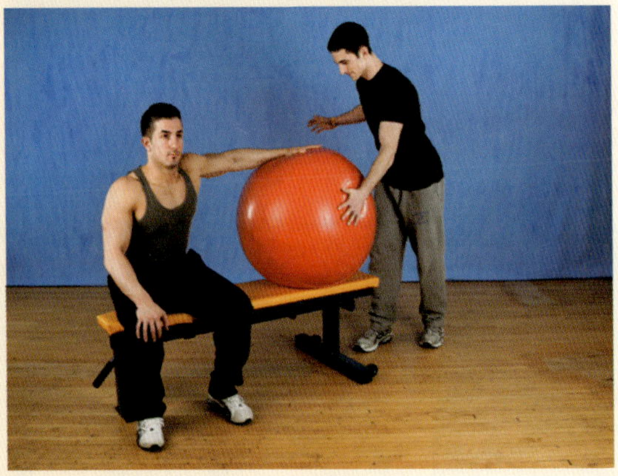

■ 그림 13.38

- 벤치에 앉아 SB를 선수의 옆구리 쪽(또는 앞)에 자리 잡게 한다. 정적 수축(isometrically)으로 어깨뼈를 수축해 공이 움직이지 않고 안정된 자리에 있도록 한다.
- 파트너 한 명이 다른 타이밍으로 서로 다른 강도로, 공의 서로 다른 부분을 친다. 이렇게 하면 선수는 어깨뼈를 강하게 수축함으로써 그 동작에 대응하게 된다.
- 팔을 바꾸어 다른 팔로 SB을 보조하면서, 파트너의 동작에 반응한다.

그 밖의 변형 운동 서 있으면서, 또는 엎드리거나 반듯이 누워서, 또는 무릎을 꿇고도 이 운동을 할 수 있다.

트라이셉스 푸시다운(Triceps pushdown)

등급: A

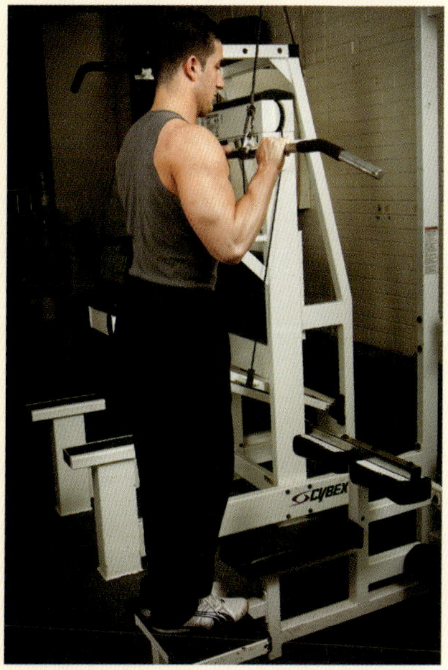

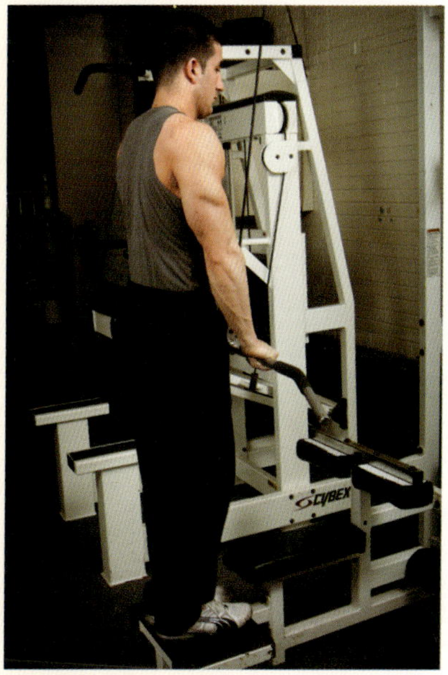

■그림 13.39

- 케이블 유닛에 있는 바를 10~15cm 간격으로 클로우즈드 모음 그립으로 잡는다. 엄지손가락이 바 위에 오도록 하며, 발은 어깨 너비만큼 벌리고, 무릎은 약간 구부린다.
- 이 운동을 하는 내내 몸은 수직으로 똑바른 자세를 유지하며, 팔꿈치는 몸통 옆에 위치시킨다.
- 팔꿈치가 완전히 펴질 때까지 바를 내린 후, 시작 위치에 다시 내려 둔다. 중량장비를 들어올릴 관성(momentum)을 만들기 위해 트렁크(trunk)를 쓰거나 제한된 ROM에서 운동을 하는 실수를 하지 않도록 한다.

그 밖의 변형 운동 및 유사한 운동 로프 푸시다운, V-바 푸시다운, 파워 푸시다운, 크로스 바디 푸시다운(한쪽 팔로 함), 리버스 푸시다운(여러 가지 바를 사용함), 인클라인 벤치 푸시다운(여러 가지 바를 사용함).

시티드 트라이셉스 익스텐션(Seated triceps extension)

등급: A

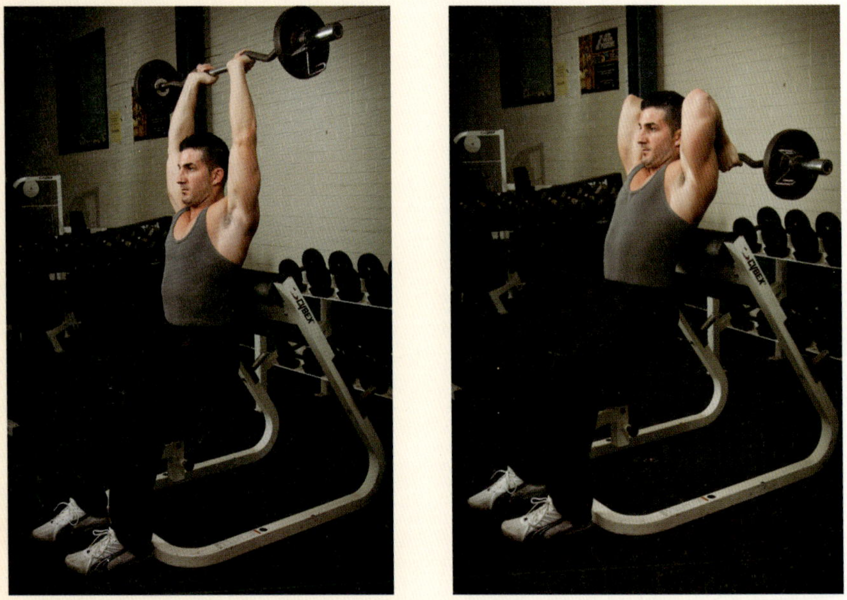

■그림 13.40

- 벤치에 앉아 발은 바닥 위에 편평하게 하고 등은 받침을 한다.
- 클로우즈드 모음 그립으로 바 또는 DB를 잡는다. 팔꿈치는 완전히 펴고 바깥을 향하게 한 상태에서 머리 위의 한 지점으로 바 또는 DB를 올린다.
- (바른 자세를 유지하면서) 팔꿈치가 완전히 펴질 때까지 웨이트를 위로 올렸다가 시작 지점으로 조심해서 내린다.

그 밖의 변형 운동 및 유사한 운동 bilateral or unilateral TRICEPS EXTENSION(DB 한 개 사용함), seated BB 트라이셉스 익스텐션(직선 또는 EZ 컬 바 사용), incline BB or DB 트라이셉스 익스텐션, 머신 트라이셉스 익스텐션, seated reverse-grip BB 트라이셉스 익스텐션, DB 익스텐션(with hand rotation), seated(or incline) 케이블 트라이셉스 익스텐션(다양한 바 또는 로프 사용함), bent-over prone 케이블 트라이셉스 익스텐션, BB, 케이블, or DB kick-backs(구부리거나 누워서).

라잉 트라이셉스 익스텐션(스컬 크러셔)(Lying triceps extension[skull crushers])

등급: A

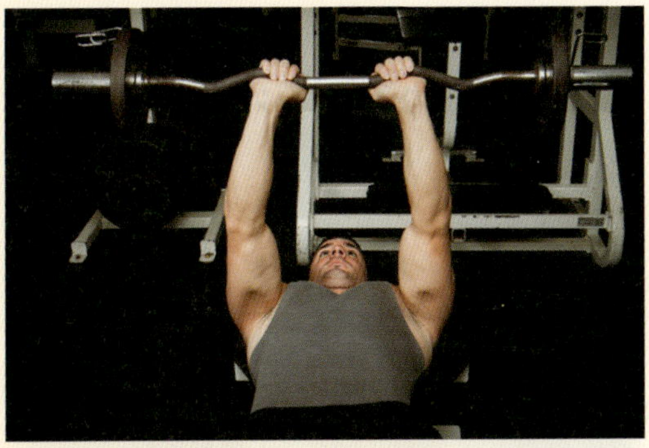

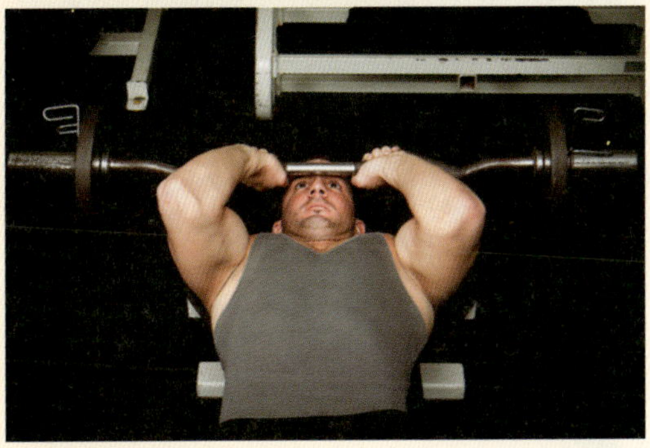

■그림 13.41

- 벤치에 등을 대고 반듯이 눕고, 발은 바닥 위에 편평하게 한다.
- 양손을 15~25cm 간격으로 클로우즈드 모음 그립으로 바를 잡는다. 팔꿈치는 가슴 위쪽으로 편다.
- 이마 쪽으로 바를 조심해서 내리며, 위팔은 계속하여 바닥과 직각이 되도록 한다.
- 팔꿈치가 완전히 펴진 자세로 돌아갈 때까지 바를 밀어 올린다(push upward).

그 밖의 변형 운동 및 유사한 운동 lying reverse-grip BB 익스텐션, lying DB 트라이셉스 익스텐션(미드레인지 핸드 포지션), 크로스 페이스 DB 익스텐션(cross-face DB extensions), 케이블 트라이셉스 익스텐션(다양한 바 또는 로프 사용함), lying BB, 케이블, 또는 DB 익스텐션(위팔이 바닥과 45도 각도가 되게 함), 픽스드 바 바디 익스텐션(fixed-bar body extension).

스탠딩 바이셉스 컬(올림픽/이지 컬 바)(Standing biceps curl[olympic/ez curl bar])

등급: A

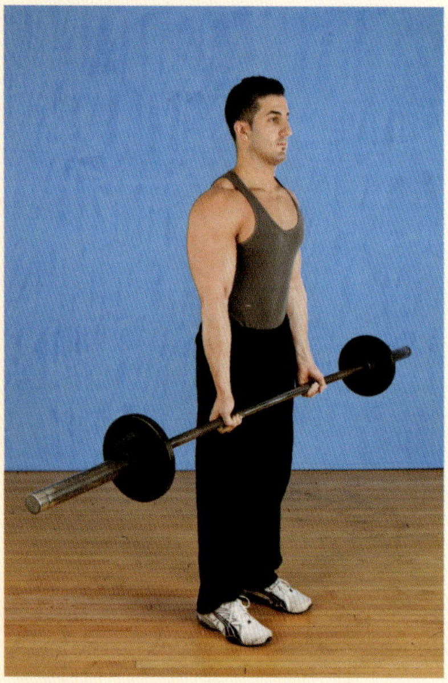

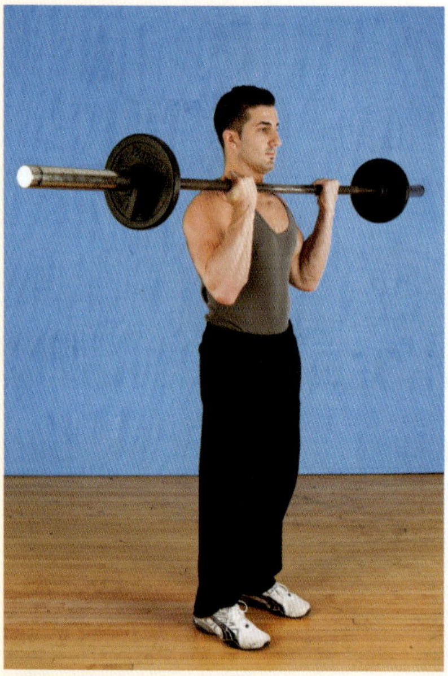

■그림 13.42

- 팔꿈치를 편 상태로(손바닥이 앞을 보게 해서) 클로우즈드 벌림 그립으로 어깨 너비 또는 어깨 너비보다 약간 넓게 하여 바를 잡는다
- 등은 곧게 하고, 눈은 정면을 바라본다. 위팔은 바닥과 직각을 이루도록 몸통 옆으로 내린다.
- 팔꿈치를 굽혀 바를 앞쪽 어깨세모근(anterior deltoid) 쪽으로 아크(arc, 호, 둥근 활 모양) 모양으로 올렸다가 다시 원위치로 내린다. 런지나 스쿼트 운동에 DB 변형 운동(variations)을 더하여 콤보 운동을 만들 수도 있다.
- 탄력을 사용하여 웨이트를 들어올리거나 ROM을 충분히 사용하지 않는 등의 실수를 하지 않도록 한다.

그 밖의 변형 운동 및 유사한 운동 와이드 그립 컬(wide-grip curl), 치트 컬(cheat curls), 슬라이드 컬(slide curl), DB 컬(DB curls), 얼터닛 DB 컬(alternate DB cruls), 케이블 컬(cable curls), 스탠딩 컨센트레이션 컬(standing concentration curl, 크루시픽스 케이블 컬(crucifix cable curls), (한 발로 하는) 컬, DB 로테이션 컬(DB rotation curls).

시티드 덤벨 바이셉스 컬(Seated dumbbell biceps curl)

등급: A

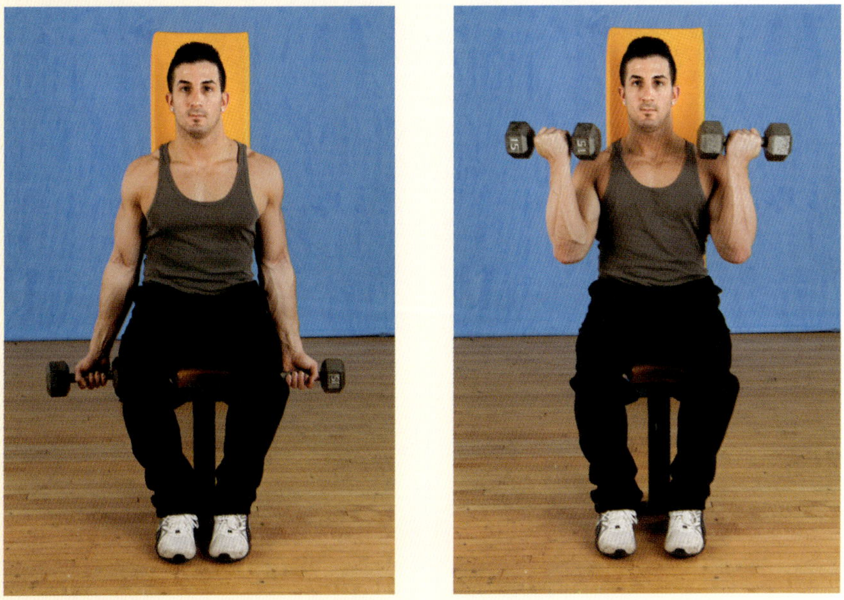

■그림 13.43

- 발을 바닥에 편평하게 두고 벤치에 앉는다. 등은 패드에 기댄다.
- 팔꿈치는 옆구리쪽으로 뻗은 상태에서 클로우즈드 벌림 그립으로 덤벨을 잡는다.
- 팔꿈치를 굽혀 덤벨을 앞쪽 어깨세모근(anterior deltoid) 쪽으로 아크(arc, 호, 둥근 활 모양) 모양으로 올렸다가 다시 원위치로 내린다.
- 팔을 한쪽 또는 양팔을 동시에 각각 번갈아 하면서 실시할 수도 있다.

그 밖의 변형 운동 및 유사한 운동 시티드 케이블 컬(seated cable curls), 인클라인 DB 컬(incline DB curls), 인클라인 케이블 컬(incline cable curls), DB 컨센트레이션 컬(DB concentration curl), 프로운 벤치 컬(prone bench curl)(DB, 케이블, 또는 BB), 머신 컬(machine curls), 슈파인 케이블 컬(supine cable curls), 슈파인 DB 컬(supine DB curl).

햄머 컬(Hammer curl)

등급: A

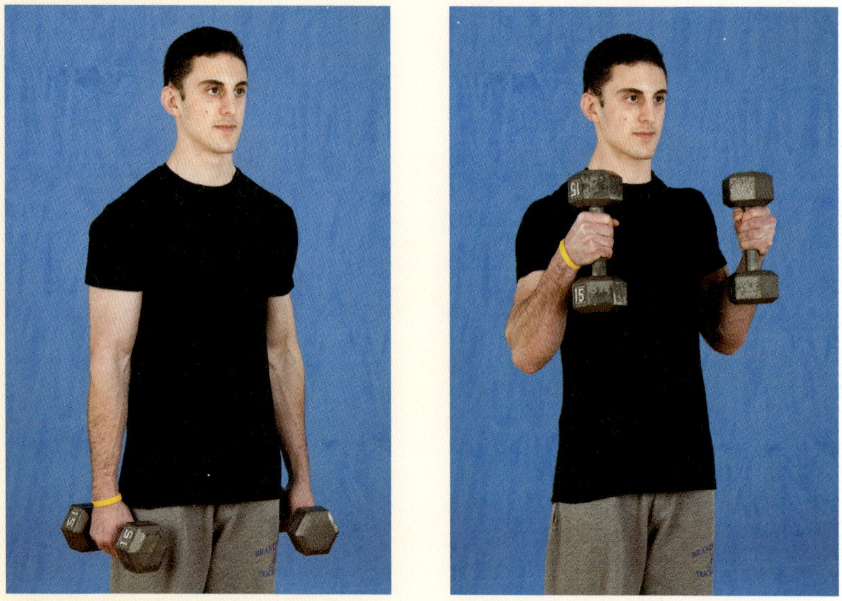

■그림 13.44

- 팔꿈치는 옆구리쪽으로 뻗고, 발은 어깨 너비만큼 벌리고, 무릎은 약간 굽힌 상태에서(손바닥이 몸쪽을 향하게 하여) 클로우즈드 벌림 미드레인지 그립으로 덤벨을 잡는다. 등은 곧게 펴고, 눈은 정면을 바라본다.
- 팔꿈치를 굽혀 덤벨을 앞쪽 어깨세모근(anterior deltoid) 쪽으로 아크 모양으로 올렸다가 다시 원위치로 내린다.
- 팔을 한쪽 또는 양팔을 번갈아 하면서 실시할 수도 있다.

그 밖의 변형 운동 와크로스 바디 햄머 컬(cross-body hammer curls), 케이블 햄머 컬(cable hammer curls).

프리쳐 컬(Preacher curl[olympic/ez curl bar])

등급: A

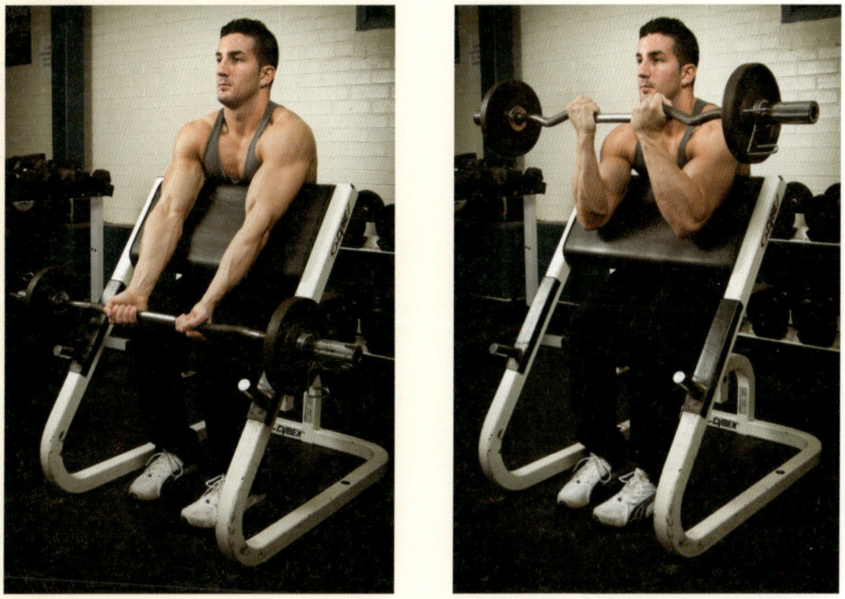

■그림 13.45

- 프리쳐 벤치를 사용한다. 자리에 앉은 상태에서 클로우즈드 벌림 그립으로 폭을 좁게 하여 바를 잡는다.
- 등은 곧게 펴고, 눈은 정면을 바라본다. 위팔은 패드에 댄다.
- 팔꿈치를 굽혀 바를 앞쪽 어깨세모근(anterior deltoid) 쪽으로 아크(arc, 호) 모양으로 올렸다가 다시 원위치로 내린다.
- 필요하다면, 위로 올리는 동작 중에 보조자가 바에 저항을 줄 수도 있다.

그 밖의 변형 운동 DB 프리쳐 컬, 한팔 DB 프리쳐 컬, 케이블 프리쳐 컬, 스콧 컬(Scott curls), 머신 프리쳐 컬.

리스트 컬(Wrist curl)

등급: A

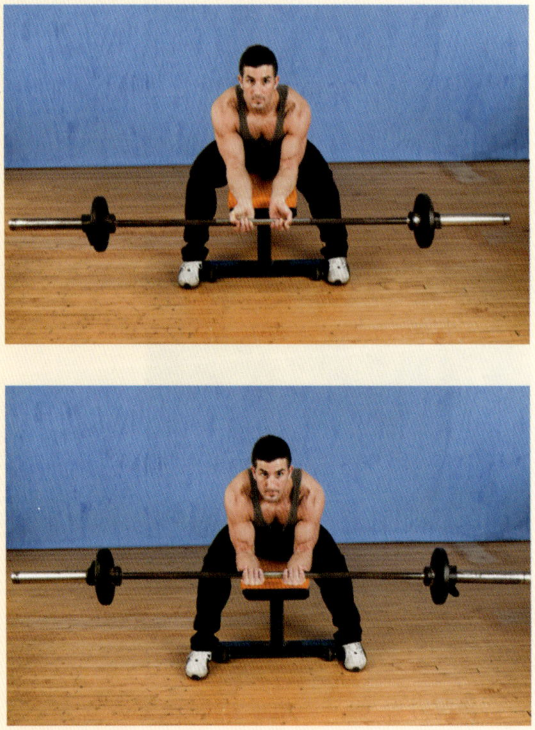

■ 그림 13.46

- 벤치 끝쪽에 앉아 20~30cm 간격으로 바(스트레이트 바 또는 EZ 컬 바)를 오픈 벌림 그립으로 잡는다. 손목은 젖힌다.
- 이 운동을 하는 내내 발은 바닥에 편평하게 하고 몸통은 앞으로 구부린다. 팔꿈치와 위팔은 허벅지(또는 벤치) 위에 기댄다.
- 손가락과 손목을 굽혀서 바를 들어올렸다가 원위치로 내린다.

그 밖의 변형 운동 및 유사한 운동 DB 리스트 컬, 케이블 리스트 컬, 등 뒤(behind-the back) BB 리스트 컬(서서 또는 앉아서 함), 등 뒤 DB 또는 케이블 리스트 컬, 머신 리스트 컬, 프리처 벤치에서 하는 리스트 컬, (roller를 사용하는) 리스트 롤(wrist rolls).

리버스 리스트 컬(Reverse wrist curl)

등급: A

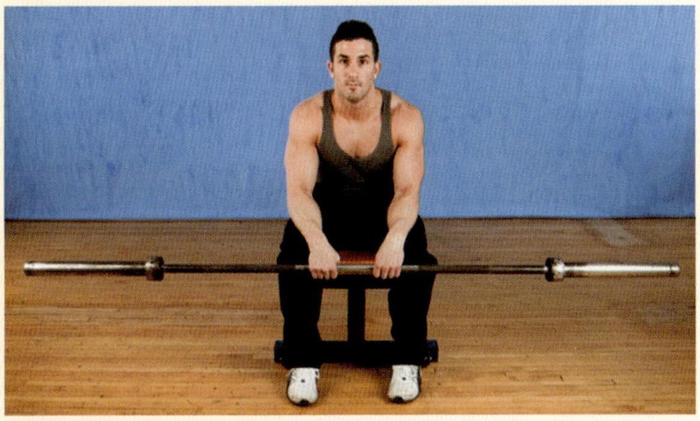

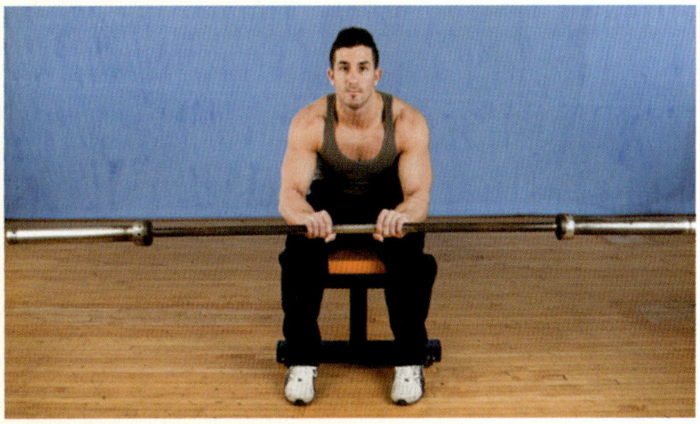

■그림 13.47

- 벤치 끝쪽에 앉아 20~30cm 간격으로 바를 클로우즈드 모음 그립으로 잡는다.
- 이 운동을 하는 내내 발은 편평하게 하고 몸통은 앞으로 구부린다. 팔꿈치와 위팔은 허벅지(또는 벤치) 위에 기댄다.
- 손목을 뻗어 젖혀서 바를 올린다.

그 밖의 변형 운동 및 유사한 운동 DB 또는 케이블 리버스 리스트 컬, 머신 리버스 리스트 컬, 리스트 로우(wrist rows),(롤러를 사용하는) 리버스 리스트 로우.

리버스 컬(Reverse curl)

등급: A

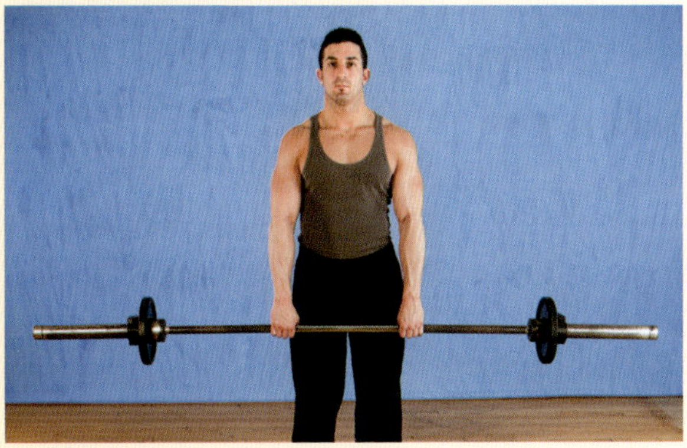

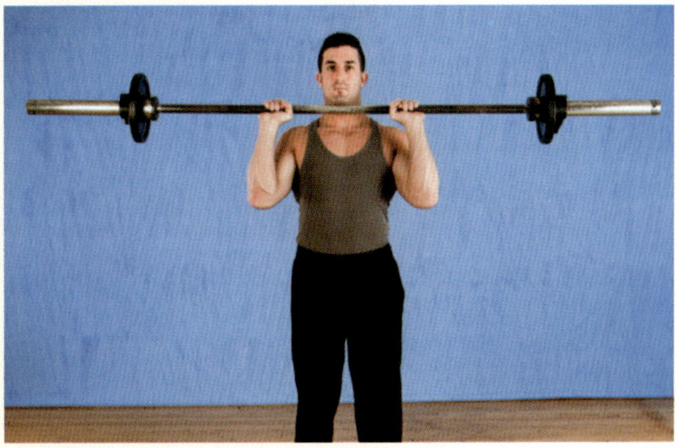

■그림 13.48

- 팔꿈치는 펴고, 어깨 너비 또는 그보다 조금 넓게 하여 클로우즈드 모음 그립으로 바를 잡는다.
- 발은 어깨 너비만큼 벌리고, 무릎은 약간 굽힌다. 등은 곧게 펴고, 눈은 정면을 바라본다. 위팔은 바닥과 직각을 이루도록 몸통에 기댄다.
- 팔꿈치를 굽혀 바를 앞쪽 어깨세모근(anterior deltoid) 쪽으로 아크(arc, 호) 모양으로 올렸다가 다시 원위치로 내린다.

그 밖의 변형 운동 스탠딩 리버스 컬(DB, 케이블), 머신 리버스 컬.

중심부 운동

중심부 운동은 척추와 골반저근에 관계된 세면(three planes)에서 일어나는 운동을 포함한다 척추 및 골반저근 몇몇 주요 근육군이 이들 운동을 만들어 내는데, 이 관절들이 원동력으로 여겨지지 않을 때에는 그 관절을 안정시키기 위해 정적 수축을 해야 한다(■ 표 13.3). 전방 근육이 양 방향으로 수축할 때 굽힘(굴곡)이 일어난다. 그리고 후방 근육이 양 방향으로 수축할 때에는 폄(신전)이 일어난다. 근육이 한쪽에서만 수축할 때에는 옆 굽힘 그리고/또는 회전(rotation)이 일어난다.

운동선수가 외부로부터 부하가 가해지는 상태, 무릎은 굽히고 어깨와 발로 바닥에 누워 있거나 양손과 발을 바닥에 대고 엎드린 자세를 취할 경우 안정성 훈련이 된다. 여러 가지 운동을 통해서, 그리고 거기에서 변형된 형태의 다양한 운동을 통해서 탄탄하고 오래 가는 중심부를 발전시킬 수 있다.

■ 표 13.3 중심부 움직임 운동학

관절	관절의 유형	관절 운동	근육
자궁(경부), 목, 경부	경첩, 중심점[축]	옆굽힘 회전	머리곧은근(가쪽, 앞), 앞머리곧은근 및 콜리(colli), 복장빗장꼭지돌기근, 머리널판근 및 목근(cervics), 뒤통수밑 그룹, 어깨올림근, 머리반가시근 및 목근, 뭇갈래근, 머리가장긴근, 등세모근
		굽힘	머리곧은근(가쪽, 앞), 앞머리곧은근 및 콜리(colli), 목뿔근, 목빗근, 목갈비근
		폄/젖힘	머리널판근 및 목근, 뒤통수밑 그룹, 머리반가시근 및 목근, 척주세움근, 뭇갈래근, 어깨올림근, 머리가장긴근, 등세모근, 목갈비근, 목빗근, 목돌림근
흉부 요추		굽힘	배곧은근, 배바깥빗근/배속빗근, 허리네모근
		폄	척수근, 엉덩갈비근 및 등가장긴근, 등반가시근, 뭇갈래근, 허리엉덩갈비근, 목돌림근
		회전 및 옆굽힘	등반가시근, 척주세움근, 뭇갈래근, 배바깥빗근/배속빗근, 배곧은근, 큰허리근/작은허리근, 허리엉덩갈비근, 허리네모근
		복부	복횡근
흉곽*		높임(올림), 들숨	가로막, 위뒤톱니근, 속갈비사이근, 갈비올림근, 가슴가로근
		내림, 날숨	아래뒤톱니근, 바깥갈비사이근

*주된 호흡 근육

중심부 운동을 위한 적절한 자세

척추 안정(spine stability)을 유지하는 데 있어서는 복부 및 척추 근육을 수축하는 것이 필수적이다. 배가로근의 주된 기능은 hollowing(우묵하게 만들기) 또는 압박하기인데, 이때 배벽이 척추 쪽으로 수축하여 다른 근육들보다 먼저 활성화된다. 이 근육이 특별한 관심을 받고 있는데, 그것은 요통 증상 시에 이 근육이 하는 역할 때문이다. 많은 치료 전문가들과 코치 및 트레이너들은 선수들에게 배가로근을 수축하여 복근을 draw in하라고 가르친다. 이것을 평가하는 방법은 선수에게 등을 바닥에 대고 반듯이 누워 배가로근을 수축하게 하고 트레이너의 손을 허리뼈 밑에 넣어 압박을 평가하는 것이다. 이 운동은 엎드리거나 자리에 앉아서, 또는 일어서서 하는 등의 다른 자세로도 실시할 수 있다. 복잡한 변형 운동으로 데드 버그(dead bug)가 있는데(■ 그림 13.49), 이것은 팔과 다리를 바닥에서 들어올리는 것이다. 브레이싱(bracing)을 통해 높은 IAP를 만들어내기 위해서는 다른 중심근육들이 수축되어야 한다. 브레이싱은 배속빗근과 배바깥빗근, 배곧은근, 그리고 허리네모근은 물론 횡단복부의 ISOM 수축과도 관련이 있으며, 허리의 안정감을 높여준다. 아래 관련 기사는 일단 적절한 자세를 취할 수 있게 된 다음에 중심부 운동을 좀 더 힘들게 할 수 있는 방법들에 대하여 말하고 있다.

SIDEBAR **중심부 운동, 더 힘들게 하기**

몇몇 중심부 운동은 팔다리의 위치를 바꿈으로써 저항의 가속도를 증가시켜 더 힘들게 만들 수가 있다. 예를 들어, 컬업은 팔을 crossed across the chest(가슴을 가로지르게 할 때보다는, 가슴 위에서 교차시킬 때보다는) 머리 위로 뻗었을 때 더 힘이 든다. SB 운동을 할 때에는 볼(ball)로 less BW을 서포트하거나 양쪽 다리 대신에 한쪽 다리로만 할 수도 있다. 레그 레이즈(leg raise)를 할 때에 무릎을 굽히면 무릎을 폈을 때보다 하기가 더 쉽다. 여러 가지 변화를 줌으로써, 부하(loading)를 추가적으로 하지 않고도 운동의 난이도를 높일 수 있다.

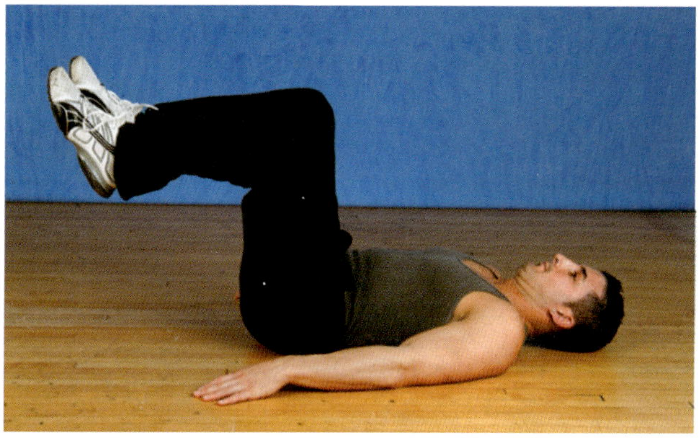

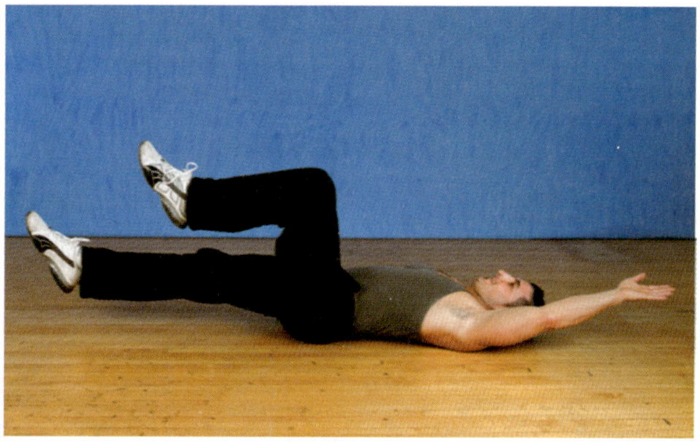

■ 그림 13.49 "데드 버그(dead bug)"

중심부 운동

크런치(컬업)(Crunch[curl-up])

등급: A

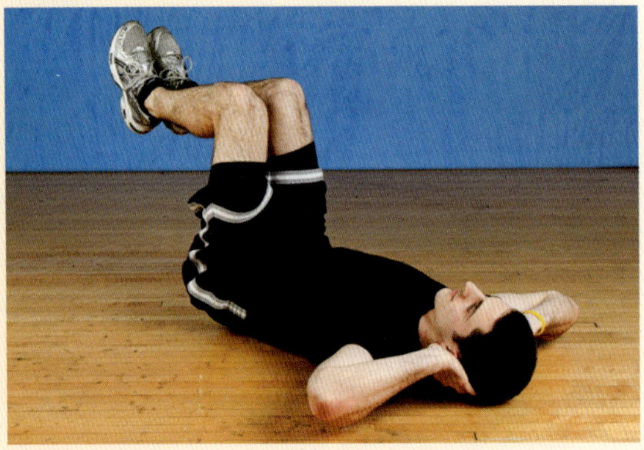
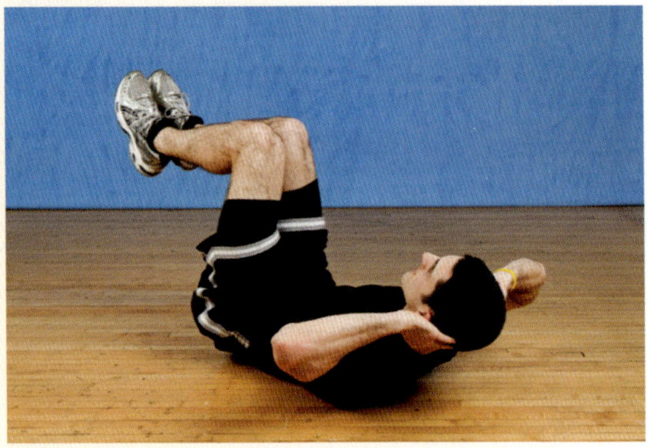

■그림 13.50

- 매트 또는 바닥에 반듯이 누워, 엉덩이와 무릎을 들어 올려 90도 각도를 만든다.
- 양손은 머리 옆으로 두거나 가슴 위로 교차시켜 포개고, 턱은 가슴 쪽으로 숙인다.
- 어깨가 바닥과 닿지 않게 될 때까지 몸통을 허벅지 쪽으로 굽혔다가(웅크렸다가), 다시 시작 위치로 돌아온다.

그 밖의 변형 운동(플레이트, DB, 머신, MB, KB, 샌드백을 이용한) 및 유사한 운동 Ab 크런치(발은 일직선으로, 무릎은 굽힌 새우형으로 함), 디클라인 크런치(decline crunch), 머신 크런치, 케이블 크런치(서서 하거나 무릎을 꿇고 함), 리버스 크런치(SB 또는 MB 사용함), hip thrust, ISOM crunch, 사이드(오블리크 oblique) 크런치 SB 오블리크 크런치, 케이블 사이드 크런치, 파트너(base, bottom man down) 크런치, SB 크런치, BOSU 크런치, 팔을 머리 위로 한 크런치(crunches with arms overhead)(DB/MB), hanging side crunches.

벤트 니 윗몸 일으키기(Bent-knee sit-up)

등급: A

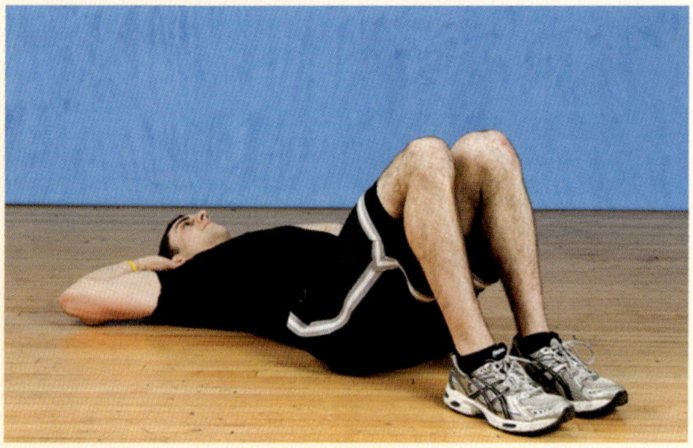

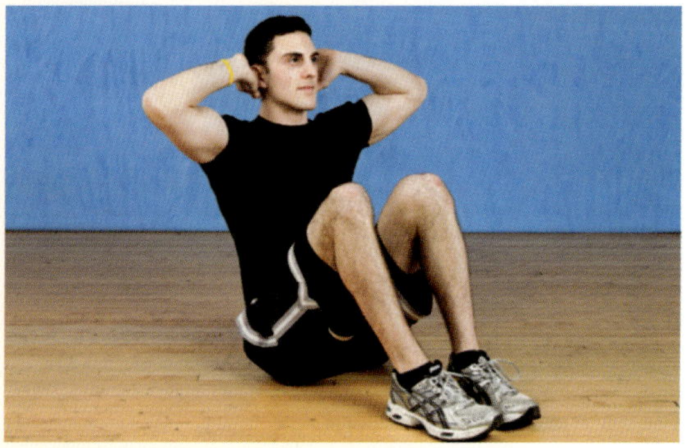

■그림 13.51

- 무릎을 구부리고 뒤꿈치는 엉덩이에 가깝게 해서 바닥에 반듯이 눕는다.
- 양손은 머리 옆에 두거나 가슴 위로 교차시켜 포개고, 턱은 가슴 쪽으로 숙인다.
- 몸통이 바닥에서 떨어져 있게 될 때까지 몸통과 엉덩이를 허벅지 쪽으로 굽혔다가 다시 시작 위치로 돌아온다.

(플레이트, DB, 머신, MB, KB, 샌드백을 이용한) 그 밖의 변형 운동 및 유사한 운동 디클라인 벤치에서 하는 윗몸 일으키기(sit-ups on decline bench), 로만 체어 윗몸 일으키기, sit-ups with MB toss, 스트레이트 레그 싯업(straight-leg sit-ups), 팔을 펴고 하는 윗몸 일으키기(sit-ups with straight arms), suspended sit-ups, BB, DB, 또는 MB press를 이용하는 윗몸 일으키기, Janda sit-up.

벤트 니 트위스트(Bent-knee twists)

등급: A

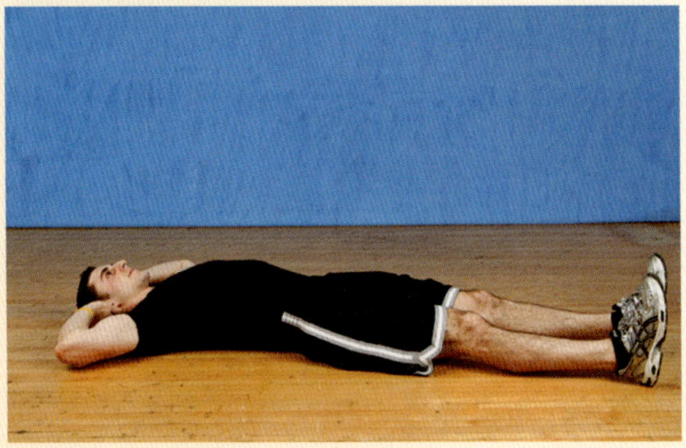

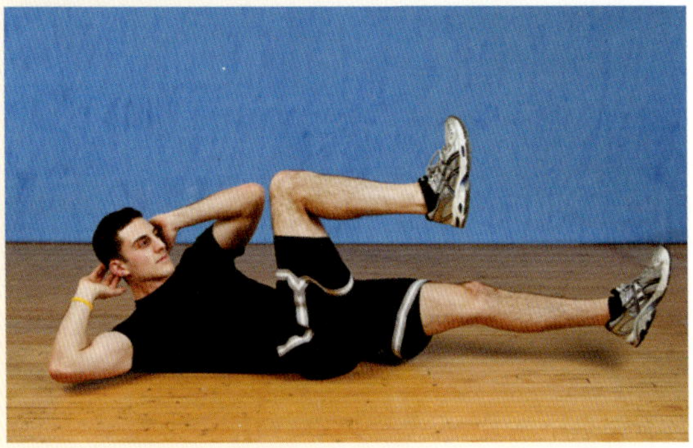

■그림 13.52

- 무릎을 구부리고 뒤꿈치는 엉덩이에 가깝게 해서 바닥에 반듯이 눕는다. 팔꿈치가 앞을 가리키는 상태로 양 손은 머리 옆에 둔다.
- 몸통을 올리면서 구부렸다가 회전시킨다. 이때 팔꿈치를 반대쪽 무릎에(오른쪽 팔꿈치가 왼쪽 무릎으로) 가까이 대고, 다시 시작 위치로 돌아온다.
- 반대쪽 팔꿈치와 무릎으로 운동을 반복한다.

그 밖의 변형 운동 및 유사한 운동 디로만 체어 트위스팅 윗몸 일으키기, 디클라인 트위스팅 윗몸 일으키기, 트위스팅 크런치(flat, decline, Roman chair, with knee raise), 케이블 트위스팅 크런치, 리버스 트렁크 트위스트(reverse trunk twists), SB 리버스 트렁크 트위스트(windshied wiper), SB 트렁크 로테이션, 머신 트렁크 로테이션, 러시안 트위스트(flat, sit-up bench, decline with DB, plate, MB), SB/BOSU twisting knee-ups, SB/BOSU twisting crunches(밴드 사용함), 파트너 플레이트 패스(partner plate pass), MB side throws, standing/seated twists(BB, DB 또는 MB 사용함), 벤트 오버 트렁크 로테이션(스틱, BB, DB 또는 MB 사용함).

사이드 벤드(Side bends)

등급: A

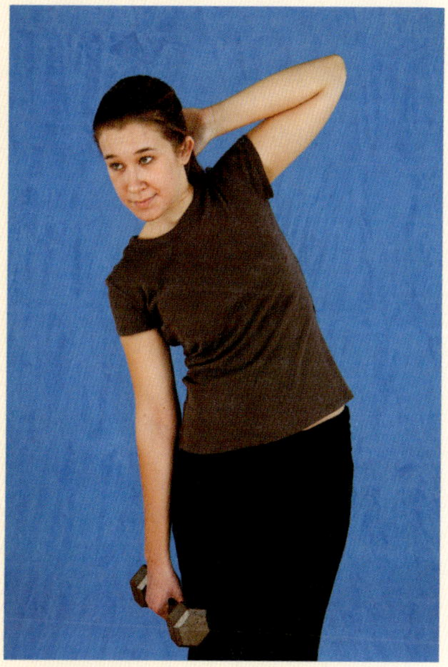 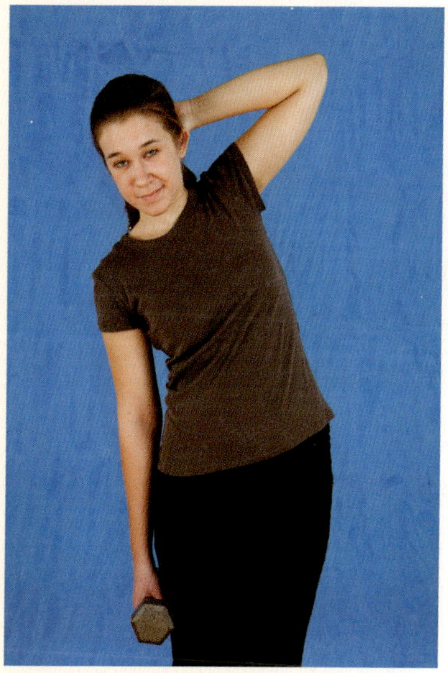

■그림 13.53

- 한 손으로는 DB를 잡고 다른 손은 머리 옆에 둔 상태로 어깨 너비 자세로 선다.
- DB를 잡고 있는 쪽으로 측면으로 굽혔다가 다시 시작 위치로 돌아온다.
- 원하는 만큼 반복을 한 후 DB를 반대편 손으로 잡고 운동을 반복한다. 이 운동을 하는데 DB를 두 개 쓰는 실수를 하지 않도록 한다. 두 번째 DB는 카운터밸런스(평행력)로서 작용을 하며 중심부에 대한 로딩을 줄인다.

그 밖의 변형 운동 및 유사한 운동 케이블, BB, SB, 또는 스틱 사이드 벤드, 옆굽힘(젖힘 벤치에서 함), arms overhead, lying side bends.

플랭크(Plank)

등급: A

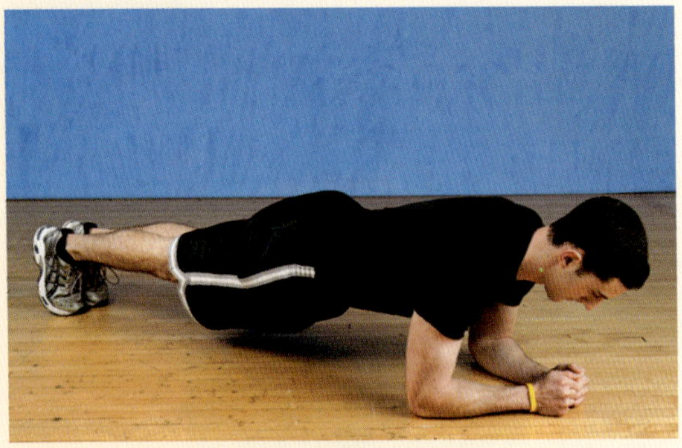

■그림 13.54

- (바닥에 닿아 있는 상태의) 발과 손, 또는 팔꿈치로 BW를 지지하면서 푸시-업(엎드려 팔굽히기) 자세로 시작한다.
- 이 운동을 하는 동안 계속 몸통이 엉덩이 높이와 일직선이 되도록 한다.
- 적절한 신체 중심으로 정적인 자세(ISOM hold position)를 유지한다. 중력의 반대방향으로 강하게 수축하기 위하여 몸통관련근육 구성/조직이 필요하다.

그 밖의 변형 운동 및 유사한 운동 SB 플랭크(hands on ball-푸시-업 자세; SB under feet-푸시-업 자세), MB 플랭크, 한쪽 다리 들고 하는 플랭크, one arm plank, one arm plank with contralateral arm movement(대측성 팔 동작이 있는 원암 플랭크), ISOM 사이드 플랭크(on elbows or hands 팔꿈치 또는 손), 엉덩이 벌림 또는 대측성 어깨 레터럴 레이즈가 있는 사이드 플랭크, 앵글드 플랭크(BB 또는 벤치로), TRX 플랭크, TRX 사이드 플랭크, TRX plank with leg scissors, 사이드 글라이드(벽에 기대어), 다이나믹 사이드 브리지(dynamic side bridge), 프로운 트위스트(prone twist).

스태빌리티 볼 롤 아웃(Stability ball roll-out)

등급: B

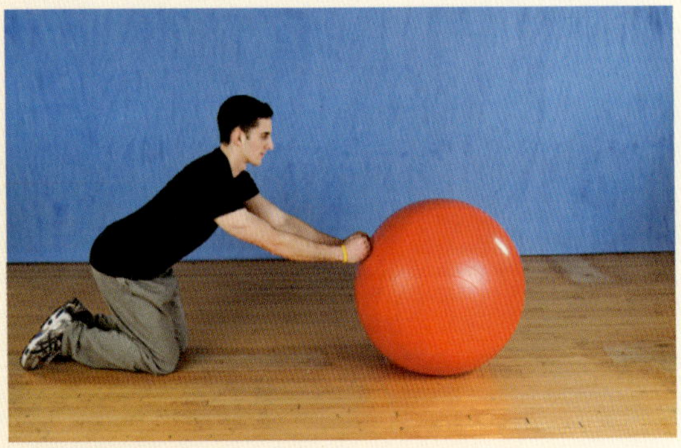

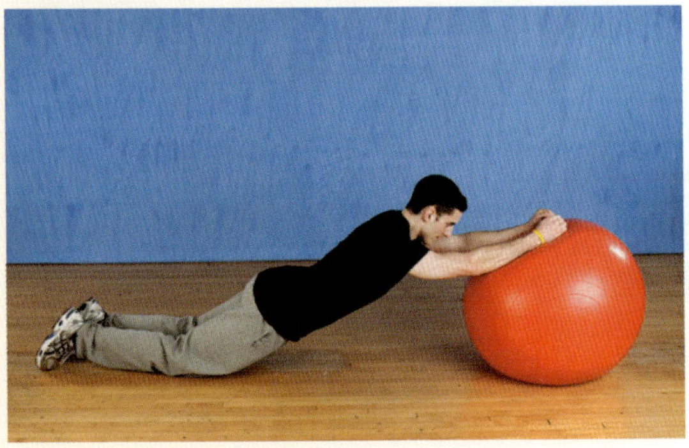

■그림 13.55

- (약간 앞으로 기운) 똑바른 자세에서 무릎을 닿게 하고 시작한다. 아래팔/손목은 SB의 측면에 가까이 있는다.
- 공이 굴러 가면서 운동선수도 몸을 앞으로 기울인다. 아래팔은 공과 접촉이 되어 있는 상태이며(공 위로 롤을 해서 팔꿈치 높이까지 감), 어깨는 구부린 자세가 된다.
- 중심부 근육이 수축하여 자세를 유지한다. 몸통, 팔, 그리고 어깨가 일직선이 될 때까지 계속하여 공을 굴린다. 적당한 자세를 유지할 수 있도록 중심부 근육이 수축하는 가운데, 어깨 폄동작을 통해 공을 다시 원래

위치로 굴려 가져온다.

- (BB, DB, 또는 Ab 롤러를 가지고/이용하여) 몸이 지면에 아주 가깝게 될 때, 또는 서 있거나 도구나 장비 위에 올라선 자세로 이 운동을 하게 되면 더 힘이 들게 된다.
- 상체가 사용되기 때문에 어깨 폄근이 작용을 한다.

그 밖의 변형 운동 Ab 롤러, 스탠딩 SB roll-out, elevated SB roll-out, BB/DB roll-out, MB roll-out.

라잉 레그 레이즈(Lying leg raise)

등급: A

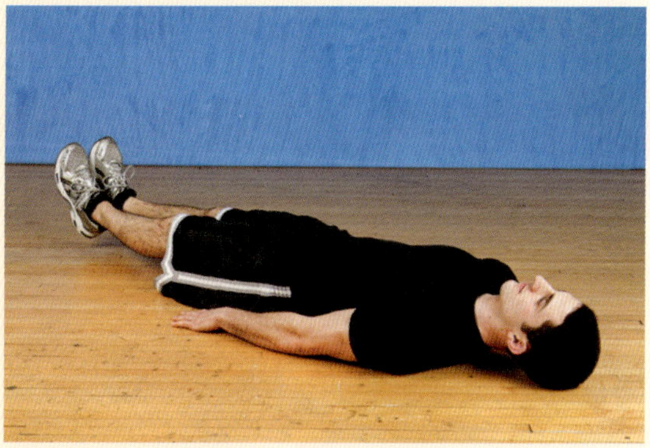

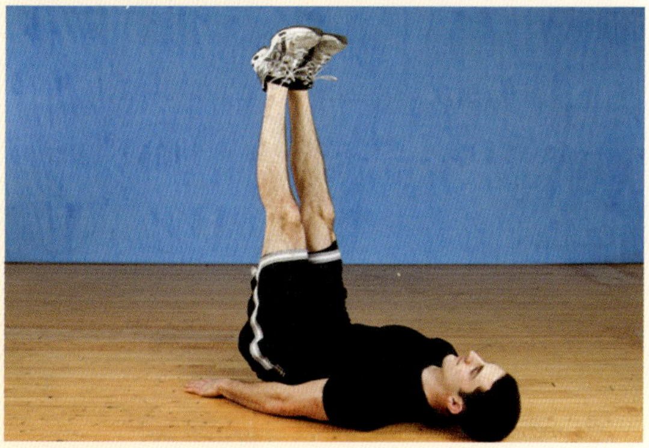

■그림 13.56

- 엉덩이와 무릎을 앞쪽으로 펴고 바닥에 받듯이 눕는다.
- 몸통은 굳은 자세를 유지한다. 다리는 바닥과 직각을 이룰 때까지 무릎을 약간 굽히면서 올렸다가 원래 자리로 돌아온다.
- 저항을 위해 BW, SB, 또는 MB를 사용할 수 있다.

그 밖의 변형 운동 및 유사한 운동 플라이오메트릭 레그 레이즈(파트너와 함께), vertical(dip) bench straight-or bent-leg raise, hanging straight-or bent-leg raise(BW or MB), circular(360°) straight leg raise, bent knee-ups(floor, bench, seated, and decline), cable knee-ups, alternate leg knee-ups, knee-ups + abdominal crunch, lying V-ups, side V-ups, lying flutter kicks, lying scissors, ISOM leg raise holds(6 in.), lying side knee-ups, side flutter kicks, side jackknife, SB prone knee-ups (ball under shins, toes, or one leg 정강이, 발가락 또는 한쪽 다리 아래에 공을 둠), SB twisting knee-ups, SB prone pike knee-up, TRX knee-up and twisting knee-up, TRX pike knee-up, TRX windshield wiper, KB/MB/DB L-sit and kips.

vertical 수직의, 세로의, 종적인
circular 원형의, 둥근
seated 앉은
alternate 번갈아 생기는[나오는]
abdominal 복부의
lying 누워 있는
prone 배를 바닥에 대고 엎드려 있는

스태빌리티 볼 익스체인지(Srability ball exchange)

등급: B

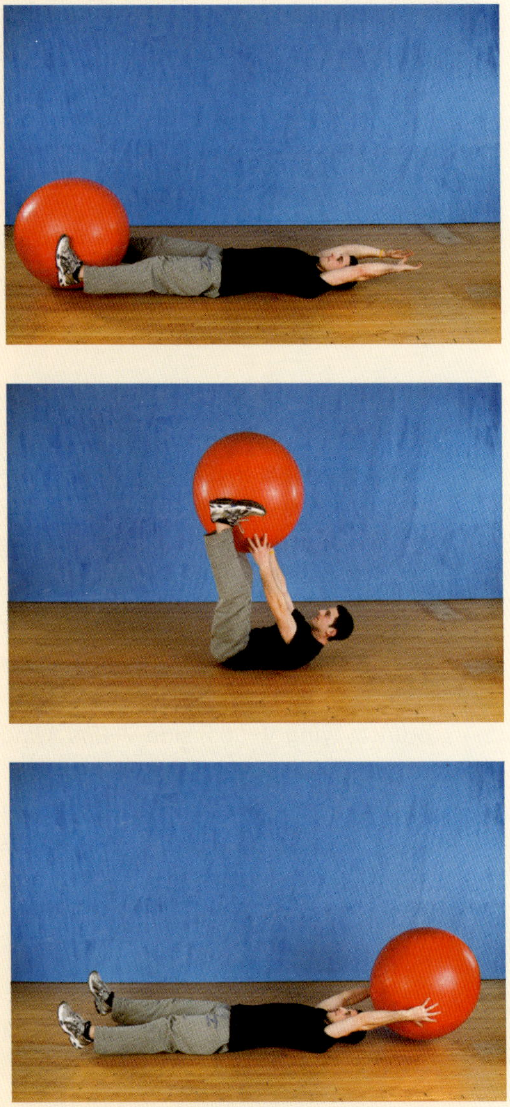

■그림 13.57

- 팔과 다리와 서로 반대 방향으로 뻗고 반듯이 누운 자세로 시작한다. 양손 사이에 SB를 두고 오버헤드 포지션으로 잡는다.
- 어깨를 펴고 몸통은 구부린다. 엉덩이를 구부려 팔과 다리가 몸의 가운데로 오게 한다.
- 움직임의 제일 윗부분에서 SB를 손에서 발로 바꾸어 가져간다(발목 근처 두 다리 사이에 공을 받친다). 팔과 다리는 원래 시작 위치로 간다.

그 밖의 변형 운동 MB exchange.

메디신 볼 우드춉(Medicine ball woodchop)

등급: B

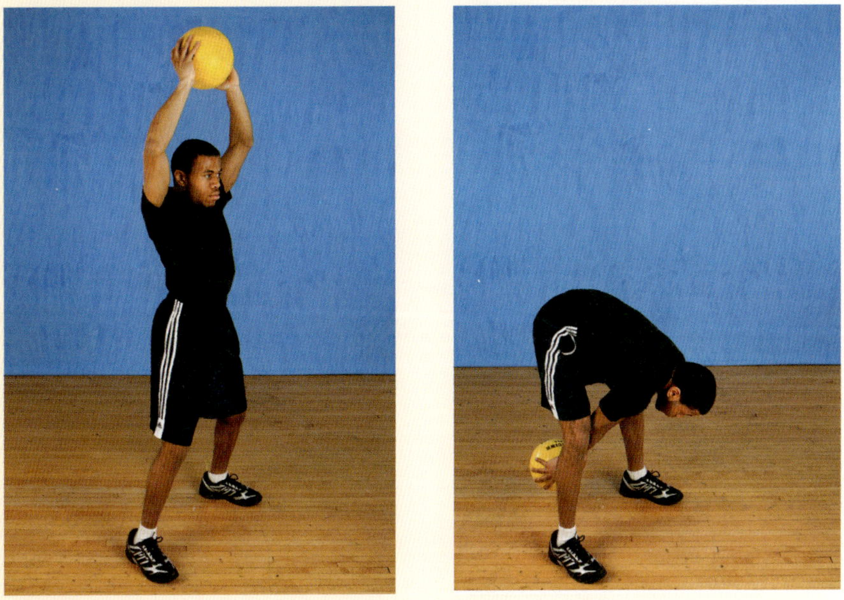

■그림 13.58

- 어깨 너비보다 넓게 발을 벌린다. 머리 위로 양손에 MB를 잡는다.
- 양다리 사이로 MB를 힘차게 흔들어 내리면서 몸통과 엉덩이를 구부리고 어깨를 뻗는다.
- 원래 자세로 다시 돌아온다.

그 밖의 변형 운동 DB woodchop, rotational woodchop, diagonal woodchop, cable woodchop, chop and lift, reverse woodchop.

케이블 로테이션(Cable rotations)

등급: A

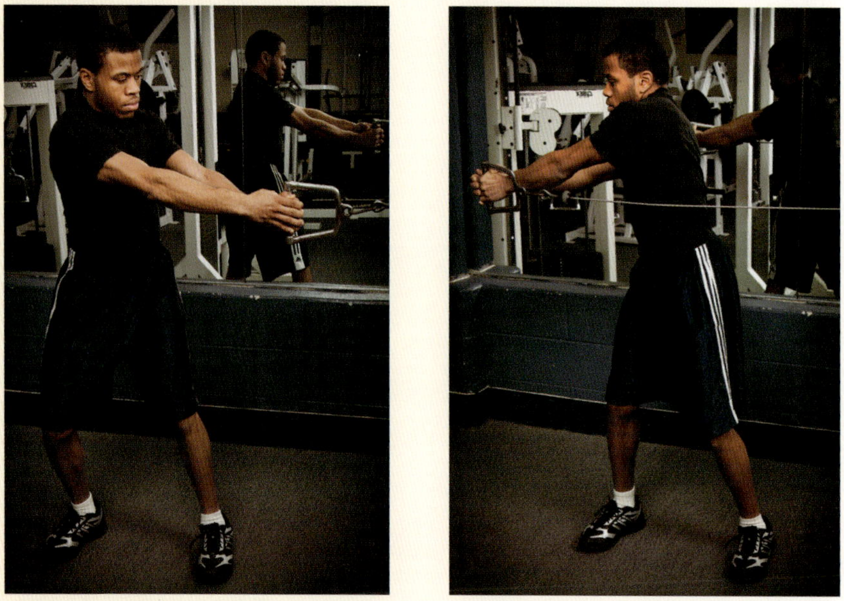

■그림 13.59

- 케이블 풀리(pulley) 시스템을 어깨 높이로 조절하고, 몇 피트 떨어져서 90도 각도로 M/C에서 고개를 돌리는 자세를 취한다.
- 발은 어깨 넓이로 단단히 고정시킨 상태에서 몸통을 돌리며 양손으로 핸들을 잡는다.
- 하체를 움직이지 않으며 양팔은 편 자세로, 180도 회전한다. 팔을 똑바로 펴면 운동이 더 힘들어진다. 팔을 구부리면 저항의 관성력(momentum)이 줄어든다.
- 천천히 시작 자세로 돌아온다. 필요한 만큼 반복을 한 후 반대쪽을 바꾸어 다시 반복한다.

그 밖의 변형 운동및 유사한 운동

Dcable diagonal(low-to-high) rotation, DB/KB/MB low-to-high rotation, MB rotations (standing, seated, kneeling), plate squat rotation press, band/tubing rotations.

바 로테이션(Bar rotations)

등급: B

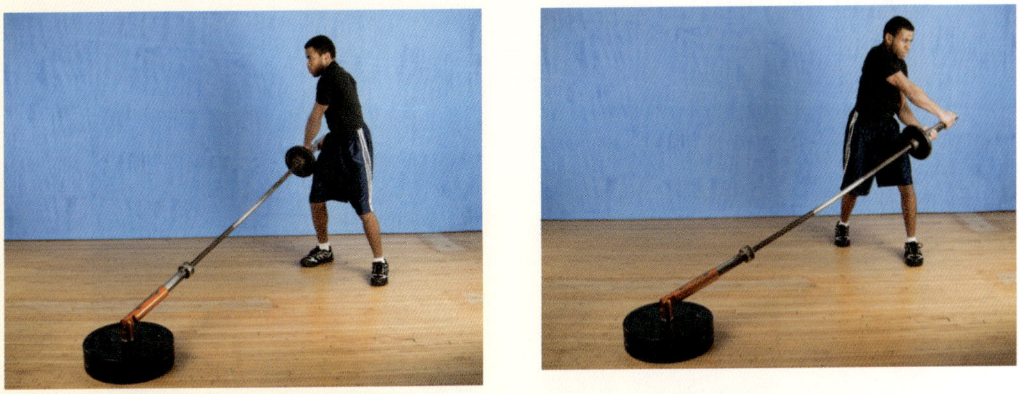

■그림 13.60

- 올림픽 바의 한쪽에만 부하를 주고, 반대편은 코너에 고정을 시켜 움직임을 위한 지렛목 역할을 하게 한다. 바가 자유롭게 회전할 수 있도록 하는 장치(Land-mine 또는 Renegade)가 있으면 좋다.
- 한 손은 위로, 한 손은 아래로 가게 하여 양손으로 바의 한쪽 끝을 잡는다. 팔꿈치는 펴고, 바를 몸 한쪽 편에 있게 한다.
- 팔은 계속 곧은 자세를 유지하면서, 바를 위로 들어올려, 바깥쪽으로 뻗으면서, 몸을 지나 반대쪽 옆으로 회전한다.
- 동작을 다시 반대로 하여 시작 위치로 돌아간다.

✔ 그 밖의 변형 운동 및 유사한 운동 Loading medleys with sand bag, DB, or other

스키어(Skier)

등급: B

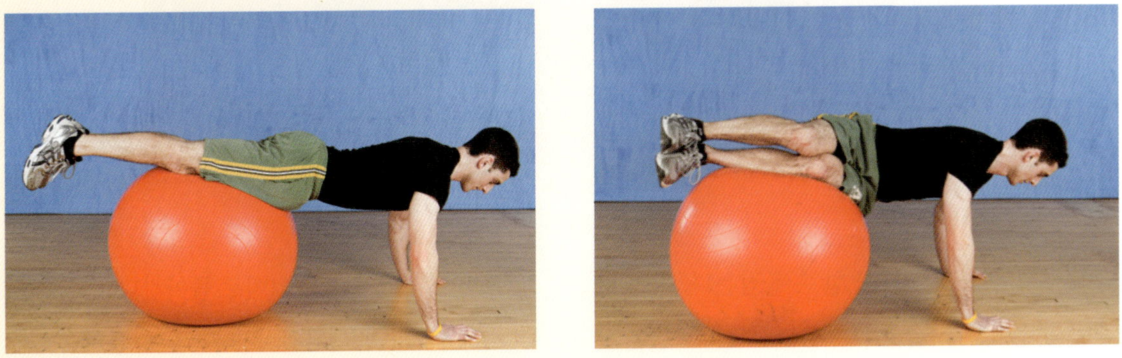

■그림 13.61

- 정강이를 SB에 두고 무릎은 구부린 상태로 푸시-업 자세로 시작한다.
- 상체 자세를 유지하면서(다리가 바닥과 평행이 될 때까지) 몸통을 빨리 왼쪽으로 돌렸다가 다시 오른쪽으로 돌린다.

✔ 그 밖의 변형 운동 무릎을 뻗은 자세로 실시한다.

터키쉬 겟-업(Turkish get-up)

등급: B

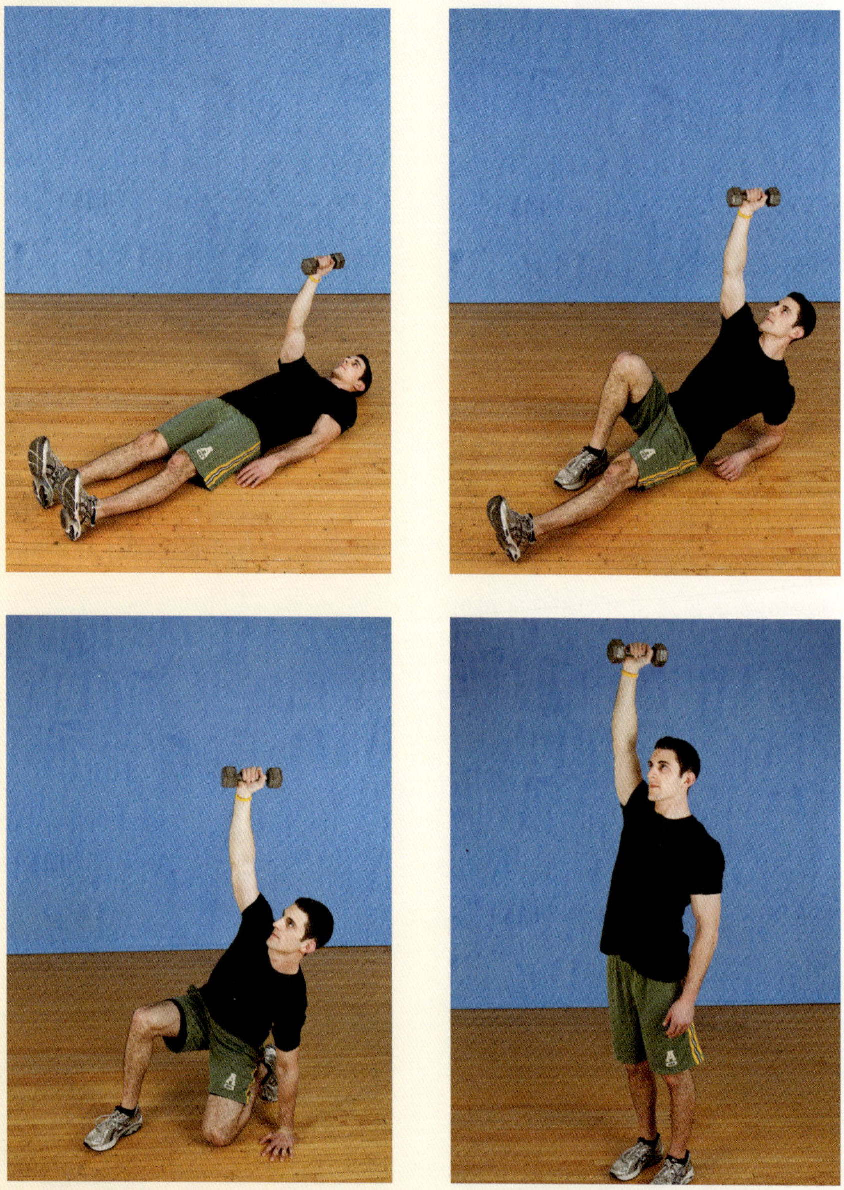

■그림 13.62

- 바닥에 누워 KB 또는 DB를 한 손에 잡는다. 팔은 바닥과 수직을 이룬다. 같은 쪽 무릎을 구부리고 발은 바닥에 편평하게 둔다. 몸통을 구부리고 반대쪽 팔꿈치로 중량장비를 받친다.
- back arm으로 부하를 지지하면서 반대편 다리를 접어 몸 아래로 가게 한다. KB 또는 DB를 머리 위로 두고 일어서면서 시작 위치로 돌아간다.
- 시작 위치로 돌아가서, 또 다른 반복 운동을 실시한다.

그 밖의 변형 운동 샌드백이나 코어 볼로 운동을 한다.

굿 모닝(Good morning)

등급: B

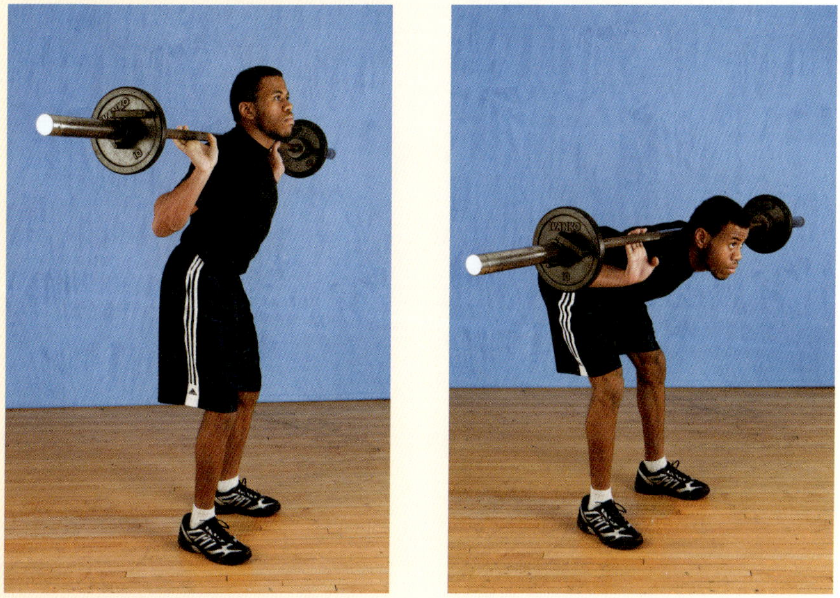

■그림 13.63

- 어깨 너비보다 약간 넓게 모음 그립으로 바를 움켜잡는다(back squat와 비슷하게). 바는 어깨 위에 둔다. 발가락은 약간 바깥으로 향하게 하고, 발은 어깨 너비만큼 벌린다. 벽의 한 지점에 눈을 고정시키고, 머리는 앞 또는 약간 위를 바라본다.
- 가슴을 펴고, 어깨는 오므린다. 등 아랫부분은 편평하게(젖힘함) 하고, 몸통과 엉덩이는 바닥에 거의 평행이 될 때까지 허리에서 구부린다. 하체는 정지 자세로 있는다.
- 시작 자세로 돌아간다.

그 밖의 변형 운동 Keg/샌드백 굿 모닝, DB/KB 굿 모닝, good morning on SB/BOSU

하이퍼익스텐션(Hyperextension)

등급: A

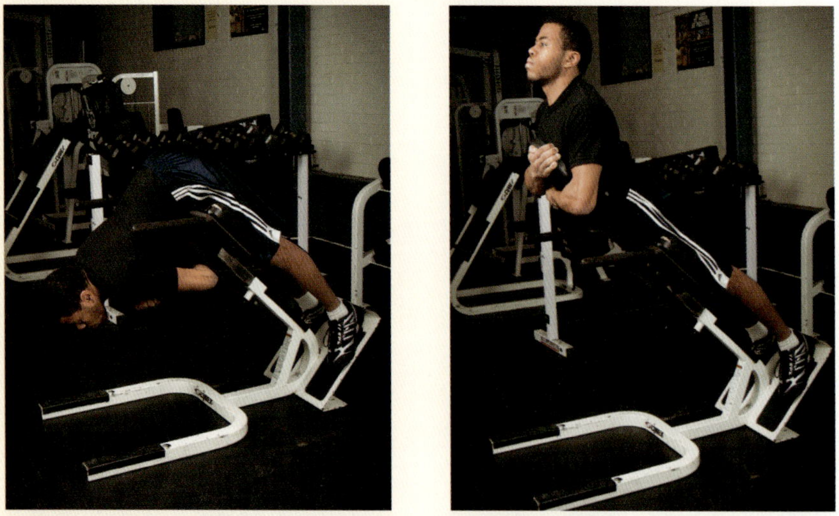

A

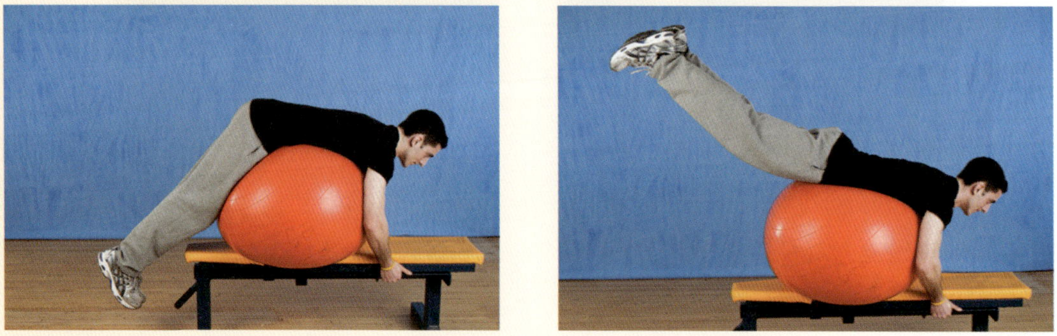

B

■그림 13.64 하이퍼익스텐션(좌)과 리버스 하이퍼익스텐션(우)

- 벤치의 위쪽 패드를 조절하여 위쪽 허벅지가 편평하게 있을 수 있도록, 그리고 허리 부분에 구부릴 수 있는 공간이 있도록, 또한 무릎이 과하게 펴지지 않도록 한다. 발목은 패드 아래쪽 위치에 보조를 받을 수 있게 한다.
- 양팔은(원판, DB, KB, 바, 샌드백을 들고) 머리 뒤 또는 가슴 쪽으로 겹치게 하고, 등을 편평한 상태로 유지하면서 최대관절가동범위로 허리 쪽에서 앞으로 구부린다. 조심하여 다시 시작 위치로 돌아온다.
- 오른쪽 젖힘 및 리버스 젖힘 이미지는 등아래쪽 근육, 볼기근, 뒤넙다리근을 사용하는 훌륭한 운동이다. 젖힘 동작을 할 있는 벤치에서 몸을 늘여서 하는 자세는 조합 운동(combo exercise builing)(rotations, press-outs, side raises, rows)의 기초로 사용될 수 있다.

그 밖의 변형 운동 및 유사한 운동 머신 백 익스텐션(machine back extensions), hyperextensions with straight arms(MB, DB, plate), twisting hyperextensions, rotations(젖혀진 등 자세를 유지하면서 함), single-leg hyperextension reverse hyperextensions, hypers/reverse hypers on SB, 자리에 앉아서 하는 BB back extensions, glute-ham raise(BW, BB, DB, KB, MB, sand bag), press-ups.

케틀 벨 스윙(Kettlebell swing)

등급: B

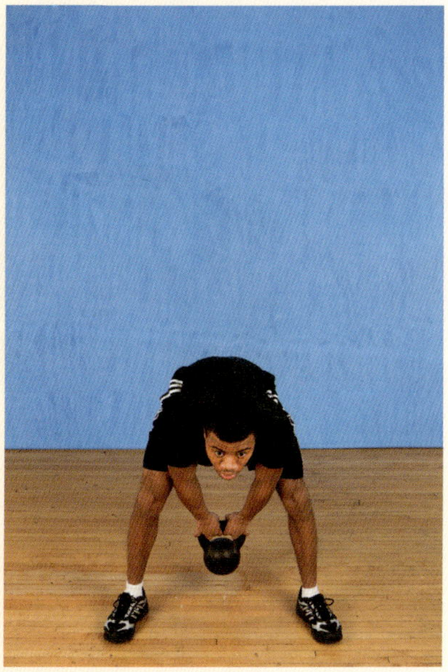

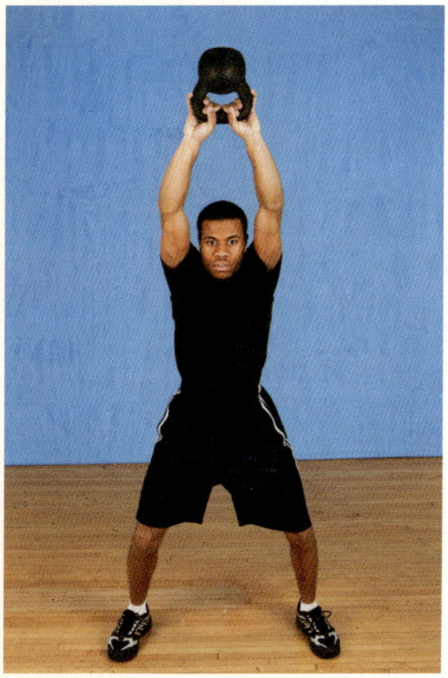

■그림 13.65

- 가슴을 내밀고 등 아랫부분은 약간 아치형을 이루도록 하여, Semi-squat 자세로 시작한다. 두 팔을 펴고, 양 손으로 다리 사이에서 KB를 잡는다.
- 무릎, 엉덩이, 그리고 등을 펴는 동작을 통해 KB를 힘차게 머리 위로 올린다.
- 조심하여 KB를 시작 위치로 가져온다.

그 밖의 변형 운동 DB, 샌드백, 또는 한쪽 팔을 가지고 이 운동을 할 수도 있다. 마지막에 스쿼트를 더하기도 한다(스윙 스쿼트).

백 브리지(Back bridge)

등급: A

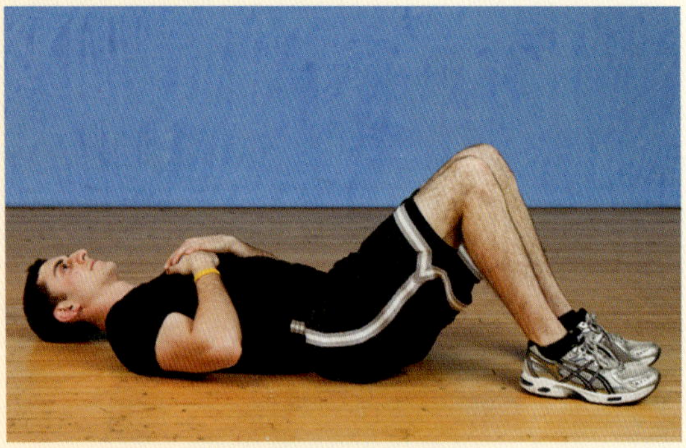

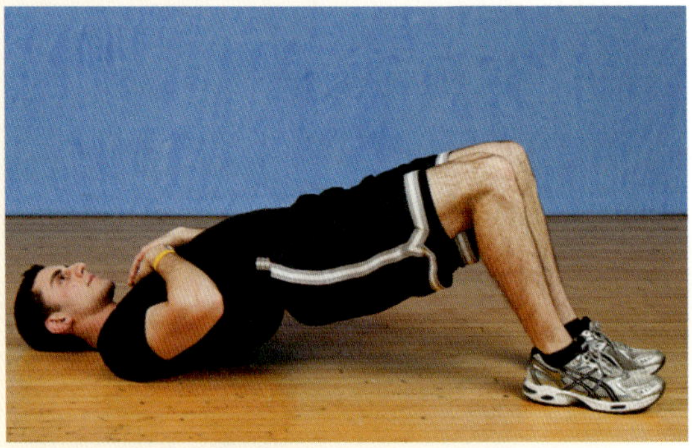

■그림 13.66

- 바닥에 반듯이 누워, 양팔을 옆구리 쪽에 두거나 가슴 위에 포갠다. 바닥에 발을 편평하게 대고 무릎/엉덩이는 구부린다.
- 팔은 시작 위치 그대로 있고, 가슴과 엉덩이, 그리고 척추를 바닥으로부터 들어 올려, 직선 모양의 높은(elevated) 몸 자세가 되도록 했다가(어깨가 상체 무게를 떠받치고 있음) 다시 시작 위치로 돌아온다.
- 몸이 직선 자세로 있을 때 이 운동에 ISOM 근육 운동을 더하여 실시할 수도 있다.

그 밖의 변형 운동 및 유사한 운동 벤치에서 하는 백 브리지, SB/BOSU, single-leg 백 브리지(바닥, MB, SB), straight-leg 백 브리지, single-leg bridge with opposite leg motion, TRX bridge.

쿼드룹트(Quadruped)

등급: A

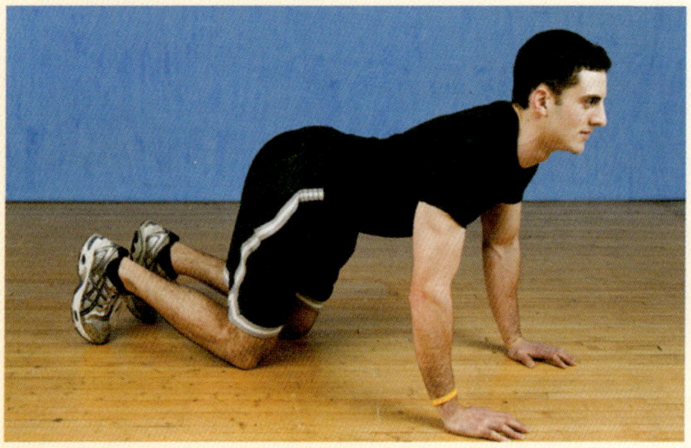

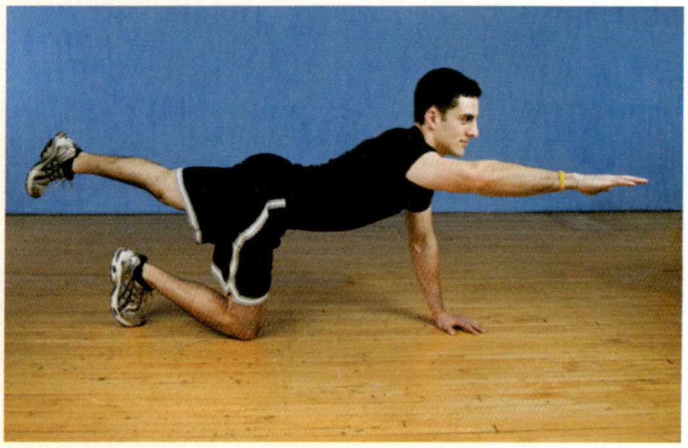

■그림 13.67

- 엉덩이와 무릎은 구부리고, 양팔은 바닥과 수직을 이루게, 척추는 중립으로 하고 몸통은 바닥과 거의 평행하게 하여, 네 발로 엎드린 자세를 한다.
- 무릎을 펴고 엉덩이가 몸통과 일렬이 되도록 한다. 반대쪽 팔(어깨)도 몸통과 나란하게 되도록 구부린다. 보다 간단하게 할 때에는 다리만 또는 팔만 들면 된다. 이 운동을 좀 더 힘이 들게 하기 위해서는 ISOM 수축을 한다.
- 이 운동은 엉덩이 및 척추 폄근을 강조하며, 주로 과부하(additional loading)를 하지 않고 이루어진다. 볼기근을 단단히 수축하는 데에 집중해야 한다.
- 팔과 다리를 시작 위치로 되돌리고 반대쪽 팔다리로 훈련한다.

그 밖의 변형 운동 및 유사한 운동 배를 대고 엎드려서 양팔과 다리를 편 수퍼맨(superman), superman with 동측성 팔/다리 폄, SB 수퍼맨.

케틀 벨 피규어 8S(Kettlebell figure 8S)

등급: A

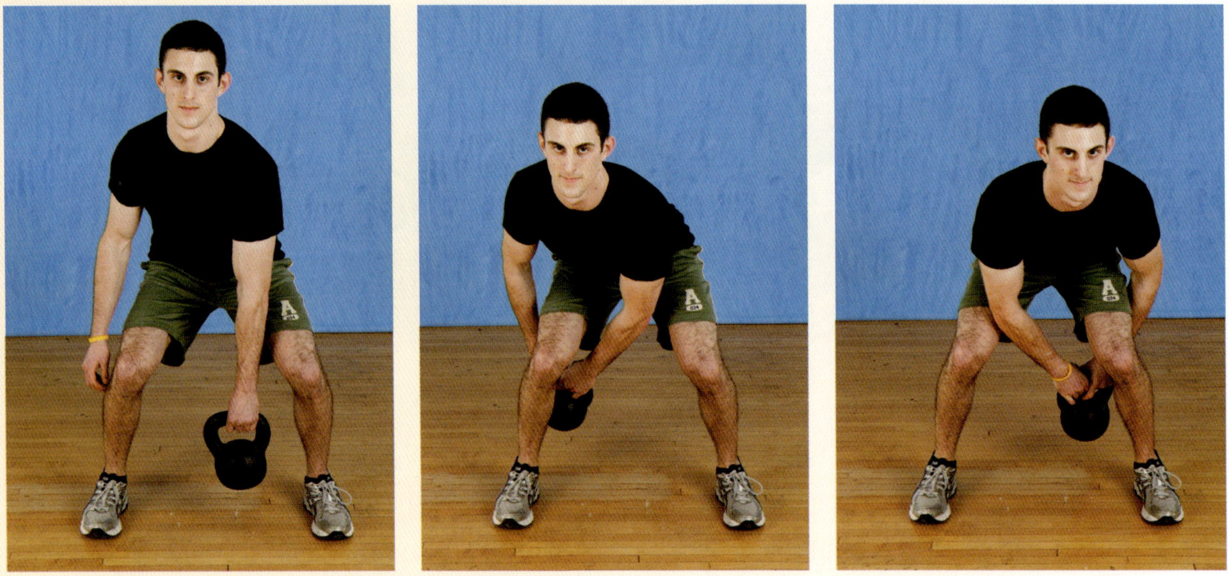

■그림 13.68

- 데드 리프트 자세로 등을 편평하게 하여 몸을 굽히고, 한 손을 뻗어 두 다리 사이에 KB를 둔다.
- 두 다리 사이에서 오른쪽 다리 뒤로 하여 왼손에다 KB를 패스한다.
- 두 다리 사이에서 왼쪽 다리 뒤로 하여 오른손에다 KB를 패스한다(8자 모양을 만든다).
- 필요한 횟수만큼 반복한다.

매뉴얼 레지스턴스 넥(Manual resistance neck)(four-way)

등급: A

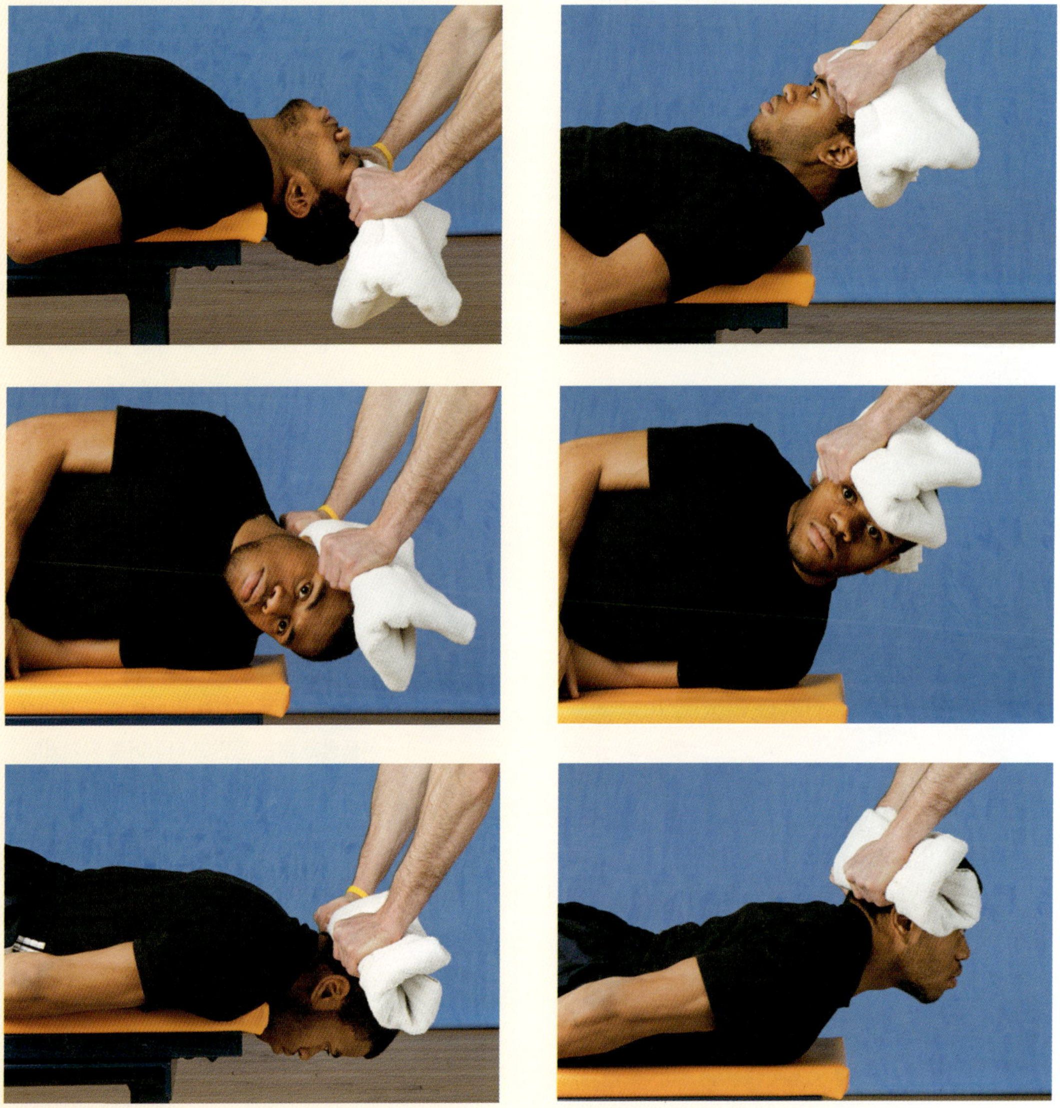

■그림 13.69

- 사지(두 손 및 두 발)로 시작하거나 벤치에 누워 목을 neutral position(중립 위치)로 한다. 파트너가 네 방향으로 머리에 압력을 가한다.
- 파트너가 손으로 가하는 저항의 반대 방향으로 목을 뻗었다가 시작위치로 돌아온다. 여러 지점에서 압력을 가함으로써 선수가 좌우로 몸을 구부리고 또한 목을 저항의 반대 방향으로 굽힐 수 있도록 한다.

그 밖의 변형 운동 및 유사한 운동 Four-way neck machine, neck flexion 목 굽힘/extension 펴기/lateral flexion 측면 굽힘 with head strap 머리착용띠, front/back bridges.

타이어 플리핑(Tire flipping)

등급: C

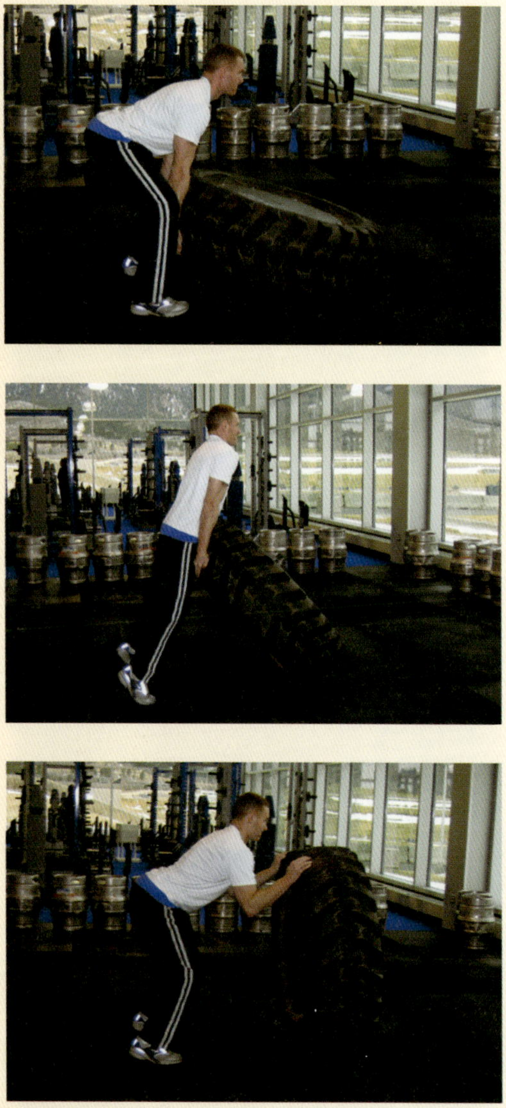

■그림 13.70

- BW보다 적어도 두 배는 되는 타이어를 사용하여, 무릎과 엉덩이를 구부린 상태로 4점 스탠스(four-point stance)로 시작한다. 타이어는 바닥에 두었을 때 대략 무릎 높이까지 와야 한다.
- 타이어 쪽으로 가슴을 내밀면서(drive) 약 90도로 민다(push). 타이어를 사이드로 들어올리며(엉덩이, 무릎, 발목의) 3중 폄으로 엉덩이를 앞으로 움직인다.
- 위로 올라가는 타이어 아래에서(몸을 둥글게 만드는 동작이 아님) 적당한 자리에 몸을 위치시키고 양팔을 뻗어 타이어가 뒤집힐 때까지 타이어를 앞으로 계속 미는 동작을 반복한다.

그 밖의 변형 운동 및 유사한 운동 타이어 드래그(예: 걷거나, 달리거나, 페달 거꾸로 밟기를 하는 동안에, 또는 사이드 셔플링을 하는 동안에 타이어를 당기거나 끈다). 샌드백으로 드래그를 할 수도 있다.

파머즈 워크(Farmer's walk)

등급: B

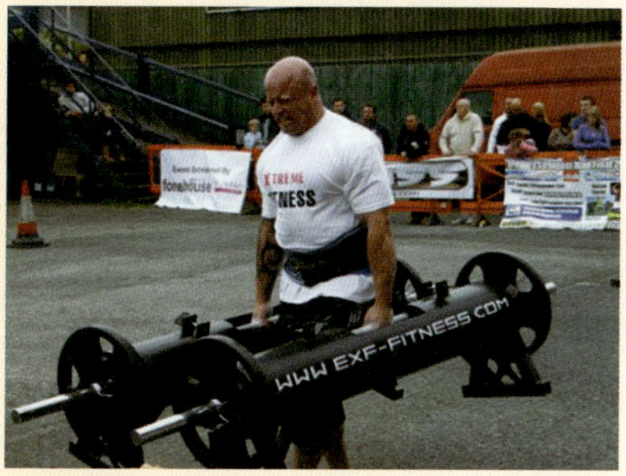

■그림 13.71

- 무거운 DB, KB, 또는 스포츠에만 사용되는 farmer's walk device(장치, 기구)를 사용한다. 이 장치는 무거운 웨이트를 덧붙일 수 있게 해 준다.
- 적당히 몸을 구부리고, 바를 잡아, 웨이트를 들어 올려 일어선다. 양손에 부하를 지지하면서 주어진 거리만큼 빨리 걷거나 달리기 시작한다(이 운동은 악력 훈련에 매우 좋다).
- 시작 위치로 다시 돌아와, 중량장비를 바닥에 내려 놓는다.

조합 운동

콤비네이션 운동이란 두 가지 운동을 하나로 결합하는 것을 말한다. 몇 가지 운동을 결합해 하나로 할 수도 있다. 조합 운동은 저항 운동에 대한 신진대사 반응 및 복잡성(complexity)을 강화한다. 중량장비는 이 운동에 사용되는 두 가지(또는 세 가지) 운동 중에서 보다 약한 쪽에 맞추어 선택한다. 다음은 RT에 흔히 사용되는 몇 가지 조합운동들을 나열한 것이다.

- DB push-up with unilateral row (or T rotation)
- Lunge with torso twist (or shoulder press, lateral raise)
- Clean, front squat, and push press
- SB push-up with prone knee-ups
- Step-ups with bicep curl and shoulder press
- BB pullover and press
- Hyperextension with trunk rotation (or shoulder press, lateral raise)
- DB squat with overhead shoulder press
- Pull-up (or dip) with knee raise or leg scissor
- DB push-up with unilateral row
- T-shoulder raises (lateral to front raise)
- Side plank with lateral raise (or hip abduction)

그립 강도 훈련

악력은 근력경기, 웨이트 리프팅(weightlifting), 파워리프팅(powerlifting), 레슬링, 축구 및 체조와 같은 스포츠에서 체력과 경기력의 중요한 구성요소로 오랫동안 인식되어 왔다. 아래팔 및 손 굴근은 그립과 관련된 주된 근육이며, 손목 폄근은 안정성을 제공해 준다. 악력 훈련에는 프리웨이트(free weight), 머신, 케이블/밴드 손목 관절 굽히

속설과 오해

몇몇 RT 운동은 부상을 초래하기 때문에 그 어떠한 상황에서도 전적으로 피해야 한다.

스포츠 및 피트니스 업계에 종사하는 사람들 중 일부는, 몇몇 저항 운동이 훈련 목적이나 개인적인 상황과 관계없이 모든 사람들에게 부적절하다는 꼬리표를 대략적으로 붙이고 있다. 이렇게 비판을 받고 있는 운동 가운데에는, 윗몸 일으키기, BB 스쿼트, behind-the-neck press/pull-down, Olympic lifts, 그리고 full ROM 벤치 프레스가 있다. 이들은 등 아랫부분, 무릎 그리고 어깨에 손상을 줄 수 있는 것으로 이야기되어 왔다. 모든 운동을 적응하기 위해서는 관절에 중점을 두어야 하며, 관절에 고통을 주는 일은 피해야 할 것이다. 그러나 이 염려는 많은 원인을 가지고 있다. 스튜어트 맥길 박사(Dr. Stuart McGill)가 언급한 바와 같이, "안전한 운동이라든가 해로운 운동이라 하는 것은 없다. 개인에게 잘못 규정된 운동이 있을 뿐이다." 기존 질병이 없고 운동을 제대로만 실시한다면 해로운 것이 아니다. 어떤 운동들은 부상을 야기하지는 않지만, 선수가 어떠한 성향을 가지고 있을 때에는 그 부상을 악화시킬 수 있다. 요통관련 증상이 있는 사람에게는 윗몸 일으키기를 하게 하면 안 된다. 그러나, 건강한 사람의 경우에는 윗몸 일으키기로 도움을 받을 수 있는 것이다. 어떤 운동을 해서 부상을 입을 가능성이 있다고 하면, 많은 경우에 그 이유는 부적절한 테크닉이나 부하와 관련이 있는 것이지, 운동 자체 때문은 아니다. RT 프로그램에 어떤 운동을 포함시킬 것인가 제외할 것인가에 대한 문제는 개인별로 선택할 사항이지, 잘못된 정보에 근거해서는 안 된다.

기/펴기 운동, 다양한 핸드 그립핑 기구, 특정한 기구를 사용해서 하는 노뼈/자뼈 치우침(deviation) 및 휘돌림(circumduction), 손가락 굽히기/펴기, 벌림/모음(펀칭) 운동, 두꺼운 바(thick bars), 리프팅 스트랩과 같은 에르고제닉 보조 기구를 사용하지 않는 풀링(pulling) 운동 실시 등이 있다.

그립핑 운동(Gripping Exercises):(볼 또는 그립핑 기구를 사용하는) 파워 그립핑, ISOM BB, KB, 샌드백, 또는 DB 그립 홀드(grip holds), (웨이트를 사용하는) 핀치 그립핑, 파워 웹 손가락 굽힘, 머신 그립핑, 레버 바 손목 회전(lever bar wrist rotations), ISOM 바 서포트(bar support), 두꺼운 바 풀링 운동(thick bar pulling exercises), 매달리기(climbing board hangs), 타월 운동(손가락 끝, 주먹, 또는 손등으로 하는), 엎드려 팔굽히기.

올림픽 리프트 및 변형 운동

THE CLEAN, SNATCH(FULL, POWER: FROM FLOOR, ABOVE KNEE, BELOW KNEE)(등급: C)

올림픽 리프트 및 변형 운동은 대부분의 주요 근육 그룹을 동원하는 전신 리프트이며, 하기에 가장 복잡한 운동이다. 빠른 근력 발현(force production: 힘 생산)을 필요로 하고 있으며 올림픽 웨이트 리프터들은 엄청난 힘을 만들고 있기 때문에 이 운동들은 근력 향상에 가장 효과적인 것으로 여겨지고 있다. 이 운동에 있어서 중요한 것은 반복할 때마다 하는 노력의 질이다(최대 속도). 클린 앤드 저크(Clean and jerk 용상)(■ 그림 13.72)는 2단계 운동이며 싱글 스테이지 스내치(single-staged snatch)(■ 그림 13.73)에 비해 보다 많은 웨이트를 들어올리는 결과를 가져올 수 있다. 이 두 가지 방법 모두 하체 및 몸통의 폭발적인 동작을 필요로 한다. 반면에, 양팔은 가이드로서의 도움을 주며, 몸이 바로 잡을 수 있도록 준비해주는 이차적인 역할을 한다. 변형 운동들은 완전한 들어올림의 일부 특정한 면만을 향상시키기 위해서 또는 기본적인 근력 및 power 향상을 위해 쓸 수 있는 것으로 full version을 부분적으로 하는 운동이다. 예를 들어, 클린 앤드 저크를 완전히 하려면 중량장비를 잡는 동안에 스쿼트를 해야 하지만, 파워 클린 및 스내치를 할 때에는 좀 더 수직 자세에서 중량장비를 잡게 된다. Receiving position(중량장비를 받는 위치)가 더 높기 때문에 바를 더 멀리 당겨야 한다. 이들 변형 운동은 올림픽 웨이트 리프터가 아닌 선수들 사이에서 더 일반적으로 이루어진다(**트랜스퍼 운동[transfer exercises]**이라 불리는). 다른 변형 운동을 소개한다.

코치들은 이 리프트들을 가르칠 때 클린(clean)으로 시작해서 나중에 스내치(snatch)로 점차적으로 이동하도록 한다. 클린이 갖는 기술적인 면들을 처음에 배워두면 스내치를 배우는 것으로 옮겨갈 때 도움이 된다. 예를 들어, 스내치의 top position을 가르칠 때 코치들은 다음과 같은 순서를 사용할 수 있다.

Behind-the-neck press(스내치 그립) →
overhead squat → drop snatch

첫 번째 운동은 오버헤드 자세에서의 적절한 바 고유감각(proprioception)을 가르치는 것이다. 두 번째 운동은 첫날에 한 것을 기반으로 하여 오버헤드 자세에서 바를 가지고 내려가고/올라가는(웅크리고 앉는) 것을 가르치는 것이다. 세 번째 운동은 앞에서 했던 두 가지 운동을 기반으로 하여 오버헤드 스쿼트 자세로 drop하는 것을 가르치는 것이다.

이 세 가지 운동 모두 운동선수에게 근력과 자신감을 심어 줌으로써 스내칭, 스쿼팅, 그리고 오버헤드 자세에서 바 잡기 등이 들어가는 다음 단계로의 진행을 준비하는 데 도움을 주고자 한다.

이론상으로 말하자면, 이 운동들은 손상없이 쉽게 떨어뜨릴 수 있는 범퍼 플레이트(bumper plates)가 있는 나무

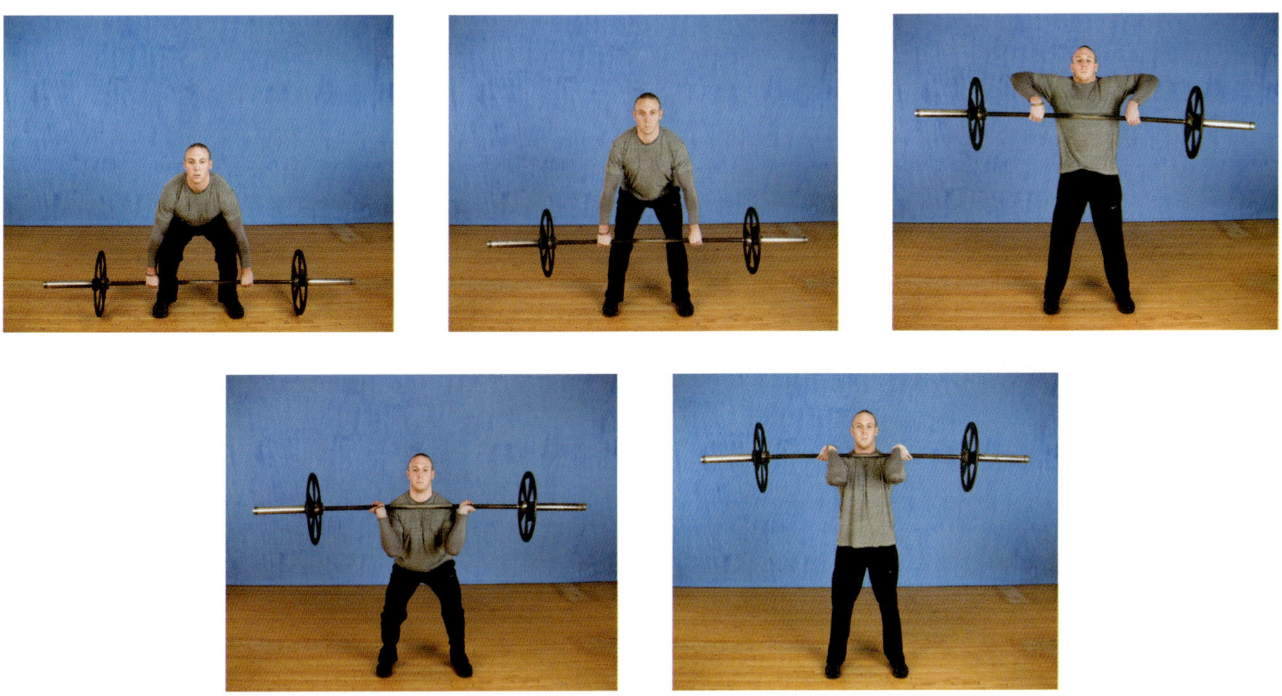

■그림 13.72 시작, 퍼스트 풀(first pull), 변환(transition), 세컨드 풀(second pull), 앉아받기(catch positions).

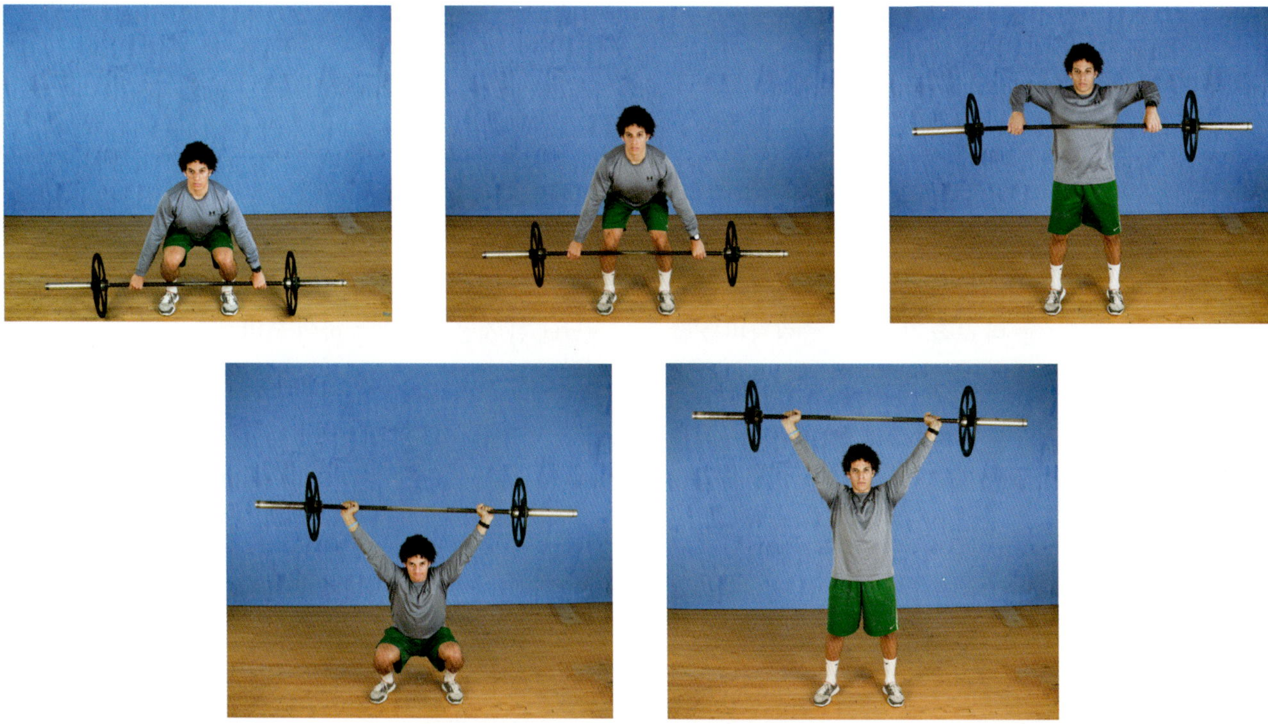

■그림 13.73 스내치: 시작, 퍼스트 풀(first pull), 변환(transition), 세컨드 풀(second pull), 앉아받기(catch positions).

소재 리프팅 플랫폼에서 해야 한다. 웨이트를 과도하게 떨어뜨리거나 던지는 것은 좋지 않지만, 사실 올림픽 리프트를 배울 때에는 웨이트를 떨어뜨리라고 배운다. 이렇게 하면 안전성이 향상된다. 그 이유는 플랫폼에서 바를 제대로 떨어뜨리지 않으면 부상을 입을 가능성이 더 많기 때문이다. 바를 떨어뜨렸을 때 바닥에 맞고 튕겨 나가는 일이 없도록 플랫폼을 깨끗이 하도록 한다. 가능하다면, 선수들은 바를 내려 놓기 전에 자신의 무게중심을 가능한 한 많이 낮추도록 노력해야 한다. 즉, 보다 낮은 높이에서 바를 드롭해야 한다는 것인데, 이는 안전을 보장해 주는 것은 물론 장비를 보호하는 데에도 도움이 된다.

선수들은 몸의 모든 부분이 떨어지는 바(falling bar) 뒤로 가게 해야 하며 (바 위에 있는) 양손을 사용하여 바를 아래로 내리고 리바운딩(rebounding, 다시 튀어 오르는 것)을 최소화하도록 한다.

파워 클린 및 스내치에서도 비슷한 단계들이 나오는데 여기에는 출발자세, 퍼스트 풀(first pull; 바닥에서 BB를 끌어 당김), 세컨드 풀(second pull)을 하기 전의 변환 단계(transition phase), 세컨드 풀(second pull), 받기(catch), 그리고 주로 1초 이내에 이루어지는 finish가 있다. 리프트 및 근 파워의 지속 시간은 부하, 크기 및 선수의 기술 수준에 따라 다르다. 여기서 매우 중요한 것이 바의 이동인데, 이것은 수직으로 올라가는 바의 최대의 속도와 상당히 관련이 있다. 키가 큰 선수들의 경우에는 보다 빠른 속도로 바를 더 멀리 움직여야 한다. 노련한 웨이트 리프터들과 기술이 좀 덜한 리프터를 구별할 수 있는 한 가지 요소는 특히 변환 단계에서 세컨드 풀 단계까지의 타이밍이다.

시작 위치 / 시작 자세

리프트마다 시작 위치는 몇 가지 점에서는 다르지만, 또 다른 면에서는 비슷하다. 발은(수직 점프 자세와 비슷하게) 대략 엉덩관절 폭(hip width)만큼 벌리고, 발가락은 약간 바깥쪽으로 향하게 한다. 바는 정강이와 가깝게(또는 정강이와 닿게 하여) 바닥에 놓는다. 엉덩이와 몸통은 지면과 25~50° 각도를 이루도록 구부리고, 엉덩이가 무릎 가까이 또는 약간 위에 있게 한다. 몸통은 좀 더 꼿꼿한(더 큰 각도)

자세이며, 좁은 그립(훅 그립을 사용함) 폭 때문에 클린 때의 엉덩이는 스내치와 비교하여 보다 더 높이 위치한다. 엉덩이 위치가 보다 위에 있으면 스내치 때의 상대적으로 낮은 위치에서 할 때보다 중량(부하)을 더 많이 들어올릴 수 있게 된다. 몸의 무게중심이 발 가운데 위로 오게 한 상태에서 어깨는 바의 바로 위 또는 약간 앞에 위치한다. 허리뼈를 젖힘시키고 가슴을 앞으로 나오게 하여 등 아랫부분을 편평하게 한다. 머리는 곧은 자세를 하거나 약간 위를 향하고, 팔꿈치를 뻗고 밖으로 향하게 하여 양팔로 바를 잡는다. 손목은 구부린다. 팔꿈치를 바깥쪽으로 회전하면 바 이동을 제대로 유지하는 데에, 그리고 풀링(pulling)을 하는 전체 과정에서 팔꿈치를 똑바로 하는 데에 도움이 된다. 스내치를 하는 데에는 와이드 그립 폭(wide grip width)을, 클린을 할 때에는 숄더 그립 폭(shoulder grip width)을 사용한다. 행 클린(hang clean)이나 행 스내치(hang snatch)를 할 때에는 어떤 변형 운동을 하느냐에 따라 무릎 위 또는 아래에서 바를 시작한다.

퍼스트 풀

퍼스트 풀(first pull)을 하는 동안에는 바를 몸쪽으로 당긴다(스내치에는 4~12cm; 클린에는 3~10cm). 그리고 클린의 경우에는 선수 키의 약 31%까지, 스내치의 경우에는 대략 35%까지 지면에서 들어올린다. 퍼스트 풀은 주로 (~35~50° 의) 무릎 폄과(정강이와 수직을 이루는) 발바닥쪽 굽힘을 통해 이루어진다. 몸통 각도에는 변화가 거의 없으며(~30~32° 각도를 유지함), 무게중심은 뒤꿈치 쪽으로 이동한다. 이 단계가 끝날 때에는 몸통 각도가 약간 커질 수 있으며 팔꿈치는 펴진 채로 있는다. 어깨는 바 앞에서 움직인다. 이 단계는 일반적으로 80~110° 사이의 무릎 각도에서 시작하지만 마무리를 할 때에는 145~155° 의 각도까지 이른다. 이 각도는 클린에 비해 스내치를 할 때에 더 높은 경향이 있다. 시합에서 최대한의 시도를 하는 노련한 웨이트 리프터들을 보면, 이 단계에서 바닥에서 BB를 들어올릴 때에 힘, 세로 및 가로(앞쪽에서 뒤쪽까지) 바 속도, 그리고 바 가속이 증가함을 알 수 있다. 일반적으로, 이 단계는 ~0.50초 지속한다. 그리고 바는 스내치를 할 때에는 ~1.5m · s^{-1}, 클린 때에는 ~1.2m · s^{-1} 리프트한다.

변환 단계

이 전환(또는 적응) 단계의 특징은 바 감속(negative bar acceleration) 및 바의 상향 이동에도 불구하고 수직으로 보다 느린 속도로 지면에 가해지는 힘이 줄어든다는 것이다. 부수적으로 몸통 폄이 35~40도 늘어나면서, 약 10도 또는 그 이상의 무릎 굽힘이 나타난다. 무릎은 125~135도의 각도 범위에 이를 수 있다. 바는 클린에서는 넓적다리의 아랫부분 1/3에, 스내치에서는 넓적다리의 가운데 부분에 온다. 지면에 가해지는 힘과 바 가속이 변환 단계 중에 줄어들기는 하지만, 이 단계는 최적의 리프팅 테크닉 및 실행에 대단히 중요하다. 자세 면에서 약간의 조정이 이루어지는데, 이렇게 되면 등 및 엉덩이 폄근의 저항 관성가속도가 감소된다.

대항 운동 때문에 SSC 향상이 포함되어 있다. 자세를 조정하게 되면 세컨드 풀을 할 때에 ROM이 가장 강한 부분에서 좀 더 수직적인 몸 자세를 취할 수 있게 되는데, 이는 보다 큰 힘과 파워로 좀더 크게 바를 이동할 수 있도록 해 준다.

세컨드 풀

세컨드 풀(second pull)은 가장 폭발적인 단계로서, ~0.1~0.25초가 걸리는데 클린보다 스내치 때에 시간이 더 필요하다. 바를 위로 당기고, 엉덩이, 무릎 및 발목관절을 힘차게 펴서 바가 몸에서 약간 떨어지게 한다. 이 세컨드 풀 중에 힘, 바 가속 및 수직으로 최고 그리고 수평으로 바 속도가 증가한다. 올림픽 웨이트 리프터들을 분석해 보면 퍼스트 풀 때보다 세컨드를 할 때에 파워 발현이 훨씬 크다는 것을 알 수 있다. 세컨드 풀은 수직 점프와 비슷한 역학적인 특징을 갖고 있다. 웨이트 리프터들이 하는 운동량의 최대 94%는 바가 최고 속도에 도달할 때쯤 끝난다. 바를 선수에게서 약간 떨어지도록 당기고, 무게중심은 발가락으로 이동한다. Garhammer은 클린에 비하여 스내치를 하는 동안에 바 속도가 10~20% 더 높은 경향이 있음을 보여 주었는데, 그것은 바가 선수 키의 ~60%까지 리프트되기 때문이다. 시합 중에 pulling 단계에서의 바 속도는 ~1.8~2.1m · s^{-1}이다. 세컨드 풀 바 속도를 스내치에서는 1.65~2.05m · s^{-1}로, 클린에서는 1.2~1.6m · s^{-1}로 보고한 예도 있다. 바에 가해지는 힘은 선수가 잡기(catch) 위해 바 아래로 당길 준비를 함에 따라 세컨드 풀의 최고점(top)에서 줄어든다. 당기려고 하는 중에는 그 어느 때에도 팔꿈치를 굽히지 않도록 한다.

받기

다음 단계에서 선수들은 받기를 할 수 있도록 바 아래에 자리를 잡는다. 받기(catch) 자세 동안에 바 아래에서 몸을 펴 가며, 이때 바는 양 리프트에서 계속 올라가게 된다. 최대 높이까지 갔다가 그 다음에 내려오는 것이 아니고, 오히려 이 두 가지가 거의 동시에 일어난다. 바는 스내치 때에는 신장의 68~78% 정도까지, 그리고 클린을 할 때에는 신장의 55~65%까지 간다. 세컨드 풀을 한 다음에는 발이 지면에서 떨어져 받는 자세로 비스듬히 이동한다. 양팔을 사용하여 몸을 바 아래로 당긴다. 최적의 바 궤도를 따른다면, 퍼스트 풀 중에 몸쪽으로 바를 당기고, 세컨드 풀을 할 때에 몸에서 약간 떨어지도록 바를 옮겼다가 받기 준비를 하면서 바를 몸에 가깝게 이동한다(S자 패턴과 닮음).

두 리프트에서의 받는 위치(receiving position)는 최적의 운동수행에 매우 중요한 역할을 한다. 스내치의 경우, 세컨드 풀 발은(엉덩이 너비보다 넓게 하여) 스쿼팅 자세로 간다. 약간 넓은 자세를 하면 안정성이 높아지고 엉덩이를 발 위로 가져올 수 있게 된다. 발이 움직이는 동안 팔은 바를 잡아 당김으로써 선수가 바 아래로 내려오는 능력을 가속화

해석연구

스내치의 운동학적 분석

Gourgoulis V, Aggelousis N, Mavromatis G, Garas. Three-dimentional kinetic analysis of the snatch of elite Greek weightlifters. *J Sport Sci.* 2000;18:643-652.

Gourgoulis 등은 그리이스의 엘리트 웨이트 리프터들에게서 스내치에 대한 운동학적 분석을하고 다음과 같이 보고하였다.

- 무릎 각도:(first pull 다음) ~143도, (transition 다음) ~120도, (second pull 다음) ~156도
- 최대 발목 신장 수치 117도, 엉덩이 신장 수치 177도
- 무릎 신장 각속도(angular velocity) (first pull = ~3.86rad · s^{-1}; second pull = ~6.32rad · s^{-1})
- 발목 신장 각속도(angular velocity) (first pull = ~1.51rad · s^{-1}; second pull = ~4.35rad · s^{-1})
- 엉덩이 신장 각속도(angular velocity) (first pull = ~2.81rad · s^{-1}; second pull = ~8.09rad · s^{-1})
- bar displacement(바 이동) (리트터 쪽으로 = ~6.2cm; 리프터에서 떨어져서(리프터로부터)= ~3.2cm)
- BB의 최대 수직 속도(vertical velocity) = ~1.67m · s^{-1}
- transition 중의 바 속도 감소 = ~0.05 m · s^{-1}
- work(first pull = ~612J; second pull = 413J)
- 파워(first pull = ~1,302W; second pull = ~2,577W)
- phase duration(단계 지속시간) (first pull = ~0.47s; transition = ~0.15s; second pull = ~0.16s; turnover under bar = ~0.23s)

> **그 밖의 변형 운동 및 유사한 운동** DB 또는 KB 스내치(무릎 위 또는 아래, 바닥에서), 싱글 레그 DB 스내치, 원 암 스내치(BB, DB, 또는 KB), 프레싱 스내치 밸런스(pressing snatch balance), 드롭 스내치(drop snatch), DB 또는 KB 파워 클린, 스쿼트 파워 클린, 행 클린(hang clean)(무릎 아래 또는 위에서 함), 스톱 클린 및 스톱 스내치(stop clean and stop snatch), DB 또는 KB 행 클린, 싱글 레그 DB 또는 KB 행 클린, 스쿼트 행 클린, 케그 클린/스내치, 케그 토스(keg toss), 로그 클린(log cleans).

한다(선수는 하강을 용이하게 하는 것이지 바 아래로 단순히 떨어뜨리는[drop] 것이 아님). 팔꿈치는 넓게, 몸통은 똑바로, 손목은 뒤집고, 바를 돌린다. 하강하는 내내, 선수는 바에 부하를 가하여 풀스쿼트 자세로 중량장비를 지지한다. 마지막으로, 어깨를 구부리고, 머리를 앞으로 내미는 동작을 하고, 엉덩이를 펴서 오버헤드 스쿼트 동작으로 마무리한다.

클린에서도 비슷한 하체 동작이 나온다(발을 스쿼트 자세로 벌린다). 힘차게, 완전히 앉은 다음 몸을 내리고 스내치보다 낮은 자세로 어깨 위치에서 바를 받는다.

낮은 자세로 하는 이유는 바가 더 무거울 때에는 세컨드 풀 중에 중량장비가 높이 들어올려지지 않기 때문이다. 풋랜딩(foot landing) 중에는 손목을 바 주위로 회전하고, 팔꿈치를 앞으로 그리고 위로 내밀어 중량장비를 잡을 모양을 만든다. 어깨와 가슴으로 바를 받고, 부하의 힘에 의해 선수는 보다 깊은 프론트 스쿼트 자세로 내려간다. 위팔은 지면과 평행하게 있어야 하며, 무릎은 발 위에 있는다. 프론트 스쿼트로 리프트를 마친다.

훅 그립

올림픽 리프팅 풀링 동작(Olympic lifting pulling movement)을 최적으로 하기 위해서는 악력이 좋아야 하며, 등척성 악력이 중요하다. 대부분의 운동선수들은 훅 그립(hook grip) 사용을 선호한다. 훅 그립을 할 때에는

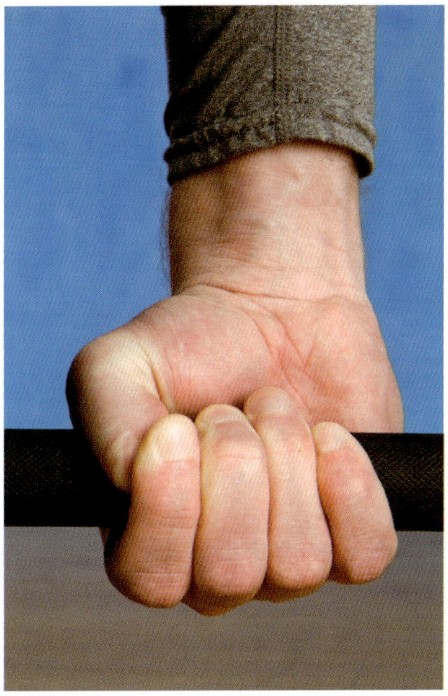

■그림 13.74 훅 그립

(■그림 13.74) 엄지손가락을 바 주위로 감싸고 그 다음 세 손가락을 엄지손가락과 바 주위로 감싸 안는다. 이렇게 그립을 하면 폭발적인 풀링 동작 중에 지지를 더 많이 할 수 있게 된다. 엄지손가락은 대체적으로 보아 다른 손가락들에 비해 굽히는 힘이 상대적으로 약하다. 그러므로 바 주위로 엄지손가락을 감싸면 대부분의 손가락의 굽히는 힘으로 지지를 받기 때문에 이 엄지손가락이 힘을 발현하기에 좀 더 좋은 자세가 된다. 손가락과 엄지손가락의 굽히는 힘이 증가함에 따라 손과 바 사이의 마찰의 크기도 증가한다(정지마찰력 = 정지 마찰계수×반응력) 엄지손가락의 위치, 그리고 훅 그립을 할 때 나타나는 보다 큰 정지 마찰 때문에 훅 그립에 적응하는 운동선수들에게는 통증 및 불편함이 흔히 일어난다. 압력이 심할 경우 바의 너클링(knurling)에서 오는 피부 자극은 물론, 타박상도 일어날 수 있다. 적응을 한 다음에는 마침내 그 통증도 진정되어 선수가 편하게 느끼는 정도까지 간다.

선수들은 손바닥이 위를 향하는 지점에서 중량장비를 들어올리거나 또는 갑자기 움직이는(jerk) 동작을 하기 전 준비단계로 훅 그립을 푼다.

스내치 그립 폭 정하기

스내치에 맞는 그립 폭을 판단하는 방법은 기본적으로 두 가지이다. 한 가지 방법은 선수에게 일어서서 주먹을 쥔 상태에서 한쪽 팔을 비스듬히(지면에 평행하게) 옆쪽으로 벌리게 하는 것이다. 줄자를 사용하여 반대편 어깨에서 주먹까지의 길이를 재며, 이 길이를 그립 폭으로 사용한다. 두 번째 방법은 선수에게 일어서서 팔꿈치를 구부린 상태에서 양팔을 비스듬히(지면에 평행하게) 옆쪽으로 벌리게 하는 것이다.

줄자를 사용하여 팔꿈치에서 팔꿈치까지의 길이를 스내치 그립 폭으로 쓴다. 양팔과 바 사이에 49~63도 각도가 나오도록 그립을 넓게 쓰는 것을 추천하는 사람들도 있고, 또 어떤 사람들은 팔을 완전히 뻗은 상태에서 몸통/엉덩이를 앞으로 구부렸을 때 엉덩이의 주름(crease)에 바가 편안하게 위치할 수 있는 자세를 추천하였다. 이러한 방법들은 선수의 기술적인 면, 즉 어깨의 유연성과 근력, 팔굽관절의 안정성, 당기는 장비에 기초하여 약간씩 바꿀 수 있는 좋은 추정치 내지는 적어도 시작하는 그립 폭을 준다고 할 수 있다. 오버헤드 스쿼트 자세를 시험해 보는 것도 그립 폭을 가늠해 볼 수 있는 좋은 방법이다. 편안한 바의 위치는 다르지만 머리 위 ~10~15cm 위에 있어야 한다.

사례 연구 13.1

스티브는 대학에서 건강 및 운동과학 학위를 받고 최근에 졸업하였으며, 집중적으로 연구한 분야는 내구력 및 조건화이다. 어떤 Division III 대학에 고용되었으며 그 학교 축구부의 strength and conditioning을 담당하게 되었다. 리프팅 프로그램의 일환으로 스티브는 선수들 모두에게 파워 클린을 실시하도록 하였는데, 그것은 파워 클린이 힘 및 수행 향상에 도움이 되기 때문이었다. 그러나 1학년들 가운데에는 올림픽 리프팅을 해 본 적이 없는 학생들도 있었다. 학생 때(그리고 선수로서) 스티브는 complete lift보다는(변형 운동을 사용하면서) 단계별로 파워 클린을 가르치도록 교육을 받았었다. 그래서 그는 이 선수들을 함께 그룹으로 모아 적절한 테크닉을 가르쳐 주기 위한 시간을 마련하였다.

생각해볼 문제: 당신이 스티브라면, 선수들에게 이 운동을 가르쳐 주기 위하여 어떠한 진행 방법을 사용하겠습니까?

저크

저크(jerk)는 올림픽 웨이트 리프팅에 매우 중요한 요소이다(■ 그림 13.75). 클린과 저크 시합에서 놓치고 못 하는 시도의 대부분은 저크이다. 저크는 몇 가지 단계로 설명할 수 있는데, 시작단계, 하강단계(descent 또는 half squat or drip), 멈춤단계(braking), 서기와 마무리단계(split and finish)로 구분할 수 있다. 우선, top-front squat position으로 시작하는데, 이때 엉덩이와 어깨는 발 가운데의 뒤쪽 부분 위로 일직선이 되어야 한다. 발가락을 약간 바깥쪽으로 향하게 한 상태에서 발은 엉덩이 너비만큼 벌린다. 머리는 약간 뒤로 하고, 팔은(바닥과 거의 평행이 되도록) 편안히 한다. 팔꿈치는 바의 앞에 있으며, 선반 자세를 하고 있다. 팔을 긴장시키면 선수가 바를 수직이 아닌 앞쪽으로 밀어내는 결과를 초래할 수도 있다. 하강동작은 bar를 위로 힘껏 밀어 올리기 전에 대항 운동을 제공하는 것이다. 무릎 굽힘(~114~132°) 및 발목 뒤굽힘은 무게 중심이 약간 앞으로 이동하는 상태에서 세로로 일어난다. 최대 속도의 범위는 0.8~1.2m · s^{-1} 사이이며, 최고 속도는 주저 앉을 때(dip)의 ROM 중간에 발생하여 0.02~0.25초 지속한다. 주저앉는 자세가 끝나면 멈춤단계가 시작하는데, 이 단계는 ~0.12초 걸리며, 이때 전체적인 대항 운동 깊이의 1/3의 규모와 같은 하강을 하게 된다. 이 단계는 대항운동(countermovement)의 속도를 늦추는 것과 뒤이어 시작될 바를 밀어내는 동작 사이의 과도기가 된다. 이 단계가 끝나면 바가 내려가는 동작이 완전히 끝난다. 엘리트 웨이트 리프터들은 자기 키의 ~12~14%로 스쿼트를 해서 ~99~110° 의 무릎 각도를 내며, 덜 노련한 웨이트 리프터들에 비하여 엉덩이가 가장 깊숙하게 내려가 멈출 때까지의 시간이 더 짧으며, 상대적으로 바가 2cm 이하 더 내려가 있는 경향이 있다.

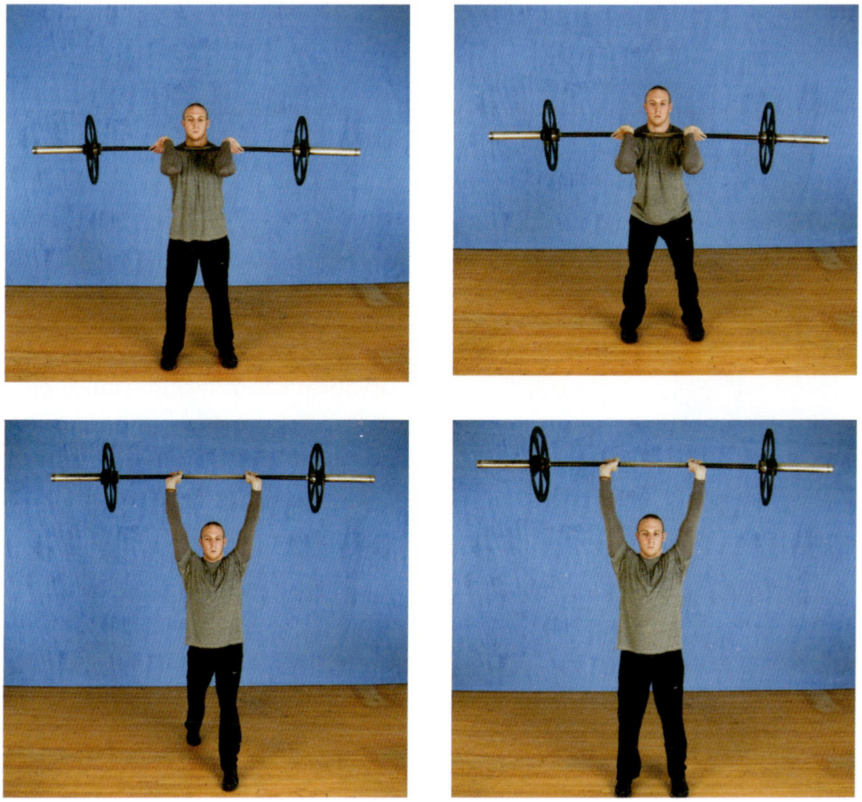

■그림 13.75 저크(jerk): 시작단계(beginning), 하강단계(descent), 뻗기단계(thrust), 마무리 자세(finish position)

뻗기단계는 엉덩이, 무릎 및 발목을 힘차게 펴는 것을 아우르는 단계로서, 발가락으로 일어서면서(rising on the toes) 바를 위로 세게 올린다. 바 속도의 범위는 1.2~1.8m · s^{-1} 사이이다. Grabe와 Widule는 뻗기단계의 특징이 4.5~5.0rad · s^{-1}의 최고 히프 속도, 1.2~1.4m · s^{-1}의 최대 바 속도, 145~154° 의 최고 무릎 각도, 그리고 0.22~0.28초 동안 실시되는 것이라고 하였다. 최고 수직 바 속도를 내면 바를 그 최대한의 높이에 가깝게 닿게 할 수 있다. 남아 있는 바 올리기 동작은 양팔로부터 위로 바를 힘차게 올려서 마무리되는데, 이는 서기 위하여 바 아래에서 다이빙을 돕기 위한 것이다. 대부분의 운동선수들은 저크를 할 때에 서는 경향이 있다. 그러나 바 아래에서 diving을 할 때에 스쿼트 자세를 선호하는 선수들도 있다. split를 할 때에는 한쪽 엉덩이(앞다리)는 구부리며 다른 쪽(뒷다리)은 펴서 안정된 베이스 지지를 해 준다. 발이 지면에서 떨어지면서 뒷다리는 앞다리보다 먼저 착지한다. 서는 동작의 특징으로는 0.20~0.28초의 지속 시간, 그리고 1.6~2.6m · s^{-1}의 최고 스플리트 속도(앞 = 1.6~1.8m · s^{-1}; 뒤 = 2.2~2.6m · s^{-1})이다. 뒷다리는 거의 일직선 자세이며(엉덩이에서 뒤쪽으로 60cm보다 약간 더 됨), 무릎 각도가 ~160도이고, 발은 발가락으로 균형을 잡는다. 무릎 각도는 90도보다 크고 정강이는 바닥과 직각을 이루도록 앞다리를 두는데, 약 30cm 길이 정도 엉덩이 앞에 위치한다. 바는 어깨 및 엉덩이와 같은 수직면으로 선수의 머리 약간 뒤에 위치시킨다. 머리는 앞으로, 그리고 등은 젖힘시킨다. 저크에서 바 궤도는 하강할 때에는 거의 수직이며 뻗기와 받기를 할 때에는 약간의 후진 동작과 함께 수직을 이룬다. 마무리 동작을 할 때에는 앞다리를 뒤로 밀면서 중량장비가 뒤쪽 발로 옮겨간다.

✔ **그 밖의 변형 운동 및 유사한 운동** Power jerk, behind-the-neck jerk(클린 및 스내치 그립), KB jerk.

올림픽 리프트의 변형 운동

스내치 / 클린 하이 풀(Snatch/clean high pull)

등급: B

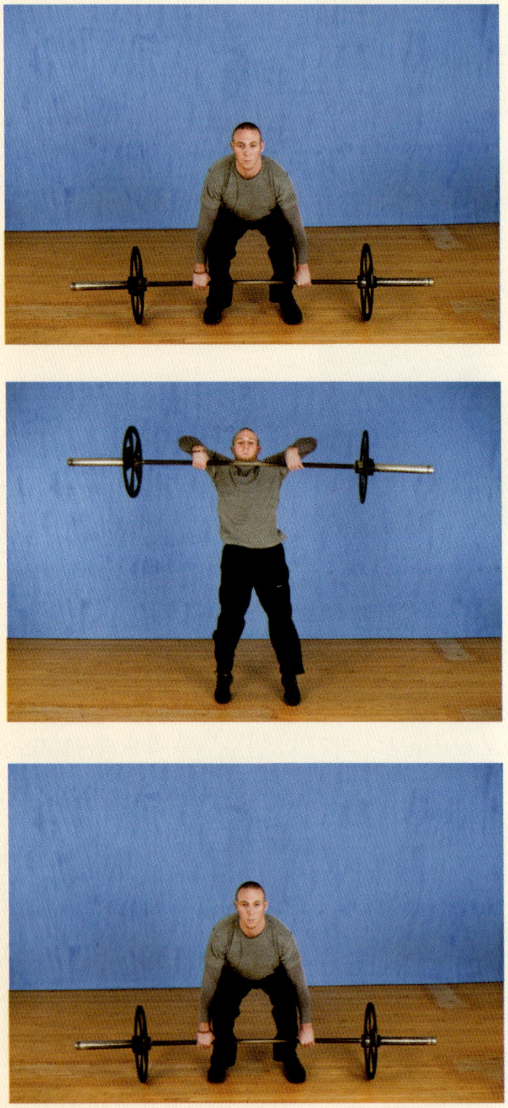

■그림 13.76

- 시작 자세는 스내치 때(와이드 그립) 또는 클린 때(내로우 그립)와 비슷하다. 바는 바닥 위, 또는 무릎 위/아래, 또는 hang position으로부터 high pull을 하기 위해서는 허벅지 위에 있게 한다.
- 몸통은 곧추세우고 팔꿈치는 완전히 편 상태에서 엉덩이, 무릎, 그리고 발목 관절을 뻗어 바를 힘껏 위로 올린다. 바를 계속하여 몸 가까이에 두고 어깨는 가능한 한 오랫동안 바 위에 위치한다.
- 최대 발바닥쪽굽힘 시에 어깨를 올리고 바를 높이 당긴다.
- 시작 위치로 바를 되돌리거나 안전하게 플랫폼에 내린다.
- 선수들이 바 아래로 내려가서 중량장비를 잡아야 할 필요가 없기 때문에 덜 복잡하며, 웨이트 리프팅을 처음 하는 운동선수들을 가르치기 위한 훌륭한 버전이다. 덜 복잡하고 힘차게 할 수 있다는 점에서 파워를 기르는 훈련에 사용할 수 있다.

그 밖의 변형 운동 및 유사한 운동 DB or KB high pull(from floor or hang position), 싱글 레그 DB 또는 KB high pull, snatch pull(to knee), snatch/clean shrugs.

비하인드 더 넥 프레스(스내치 및 클린 그립)(Behind-the-neck press[statch/clean grip])

등급: B

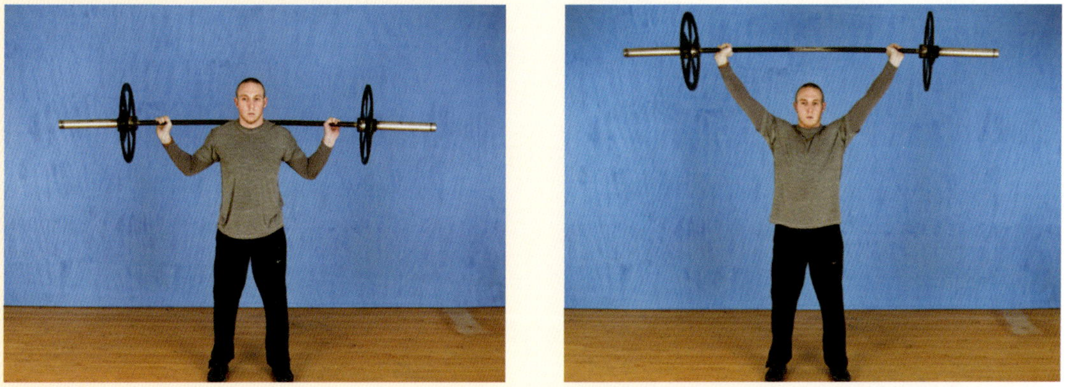

■그림 13.77

- 바는 머리 뒤에 어깨를 가로질러 있게 하며 백 스쿼트와 비슷한 자세를 취한다. 스내치 그립 또는 클린 그립을 쓴다. 발은 어깨 너비 또는 그보다 약간 넓게 하여 벌린다.
- 어깨 벌림 및 팔꿈치 폄으로 바를 밀어 올렸다가 시작 위치로 돌아온다. 동작이 정점에 이르렀을 때 손목을 젖힘시켜야 한다.
- 이 운동은 선수들이 바의 적절한 오버헤드 포지션을 배우는 데에 도움이 된다.

드롭 스내치(Drop snatch)

등급: C

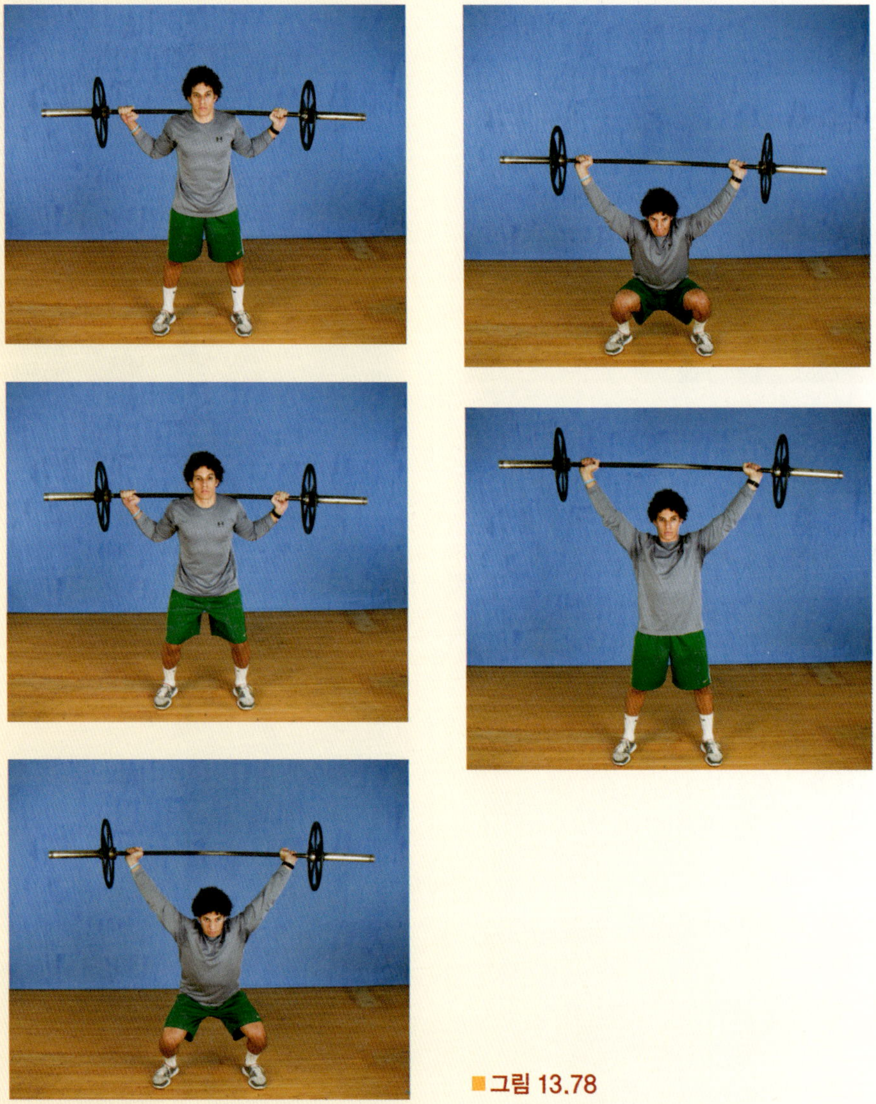

■그림 13.78

- 스내치 그립으로 발은 엉덩이 너비만큼 벌리고(어깨 위에 바를 올린 상태로) 백 스쿼트 자세로 시작한다.
- 바를 목 뒤와 어깨 위에 위치하도록 하고 난 후 위로 올리고 점프한다. 발은 노멀 스쿼트 발 너비 포지션으로 하고, 낮은 자세에서 스내치와 바의 무게를 받는 위치로 가능한 한 빨리 드롭한다. 드롭을 할 때에는 반드시 바를 밀어 올려야 한다. 그래서 바를 위로 리프팅하는 것이 아니라 몸을 아래로 하여 스내치(snatch) 자세를 취한다.
- 올라가는 것은 오버헤드 스쿼트와 같다.
- 먼저 들어올리기를 하고 그 다음에 아래로 주저 앉는 자세를 하는 실수를 하지 않도록 한다. 올바로 실시했을 경우 바는 위쪽으로 거의 움직이지 않는다.
- 프레싱 드롭 스내치(pressing drop snatch) 또는 히빙 드롭 스내치(heaving drop snatch)와 같은 변형 운동이 있다.

루마니안 데드리프트(Romanian deadlift)

등급: B

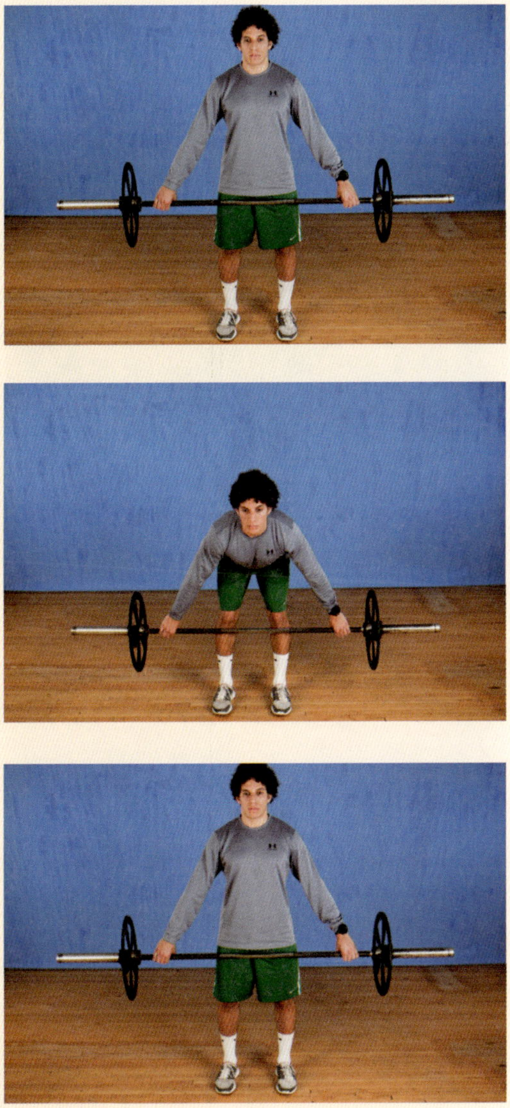

■그림 13.79

- 엉덩이 높이에 바를 두고, 스내치 그립 또는 클린 그립으로 시작한다. 무릎은 약간 구부리고, 팔꿈치는 펴며, 가슴은 내밀고, 등은 젖힘시킨다.
- 무릎 높이 아래의 지점으로 허벅지 가까이로 바를 내린다. 이 자세는 무릎을 약간 구부리고 엉덩이/몸통 굽힘을 통해 이루어진다.
- 엉덩이, 몸통, 무릎 및 발목 폄을 통해 바를 시작 위치로 다시 가져온다.
- 이 운동은 풀링(pulling) 동작 중에 올바른 자세를 배우는 데에 도움이 된다.

프론트 스쿼트(Front squat)

등급: B

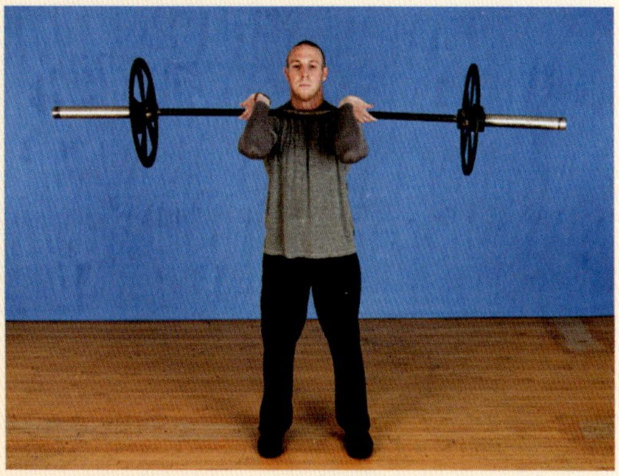
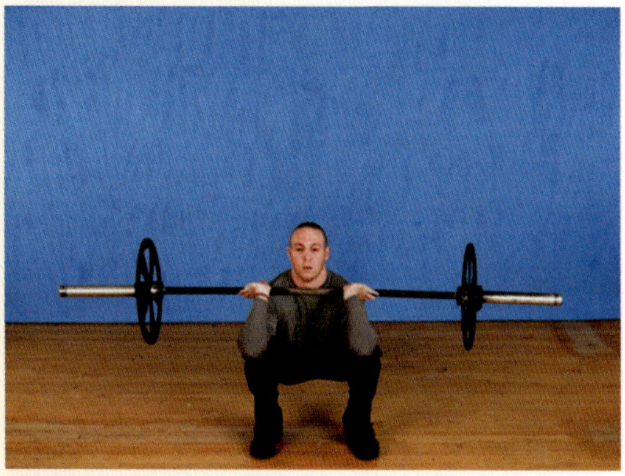

■그림 13.80

- 바가 가슴 윗부분과 어깨에 안정되게 있고, 팔꿈치는 위로 그리고 안쪽으로, 가슴은 내밀고, 등 아랫부분은 젖힘되어 있고, 손목은 편안히 그리고 젖힘된 상태로, 그리고 발은 어깨 너비만큼 벌어진 상태에서 선반에 또는 랙 포지션에 있는 바를 언랙(unrack)한다.
- 엉덩이, 무릎, 발목을 구부려서 평행한 자세로(또는 그보다 낮게) 내려온다. 그리고 바가 적절한 위치에 놓일 수 있도록 몸통을 바른 자세로 유지한다.
- 똑바른 자세를 유지하면서, 엉덩이, 무릎, 발목을 펴며 위로 올라간다.
- 스트레치 및 균형을 발전시키는 데 탁월한 운동이며, 클린을 위한 유익한 전환(transfer) 운동으로서의 역할을 한다. 중량장비를 위로 이동하는 것, 지나치게 앞으로 구부리는 것, rack position의 균형감을 잃고 손목, 팔을 꽉 조이는 등의 실수를 하지 않도록 한다.

오버헤드 스쿼트(Overhead squat)

등급: B

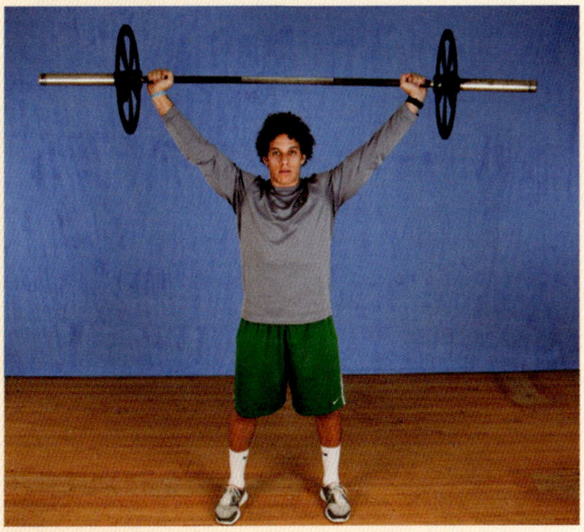
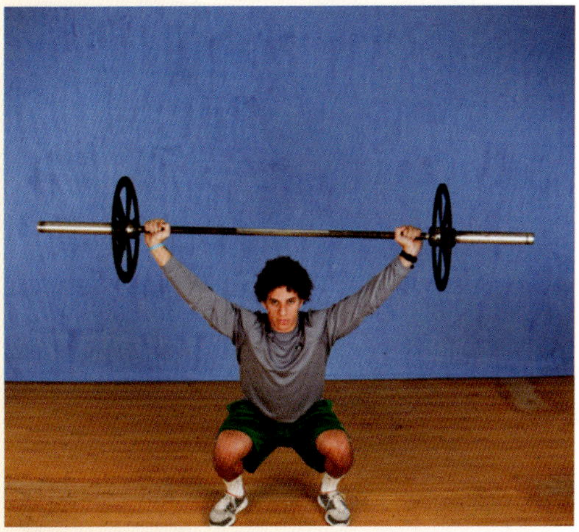

■그림 13.81

- 목 뒤에서 스내치 폭 그립으로 BB를 잡고 오버헤드스 스내치 자세로 밀어 올린다. 어깨는 구부리고, 팔꿈치는 완전히 펴며, 가슴은 내밀고, 허리는 젖힘시키고, 머리는 앞을 향한다. 발은 어깨 너비 또는 그보다 약간 넓게 한다.
- 엉덩이, 무릎, 그리고 발목을 구부려 평행 자세로(또는 그보다 낮게) 내려온 다음, 바를 오버헤드 포지션으로 유지하면서 몸통을 바로 세운다.
- 몸을 바로 세운 자세를 유지하면서, 엉덩이, 무릎, 그리고 발목을 펴서 올라간다. (어깨 유연성이 안 좋을 경우, 내려오는 동작을 할 때에 엉덩이를 제대로 빠른 위치에 오도록 하지 못하게 되는데, 이러한 이유로 뒤꿈치가 플랫폼에서 떨어지게 된다거나, 바가 앞으로 움직이게 된다거나, 팔꿈치를 구부리거나, 지나치게 앞으로 구부리는 실수를 하지 않도록 한다.

그 밖의 변형 운동 및 유사한 운동 오버헤드 스플리트 스쿼트; 케그, DB, KB, 또는 샌드백을 가지고 실시할 수도 있다.

푸시 프레스(Push press)

등급: B

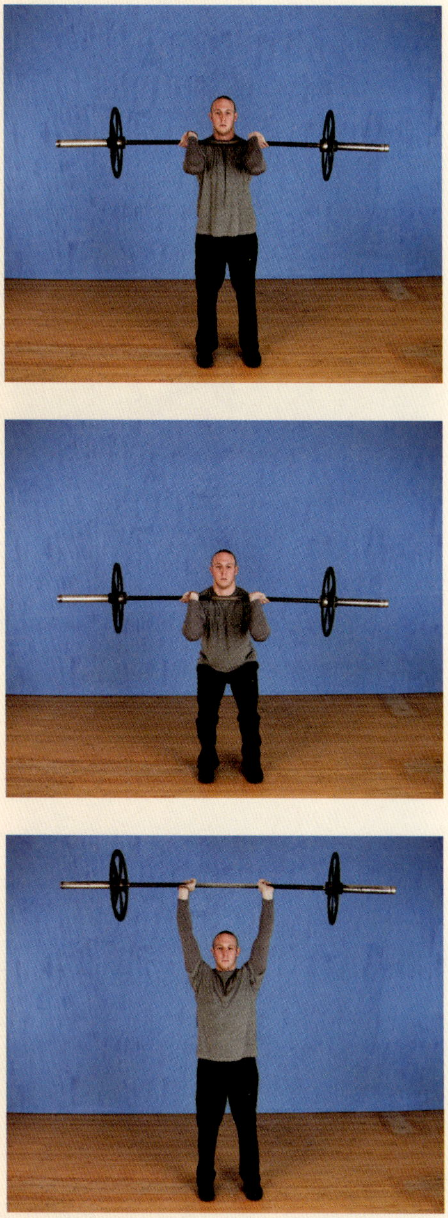

■그림 13.82

- 어깨 높이에서 클로우즈드(closed) 모음 그립으로 어깨 너비보다 약간 넓거나 어깨 너비만큼 벌려 바를 잡는다(팔이 지면과 평행이 되도록 하여). 팔꿈치를 밖으로 하고 손목을 뻗는다. 발은 어깨 너비보다 약간 넓게 하고, 엉덩이와 무릎은 약간 구부린다.
- 대항운동(countermovement or dip)을 한 다음 무릎, 엉덩이, 그리고 발목을 펴서 바를 위로 힘껏 밀어올린다. BW가 balls of the feet(엄지발가락 아래쪽의 동그란 부분)으로 이동하며 발은 발바닥쪽 굽힘이 된다. 바는 팔꿈치가 머리 위로 완전히 펴질 때까지 어깨 높이 위로 밀어올린다.
- 바를 시작 위치로 내리고, 엉덩이와 무릎을 구부려 바의 무게를 흡수하도록 한다.

그 밖의 변형 운동 및 유사한 운동 DB 또는 KB 푸시 프레스(DB or KB push press), behind-the-neck push press(클린 및 스내치 그립), 케그/샌드백 푸시 프레스, 매스티프 바 푸시 프레스(mastiff bar push press).

운동 선택에 있어서의 도움말

다음은 운동을 선택하는/실시하는 데 있어서 몇 가지 도움이 될 만한 내용이다.

1. 좋은 테크닉의 기초를 닦는다. 무슨 운동을 하느냐에 관계없이 운동선수는 보다 무거운 웨이트를 들거나 좀 더 힘드는 운동을 하기 전에 좋은 테크닉을 배워야 한다.
2. 기본적인 운동으로 시작해서 좀 더 어려운 운동으로 진행해 간다. 운동선수든지 코치든지 처음에는 몇 가지 기본적인 운동으로 시작하고, 시간이 흐르면서 훈련이 향상되어 감에 따라 좀 더 어려운 운동으로 나아간다.
3. 모든 주요 근육군을 사용하는 운동을 선택한다. 저항 운동을 할 때에는 모든 주요 근육군을 대상으로 삼는다.
4. 도전적인 운동을 할 때 최고의 결과가 나온다. 보다 힘든 운동, 그리고 여러 개의 주요 근육근에 중점을 두는 운동을 할 때에 실행 결과가 더 좋은 경우가 많다. 이 중심부 및 구조적인 운동을 훈련 프로그램의 기초로 삼아야 한다. 예를 들어, 스쿼트와 벤치 프레스 같은 다관절 운동이 저항 운동 프로그램처럼 최대한의 강도를 목표로 하는 운동의 핵심을 이룬다. 파워 훈련을 할 때에는 올림픽 리프트가 그 핵심이 되어야 한다.
5. 규칙적으로 운동에 변화를 준다. 운동선수를 여러 종류의 운동에 노출시키는 것은 성공적으로 컨디셔닝을 하기 위한 수단이 될 수 있다. 시간이 흐르면서 코치는 어떤 선수에게 어떤 운동이 더 적절한지 결정할 수 있다. 코치가 프로그램의 핵심이 되는 어떤 주요 운동을 알고 있는 경우에도 규칙적으로(4~6주마다) 보조 운동을 바꾸어 볼 수 있다.

요점 정리

- ✔ 대부분의 운동을 함에 있어서 적절한 호흡이라는 것은 음성기(negative phase)에서 숨을 들이마시고 양성기(positive phase)에서 숨을 내쉬는 것을 의미한다. 그러나 예외적으로 등 아랫부분을 강조하는 운동 또는 폭발적인 운동에서 IAP를 증가시키기 위해서는 발살바메뉴버(발살바조작, valsalva maneuver)가 유리한 경우도 있다.
- ✔ 관절 운동은 시상면, 이마면, 그리고 가로면에서 나타난다. 몇몇 운동은 움직임이 두 가지 또는 세 가지 면에서 일어나는(multiplplantar) 운동이다.
- ✔ 저항 운동은 BW, BB, DB, SB, BOSU 볼, MB, 두꺼운 바, KB, 밴드/튜빙, 케그, 샌드백, 타이어, 로그(log) 및 기타 기구를 사용해 실시할 수 있다.
- ✔ 자세, 손/발의 폭, 손/발 자세를 조금이라도 바꾸면 근육 활성도에 변화가 생긴다. 따라서 각각의 운동 변화는 별개의 운동으로 다룬다.
- ✔ 하체, 상체 및 중심부 저항 운동 가운데 많은 부분은 운동을 선택함에 있어 변화를 줌으로써 저항 운동에 새로운 차원을 더해주는 방식으로 실시할 수 있다.
- ✔ 올림픽 리프트 및 그 변형 운동들은 가장 복잡한 운동이다. 올림픽 리프트는 대부분의 주요 근육그룹에 의지를 하기 때문에 폭발적인 속도로 이루어지며 전체적인 체력 및 파워를 기르는 데에 매우 좋은 운동이다.

복습 문제

1. 해부학상의 구조로 볼 때 standing lateral raise(벌림)은 다음 중 어떤 면에서 일어나는가?
   a. 시상면
   b. 이마면
   c. 가로면
   d. 아무 면에서도 일어나지 않는다.

2. 스쿼트 운동을 할 때에 운동선수가 해야 할 것은?
   a. descent(하강) 중에 앞으로 가능한 한 멀리 구부린다.
   b. 매 단계에서 머리를 숙여 바닥을 바라본다.
   c. descent(하강) 중에 무릎과 발가락이 편평하도록 엉덩이를 뒤로 보낸다.
   d. 처음부터 세트 완료 시까지 숨을 참는다.

3. 파워 클린 및 스내치에서 힘이 가장 세게 나올 때는 언제인가?
   a. 퍼스트 풀(first pull)
   b. 변환 단계(transition phase)
   c. 세컨드 풀(second pull)
   d. 받기(catch)

4. 다음 중 특별히 척추세움근(erector spinae muscle) 그룹을 목표로 하는 운동은 어느 것인가?
   a. 젖힘 b. 레그 컬
   c. DB 플라이 d. 크런치(crunch)

5. 크런치 운동에 로테이션(rotation, 회전)을 더하는 경우 다음 어느 근육의 활동이 증가하는가?
   a. 넙다리두갈래근 b. 장딴지근
   c. 큰가슴근 d. 배바깥빗근

6. 다음 중 어느 운동을 하였을 때 푸시-업이 어깨 및 동체 근육에 더 도전적이 되는가?
   a. 한쪽 다리를 벌리고 지면에서 들어올렸을 때
   b. 스태거드 핸드(손을 엇갈리게 해서 하는 운동)
   c. SB에서
   d. 위의 세 가지 모두

7. pulling 운동(데드리프트)을 할 때에 두꺼운 바를 사용하는 것은 악력을 늘리기 위한 좋은 방법이다. O / X

8. 전통적인 데드리프트에서는 와이드 스탠스를 한 자세에서 양팔을 두 다리 안쪽으로 한다. O / X

9. 스내치 그립폭을 결정하는 데에 사용되는 방법 가운데 하나는 선수에게 서서 한쪽 팔을 측면으로 벌리게 한 다음 줄자로 반대쪽 어깨에서 주먹까지의 길이를 재는 것이다. O / X

10. 젖힘 운동은 기본적으로 넙다리네갈래근을 사용하는 것이다. O / X

11. 안쪽/바깥쪽 로테이션(회전) 어깨 운동은 throwing sports(던지기 스포츠)와 관련된 선수들에게 좋다. O / X

12. 스내치에서 세컨드 풀(second pull)의 바 속도는 클린 때보다 높다. O / X

참고문헌은 한미의학 홈페이지 자료실을 통해 확인 가능합니다.
http://www.hanmibook.co.kr

CHAPTER

14 플라이오메트릭 훈련

윤성진

학습목표

이 장을 학습한 후에 아래의 사항을 이해할 수 있다.

- 플라이오메트릭을 정의하고, 에르고제닉(Ergogenic) 효과의 생리학적 기초를 이해한다.
- 플라이오메트릭 훈련이 어떻게 다양한 체력 요소들과 경기력을 강화시키는지 논의한다.
- 40종류 이상의 플라이오메트릭 운동과 변형 운동(variations)들의 수행에 대해 논의한다.
- 플라이오메트릭 훈련 프로그램 설계 시 강렬한 운동들로 이루어진 가변적 프로그램들을 어떠한 방식으로 적절하게 다룰 수 있는지 논의한다.
- 플라이오메트릭 훈련과 다른 훈련양식들을 어떻게 통합시켜 운용할지 논의한다.

수년간 플라이오메트릭(plyometrics)은 플리오메트릭(pliometrics)과 고전 플라이오메트릭(classic plyometrics), 현대 플라이오메트릭(modern plyometrics)과 같이 상황에 따라 달리 사용되었다. 플리오메트릭 운동은 부하에 따른 "길이 증가" 혹은 반대편의 단축성(concentric) 근활동이 없는 순간적인 신장성(eccentric) 근활동으로 해석된다. 예를 들어, 점프 시 착지동작은 탄성 에너지를 저장하거나 강한 신장성 부하를 수반하는데, 이때 충격력은 점프 동작 시 발생하는 추진력보다 더 크다. 이러한 착지를 플리오메트릭이라고 하는데 이 시점은 선수가 뒤이은 단축 국면이나 추진 국면 없이 몸을 지탱하기 위해 버티는 시점(엉덩이, 무릎, 발목이 굴곡되는 단계)이며, 그 예로 뎁스 랜딩(depth landing) 이라는 운동이 있다.

'고전 플라이오메트릭' 이라는 용어는 플라이오메트릭 훈련의 시초로 알려져 있는 쇼크 훈련(s hock training)을 설명할 때 사용된다. 쇼크 훈련은 초고강도의 뎁스 점프(depth jumps)와 그 변형 운동들로 이루어져 있는데, 대부분 숙련된 엘리트 선수들이 수행하였다. 플라이오메트릭이라는 용어는 1970년대에 육상코치인 Fred Wilt에 의해 처음 사용되었고, 쇼크 훈련을 그 기초로 두었다. 유럽권의 선수들이 고전 플라이오메트릭 훈련을 했다고 알려져 있는데, 그들은 육상과 역도, 체조 경기에서 우세한 경기력을 보여주었다. 플라이오메트릭의 창시자로 알려져 있는 코치이자 연구자인 Yuri Verkhoshansky 박사는 1964년에 첫 플라이오메트릭 연구를 발표하였다. Verkhoshansky 박사는 고전 플라이오메트릭을 표현하는데 있어 쇼크 훈련 혹은 쇼크 방법이라는 표현을 선호했는데, 이는 현대 플라이오메트릭과의 구분에 있어 고강도라는 요소가 자리하고 있었기 때문이다. 사실, Verkhoshansky 박사는 용어 사용에 있어 혼란을 막기 위해 플라이오메트릭이라는 용어 대신에 파워메트릭(powermetrics)이라는 용어를 제안했었다. 고전플라이오메트릭은 오버 훈련의 방지를 위해 운동량과 운동빈도를 낮추고, 휴식시간을 길게 가지는 뎁스 점프와 같은 초고강도 운동형태가 특징이다.

'현대 플라이오메트릭' 혹은, '플라이오메트릭' 이라는 표현은 주로 미국에서 사용되고 있는데 쇼크 훈련의 요소들뿐만 아니라 간단한 플라이오메트릭 동작이 포함된 운동들 또한 포함한다. 플라이오메트릭 동작은 부하 도중보다 강한 단축성 근활동을 위해 골격근이 사전에 신장되거나 늘어나는 것을 의미한다. 플라이오메트릭 동작은 신장-단축 사이

속설과 오해

현대 플라이오메트릭 훈련은 전부 뎁스 점프로 구성되어 있다.

플라이오메트릭을 비판하는 사람들은 플라이오메트릭 훈련의 강도가 너무 높다고 지적한다. 하지만, 플라이오메트릭이 대부분 고강도의 뎁스 점프로 이루어져 있다는 생각은 잘못됐다. 즉, 그들은 플라이오메트릭이 고전 플라이오메트릭에서 기초한 것과 관련짓고 있으나, 고전 플라이오메트릭과 현대 플라이오메트릭 훈련에서의 운동형태 차이를 잘못 파악하고 있다. 비록 고전 플라이오메트릭이 대부분 고강도의 뎁스 점프로 이루어져 있긴 하나, 저-중-고강도의 다양한 뎁스 점프 운동들의 형태를 발전시키며 매우 종합적인 훈련으로 발전해왔다. 현대 플라이오메트릭이 일반적인 플라이오메트릭 동작들을 대상으로 한다는 개념을 이해하면, 스포츠 현장에서 볼 수 있는 파워가 요구되는 동작들(예, 야구에서의 던지기, 스윙과 무술에서의 차기, 막기, 때리기 동작)외에도 점프, 호핑, 스키핑, 패스, 던지기와 같은 동작들이 왜 플라이오메트릭 운동에 포함되는지 이해할 수 있을 것이다. 이러한 운동들은 선수의 근력과 파워뿐만 아니라 역학적 효율성을 증가시킨다. 다른 형태의 운동들 또한 플라이오메트릭 동작들을 포함하고 있으나, 개별적인 훈련기법으로 간주된다(예, 전력질주, 순발력, 저항 훈련). 플라이오메트릭 운동은 복합성과 강도에 그 기초를 두고 있으며 수많은 사람들을 훈련시킬 수 있도록 수정이 가능하다. 그러므로 굳이 고강도의 뎁스 점프를 선택하지 않더라도 플라이오메트릭 훈련으로 효과를 볼 수 있다.

클(stretch-shortening cycle: SSC)을 활용하며, 신장 국면에서의 신전율과 부하에 큰 영향을 받는다. 플라이오메트릭 동작은 뎁스 점프와 같은 고강도의 운동뿐만 아니라 신장-단축 사이클(SSC)이 역학적 효율성을 증가시키는 간단한 활동인 걷기, 조깅, 호핑(hopping) 및 다각도의 움직임들을 포함하고 있다. 다양한 플라이오메트릭 동작들을 현대 플라이오메트릭으로 통합시키면서 수많은 운동들이 선수들을 위한 훈련 프로그램에 포함되었다. 고전 플라이오메트릭이 고강도의 운동으로만 이루어진 반면, 실제 현대 플라이오메트릭은 저강도부터 고강도까지 다양한 운동들의 연속체로 구성되어 있다. 비록 일부 플라이오메트릭 운동들이 저강도 혹은 중강도의 운동으로 여겨지나, 실은 고전 플라이오메트릭보다 작은 신장성 부하로 수행되고 있다. 용어의 사용이 다르지만, 플라이오메트릭 훈련은 선수가 최단 시간 내에 최대 근력과 파워를 갖출 수 있게 도와준다. 플라이오메트릭 훈련에 대한 관심은 1970년대부터 상당히 증가하기 시작했고 코치들과 연구자들은 운동능력의 향상을 플라이오메트릭 훈련에 의한 결과라고 생각하기 시작했다. 폭발적인 파워를 필요로 하는 동작을 강화시키는 플라이오메트릭 훈련의 이점이 곧 전 세계의 코치들에게 소개되었고, 현재에 이르러 근력과 파워를 필요로 하는 선수들의 주된 훈련기법으로 자리 잡고 있다. 그 예로, NBA의 100%, NHL의 100%, MLB의 95%, NFL의 94%의 코치들이 선수들을 운동시킬 때 플라이오메트릭 훈련을 사용하고 있다.

플라이오메트릭 운동은 강도에 따라 분류된다. 최대 강도의 플라이오메트릭 운동은 전형적으로 뎁스 점프와 그 변형 운동들 그리고 초고강도의 근수축으로 구성된다. 최대하 강도의 플라이오메트릭 운동은 뎁스 점프 외에 대부분 저강도와 중강도의 운동들로 구성된다. 그뿐만 아니라 플라이오메트릭 운동은 점프, 호핑, 스키핑, 플라이오 푸시-업과 같이 반대 동작이 지면이나 물체와 접촉에 의해 자극을 받는 충격 중심적인(impact-oriented) 운동 또는 때리기, 밀기, 던지기, 패스와 같은 열린사슬운동 즉, 신장 국면과 단축 국면이 지면이나 물체와의 직접적 접촉에 의해 증가하지 않는 비충격 중심적인(nonimpact-oriented) 운동을 포함한다. 두 종류의 운동 모두 플라이오메트릭 훈련 프로그램에 포함되어 있다. 용어 사용의 일관성을 위하여 본 장에서의 플라이오메트릭 훈련은 현대 플라이오메트릭 운동을 설명하는 것임을 숙지해둘 필요가 있다.

플라이오메트릭 운동의 생리학

플라이오메트릭 운동은 신장-단축 사이클 활동을 자극한다. 반동동작은 단시간의 등척성 국면과 연이은 단축성 근활동에 선행하는 신장성 근활동을 유도하는 신장 반사를 일으킨다. 신장 국면(신경활동 전위가 근육에 전달되는 동안 지연되는 시간을 더하면[전기역학적 지연])은 전이 국면(amortization phase)이라고도 불린다. 신장 · 단축 국면 사이의 등척성 국면(ISOM phase) 기간을 결합기(coupling time)라고 하며 뒤이어 나타나는 단축성 근활동은 신전반사와 탄성 에너지의 방출에 의해 증대된다. 근육과 건의 복합체는 신전 시 고무줄과 같은 모습을 보인다. 근-건 복합체에는 탄성 섬유와 함께 순간적으로 탄성 에너지를 저장하고 방출할 수 있는 능력이 있다. 신장성 근활동 동안 저장된 탄성 연속체(건, 액틴, 마이오신, 구조단백질)의 탄성 에너지는 바로 뒤이은 단축 국면에서 근력과 파워를 증대시킨다. 최대근력과 파워 생성은 등척성 결합기(ISOM coupling time)의 시간이 짧을수록 증가되는데, 속근섬유(FT)의 비율이 높은 선수들은 결합기 시간을 0.15초 미만으로 단축해야 한다. 그러므로 선수들에게 있어 최대 파워를 발달시키기 위해서는 전이 국면과 결합기를 최소화하는 것이 중요하다. 에너지는 그 형태가 바뀔 수 있기 때문에 결합기가 길어질수록 탄성 에너지는 낭비된다(탄성 에너지는 결합 국면 시간의 비율에 따라 열 에너지로 바뀐다). 파워 생성은 탄성 에너지의 사용이 단축 국면과 신장 국면에 이어 바로 나타날 때 극대화된다. 신장-단축 사이클에 있어 두 번째로 많은 영향을 주는 것은 바로 신장 반사이다. 골격근 섬유 내에 위치한 근방추가 섬유 길이 변화의 비율을 탐지하는데, 탐지에 따른 반응으로 대항근의 휴식기 동안 작용근의 힘 생성력이 강화될 수 있도록 중추신경계로 활동전위(action potentials)를 보낸다. 비록 탄성 에너지의 저장에 이은 방출이 훨씬 많은 영향을 끼치나(최대 70%), 두 메커니즘 모두 신장-단축 사이클에 영향을 준다. 이와 같은 플라이오메트릭 훈련으로 증가된 근력을 통해 더욱 많은 양의 에너지가 저장될 수 있으며 힘 발현율(rate of force development: RFD)이 증가한다. 이것은 단기간에 최대파워를 동원해야 하는 선수들의 경기력에 있어 매우 중요한 요인이다. 플라이오메트릭 훈련은 골격근의 신경계 적응, 신전 강화작용과 탄성 잠재력의 강화를 통한 신장-단축 사이클 훈련을 위해 설계되었다.

플라이오메트릭 훈련과 운동수행

대부분의 연구에서 플라이오메트릭 훈련은 선수들의 경기력을 증가시켰다. 플라이오메트릭 훈련은 점프의 높이와 파워, 전력질주 능력, 순발력 및 최대 등속성 근력을 증가시킨다. 26개의 플라이오메트릭 훈련연구들을 메타-분석(요약 종합 및 비교)한 결과 플라이오메트릭 훈련이 스쿼트 점프, 반동동작 수직 점프와 팔 스윙을 이용한 반동동작 수직 점프 그리고 드롭 점프 수행력을 각각 4.7%, 8.7%, 7.5%, 4.7% 증가시킴을 알 수 있다. 플라이오메트릭 훈련은 근력을 증가시키며 근비대와 함께 저항 훈련과 유사한 근섬유 종류의 이행(Type-IIX에서 IIA)을 유발한다. 수직 점프력과 전력질주 속도, 순발력뿐만 아니라 발차기 속도와 같은 운동수행력을 증가시키기 위한 방법으로는 플라이오메트릭과 저항 훈련을 함께 수행하는 것이 가장 효과적이다. 하지만 모든 연구들이 저항 훈련과 플라이오메트릭 훈련 수행 시 증가를 나타내지는 않는다. Wilson 등의 연구에서는 스쿼트 저항 훈련을 8주 동안 6세트, 6~10회 반복을 한 결과와 20~70cm 높이의 뎁스 점프를 3~6세트 8회 반복한 플라이오메트릭 훈련에서의 수직 점프 높이 증가율이 유사하게 나타났다(각각 21%, 18%). 게다가, 6~9주 동안의 플라이오메트릭 훈련이 일반적인 달리기선수와 고도로 훈련된 지구성 운동선수의 런닝 이코노미(running economy)를 증가시킬 수 있으며 달리기선수들의 3km 기록을 단축시킬 수 있다. 플라이오메트릭 훈련은 수영에서의 스타팅 블록 출발 기록을 단축시키며, 테니스선수들의 측면 반응시간과 전력질주 능력, 야구선수들의 투구 속도와 축구선수들의 킥 스피드를 증대시킨다.

뎁스 점프

1950년대 Yuri Verkhoshansky 박사에 의해 플라이오메트릭이 선수 훈련 프로그램으로 처음 소개된 이후부터 현재까지 뎁스 점프(혹은 드롭 점프)는 플라이오메트릭 훈련의 주된 훈련기법으로 통한다. 플라이오메트릭 운동 중 매우 고강도의 운동형태인 뎁스 점프는 선수들의 S&C (strength & conditioning) 프로그램으로 자리 잡고 있다. 선수는 박스나 의자에서 편안하게 내려오고 착지(충격) 후에 지면에서의 착지시간을 최소화시키며 폭발적으로 도약한다. 뎁스 점프에 대한 생체역학적 연구에서는 뎁스 점프가 파워를 극대화시키는데 있어 효과적임을 입증하였다. Bobbert 등의 연구에서는 반동동작 점프와 비교했을 때 뎁스 점프가 무릎과 발목에서 우세한 최대 파워(peak force)를 나타냈다. 뎁스 점프의 메커니즘은 개인의 기량에 달려있는데, 반동동작 시 더 낮게 내려가는 선수들보다 엉덩이와 무릎의 굽힘이 최소화(빠른 반발)되는 선수들에게서 최대 파워가 높게 나타나는 경향을 보였다. 또 다른 변수로는 박스의 낙하(drop) 높이가 있다. 선수의 체중이 무겁고, 낙하 높이가 높을수록 낙하 시 높은 수직 속도를 얻으며, 지면 접촉 시 강한 힘을 발휘한다. 운동강도는 낙하 높이가 높아질수록 증가하는데, 일반적으로 20~100cm의 높이가 가장 많이 사용되고 있다. 초창기 연구들에서는 75~115cm를 권장하였으나 몇몇은 보다 안정적인 20~40cm를 제안하였다. 최대 추진력의 증가는 낙하 높이에 비례하는데, Bobbert 등은 60cm 높이에서의 뎁스 점프가 20cm 높이에서의 뎁스 점프보다 더 높은 부하율(rate of loading)과 1.5배 높은 지면반력을 일으켰다고 보고하였다. 낙하 높이의 증가에 따라 더욱 많은 양의 네거티브 워크(negative work)가 일어난다. 적절한 뎁스 점프의 높이는 논란의 여지가 있으며 개인별로 다르기 때문에 선수가 직접 신장 · 단축 국면 사이에 적절한 전이 국면이 나타날 수 있는 알맞은 상태를 찾을 필요가 있다. 몇몇의 연구들에서는 40cm 높이 낙하에서 상당한 수직 점프 높이를 나타내고 있으나그렇지 않은 연구들도

SIDEBAR 수직 점프의 역학

수직 점프는 시작 자세, 반동동작, 도약 혹은 추진, 비행, 착지로 구분되는 다섯 가지의 국면으로 분류할 수 있다. 시작 자세에서 선수는 엉덩이-어깨 간격의 스탠스로 지면에 작용하는 힘과 파워 그리고 점프 높이의 최대치를 생성할 수 있다. 반동동작은 엉덩이와 무릎의 빠른 굽힘을 비롯한 발목의 발등 굽힘(dorsi-flexion)과 어깨의 과신전 같은 특징들이 있다. 도약 혹은 추진 국면은 엉덩이와 몸통 그리고 무릎의 순간적인 폄, 발바닥 굽힘(plantar-flexion)과 어깨의 굽힘으로 이루어진다. 수직 점프 도중 도약 속도는 무릎 굽힘 56%; 발바닥 굽힘 22%; 몸통 폄 10%; 팔 스윙 10%와 머리 스윙 2%의 영향을 받는다. 추진 중 하체는 엉덩이에서 40%와 무릎 24.2%, 발목이 35.8%로 각각 지면에 작용하는 힘에 영향을 준다. 연구들에서는 수직 점프에서 파워와 높이를 최대로 이끌어내기 위한 반동동작과 팔 스윙의 중요성을 언급하고 있다. 팔 스윙은 엄지를 세운상태에서 팔의 전방 위쪽 방향으로의 움직임들로 구성되어 있다. 팔 스윙은 엉덩이가 굽힘될 때 몸통의 곧은 자세를 유지하는데 있어 도움을 준다. 체공 시간은 선수가 생성해낸 파워와는 독립적으로 수직 점프한 높이의 비율에 따라 증가한다. 착지 형태는 충격을 흡수하고 관절에 가해지는 부하를 최소화하는데 있어 매우 중요하다. 최대 지면반력을 낮추고 제동력을 증가시키는 것을 통해 힘의 분배와 충격흡수를 위한 착지 시 무릎과 엉덩이의 굽힘과 발목의 발등 굽힘이 중요하다. 양발 착지 시보다 외발 착지 시(충격 흡수를 위한 무릎에서의 상당한 외반 외력(valgus stress)과 높은 근 활성도, 적은 무릎 굽힘) 더 큰 부하가 하지에 전달된다. 여성은 남성에 비해 착지 시 무릎에서의 외반외력이 더 크게 나타나며, 상대적으로 높은 지면반력이 나타난다. 무엇보다도 플라이오메트릭 훈련에 있어 적절한 착지 메커니즘을 가르치는 것이 부상의 위험을 낮추는데 있어 매우 중요하다. 적절한 호흡법으로는 반동동작에서의 흡기와 최대 추진상태에서의 호흡 정지, 지면에서의 상승 시 호기로 구성된다.

해석연구

저항, 플라이오메트릭, 복합 훈련이 힘 생성에 미치는 영향

Adams K, O'Shea JP, O'Shea KL, Climstein M. The effect of six weeks of squat, plyometric and squat-plyometric training on power production. *J Appl Sport Sci Res.* 1992;6:36–41.

Adams 등은 스쿼트와 플라이오메트릭, 복합 운동 훈련이 힘 생성에 미치는 영향을 비교했다. 주당 2회의 빈도로 구성된 스쿼트 프로그램은 금요일의 강도보다 화요일에 실시하는 운동 강도가 높았다. 금요일은 1RM의 50~70% 강도로 8회 반복, 1~2세트를 수행한 반면, 화요일에는 1RM의 70~100% 강도로 2~8회 반복, 2~4세트를 수행하였다. 플라이오메트릭 훈련은 뎁스 점프와 양발 호핑, Split squats로 이루어져 있다. 뎁스 점프는 처음 51cm의 높이에서 시작하였으며 매주 높이를 증가시켜 6주 후에는 114cm에서 실시하였고 6~10회 반복, 2~3세트를 수행하였다. 양발 호핑은 15m 거리를 2~3세트 수행하였으며, Split squats는 15m(걷기)를 1~3세트 실시하고 6~10회 반복, 1~3세트를 제자리에서 수행하였다. 복합 프로그램은 저항 훈련과 플라이오메트릭 훈련을 조합하여 수행하였다. 수직 점프의 증가에 있어서는 복합 프로그램이 가장 유의한 증가(10.67cm)를 보인 반면, 저항 훈련과 플라이오메트릭 훈련을 각기 다르게 수행한 그룹은 서로 유사한 증가를 나타냈다(각각 3.3cm, 3.81cm). 이러한 결과를 바탕으로 하체의 파워를 최대화시키는데 있어 플라이오메트릭과 저항 훈련을 함께 실시하는 것이 효과적임을 알 수 있다.

있다. 50cm와 100cm 높이에서의 뎁스 점프 훈련 후 수직 점프력을 비교했을 때 양측이 유사한 증가를 보인 연구도 있다. 20~40cm 높이 정도의 뎁스 점프가 처음 뎁스 점프 훈련을 시작하는 선수들에게 적당하며 선수들의 적응정도에 따라 점진적으로 높이를 증가시킨다. 고강도 운동인 뎁스 점프의 특성상 최대의 뎁스 점프 훈련수행 시에는 주1~3회, 5~8회 반복으로 2~4세트와 함께 장기간의 휴식시간(2~10분)이 권장되고 있다.

플라이오메트릭 프로그램 설계

다른 훈련기법들과 마찬가지로 플라이오메트릭 역시 목표를 달성하기 위한 여러 요소들로 구성된 훈련기법 중 하나이다. 이러한 요소들에는 운동형태, 순서, 강도, 빈도, 휴식시간, 운동량이 포함된다. 선수를 위한 플라이오메트릭 훈련 프로그램 설계는 계획적인 점진적 과부하와 특수성, 변형 운동들이 포함된 다원적 설계가 필요하다. 선수의 나이와 훈련상태, 장비의 효용성, 훈련 장소, 운동 간 회복, 영양뿐만 아니라 플라이오메트릭과 다른 형태의 훈련과의 조합 등 수많은 요소들이 고려되어야 한다. 그러나 현재 대부분의 플라이오메트릭 훈련 연구들의 비교가 불가능하다. 이는 다양한 프로그램들이 경기력 향상에 있어 효과적이기는 하나 프로그램 내 다양한 요소들의 조절에 따른 변화들을 비교한 연구는 매우 적기 때문이다. 그렇기 때문에 현재의 플라이오메트릭 가이드라인은 대부분 코치들의 실전 경험과 소수의 연구결과들에 의존하는 경향이 있다. 기타 플라이오메트릭 훈련에 있어 중요한 요소들은 다음과 같다.

- 훈련을 수행하는데 있어 질(quality)이 가장 중요하다. 각각의 반복을 수행하는데 있어 전이국면과 결합기를 최소화하고, 폭발적인 추진력을 내야 하며 전력을 다해야 한다.
- 운동종류의 선택은 가능한 한 특정 스포츠에서 요구하는 것을 충족시키기 위해 구체적이고 명확해야 한다. 특정 스포츠의 훈련은 플라이오메트릭 운동과의 결합으로 기술과 파워를 증가시킬 수 있다. 코치는 선수의 사지(팔/다리)와 회전 우세(rotational dominance)의 문제에 대해 고심할 필요가 있다. 추진 국면에서 한쪽의 팔/다리

만을 폭발적으로 사용해야 하는 선수들은 편측 훈련이 중요하며 양측의 팔/다리를 모두 사용하는 종류의 스포츠를 하는 선수들은 양측 훈련이 중요하다. 예를 들어, 야구의 우완 투수는 투구단계에 있어서 오른발을 이용하여 마운드를 폭발적으로 차고 나가야 하며 그와 동시에 와인드-업에서 팔로우-스루까지 이어지는 반시계 방향의 운동 동안 최대한의 힘을 생성해야 한다. 따라서 이러한 동작을 훈련함에 있어 Single-leg push-offs와 측면 호핑(lateral hops)뿐만 아니라 반시계 방향 메디신 볼 토스와 던지기 같은 훈련이 사용될 수 있다. 근육의 밸런스를 위하여 반대편의 운동도 할 수 있으나 선수에 따라 특정 동작을 위한 맞춤 훈련이 가장 효과적이라 할 수 있다.

- 선수들의 훈련단계에 있어 점진적 과부하의 원리가 적용되어야 한다. 점진적 과부하는 더욱 복잡한 운동을 수행하거나 외적 부하를 통한 강도의 증가를 뜻하는데, 이를 통해 운동량이 증가될 수 있다. 마찬가지로 운동량과 강도는 역 상관관계를 나타낸다. 고강도 훈련에 앞서 저-중강도 훈련에 적응되어야 하는데, 선수 훈련 시 최대 강도의 뎁스 점프 훈련에 적응하기 위해서는 최소 몇 년간의 저항 운동과 플라이오메트릭 훈련의 경험이 있어야 한다. 고강도의 운동은 운동 사이에 상당한 기간의 휴식시간을 필요로 하기 때문에 그에 따라 반복 횟수는 감소할 수밖에 없다.
- 최대파워 향상을 목표로 한 훈련 시 충분한 휴식시간은 피로를 최소화시킬 수 있다.
- 플라이오메트릭 훈련은 충분한 공간이 있는 곳에서 실시해야 한다. 수평방향 훈련을 위해서는 수평 길이로 최소 27~36m가 권해진다. 수직방향 훈련을 위해서는 천장이 선수들의 점프 시 최대 높이보다 높아야 한다.

운동선택

플라이오메트릭 운동들은 대부분 제자리 점프, 스탠딩 점프, 복합적인 호핑/점핑, 바운딩, 박스 훈련, 뎁스 점프와 던지기로 이루어져 있다. 이러한 운동들은 다시 하체와 상체/몸통/코어 운동으로 나눈다. 점프 동작은 수직 혹은 수평 움직임의 요소들을 최대화시킨다. 호핑 동작은 정해진 거리 혹은 형식을 움직이는 동안의 반복 움직임의 요소들을 최대화시킨다. 바운딩 동작은 큰 보폭을 이용하여 실시하는 수평 방향의 움직임이다. 박스 훈련은 다양한 강도와 여러 크기의 박스에서 뛰어내리거나 뛰어오르는 움직임들이 포함된다. 뎁스 점프는 폭발적인 점프 수행에 앞서 여러 종류의 박스에서 뛰어 내리는 신장성 요소가 강조된 운동이다. 토스와 패스 동작은 공이나 물체를 머리 위 혹은 아래에서 놓는 운동으로 상체와 팔이 사용된다. 던지기 동작 역시 상체와 팔을 사용하는 운동으로써 공이나 물체를 머리 위로 가로질러 던지는 운동이다. 이러한 운동들을 수행함에 있어 가장 중요하게 생각해야 할 것은 전이 국면과 결합기의 시간을 최소화하여 순간적으로 수행해야 한다. 몇몇 훈련은 결합을 통하여 더욱 복잡한 훈련이 될 수 있다(예, 뎁스 점프에 전력질주를 추가한 훈련). 그리고 발리스틱 운동(ballistic exercises)은 부하 방출(감속 최소화) 부분에 있어 플라이오메트릭운동이라 할 수 있다. 점프 스쿼트와 벤치 프레스 스로우, 발리스틱 레그 프레스, 발리스틱 숄더 프레스와 같은 운동들은 신장-단축 사이클(SSC)을 목표로 하고 파워를 증가시킨다. 이를 위해 유압 제동 장치를 통해 무게를 안전하게 지탱해주는 장비가 사용되고 있다.

운동

하체 플라이오메트릭 운동

두발 모아뛰기(포고)(Two-foot ankle hop["POGO"])

강도: 저강도

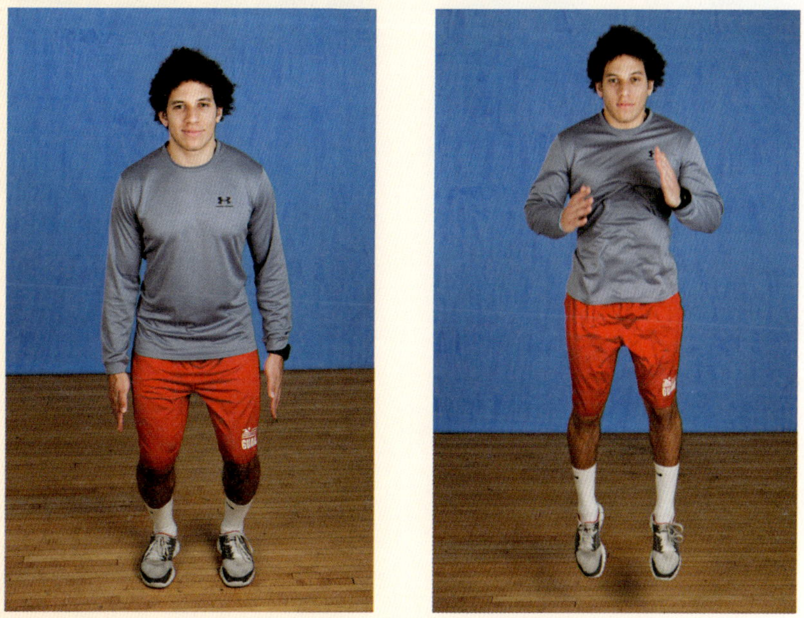

■그림 14.1

• 양발을 어깨 너비로 벌려서고, 양팔은 옆으로 가지런히 둔 상태에서 시작한다.

• 반동동작 후에 위로 점프를 하고(양팔의 움직임과 함께), 착지와 동시에 순간적으로 다시 한 번 위로 점프한다. 이 운동은 발바닥 굴근에 상당한 부하가 가해진다(■그림 14.1).

옆으로 뛰기

강도: 저강도

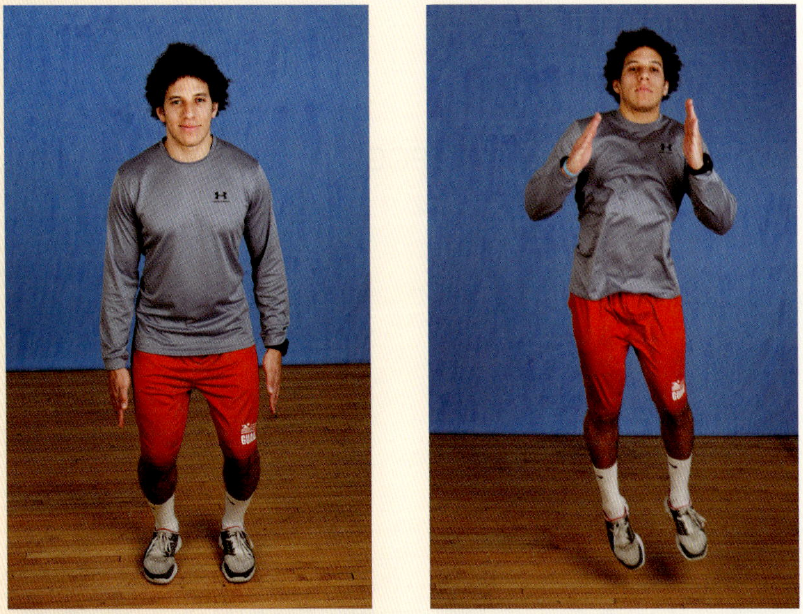

■그림 14.2

- 양발을 어깨 너비로 벌려서고, 양팔은 옆으로 가지런히 둔 상태에서 시작한다.
- 짧은 반동동작 후에 양발을 함께 사용하여 옆으로 60~90cm 점프한다. 콘을 지표로 사용하면 좋다.
- 오른발로 점프하고 왼발로 착지하는(혹은 그 반대로) 편측 다리 운동도 할 수 있다(■그림 14.2).

수직 점프(Jump-and-reach)

강도: 저강도

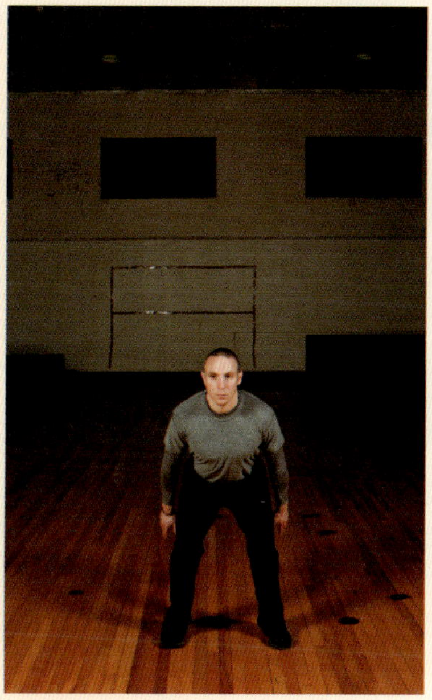

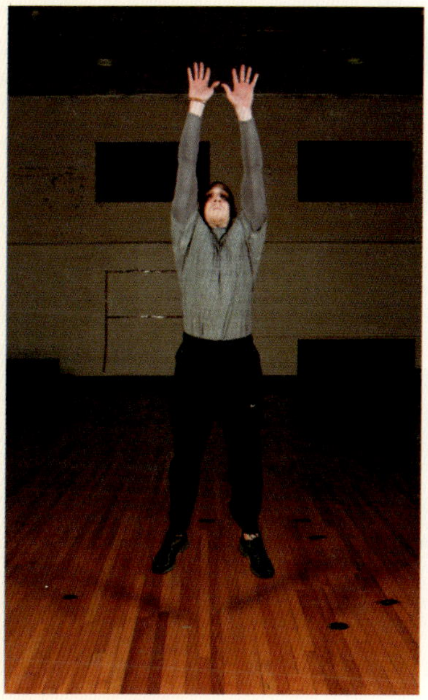

■그림 14.3

- 양발을 어깨 너비로 벌려서고, 양팔은 옆으로 가지런히 둔 상태에서 시작한다.
- 반동동작 후에(팔 백스윙과 함께) 최대한 높게 위로 점프하며, 착지와 동시에 순간적으로 연속 점프를 실시한다. 이 운동은 선수들의 점프 높이를 증가시키는데 매우 효과적이다(■그림 14.3).

스쿼트 점프(Squat jump)

강도: 저강도

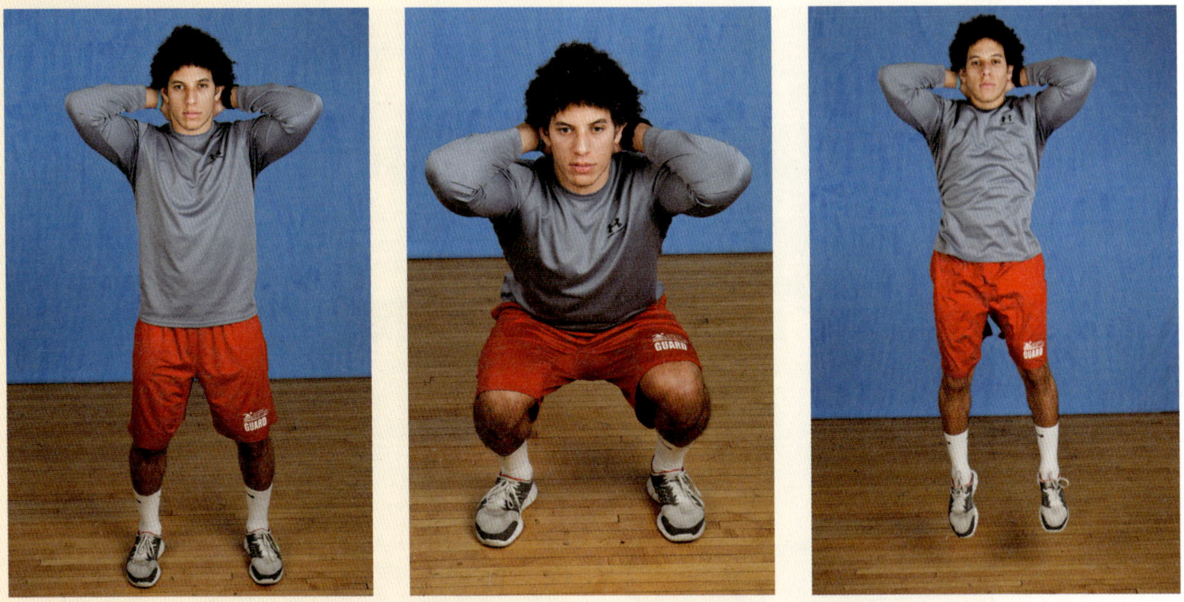

■그림 14.4

- 양발을 어깨 너비로 벌려서고, 양손은 머리 뒤로 깍지를 낀 상태에서 시작한다. 이 운동은 메디신 볼을 가지고도 수행이 가능하다.
- 반동동작 후에 팔의 움직임 없이 최대한 높게 점프하며, 착지와 동시에 순간적으로 연속 점프를 실시한다(■그림 14.4).

주의! 프리웨이트 스쿼트 훈련과 마찬가지로 하강 국면에서 똑바로 선 자세를 유지해야 하며, 무릎과 발의 정렬을 적절하게 유지해야 한다.

제자리 멀리뛰기(Standing long jump)

강도: 저강도

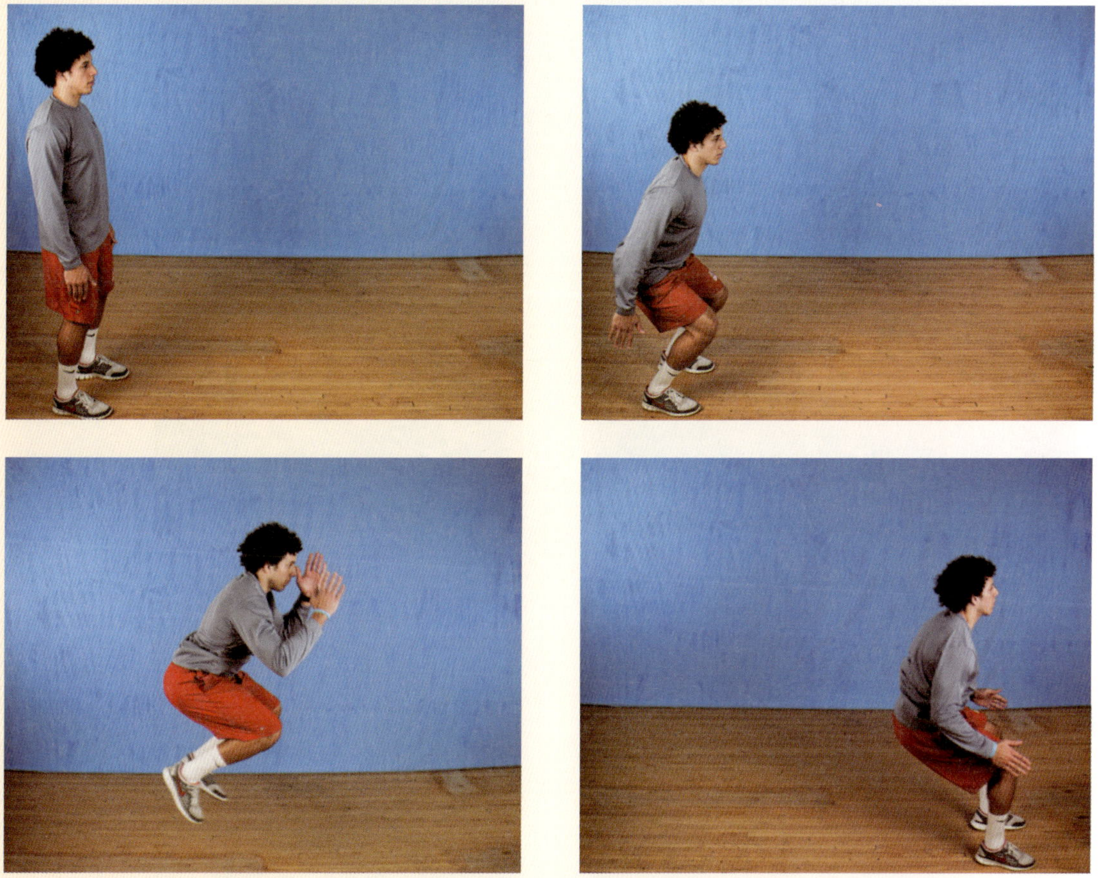

■ 그림 14.5

- 양발을 어깨 너비로 벌려서고, 무릎을 약간 구부리고, 양팔은 옆으로 가지런히 둔 상태에서 시작한다.
- 반동동작에 이어(팔 백스윙과 함께), 순간적인 양팔 스윙과 함께 정면으로 최대한 멀리 점프한다(■ 그림 14.5).

주의! 매번 발이 지면과 닿을 때마다 무게중심이 앞으로 이동하므로 착지 시 밸런스 유지에 신경을 써야 한다.

변형 운동 엉덩이가 외전되는 신장의 수행은 벽을 마주 보고 벽으로 손을 뻗는 방식으로 변화를 줄 수 있다(무릎은 신전한 상태에서). 파트너는 더 깊은 신전을 위해 저항을 줄 수 있다. 이러한 변형은 엉덩이 내전근에 더욱 자극을 줄 수 있다.

장애물 점프(Barrier jumps)

강도: 저–중강도

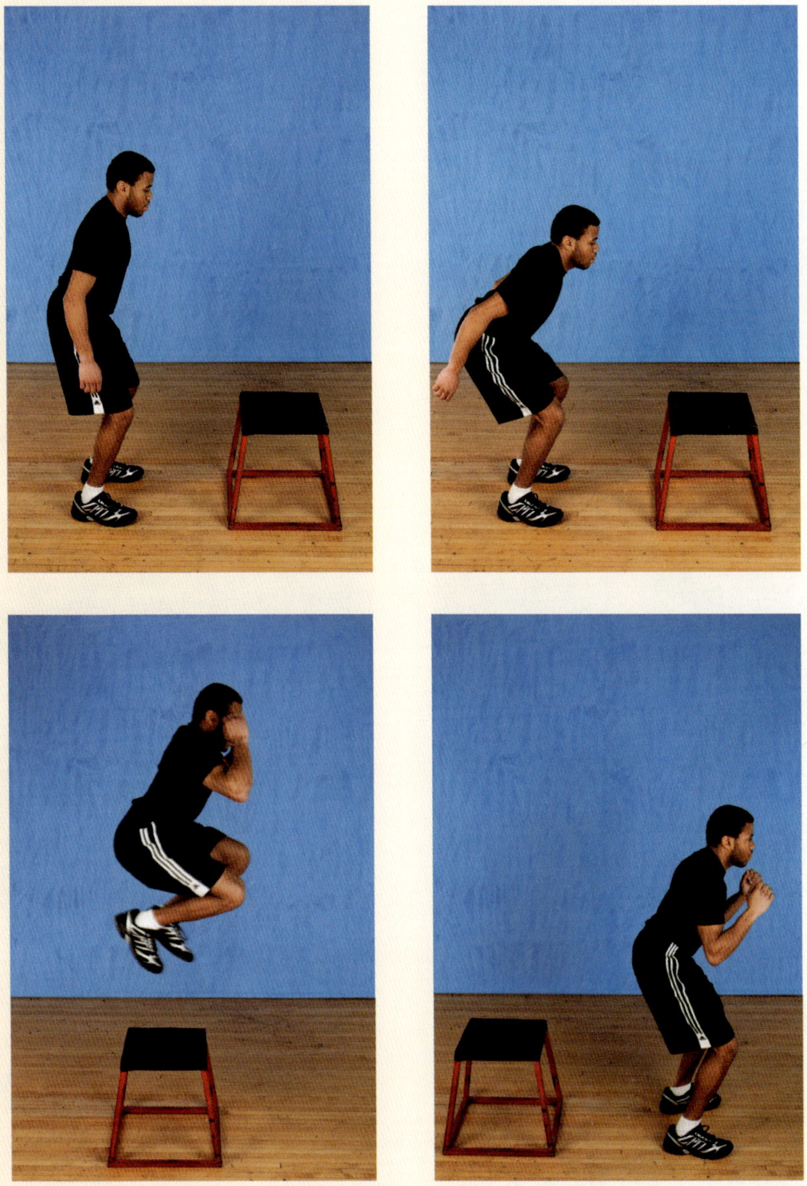

■그림 14.6

- 양발을 어깨 너비로 벌려서고, 무릎을 약간 구부리고, 양팔은 옆으로 가지런히 둔 상태에서 시작한다.
- 재빠른 반동동작과 팔의 백스윙 후에 양팔 스윙을 이용하여 장애물을 뛰어 넘는다. 자주 사용되는 장애물로는 콘, 허들, 상자들이 있다. 장애물의 높이를 조절함으로써 강도를 증가시킬 수 있다(■그림 14.6).

주의! 장애물을 뛰어 넘을 때 걸려 넘어져 부상을 입지 않도록 집중해서 실시해야 한다.

변형 운동 변형은 옆으로 혹은 뒤로, 대각선으로 장애물을 뛰어넘으면 된다. 또 다른 변형으로는 여러 방향으로의 전력질주나 특정 스포츠 기술을 운동 마지막 부분에 추가시키면 된다.

콘 호핑(Cone hops)

강도: 저강도

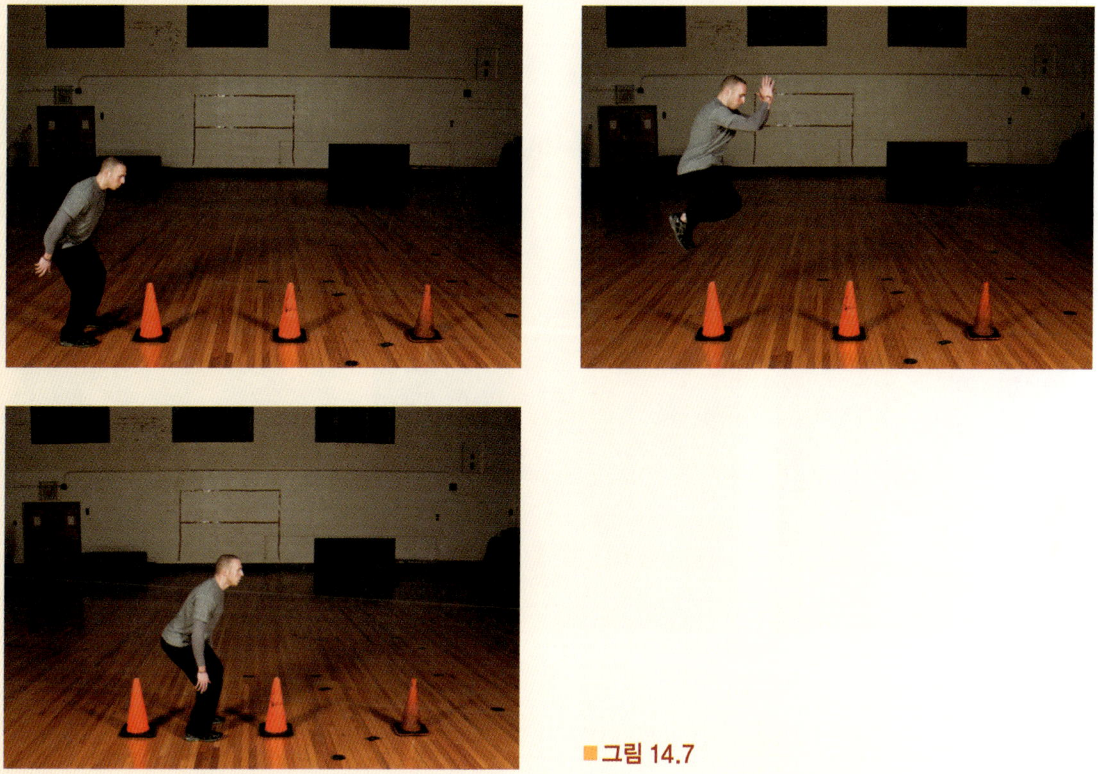

■ 그림 14.7

- 양발을 어깨 너비로 벌려서고, 무릎을 약간 구부리고, 양팔은 옆으로 가지런히 둔 상태에서 시작한다.
- 재빠른 반동동작과 팔의 백스윙 후에 양팔 스윙을 이용하여 앞에 있는 콘을 뛰어 넘는다. 다수의 콘을 두어 여러 번 반복할 수 있으며, 콘과 콘 사이의 거리조절을 통해 강도를 조절할 수 있다(■ 그림 14.7).

변형 운동 변형은 옆으로 혹은 뒤로, 대각선으로 콘을 뛰어넘으면 된다. 또 다른 변형으로는 여러 방향으로의 전력질주나 특정 스포츠 기술을 운동 마지막 부분에 추가시키면 된다. 고급 변형으로는 신장성 근육 활동을 강조하기 위해 내리막에서 실시하는 방법이 있다.

턱 점프(Tuck jumps)

강도: 중강도

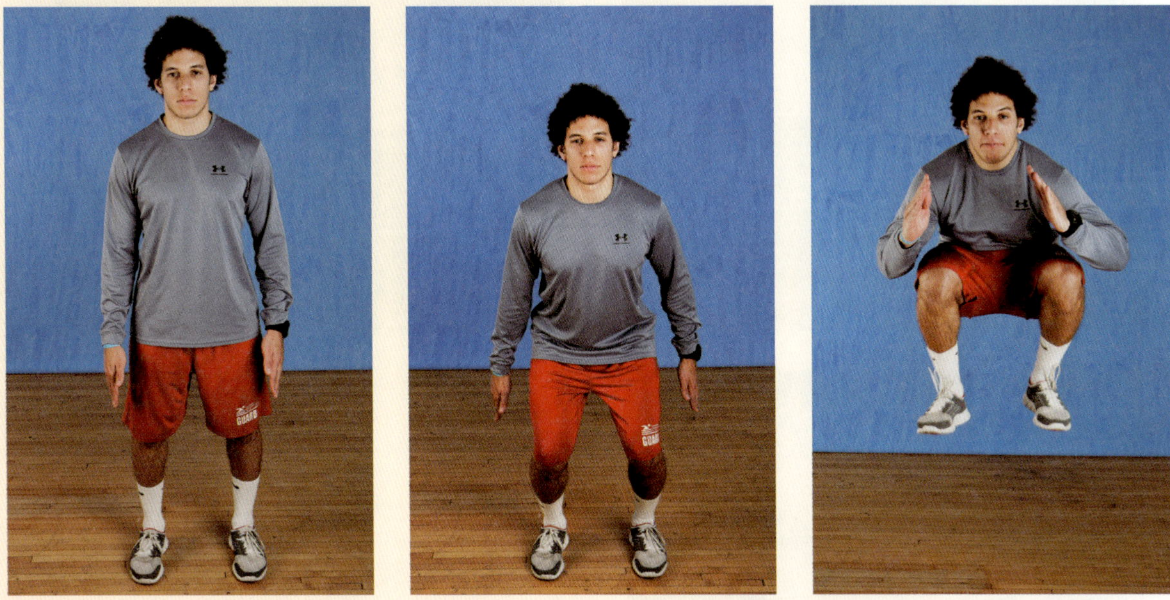

■그림 14.8

- 양발을 어깨 너비로 벌려서고, 무릎을 약간 구부리고, 양팔은 옆으로 가지런히 둔 상태에서 시작한다.
- 재빠른 반동동작과 팔의 백스윙 후에 양팔 스윙을 이용하여 최대한 높게 수직으로 점프를 한다. 점프를 하는 동안 무릎을 가슴까지 들어 올려 유지하거나, 양손으로 무릎을 잡아준다.
- 턱 점프(Tuck jump)는 착지 중 무릎에 가해지는 외반측 부하를 살펴보는데 효과적인 운동이다. 이 운동은 여성 운동선수들에게 있어 어느 선수가 전방십자인대 손상에 잘 버틸 수 있는지 측정하는 매우 좋은 방법으로 사용된다(■그림 14.8).

변형 운동 변형은 발을 앞으로 올리는 대신 발꿈치를 엉덩이 쪽으로 들어올리는 방법이 사용된다.

스플릿 스쿼트 점프(Split squat jump)

강도: 중강도

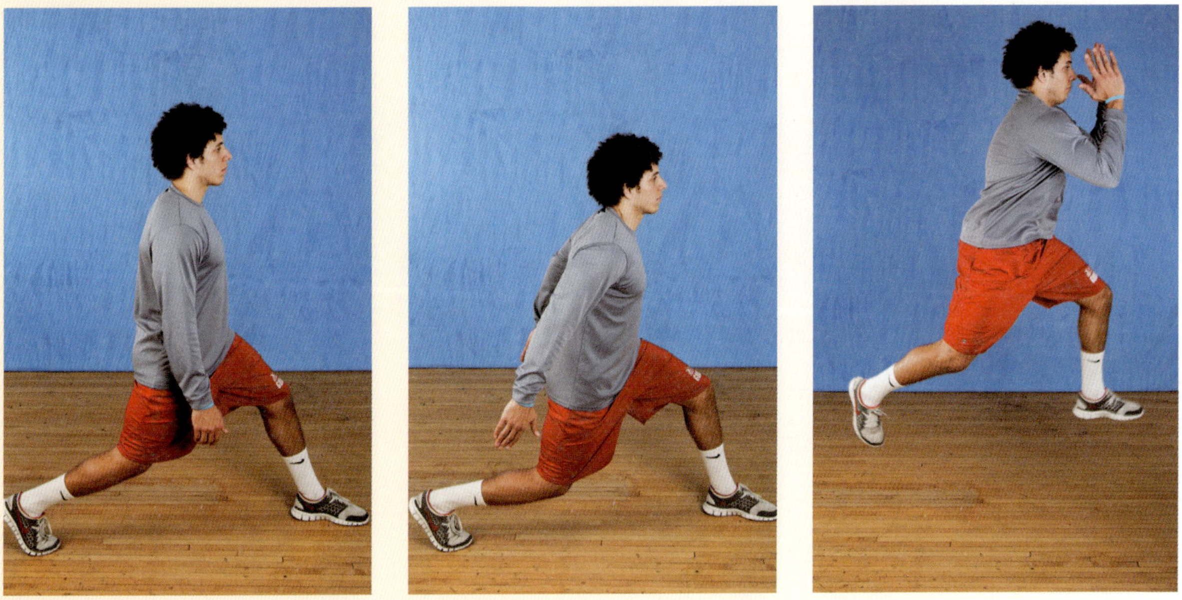

■ 그림 14.8

- 양팔을 옆으로 가지런히 둔 상태에서 시작한다. 한쪽 다리는 전방으로 구부리고 있고 반대쪽 엉덩이는 과신전된 상태이다(예, 런지 자세). 뒤쪽에 위치한 무릎은 약간만 구부리고 앞쪽 무릎은 45~90° 로 구부려 준다.
- 짧은 반동동작 후에 양팔을 위로 뻗으며 수직으로 점프한다.
- 점프를 실시한 자리로 다시 착지한다(■ 그림 14.9).

변형 운동 변형은 체공 중 다리를 회전시키는 것이다. 즉, 체공 도중 앞뒤 다리를 교차하여 착지하면 된다(가위 뛰기).

파이크 점프(Pike jump)

강도: 중-고강도

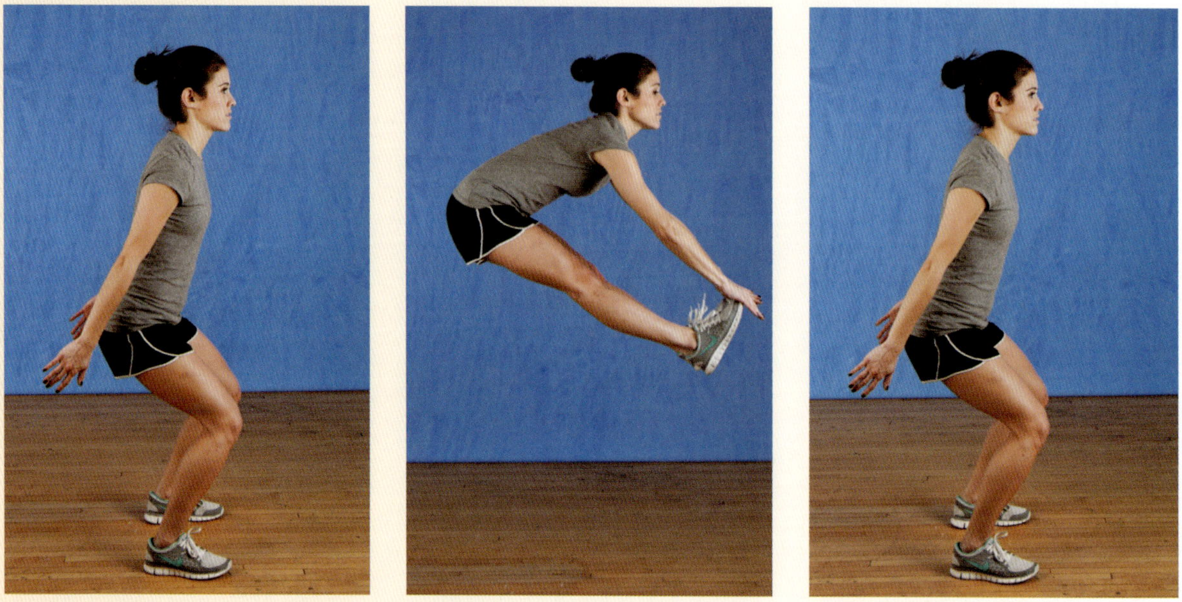

■ 그림 14.10

- 양발을 어깨 너비로 벌려서고, 무릎을 약간 구부리고, 양팔은 옆으로 가지런히 둔 상태에서 시작한다.
- 반동동작 후에 위로 점프한다. 점프 중 양다리를 전방으로 뻗고 양팔을 뻗어 발가락을 쳐준다. 착지 후 반복한다(■ 그림 14.10).

변형 운동 변형은 점프 중 다리를 벌리거나 옆으로 들어 올리며 실시한다.

한발 수직 점프(Single-leg vertical jump)

강도: 중-고강도

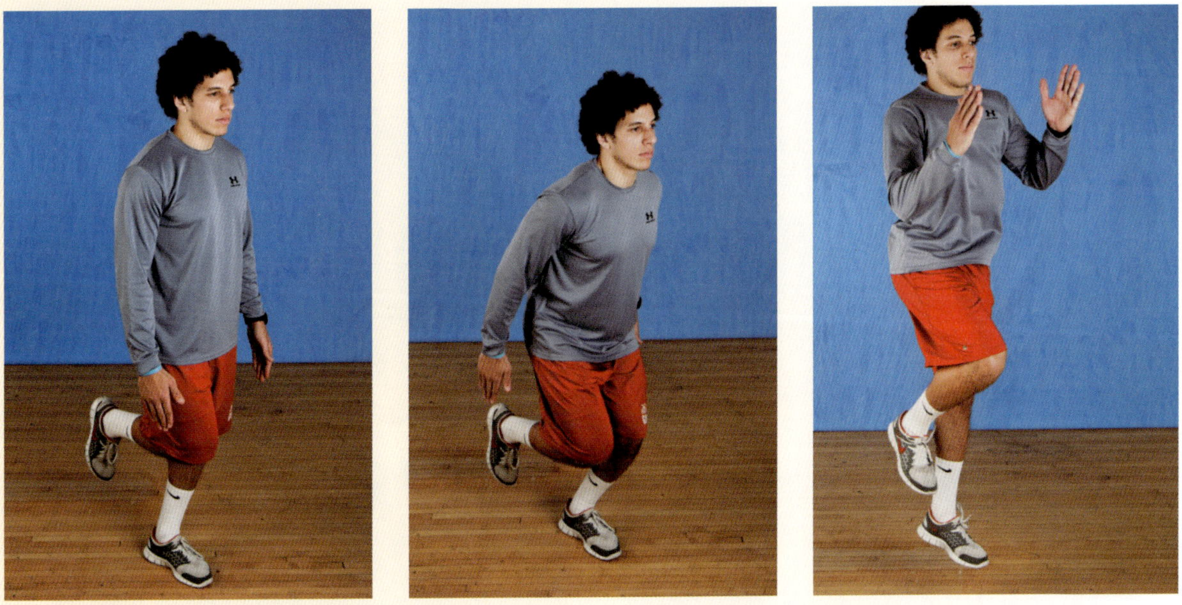

■그림 14.11

- 양팔을 옆으로 가지런히 둔 상태에서 시작한다. 체중은 한쪽 다리에 싣고 반대편 다리는 구부려져 지면에서 떨어진 상태이다. 체중을 지지하는 다리는 약간 구부려져 있다.
- 반동동작 후에 양팔 스윙과 함께 한쪽 다리를 이용하여 수직으로 점프한다. 착지 후 바로 뒤이은 추가적인 점프를 실시한다. 다음 점프를 하기 전 밸런스 유지를 위해 약간의 회복시간이 필요하다(■그림 14.11).

변형 운동 변형은 한 발씩 점프하고 닿기 Single-leg jump & reach와 한 발씩 뛰고 무릎잡기 Single-leg tuck jump를 포함한다. 혹은 도약과 착지 시 발을 바꿔주며 실시한다.

양발 뛰기(Double-leg hops)

강도: 중강도

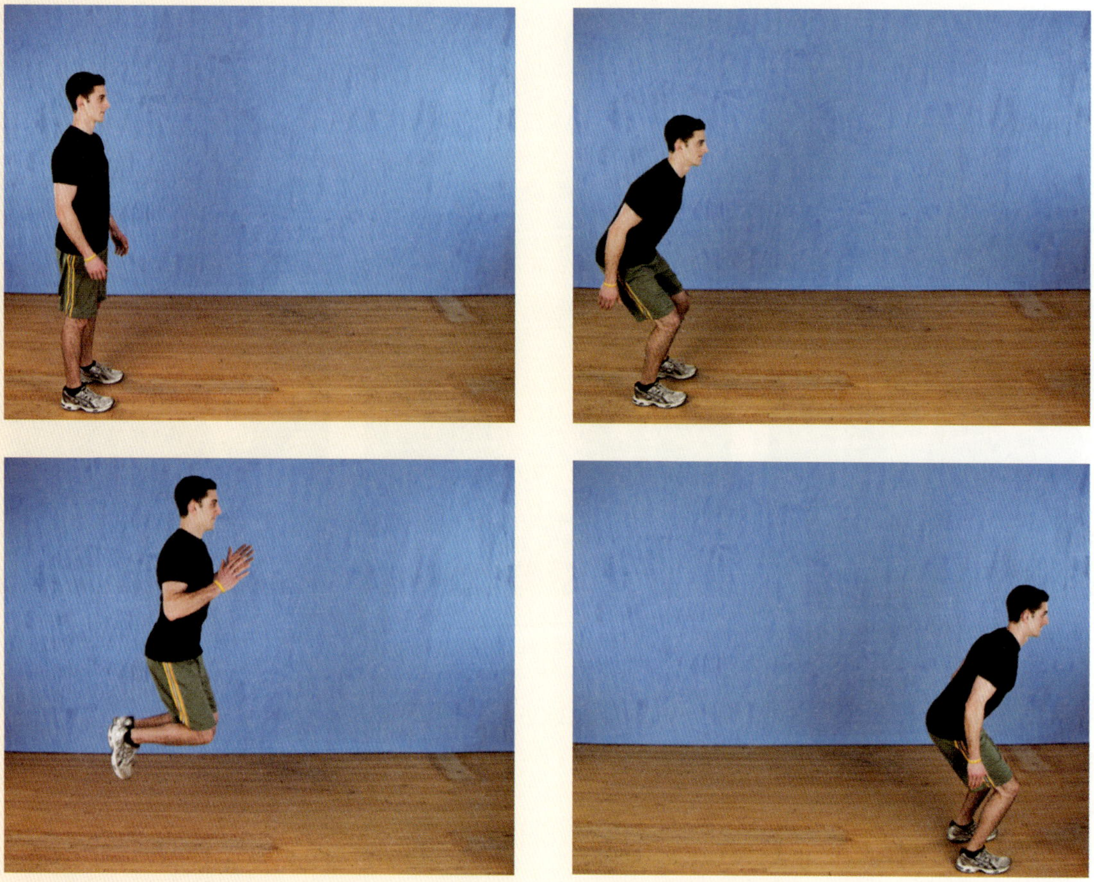

■그림 14.12

- 양발을 어깨 너비로 벌려서고, 무릎을 약간 구부리고, 양팔은 옆으로 가지런히 둔 상태에서 시작한다.
- 반동동작과 팔 스윙 후 전방으로 점프, 착지 이후 같은 거리를 다시 점프한다.
- 콘, 박스, 소형 허들, 가방과 같은 장애물을 지표로 사용하면 된다(■그림 14.12).

변형 운동 변형으로는 측면 호핑과 후면 호핑, 대각 혹은 지그재그 호핑이 있다. 코치는 특정 스포츠에 맞추어 패턴을 정하면 된다(삼각형, 직사각형, 정육각형 등). 또 다른 변형 운동으로는 계단을 오르는 호핑이 있다. 여러 방향으로의 전력질주나 특정 스포츠 기술을 운동 마지막 부분에 추가시켜도 좋다.

한발 뛰기(Single-leg hops)

강도: 중-고강도

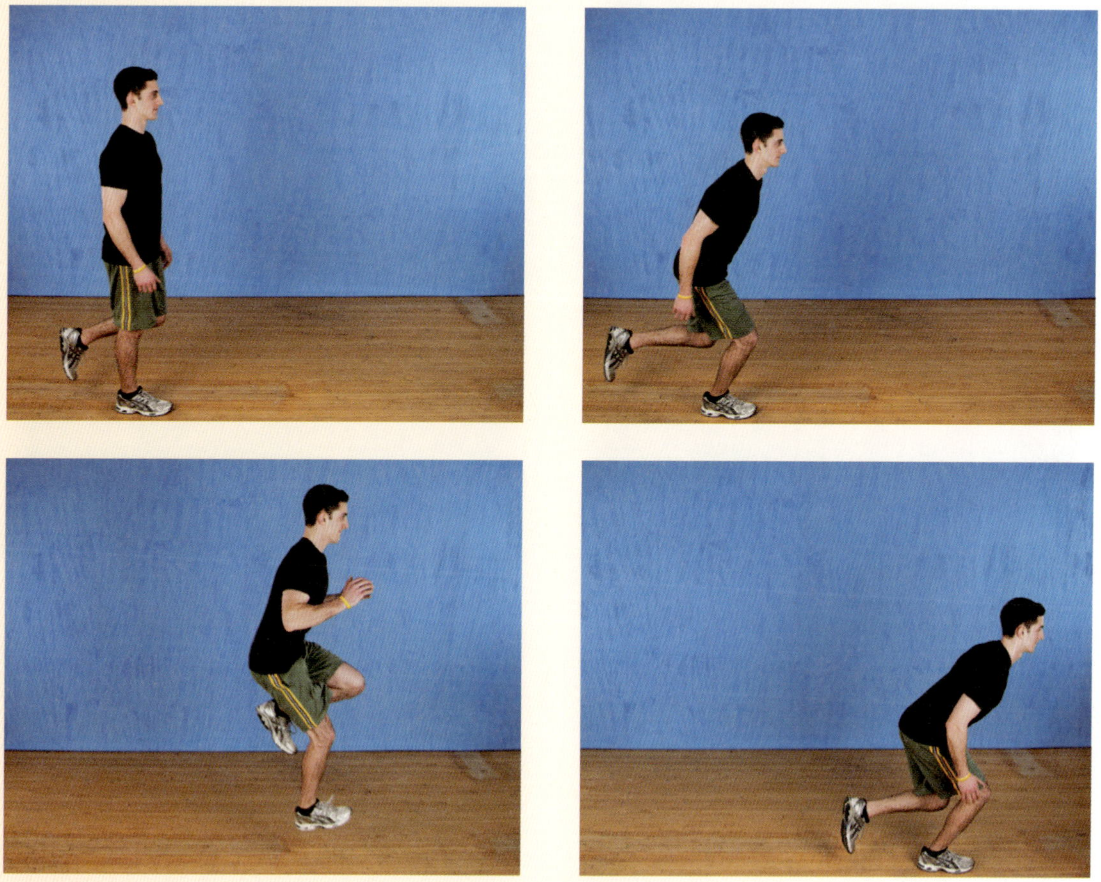

■ 그림 14.13

- 양팔을 옆으로 가지런히 둔 상태에서 시작한다. 반대쪽 다리를 60~90° 정도 뒤로 접은 상태에서 점프를 하는 다리는 약간 구부린 상태로 체중을 지지한다.
- 반동동작과 팔 스윙 후 전방으로 점프, 착지 이후 같은 거리를 다시 점프한다(■ 그림 14.13).

변형 운동 변형으로는 측면 호핑과 후면 호핑, 대각 혹은 지그재그 호핑이 있다. 코치는 특정 스포츠에 맞추어 패턴을 정하면 된다. 여러 방향으로의 전력질주나 특정 스포츠 기술을 운동 마지막 부분에 추가시켜도 좋다. Single-leg hops로 계단 오르기를 하거나 오르막을 오를 경우 강도가 증가한다.

제자리 삼단점프(Standing triple jump)

강도: 중-고강도

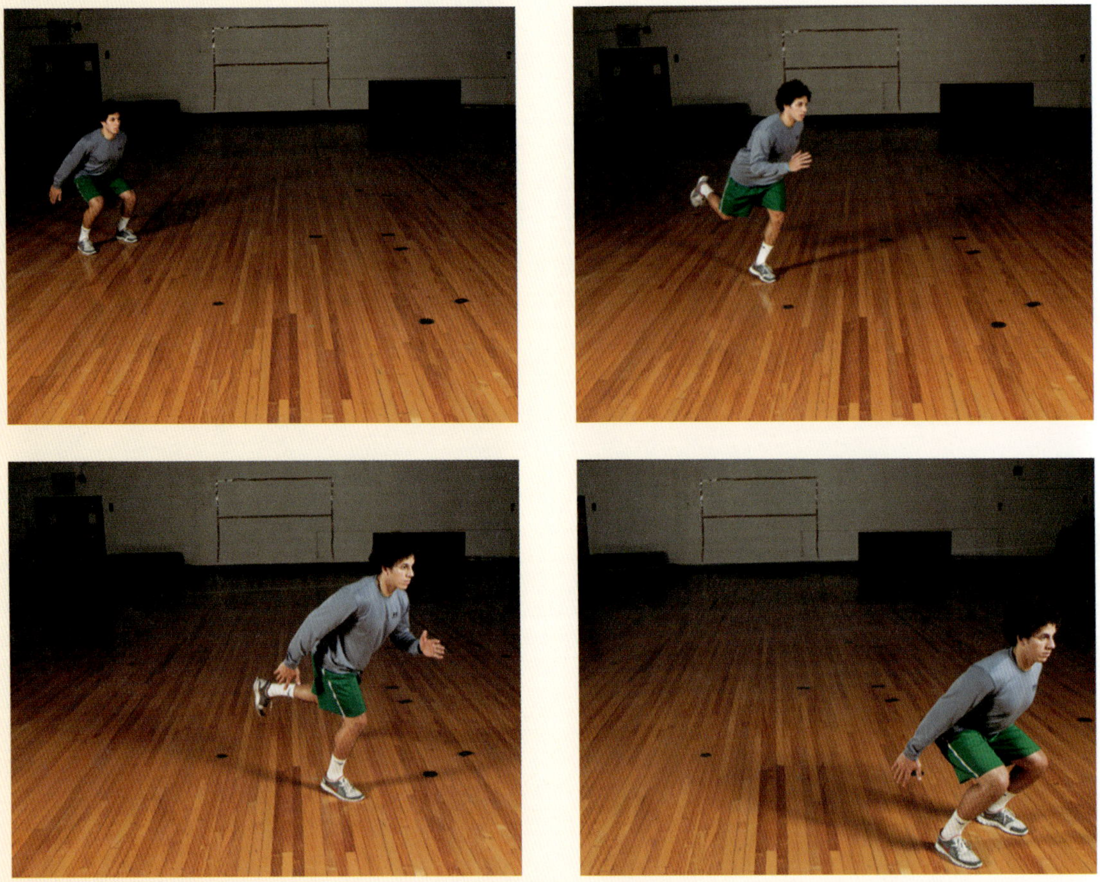

■ 그림 14.14

- 양발을 어깨 너비로 벌려서고, 무릎을 약간 구부리고, 양팔은 옆으로 가지런히 둔 상태에서 시작한다.
- 반동동작에 이어 전방으로 점프를 하고 한 발로 착지한다. 한 발로 연속 점프를 실시한 후 반대 측 발로 착지한다. 이후 다시 점프를 하여 양발로 착지한다.
- 모래밭과 같은 부드러운 지면에 착지하는 것이 선수에게 도움이 된다(■ 그림 14.14).

변형 운동 변형은 제자리에서 시작 대신 뛰어오면서 시작한다. 장애물들을 점프 시 지표로 사용하면 좋다.

한 발 박스 점프(Single-leg box jump)

강도: 중-고강도

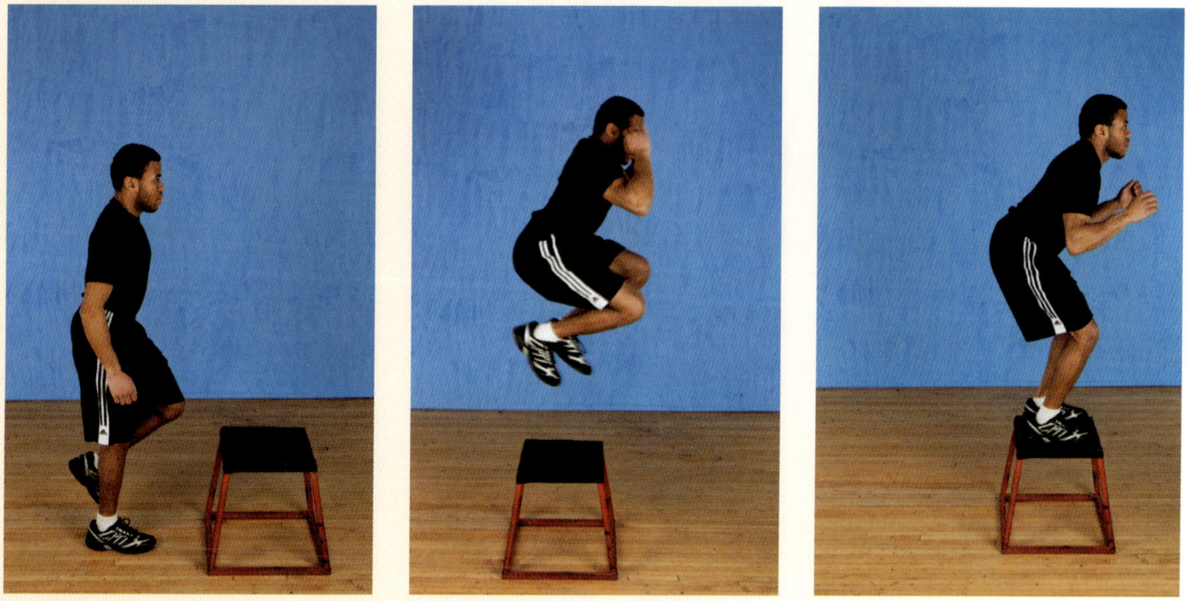

■그림 14.15

- 양팔을 옆으로 가지런히 둔 상태에서 시작한다. 반대쪽 다리를 90° 에 가깝게 뒤로 접은 상태에서 점프를 하는 다리는 약간 구부린 상태로 체중을 지지한다(■ 그림 14.15).
- 반동동작과 팔 백스윙 후 양팔 스윙과 함께 수직으로 점프하여 박스 위에 착지한다.
- 또 다른 Single-leg box 운동은 Single-leg push-off이다. 여기서는 양팔을 옆으로 가지런히 두고 한 발은 박스 위에, 반대 발은 지면과 접해 있는 상태에서 시작한다. 상자는 15~46cm 높이가 사용되는데 높이가 높을수록 강도가 증가된다. 양팔스윙과 함께 수직으로 최대한 높게 점프한 후 제자리로 돌아온다.

주의! 모든 박스 점프 운동에서의 안전한 착지를 위해 주의를 기울일 필요가 있다. 선수들은 박스위에 착지 시 균형을 유지하며 양발이 박스 가운데에 오도록 주의해야 한다.

한 다리로 상자 오르기(SINGLE-LEG PUSH-OFF)의 변형 운동 변형으로는 점프 후 착지 시 반대 발로 착지하는 방법과 제자리 측면 도약(동일한 발로 점프 후 착지), 박스를 뛰어 넘는 측면 도약(반대 발로 착지)이 있다.

박스 점프(Box jump)

강도: 저–중강도

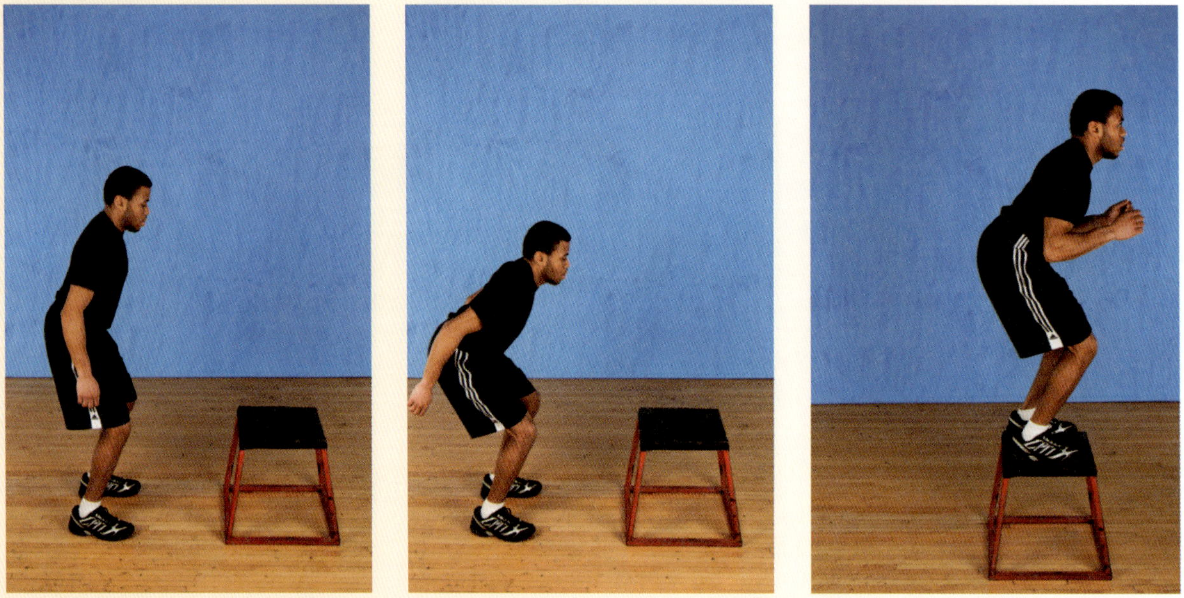

■그림 14.16

- 양발을 어깨 너비로 벌려서고, 무릎을 약간 구부리고, 양팔은 옆으로 가지런히 둔 상태에서 시작한다.
- 15~115cm 높이의 박스를 전방에 배치한다.
- 양팔 스윙과 함께 전방 박스 위로 점프한다. 박스 위에서 내려온 뒤 다시 반복한다(■그림 14.16).

변형 운동 이 운동의 변형으로는 측면 박스 점프와 대각 박스 점프, 스쿼트 박스 점프(팔 동작 없이 머리 뒤로 깍지 낀 상태에서)가 포함된다. 여러 방향으로의 전력질주나 특정 스포츠 기술을 운동 마지막 부분에 추가시켜도 좋다.

연속 박스 점프(Multiple box jumps)

강도: 중–고강도

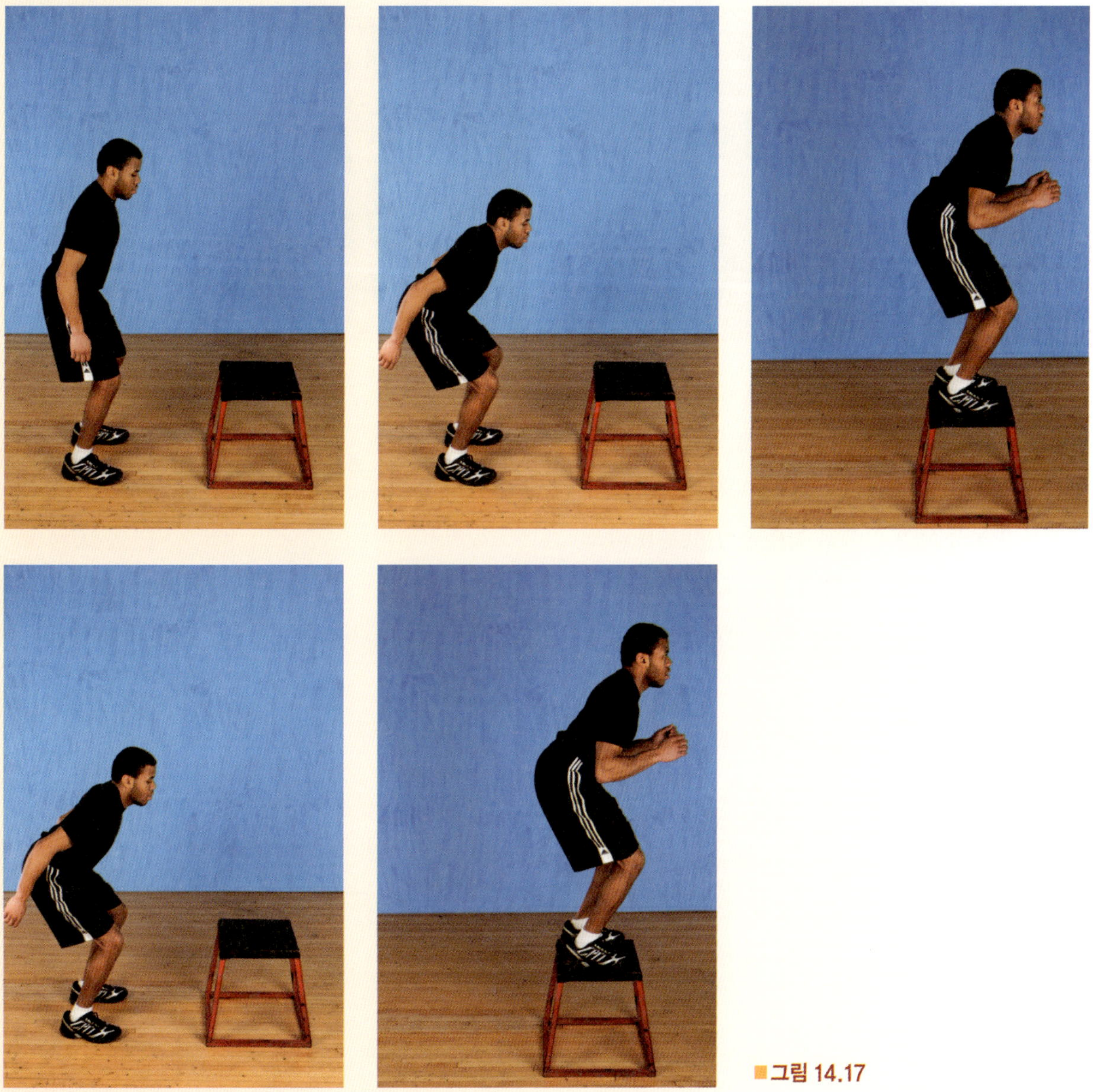

■그림 14.17

- 이 운동은 박스 점프와 유사하다. 여러 개의 박스를 놓고 실시한다. 일반적으로 3~5개의 비슷한 높이의 박스를 놓고 실시한다.
- 첫 박스 점프 후 앞에 있는 다음 박스들로 박스 점프를 실시한다(■그림 14.17).

변형 운동 이 운동의 변형으로는 측면 박스 점프와 한발 착지가 포함된다. 박스의 높이에 따라 강도가 증가한다. 다른 변형으로는 박스에서 내려올 때 점프를 하는 방법이 있다. 이러한 방법은 신장성 근력을 발달시키는데 도움이 된다. 여러 방향으로의 전력질주나 특정 스포츠 기술을 운동 마지막 부분에 추가시켜도 좋다.

스키핑(Skipping)

강도: 저강도

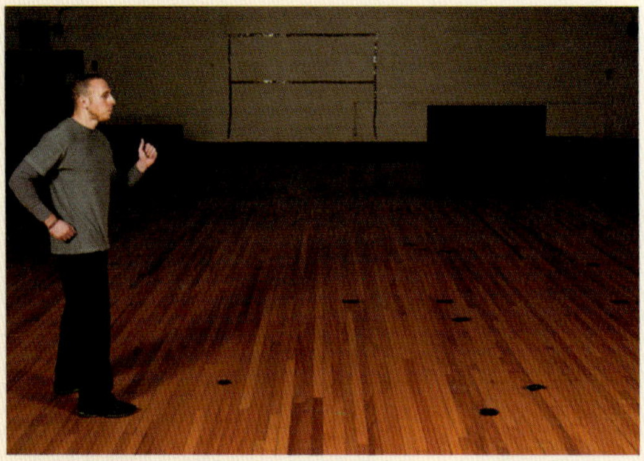

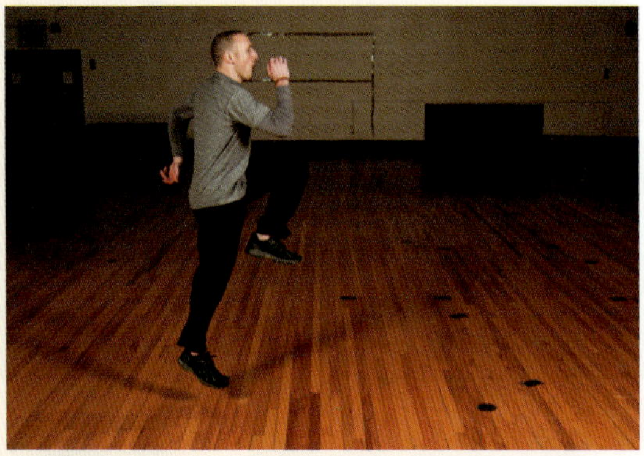

■ 그림 14.18

- 양발을 어깨 너비로 벌려서고, 무릎을 약간 구부리고, 양팔은 옆으로 가지런히 둔 상태에서 시작한다.
- 재빠른 반동동작 후 무릎을 들어올리며(무릎 각도 90°) 반대편 팔도 들어올린다(팔 각도 90°). 목표 반복횟수까지 양쪽을 번갈아 가며 실시한다(■ 그림 14.18).

변형 운동 변형으로는 후방 스키핑과 양팔 동작 스키핑이 포함된다.

교차 도움닫기(Alternate bounding)

강도: 중-고강도

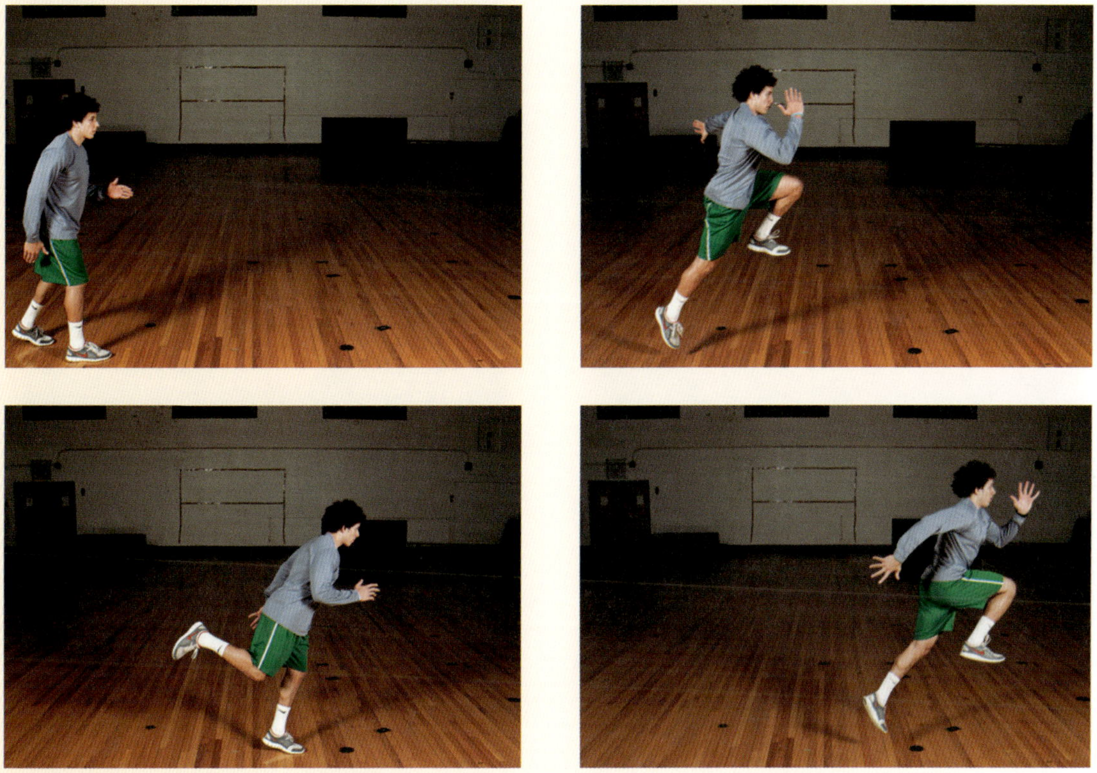

■ 그림 14.19

- 양발을 어깨 너비로 벌려서고, 무릎을 약간 구부리고, 양팔은 옆으로 가지런히 둔 상태에서 시작한다.
- 재빠른 반동동작 후 한 발로 점프한다. 반대쪽 다리는 앞으로 구부러진다. 팔과 다리를 번갈아 가며 사용하여 최대한 긴 보폭으로 점프한다.
- 착지와 동시에 다시 점프하며 반복한다(■ 그림 14.19).

변형 운동 변형으로는 양팔 바운딩이 포함된다. 여러 방향으로의 전력질주나 특정 스포츠 기술을 운동 마지막 부분에 추가시켜도 좋다.

한발 도움닫기(Single-leg bounding)

강도: 중-고강도

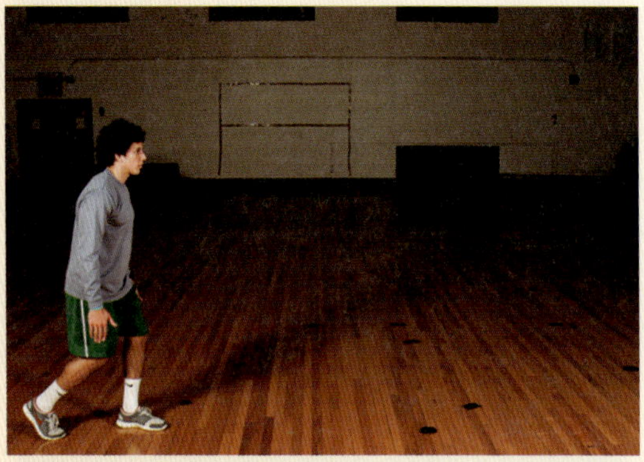

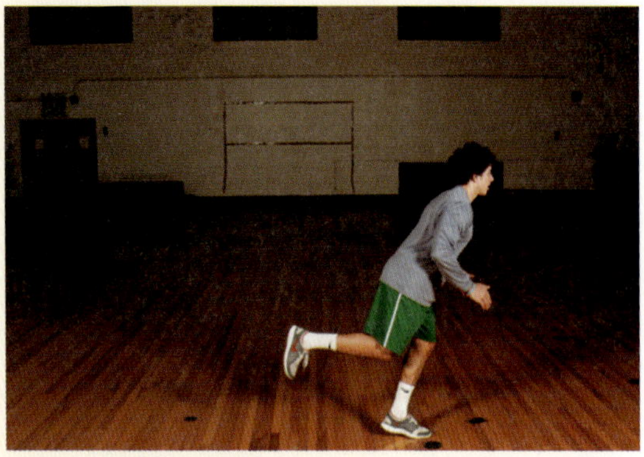

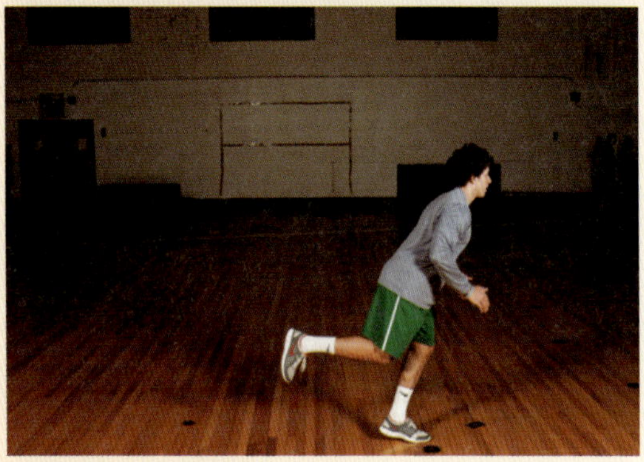

■그림 14.20

- 양발을 어깨 너비로 벌려서고, 무릎을 약간 구부리고, 양팔은 옆으로 가지런히 둔 상태에서 시작한다.
- 재빠른 반동동작 후 한 발로 점프한다. 반대쪽 다리는 앞으로 구부러진다. 반대 팔은 전방을 향한다.
- 점프를 한 발로 착지한다. 첫 회 수행 후 반대편을 훈련한다.
- 여러 방향으로의 전력질주나 특정 스포츠 기술을 운동 마지막 부분에 추가시켜도 좋다(■그림 14.20).

뎁스 점프(Depth jump[drop jump])

강도: 고강도(박스의 높이에 비례)

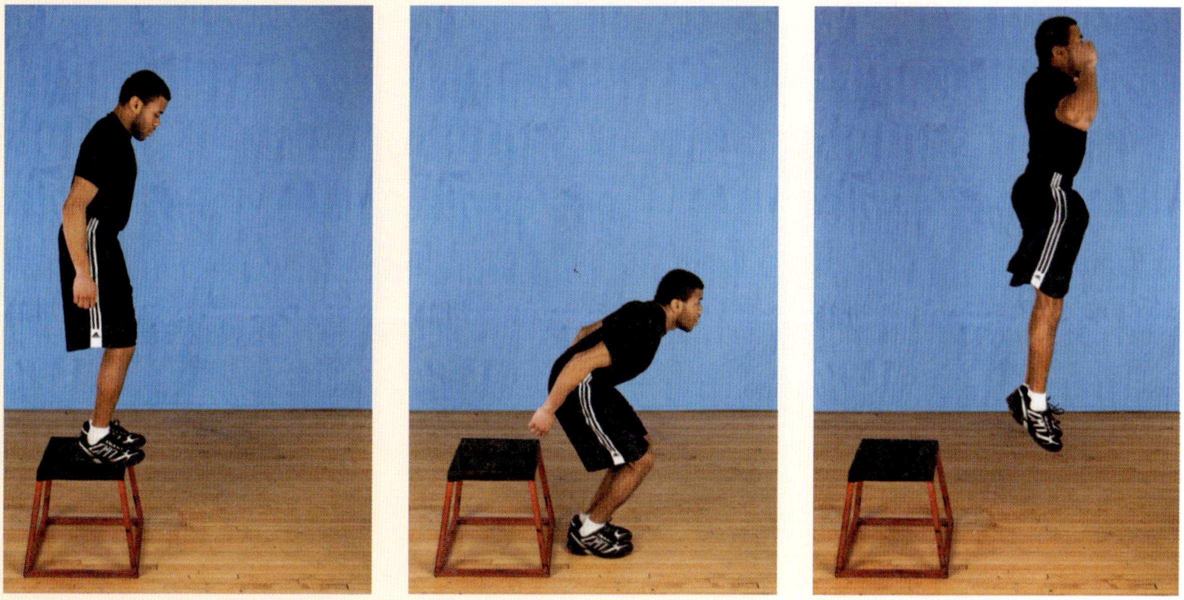

■그림 14.21

- 양발을 어깨 너비로 벌려서고, 무릎을 약간 구부리고, 양팔은 옆으로 가지런히 둔 상태로 박스 위에서 시작한다(발끝을 박스 모서리에 가까이 둔 상태). 박스 높이는 20~115cm로 다양하며, 강도는 박스 높이에 따라 증가한다.
- 박스 위에서 낙하하여 착지와 동시에 양팔 스윙과 함께 최대한 높게 수직으로 점프한다(■그림 14.21).

주의! 이 운동을 하기 위해서는 신장 국면과 단축 국면 간의 이행이 부드럽게 연결되어야 한다. 만약 선수가 착지 시 안정성을 되찾기 위해 주춤하는 경향이 보인다면 박스 높이를 낮춰 주어야 한다. 뎁스 점프는 착지와 점프를 따로 구분하면 안 되며 하나의 연속 동작으로 실시해야 한다. 이 운동은 매우 고강도의 운동이기에 운동 사이 충분한 회복을 위해 운동량과 빈도가 조절되어야 한다. 고강도의 운동이기 때문에 경험이 많은 선수들에게만 권해진다(최소 1~2년).

변형 운동 많은 변형들이 수행 가능하다. 본 장에서 소개된 여러 운동들이 박스에서 내려오면서 실시할 수 있다(jump and reach, squat jump, tuck jump, long jump, pike jump 등). 여러 방향으로의 전력질주나 특정 스포츠 기술을 운동 마지막 부분에 추가시켜도 좋다.

다른 상자 혹은 벤치에 뎁스 점프(Depth jump[drop jump] to another box bench)

강도: 고강도

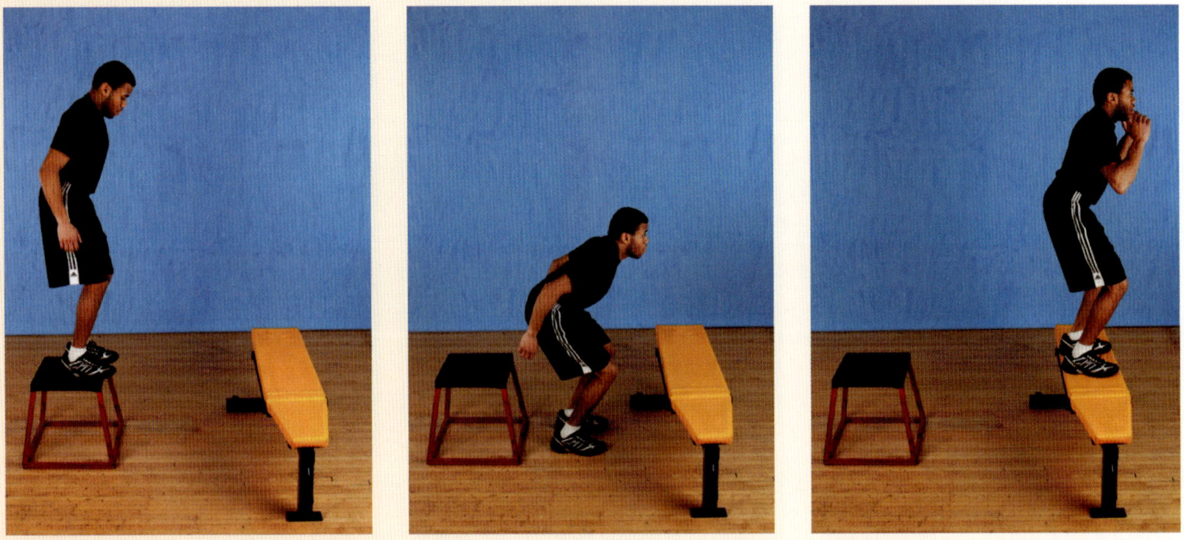

■ 그림 14.22

- 양발을 어깨 너비로 벌려서고, 무릎을 약간 구부리고, 양팔은 옆으로 가지런히 둔 상태로 박스 위에서 시작한다(발끝을 박스 모서리에 가까이 둔 상태). 박스 높이는 20~115cm로 다양하며, 강도는 박스 높이에 따라 증가한다.
- 박스 위에서 낙하하여 착지와 동시에 양팔 스윙과 함께 최대한 높게 수직으로 점프한다.
- 점프 후 두 번째 박스 혹은 벤치 위로 착지한다. 박스 간 거리와 높이가 운동의 강도를 증가시킬 수 있다. 동일한 높이로 박스 간 거리를 멀리 두면 점프 거리를 증가시킬 수 있으며, 박스 간 거리를 가깝게 하고 높이를 올리면 수직 점프력을 증가시킬 수 있다. 처음 이 운동을 시작할 시 박스 간 거리는 60cm가 권장된다(■ 그림 14.22).

변형 운동 이 운동의 변형으로는 박스를 한 개만 쓰는 방법이 있다. 시작 시 박스 위에 뒤돌아서서 시작한다. 박스 위에서 뒤로 낙하하며, 착지와 동시에 다시 재빠르게 점프하여 박스위로 올라간다.

한 발로 뎁스 점프(Single-leg depth jump)

강도: 고강도

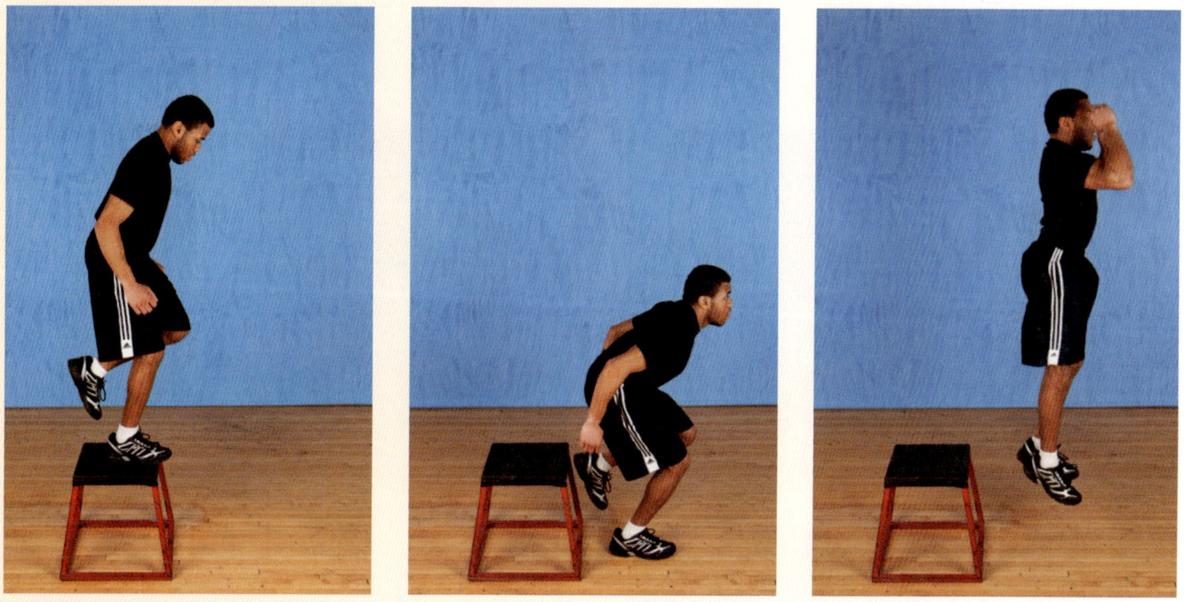

■그림 14.23

- 한 발로 낙하하여 착지함과 동시에 수직으로 최대한 높게 점프하는 것을 제외하고는 뎁스 점프와 유사하다(■그림 14.23).

변형 운동 이 운동의 변형은 강도가 매우 높으며, DOUBLE-LEG DEPTH JUMP 운동 시의 박스보다 낮은 박스가 필요하다. 고도로 훈련된 선수들을 위한 운동이다.

상체와 코어 플라이오메트릭 운동

가슴 높이 메디신 볼 던지기

강도: 저강도

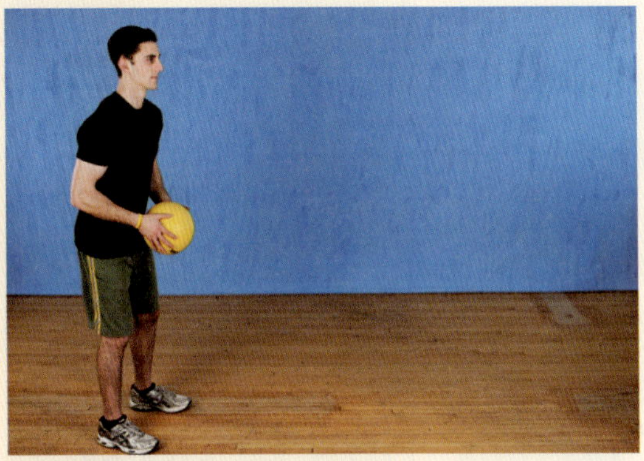

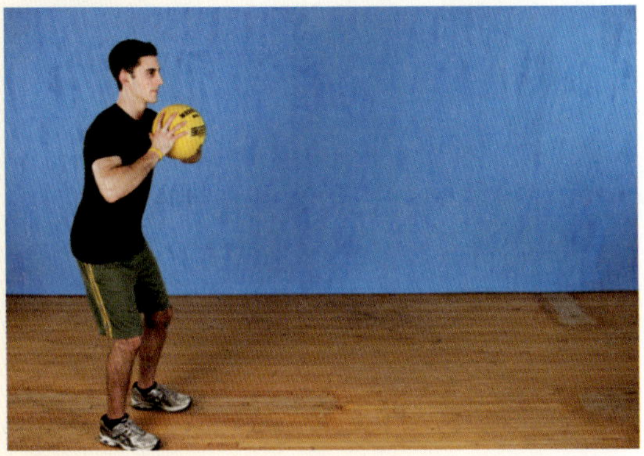

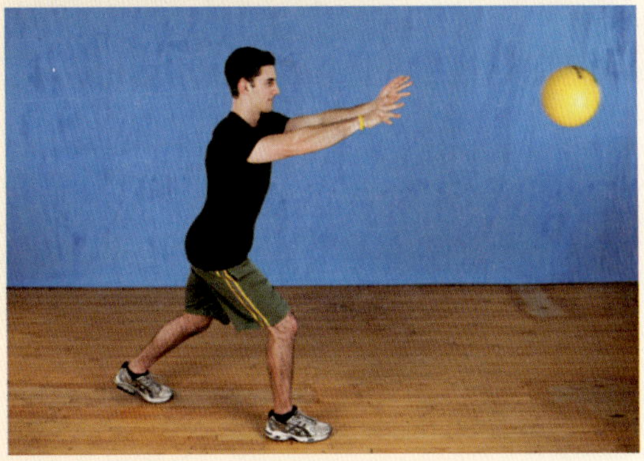

■그림 14.24

- 양발을 어깨 너비로 벌려서고, 무릎을 약간 구부린 상태에서 메디신 볼이나 코어 볼(1~7kg 이상)을 가슴 높이로 들고 팔꿈치는 밖을 향하도록 한다.
- 반동동작 후 공을 전방으로 던진다. 하체는 처음 어깨 너비로 벌린 자세를 유지하거나 한 발 앞으로 전진해 주며 던진다.
- 운동을 수행할 때 파트너와 함께 하거나 벽 혹은 리바운더가 있는 곳이라면 좋다. 파트너와 함께 하거나 리바운더가 있다면 던진 공을 회수하기 유리하다. 이렇게 할 시 공을 회수함과 동시에 연속적으로 다시 던질 수 있어 신장성 활동 부하를 통하여 신장-단축 사이클을 더욱 자극시킬 수 있다. 리바운더는 트램폴린과 비슷한 장치로 공이 다시 선수에게 튕겨져 돌아갈 수 있게 한다(■그림 14.24).

주의! 파트너와 함께 수행하거나 리바운더가 사용될 때에는 공을 다시 잡을 때 집중해야 한다. 공을 잡는데 실패하면 부상의 위험이 있으며 운동을 수행함에 있어 동작이 흐트러지기 때문이다.

변형 운동 이 운동의 변형은 뛰어오면서 체스트 패스를 하거나, 앉은 자세 혹은 무릎 꿇은 자세 운동이 있다. 또한 윗몸일으키기 수행과 동시에 실행할 수 있다. 하체 플라이오메트릭 운동 이후 실시해야 한다.

메디신 볼 머리 위로 던지기(Overhead medicine ball throw)

강도: 저강도

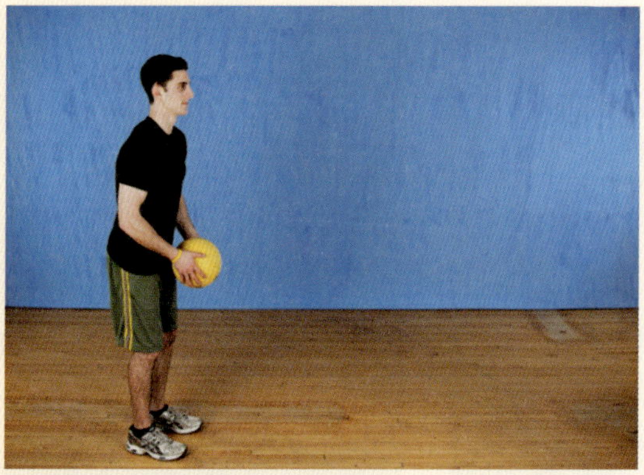

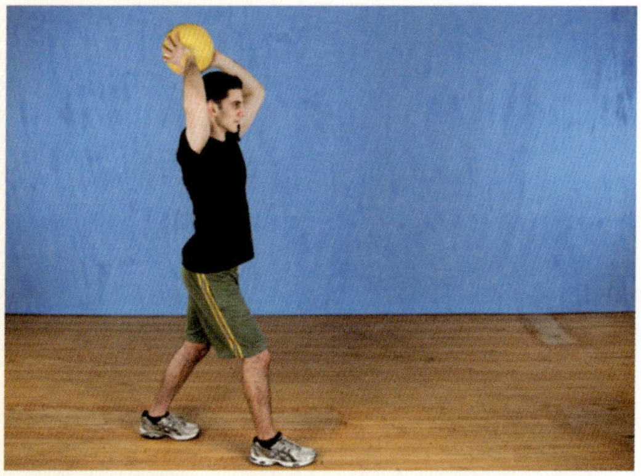

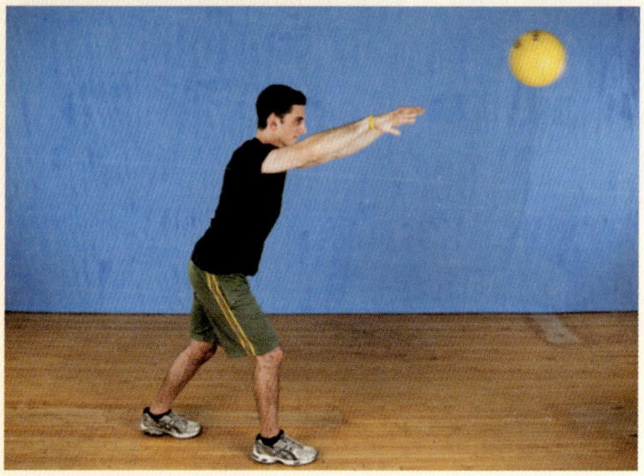

■그림 14.25

- 양발을 어깨 너비로 벌려서고, 무릎을 약간 구부린 상태에서 메디신 볼이나 코어 볼을 가슴 높이로 들고 있는 상태에서 시작한다.
- 메디신 볼을 머리 위로 들어올린 후 한 발 전진하면서 던져준다.
- 운동을 수행할 때 파트너와 함께 하거나 벽 혹은 리바운더가 있는 곳이라면 좋다(■그림 14.25).

변형 운동 이 운동의 변형은 뛰어오면서 체스트 패스를 하거나, 앉은 자세 혹은 무릎 꿇은 자세 운동이 있다. 또한 낮은 중량의 메디신 볼을 이용하여 한 팔로 수행할 수 있다. 한 팔로 수행하는 변형은 야구선수나 소프트 볼 선수, 쿼터백에게 매우 좋은 운동이다. 한 팔로 던지기 역시 뛰어오면서 던지거나, 앉은 자세 혹은 무릎을 꿇은 자세에서 실시할 수 있다.

메디신 볼 머리 뒤로 던지기(Medicine ball back throw)

강도: 저강도

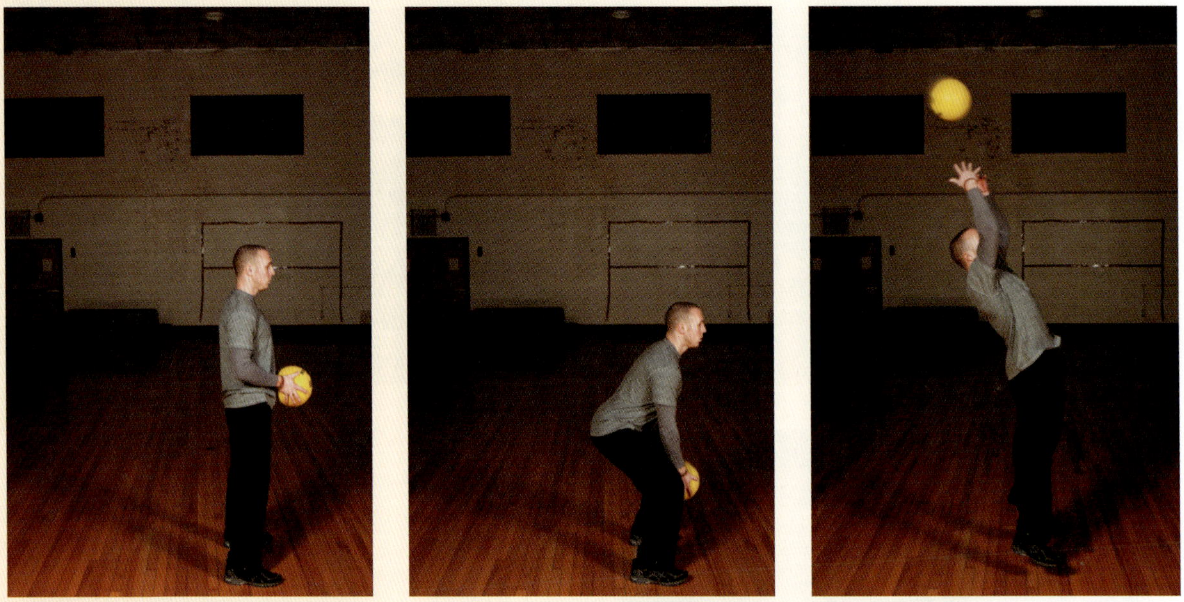

■ 그림 14.26

- 양발을 어깨 너비로 벌려서고, 무릎을 약간 구부린 상태에서 메디신 볼이나 코어 볼을 들고 있는 상태에서 시작한다.
- 엉덩이와 무릎을 굽힘시켜 반동동작을 실시하고, 등과 엉덩이를 동시에 과신전시키며 어깨를 펌시켜 공을 최대한 멀리 뒤로 던져준다(■ 그림 14.26).

변형 운동 이 운동의 변형은 앉아서 실시하는 것이다.

코어 볼 한손 수직 던지기(Single-arm vertical core ball throw)

강도: 저-중강도

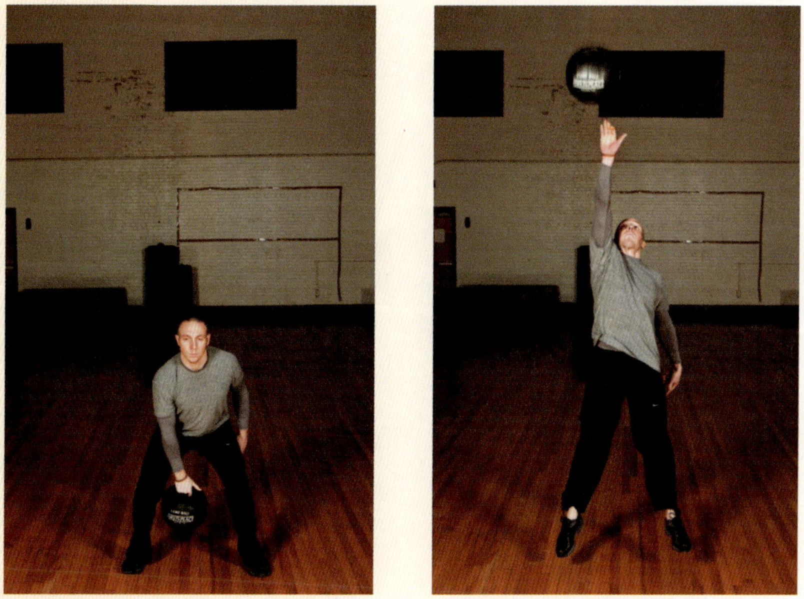

■그림 14.27

- 양발을 어깨 너비보다 살짝 넓게 벌려서고, 무릎을 약간 구부린 상태에서 팔을 다리 사이로 하여 코어 볼을 잡은 상태에서 시작한다.
- 엉덩이와 무릎을 구부리며 반동동작을 실시하고, 등과 엉덩이를 과신전 시킴과 동시에 펴주며 어깨를 펌시켜 코어 볼을 최대한 높게 수직으로 던져올린다. 이 기술은 공을 위로 던지는 것을 제외하고는 SINGLE-ARM DUMBBELL SNATCH 운동과 매우 유사하다(■그림 14.27).

메디신 볼 내치기(Overhead medicine ball slams)

강도: 저강도

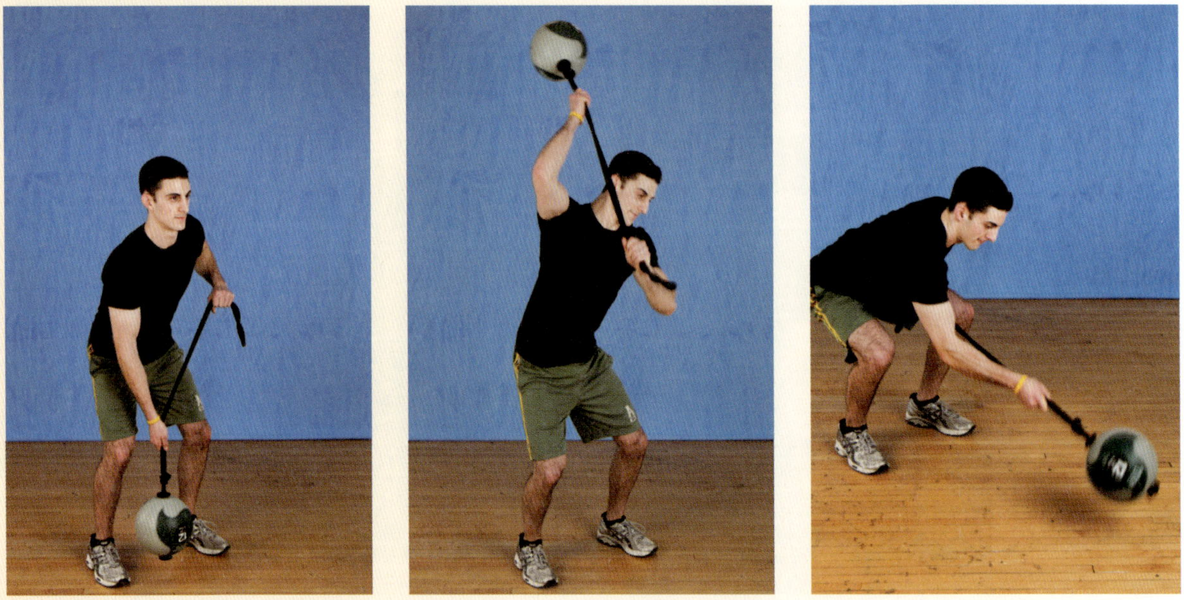

■그림 14.28

- 양발을 어깨 너비보다 살짝 넓게 벌려서고, 무릎을 약간 구부린 상태에서 팔 길이 만큼 메디신 볼을 잡고 시작한다.
- 반동동작은 메디신 볼을 머리 위로 들어올리는 동작이 수반된다.
- 메디신 볼을 위로 들어올린 상태에서 순간적으로 허리와 엉덩이를 굽혀주며 강하게 바닥에 메디신 볼을 내리 꽂는다.
- 이 운동은 코어 볼(■그림 14.28)이나 슬램 볼 혹은 케그(Keg)로도 실시할 수 있다.

메디신 볼 언더핸드 던지기(Medicine ball underhand toss)

강도: 저강도

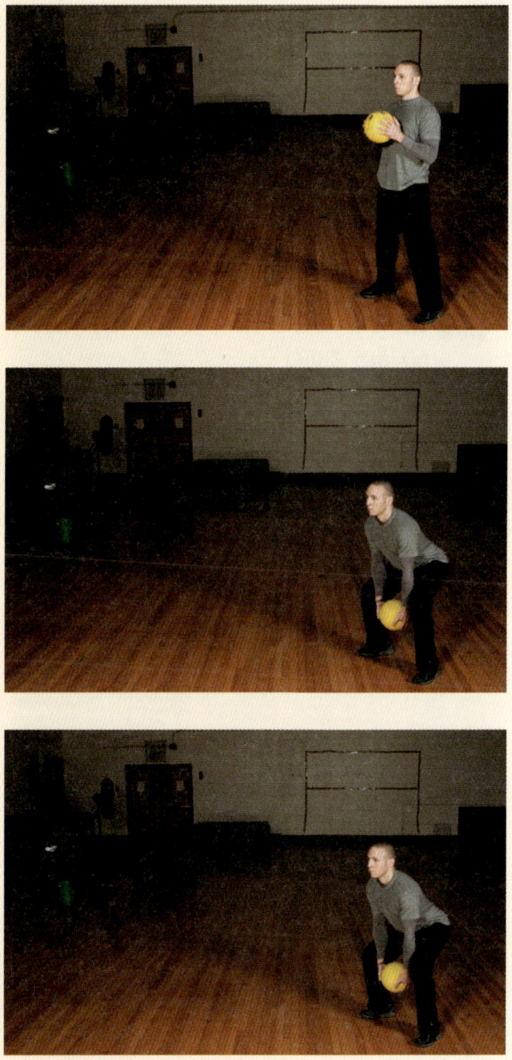

■ 그림 14.29

- 양발을 어깨 너비보다 살짝 넓게 벌려서고, 무릎을 약간 구부린 상태에서 팔 길이만큼 메디신 볼을 잡은 상태에서 시작한다.
- 엉덩이와 무릎을 굽힘시킨 상태에서 등과 엉덩이의 과신전을 통해 볼을 전방으로 던진다.
- 운동을 수행할 때 파트너와 함께 하거나 벽 혹은 리바운드가 있는 곳이라면 좋다. 파트너나 리바운더와 함께라면 공을 던지고 바로 회수하기에 유리하다(■ 그림 14.29).

변형 운동 변형은 옆으로 공을 던지는 것이다. 처음 자세에서 공을 양 다리 사이가 아닌 한쪽 무릎 옆에 두고 시작한다. 또 다른 변형으로는 무릎을 꿇은 자세에서 실시하는 방법이 있다. 이 운동은 또한 저항 훈련 룸에서 BACK HYPEREXTESION 운동을 실시하면서 같이 할 수 있다.

누워서 던지기(Pullover pass)

강도: 저강도

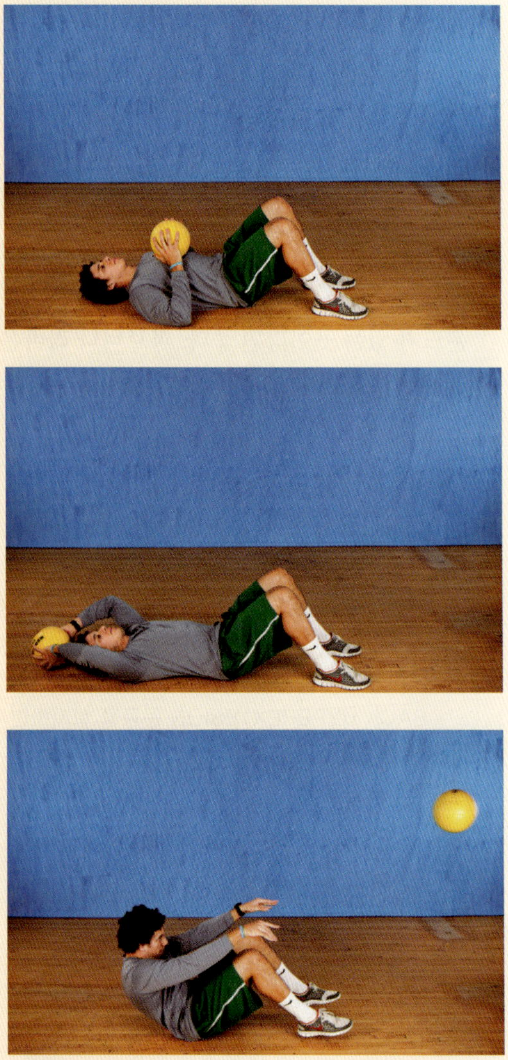

■ 그림 14.30

- 발바닥은 지면에 닿고 바닥에 드러누운 상태에서 시작한다.
- 메디신 볼이나 코어 볼을 머리 위로 들어올린 후 팔을 쭉 펴 파트너에게 패스한다(■ 그림 14.30).

변형 운동 변형은 윗몸일으키기나 몸통비틀기와 동시에 실시하는 것이다.

메디신 볼 사이드 토스(Medicine ball toss)

강도: 저강도

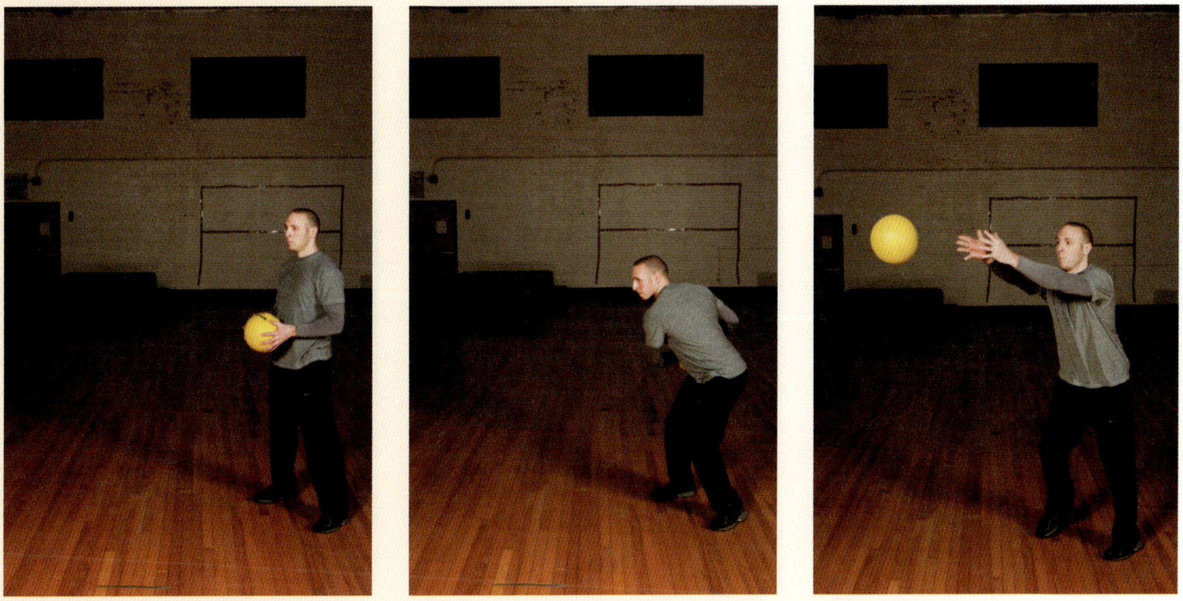

■ 그림 14.31

- 양발을 어깨 너비로 벌려서고, 무릎을 약간 구부린 상태에서 메디신 볼이나 코어 볼을 들고 있는 상태에서 시작한다.
- 반동동작은 몸을 한쪽 편으로 돌리며 순간적으로 공을 전방으로 던지는 동작을 수반한다.
- 운동을 수행할 때 파트너와 함께 하거나 벽 혹은 리바운더가 있는 곳이라면 좋다. 이 운동은 앉거나 무릎을 꿇은 자세에서 실시하거나 벽을 마주본 상태에서 슬램 볼을 이용하여 실시할 수 있다(■ 그림 14.31).

메디신 볼 전방 회전 던지기(Medicine ball front rotation throw)

강도: 저강도

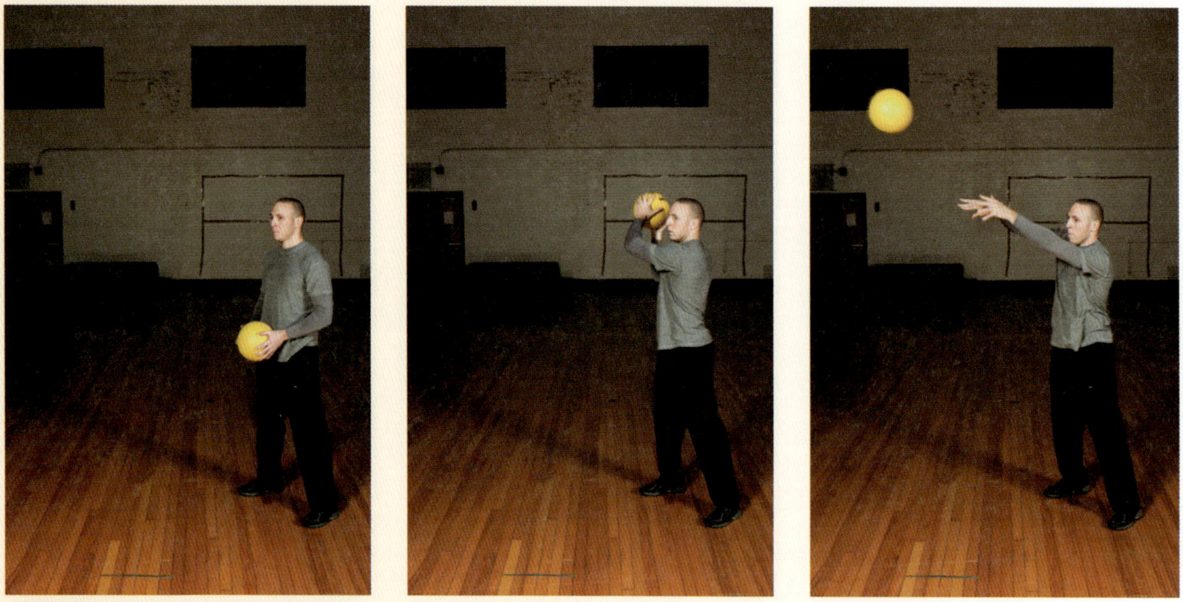

■ 그림 14.32

- 무릎을 약간 구부린 상태에서 메디신 볼이나 코어 볼을 들고 있는 상태에서 시작한다.
- 반동동작은 메디신 볼을 어깨 위로 들어올리며 회전하는 동작을 수반한다.
- 공을 몸 전방으로 가로질러 던진다. 파트너와 함께 하거나 벽 혹은 리바운더가 있는 곳이라면 좋다. 이 운동은 뛰어오면서 실시하거나, 앉은 자세 혹은 무릎을 꿇은 자세에서도 수행할 수 있으며, 작은 공을 이용한 한 손 운동 또한 가능하다(■ 그림 14.32).

메디신 볼 파워 드롭(Medicine ball power drop)

강도: 고강도

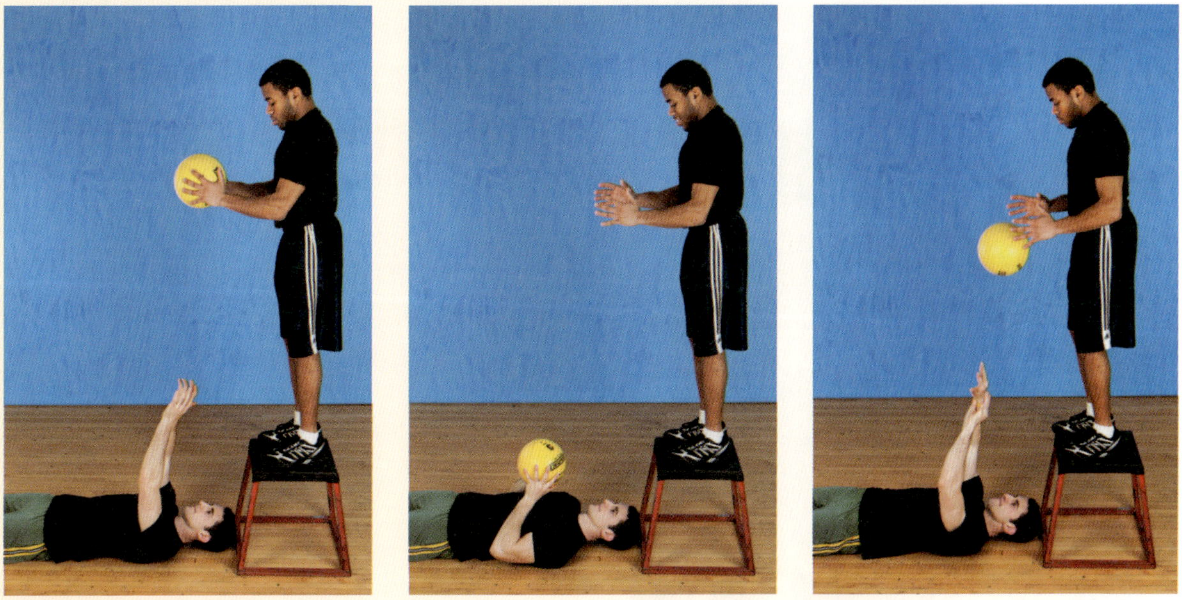

■그림 14.33

- 이 운동은 파트너가 필요하다. 20~115cm 높이의 플라이오 박스나 벤치에 파트너가 메디신 볼을 지면과 수평으로 들고 서 있는 상태에서 시작한다.
- 선수는 바닥에 누운 상태에서 머리를 플라이오 박스나 벤치에 가까이 두고 팔을 위로 쭉 뻗어 대기한다. 선수의 양팔은 정확히 파트너가 들고 있는 메디신 볼의 밑에 위치해 있어야 한다.
- 파트너가 공을 떨어뜨리고, 선수는 공을 잡아 가슴까지 당긴다(신장성 반동동작). 이후 공을 다시 파트너에게 밀어 올리며 던져준다(■그림 14.33).

> 주의! 공을 잡는데 실패할 경우 부상을 입을 수 있기 때문에 주의가 요구된다.

플라이오메트릭 푸시-업(Plymetric push-up)

강도: 중강도

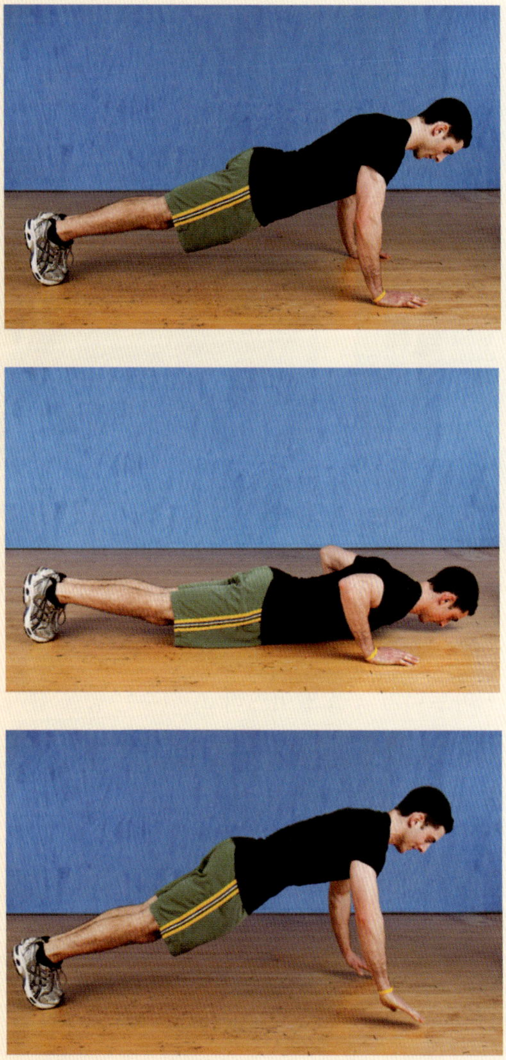

■그림 14.33

- 일반적인 팔굽혀펴기 자세로 시작한다.
- 하강 이후 힘껏 팔굽혀펴기를 하여 손을 지면에서 떨어뜨린다. 몇몇의 선수들은 이 부분에서 박수를 쳐준다.
- 착지 후 반복한다(■그림 14.33).

뎁스 푸시-업(Depth push-up)

강도: 고강도

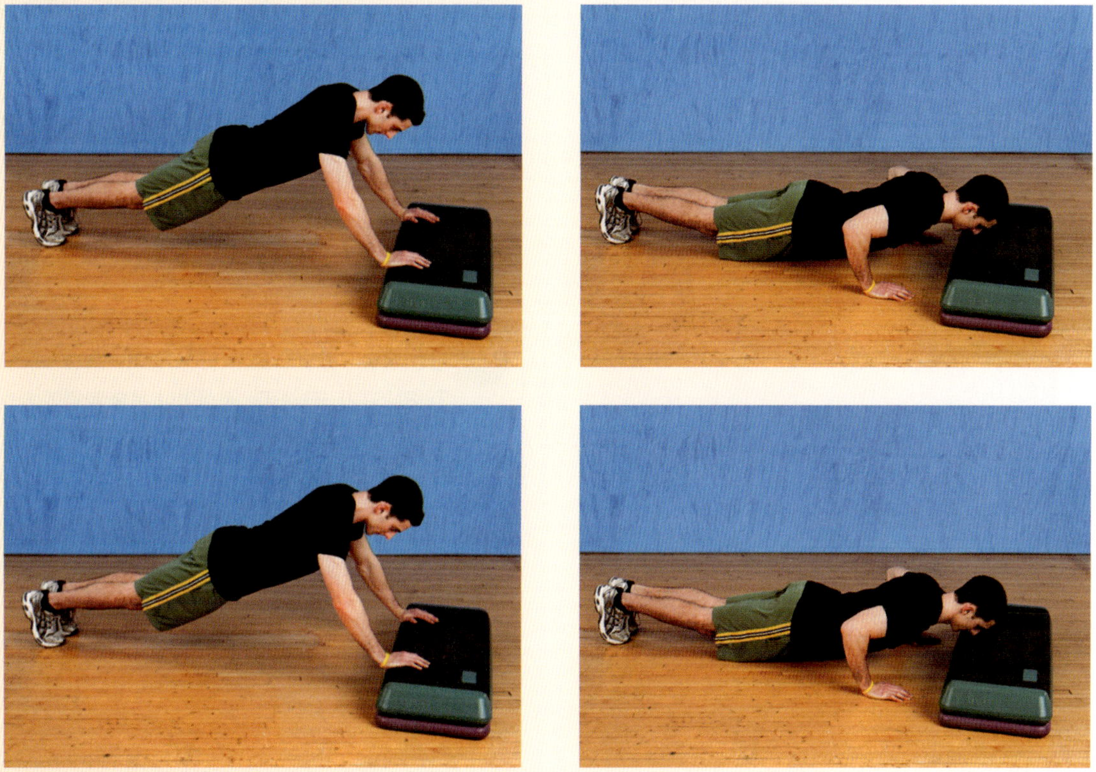

■그림 14.35

• 높은 곳에서 시작을 하는 것 외에는 플라이오메트릭 푸시-업과 유사하다. 메디신 볼이나 스텝, 작은 상자가 사용된다.

• 높은 곳에서 떨어지며 plyo push-up을 실시하고, 다시금 높은 곳으로 되돌아감으로써 1회를 완성한다. 높은 시작점으로 되돌아가기 위해서는 최대한 힘껏 팔굽혀펴기를 해야한다. 하강 시 머리가 지나는 길의 확보를 위해 두 개의 작은 박스나 스텝을 사용하도록 권해진다.

샌드백 밀기(Bag thrusts)

강도: 저강도

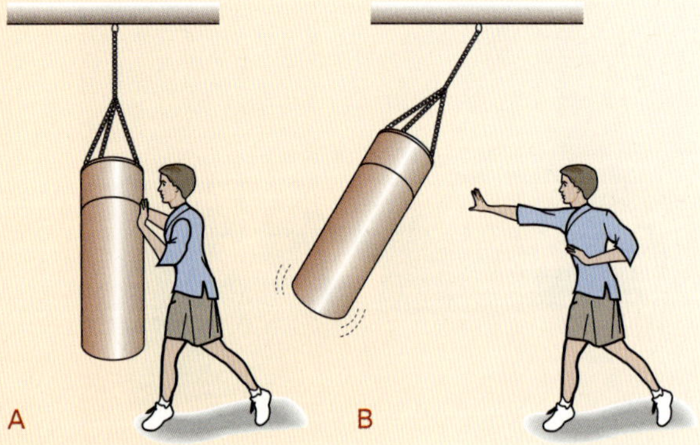

■그림 14.36

- 이 운동을 하기 위해서는 샌드백이나 오뚜기형 샌드백이 필요하다.
- 양발을 앞뒤로 교차한 상태에서 어깨 너비로 벌려 시작한다. 샌드백과 같은 편에 위치한 팔로 힘껏 밀친다(■그림 14.36).

변형 운동 변형으로는 양손 밀기 TWO-HANDED THRUST가 포함된다. 복싱이나 무술 타격에 사용되는 무거운 샌드백도 사용가능하다.

진자 운동(Pendulum exercises)

강도: 저-중강도

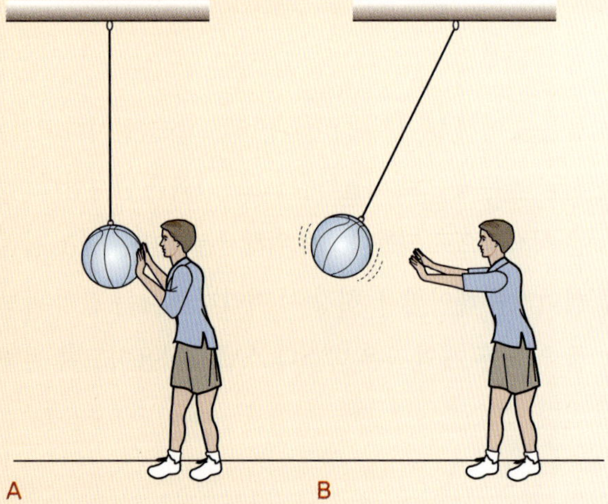

■그림 14.37

- 이 운동을 하기 위해서는 높은 곳에 매달려 있는 메디신 볼이 필요하다.
- 메디신 볼을 추같이 사용함으로써 여러 회 던질 수 있다.
- 변형으로는 one-/tow-arm overhead throws와 chest pass가 있다. 앉은 자세 혹은 무릎을 꿇고 있는 자세에서 실시할 수 있다.
- 이 운동은 공을 다시 잡아야 하기 때문에 난이도가 조금 높아진다(■그림 14.37).

변형 운동 하체 변형으로 수행 가능하다. 스윙 타입의 기구를 높은 곳에 매달아 벽에 근접하게 위치시킨다. 스윙 중 벽을 터치하고 기구가 돌아올 때 힘껏 벽을 밀어 돌아간다. 신장성 요소들이 신장 국면에 영향을 줄 수 있도록 기구의 무게를 늘려 스윙을 강화시킬 수 있다. 기구의 백스윙 높이가 강도에 영향을 준다.

사례 연구 14.1

케빈은 플라이오메트릭 훈련 프로그램을 시작하고 싶어 하는 고등학교 축구선수이다. 케빈이 당신에게 찾아와 어떤 플라이오메트릭 운동이 자신에게 맞을지, 축구 선수로서 필요한 스킬을 위한 운동은 무엇인지 조언을 구한다.

생각해볼 문제: 당신은 케빈의 수준에 맞게 어떤 플라이오메트릭 운동들을 추천해주시겠습니까?

강도

플라이오메트릭 운동들의 강도는 운동의 복합성(난이도), 부하, 속도 혹은 사용되는 박스나 장애물들의 크기와 길이 등 여러 요인들의 영향을 받는다. 운동의 복합성(난이도)은 사용되는 훈련의 형태와 관련이 있다. 스탠딩 점프, 여러 차례 호핑과 점프, 바운딩, 박스 훈련과 같은 제자리 점프 형태가 제일 강도가 낮다. 플라이오메트릭 운동들 중에서는 뎁스 점프 강도가 가장 높다. 착지 시 부하가 높을수록 플라이오메트릭 훈련의 강도가 높아진다. 부하는 선수의 체중이 무거울수록(웨이트 조끼 혹은 체중에 따른 외적 부하), 충격의 속도가 증가할수록 높아진다. 두 발을 이용한 점프보다는 한 발만을 이용한 점프가 더욱 강도가 높다. 본 장에 소개된 운동들은 운동선택에 있어 지표가 될 수 있도록 강도에 따라 저강도, 중강도, 혹은 고강도로 분류되어 있다. 플라이오메트릭 훈련의 강도는 외적 부하를 추가함으로써 증가한다. 예를 들어, 웨이트 조끼, 메디신 볼, 덤벨 혹은 플라이오메트릭 훈련의 강도를 높일 수 있는 부하장치들이 이에 해당된다. 또한, 선수의 체중이 플라이오메트릭 훈련의 강도가 증가하는데 있어 큰 역할을 하는데, 몸집이 큰 선수일수록 작은 선수보다 플라이오메트릭 훈련의 강도가 높아진다. 이 외에도 큰 장애물이나 상자를 사용한다거나 콘이나 장애물 간격을 멀리할수록 강도가 높아지는데, 이는 선수로 하여금 더욱 높이, 더욱 멀리 점프하도록 만든다. 플라이오메트릭 훈련 프로그램은 처음 저, 중강도로 시작하고 시간이 지남에 따라 점차 고강도 운동을 실시해야 한다. 그러므로 플라이오메트릭 운동 처방은 훈련강도를 달리하는 것으로 설명될 수 있다. ■ **표 14.1**에서는 플라이오메트릭 운동들의 강도에 따른 구분을 보여준다. 저강도, 중강도, 고강도에 따른 분류이다. 앞서 설명한 방법들을 통해 나열된 운동들의 강도가 높아질 수 있다는 것을 기억해둘 필요가 있다.

운동순서

플라이오메트릭 운동들은 다양한 방식으로 나열하여 수행할 수 있다. 저항 훈련과는 반대로 플라이오메트릭 훈련에는 정해진 순서가 없다. 대부분의 나열 방식들은 운동과 세트 간 적절한 회복이 가능한 방법들이다. 저강도 운동들은 훈련 차례에 어디든지 포함될 수 있다. 다수의 코치들이 다음에 이어질 고강도 운동의 적응과 선수들의 준비운동을 위해 훈련 초반부에 한두 가지의 저강도 운동을 포함시킨다. 그뿐만 아니라 저강도 운동들은 주요 중강도, 고강도 운동을 마친 후에 수행해도 된다. 일반적으로 중강도, 고강도 운동들은 피로도가 낮은 시기인 훈련 초반부에 실시된다. 강도가 매우 높은 관계로 신장-단축 사이클 활동을 최대화하기 위해서는 초반부에 중강도, 고강도 운동들을 실시하는 게 유리하다. 상체 플라이오메트릭 운동들을 하체 훈련 사이 교차적으로 삽입하여 신장-단축 사이클 활동의 극대화 없이도 운동 효율을 최대화시킬 수 있다. 끝으로, 플라이오메트릭 운동들은 저항 훈련과 함께 **복합 운동(complex training)**의 형태로 실시할 수 있다. 저항 운동 세트 사이에 플라이오메트릭 운동과 기술적으로 유사한 형태의 운동들을 실시할 수 있다. 그 예로, Barbell back squat 세트 간 스쿼트 점프, 정면 스쿼트 세트 간 Tuck jump, Hang cleans 세트 간 박스 점프, 벤치 프레스 세트 간 메디신 볼 체스트 패스, 벽 밀기(등척성) 세트 간 Bag thrust와 같은 결합 운동들이 있다. 사전활성 전위는 저항 운동 후 플라이

■ 표 14.1 플라이오메트릭 운동의 강도별 분류

저강도	중강도	고강도
포고(pogos) 옆면 뛰기(side-to-side ankle hop) 수직 점프(jump and reach) 스쿼트 점프(squat jump) 제자리 멀리 뛰기(standing long jump) 콘 호핑(cone hops) 한발 박스 점프(single-leg box jump) 스키핑(skipping) MB 체스트 패스(MB chest pass) MB 머리 위로 던지기 (overhead MB throw) MB 머리 뒤로 던지기(MB back throw) MB 내치기(overhead MB slam) MB 언더핸드 던지기 (MB underhand throw) 누워서 던지기(pullover pass) MB 옆으로 던지기(MB side throw) MB 전방 회전 던지기 (MB front rotation throw) 샌드백 밀기(bag thrusts)	장애물 점프(barrier jumps) 턱 점프(tuck jumps) 스플릿 스쿼트 점프(split squat jump) 양발 뛰기(double leg hops) 박스 점프(box jumps) 교차 도움닫기(alternate bounding) 코어 볼 한손 수직 던지기 (single-arm vertical CB throw) 플라이오 푸시-업(plyo push-up) 삼단 점프(triple jump) 연속 박스 점프(multiple box jumps)	파이크 점프(pike jump) 한발 수직 점프 (single-leg vertical jump) 한발 뛰기(single-leg hops) 뎁스 플라이오 푸시-업 (depth plyo push-up) MB 파워 드롭(MB power drop) 한발 도움닫기(single-leg bounding) 뎁스 점프와 변형 운동 (depth jump and variations)

오메트릭 훈련을 수행하는 동안 발생한다. 복합 운동을 통해 강력한 파워의 증대를 이룰 수 있다. 한 연구에서는 복합 운동이 경기력 향상에 큰 영향을 준다고 보고하고 있으나, 단기간 훈련을 진행한 연구들에서는 복합 운동이 파워 증대나 수직 점프력의 증가에 있어 저항 훈련이나 플라이오메트릭 훈련을 개별적으로 수행한 결과보다 낮은 결과를 보였다. 그러므로 플라이오메트릭 운동을 다른 저항 훈련과 함께 하는 것은 파워 증대에 있어 개별적으로 하는 운동들과 동등한 효과를 나타낸다.

운동량

운동량은 플라이오메트릭 운동 중 수행된 세트수와 반복횟수를 나타내며 다른 운동들과 마찬가지로 강도와 빈도의 영향을 받는다. 하체 플라이오메트릭 훈련에서는 발의 지면 접촉횟수와 이동거리가 운동량을 나타낸다. 상체나 코어 플라이오메트릭 훈련에서는 반복횟수(던지기, 패스, 토스)가 운동량을 나타낸다. 다른 운동들과 마찬가지로 플라이오메트릭 훈련 역시 운동량과 강도는 반비례한다. ■ 표 14.2에는 Chu의 플라이오메트릭 훈련을 위한 가이드라인이 제시되어 있다.

빈도

빈도는 주당 훈련 세션의 횟수를 나타낸다. 일반적으로 플라이오메트릭 훈련은 주당 1~4일 실시한다. 훈련 빈도는 강도와 운동량과 같은 요인들에 영향을 받는다. 뎁스 점프와 같은 고강도 훈련은 빈도를 낮출 필요가 있으며, 다른 운동들과 결합하여 훈련 시 빈도를 더욱 낮출 필요가 있다. 따라서 시즌 중 선수들의 훈련은 빈도를 낮출 필요가 있다. 또한, 연습 훈련과 경기 중 플라이오메트릭 동작들이 포함되므로 선수들은 스포츠 현장에서 필요한 플라이오메트릭 동

■ 표 14.2 숙련도에 따른 플라이오메트릭 훈련 운동량

상태	비시즌	시즌 전	시즌 중
초급	60~100	100~250	스포츠에 따라 다름
중급	100~150	150~300	상동
상급	120~200	150~450	상동

숫자들은 운동당 발의 지면 접촉횟수를 나타내며 준비운동에서의 횟수는 포함하지 않았다. 시즌 전 훈련 수치의 큰 변화는 다양한 강도로 훈련을 실시하기 때문이다. 즉, 고강도의 운동은 적은 운동량을 산출하며 저, 중강도의 운동은 큰 운동량을 산출한다. 플라이오메트릭 동작이 많이 실시되는 스포츠 같은 경우 시즌 중 운동량은 적어진다. 본 표는 Chu DA. *Jumping into Plyometrics.* 2nd ed. Champaign (IL): Human Kinetics; 1998. pp. 1–138의 허가하에 사용하였다.

작들이 사전에 훈련되어 있어야 한다. 그러므로 주당 1~2회의 플라이오메트릭 훈련유지로 잠재적인 비 훈련효과를 상쇄할 수 있다. 플라이오메트릭 훈련의 강도가 높기 때문에 훈련세션 간 48~72시간의 회복기가 필요하다. 빈도에 따른 결과를 비교한 연구들을 살펴보면, de Villarreal 등은 주 1회와 주 2회의 훈련이 주 4회 훈련의 결과보다 수직 점프와 전력질주 속도의 발달에 있어 더욱 나은 결과를 나타냈다고 보고하였다. 그러므로 코치들은 선수들의 플라이오메트릭 훈련빈도를 처방하는데 있어 최선의 결정을 내릴 수 있어야 한다. 저항 훈련과 운동 간 충분한 회복시간을 가지기 위해서는 강도와 운동량뿐만 아니라 빈도 또한 심사숙고하여 결정할 필요가 있다.

휴식간격

세트 간, 반복 간, 운동 간 휴식시간은 훈련 적응을 위해 매우 중요한 요소이다. 최대 파워 증대를 목표로 훈련을 할 때에는 충분한 휴식시간이 필요하다. 비지속성 혹은 1회성 점프(뎁스 점프)나 던지기 시 최대 파워를 위해 운동 내 휴식시간이 필요하다. 예를 들어, 최대하 강도의 뎁스 점프를 실시할 시 세트 간 2~3분의 휴식시간과 함께 점프 간 5~10초의 휴식시간 또한 필요하다. 하지만, 최대 강도의 뎁스 점프는 점프 간 휴식시간(최대 2~4분)과 세트 간 휴식시간(5~10분 이상)이 더 길어야 한다. 휴식시간의 길이는 운동에 따라 다르며 강도에도 영향을 받는다. 저, 중강도의 운동보다 고강도의 운동을 할 시 더욱 긴 휴식시간이 필요하다. 그 예로, ANKLE HOPE 운동 시 세트 간 휴식시간은 30초면 충분하나, 박스 점프 운동 시에는 30초로 부족하다. 운동시간과 휴식시간의 비율은 1:5에서 1:10을 권장한다. 1:10 비율의 경우, 선수가 한 세트의 운동을 수행하는데 드는 시간이 10초였다면 100초의 휴식시간을 갖는다. 그러므로 저, 중강도 운동 시에는 1:5 비율을, 고강도 운동 시에는 1:10 비율을 적용할 필요가 있다. 휴식시간이 짧을수록, 선수들의 회복이 더뎌지며, 훈련시간이 단축된다. 그렇기 때문에 코치들은 선수의 최대 파워를 목표로 하는 플라이오메트릭 운동에 있어서는 충분한 회복을 위해 휴식시간을 길게 처방할 필요가 있다.

플라이오메트릭 훈련 프로그램 설계 시 고려사항

플라이오메트릭 훈련 프로그램 설계 시 추가적인 요소들을 고려해야 한다. 이러한 요소들에는 준비운동(Warm-up)과 연령, 훈련상태, 지면상태, 장비의 효용성이 포함된다.

준비운동

모든 플라이오메트릭 훈련 프로그램들은 적절한 준비운동 이후 이루어져야 한다. 일반적인 준비운동인 5~10분의 조깅 이후 구체적인 부위별 준비운동을 실시해야 한다. 구체적인 부위별 준비운동은 선수가 운동을 시작하기에 앞서 생리적으로 준비될 수 있도록 도와준다. 이와 같은 준비운동들은 플라이오메트릭 훈련을 위한 협응력과 기본적인 움

직임들을 발달시킨다. 이러한 준비운동들은 강도가 매우 낮다. 플라이오메트릭 훈련의 준비운동들에는 행진, 무릎 들어올리기, 무릎 뒤로 접어 올리기, 스키핑, 런지, 사이드 셔플(Side shuffles), 카리오카스(Cariocas), 런닝과 같은 운동들이 있다. 이러한 준비운동들은 일반적으로 전력질주나 순발력 훈련에 자주 사용된다. 10~20m의 간격을 두고 시작점에서부터 차례대로 준비운동들을 수행한 후 두 번째 세트를 위해 다시 되돌아오거나, 되돌아오면서 세트 간 회복을 증가시켜도 좋다. 만약 여러 명의 선수들이 함께 준비운동을 하고 있다면, 다른 사람들이 준비운동을 하는 동안 한 명씩 번갈아 가며 휴식을 취할 수 있다. 최소 10세트의 준비운동을 수행해야 한다(각 운동당 1~3세트).

연령

플라이오메트릭 훈련은 젊은 성인들과 20대, 30대의 성인들에게 맞춰져 있다. 하지만 최근 아이들과 청소년, 중장년층을 대상으로 한 플라이오메트릭 훈련이 주목을 받고 있다. 이러한 대상들에 대한 플라이오메트릭 훈련처방은 플라이오메트릭의 용어 정의를 더욱 다양하게 만들고 있다. 어떤 이들은 플라이오메트릭의 정의를 고전 플라이오메트릭으로 생각하며 뎁스 점프와 같은 고강도의 운동이 지배적인 훈련이라고 한다. 하지만 많은 이들이 플라이오메트릭을 현대 플라이오메트릭으로 생각하며 강도에 따라 다양하게 신전-수축 주기를 자극할 수 있는 운동으로 보고 있다. 현대 플라이오메트릭의 지지자들은 플라이오메트릭 훈련이 연령과 관계없이 모두에게 유익한 운동이라고 말한다. 본 장을 통해 다수의 플라이오메트릭 운동들이 사진과 설명을 통해 소개되었는데, 이러한 운동들은 강도가 각기 다르며 저강도의 운동들이 위에서 언급한 대상들을 위해 적합하다. 플라이오메트릭 훈련이 적절한 감독과 관리하에 실시된다면 연령에 관계없이 모두에게 안전하고 효과적인 운동이 될 수 있다.

플라이오메트릭 운동들은 중장년층에게 또한 유익할 수 있다. 노화가 진행됨에 따라 근력은 체력에 비해 큰 폭으로 약화되기 시작하며 이러한 근력을 유지 혹은 증가시키기 위한 시도들이 체력을 증가시키는데 있어 긍정적인 효과를 일으킨다. 사회 전반에 걸쳐 플라이오메트릭 운동이 젊은 성인들을 위한 운동이라는 인식이 강하지만, 여가생활로 농구와 라켓볼을 자주 즐기는 중장년층 사람들은 다수의 플라이오메트릭 동작들을 수행하고 있다. 플라이오메트릭 훈련은 숙련된 선수들에게 상당히 유익한 운동이다. 하지만 잠재적인 정형 외과적 문제들을 사전에 예방하기 위해 힘을 기울여야 하며, 어떤 이들에게는 플라이오메트릭 훈련을 금해야 할 수도 있다. 일반 성인들을 위한 플라이오메트릭 훈련 가이드라인은 숙련된 선수들을 위한 플라이오메트릭 운동에서 운동량을 낮추고, 저강도와 중강도의 운동들을 실시하면 된다.

훈련상태

플라이오메트릭 훈련 프로그램 설계는 선수의 훈련상태에 따라 영향을 받는다. 초보 선수들은 저강도의 운동들로 이루어진 기본적인 프로그램으로 시작하여 체력 상태와 협응력이 증가함에 따라 점진적으로 고강도 운동을 실시하여야 한다. 숙련된 선수들은 초보들에 비해 운동에 대한 내성이 높기 때문에 더 높은 강도와 운동량의 훈련을 수행할 수 있다. 과거 선수들의 체력수준은 훈련상태에 따라 등급이 나누어졌다. 초기 유럽의 코치들은 플라이오메트릭 훈련을 하기에 앞서 선수들이 상당한 근력이 필요하다고 하였다(체중의 1.5~2.5배 스쿼트를 할 수 있으며, 높은 신장성 및 등척성 근력을 갖춘 선수). 그러나 이러한 가이드라인은 최대하 강도의 플라이오메트릭 훈련을 대상으로 한 것이 아니었다. 만약 그랬다면, 소수의 선수들만이 기준을 통과했을 것이며, 몇몇 플라이오메트릭 운동에는 맞지 않는 지침이다. 이러한 초기의 지침들은 고전 플라이오메트릭이 뎁스 점핑들로 이루어져 있으며, 운동 시 충격력이 선수 체중의 6배를 상회한다는 사실에 근거한다. 기본적인 수직 점프들과 포고(pogos)로 이루어진 프로그램을 시작하는데 있어 선수들에게 높은 수준의 근력을 요구하는 것은 타당하지 않

속설과 오해

플라이오메트릭 훈련은 청소년과 아이들에게 해롭다.

플라이오메트릭 훈련은 청소년과 아이들에게 유익하며, 다양한 유소년 스포츠를 수행하는데 있어 필요한 체력적인 요소를 충분히 갖출 수 있게끔 도와준다. 아이들이 하는 놀이와 대부분의 활동들에 플라이오메트릭의 요소(SSC 활성화)들이 포함되어 있기 때문에 유소년을 대상으로 한 플라이오메트릭 훈련이 불가능한 것만은 아니다. 청소년과 아이들을 대상으로 한 플라이오메트릭 훈련은 주요 S&C 운동으로 포함되어 있다. 유소년을 대상으로 한 플라이오메트릭 훈련에 대한 오해들로는 성장판 부상을 초래할 수 있기 때문에 위험할 수 있으며, 훈련 프로그램을 수행하는데 있어 아이들이 사전에 충분한 근력을 갖추지 못한 상태라 무리라는 견해가 있다. 하지만 정말로 플라이오메트릭이 위험하며 저, 중강도 플라이오메트릭 동작들을 수행하는데 있어 최소한의 근력이 필요하다는 논쟁을 지지할 수 있는 연구들이 없다. 유소년 플라이오메트릭에 대한 연구들에서는 플라이오메트릭 훈련이 안전하고 수행력 증가에 효과적이라는 것을 보고하였다. 유소년 플라이오메트릭은 점프 능력과 달리기 시간, 팔굽혀펴기뿐만 아니라 스피드도 증가시키며, 이러한 증가는 기존의 학교 체육 수업 활동을 통한 변화보다 훨씬 우세한 모습을 나타냈다. 메디신 볼 훈련은 청소년과 아이들에게 매우 효과적이다. Marginson 등은 아이들에게 플라이오메트릭 운동을 시켰을 시 운동 후 약간의 근통증이 나타났으나, 반복적인 운동이 근 손상을 억제할 수 있었다고 보고하였다. 청소년과 아이들이 어른들보다 플라이오메트릭 훈련 이후에 나타나는 근통증에 대하여 좋은 반응을 보인다. 하지만 이런 유소년들에게 뎁스 점프와 같은 고강도의 운동을 시키는 것은 현명하지 못할 수 있다. 유소년 플라이오메트릭 훈련 프로그램은 적절한 기술과 자세의 숙달을 위해 저강도의 운동부터 시작해야 한다. 유소년의 체력과 밸런스, 협응력, 수행력을 증가시키는 게 목표라면 저강도 운동부터 점진적으로 증가시켜 중강도의 운동을 실시해야 한다. 현재까지 플라이오메트릭 훈련 프로그램을 시작하는데 적절한 시기의 최소 연령이 정해진 바는 없으나, 몇몇의 S&C 전문가들은 제대로 교육을 받을 수 있으며 보고 배운 대로 운동을 수행할 수 있을 만큼 감정적으로 성숙한 7~8세 아이들이 훈련을 성공적으로 수행할 수 있다고 하였다. 적절한 관리, 감독 하에 수행되는 플라이오메트릭 훈련은 아이들과 청소년에게 안전하고 효과적이기 때문에, 아이에게 플라이오메트릭을 시키는 건 부모와 코치에게 달렸다.

다. 반면, 다른 이들은 그 기준으로 체중에 1.5배 무게의 스쿼트를 할 수 있으며, 자신의 체중 혹은 1.5배 만큼의 벤치프레스, 연속 플라이오 푸시-업 5개, 스피드 스쿼트와 스피드 벤치프레스(5초 안에 체중의 60% 무게로 5회)를 기준으로 삼는다. 이러한 기준들은 대부분 고강도 훈련에 적용된다. 어떤 코치들은 플라이오메트릭 훈련 시작에 앞서 밸런스/안정성 평가를 실시한다. 선수가 보다 높은 강도의 훈련을 할 수 있는지 검사하기 위하여 이를 주기적으로 평가하는 방법도 있다. 설사 선수가 탄탄한 근력(특히 신장성 근력)을 갖추고 있다 하더라도, 밸런스, 협응력, 파워, 스피드, 순발력 등과 같이 수많은 요소들 또한 중요하다. 플라이오메트릭 훈련이 이러한 수많은 요소들을 향상시키기 때문에 훈련이 부족하고 근력이 낮은 초보 선수들에게도 플라이오메트릭 훈련이 매우 유용할 수 있다.

훈련 지면상태

플라이오메트릭 훈련은 다양한 장소에서 수행할 수 있다. 운동을 수행하기 위한 지면으로는 부드럽고, 관절 부하를 줄일 수 있는 곳이 적당하다. 하지만, 너무 부드러운 지면은 좋지 않다. Impellizzeri 등은 잔디와 모래밭에서의 4주간 플라이오메트릭 훈련이 점프 수행과 전력질주의 향상을 나타냈다고 보고하였다. 잔디가 모래밭에서의 운동보다 더 우수한 결과를 보였으나 모래밭에서의 플라이오메트릭은 보다 적은 근 통증을 유발하였다. 야외 잔디는 장거리 훈련을 수행하는 플라이오메트릭 훈련에 있어 매우 인기 있는 훈련장소이다. 매트 바닥과 체조 바닥 또한 적당한 훈련 지면으로 선택되고 있다. 하지만, 매트 바닥의 경우 매트가 너무 두꺼울 경우 신장-단축 사이클의 최대화가 힘들고 전이 국면이 증가되기 때문에 좋지 않다. 콘크리트나 딱딱한 나무 바닥은 충격흡수 능력이 부족하기 때문에 선수에게 예상하지 못한 염좌가 발생할 수 있다. 몇몇의 연구들은 수중 플라이오메트릭 훈련을 연구했었다. 수중에서의 훈련은 물의 깊이에 따라 도약 중 큰 저항을 받는다는 장점이 있는 반면, 부력으로 인해 신장성 부하가 최소화된다는 단점이 있다. Stemm & Jacobson과 Martel의 연구에서는 수중 플라이오메트릭 훈련이 수직 점프를 향상시켰다고 보고하였다. 이는 수중 플라이오메트릭 훈련이 한 발을 이용한 플라이오메트릭 운동들에 있어 매우 효과적일 수 있다는 것을 시사한다. 끝으로, 지면의 경사도 또한 중요하게 고려되어야 할 사항중 하나이다. 다수의 플라이오메트릭 훈련이 상대적으로 평지에서 많이 이뤄진다. 하지만 지면 경사도의 변화가 훈련에 새로운 자극을 불어넣을 수 있다. 오르막에서의 플라이오메트릭 훈련은 대사요구량과 근력수요를 증가시키고, 내리막에서의 플라이오메트릭 훈련은 신장성 요소와 강도를 증가시키나 운동 후의 근 통증 또한 상당하다.

플라이오메트릭 훈련장비

플라이오메트릭 훈련은 어떤 장비 없이도 수행이 가능하다. 하지만, 몇몇 훈련을 위해서는 장비가 필요할 때도 있다. 많이 사용되는 장비로는 콘, 박스, 줄넘기, 소형 허들, 밴드, 샌드백, 웨이트 조끼, 메디신 볼, 슬램 볼, 코어 볼 등이 있다. 콘은 지표 혹은 다양한 호핑과 점프 시 장애물로도 쓰일 수 있다. 콘은 소형(11.5cm)에서 대형(46cm)까지 크기가 다양하다. 박스는 박스 점프와 뎁스 점프 외에 그 변형 운동들을 수행하는데 사용된다. 플라이오 박스들은 다양한 크기로 나오는데, 강한 플라이오메트릭의 속성을 버틸 수 있어야 한다. 많은 상자들이 큰 힘을 버틸 수 있는 나무나 철판으로 만들어진다. 박스는 소형(15cm)에서부터 대형(107cm 이상)까지 다양한 크기로 나온다. 소형 박스들은 호핑에 사용되고, 대형 박스들은 박스 점프와 뎁스 점프에 사용된다.

박스 선택에 있어 가장 중요한 것은 박스 상부의 지면이다. 박스 상부는 착지 시 안정성과 마찰력을 위하여 미끄러지지 않는 고무로 제작되어야 한다. 상부면의 규모는 소형 박스에서 대형 박스에 따라 다양하다. 몇몇 소형 상자들은 추가적인 기능이 있는데, 측면 플라이오메트릭 운동을 위해 계단과 같이 여러 상부면을 갖춘 박스들이 있다. 줄넘기는 다양한 형태와 크기는 물론 속도나 부하를 높이기 위한 설계로도 나온다. 허들은 호핑과 점프 시 장애물로 사용된다. 허들은 일반적으로 15~30cm부터 107cm 이상까지 크기가 다양하다. 다양한 운동을 위해 높이 조절이 가능한 허들도 있다.

밴드는 점프에 부하를 더해준다. 여러 스타일의 밴드가 시중에 나와 있는데 그중 하나가 Vertimax(■ 그림 14.38)라는 점프 훈련 부하장치이다. Vertimax는 매트형태의 바닥과 함께 선수의 허리부위에 저항 밴드들을 부착할 수 있는 기구로 점프 수행 시 부하를 더해준다. 밴드들의 부하가 착지 시 더 큰 신장성 부하를 만들어 내는데 이는 플라이오메트릭 훈련을 위한 강한 자극이 된다. 몇몇 연구들에서 Vertimax로 점프 훈련에 관한 연구를 진행하였다. Rhea 등은 12주간 Vertimax로 훈련을 한 선수들이 그렇지 않은

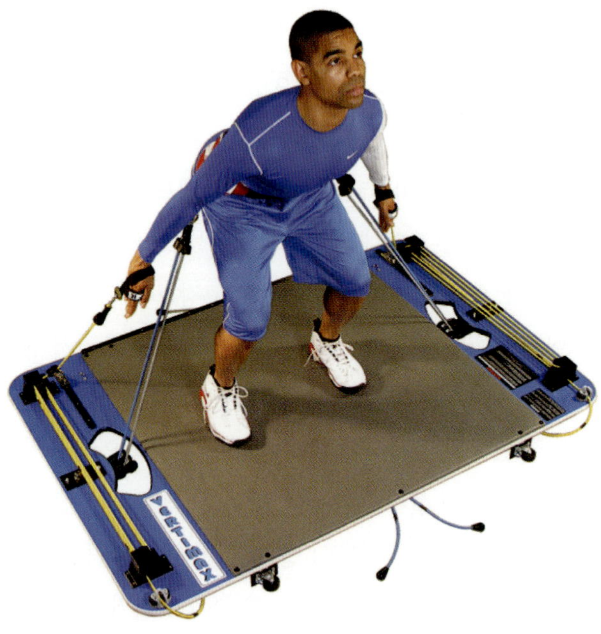

■ 그림 14.38 The Vertimax

Courtesy of Perform Better, Cranston, RI.

선수들보다 수직 점프 높이와 점프력에서 보다 우수한 향상을 나타냈다고 보고하였다. 하지만 McClenton 등은 6주간의 뎁스 점프 훈련과 Vertimax를 이용한 훈련 간에 유사한 증가가 나타났다고 보고하였으며, Carlson 등은 6주간의 Vertimax를 이용한 훈련이 점프 수행력을 향상시키는데 있어 저항 운동이나 플라이오메트릭 훈련보다 뛰어난 부분은 찾지 못하였다고 보고하였다. 그래도 Vertimax를 이용한 점프 훈련은 점프 수행력 향상에 효과적이다. 웨이트 조끼는 플라이오메트릭 훈련 중 추가적인 저항을 더하기 위해 사용된다. 여러종류의 조끼가 있으나 일반적으로 13.6 kg 이상의 무게를 사용한다. 조끼는 저강도 및 중강도 운동에서 추가적 외적 부하로 많이 사용되기 때문에 반드시 주의가 요구된다. 오뚜기형 펀치백은 점프로 뛰어넘는 장애물로 사용될 수 있다. 메디신, 코어, 슬램 볼들은 다양한 크기로 나오며 상, 하체 플라이오메트릭 훈련에 사용된다.

플라이오메트릭과 안전에 관한 주의사항

상식적인 설계와 적절한 감독하에 이뤄지는 플라이오메트릭 훈련은 모든 연령대의 선수들에게 안전하다. 플라이오메트릭 훈련 중 일어나는 대부분의 부상 원인은 다음과 같다. (a) 훈련 가이드라인을 위반한 경우, (b) 충분하지 못한 준비운동, (c) 과도한 운동, (d) 기술의 부족, (e) 잘못된 운동 지면 선택, (f) 부적절한 강도와 운동량 그리고, (g) 알려지지 않은 원인들이 포함된다. 가이드라인을 위반하여 너무 높은 강도나 운동량을 실시한다면 선수에게 과도한 오버 훈련이 될 수 있다. 지나친 오버 훈련을 한 선수들은 부상을 당하기 쉽다. 플라이오메트릭 훈련에 있어 양(quantity)보다 중요한 것은 질(quality)이다. 운동량과 빈도는 훈련상태에 따라 신중하게 처방되어야 한다. 준비운동이 부족하면 선수는 생리학적인 준비가 안 된 상태에서 최대 근수축을 하기 때문에 부상 위험이 높아진다.

기술의 부족은 코치와 선수들에게 있어 까다로운 문제이다. 기술력이 부족한 선수들은 운동 선택에 있어 제한이 있을 수밖에 없다. 중, 고강도의 플라이오메트릭 훈련을 위해서는 충분한 협응력과 밸런스, 근력을 갖추고 있어야 한다. 코치들은 언제나 선수들이 적절한 점프 메커니즘을 통해 제대로 된 자극을 받을 수 있도록 도와야 한다. 적절한 점프 기술에서 가장 중요한 부분은 큰 힘이 선수의 몸으로 흡수되는 착지 동작이다. 점프 도중 최대 충격력은 최대 추진력보다 높을 수 있다. 부적절한 착지는 선수에게 큰 부상을 입힐 수 있다. 운동선택은 선수에게 평균 수준의 기술 발달을 제공한다. 플라이오메트릭 운동들은 복잡성에 의해 분류된다. 처음 시작하는 운동들은 협응력이 부족한 선수들을 위해 구성될 수 있다. 선수들은 난이도가 더 높은 다음단계를 수행하기에 앞서 기술과 근신경적 상태를 향상시켜야 한다. 몸집이 큰 선수들에게는 특별히 주의를 주어야 한다. 몸집이 큰 선수들은 근골격계에 큰 부하가 작용하기 때문에 부상을 조심해야 할 필요가 있다. 그뿐만 아니라 몸집이 큰 선수들은 운동량을 낮추어야 하며, 강도 또한 조심스럽게 관찰해야 한다. 운동 전에 부상이 없는 선수들에게 플라이오메트릭 훈련은 안전하다. 부상이 있는 선수들에게는 매우 위험하기 때문에 지속적인 관찰이 필요하다. 부상으로 인해 플라이오메트릭 운동을 변경하거나 일시적으로 중단해야 할 경우가 생길 수 있다. 끝으로, 플라이오메트릭 도중 적절한 호흡법 또한 중요하다. 고강도의 저항 훈련과 마찬가지로 적절한 안정성과 충격 흡수, 추진 시 힘 생성을 위해 신전 국면과 단축 국에서 발살바메뉴버(발살바조작, valsalva maneuver)가 사용된다. 호기는 단축성 동작의 마지막 부분에서 짧게 일어난다.

다른 훈련 방법들과 결합한 플라이오메트릭

플라이오메트릭 훈련은 경기력 최적화를 위한 훈련 주기에서 다른 훈련기법들과 함께 자주 같이 사용되는 기법이다. 플라이오메트릭과 저항 훈련을 포함한 프로그램이 동시에 이용될 수 있다. 그 예로, 주당 2회의 플라이오메트릭 훈련을 할 시 쉽게 저항 훈련과 통합할 수 있다. 플라이오메트릭 훈련은 저항 훈련을 쉬는 날 혹은 같은 날 수행할 수 있다. 만약 동일한 날에 실시할 경우, 플라이오메트릭을 먼저 진행해야 하며, 저항 훈련은 그 이후에 진행해야 한다. 각 운동에서 훈련되는 근육군 또한 중요하다. 만약 상체만 저항 훈련을 한다면, 이와 상관없이 하체 플라이오메트릭 훈련을 실시할 수 있다. 고강도의 하체 저항 훈련과 하체 플라이오메트릭 훈련을 하루에 같이 수행하는 것은 두 번째로 수행하는 운동이 피로한 상태에서 실시되기 때문에 권하지 않는다. 플라이오메트릭 운동은 웨이트 훈련과 함께 결합할 수 있다(예, 복합 훈련).

전력질주 훈련이나 순발력 훈련과 동시에 실시하는 플라이오메트릭 훈련은 매우 효과적인 결합 프로그램이 될 수 있다. 이러한 운동 프로그램은 생리학적 메커니즘들을 훈련시키며 동시에 근신경성 수행을 최적화시킨다. 플라이오메트릭과 전력질주, 순발력 운동들은 서로 순서를 바꿔가며 실시해도 된다. 일부 스포츠 종목에서는 유산소성 능력이 요구되는데, 플라이오메트릭 훈련과 유산소성 훈련도 함께 실시할 수 있다. 이때 고강도의 무산소성 훈련과 유산소성 훈련의 상반된 성격을 생각해볼 필요가 있다. 하지만, 낮은 빈도의 저, 중강도 유산소성 훈련은 함께 사용 가능하다. 이러한 사실에 근거하여 플라이오메트릭 훈련 이후 유산소성 훈련을 실시하면 된다. 무산소성 훈련세션 사이에 유산소성 훈련을 넣어 수행하는 것이 회복을 방해하기 때문에 운동 중에 두 가지를 같이 실시하는 것이 효과적이고, 플라이오메트릭 훈련 이후에 유연성 운동을 포함시키는 것이 좋다. ■ **표 14.3**은 저항 훈련과 플라이오메트릭을 결합한 예이다. 처음 두 개의 운동형태는 중간 난이도의 프로그램으로 상하체가 분리된 운동이거나 전신 운동이다. 세 번째의 항목은 난이도가 높은 예로써 보다 많은 빈도의 플라이오메트릭 훈련이 실시된다. ■ **표 14.4**는 플라이오메트릭과 전력질주 훈련의 결합 운동의 예이다.

시즌 중의 플라이오메트릭 훈련은 낮은 운동량과 빈도로

■ **표 14.3 플라이오메트릭과 저항 훈련의 결합(상/하체 분리)**

	요일	저항 훈련	플라이오메트릭
상/하체 분리 운동	월	상체	휴식
	화	하체	휴식
	수	휴식	상/하체 종합
	목	상체	휴식
	금	하체	휴식
	토	휴식	상/하체 종합
	일	휴식	휴식
종합 상/하체 운동	월	상/하체 종합	휴식
	화	휴식	상체
	수	상/하체 종합	휴식
	목	휴식	휴식
	금	상/하체 종합	휴식
	토	휴식	하체
	일	휴식	휴식
고급 상/하체 분리	월	상체	하체
	화	하체	상체
	수	휴식	휴식
	목	상체	하체
	금	하체	상체
	토	휴식	상/하체 종합
	일	휴식	휴식

■ **표 14.4 플라이오메트릭과 전력질주 복합 훈련의 예**

일반적인 준비운동	3~5분 조깅(천천히)
역동적 범위의 움직임 훈련	1 × 5회
점프 무릎 올리기	2 × 18m
점프 발목잡기	2 × 18m
런지	2 × 18m
트럭 점프	3 × 10
기어스(10-yd intervals)	3~5 × 37m
양발 뛰며 측면 전력질주	3 × 27m와 18m 전력질주
박스점프	3 × 8
전력질주	3 × 37m
정리운동	

자세한 전력질주 훈련은 15장에서 다룬다.

수행되어야 한다. 시즌 중이기 때문에 그에 따라 빈도와 운동량이 감소한다. 코치들은 선수들의 수행을 가까이서 관찰하며 잠재적 오버 훈련과 과부하를 검사하고 그에 따라 운동량 조절을 해야 한다. 모든 스포츠 종목들이 플라이오메트릭 동작을 포함하고 있기 때문에 연습 훈련과 경기 또한 훈련과 같은 자극을 받는다고 볼 수 있다. 높은 근력과 파워를 필요로 하는 무산소성 스포츠 선수들은 경기력을 유지하기 위해 시즌 중에도 강한 훈련을 지속해야 한다. 그렇기 때문에 스포츠 종목에 따라 뎁스 점프와 같이 과한 플라이오메트릭 훈련은 역효과가 나타날 위험이 있다.

■ 표 14.5 비시즌기의 상/하체 종합 플라이오메트릭 훈련 프로그램의 예

레슬링선수용 프로그램(2회/주)	야구선수용 프로그램(2회/주)
스쿼트 점프 – 3 × 10	턱 점프 – 3 × 10
MB 옆으로 던지기 – 3 × 8 (각각 한쪽씩)	MB 머리위로 던지기 – 3 × 8
두발 벌려 스쿼트 점프 – 3 × 10	장애물 점프 – 5 × 5
MB 뒤로 던지기 – 3 × 5	MB 무릎꿇고 옆으로 던지기 – 3 × 8 (각각 한쪽씩)
한발 박스 푸시-오프 – 3 × 6 (각각 한쪽씩)	측면 스텝 업 – 3 × 10
플라이오 푸시-업 – 3 × 10	교차 도움닫기 – 3 × 25 yd
박스 점프 – 3 × 8	
저-중강도 훈련방법	
지면 접촉 횟수 = 120	지면 접촉 횟수 = 103
상체 반복 횟수 = 93	상체 반복 횟수 = 72
다리교체 운동	
한발 뛰기	제자리 멀리뛰기와 측면 전력질주
샌드백 옆으로 던지기	측면 콘 뛰기
코어 볼 내치기	박스점프
계단 뛰기	슬램볼
MB 체스트 패스	MB 전방 돌아 던지기
슬램볼 좌우 내치기	

모든 운동은 시작 전과 운동 후 스트레칭으로 구성된 준비운동과 정리운동을 한다. 점프 길이, 박스 높이, 장애물 높이 등은 선수의 상태에 맞춰 조절한다.

모든 훈련내용 포함

설계된 플라이오메트릭 프로그램은 본 장에서 나온 모든 요소들을 포함하고 있어야 한다. 점진적 과부하의 원리와 특수성, 변형 운동이 적용되며 적절히 사용되고 감독될 수 있다면 수많은 효과적인 프로그램들이 개발될 수 있다. ■ 표 14.5와 ■ 표 14.6은 플라이오메트릭 훈련 프로그램의 예이다. 프로그램 설계에 있어 핵심요소는 구체적인 스포츠에 맞는 운동선택과 적절한 강도와 운동량을 처방하는 것이라 할 수 있다. 각 동작의 반복은 최대 힘으로 행해져야 하며 코치는 지속적으로 동작을 관찰하고 제대로 된 자극이 주어지는지 확인할 필요가 있다.

■ 표 14.6 비시즌기의 상/하체 종합 플라이오메트릭 훈련 프로그램의 예

농구선수용 프로그램(2회/주)	역도선수용 프로그램(2회/주)
수직 점프 – 4 × 10	턱 점프 – 4 × 10
MB 체스트 패스 – 3 × 8	두발 벌려 스쿼트 점프(cycle) – 4 × 10
박스 점프 – 5 × 5	MB 뒤로 던지기 – 3 × 8
MB 머리 위로 던지기 – 3 × 8	뎁스 점프 – 5 × 3
뎁스 점프 – 5 × 3	연속 박스 점프 – 5 × 3
파워 드롭 – 3 × 6	한발 박스 푸시-오프 – 4 × 8 (각각 한쪽씩)
저-고강도 훈련방법	
지면 접촉 횟수 = 144	지면 접촉 횟수 = 125
상체 반복 횟수 = 66	상체 반복 횟수 = 24
다리 교차 운동	
한발 뛰기	스쿼트 점프
교차 도움닫기	양발 뛰기
장애물 점프	한팔 수직 코어 볼 던지기
한발 뎁스 점프	한발 뎁스 점프
MB 전방 돌아 던지기	뎁스 푸시-업

모든 운동은 시작 전과 운동 후 스트레칭으로 구성된 준비운동과 정리운동을 한다. 점프 길이, 박스 높이, 장애물 높이 등은 선수의 상태에 맞춰 조절한다.

요점 정리

- ✔ 현대 플라이오메트릭은 폭발적인 운동으로 신장-단축 사이클을 활성화시키며, 파워와 속도 그리고 근력의 발달을 목표로 한다.
- ✔ 플라이오메트릭 훈련은 점프 높이와 파워, 전력질주 속도, 순발력, 근력, 근비대, 달리기 효율성, 달리기 기록, 수영 스타트, 반응 속도, 투구 속도, 킥 속도를 증가시킨다.
- ✔ 플라이오메트릭 운동에는 호핑, 점프, 바운딩, 박스 점프, 뎁스 점프, 던지기가 포함되며 운동강도는 외적 부하와 복잡성, 경사도, 점프의 높이와 거리, 상자의 높이, 편측 혹은 양측 운동과 같은 요소들에 영향을 받는다.
- ✔ 플라이오메트릭의 운동량은 발의 지면 접촉횟수 혹은 반복횟수의 영향을 받는다. 운동량은 선수의 훈련상태나 현재 선수가 시즌 중인지 비시즌인지와 같은 요소들에 따라 달리해야 한다.
- ✔ 플라이오메트릭 운동들은 단순히 선수 자신의 체중으로만 실시할 수도 있으며 콘, 박스, 줄넘기, 소형 허들, 밴드, 웨이트 조끼, 메디신 볼 등과 같이 다양한 장비와 함께 실시할 수도 있다.

복습 문제

1. 신장성 활동 종류 후 단축성 근육 활동이 시작되는 사이 구간의 이름은?
   a. 신장-단축 사이클(SSC)
   b. 결합기
   c. 등속성 국면
   d. 이완기

2. 다음 보기들 중 가장 강도가 높은 운동은?
   a. 뛰기(Ankle hops)
   b. 측면 콘 뛰기
   c. 턱 점프(Tuck jumps)
   d. 뎁스 점프

3. 비시즌기 초보를 위한 하체 플라이오메트릭 훈련에서 적절한 발의 지면접촉 횟수는?
   a. 30　　b. 75
   c. 150　　d. 250

4. 큰 보폭을 목표로 한 수평 움직임이 포함된 플라이오메트릭 훈련의 이름은?
   a. 도움닫기(Bounding)
   b. 뛰기(Hops)
   c. 박스 점프
   d. 던지기

5. 보기들 중 플라이오메트릭 훈련을 위해 가장 적합한 지면은?
   a. 단단한 나무 바닥　　b. 콘크리트
   c. 잔디　　d. 모래밭

6. 최대 단축성 파워 출력은 수직 점프의 어떤 단계에서 나타나는가?
   a. 시작 자세
   b. 반동동작
   c. 추진
   d. 비행

7. 유사한 형태의 저항 운동들의 세트 사이에 플라이오메트릭 운동을 수행하는 것이 복합 훈련이다. O / X

8. 플라이오메트릭 훈련은 저항 훈련과 유사한 근섬유 타입의 이행(type IIX에서 IIA)을 유발한다. O / X

9. 양발 점프가 한발 점프보다 강도가 높다 O / X

10. 저강도의 플라이오메트릭 운동은 순간적(힘껏)으로 수행하지 않는다는 뜻으로 설명된다. O / X

11. 대부분의 플라이오메트릭 훈련 프로그램들에서 1:1의 운동/휴식 비율이 권해지고 있다. O / X

12. 플라이오메트릭 훈련의 빈도는 강도와 운동량과 그리고 다른 훈련기법과의 결합에 영향을 받는다. O / X

참고문헌은 한미의학 홈페이지 자료실을 통해 확인 가능합니다.
http://www.hanmibook.co.kr

CHAPTER

15 전력질주와 민첩성 훈련

김창균

학습목표

이 장을 학습한 후에 아래의 사항을 이해할 수 있다.

- 스피드, 민첩성, 반응속도(quickness), 순발력, 그리고 스피드 지구력을 정의한다.
- 스피드 향상을 위한 보폭 길이와 보폭 비율의 역할을 논의한다.
- 전력질주 단계와 비교하여 적합한 전력질주 기법의 기전을 논의한다.
- 스피드 향상을 위한 초과스피드와 저항 전력질주 훈련의 중요성을 논의한다.
- 운동선수의 기술, 스피드, 순발력, 민첩성, 그리고 반응능력을 향상시킬 수 있는 몇 가지 기술을 이해한다.
- 민첩성과 관련된 몇 가지 요소와 운동수행 향상을 위한 몇 가지 특별한 훈련방법을 논의한다.
- 전력질주와 민첩성 프로그램 설계 요소를 논의한다.
- 스피드 지구력 향상을 위한 방법들을 논의한다.

몇 가지 스포츠에서 스피드와 민첩성은 중요한 요소이다. 스피드 킬('speed kills')의 의미는 경기 중 팀과 운동선수 사이에 차이가 있는 요인이 있다는 것을 말한다. 스피드는 시간에 대한 거리의 변화이고, 최대 스피드는 무산소성 운동수행 시 중요한 요인이다. 이것은 육상종목의 스프린터에게 특히 중요하다. 그러나 운동선수는 직선주로에서 적어도 20~40m 달리고 나서야 비로소 최대 스피드에 도달할 수 있다. 하지만 많은 경우 운동선수는 20~40m 달리는 동안 최적의(혹은 방해받지 않는) 달리기에 대한 선택권을 갖기보다는 짧은 거리를 여러 방향으로 빠르게 움직여야 한다. 가속능력은 중요한 훈련의 요소이다. 가속은 시간에 대한 속도의 변화율이다. 운동상황에서 방향전환, 감속, 혹은 정적 자세에서 짧은 시간 동안 빠른 속도에 도달하는 데는 운동선수의 능력을 수반한다. 폭발적인 가속능력을 가진 운동선수는 축구, 농구, 그리고 야구와 같은 스포츠 종목에서 커다란 이점이 있다. 최고의 가속도는 최초 9m 내에서 최대 속도의 ~75%에 도달하는 처음 8~10보 내에서 나타난다. 가속을 증가하기 위한 훈련은 운동선수의 성공에 중요하다. 가속 능력은 주로 반응시간과 관련이 있다. 반응시간은 자극에 반응하는 운동선수의 능력을 나타낸다. 빠른 반응시간은 운동선수의 성공을 야기한다. 예를 들어, 스프린터가 총소리에 빠르게 반응할수록 경기 기록은 좋아진다. 하키 골 혹은 140km^{-1} · h-^{1} 빠른 볼을 때리기 위하여 준비하고 있는 야구선수는 0.40초보다 작은 시간에 반응한다. 운동선수는 처음 반응이 빠를수록 성공적인 자세에서 훨씬 더 가속을 잘 할 수 있는 능력을 갖게 된다. 충분한 시간의 전력질주 후에 최대 스피드에 도달했을 때, 이것을 가능한 한 오랫동안 유지하게 하는 스피드 지구력은 많은 스포츠에서 중요하다. 또한 스피드 지구력은 몇 차례 반복되는 운동수행 시 최고의 스피드를 유지할 수 있는 능력과 관련이 있다. 유발된 피로를 줄이는 감속은 컨디셔닝의 중요한 요인이다. 예를 들어, 처음 전반부에서와 같이 게임의 후반부에서도 같은 빠른 스피드를 유지할 수 있는 능력을 가진 운동선수는 훌륭한 스피드 지구력을 가진다. 충분한 시간의 직선 전력질주(100m)와 같은 운동 동안 세 가지 다른 국면을 볼 수 있다. (a) 가속, (b) 최대 스피드 유지, 그리고 (c) 스피드 지구력 혹은 감속.

자극에 반응하여 방향을 전환하면서 빠르게 움직일 수 있는 능력이 민첩성이다. 민첩성은 상당히 복잡하여 몇 가지 최적의 생리계 통합과 체력 요소들이 필요하다(■ 그림 15.1). 비록 운동선수가 충분한 직선 스피드를 가지고 있을지라도, 이것이 매우 민첩하다거나 협응력이 있다는 것을 의미하는 것은 아니다. 직선 전력질주 능력은 여러 가지 민첩성 훈련을 통하여 제한적이지만 바꿀 수 있다는 몇 가지 증거가 있다. 예를 들어, 뒤로 달리기(백페달링, backpedalling) 능력은 하나의 독립적인 기술이다. 최대로 뒤로 달리는 속도는 전력질주 스피드의 60~80%에 이른다. 백페달링은 앞으로 전진하는 전력질주와 비교하여 짧은 보폭, 보폭수의 증가, 긴 지지 시간, 낮은 지면반력의 힘과 시간, 그리고 힙, 무릎과 발목의 작은 ROM을 유발한다. 더욱이, 민첩성의 요소는 운동선수의 운동수행력을 극대화하기 위하여 독립적으로 훈련해야 한다.

민첩성은 반응하는 능력과 빠른 스타트, 가속, 감속, 적절한 방향으로의 움직임을 포함하여 몇 가지 활동을 협응하는 것이 필요하고 균형과 자세 조절을 유지하는 동안 가능한 한 빠르게 방향전환을 할 수 있는 능력을 유지해야 한다. 운동선수는 환경에 빠르게 적응하고 반응해야 하며 동시에 신체적으로 정렬하고 가능한 한 효과적으로 한 기술에서 다른 기술로 전환할 수 있어야 한다. 민첩성은 운동선수들의 손상 위험을 완화해주고 운동장이나 코트에서 다른 선수를 피하게 하고 적절한 자세를 유지하면서 볼을 잡고 때리고 차며 적절한 자세를 유지하면서 상대방을 방어하거나 태클을 한다. 운동선수는 방향전환을 시작하기 전 가속하거나 감속하려는 하나의 틀을 가지고 있다. 이러한 복잡성은 신체를 최적으로 조절하기 위한 훈련을 할 때 운동선수에게 하나의 도전을 제공한다. 빠른 방향전환은 신체적으로 자세가 안정 혹은 불안정할 때 발생한다. 운동선수는 많은 상황에서 반응하기 위하여 서있을 때(한발 혹은 양발), 누워있을 때(배 혹은 등), 지면에 앉아 있는 경우, 그리고/혹은 무릎 꿇은 자세 등 능숙하고 빠르게 자세를 변화하는 각각의 스포츠에서 훨씬 많은 성공을 경험한다. 비록 실제 연습/경기 스포츠에서도 민첩성이 증가하겠지만, 많은 근력과 컨디셔닝(S&C) 코치들은 시즌 후와 시즌 전에 스포츠에 참가하면서 보여준 민첩성 향상을 뛰어 넘도록 하기 위한 스포츠-특수성 민첩성 훈련의 가치를 안다. 연중 각각 체력요소 훈련은 운동선수들이 다른 선수들과 경쟁을 유지하는 데 매우 중요하다.

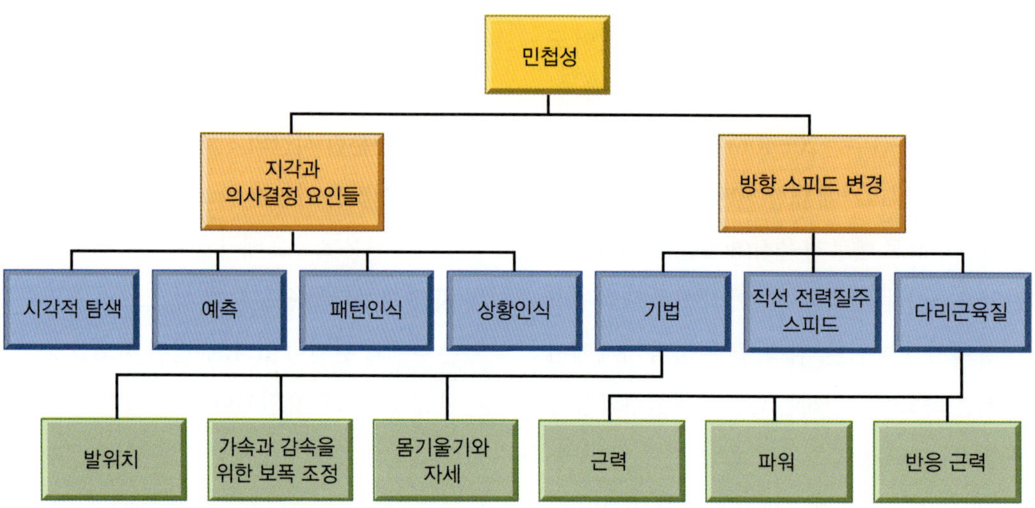

■ 그림 15.1 민첩성 구성요소

Reprinted with permission from Young WB, Farrow D. A review of agility: practical applications for strength and conditioning. *Strength Cond J.* 2006;28:24-29.

전력질주 스피드 증가

전력질주 스피드는 보폭의 길이와 빈도의 결과물로 빠른 운동선수는 느린 선수에 비하여 보폭의 빈도율이 높고 보폭의 길이가 긴 것으로 나타났다. **보폭길이**(stride length)는 전력질주하는 동안(같은 쪽의 발끝 이륙부터 발꿈치 스트라이크까지) 각 보폭의 길이와 다리 길이, 다리 근력과 파워, 그리고 전력질주 기전에 의하여 결정된다. 보폭 길이는 지면에 폭발적인 힘을 가할 수 있는 운동선수의 능력이 향상됨으로써 증가한다. 이것은 자연적으로 발생되어야 하는데 보폭의 길이는 초과보폭(overstriding)으로 알려진 보통 전력질주 에러(error)처럼 의도적으로 힘을 증가시키기 때문이다. 초과보폭은 평형의 문제를 만들고 운동선수의 속도를 늦춘다. 보율(stride rate) 혹은 보빈도는 정해진 시간 동안 발이 지면에 접촉하는 횟수와 관련이 있다. 전력질주 주기 동안 빠른 발바꿈은 빠른 속도에서 볼 수 있고 그것은 전력질주 훈련의 최대 목표이다. 전력질주, 민첩성, 플라이오메트릭, 그리고 탄력적 훈련은 보율을 증가하기 위한 가장 효과적인 방법이다. 보율이 증가할수록 보폭의 길이가 감소하거나 그 반대가 될 수 있다. 보폭과 보율의 적절한 비율 혹은 조합을 선수들이 이용할 때 최대 전력질주 스피드가 나타난다. 이것은 선수에게 달려 있고 코치는 상세하게 기법을 모니터하여 속도를 늦출 수 있는 과보폭 등을 예방하는 것이 관건이다.

최고 스피드를 증가시키기 위하여 설계되는 훈련 프로그램은 복합적 요인으로 구성된다. 플라이오메트릭, 전력질주(무저항, 초과스피드, 부하가 있는[활송장치(chute), 썰매(sled), 중량 조끼(weighted vests)]), 그리고 운동선수가 이용하는 저항 훈련(resistance training: RT)의 조합에 의한 다중 접근이 가장 효과적이다. 저항이 없고, 언덕오르기/내려가기, 그리고 저항 전력질주 훈련 프로그램은 가속도와 전력질주 스피드를 증가시킨다. 전력질주와 RT의 조합은 최고의 스피드, 스피드 지구력, 파워, 그리고 하지의 근력을 향상시키는 데 효과적이다. 전력질주 훈련 시 조합되는 근력과 파워를 증가시키는 저항 훈련은 달릴 때 가속도와 속력을 증가시켜 각 발이 지면에 닿을 때 더 큰 힘을 발휘할 수 있도록 한다. 하프-스쿼트와 행클린(hang clean)과 같은 스포츠-특수성 운동을 위한 최대근력은 전력질주와 같은 운동수행에 상당한 관련이 있다. Young 등은 출발 시 최고 힘 적용과 출발능력, 가속도 그리고 최대 전력질주 스피드 사이에 상관관계를 보여주었다. 그리고 전반적인 전력질주 향상 프로그램은 플라이오메트릭, 유연성, 그리고 RT에 부가하여 전력질주-특이성 기법을 포함한다(■ 표 15.1).

■ 표 15.1 전력질주 요인 증가 방법

전력질주 요소	훈련방법
반응시간과 출발능력	초과스피드 훈련 반응 훈련 파워 훈련
가속	저항과 폭발적 훈련 가속 훈련 저항과 초과스피드 훈련 기본 전력질주 훈련과 플라이오메트릭스
보폭	저항과 폭발적 훈련 가속 훈련 저항과 초과스피드 훈련 기본적인 전력질주, 스틱/라인 훈련 그리고 플라이오메트릭스 유연성 훈련
보빈도	저항과 폭발적 훈련 저항과 초과스피드 훈련 빠른 발 훈련
최대 스피드 그리고 파워	저항과 폭발적 훈련 가속 훈련 저항과 초과스피드 훈련 기본 전력질주 훈련과 플라이오메트릭스 파워 훈련과 순발력 훈련

Adapted with permission from Dintiman G, Ward B, Tellez T. *Sports Speed*. 2nd ed. Champaign, IL: Human Kinetics; 1998. pp.191-220.

전력질주 훈련

전력질주 달리기 기전

전력질주 국면은 출발자세, 가속, 그리고 최고 스피드로 시작한다. 출발자세는 가속을 위해 최대의 추진력을 허용하여 최적의 안정성을 얻는 것이 필수적이다. 가속도는 속도의 증가로 표시한다. 일단 운동선수는 가속하여 최고 스피드나 속도에 도달하기 시작하면 몇 단계 국면에서 코치는 강조되는 적절한 기법을 알 수 있어야 한다(■ 그림 15.2). 전력질주는 두 가지 중요한 국면으로 특징지을 수 있다. (a) 비행국면(flight phase)과 (b) 지지국면(support phase). 비행국면은 지면에 다리가 닿지 않은 움직임을 묘사한다. 비행국면은 초기, 중기, 후기 단계로 나눌 수 있다. 초기 비행국면은 다리가 지면을 떠나 무릎의 적절한 굽힘과 힙이 젖혀(hyperextension)질 때 뒷다리는 회복 움직임을 묘사한다. 힙과 무릎 근육조직은 넙다리와 하지/발의 후방의 회전을 감속한다. 중기 비행국면은 무릎 굽힘이 증가하고 힙 굽힘은 몸통과 정렬하여 넙다리(대퇴)에 위치한 뒷다리의 움직임을 묘사한다. 마지막 비행국면은 지면에 닿는 준비를 하는 움직임을 묘사한다. 힙은 앞으로 굽히고 무릎은 최적으로 한쪽 다리는 착지를 위하여 뻗어 지지국면의 시작을 나타낸다. 지지국면은 지면에 닿는 다리의 움직임을 묘사한다. 지지국면은 초기와 후기로 나눌 수 있다. 초기 지지국면은 지면에 닿는 다리의 움직임을 나타낸다. 힙이 펴지고 무릎은 약간 굽히는 발등굽힘(dorsiflexor)으로써 정지와 충격흡수가 발생한다. 후기 지지국면은 무게중심(center of gravity: COG)으로 계속 움직이도록 추진하는 동안 추진력을 극대화하기 위하여 다리의 3배 폄(triple extension)을 묘사한다. 3배 폄은 힙과 무릎 폄과 발목 폄이 관련되어 있다. 후반부 지지국면의 마지막 부분은 초기 비행국면의 시작을 나타내는 지면을 떠나는 추진다리에 의하여 종결된다. 주기는 전력질주 동안에 반복한다.

출발자세

운동선수의 적절한 출발자세는 발을 조금씩 비켜 놓은 자세(좀 더 강하거나 우세한 다리를 앞으로[오른손잡이 선수에 대한 왼쪽 다리])에서 다리에 3-포인트(한손을 지면에 닿기) 혹은 4-포인트(두 손을 지면에 닿기) 자세를 유지

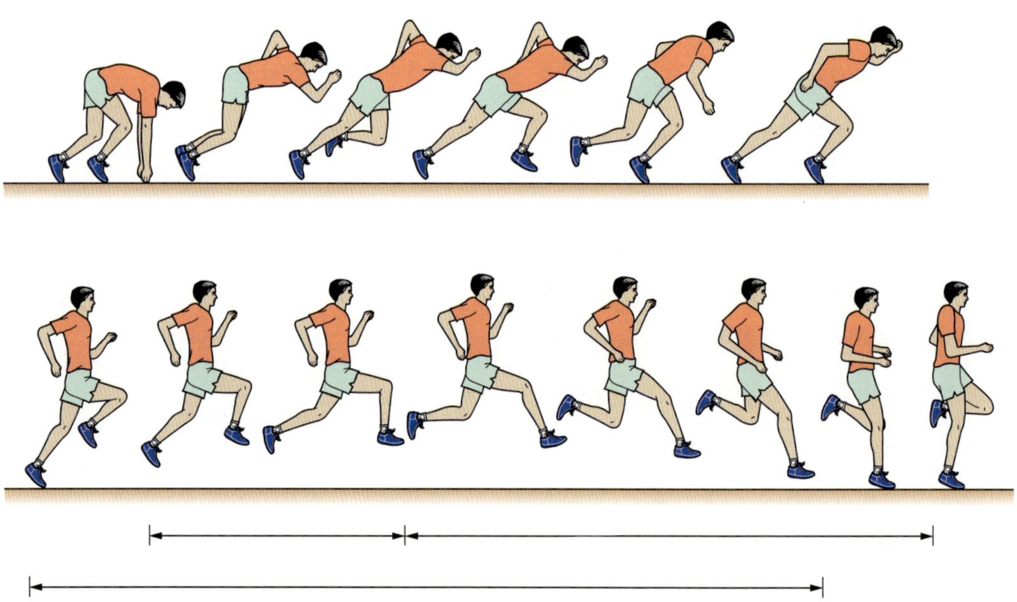

■ 그림 15.2 전력질주 시 비행과 지지국면

Reprinted with permission from Plisk SS. Speed, agility, and speed-endurance development. In: Baechle TR, Earle RW, editors. *Essentials of Strength Training and Conditioning.* 3rd ed. Champaign(IL): Human Kinetics; 2008. pp. 455-485.

하는 것이 필요하다. 앞 무릎 각도 ~90°, 뒤 무릎 각도는 ~110~135°, 앞 힙 각도는 ~40~50°, 뒤 힙 각도는 ~80~90°, 그리고 수평면에서 몸통의 각도는 ~42~45°가 되도록 체중을 균등하게 유지한다. COG의 높이는 수직으로 0.61~0.66m에 이르고 출발선에서 수평으로 ~0.16~0.19m에 위치한다. 강한 팔을 가진 운동선수는 체중의 균형을 유지하거나 운동선수가 추진하는 동안 지면에 힘을 손실하고 처음 가속 시 불균형이 일어나도 COG가 출발선에 가까운 자세를 유지할 수 있다. 처음 움직일 때는 뒷다리가 앞으로 스윙할 때 앞다리를 완전히 펴면서 폭발적으로 양쪽 다리를 추진해야 한다. 무릎과 힙의 각도는 발목 각도가 감소할 때 증가한다. 앞다리가 출발속도에 중요한 역할을 하고 오랜 시간 동안 힘을 발휘하는 반면에, 뒷다리는 뒤로, 아래로 그리고 상승을 위한 추진 시에 큰 힘을 발휘한다. 엘리트 전력질주 선수의 앞다리는 ≤ 0.37초 동안 힘이 작용하고 뒷다리는 ≤ 0.18초(앞다리 시간의 두 배) 동안 힘을 생성한다. 힘의 생성은 훈련이 덜된 선수보다 엘리트 선수가 훨씬 크다. 동시에 뒷발이 상승하면서 운동량이 증가하고 관성은 낮추어 반대쪽에 위치한 팔을 앞과 위로 스윙을 한다. 뒤로 향하는 팔은 다리를 굽히는 데 도움을 준다. 몸통을 앞으로 굽히는 것은 출발자세에서 가속하는 동안 관성을 극복하는 데 도움이 된다.

가속

가속국면은 출발자세에서 속도를 빠르게 증가시킬 수 있는 능력으로 구성한다. 정강이(shin)는 지면에 ~45°인 반면에 뒷다리는 앞으로 추진한다. 초기 8~10 걸음을 하는 동안 몸통은 점차 똑바른 자세가 됨으로써 정강이 각도는 처음 10m에서 ~6~7° 감소한다. 어깨는 가능한 한 이완을 유지하면서 팔꿈치 각도는 90°로 하고 시상면에 팔을 뒤와 앞으로 스윙한다. 손목은 중립을 유지하고 손가락은 곧게 편다. 오른팔은 다리와 반대로 작용하여 왼발은 앞으로 나가고 오른팔은 반대로 작용한다. 얼굴, 어깨, 손, 그리고 목 근육은 이완을 유지한다. 머리는 가속하는 동안 신체의 COG 앞으로 굽히지만 곧바로 펴고 최고 스피드를 얻을 때 몸통과 수직선을 형성한다. 다리는 시상면에 전후를 주기로 무릎을 높게 올리고 발로 긁는 형태의 행동으로 발의 볼(ball of foot)로 지면을 때리면서 전진한다. 발끝을 지면에 적용하여 힘을 극대화하는 것이 아니라 발로 볼을 치는 힘을 발전시키는 것이 중요하다. 발목은 발이 지면에 접촉할 때를 제외하고 스트린트 대부분의 주기에 발등굽힘을 유지한다. 스피드가 증가함으로써 보폭의 길이와 빈도는 증가(■ 그림 15.3)하고, 가속국면의 길이는 30~50m에 이른다. 운동선수의 신장이나 다리길이는 보폭의 길이와 상관이 있고 신장에 대한 성차는 최고 스피드 차이 관점에서 중요한 요인으로, 전형적으로 남자의 사지는 길고 훨씬 빠르게 달린다. 스피드가 빠를수록 보폭의 길이가 약간 증가하고 보빈도는 더 크게 증가한다. 엘리트 전력질주 선수에 있어 초기와 후기의 지지국면은 각각 ≤ 0.20과 0.18초이고, 비행국면(초기에서 중기, 중기에서 후기)은 각각 ≤ 0.70과 ≤ 0.90초이고 보폭의 길이는 처음 25m에서 증가하고 앞으로 향하는 몸의 기울기는 20m 이내에서 ~45°에서 ~5°로 감소하고 최고 가속률은 ~11.8m · s^{-2}에 도달할 수 있다. 충격힘이 증가하고 지면 접촉 시간이 감소함으로써 스피드는 증가한다. 스피드가 증

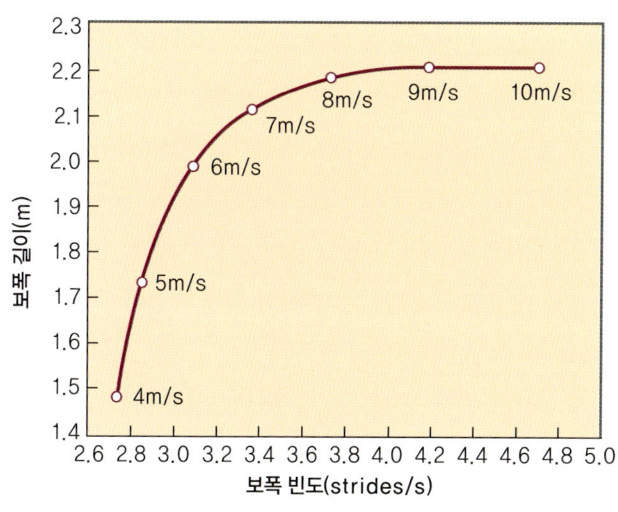

■ **그림 15.3** 전력질주 스피드에 따른 보폭과 보율과의 관계

Reprinted with permission from Plisk SS. Speed, agility, and speed-endurance development. In: Baechle TR, Earle RW, editors. *Essentials of Strength Training and Conditioning*. 3rd ed. Champaign(IL): Human Kinetics; 2008. pp. 455-485.

가함으로써 지면에 적용하는 힘은 증가한다. 그러나 그 힘은 충돌이 최고에 도달하고 지면에 발이 닿는 시간이 짧아지면 약간 감소한다. 속도가 증가함으로써 하지근 활동은 증가하고 가속 동안 근육활성은 최고 스피드 단계보다 ~5% 더 높다. 가속 시에 추진력과 달리는 속도사이에 긍정적인 관계가 존재한다.

최대 스피드

보빈도와 길이는 운동선수가 최고 스피드에 도달했을 때 최대이다. 최고 스피드에서 보폭은 전형적으로 다리 길이의 2.3~2.5배에 이른다. 보빈도는 운동선수가 최고 스피드 국면에 도달할 때 중요한 역할을 한다. 스프린터할 때 비행국면 시간은 ~0.12~0.14초이다. 반면에, 지지국면 시간은 ~0.08~0.10이다. 지지국면에서 몸통은 < 5° 앞으로 세우고 체중은 발의 볼(ball of foot)이 지면에 닿을 때 균형을 유지하고, 수평으로 밟는 힘과 수직 이동을 최소화한다. COG에서 수직 이동은 스피드가 증가함으로써 감소하고 좀 더 스피드가 큰 엘리트 스프린터는 기술수준이 낮은 선수보다 낮은 수직 이동값이 증명되었다. 추진하는 동안 뒷발의 추진 각도는 ~50~55° 이고 지면에 적용되는 최고 힘은 빠르게 생성된다(엘리트 스프린터의 경우 < 0.04초). Weyand 등은 지면에 좀 더 큰 힘을 적용하는 것이 스윙 단계에서 발의 움직임 속도보다 전력질주할 때 스피드를 증가하는 것이 중요하다는 점을 보여주었다. 최대 전력질주 경우 지면반력은 체중의 2.5~5배에 이른다. 다리 추진은 강력한 팔 동작으로 늘릴 수 있다. 팔꿈치는 ~90° 로 구부리고 바람의 저항을 최소화하기 위하여 몸에 가깝게 유지한다. 힙(90° 에 가깝게)과 무릎(대퇴는 비행 후반에 지면과 거의 평행, 그리고 비행 중기에는 발꿈치 바닥("heel-to-butt") 굽힘은 비행 시 힙 움직임의 관성을 낮게 하여 힙(hip) 가속도를 극대화하는 것이 중요하다. 선수의 몸통, 머리/목, 그리고 상지근은 가능한 한 이완을 유지한다. 최고의 전력질주 국면은 운동수행에 영향을 미친다. 운동선수는 충돌(약 ~5%)과 브레이크 단계에서 속도가 순간적으로 낮아지지만 추진 동안 속도가 증가함으로써 보상을 받는다. 브레이크 시 감속은 추진 시 짧은 시간과 잠재적 공기저항과 더불어 최고 스피드를 제한하는 것으로 생각된다. 근 활성은 신전-수축 주기(stretch-shorting cycle: SSC)의 영향 때문에 추진단계에서보다 충돌 시에 크다고 가정된다. 재미있는 것은 하체 근육계의 사전활성화(지면에 직접 닿기 전 충돌 시간)는 최대의 ~50~70%에서 발생하여 하지근을 단단하게 하고 충격흡수를 준비한다.

전력질주 시 흔한 오류

전력질주는 주로 시상면(sagittal plane)에서 일어난다. 게다가, 움직임은 가능한 한 시상면에 한정되어야 한다. 적절한 전력질주 기법은 올바른 자세, 팔, 그리고 다리 활동을 유지하는 데 초점을 맞춘다. 전력질주 훈련은 컨디션닝 기법과 더불어 기술 훈련을 수반한 기법의 최소한의 향상이 전력질주 스피드를 증가시킬 수 있다. 실수(deviation)는 낮은 효율과 스피드 감소를 초래하는 불필요한 움직임이다. 몇 가지 흔한 오류는 다음과 같다.

1. 부적절한 자세(손이 너무 멀리 떨어져 있고 힙이 너무 높거나 낮음)는 손을 좁게 수정하고 힙의 위치를 적절하게 지도한다.
2. 가속 동안에 너무 높게 추진하는 것은 운동선수를 낮은 방향으로 올바르게 지도한다.
3. 출발하여 가속하는 동안 너무 빨리 일어날 때는 지면에 몸통 각도는 ~45° 를 유지하고 머리, 척주, 그리고 뒷다리는 파워 라인을 만들어 자세를 낮게 유지하면서 점차 일어나도록 지도한다.
4. 지나친 머리의 움직임은 눈을 똑바로 목표점에 응시하도록 지도하여 수정한다.
5. 가속 시 폭발적이지 않은 팔의 사용(팔의 움직임은 몸의 적절한 정렬을 유지하여 하체에 의해서 시작되는 회전 움직임과 상호작용)은 팔 스윙과 행진(march)과 같은 기술을 이용하여 올바르게 한다.

6. 시상면을 벗어나거나 몸에 가깝게 하지 않은 팔의 움직임은 팔의 스윙, 뛰기, 그리고 행진과 같은 기법을 만드는 것을 포함하여 전후로 움직임을 지도하여 올바르게 한다.
7. 근육(특히 어깨)이 지나치게 이완되어(부드럽고 리듬감 있는 움직임이 중요하다) 유지하지 못하는 것은 선수에게 이완을 지도하여 올바르게 하고 전력질주 동안에 이완을 강화하고 팔 스윙과 같은 기술을 만든다.
8. 팔꿈치의 지나친 구부러짐(굽힘/폄)은 팔꿈치 각도를 90° 가까이 유지하도록 지도하고 팔 스윙과 행진과 같은 자세 훈련을 포함하여 올바르게 지도한다.
9. 추진 시 다리가 완전히 펴지지 않는 것(전방을 향하는 근육이 약하고 단단한 힙 굽힘과 근 각도로 인하여 지면에 닿는 작은 힘)은 RT, 플라이오메트릭, 그리고 전력질주 기법과 유연성 훈련으로 교정한다.
10. 하체 움직임 시 제한된 힙과 무릎 ROM은 '다리 추진' 과 유연성 훈련, RT, 그리고 높은 무릎, 행진, TRX 마운틴 오르기, 그리고 저항 힙 굽힘을 통한 지도로 교정한다.
11. 비행 시 발의 발목 굽힘이 없는 것은 적절한 발의 위치(발등굽힘)와 자세 기술(skip; 가볍게 깡총 뜀), 유연성 훈련과 저항 발목 굽힘 운동을 지도하여 교정한다.
12. 최대 스피드 동안에 바른 자세를 유지하는 것을 실패하는 것은 적절한 몸의 자세와 중심 RT 그리고 전력질주 훈련기법을 지도하여 교정한다.
13. 지나친 수직 도약은 - 수평으로 추진하고 수직의 움직임을 최소화하여 교정한다.

기본적인 전력질주 훈련기법

전력질주 스피드를 증가하기 위한 가장 특별한 방법은 전력질주에 의한 것이다. 그러나 기법은 컨디셔닝과 동시에 기술을 향상할 수 있어야 한다. 이러한 기법은 일반적인 준비 운동 후 연습 초기와 더 강도 높은 전력질주 그리고/혹은 플라이오메트릭을 위하여 신체를 준비하는 데 도움이 되는 동적 ROM 운동을 이용한다. ■ **그림 15.4~15.17**은 가장 기본적인 전력질주 훈련과 훈련기법에 대해서 묘사한다. 이 장에서 보여주는 훈련은 앞에서 논의하지 않았다. 몇 가지 직선 플라이오메트릭 기법은 전력질주 스피드를 향상하는 데 효과적으로 이용할 수 있다. 예를 들어, 발은 고정하고 가볍게 뛰는 여러 형태의 훈련은 높은 능력의 전력질주 기전으로 전이한다.

초과스피드와 저항 전력질주 훈련

초과스피드 전력질주 훈련

초과스피드 훈련은 운동선수에게 충분한 스피드 혹은 선수가 최고의 노력을 하는 것보다 더 큰 도움이 되는 스피드를 얻도록 한다. 목적은 전력질주 기전을 바꾸지 않고 노력의 질을 향상시키기 위한 지원을 제공한다. 초과스피드 훈련은 강한 신경근 자극과 운동단위 동원의 극대화를 통하여 보폭의 길이와 보수를 증가시킨다. 초과스피드는 순풍(tail wind), 내리막길 달리기(~1~7°), 고속 끌기, 그리고 고속 트레드밀 달리기에서 얻을 수 있다. 얻어진 초과 속도는 운동선수 자신의 능력으로 얻을 수 있는 값보다 > 10%를 초과해서는 안 되고 초과 보폭과 브레이크를 밟을 때 뒤로 젖혀지고 기술적으로 자세가 무너질 수 있다. Mero 등은 초과 전력질주는 ~6.9% 보수와 ~1.5% 보폭을 증가하는 것을 보여 주었다. 운동선수는 초과스피드 훈련을 하기 전에 적절한 준비운동을 하는 것이 중요하다. 초과스피드 훈련은 선수의 에너지 수준이 높고 피로가 최소 시점인 초기에 연습을 수행하는 것이 효과적이다. 운동강도가 높고 근육통이 큰 만큼 연습 사이에 충분한 회복이 중요하다.

순풍이 있는 전력질주는 환경적 조건에 달려 있다. 바람이 심하게 부는 어느 날 선수는 바람과 같은 방향과 반대 방향으로 전력질주할 수 있다. 최고의 노력을 하고 순풍은 운동선수를 전방으로 추진하여 약간의 스피드를 높일 수 있다(스피드 증가는 바람속도와 관련이 있다). 더 믿을 만한 초과 전력질주의 다른 형태를 위하여 날씨 패턴을 예측하는 것은 어렵다.

내리막길 전력질주는 초과스피드 훈련의 안전한 형태로 선수에게 적어도 50m 내리막길의 훈련장소를 제공하는 실용적인 훈련이다. 내리막길 전력질주를 하는 동안 얻어진 스피드가 큰 것은 전력질주와 비교하여 주로 해저면에서 지면에 훨씬 큰 힘이 적용되기 때문이다. 기울기의 크기가 반드시 높을 필요는 없다. 최소한 1° 보다 높고 ~7° 이면 된다. 기울기가 가파를수록 떨어지는 기회는 더 커지고 과보폭, 착지 시 뒤꿈치를 포함하여 몇 가지 기술적인 결함을 유발하여 선수에게 COG를 능가하는 지면에 접촉하게 한다. Ebben 등은 내리막길 2.1~6.9° 에 이르는 내리막길에서 연구를 했고 최적의 전력질주 운동학적 요인은 5.8° 기울기임을 보여주었다. 5.8° 기울기에서 운동선수의 최대 스피드는 ~7.1% 증가하였고 ~6.5% 가속도가 증가하였다. 만약 평평하거나 오르막 표면이 최대 전력질주 세트와 비교하여 내리막길 표면 근처에 위치해 있다면 이로울 수 있다. Paradisis와 Cooke는 6주 동안 내리막길 전력질주 훈련에서 증가된 전력질주 스피드와 보빈도는 각각 1.1%와 2.4% 증가

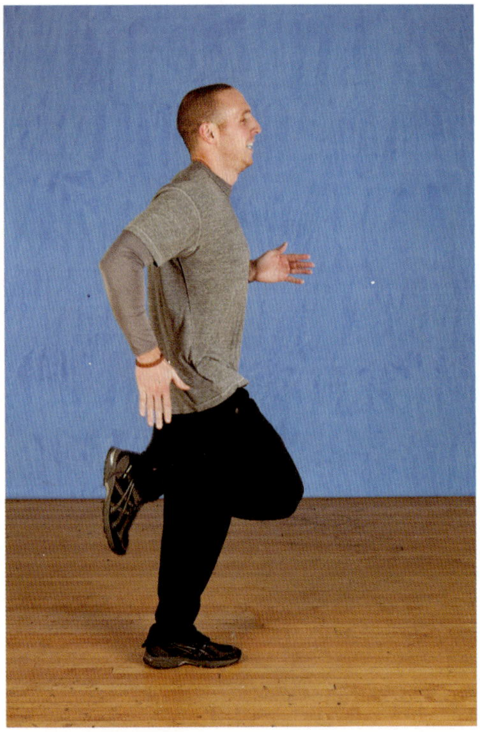

■그림 15.5 둔부 닿기("Butt kicker"). 선수는 조깅을 시작하여 발끝이 둔부에 닿을 때까지 당겨 튕긴다. 회복 동안을 제외하고 행하는 "wall slide"로 알려진 훈련을 하는 동안 운동선수의 뒤꿈치는 선수의 몸 뒤로 움직이지 않는다.

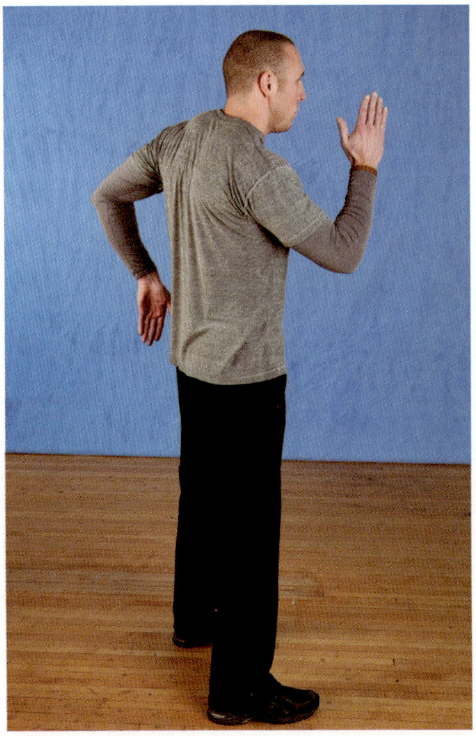

■그림 15.4 선 자세에서 팔 스윙. 선수는 발을 모으고 시상면(sagittal plane)에 팔꿈치를 90° 로 구부리고 팔을 스윙

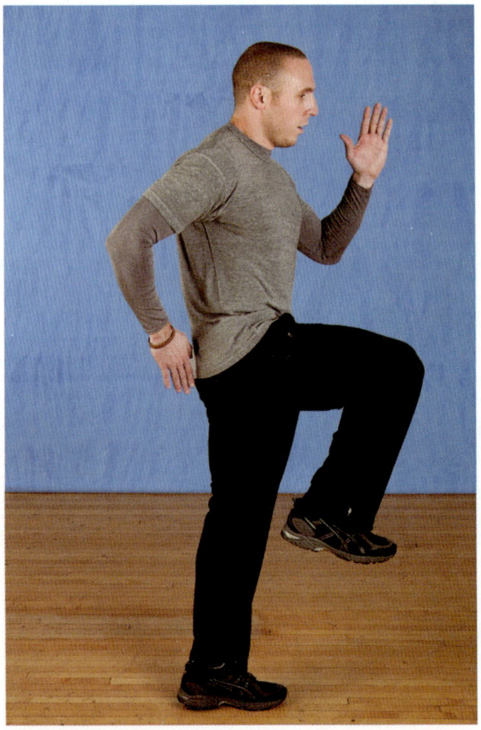

■그림 15.6 무릎 올리기("High knees"). 선수는 움직임을 할 때 매 스탭 시 ROM을 극대화하기 위해서 무릎을 위로 올린다.

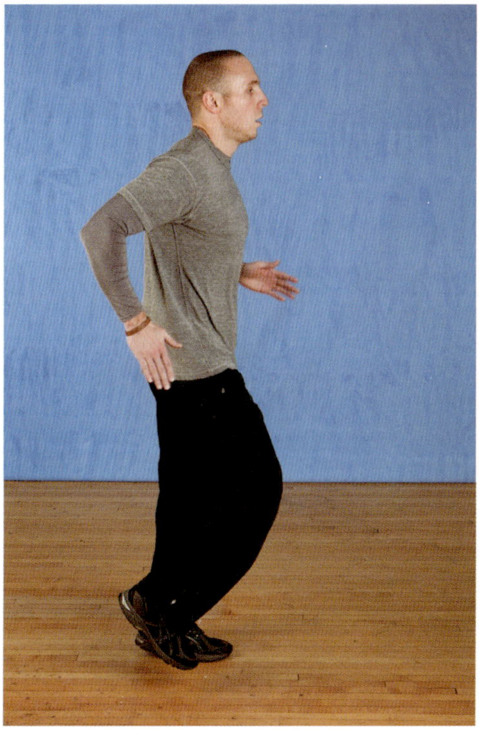

■그림 15.7 발목 구부림(Ankling). 운동선수는 작은 스텝으로 조깅을 하고, 지면 접촉 시 발바닥굽힘(Plantar Flexion)을 강조한다.

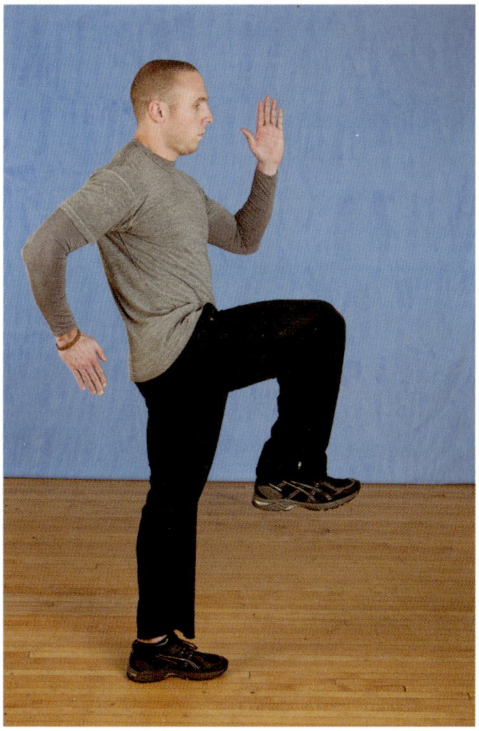

■그림 15.8 "A" 전진(march). 운동선수는 적절한 자세로 무릎을 완전히 구부리고 팔을 움직이면서 전진하고, 지면에 닿는 발은 완전히 펴고 회복 시 무릎은 최고점에 있다. 가볍게 뜀(skip)은 전진하는 장소에서 이용할 수 있다.

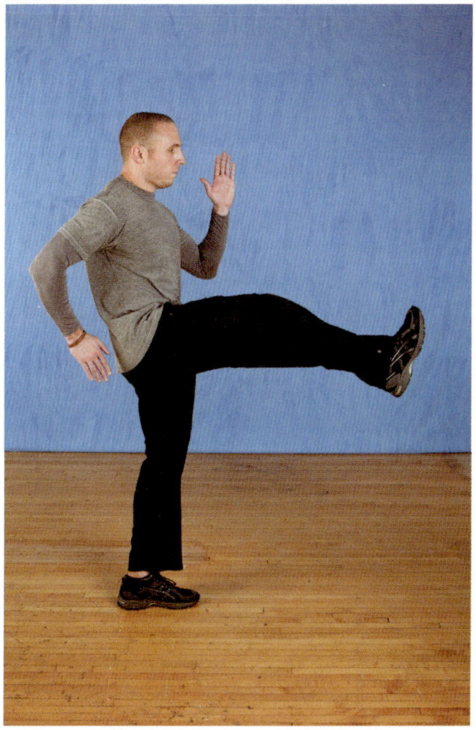

■그림 15.9 "B" 전진(march). 회복 다리는 신체 앞으로 펴는 것을 제외하고 선수는 "A"와 유사하게 전진한다(■그림 15.8에서 보는 바와 같이).

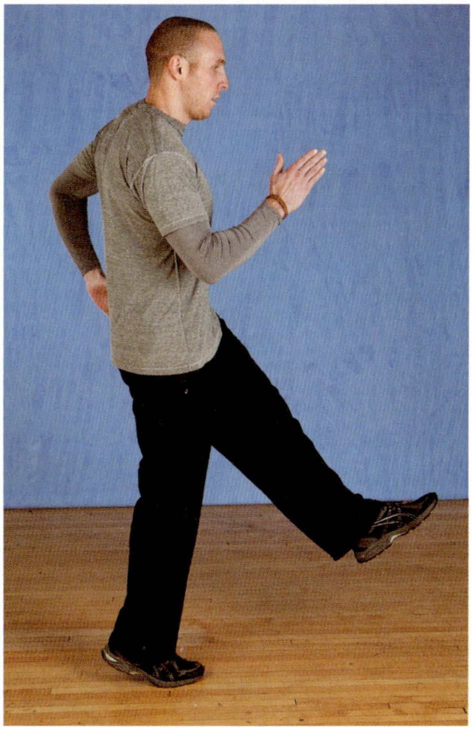

■그림 15.10 직선 다리 뛰기(Straight leg shuffle). 선수는 다리는 직선으로 펴고 발은 굽혀 달린다.

하였음을 보여주었다. 또한 오르막길과 내리막길 전력질주를 조합하여 훈련을 한 그룹은 전력질주 스피드와 보빈도가 각각 3.5%와 3.4% 증가하였다. 내리막길 전력질주는 대사적으로 훨씬 더 요구량이 적고 편심성(eccentric; ECC) 요인은 증가한다. 그러나 근 손상과 DOMS(지연성 근 통증)이 확실해 보이고 코치와 운동선수는 내리막길 전력질주의 훈련량과 빈도가 너무 많으면 과사용으로 손상이 있을 수 있음을 알아야 한다. 최대 지면반력은 오르막에서 달리는 것보다 내리막 달리기에서 54%높았다.

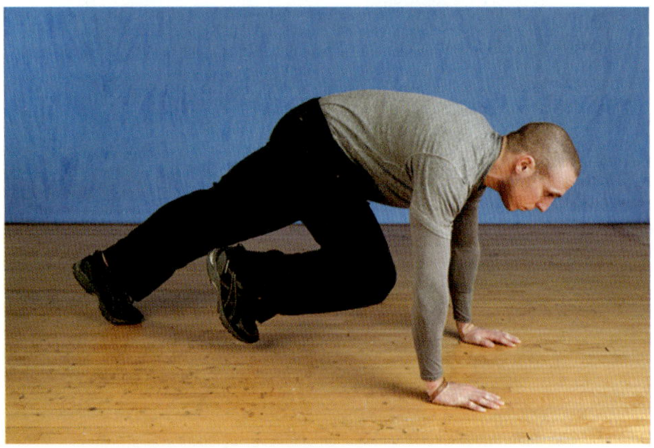

■그림 15.11 산 오르는 자세(Mountain climbers). 선수는 푸시-업 자세에서 다리를 앞으로 추진한다.

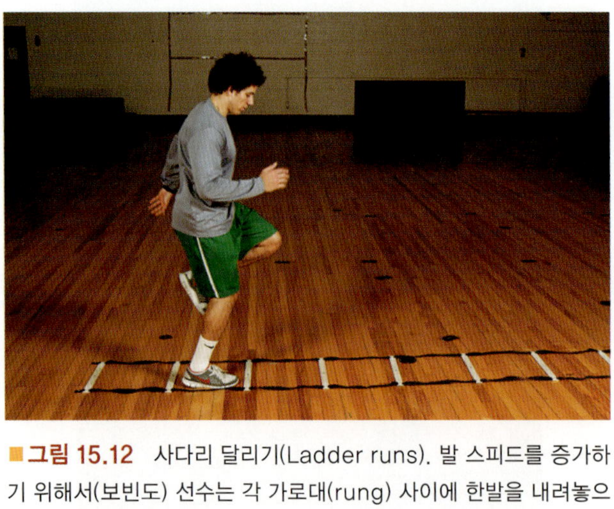

■그림 15.12 사다리 달리기(Ladder runs). 발 스피드를 증가하기 위해서(보빈도) 선수는 각 가로대(rung) 사이에 한발을 내려놓으며 가능한 한 사다리를 민첩하게 달린다. 보폭은 사다리 간격의 길이를 증가하거나 매 두 번째나 세 번째 달리면서 터치다운하는 것을 강조한다. 막대기는 사다리가 있는 장소에서 이용할 수 있다.

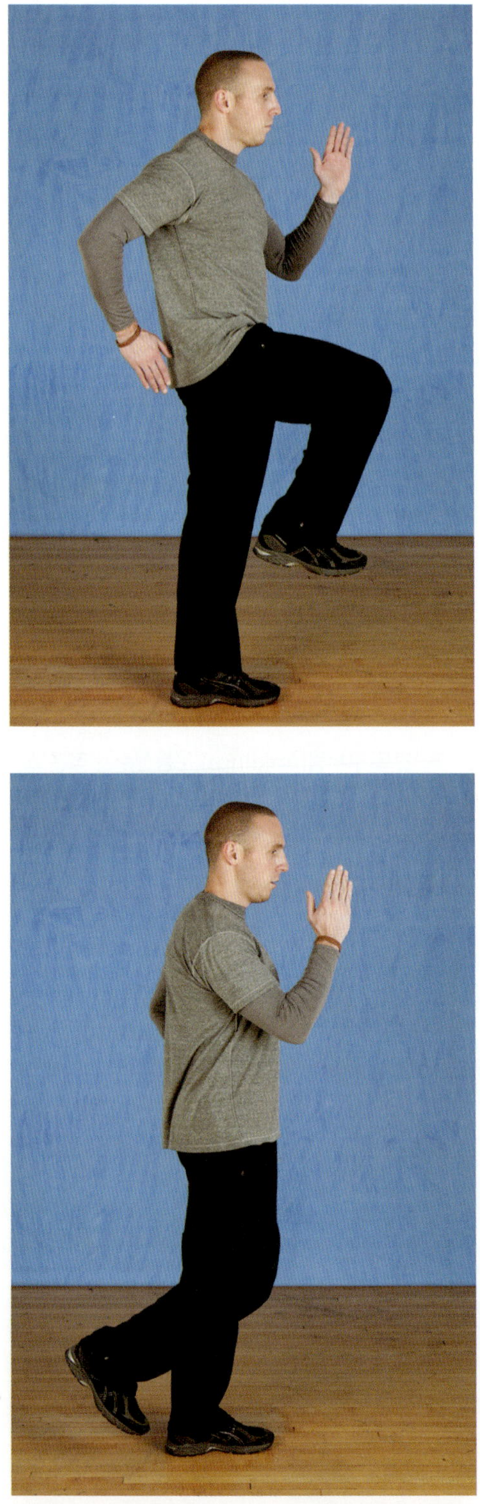

■그림 15.13 발로 긁기(Pawing). 선수는 과장된 방법으로 앞발을 앞으로 끌어당기거나 지면을 긁으면서 걷거나 가볍게 뛴다.

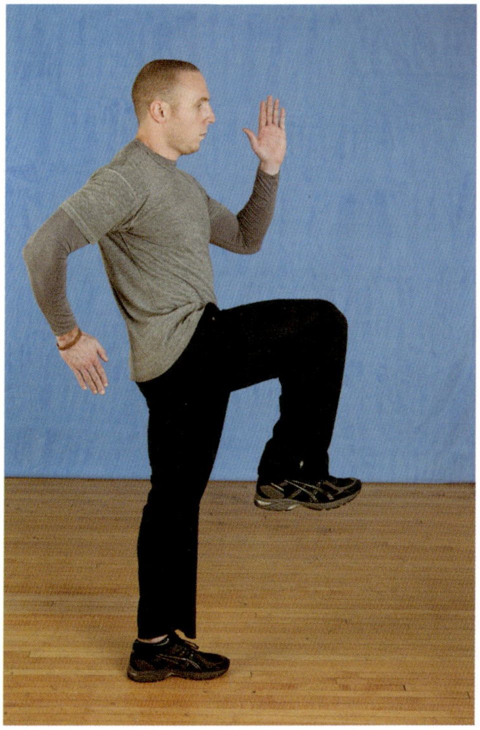

■그림 15.14 행진지휘자(Drum major). 선수는 발을 앞에서 안으로 회전시키고, 발뒤꿈치를 손으로 대면서 앞으로 달린다. 선수는 발을 밖에서 터치하면서 뒷다리는(발뒤꿈치에서 발끝까지) 운동을 수행한다.

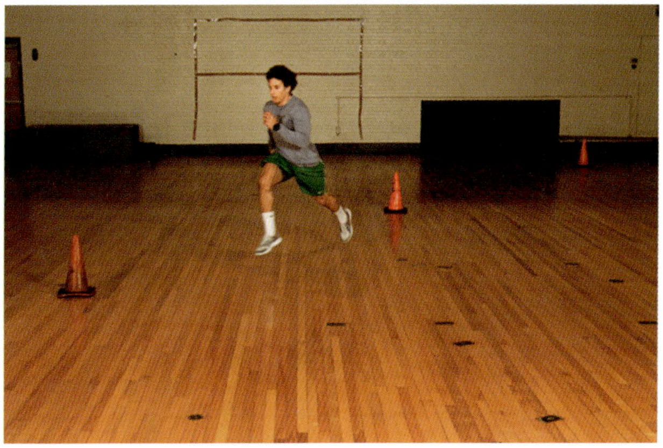

■그림 15.15 톱니바퀴(Gears). 여기에서 존재하는 수많은 훈련 방법 중에서 세 가지를 묘사하였다. 첫 번째 방법은 콘(보통 5개)을 ~14~18m 떨어지게 놓는다. 이 훈련은 스피드 사이에 가속과 방향 전환을 훈련하는데 유용하다. 이 훈련은 가속과 감속형태로 바꿀 수 있다. 즉 가속, 감속, 가속, 혹은 가속, 가속, 감속, 가속, 가속. 두 번째 방법은 꼬불꼬불한(ins and outs) (민첩성 사다리 훈련과는 다름) 방법으로 알려졌으며 선수는 가속, 순환(cruises), 전력질주, 순환, 전력질주하고, 9~18m 간격에서 감속한다. 세 번째 방법은 한 줄로 시작(in-line rolling)하는 전력질주를 하는데 파트너를 이용한다. 파트너는 선수의 9m 앞에 서서 달리기 시작한다. 뒤에 끌려오는 선수는 가속하고 앞의 선수를 앞지른 후 감속한다. 뒤에 끌려오는 새로운 선수는 또 가속하고 선수를 지나가야 한다. 훈련이 끝날 때 톱니바퀴를 변화("changing gears") 한다. 2명 이상의 선수가 이용할 수 있다.

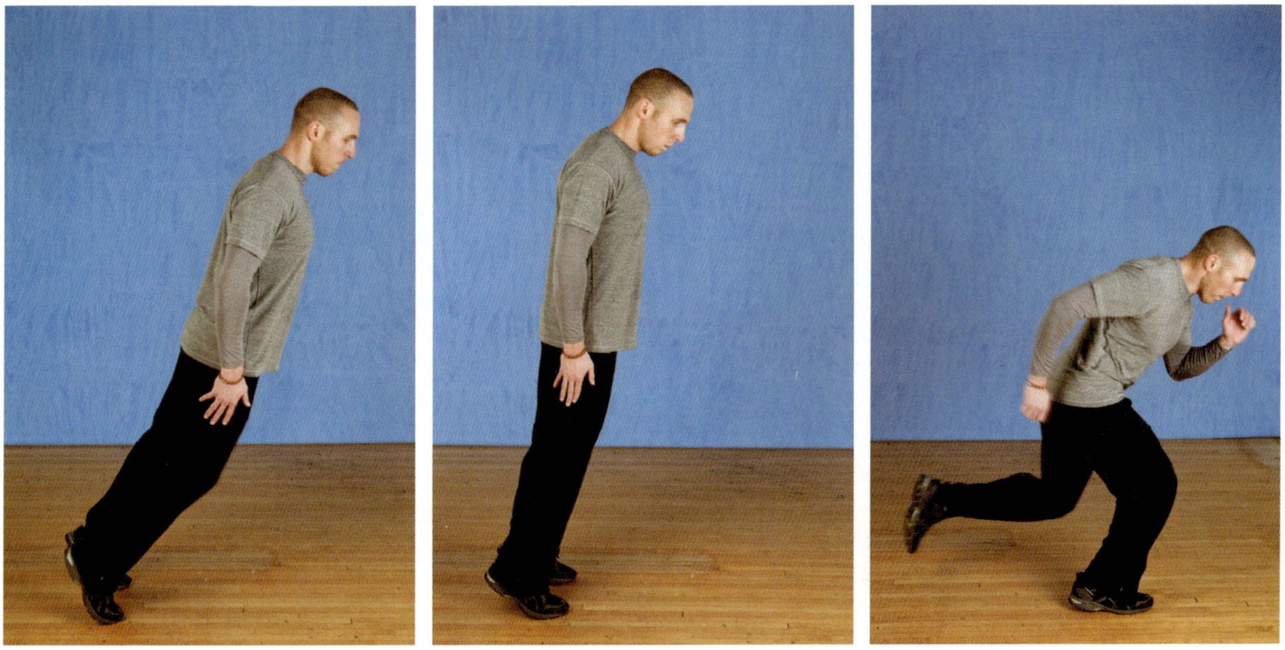

■그림 15.16 넘어질 듯한 출발(Falling starts). 서 있는 자세에서 선수는 앞으로 기대거나 넘어질 듯한 혹은 파트너가 약간 밀어서 전력질주를 시작한다. 스스로에게 부과한 반응(self-imposed reaction)을 아는 순간 선수는 가속능력을 훈련하기 위해서 앞으로 전력질주 한다.

끌기(towing)는 초과스피드 훈련의 인기 있는 방법이다(■ 그림 15.17). 선수는 끌거나 초과 최대 전력질주 스피드를 얻기 위해서 도움을 받는다. 현재 이용하는 방법이 훨씬 더 효과적이고 끌기의 대중성이 증가하였을지라도 1950년대 이래 전력질주 스피드를 증가하기 위해서 끌기가 사용되어 왔다. 끌기는 실제적으로 훨씬 큰 보폭, 보율, 발이 지면에 닿는 시간 감소, 그리고 전력질주 스피드를 높일 수 있는데 이는 강력한 신경근계의 자극 때문이다. 끌기 힘의 크기는 전력질주 기전과 전체 훈련효과에 중요하다. Clark 등은 끌기가 전력질주 훈련에 부정적인 영향을 미치는 체중의 3.8%보다 큰 힘을 보여주었다고 주장하였다.

운동선수는 다른 방법으로 끌기를 해야 한다. 탄력 있는 튜빙을 허리에 부착하여 이용할 수 있어야 한다. 반대 끝은 다른 운동선수나 고정물체에 부착할 수 있다. 만약 고정물체를 이용한다면 선수는 튜브를 앞뒤로 몇 미터 간격을 두고 연결하여(사용하는 튜브의 무게와 길이에 따라 적어도 18~23m도 둘 수 있다) 탄력 있는 튜빙을 끌면서 달리기를 시작한다. 운동선수의 뒤가 훨씬 무겁게 느껴질수록 신전과 탄력 있는 반응은 운동선수에게 훨씬 큰 힘으로 느껴진다. 게다가 전력질주 스피드는 끌기 하는 동안에 증가한다. 운동선수는 튜빙의 다른 끝에 다른 선수를 연결한다. 운동선수가 튜빙을 앞에 부착하고 끌기를 하는 동안 뒤의 다른 선수에게 튜빙을 붙여야 한다. 앞의 선수는 튜빙에 긴장을 증가시키면서 전력질주를 시작한다. 그러한 결과로써 뒤에 선수는 앞으로 끌려지고 보폭의 길이와 보수는 증가한다. 앞선 운동선수는 먼저 전력질주를 마치고 끌려오는 선수는 특별한 거리만큼 앞으로 추진된다. 또 다른 방법은 앞선 운동선수가 뒤에 운동선수보다 훨씬 빠르게 달리는 것이다. 앞의 운동선수는 뒤에 오는 선수를 끌 수 있다. 동시에 앞에 운동선수는 뒤에 운동선수의 저항을 이용할 수 있다(저항 전력질주 훈련을 위하여).

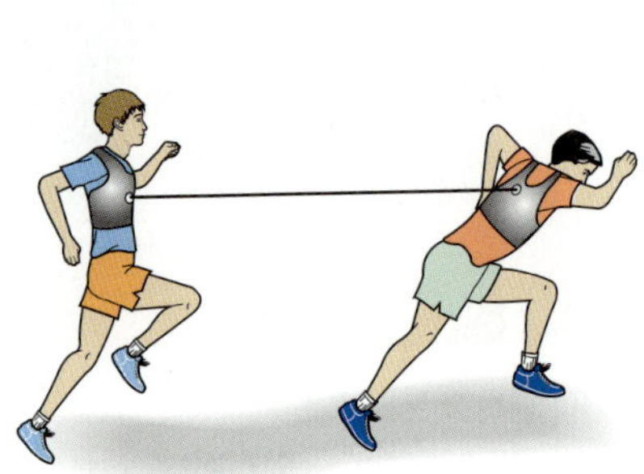

■ 그림 15.17 초과스피드 훈련: 끌기(towing)

현재 시장에서 팔고 있는 초과스피드 훈련기는 다양한 형태가 있다. 신축성 있는 고무끈(bungee cord)을 이용하고 라텍스 튜빙은 스트레칭 동안에 갑작스러운 움직임의 변화를 예방하여 지속적인 힘의 전환을 운동선수에게 제공한다. 튜빙은 만약 찢어져 끊어지거나 코나감(backlash)을 예방하는 데 도움이 되는 나일론으로 감싸여 있다. 운동선수의 사이즈(140lb 위 혹은 아래)에 따라 다양하게 붙일 수 있는 벨트(초과스피드로 끌기에 적합한 벨트로 되어있을지라도)로 되어 있는 튜빙은 다양한 강도(가벼운, 중간, 혹은 무거운)를 제공하고 36.5m 혹은 본래의 길이보다 보통 세 배 이상 늘어날 수 있도록 되어 있다. 튜빙을 사용할 때 운동선수의 부상을 초래할 수 있는 끊어짐 혹은 부주의하게 빨리 늘렸을 때 벨트가 끊어짐에 대한 주의를 해야 한다. 만약 튜빙을 눈으로 검사했을 때 흠이나 손상이 있다면 튜빙을 즉각 교체해야 한다. 운동선수는 신전된 자세에서 튜빙과 오랫동안 서 있는 것을 피해야 한다. 운동선수는 가능한 한 바람직한 자세가 되자마자 전력질주를 해야 한다. 오랫동안 신전된 튜빙과 서 있는 것은 튜빙을 느슨하게 할 수 있다. 뒤에 끌려오는 선수는 자전거나 모터사이클 혹은 또 다른 느리게 움직이는 수레를 타는 것처럼 느껴진다. 고정물체 혹은 다른 운동선수에 부착한 탄력 있는 튜빙의 사용이 선호되고 안전하다. 끌기는 운동선수가 거친 표면에서 충격을 줄이기 위해서 추천한다. 탄력 있는 튜빙은 운동장에서 쉽게 이용할 수 있고 동시에 여러 운동선수를 훈련시키는 데 사용할 수 있다. 마지막으로 끌기는 뒤로 달리기(back-pedalling)와 옆에서 옆으로 움직임(side-to-side movements)과 같은 다른 훈련에서도 이용할 수 있다.

초과스피드 훈련은 기능이 향상된 모델의 트레드밀에서 수행할 수 있다. 운동선수의 최대 전력질주 속도를 능가할 수 있는 트레드밀은 운동선수의 보수와 보폭을 증가시키는

데 이용할 수 있다. 단시간에 높은 스피드에 도달할 수 있는 트레드밀은 스피드를 천천히 증가하여 지나치게 운동선수를 피곤하게 함으로써 선호된다. 일반적으로 트레드밀에는 잠재적 위험과 관심사항이 있다. 감시자와 안전장치(지지 받침대에 덧붙여)는 운동선수의 위험요인을 감소시키기 때문에 추천한다. 코치는 트레드밀 스피드를 조절해서 운동선수가 감속하는 동안에 추가적인 도움 없이 적절한 형태를 유지할 수 있도록 해야 한다. 사용하는 트레드밀 벨트 스피드는 빠르게 늦출 수 있어야 한다. 트레드밀에서 전력질주할 때 약간의 감속이나 각 단계에서 벨트 기전 때문에 손상되는 것에 주의하는 것이 중요하다. 몸집이 큰 선수와 고속으로 전력질주할 때는 미리 알려줘야 한다. 약간의 손상은 친숙함을 감소시킬 수 있다.

저항 전력질주 훈련

전력질주 스피드는 저항 전력질주 훈련을 통해서 향상될 수 있다. 운동선수는 최대한의 저항에 대항하여 뛰어야 한다. 저항의 몇 가지 형태는 아래와 같다.

- 바람 – 역풍은 운동선수에게 저항을 제공한다. 바람은 일관성이 없어서 역풍을 사용할 때는 간헐적으로 발생한다.
- 썰매(sled) – (타이어 끌기) 뒤에서 지면에 끌려오는 썰매 혹은 다른 물체는 저항 전력질주 시 가장 일반적인 방법이다(■그림 15.18). 강철로 만들어진 썰매는 무거운 무게의 부하를 줄 수 있고 540lb 이상 유지할 수 있다. 그러나 무게의 선택은 목표에 따라 다르다. (체중의 10% 이상)낮고 적당한 무게에서 전력질주 훈련은 운동선수가 적절한 자세를 유지하면서 폭발적으로 운동할 수 있고 최대 스피드의 85~90%의 스피드에 도달할 수 있다. 운동선수는 썰매에 끈을 연결하여 3~4보 앞에서 시작하고 부하 없이 전력질주할 때 달리는 것과 같은 빠른 속도로 가속을 한다. 썰매는 스포츠-특이적 파워 향상을 위하여 사용한다. 예를 들어, Monster Sled는 허리-높이 위에 팔을 부착하는 것은 어깨나 벨트 멜빵을 이용하여 썰매를 끌어당기는 것보다는 오히려 앞으로 기울면서 썰매를 밀게 할 수 있다고 말한다. 이런 움직임은 미식축구와 레슬링과 같은 스포츠의 움직임을 모방한 것이다. 썰매는 운동선수가 썰매를 미는 것에 앞서 몸을 구부려 힘을 가할 수 있도록 부착되어야 한다. 게다가 무거운 부하의 썰매는 스포츠-특이적 달리기 파워를 향상시키는데 유용하고 운동선수의 낮은 COG를 유지할 수 있게 한다. 어깨 멜빵은 운동선수가 낮은 COG를 갖게 하여 관성을 극복하는데 훨씬 더 어렵게 한다. 이것이 운동선수의 파워를 향상하고 자세를 낮게 유지하는 것을 지도하는 것이다. 허리 멜빵은 전력질주 스피드를 극대화하는데 가장 훌륭한 훈련방법이다. 썰매로 8~45m 전력질주를 이용한다. 몇 가지 경우 저항 훈련을 이용하는 장소에서 타이어를 이용한다. 또한 타이어와 썰매는 거꾸로(backward), 사이드 스텝, 카리오카(carioca) 전력질주와 같은 다른 훈련을 위해 사용할 수 있다.
- 낙하산(parachutes) – 스피드 슈트(speed chutes)는 저항 전력질주 훈련을 위한 또 다른 인기 있는 방법이다. 슈트는 개방함으로써 선수를 가속하고 그것을 개방하여 위를 향함으로써 저항을 증가한다. 슈트는 사이즈가 다양하고 움직임의 스피드에 따라 저항수준을 다르게 제공한다. 몇 가지 새롭게 제작된 슈트는 여러 가지 저항을 제공한다. 예를 들어, 형태와 지름을 바꿔서 끈으로 적절하게

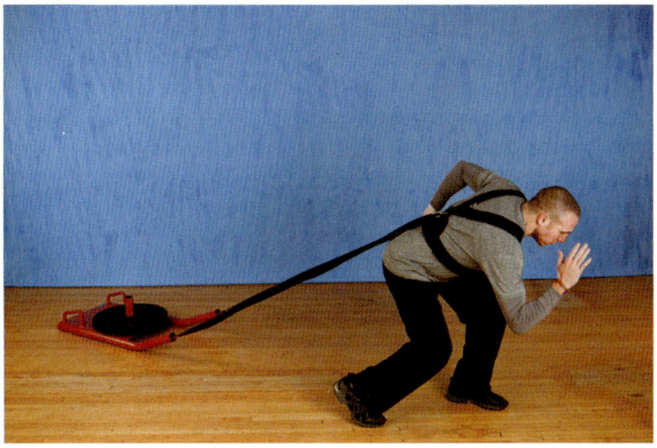

■그림 15.18 썰매 끌기(Sled towing).

조절할 수가 있고(넓은 팽창으로 많은 저항, 좁은 팽창으로 적은 저항) 저항을 바꿀 수 있다. 몇 가지 슈트는 벨크로(velcro) 벨트를 포함해서 운동선수가 전력질주를 방해받지 않고 계속할 수 있도록 중간 보폭을 만들어낸다. 부하/무부하 전력질주 훈련 주기는 소위 sensation training 혹은 대비(contrast) 훈련이라 불렀다.

- **모래(sand)** – 모래는 발이 깊이 들어가서 발을 내딛을 때 모래 밑으로 들어가서 저항을 증가한다. 모래에서 달리기는 딱딱한 지면에서 달리는 것보다 1.6배 에너지 소비량이 증가하고 전력질주를 위한 새로운 자극과 스피드 지구력 훈련에 유용하다. 모래에서의 불안정성은 하지의 근 활성을 촉진한다. 대사요구가 커지면 커질수록 기계적 효율과 SSC 활성을 감소한다.
- **중량조끼(weighted vests)** – 중량조끼나 다른 체중부하 기구(팬츠, 슈트, 신발 그리고 무게신발)는 저항 전력질주 훈련에서 사용할 수 있다(■ 그림 15.19). 중량조끼는 가볍고 영구적이고 무게를 추가하거나 가볍게 할 수 있다. 조끼는 포켓이 있어서 작은 무게(1/2~2 lb)에서 4.5~9kg 무게를 조절하거나 쪼임을 조절할 수 있다. 외부 부하는 기술 그리고 폭발적 가속을 방해할 만큼 지나쳐서는 안 된다. 중량조끼는 다목적으로 플라이오메트릭, 민첩성, 유연체조, 체중, 그리고 스포츠-특이적 운동에 이용할 수 있다.

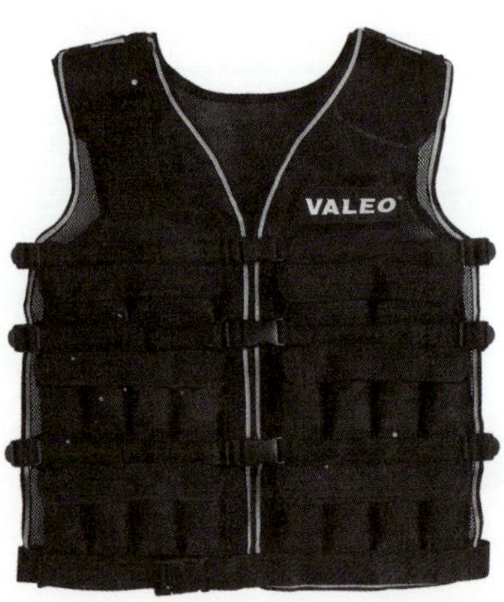

■ 그림 15.19 중량조끼 전력질주(weighted vest sprint)

- **당김줄(harness)** – 당김줄은 다목적용이다. 두 운동선수 사이에서 이용할 수 있다(■ 그림 15.20). 예를 들어, 뒤에 끌려오는 선수는 앞선 선수에게 저항을 제공한다. 뒤에 끌려오는 운동선수는 앞에 운동선수에게 적어도 85~90% 최대 전력질주로 달릴 수 있을 만큼 충분한 저항을 제공해야 한다. 몇 가지 당김줄은 빠르게 끈을 풀어서 앞선 운동선수가 방해받지 않고 전력질주를 계속 할 수 있게 한다. 몇 가지 무거운 당김줄은 무거운 물체에 부착할 수 있다. 예를 들어, 운동선수는 승용차나 트럭을 끄는 것으로 알려져 있다. 이러한 형태의 훈련이 전신의 파워를 발전시키는 훨씬 더 기본적인 것이라 할지라도 스피드와 가속을 향상할 수 있다. 몇 가지 당김줄은 여러 가지 저항밴드가 있어서 발목, 허리, 어깨, 그리고 팔에 부착할 수 있다. 이것들은 직선 전력질주 위에 뒤로 달리기, 측면 움직임 등의 다른 형태에서도 이용할 수 있다.
- **오르막길이나 계단** – 오르막길이나 계단 오르기 전력질주는 여러 가지 다른 저항의 요인을 제공한다. 운동선수는 중력에 대항하여 COG를 가속하기 위해서 근육을 수축하여 훨씬 큰 힘을 발휘한다. 오르막길 전력질주는 운동선수에게 상당히 큰 대사량을 제공하고 근육이나 스피드 지구력을 증가하는 좋은 방법이다. 큰 힘이 요구되기 때문에 오르막길 전력질주는 가속능력을 증가한다. Dintiman 등은 가속과 출발능력을 증가시키기 위하여 8° 이상의 기울기에서 8~27m 뛰는 것을 추천하였고 출발 시 각도는 1~3°, 스피드 지구력은 18m 이상의 거리를 추천하였다. sensation training은 언덕의 꼭대기가

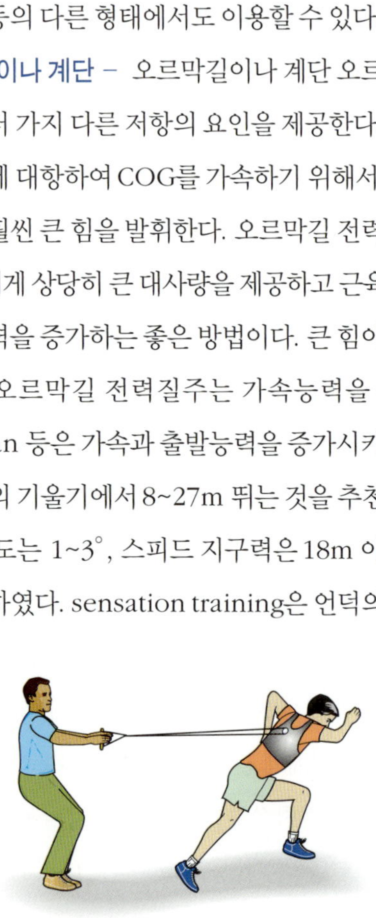

■ 그림 15.20 저항 끌기 전력질주(towing sprint with resistance)

평평한 지역에서 수행할 수 있다. 운동선수가 전력질주 언덕 오르기(근섬유 동원 극대화)와 평평한 지면(운동선수가 훨씬 빠르게 달리는 것을 느끼는 것과 같은 초과스피드 훈련 감각을 만드는 것)에서 계속 전력질주하는 것이다.

- **파트너** – 파트너는 신체적으로 가속을 증가시키기 위하여 저항을 제공하는데 벨트/끈, 타월, 혹은 운동선수의 허리를 팔로 감싼다. 파트너는 훈련의 전부 혹은 일부의 저항을 제공하는 유용한 방법이다. 파트너는 운동선수의 출발 가속을 향상시키기 위하여 8~10보 동안 저항을 제공한다. 그리고 파트너(sensation training 동안)는 선수를 가도록 놓아주어 선수가 파트너-지원 놓아줌(partner-assisted release)으로 알려진 변화에서 저항 없이 특정한 거리를 최대한으로 전력질주하게 한다. 이것은 놓아주는 동안에 높은 강도의 수축 때문에 스피드와 힘을 늘린다고 생각되어 빠른 놓아줌 기전(quick release mechanism)이라 한다. 빠른 놓아줌 기법은 빠른 저항 그리고 플라이오메트릭 훈련에서 사용되어 왔다. 힘 발달의 높은 비율(rate of force development: RFD)의 필요 때문에 1초보다 적은 시간에 가장 폭발적인 운동에 의해서 제공되는 불충분한 시간이다. 이런 결과로써 힘의 양은(힘-속도 관계를 기본으로) 느린 고강도로 수축하는 동안에 볼 수 있었던 것보다 낮은 결과를 보여준다. 빠른 놓아줌 기법은 부하가 있는 역동적인 운동이나 최대 등척성(ISOM) 수축은 1~3초(힘과 운동단위 동원 증가)에 수행되는 힘-속도의 관계를 극대화하는데 이용되고 휴식 시에 무저항 움직임을 통하여 빠르게 놓아주는 방법이다. 발사하자마자 운동단위는 여전히 촉진되고 힘은 크고 운동선수는 훨씬 큰 스피드와 힘을 생성하는 것으로 생각된다. 따라서 가장 호의적인 힘-속도 환경을 만들어서 운동수행을 극대화하도록 고안된 기법이다. 충분한 저항은 출발 전에 파트너에 의해서 적용되어야 한다.

민첩한 전력질주 스피드와 기법은 외부 부하로 조절할 수 있다. 부하를 증가함으로써 전력질주 스피드는 감소한다. Cronin 등은 썰매 끌기와 중량조끼 훈련(체중의 15%와 20%)을 무저항성 전력질주와 비교하였는데 두 가지 저항조건에서 보폭(-5.2~16.5%)과 보빈도(-2.7~6.1%)가 동시에 감소하고 전력질주 시간은(7.5~19.8%) 증가하였음을 보여주었다. 썰매 끌기와 중량조끼는 서 있는 단계의 시간을 증가하였고 스윙 단계 시간을 감소하여 썰매 끌기는 몸통과 무릎 각도를 증가시키고 중량 조끼는 몸통 각도를 감소시켰음을 보여주었다. Lockie 등은 체중의 12~32%의 썰매 끌기는 보폭(부하의 크기에 따라 10~24%)과 보빈도를 감소시켰고 지면의 접촉시간, 몸통 기울기, 힙 굽힘 시간은 증가하였다. 저항 전력질주 훈련은 부하의 사용이 관건이다. 너무 무거운 부하의 사용은 전력질주에 부정적인 영향을 준다. 전력질주 출발 기법과 운동학적 요인은 썰매를 사용하는 동안 체중의 10% 이상을 끌어당기는데 영향을 미치지는 않는다. 그러나 체중 20%의 부하 사용은 시간소비가 늘어나고 초기 스텝에서 보폭길이를 감소하고 추진하는 동안에 수평자세를 만든다. 보폭의 감소와 빠른 전력질주 속도는 기대되지만 기술은 변하지 않는다.

저항 전력질주는 전력질주 운동수행을 향상할 수 있다. Alcaraz 등은 저항 전력질주 훈련은 썰매, 슈트 혹은 중량벨트가 전력질주의 스피드 단계를 극대화하기 위한 훈련에 효과적임을 보여주었다. Myer 등은 파트너 저항 전력질주 훈련방법을 이용하여 오르막 트레드밀 훈련을 전력질주 스피트가 증가된 두 그룹에게 스피드와 보수를 달리 실시한 결과 두 그룹 사이에서 보폭에서만 차이를 보였다고 하였다. 그러나 전통적인 무저항 전력질주와 플라이오메트릭 훈련 이상의 전력질주 운동수행을 크게 하기 위한 저항 전력질주 훈련의 능력은 덜 명확하다. Clark 등은 중량조끼 혹은 썰매(체중의 18%와 10%)의 저항 전력질주 훈련은 7주 이상 무저항 전력질주 훈련 이상으로 스피드 향상을 가져오지 못하였다. Spinks 등은 저항, 그리고 무저항 전력질주 훈련을 8주 이상했을 때 가속도에서 약간 증가하였다고 하

해석연구

저항 트레드밀 전력질주와 지면에서 전력질주 운동수행

Ross RE, Ratamess NA, Hoffman JR, Faigenbaum AD, Kang J, Chilakos A. The effects of treadmill sprint training and resistance training on maximal running velocity and power. *J Strength Cond* Res. 2009;23:385-394.

Ross 등은 저항/무저항 전력질주를 결합한 훈련 혹은 전력질주 운동학 관점에서 RT와 결합한 훈련의 효과를 연구하였다. 이 연구의 독창성은 전력질주 훈련을 위하여 트레드밀 형태를 이용하였다(전력질주 스피드와 비례해서 움직이는). 동력추진 벨트로 구성되어 트레드밀 벨트에 68.2kg의 저항을 제공하는 전기마그네틱 브레이크 시스템을 가진 새롭게 고안된 트레드밀(Woodway Force 3.0, Woodway, Inc.)을 가지고 연구하였다. 적용되는 저항은 다른 저항 전력질주 훈련 기구의 특성이 있는 허리, 몸통 혹은 사지의 반대편의 벨트에서 발생한다. 트레드밀 훈련 프로그램은 매주 2일씩 수행하고, 2~3분의 간격으로 체중의 0~20%에서 40~60m 최대로 전력질주하면서 8~12세트를 실시한다. 프로그램은 부하와 무부하 전력질주 세트를 교대로 한다. 30m 전력질주 시간 그리고 트레드밀 속도가 두 집단에서 향상하였다. 혼합한 전력질주/RT 그룹만 트레드밀 전력질주 최고 파워를 증가시켰다. 재미있게도 전력질주 훈련은 또한 1RM 스쿼트 근력을 증가시켰다. 본 연구는 트레드밀 전력질주 훈련이 지상에서 전력질주 운동수행을 향상시키는 것으로 나타났다.

였다. Zafeiridis 등은 저항 전력질주 훈련이 가속도를 향상하는데 효과적인 반면에 비저항 전력질주 훈련은 스피드 단계를 극대화하는데 훨씬 효과가 있음을 발견하였다.

민첩성 훈련

민첩성 훈련은 통합된 훈련을 포함한다. 민첩성은 움직임, 협응, 균형, 파워, 최적의 SSC 효율성, 안정성, 적절한 기법, 근력(지면에 힘을 적용하고 추진하는 것을 발전시키는 것), 유연성, 신체조절, 발동작, 그리고 가속과 감속을 빠르게 할 수 있는 능력을 요구한다. 시각적 스캐닝(visual scanning), 스캐닝 스피드(scanning speed), 예측과 같은 인지적 요소이다. 이러한 모든 요소는 민첩성을 향상하는데 함께 작용한다. 그럼에도 불구하고 몇 가지 연구는 체력과 민첩성의 특이적 요인 사이에 상관관계가 낮음을 보여주었다. Young 등은 반응 근력과 민첩성 사이에 긍정적인 관계가 발견되었지만 다리 단축성 파워(등속성 스쿼트하는 동안)는 민첩성과는 상관관계가 낮게 나타났다. Marcovic 과 Marcovic 등은 다리 펴짐 근력과 파워는 민첩성의 낮은 예측지수라고 말했다. 이러한 결과는 민첩성의 복잡한 성질을 나타낸다. 충분한 ECC 근력과 반응 능력은 가속을 극대화하는데 필요하다. 비록 근력과 파워가 민첩성 운동수행에 중요하지만 독립적인 효과라기보다는 상호작용의 중요성 때문에 민첩성과는 상당히 개별적으로 상관관계가 없는 것으로 나타났다. 게다가 민첩성 훈련은 근력, 파워, 전력질주, 특이적 민첩성, 균형과 협응, 그리고 유연성 훈련을 포함하여 여러 가지 방법을 포함하고 있다.

민첩성 훈련의 기술적인 면

운동은 민첩성을 향상하는 능력을 가지고 있다. 몇 가지 방법은 어떤 방법보다 훨씬 더 효과적이다. 플라이오메트릭, RT, 그리고 유연성 훈련은 민첩성을 향상하는데 긍정적이다. 본래 RT가 개별적인 민첩성을 향상하지 않지만 근력과 파워의 증가는 민첩성을 향상하는데 이용되는 훈련방법의 하나라고 주장하고 있다. 플라이오메트릭과 전력질주 훈련은 민첩성 향상에 중요하다. 플라이오메트릭, 전력질주, 그리고 민첩성 훈련에서 나타나는 전체 운동량은 민첩성을 훈련하는데 포괄적으로 포함해야 한다.

여러 가지 훈련이 민첩성을 향상하는데 이용되지만 이러

한 기술은 보통 기본적인 움직임을 포함하여 빠른 방향전환, 가속, 그리고 감속에 중요하다. 아래의 내용은 스포츠-특이적 민첩성 훈련에 필요한 공통적인 목표이다.

- **균형** – 균형을 유지하는 능력은 민첩성 훈련에 중요하다. 균형은 시각, 전정기관, 그리고 고유 감각계로부터 투입된 자극에 의해서 유지된다. 전정기관의 중심은 내이에 있고 머리의 움직임과 액체의 움직임에 의해서 신체 움직임에 반응한다. 선택된 고유 감각계(근 방추, 골지건 기관) 그리고 관절 수용기는 중추신경계에 자극을 제공해서 평형을 조절하고 운동학적 인식을 조절하는데 도움을 준다. 움직임이 간파되고 적절한 근 반응이 확인된다. COG 조절은 모든 민첩성 훈련에서 강조하는 요소이다. 균형과 안정성은 COG가 낮을 때, 지지면이 넓을 때, 중력선이 지지선의 중심선에 있을 때 가장 크다. COG 조절과 기준선 지지는 신체를 좀 더 안정된 자세에서 민첩성 훈련을 하는 것이 중요하다는 것을 알려준다. 힘 생성은 안전한 자세에서 가장 크다. 운동선수는 안정된 자세에서 지면에 훨씬 큰 힘을 낼 수 있고 그것이 민첩성을 증가시킨다. 평형성을 유지하는 능력은 민첩성 훈련에 중요하다. 정적 균형 훈련은 동적 균형 훈련기술이 운동하는 동안에 평형성을 유지하는 선수의 능력을 향상하는 반면에 서 있는 자세에서 운동선수의 민첩성을 향상하는 훈련을 포함한다. 많은 운동이 이러한 것을 포함하고 있지만 몇 가지 운동은 다른 것보다는 균형 향상을 목표로 고안되었다. 양측대신에 한쪽으로 운동을 수행하는 것, 기준 지지선을 좁히는 것, 불안정한 환경에서 운동을 수행하는 것(stability ball. BOSU ball) 혹은 한쪽 눈을 감고 협응 운동을 수행하는 것 혹은 불안정한 자세에서 운동을 수행하는 것(런지 자세에서 숄더프레스를 수행하는 것)은 RT 동안에 균형을 향상하는 특이한 모든 훈련방법이다. 플라이오메트릭과 전력질주 훈련은 운동선수가 동적 균형을 유지하는 데 필요하다. 민첩성 훈련은 높은 수준의 균형이 요구되고 빠른 움직임이 중요한 여러 가지 지면에서 수행된다. Verstegen 그리고 Marcello가 지적한 바와 같이 "딱딱한 지지대의 사용은 운동선수가 긍정적인 각도(positive angles)를 적용할 수 있는 기초를 만든다". 긍정적인 각도는 몸통과 비교하여 힙, 무릎, 그리고 발목의 올바른 자세를 말하며 운동선수가 적절하게 지면에 힘을 가하여 가속, 감속, 그리고 방향전환을 할 수 있도록 한다. 균형의 적절한 조절은 운동선수가 민첩성을 극대화할 수 있는 자세를 유지해 줄 수 있게 한다.
- **자세** – 적절한 자세는 민첩성 훈련에 필수적이다. 가속하는 동안에 앞으로 지나치게 기우는 것을 예방하고 감속이 증가함으로써 앞으로 기우는 것을 감소하는 것이 민첩성 훈련을 수행하는데 중요하다. 머리는 중립자세를 유지해야 하고 눈은 전방을 똑바로 주시해야 한다. 운동선수는 추진하는 동안에 파워 라일 자세를 유지하기 위해서 가능한 한 최선을 다해야 한다. 자세는 강한 중심 안정을 향상하는 것이 중심(core) 훈련의 핵심이다.
- **발 접촉(foot contact)** – 지면에 발 접촉은 민첩성에 중요하다. 지면에 발목 굽힘(toes up) 자세를 유지해야 한다. 발목 굽힘 자세는 운동선수에게 빠르게 지면에서 튀어나가게 한다. 운동선수는 지면에 힘을 최적화하기 위해서 발끝이 아닌 발의 볼로 이륙한다. 가속에 따라 발은 지면에서 튀어 올라 다음 발이 지면에 닿는 주기의 시간을 감소시킨다. 운동선수가 적절하게 도약하고 추진되었을 때 분명한 소리를 듣게 된다. 소리가 부족한 것은 발끝으로 도약한 것을 의미한다.
- **팔 동작** – 전력질주와 더불어 폭발적인 팔 동작은 다리를 추진시켜 가속하는 동안에 민첩성 운동수행을 증진한다.
- **반응** – 자극에 반응하는 운동선수의 능력은 민첩성 훈련을 최적화하는데 중요하다. 반응능력은 시각, 청각, 그리고 예측과 더불어 적절한 신경근 반응으로 요약할 수 있고 많은 시간 동안 적절한 훈련을 통하여 향상될 수 있다.

- **순발력(quickness)** – 발 스피드와 빠른 첫 스텝을 가진 운동선수의 능력은 민첩성 훈련에 중요하다. 순발력은 발의 위치(stance), 자세, 반응능력, 그리고 움직임의 방향을 알고 시작하는 것에 달려 있다.
- **가속(acceleration)/감속(deceleration)** – 가속과 감속의 능력은 민첩성 훈련의 핵심이다. 각 기술은 가속과 감속을 위한 운동선수의 능력을 목표로 한다.
- **목표 지향적 움직임** – 민첩성 훈련은 직선 전력질주, 뒤로 달리기, 사이드 걷기, 사이드 움직임, 드롭 스텝핑(drop stepping), 컷팅(cutting), 피보팅(pivoting), 그리고 십자 달리기 등 여러 가지 움직임을 포함한다. 점프는 민첩성 훈련의 총체이다.

민첩성 기구

민첩성 훈련은 기구 없이 수행할 수 있다. 선(line)이 있는 축구장에서 많은 훈련을 할 수 있다. 그러나 몇 가지 기구는 훈련의 형태를 다양화할 수 있다. 콘(cones)은 크기가 다양하고 움직임을 안내하는 마크로 사용하고 방향을 바꾸는 데 사용한다. 작은 콘들은 선수가 방향전환을 하면서 손으로 터치하는 훈련을 수행할 때 유용하다. 민첩성 사다리(ladder)는 순발력 훈련을 수행하여 발 스피드 균형 그리고 협응 발전을 위하여 훌륭하다. 링(ring)과 민첩성 점(dot)은 한발 그리고 양발을 움직이는 데 사용할 수 있다. 반응 볼(reaction ball)은 선수가 그것을 잡으려고 할 때 여러 방향으로 바운드되게 한다. 반응 볼 사용은 손-눈 협응, 반응 능력, 처음 스텝 순발력을 향상하는 데 도움을 준다. 민첩성 백(bag)은 특히 직선 전력질주, 측면 운동 그리고 뒤로 달리기와 같은 다방향 훈련을 수행하는 데 장애물로 이용한다. 타이어(tire)는 발 스피드와 민첩성을 향상하는 데 축구선수들이 사용해 왔다. 민첩성 폴(pole)은 민첩성 훈련을 하는 동안 다양한 거리와 장애물을 설치하여 사용할 수 있다. 미니 허들과 박스는 규칙적인 호핑(hopping)과 점프 훈련을 위하여 장애물로 활용한다. 반응벨트는 그림자 연습을 하는 동안에 유용하다. 점프 로프(rope)는 발 스피드를 향상하는 데 중요하다. 마지막으로 Makoto 테스터(Makoto USA)가 유용하다. 그것은 반응능력과 민첩성을 측정하고 훈련한다(■ 그림 15.21). 운동선수는 삼각의 중앙에 서서 시각과 청각 자극에 반응한다. 무작위 불빛은 선수에게 손-눈 협응, 예측, 그리고 반응시간을 조율하는 데 영향을 미치고 연습을 마쳤을 때 점수를 얻는다.

민첩성 훈련기술

민첩성 훈련을 할 때 감속하는 동안 스피드의 손실을 최소화하는 것이 중요하다. COG 앞, 뒤, 수직, 그리고 측면의 방향의 변화를 필요로 하는 기술은 선수가 최적으로 자극에 반응하여 움직이게 하는 훈련이다. 민첩성 훈련기술은 크게 세 가지 형태로 분류할 수 있다. (a)계획된, (b)반응적인, 그리고 (c)순발력. 계획된 훈련은(때때로 closed skills로 언급되는) 사전 계획된 것들이다. 운동선수는 훈련을 시작하기 전에 움직임을 알아야 한다. 예를 들어, T- 훈련을 하는 동안 운동선수는 전진, 오른쪽 사이드, 왼쪽 사이드, 그리고 마지막으로 뒤로 달리기와 같은 전력질주를 알아야 한다.

반응 훈련은 코치, 또 다른 선수, 혹은 볼 같은 물체에서 정보를 얻어 수행한다. 그것들은(때때로 open skills이라 언급되는) 사전에 계획되지 않은 것들이다. 많은 스포츠의 선수들은 운동 연습의 일부로써 반응 훈련에 참가한다. 직

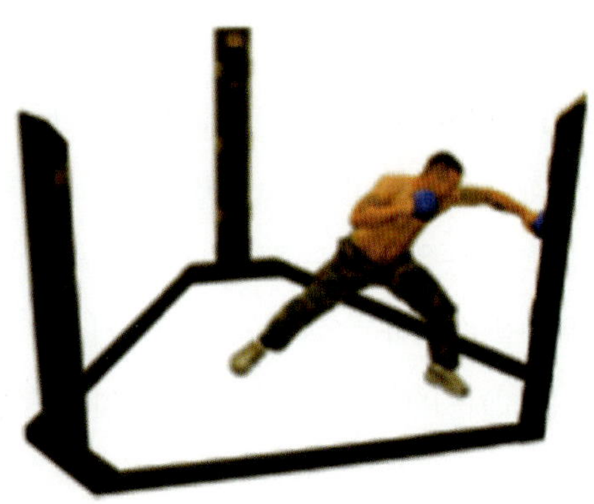

■ 그림 15.21 Makoto 반응기구

Courtesy of Makoto USA, Centennial, Co.

접 경쟁은 선수에게 게임 상황에 반응하도록 하는 것이지만 반응 훈련은 훈련 시에 이용한다. 예를 들어, 선수가 박스 점프 시 9m 앞으로 전력질주 하는 것이다. 코치는 거리마크를 위치시키고 방향을 가리키면서 선수가 계속 하도록 한다. 만약 코치가 오른쪽으로 지시하면 선수는 축을 만들어 오른쪽으로 전력질주하거나 오른쪽 측면으로 전력질주한다. 파트너 훈련은 반작용적이다. 그림자 혹은 거울 훈련은 두 명의 운동선수를 반응벨트로 부착하거나(매직 끈으로 분리되지 않게) 부착하지 않는다. 한 명의 선수가 리드하고 다른 선수가 그 운동선수의 모든 움직임을 따라서 한다. 이러한 전체적인 훈련은 반응을 기본으로 한다. 또 다른 예는 슬랩(slap) 혹은 꼬리(tag) 훈련이다. 한 명의 선수가 꼬리표를 달고 파트너를 터치한다. 태그 게임은 한 선수가 피하고 다른 선수는 반응하고 태그를 단다. 변형된 태그 훈련은 선 자세에서 이용할 수 있지만 스포츠-특이적 자세에 한정된다. 예를 들어, 푸시-업 슬랩 훈련은 두 운동선수가 서로 머리를 마주하고 선 자세로 미는 것에서 시작한다. 자세를 유지하는 동안 각각의 선수는 다른 운동선수의 손을 때리고 또 다른 운동선수는 머리를 움직여 맞는 것을 피해야 한다. 이것은 반응능력을 훈련하는 것뿐만 아니라 운동선수가 잠깐 동안 한 팔로 체중을 유지하는 중심 근력 훈련이다. 레슬링 선수들은 훈련 중 많은 반응 훈련을 포함하는데 한 선수가 자극에 터치하는 것을 피하는 동안에 파트너 발은 다른 선수의 발을 때리는 것과 같은 것을 포함한다. 또 다른 훈련은 선수가 던지는 훈련을 할 때 레슬링 선수의 허리에 기/끈을 위치시키는 것이다. 다른 선수의 기를 잡은 첫 번째 선수가 훈련에서 이기는 것이다. 몇 가지 반응 훈련은 볼 토스를 포함하고 있는데 빠르게 반응해서 볼을 잡는 것이다. 예를 들어, 블라인드(blind) 파트너 토스는 다른 운동선수 뒤에 서서 벽에 볼을 던지고 우수한 선수는 그것이 바운드될 때 볼을 잡는데 반응한다. 짧은 거리에서 벽에 던지는 메디신 볼을 이용하고 운동선수는 볼을 빠르게 잡는데 반응한다.

순발력 훈련은 빠른 움직임과 빠른 발놀림을 위하여 고안되었다. 많은 민첩성 사다리 훈련은 발의 빠른 움직임을 위해서 만들어졌다. 몇 가지 순발력 훈련은 작은 추진력을 포함하지만 매우 빠른 발의 움직임이 특별한 지역에서 이루어진다. 몇 가지 보통의 순발력 훈련은 지면에서 출발할 때 필요하고 가능한 한 빨리 움직이는 것을 포함한다. 다른 훈련은 발의 시작을 포함하고 지면에 떨어지는 것을 포함한다. 그리고 빠르게 일어나는 것을 포함한다. 저항 놓아줌(resisted let-go)은 순발력을 증가하는데 유용한 훈련이다. 한 명의 선수는 잡거나 혹은 다른 운동선수 뒤에서 저항을 제공한다. (다른 각도 일지라도)저항을 받는 선수는 앞으로 전력질주하기 시작하거나 특별한 민첩성 훈련을 시작한다. 저항은 훈련 초기에 적용한다. 그때 다른 운동선수는 빠른 반응에 의해서 빠져나간다. 그러한 경우에 운동선수는 어떤 방향으로든지 빠르게 움직여서 순발력을 증가시킬 수 있다.

프로그램된 훈련은 특히 무릎에서 행동을 단절하는 동안 반응하는 것보다 더 다양한 반응을 유발한다. Besier 등은 계획된 행동을 자르는 것과 반응을 자르는데 있어 일반화된 동시수축에서 무릎(중앙/측면의 선택적 활성, 내부/외부 회선근, 그리고 굽힘/폄의 동시수축)에 훨씬 큰 안정성을 보여주었다. 반작용적 행동(reactive maneuvers)은 무릎 움직임 시 외반(valgus)과 내반(varus)을 훨씬 크게 한다.

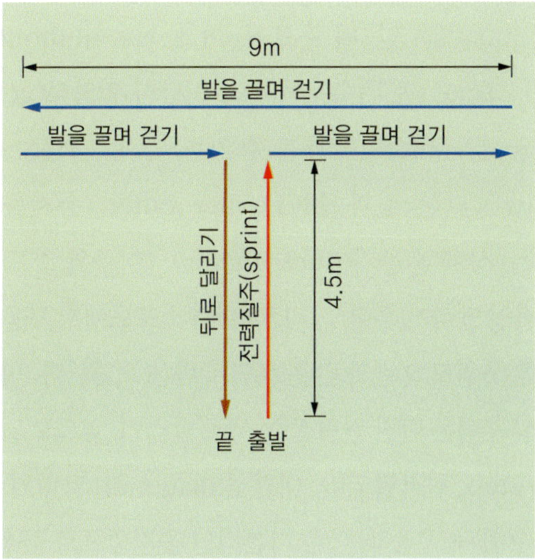

■그림 15.22 T- 훈련(drill)

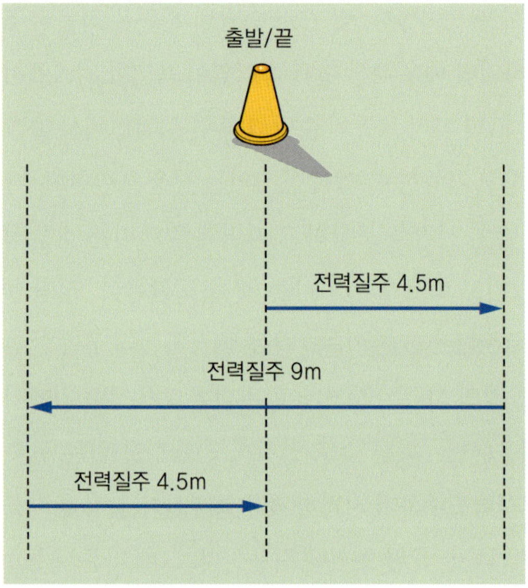

■그림 15.23 18m 왕복(pro agility drill)

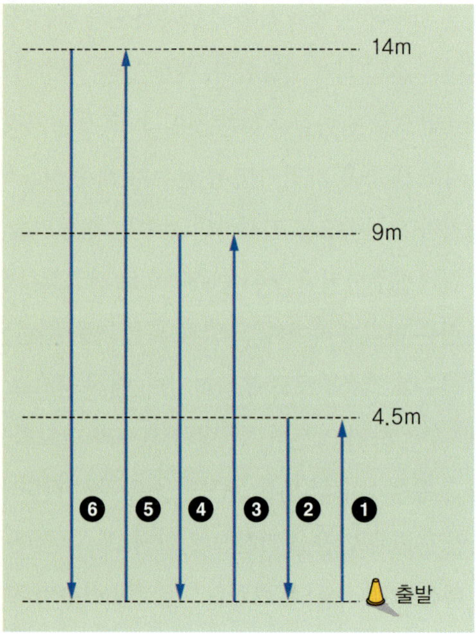

■그림 15.24 55m 왕복달리기(shuttle run)

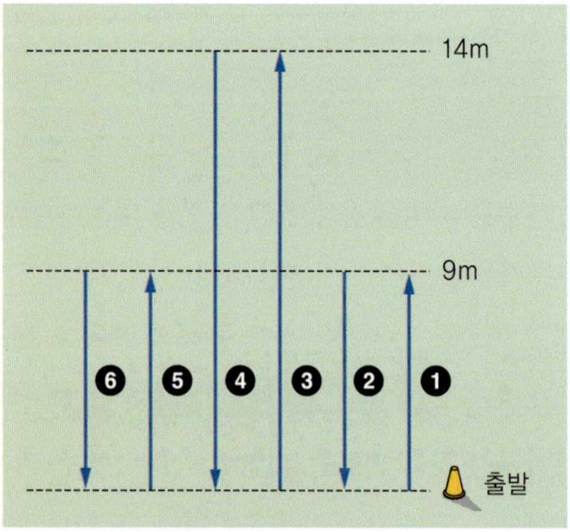

■그림 15.25 37m 전력질주

방법: 뒤로 달리기 혹은 옆으로 달리기. 연습의 길이를 변화할 수 있고 뒤로 달리기와 옆으로 달리기를 혼합하여 직선으로 전력질주할 수 있다.

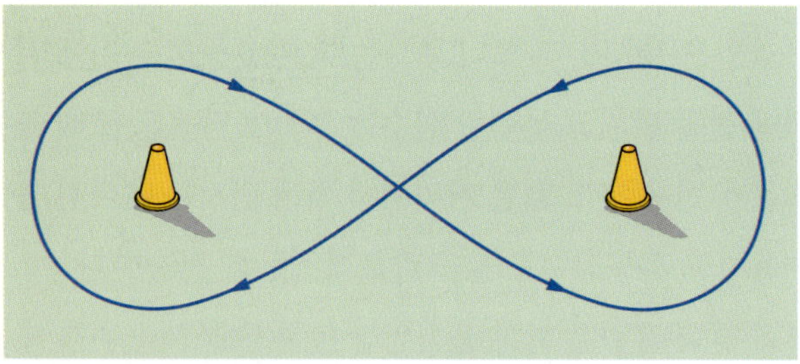

■그림 15.26 8자 연습(figure 8 drill)

계획된 훈련은 반응 단절 훈련(reactive cutting drills)이 무릎에 스트레스를 주는 반면에 자세 조정을 허용한다. 무릎이 받는 스트레스는 사이드 스텝핑과 십자 달리기가 수평 달리기보다 크다. 이러한 근거는 신경근 기전이 움직임이 예측될 때 관절에 주는 무리를 제한하는데 도움을 주는 것으로 증명되었다.

민첩성 훈련은 여러 가지 형태가 있고 이 장 외에도 수백 가지 훈련방법이 있다. 기본적인 민첩성 훈련은 특별한 기구나 표시 없이 이용할 수 있다. 이것은 특별한 움직임에 초점을 맞추고 옆으로 재주넘기(cartwheel), 거수 도약 운동(jumpjack), 앞/뒤 구르기, 어깨 구르기(shoulders rolls), 그리고 (보통 축구에서) 일어났다-앉았다(get-up-and goes), (레슬링에서 볼 수 있는) 크게 드러눕는 훈련(sprawl), (레슬링과 풋볼), pitter-patter, (복서들이 사용하는) 상체 흔들기(duck unders), (야구와 소프트볼) 기본적인 달리기 훈련, 그리고 (여러 스포츠에서 사용하는) 특별한 풋워크 훈련과 같은 유연 훈련을 포함한다. 몇 가지 민첩성 훈련은 전진 전력질주, 뒤로 달리기, 옆으로 달리기, drop-step, 십자달리기, 대각선(diagonal) 달리기, 그리고 끊기와 축 운동과 같은 기본적인 움직임으로 구성되어 있다. 한 가지 인기 있는 민첩성 훈련은 워밍-업에서 사용하고 훈련은 carioca식 훈련이다. 카리오카(carioca)는 스텝 시 오른쪽 다리를 왼다리 위에 올리는 한쪽 움직임을 포함하고 두 번째 스텝에서는 오른쪽 다리가 왼쪽다리 뒤에 있게 된다. 이런 훈련은 일단 적절한 기법을 배웠을 때 빠르게 수행된다.

많은 민첩성 훈련은 앞에서 언급한 움직임을 포함하지만 형태는 다르다. 즉, 민첩성 훈련은 다른 코스를 표시하는 것이거나 움직임의 패턴을 말한다. 다음에 언급하는 훈련은 민첩성 운동의 몇 가지 예로 선수들에 의해서 주로 수행된다(■ **그림 15.22~15.44**). 고안할 수 있는 많은 훈련방법을 아는 것이 중요하다. 코치는 훈련방법을 선택해서 스포츠와 유사한 움직임이 있는 훈련방법을 선택하고 실제 움직임과 같은 형태로 고안할 수 있어야 한다. 즉, 풋볼-공을 받기 위한 교차 형태와 유사하게 콘을 넓게 세팅하는 것, 훈련 끝에서 스포츠-특이성 수준을 증가시키기 위해서 운동선수에게 던지는 것이 패스이다. 훈련은 직선 전력질주의 기본적인 움직임, 가속/감속, 뒤로 달리기, 사이드와 대각선 달리기, 카리오카, 끊기, 그리고 축 운동을 포함한다. 코치는 계속해서 기술을 모니터해야 하고 운동선수를 지도하여 콘 주위를 터치하거나 달리게 한다. 신체조절은 운동선수가 콘 가까이에 머물게 하고 너무 멀리 떨어져 있지 않게 하는 것이다. 올바른 발 위치는 COG보다 낮고, 감속과 가속, 자세, 그리고 접근 각도는 기술적인 결점 때문에 시간을 잃어버리는 운동선수 주변에 콘을 둘러싸이게 하는 것이 중요하다. 운동장에서 경기를 하는 것과 중요한 경쟁적인 이점을 상대편에게 주는 사이에 차이를 만들어내는 추가적인 시간이 부정적인 경기 결과를 초래한다. 콘 길이(그리고 콘 수)는 방향전환 수준과 가속/감속 형태를 변형할 수 있다. 가까운 거리에서 운동선수는 커다란 가속 없이 빠르게 방향을 바꿀 수 있지만 먼 거리에서는 방향을 변화하는 데 감속을 관리하기 위한 기회를 만들기 위해서 훨씬 큰 보폭으로 가속한다.

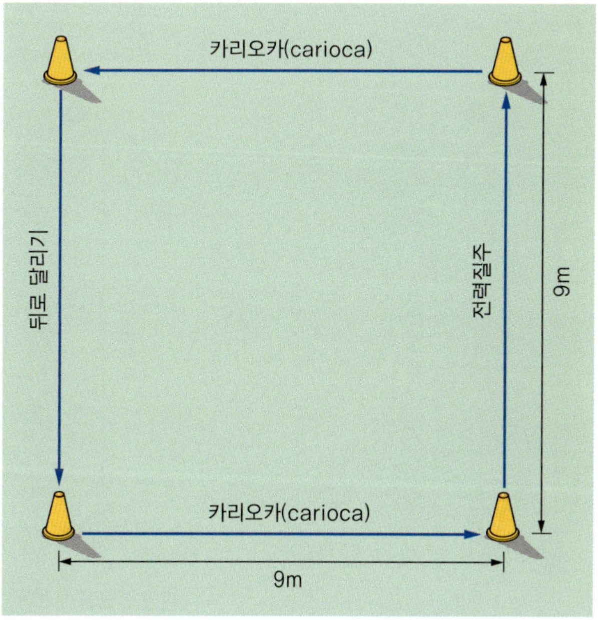

■ **그림 15.27** 정사각형 훈련(square drill)
방법: 콘(cone) 공간 변화. 콘은 움직임 앞에 추가하여 가운데 놓을 수 있다("star" 형태).

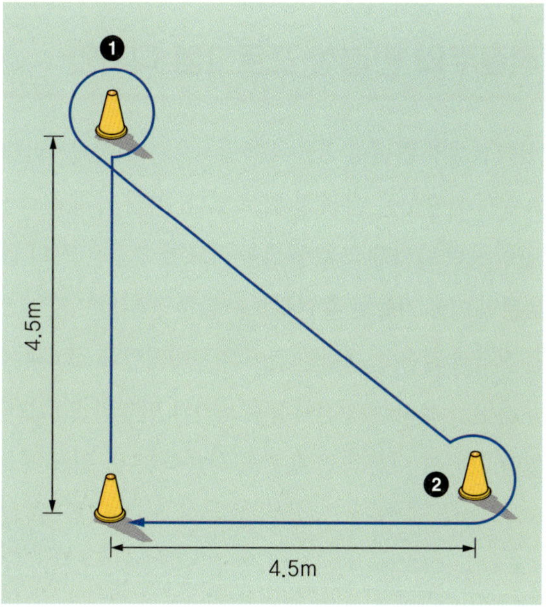

■ **그림 15.28** 오른쪽 삼각형 훈련(right triangle drills)
방법: 콘 사이에 거리를 바꾸고 반대편에 두 번째 콘을 놓고, 각 콘을 교대로 달린다.

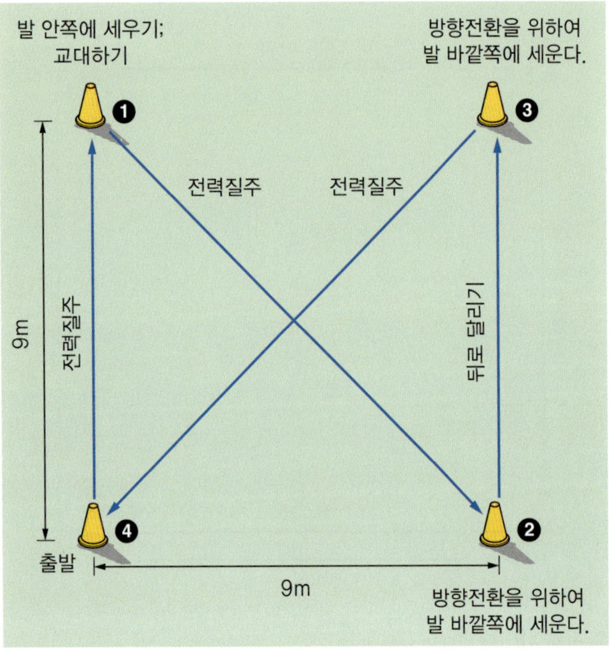

■그림 15.29 X-형태 훈련
방법: 옆으로 달리기와 뒤로 달리기를 통합한다.

전력질주와 민첩성 프로그램 디자인

전력질주와 민첩성 연습이 독립적으로 수행될지라도 대부분 운동선수들은 매우 잘 하고 있다. 여러 가지 전력질주와 민첩성 프로그램의 효율성을 비교한 연구는 거의 없다. 대부분의 이용 가능한 훈련정보는 넓은 범위의 디자인과 완성된 전략과 같은 실제적인 것에서 유래되었다. 플라이오메트릭 훈련과 유사하게 전력질주 초기와 민첩성 프로그램은 적절한 기법과 기본적인 훈련을 사용하는 풋-워크에 초점이 맞춰져야 한다. 기본적인 훈련은 복잡한 풋-워크의 낮은 수준과 방향의 전환이다. 초기 훈련의 숙달은 훨씬 더 도전적인 기술을 성취하게 한다. 훈련의 강도는 복잡성이 커질수록 증가한다. 전력질주 훈련을 위해서 초과스피드와 저항 전력질주 훈련은 훨씬 강도가 높고 기본적인 전력질주 기법을 완성했을 때 소개하고 운동선수는 전력질주 능력을 향상시킨다(기본을 향상하고). 이러한 기술을 사용할 때는 일반적으로 에너지 소비가 크고 피로도가 작은 기술 습득을 하는 운동 초기에 수행한다. 민첩성 훈련 동안에 몇 가지 기본적인 훈련은 처음에 숙달해야 한다. 이것은 하나 혹은 두 개의 중요한 풋-워크 요소를 포함하는 것보다 일차원적인 경향이 있다. 기본적인 훈련(돌차기 훈련; hopscotch, 두발로 뜀)은 처음에 숙달하고 여러 번의 발의 접촉과 운동을 포함하여 훨씬 복잡한 훈련으로 진행한다. 높은 강도의 민첩성 훈련은 복잡한 움직임 형태, 다 방향, 그리고 가속/감속의 높은 비율을 포함하여 더 복잡한 훈련으로 나아가는 것

사례 연구 15.1

짐은 시즌 후 민첩성을 향상하길 원하는 야구선수이다. 그는 당신에게 와서 야구를 수행하는데 활용할 수 있는 좋은 민첩성 훈련방법을 처방해 줄 것을 원할 것이다. 야구(짐은 오른쪽 외야수이다)의 움직임에 대한 지식을 기초로 하여 야구의 적합한 10가지 훈련방법을 처방할 수 있다. 야구경기와 관련된 움직임 훈련을 어떻게 할 것인가에 대한 예를 보여준다.

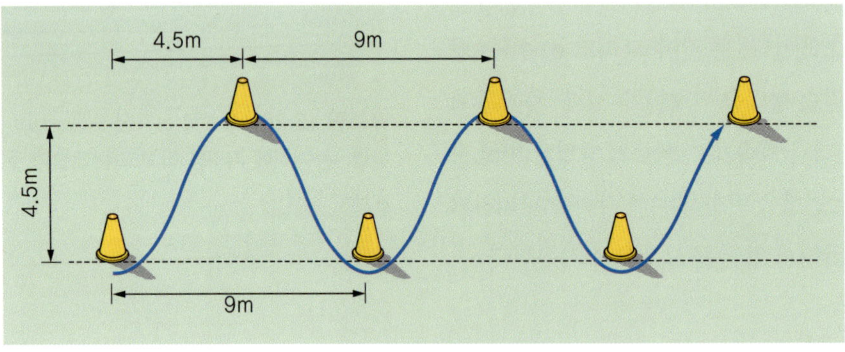

■그림 15.30 Z-형태 훈련
방법: 콘 공간 변화

속설과 오해

전력질주 스피드와 민첩성은 전반적으로 유전적으로 결정된다.

이 말은 전력질주 스피드와 민첩성의 유전적인 요인이 중요한 역할을 하는 것은 부분적으로 사실이다. 예를 들어, 근육(섬유형태, 구조; architecture, 단백질 발현; protein expression, 신경적인(동원율; recruitment rate, 동기화; synchronization, 활성전략; coactivation/activation strategies), 그리고 뼈대(사지길이; limb lengths) 요소는 전력질주 스피드와 유전적 요소를 가진 모든 것을 극대화하는데 크게 기여한다. 엘리트 선수들은 높은 수준의 운동수행을 할 수 있는 다형성(polymorphisms) 유전인자를 갖고 있는 것 같다. 근수축과 관련된 단백질 유전인자 발현은 높은 수준의 전력질주 능력이 있는 운동선수에 있어 훨씬 더 좋게 나타나고, 감속과 가속을 빠르게 할 수 있다. 일단 운동선수가 완전히 성숙하면 이러한 것들은 변하지 않는다. 즉, 건의 뿌리(tendon insertions), 사지길이. 그러나 다른 요소들은 훈련할 수 있고, 모든 운동선수는 특이적 훈련에 의하여 최고의 스피드와 민첩성을 향상시킬 수 있다. 전력질주와 민첩성 훈련과 관련된 기술습득은 성인이 되기 전의 훈련에 의하여 획득할 수 있다는 몇 가지 증거가 있다. 생의 초기에 운동발전을 강조하고 배우는 적절한 코칭이나 체육지도는 생의 후반에 운동에 매우 유익하다. 비록 유전인자가 보통의 스프린터나 운동선수에게서 뛰어난 스프린터가 나오게 하지만 모든 선수는 연습 사이에 적절한 훈련식사, 그리고 회복을 통하여 스피드와 민첩성을 향상할 수 있는 능력을 갖는다.

이며, 이는 사다리 훈련을 위한 것으로 반사적이고 몇 가지 적당하고-높은 플라이오메트릭 훈련에 기본적인 민첩성 움직임을 결합해야 한다.

훈련의 과정(숙달 정도에 따라)은 독특하다. RT 시에 운동선수는 오랫동안 부하를 증가시킬 수 있어야 한다. 그러나 전력질주와 민첩성 훈련 시 부하는 한정되어(외부 부하를 사용하지 않는다면) 더 복잡한 최적의 기법과 숙달을 유지하는 동안 훈련시간을 증가시키는 과정으로 나아가는 것이다. 훈련은 다른 움직임을 추가하고 콘의 길이/위치의 변화, 혹은 다른 민첩성 마커, 혹은 반응적인 스포츠-특이적 기술에 훈련을 추가하여 훨씬 더 복잡하게 할 수 있다. 게다가 민첩성 훈련과정은 훈련에서 무인(martial artist)과 유사하게 볼 수 있다. 무인 과정은 벨트(띠) 시스템을 기본으로 한다. 각각의 벨트는 운동선수가 초보수준에서(흰색 혹은 노란벨트), 고급수준(검은색 벨트와 관련 등급)으로 어떤 기술을 숙달하는 것이다. 민첩성 훈련에서의 과정은 운동선수가 기본적인 기술을 숙달하고 이러한 기술을 향상하고 그리고 더 복잡한 훈련의 과정으로 나아가는 것으로 볼 수 있다. 과정에 따라 기본 기술은 프로그램의 일부로써 운동선수는 수행 시 각 수준의 기술을 유지하기 위한 프로그램의 일부로써 이용할 수 있다.

전력질주와 민첩성 훈련을 위한 특별한 지침에 대한 공통된 합의(consensus)는 거의 없다. 세계수준 운동선수들의 훈련 프로그램과 엘리트 코치의 연습방법은 여러 가지 면에서 스피드, 순발력, 그리고 민첩성 훈련을 반영하고 있다. 그러나 전력질주와 민첩성 프로그램의 디자인에 사용될 수 있는 몇 가지 추천/가정이 있다. 여러 가지 정확한 프로그램의 조작은 스피드, 순발력, 그리고 민첩성의 특수한 면을 목표로 한다. 전력질주와 민첩성의 양과 강도의 변이에 따른 다른 유사한 훈련형태는 초과 훈련에 발생하는 시간 초과 증가보다는 과정에 훨씬 더 도움이 된다. 아래의 일반적인 지침은 프로그램을 디자인하는데 도움이 된다.

- 구조와 배열: 프로그램 구조는 즉시 결정해야 한다. 즉, 스피드와 민첩성 연습은 독립적이거나 통합적이다. 아래는 두 가지 형태의 구조와 배열을 추천한 것이다.
    - 단지 전력질주 훈련: 일반적 웜-업 → 동적 ROM운동 → 전력질주 기법 → 초과스피드/저항 전력질주 훈련 → 기본적인 스피드 → 쿨-다운

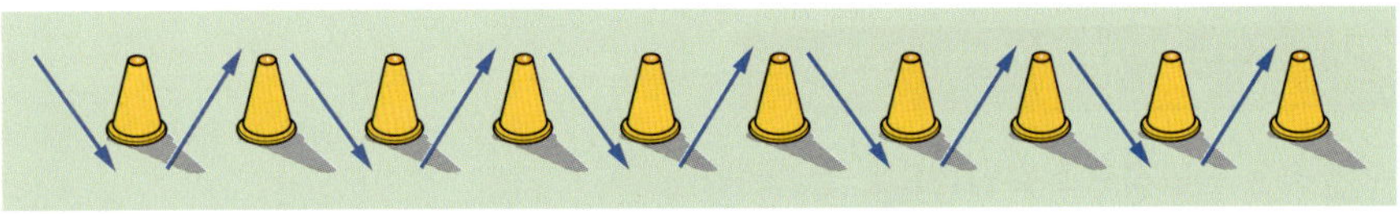

■그림 15.31 지그재그 훈련
방법: 민첩성 폴(poles), 뒤로 달리기 혹은 옆으로 달리기를 통합하여 사용할 수 있다. 콘은 S자 형태로 서로 멀리 떼어놓을 수 있다(몇 개의 콘 예컨대 4개).

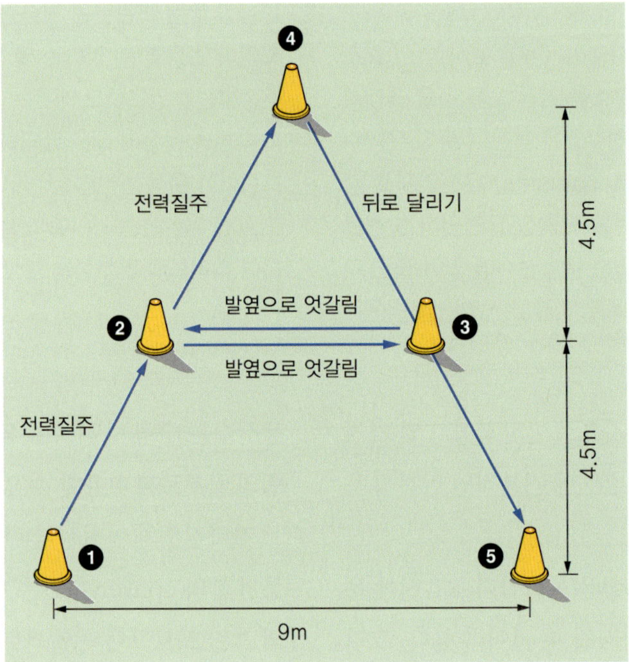

A

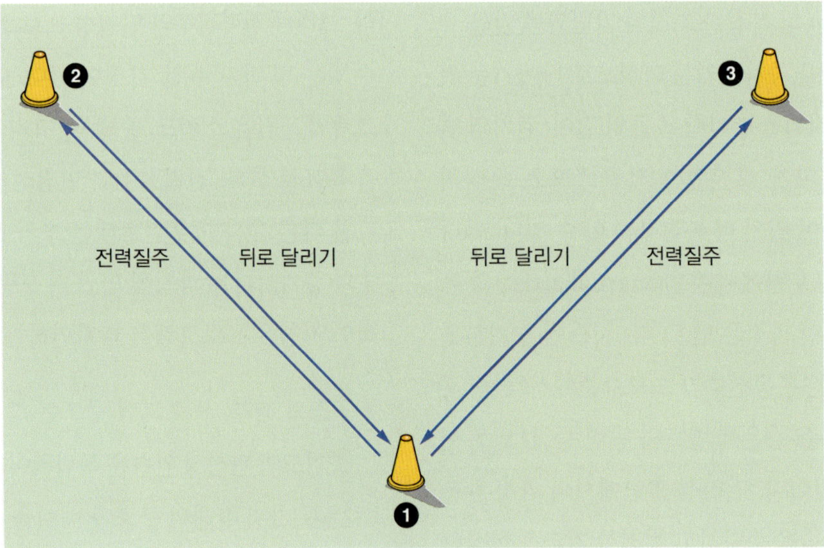

B

■그림 15.32 글자(letter) 훈련. 콘은 알파벳 글자 형태로 전략적으로 위치를 바꾸어 놓는다. 예, A(**그림 A**). V(**그림 B**), 그리고 N. 전력질주, 뒤로 달리기 그리고 옆으로 달리기를 각 훈련 시 사용한다.

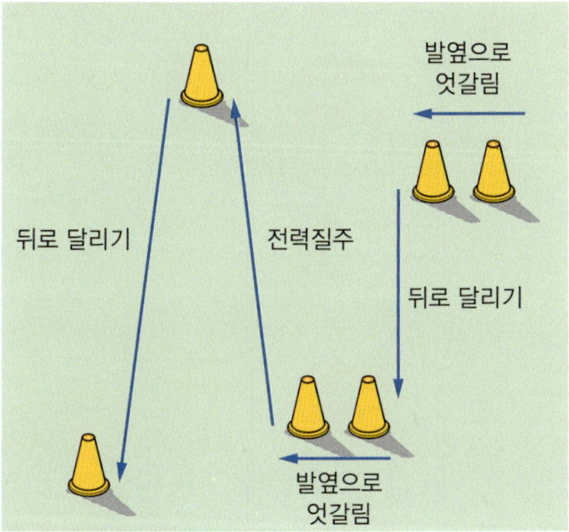

■그림 15.33 EKG 훈련

- 단지 민첩성 훈련: 일반적 웜-업 → 동적 ROM운동 → 민첩성 훈련(가장 복잡한 것에서 덜 복잡한 것) → 쿨-다운
- 전력질주/민첩성 통합 훈련: 일반적 웜-업 → 동적 ROM운동 → 전력질주 기법 → 민첩성 훈련(가장 복잡한 것에서 덜 복잡한 것) → 기본적인 스피드 → 쿨-다운
- 만약 동일한 날에 RT를 수행하려면 전력질주와 민첩성을 연속으로 해야 한다.

• **운동선택**: 훈련종류와 포함되는 운동이 디자인을 프로그램하는데 중요하다. 여러 가지 훈련은 본 장에서 논의하였고 수많은 다른 방법들이 존재한다. 훈련선택은 기초적인 것에서 복잡한 것의 연속성을 기반으로 해야 한다. 아래에서 추천하는 훈련분류는 성공적인 스피드와 민첩성 프로그램에 이용되어야 한다. 다른 형태와 유사하게 훈련주기(많은 운동/기술을 주기화하여 훈련 시 어떤 시점에서 수행되는 것)는 운동선수에게 훨씬 많은 자극을 훈련 시에 제공하여 이익을 줄 수 있고 경기 시에 훨씬 잘 준비할 수 있다.

- 전력질주 훈련: 훈련형태, 기본적인 스피드 훈련(다양한 길이), 초과스피드/저항 기술(과정의 형태로써 몇 가지 훈련을 경험한 것) – 훈련은 반응시간, 가속, 그리고 최대 스피드 전환(보수와 보폭)을 목표로 한다.

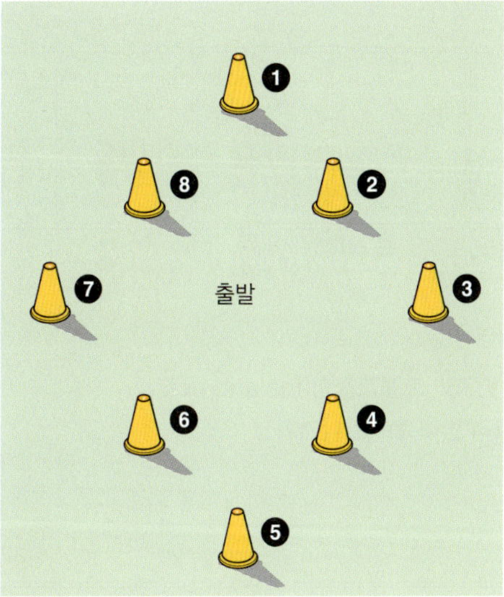

■그림 15.34 다이아몬드 반응 훈련. 코치는 선수를 오른쪽 혹은 왼쪽방향 중간에 위치하도록 지시한다.

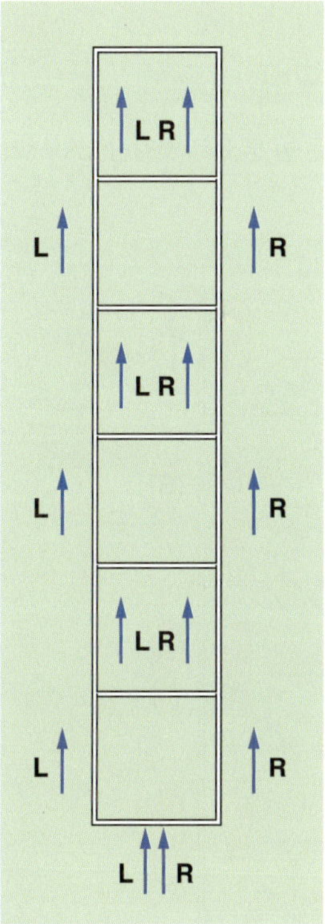

■그림 15.35 돌차기 놀이(hopscotch)

- 민첩성 훈련: 신체 움직임 그리고 조절, 균형운동, 반응 훈련, 기본적인 움직임 민첩성 훈련에 스트레스를 가하는 스포츠-특이적 훈련-형태와 요소는 단순하고 기술을 숙달한 것이 관찰되고 운동수행이 향상됨으로써 더 복잡한 훈련으로 진행한다.

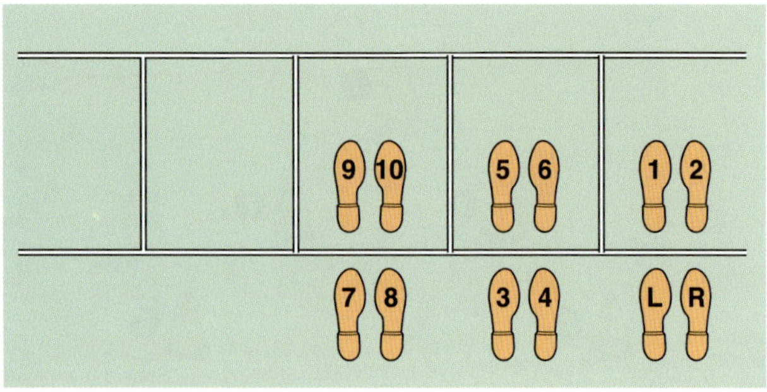

■그림 15.36 꼬불꼬불함(ins and outs).
방법: 사다리 반대쪽으로 나가기

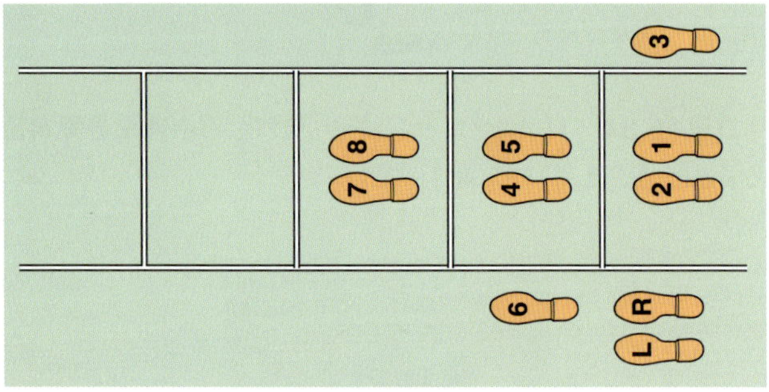

■그림 15.37 힘든 발 옆으로 엇갈림(Icky shuffle)

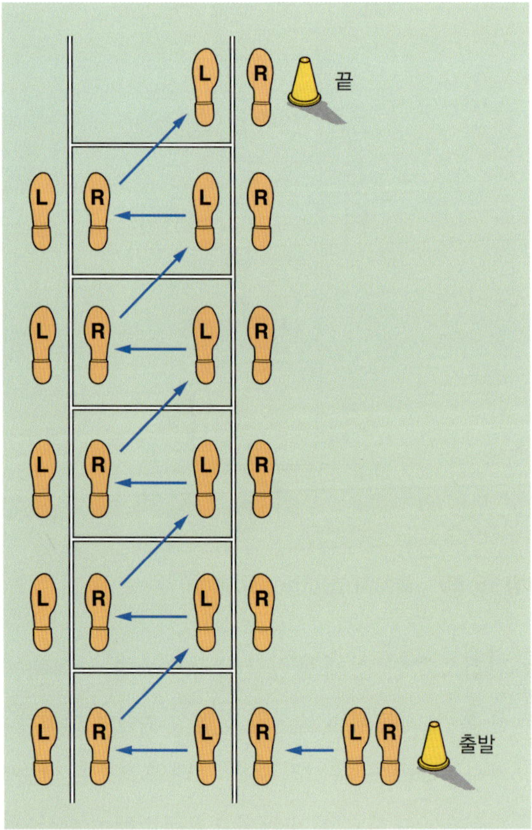

■그림 15.38 측면 발 엇갈림(side rocker)

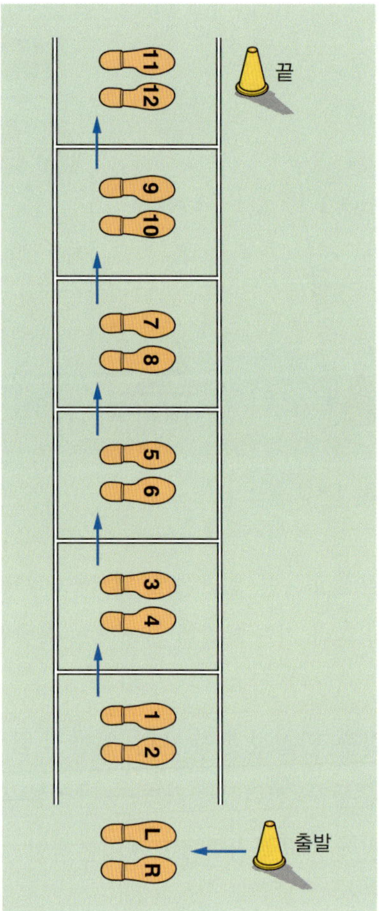

■그림 15.39 왼쪽-오른쪽 발 엇갈림(사다리이용)

- 웜-업 훈련: 일반적인 웜-업 후에 수행한다. 몇 가지 형태의 훈련방법이 있다(■ 표 15.2).
- 강도: 훈련에 관련된 복잡성과 부하를 언급한다. 훈련은 강도에 따라 분류할 수 있다. 모든 훈련을 최대 노력으로 수행할지라도 강도는 복잡성과 외적 부하를 증가시킨다.
  - 초보자는 낮은 강도에서 시작하여 길고 높은 강도로 진행한다. 빈도가 잦은 짧은 운동은 운동학습과 기술 개발을 용이하게 하도록 한다. 초과스피드/저항 전력 질주 훈련은 대부분 강도가 높다(기본적인 스피드 훈련보다). 민첩성 훈련강도는 복잡성에 달려 있다(민첩성 요소의 수, 방향전환 형태). 단순한 민첩성 훈련은 초기에 수행하고 복잡한 것으로 진행하면서 반응 훈련을 한다. 기술은 훈련의 모든 단계에서 강조된다. 스피드는 각 훈련 동안 빨리하여 각 세트 반복 시 노력

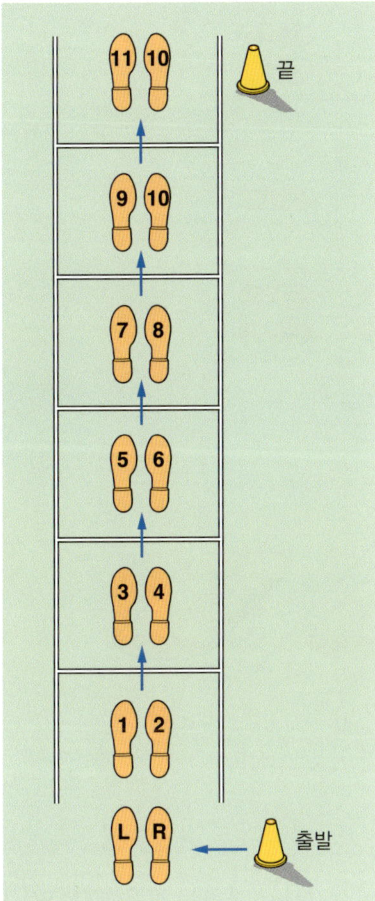

■ **그림 15.40** 두 발 전진(사다리 훈련)

의 질이 중요하다.

- 빈도: 전력질주/민첩성 연습을 매주 많이 수행한다. 빈도는 연습/게임 스케줄, 다른 훈련형태(저항, 플라이오메트릭), 다이어트, 그리고 회복연습을 포함하여 많은 요인에 달려 있다.
  - 매주 1~3일을 일반적으로 추천한다. 높은 빈도는 우수한 선수에 있어서는 매우 주의해서 사용해야 한다. 강도와 양의 규칙적인 변화는 훈련빈도를 많이 하는데 적합하다.
- 양(volume): 전체 반복수와 수행한 연습, 양적 부하는 거리와 강도(스피드 혹은 부하)의 훈련량을 측정함으로써 알 수 있다. 양적 부하는 상당히 중요한 변수고 강도, 빈도, 다이어트, 그리고 훈련상태를 포함하여 몇 가지 요소에 달려 있다. 우수한 선수들은 많은 양의 훈련에 참여

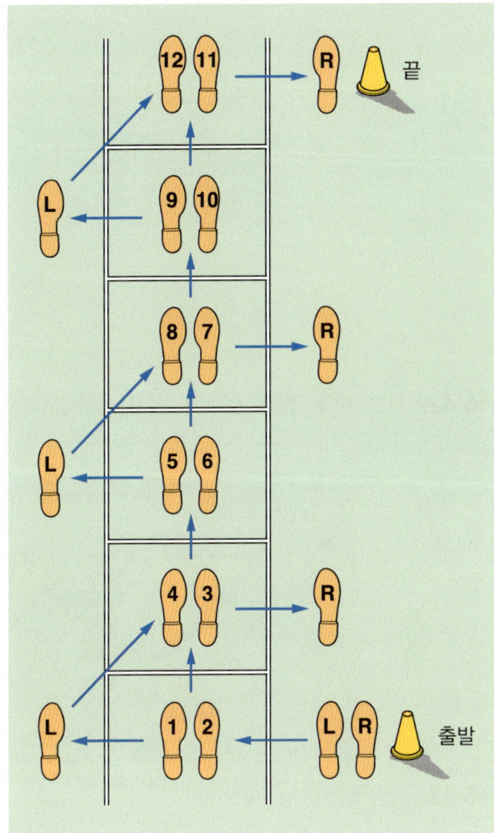

■ **그림 15.41** 두 발-안에 한 발 옆으로 훈련(사다리 훈련)

할 수 있지만 여전히 주의해서 훈련해야 한다.

- 자세 훈련과 동적 운동 1~3세트; 전력질주와 민첩성 연습세트는 3~5세트. 초과스피드 훈련량은 양의 최대 10%가 되어야 한다. 각 훈련의 길이/기간은 전체 양에 영향을 미친다. 최대 스피드와 민첩성 훈련을 위한 대부분 훈련은 ATP-PC 대사를 극대화하는 짧은 시간이 되어야 한다. 길이 그리고/혹은 기간(> 10~15s)보다 긴 훈련은 스피드 혹은 민첩성 지구력(무산소성 상태)에 비례하여 스트레스를 주기 시작한다. 게다가 짧고 빠르고 폭발적인 훈련은 순수하게 스피드와 민첩성을 발전시키는데 추천한다. 미국육상연맹은 가속을 추천하였고 18~73m 길이에서 최대 스피드 훈련, 전체 연습 거리는 274~457m(가속) 그리고 대학생 수준의 운동선수는 274~732m(최대 스피드)를 추천하였다.

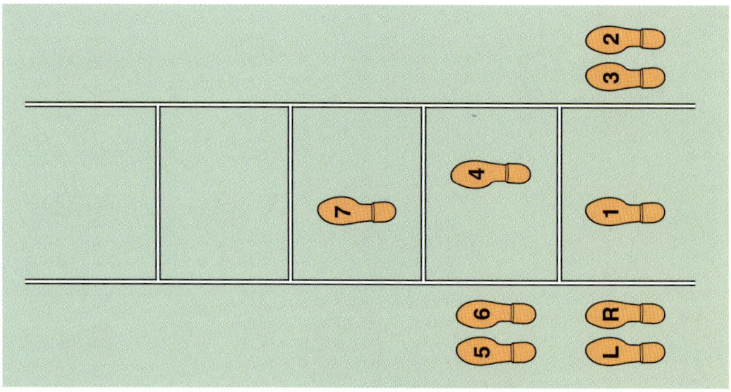

■그림 15.42 지그-재그 옆으로 건너뛰기(사다리 훈련; zig-zag cross-over shuffle)

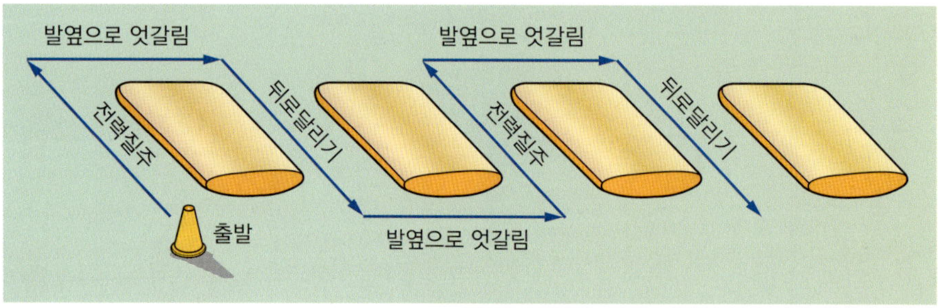

■그림 15.43 가방엮기(bag weaves)

- **휴식간격**: 세트와 운동 사이에 휴식. 스피드와 민첩성 훈련은 세트와 운동 사이에 충분한 휴식이 필요하다. 피곤한 운동선수는 스피드나 민첩성을 발전시킬 수 없어서 신경근계를 최적으로 훈련해야 한다. 완전 휴식간격 혹은 연습 : 휴식의 비율로 이용할 수 있다.
  - 운동강도에 따라 세트 사이에 1~3분 휴식. 1:10의 연습-휴식간격과 초과하는 것은 ATP-PC 시스템을 목표로 이용할 수 있고 충분한 휴식을 허용한다. 자세 훈련 세트 사이에 휴식이 필요하지 않다.

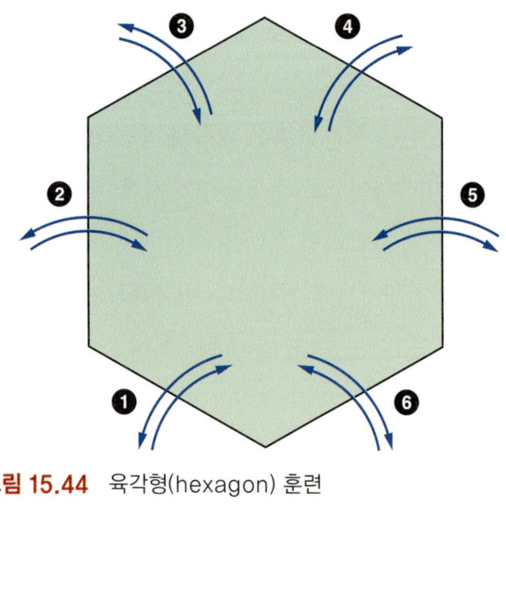

■그림 15.44 육각형(hexagon) 훈련

모두 함께 실시하기

디자인된 프로그램은 수시로 이용하고 주기적으로 접근할 수 있다. 전력질주와 민첩성 프로그램은 RT와 같은 다른 훈련형태를 수용할 수 있고 선수가 시즌 후, 시즌 전, 그리고 시즌 중에도 사용할 수 있어야 한다. ■표 15.3은 3일 전력질주와 민첩성 훈련 프로그램의 샘플을 묘사한 것이다. 1일차는 전력질주 훈련, 2일차는 민첩성 훈련에 초점을 맞추고, 3일차는 통합하여 연습한다. 구조는 동적 ROM 훈련 후에 일반적인 웜-업을 수행하는 것을 기초로 한다. 운동선수는 다섯 가지 훈련을 선택할 수 있고 각각 1세트를 수행한다. 훈련은 각 연습 후 순환한다. 훈련형태는 전력질주 혹은 통합된 연습에 따른다. 예를 들어, 각 훈련은 2세트 동안에 18m를 수행한다. 예를 들어, 세트($30s^{-1}$ min) 사이에

■ 표 15.2 선별된 전력질주 그리고 민첩성 훈련 웜-업 훈련

동적 ROM	전력질주	민첩성
발끝걷기	높은 무릎	발목 뛰기
무릎 돌리기	둔부차기	가속
스코어피언	런지 걷기	옆으로 발 엇갈림
다리 벌리고 힙 돌리기	건너뛰기	뒤로 달리기
몸통회전 런지	등산자세	카리오카
자기체중 스쿼트	A and B형 전진	사이드 런지
프레스업	발목이용	저항걷기-4 방향
힙 내전/외전으로 놓기	발끌기	
	저항 무릎 올리기 팔 스윙	

거의 휴식이 없이 18m 앞으로, 그리고 18m 뒤로, 민첩성 연습 동안 기본적인 구조적 움직임은 전력질주 훈련형태를 대신한다. 구조적 움직임과 자세 훈련은 통합한 전력질주/민첩성 연습 시에 이용한다. 중요한 훈련은 다음에 수행한다. 스피드가 없는 혹은 민첩성 지구력 연습이 수행된 다음에 쿨-다운을 한다. 만약 스피드/민첩성 지구력 훈련을 실시하면 최대 스피드와 민첩성 훈련을 방해하지 않도록 하기 위해서 쿨-다운에 앞서 연습 끝에 실시한다. 과정은 훨씬 더 도전적인 민첩성 훈련과 함께 할 때 진행하고 초과스피드 그리고 저항 전력질주 훈련을 적용한다.

사례 연구 15.2

무산소성 운동을 위한 파워 훈련은 RT, 플라이오메트릭, 전력질주 그리고 민첩성 훈련으로 구성된 통합 훈련을 필요로 한다. 모든 훈련방법에서 균형은 효과적인 파워 훈련 프로그램을 발전시키는데 중요하다.

생각해볼 문제: 모든 훈련방법은 훈련단계를 고려해야 한다. 선수나 코치는 프로그램을 매주 연습계획에 모든 방법을 포함하여 어떻게 프로그램을 만들 것인가? 훈련 빈도, 연습 계획, 일반 운동선택, 그리고 연속적으로 할 것인가를 확인해야 한다.

스피드 지구력 훈련

스피드 지구력은 오랜 시간 동안 최대의 스피드를 유지하는 것이다. 비록 스피드를 여기에서 논의했지만 민첩성과 파워 같은 다른 요소를 유지하는 능력은 운동선수의 성공에 매우 중요하다. 요약하면, 이것은 무산소성 상태 혹은 긴 시간 높은 수준의 무산소성 운동수행을 유지하는 능력을 측정하는 것이다. 높은 수준의 스피드 지구력을 가진 운동선수는 준비가 덜된 선수가 겪는 피로의 수준은 경험하지 않는다. 그들은 긴 전력질주 혹은 여러 방향에서의 폭발적인 운동 시 감속국면에서 잠재성이 증명되지 않았고 그들은 게임, 연습과 같은 수준에서 피로를 경험하지 않고 연습을 계속한다. 농구선수는 게임을 할 때 후반전 후부에서 폭발적인 파워를 낸다. 미식축구선수는 4번째 쿼터에서 중요한 플레이를 하는 데 필요한 스피드, 민첩성, 그리고 파워를 가진다. 스피드 지구력 훈련은 근섬유 기능 변화, 완충 능력 증가, 그리고 높은 수준의 젖산에 견디는 능력, 그리고 운동선수가 긴 시간 높은 수준의 스피드를 유지할 수 있게 하는 해당(glycolytic) 작용 효소 활성 증가를 가져온다.

스피드 지구력 훈련은 좀 더 긴 거리를 전력질주하고 세트와 반복 사이에 휴식간격을 줄이는 것이 특징이다. 훈련

■ 표 15.3 3일 전력질주와 민첩성 프로그램의 예

월요일	수요일	금요일
웜-업 3~5분 뛰기	웜-업 3~5분 뛰기	웜-업 3~5분 뛰기
1 × 5 동적 ROM 훈련	1 × 5 동적 ROM 훈련	1 × 5 동적 ROM 훈련
무릎 높이기 2 × 18m	발목뛰기 2 × 9m	등산자세 2 × 20s
둔부차기 2 × 18m	최대 50% 강도 2 × 18m 달리기	"B" 걷기 2 × 18m
런지걷기 2 × 18m	뒤로 달리기 2 × 18m	뒤로 달리기 2 × 18m
"A" 걷기 2 × 18m	발옆으로 엇갈리기 2 × 18m	카리오카스 2 × 18m
기어(9m 간격) 3~5 × 37m	사다리(hopscotch) 3 ×	T- 훈련 3 ×
전력질주 5 × 18m	사다리(ins and outs) 3 ×	전력질주 6 × 37m
플라잉 전력질주 3 × 37m	18m 왕복 3 ×	지그재그 훈련 3 ×
쿨-다운	정사각형 훈련 3 ×	55m 왕복 달리기 3 ×
	"V" 훈련 3 ×	쿨-다운
		쿨-다운

길이는 27~274m 이상에 이르고 최고 스피드의 75~100% 사이의 강도에 이르기까지 실행한다. 최고 스피드와 민첩성 훈련과 달리 여기에서는 피로를 피하는 것이 아니라 중요한 자극이 된다. 훈련은 반복하는 전력질주(바람 전력질주와 같은 짧은 휴식간격에서 전력질주), 간격 전력질주(규칙적으로 고정된 간격에서 과정의 일부분으로 전력질주하고 조깅의 일부분인 곳), 반복적인 날기(flying) 전력질주, 회전 전력질주(코치로부터 지시를 받자마자 맨 앞 선수부터 마지막 선수까지 집단으로 하는 것), 혹은 반복 릴레이로 구성한다. 전력질주는 4개의 간격을 이용함으로써 선수들이 집단으로 트랙에서 달리는 데 효과적으로 활용할 수 있다. (a) 25m 조깅, (b) 25m 경보, (c) 25m 전력질주, 그리고 (d) 25m 걷기. 부분적 회복은 조깅과 걷기 단계에서 볼 수 있다. 이것은 왕복달리기와 같이 민첩성을 이용한 방향전환 능력을 통해 피로를 주는 자극을 극복한다. 연습: 휴식 비율은 낮다(1:5 혹은 더 낮음). 선수가 피로한 상태에서 최대로 전력질주하게 한 후 회복을 제한하여 휴식을 거의 주지 않는다. 스피드 지구력 연습은 더 많이 요구되는 회복시간을 극복하고 훈련은 연습 끝에 수행한다. 스피드 지구력 총 훈련량은 스포츠에 달려 있다. 우수한 선수는 초보자보다 훨씬 큰 운동량을 견딜 수 있다. 적당한 거리의 낮은 강도에서 중강도 훈련을 포함하는 스피드 지구력 훈련 동안 우수한 선수는 8~20회 반복을 추천하고 초보자는 5~12회 반복을 추천한다. 우수한 선수는 고강도에서는 짧은 거리에서 적당한 거리까지 4~12회 반복을 추천하고 초보자는 4~8회 반복을 추천한다. 선수가 전력질주하는 거리, 선수 수, 혹은 게임 중 폭발적인 활동, 그리고 게임 중 휴식의 양을 분석하여 스포츠를 완전히 파악하는 것이 중요하다. 예를 들어, 풋볼에서 한 팀의 공격은 ~12~15 시리즈, 매 시리즈는 평균 ~4.5~5.6 플레이, 각 플레이 지속시간은 ~5.0~5.5초(긴 플레이는 ~13초 이상), 운동: 휴식 비율은 1:5로 플레이 사이의 휴식시간은 ~25~36초라는 자료가 있다. 이 자료는 스피드 지구력 훈련 프로그램을 만들기 위하여 S&C 코치들에게 가치 있는 윤곽을 제공한다.

스피드 지구력 훈련 프로그램은 관리하기 쉽다. 훈련과정에 중요한 요소는 전력질주 거리, 전력질주 횟수, 그리고 전력질주 사이의 휴식간격 등이다. 전력질주 거리와 전력질주 횟수는 증가할 수 있고, 휴식간격은 스피드 지구력 훈련 과정에서 줄일 수 있다. 아래의 예는 8주 프로그램에 적용하는 기본적인 과정의 개념을 묘사하였다. 숫자는 매주 2번의 연습을 기본으로 18×46m는 46m를 한번 연습 시 10번 반복하고 10번씩 두 번 연습하는 것을 의미한다. 가능하다면 코치는 각각의 반복 시 최대 힘으로 노력할 수 있도록 시간을 측정하고 연습 후반부 마지막 몇 번의 반복시간을 측정하여 훈련을 평가하는 데 이용한다. 반복하여 길이와 휴식간격을 비교한다. 운동선수는 훈련 과정에서 시간 향상을 알 수 있다.

- 1주: 2분 휴식간격에 20×46m
- 2주: 1.5분 휴식간격에 20×46m
- 3주: 2분 휴식간격에 22×55m
- 4주: 1.5분 휴식간격에 22×55m
- 5주: 2분 휴식간격에 24×64m
- 6주: 1.5분 휴식간격에 24×64m
- 7주: 2분 휴식간격에 26×73m
- 8주: 1.5분 휴식간격에 26×73m

요점 정리

✔ 스피드, 민첩성, 가속능력, 반응시간. 그리고 순발력은 운동능력을 향상시키는 중요한 요소이다. 충분한 직선 스피드를 가진 운동선수는 반드시 민첩성, 반응시간, 그리고 순발력을 의미하는 것은 아니다. 각각의 요소는 운동수행을 극대화하기 위하여 특별하게 훈련해야 한다.

✔ 최대 전력질주 스피드는 보율과 보폭의 결과물이다. 훈련을 통한 보폭 길이와 보율의 증가가 운동선수를 훨씬 빠르게 한다.

✔ 전력질주 스피드는 기술 훈련과 컨디셔닝에 의해서 향상될 수 있는 하나의 기술이다. 코치는 항상 관리하고 올바른 전력질주 기술을 극대화하도록 지도한다.

✔ 전력질주 훈련은 훈련형태 전력질주의 특별한 길이(운동시 수요와 올바른 대사계를 목표로), 초과스피드, 그리고 저항 전력질주 훈련의 사용을 특징으로 한다. 기술 숙달은 높은 강도와 복잡한 훈련을 습득하기 전에 지침으로 이용한다.

✔ 민첩성 향상을 위한 훈련은 복합적이고 운동성, 협응성, 균형, 파워, 최적의 SSC효율, 안정성, 적절한 기술, 근력, 유연성, 가속과 감속의 빠른 능력, 시각적 스캐닝, 스캐닝 스피드, 그리고 예측을 필요로 한다.

✔ 스피드, 민첩성, 순발력을 위한 훈련은 저항, 탄성, 유연성, 균형, 그리고 플라이오메트릭 훈련과 더불어 특별한 전력질주와 민첩성 훈련으로 구성된 통합적인 접근이 필요하다.

✔ 민첩성 훈련은 프로그램화되거나 반응적이다. 순발력은 신체의 움직임 스피드와 이동력을 극대화하는 폭발적인 훈련을 결합해서 가장 잘 향상될 수 있다.

✔ 스피드 지구력은 짧은 휴식간격에서 사용되는 긴 폭발적인 움직임인 무산소성 스포츠와 관련된 운동선수들에게 필요하다. 스피드 지구력 훈련은 연습 후반부에 나타나고 훈련길이, 훈련 반복횟수의 증가, 그리고 반복 사이에 휴식간격 감소에 의해서 증가할 수 있다.

복습 문제

1. 속도 초과 시간의 변화율은?

a. 스피드 b. 가속도
c. 반응시간 d. 스피드 지구력

2. 전력질주 중에 볼 수 있는 일반적인 기술 실수는?

a. 이완된 안면, 목, 그리고 어깨 근육
b. 팔꿈치 ~90° 각도로 폭발적인 팔 움직임
c. 무릎과 힙의 제한된 ROM
d. 최대 스피드 단계에서 몸통의 곧바른 자세

3. 다음 중 전력질주나 민첩성 훈련을 위한 훈련/운동의 가장 좋은 순서는?

a. 일반적인 웜-업, 동적 ROM 운동, 자세 훈련, 초과스피드 훈련, 그리고 기본적인 스트린팅 훈련
b. 일반적인 웜-업, 기본적인 전력질주 훈련, 동적 ROM 운동, 초과스피드 훈련, 그리고 자세 훈련
c. 저항 전력질주 훈련, 자세 훈련, 기본적인 전력질주 훈련, 동적 ROM 운동, 그리고 일반적 웜-업
d. 일반적인 웜-업, 기본적인 민첩성 훈련, 동적 ROM 운동, 자세 훈련, 그리고 초과스피드 훈련 기술

4. 아래 기술 중 운동선수의 뒤로 달리는 능력을 증가할 수 있는 가장 특별한 방법은?

a. 슈트를 착용하고 전력질주
b. 엉덩이 닿기("Butt kickers")
c. Cariocas
d. T-drill

5. 2분 휴식에 183m 반복 전력질주 시 증가할 수 있는 가장 효과적인 방법은?

a. 반응시간 b. 순발력
c. 가속도 d. 스피드 지구력

6. Z-패턴 훈련은 어느 훈련의 예인가?

a. 민첩성 훈련
b. 저항 훈련
c. 스피드 지구력 훈련
d. 초과스피드 훈련

7. 스피드 훈련은 보폭의 길이와 보빈도의 결과물이다. O / X

8. 전력질주의 지지단계는 지면에 다리가 직접 닿는 것이 아닌 움직임을 나타낸 것이다. O / X

9. 초과스피드 훈련은 운동선수가 최대의 노력을 했을 때보다 더 큰 스피드를 얻도록 하는 것이다. O / X

10. 1:1 연습:휴식비율은 전력질주와 민첩성 훈련 시 ATP-PC 시스템을 목표로 이용하는 것이다. O / X

11. 민첩성은 방향을 전환하는 동안 빠르게 움직이는 능력이다. O / X

12. 끌기(towing)는 운동선수가 초과 최대 전력질주 스피드를 얻기 위해서 도움을 받는 초과스피드 훈련방법이다. O / X

참고문헌은 한미의학 홈페이지 자료실을 통해 확인 가능합니다.
http://www.hanmibook.co.kr

CHAPTER

16 유산소 훈련

김창선

학습목표

이장을 학습한 후에 아래의 사항을 이해할 수 있다.

- 유산소 지구성 능력에 영향을 미치는 요인에 대해 논의한다.
- $\dot{V}O_{2max}$ 및 운동능력을 향상시키기 위하여 어떻게 유산소 지구성 훈련 프로그램을 디자인하고 또 운동형태, 강도, 운동량, 휴식간격, 빈도를 어떻게 조정하는지에 대해 논의한다.
- 다른 형태의 유산소 훈련을 프로그램에 포함시키는 방법에 대해 논의한다.
- 지구성과 무산소성 선수를 위한 유산소 훈련에 대해 논의한다.
- 운동능력에 영향을 미치는 고도에 대해 논의한다.
- 동시 진행되는 고강도 유산소 훈련과 근력/파워 훈련의 호환성 문제에 대해 논의한다.
- 유산소 지구성 운동능력에 영향을 미치는 더운 환경과 추운 환경에 대해 논의한다.

유산소 훈련(aerobic training: AT)은 주로 유산소 에너지 시스템을 자극하고 심혈관(cardiovascular: CV)기능과 호흡 적응력을 향상시켜 지구력을 증가시킨다. 사이클 선수와 장거리선수, 3종 경기선수, 수영선수와 같은 지구력 운동선수에게는 높은 유산소성 체력 수준이 필수적이다. 유산소 능력의 증가는 마라톤 선수의 더 빠른 속도를 유지시켜 기록을 단축시키고, 사이클선수에게도 효율적으로 기록을 개선할 수 있도록 하고, 장거리 수영선수의 경기시간을 단축할 수 있도록 해준다. 또한 근력과 파워뿐만 아니라 충분한 근지구력과 심혈관계 지구력이 요구되는 선수, 즉 권투, 레슬링, 하키, 축구, 그리고 농구 선수와 같은 선수들도 경기를 위한 유산소 훈련의 효과를 얻을 수 있다. 높은 유산소 능력은 운동과 경쟁에서의 선수의 빠른 회복을 돕는다.

유산소 훈련에 의하여 심박출량(cardiac output: Q_C), 1회박출량(stroke volume: SV), 혈장량, 혈류, 혈관신생 및 헤모글로빈 농도의 향상 등 여러 생리적 적응이 동반된다. 근육에 있어서 유산소 훈련은 미토콘드리아와 모세혈관 밀도, 산화 효소 활성, 미오글로빈 함량, 운동과 휴식 중 지방 이용량, 완충 능력(buffer capacity), 근섬유 전이(산화섬유로 전환)를 증가시킨다. 이러한 변화들은 Q_C와 동정맥 산소차(a-v O_2 diff)의 증가에 의하여 결과적으로 최대산소섭취량($\dot{V}O_{2max}$)의 증가를 불러일으킨다. 이 장의 목적은 유산소 훈련 프로그램 설계와 환경적 고려사항 및 저항 훈련과 동시에 고강도의 유산소 훈련을 수행할 때의 효과를 검토하는데 있다.

유산소 운동능력과 관련된 요인

유산소 지구성 능력은 $\dot{V}O_2$를 포함한 여러 가지 요인에 따라 달라진다. 높은 $\dot{V}O_{2max}$는 높은 유산소성 체력을 나타낸다. 엘리트 남성 장거리 선수의 $\dot{V}O_{2max}$ 값은 70~85mL · kg^{-1} · min^{-1}을 나타낸다. 엘리트 장거리 선수는 5km 달리기의 경우 평균적으로 $\dot{V}O_{2max}$의 약 94%를 유지하며, 마라톤에서는 $\dot{V}O_{2max}$의 약 82%를 유지한다. 최근 연구에서 $\dot{V}O_{2max}$와 지구력 경기능력 간에 높은 상관관계를 밝히고 있다. 그러나 비슷한 $\dot{V}O_{2max}$ 값을 가진 선수 사이에도 지구성 능력의 큰 차이가 있을 수 있다. Noakes가 지적하듯이, 두 명의 엘리트 달리기선수(Steve Prefontaine와 Frank Shorter)의 최고 1.6km 달리기 기록의 차이는 8초 미만이었지만, $\dot{V}O_{2max}$ 값은 16%나 차이가 난다. 이 경우, 다른 요인이 지구성 능력의 강력한 예측 인자일 것이다. 그럼에도 불구하고 $\dot{V}O_{2max}$는 경기시간을 예측하는 것에 이용되어 왔다. 예를 들어, Mercier 등은 $\dot{V}O_{2max}$ 값으로부터 달리기 시간(3~42km 거리)을 예측하는 계산 도표를 개발했다(■ **그림 16.1**).

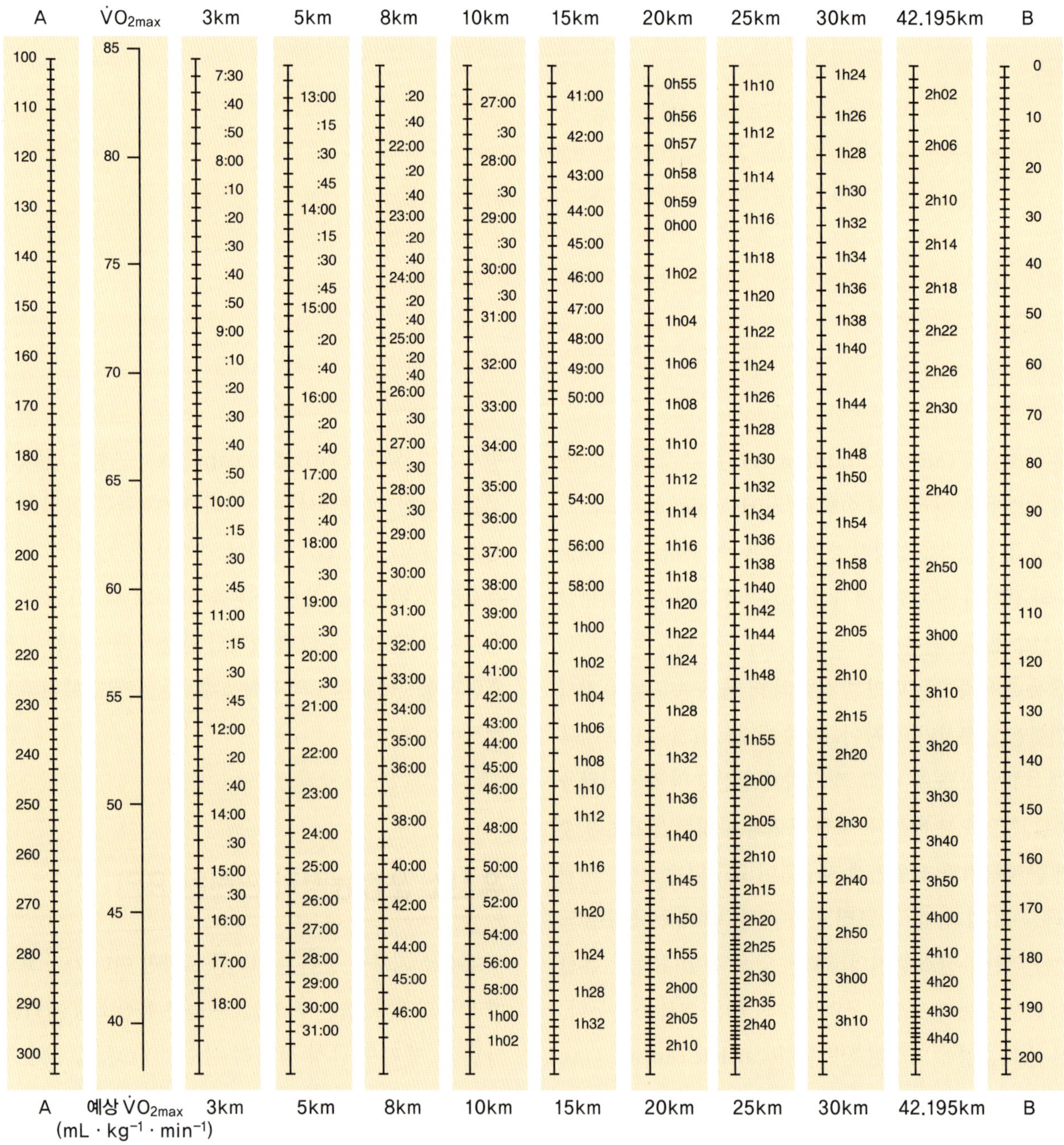

■ **그림 16.1** $\dot{V}O_{2max}$ 데이터로부터의 달리기 능력 예측

Reprinted with permission from Mercier D, Leger L, Desjardins M. Nomogram to predict performance equivalence for distance runners. *Track Technique.* 1986;94:3004-3009.

높은 $\dot{V}O_{2max}$를 소유한 지구력 운동선수는 많은 연료를 효율적으로 사용하며, 예를 들면 운동 중에 우선적으로 지방을 사용한다. $\dot{V}O_{2max}$가 높은 선수는 더 많은 산소를 섭취하고, 운반하고, 또 사용한다. 따라서 지구력 운동선수는 기본적으로 지방연소 기계(fat-burning machine)가 되어야 한다. 지방이 우선적으로 연료로 사용될 때, 글리코겐은 절약되고, 젖산은 적게 형성되며, pH도 크게 변화하지 않는다. 젖산 역치(lactate threshold: LT)의 증가는 낮은 산성 환경에서 운동을 가능하게 한다. LT는 혈중 젖산이 안정 시 수준 이상으로 급격하게 증가하는 주요 변곡점이다. LT는 훈련에 의하여 향상되며 높은 LT는 운동선수가 고강도로 운동할 수 있게 한다. 몇몇 코치는 두 번째 주요 젖산변곡점(혈중 젖산축적시점[onset of blood lactate accumulation: OBLA] 또는젖산 4mmol 이하 지점)을 역치강도로 사용한다. 일부 연구는 LT가 $\dot{V}O_{2max}$보다 최대 지구성 능력의 더 좋은 지표라고 보고하고 있다. 최대 젖산 안정상태(maximal lactate steady state)는 젖산의 생성과 분해가 같아지는 강도를 말하며, 유산소 지구성 능력의 예측

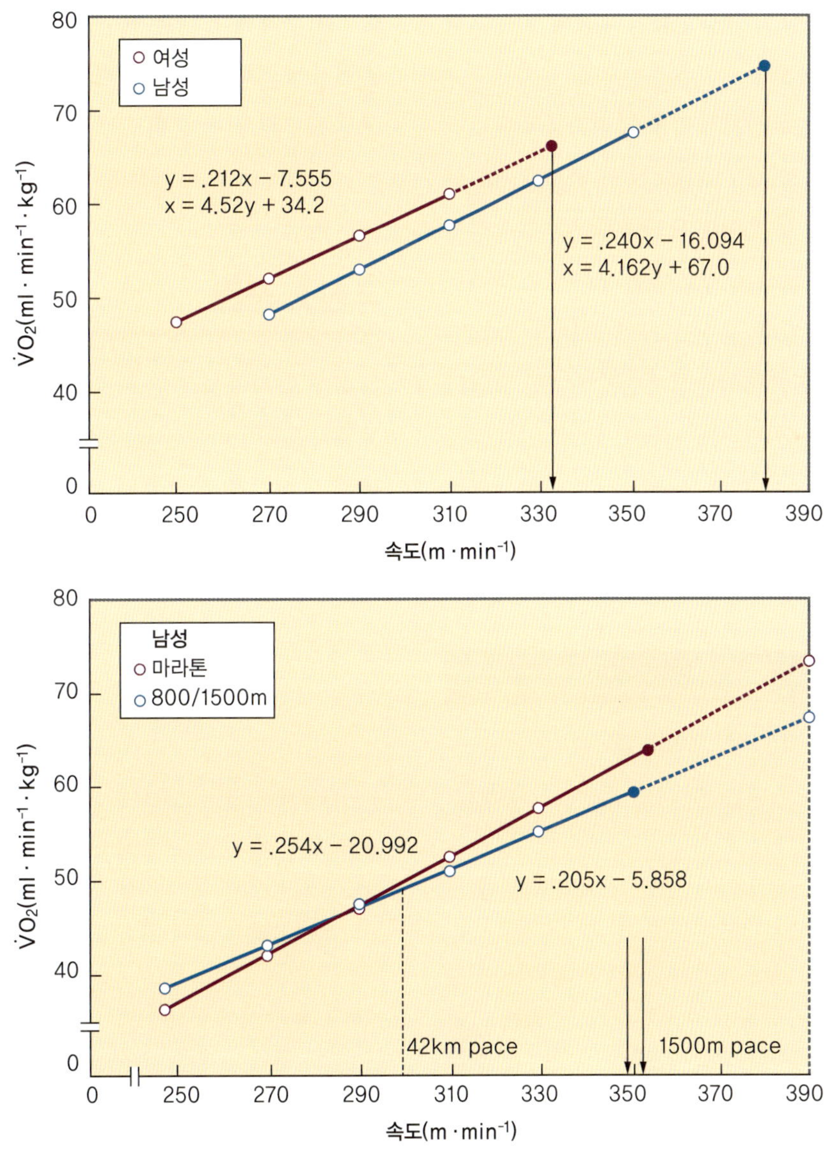

■ **그림 16.2** 달리기 효율성

Reprinted with permission from Daniels J, Daniels N. Running economy of elite male and elite female runners. *Med Sci Sports Exerc.* 1992; 24 : 483-489.

인자로 사용될 수 있다. 지구성 능력이 좋은 운동선수일수록 I형 근섬유 타입 비율이 높다. I형 근섬유는 높은 산화능력(낮은 젖산 형성)과 피로 저항을 나타낸다. 지구성 운동선수는 무산소성 운동선수와 좌업 남성보다 더 높은 I형 근섬유 비율을 가지고 있다.

운동 효율성(exercise economy)이 높은 선수는 지구성 스포츠에서 뚜렷한 장점이 있다. 운동 효율성은 주어진 속도에서 사용하는 에너지 비용을 말하는 것으로, 같은 운동속도에서 더 적은 에너지가 소비될 때 효율성이 높다고 평가된다. 유사한 $\dot{V}O_{2max}$ 값을 가진 두 선수를 비교해 봤을 때, 운동 효율성은 유산소 지구성 능력의 강력한 예측 지표가 된다.

연령 및 훈련 상태, 보폭 길이와 비율(달리기를 위한), 연장-수축 사이클(stretch shortening cycle: SSC), 근육 강도, 운동화, 바람의 저항 등의 몇몇 요인들은 운동 효율성에 영향을 미친다. 운동 효율성은 저항 훈련과 유산소 훈련을 동시에 수행할 때 증가된다. 문헌 고찰에 따르면, Yamamoto 등의 연구는 잘 훈련된 달리기선수에게 저항 훈련과 유산소 훈련을 동시에 훈련 시킨 결과, 3~5km 시간은 2.9%, 운동 효율성은 4.6%(범위, 3~8.1%)까지 향상되는 것을 보고하고 있다. ■**그림 16.2**에는 Daniels과 Daniels의 데이터를 제시하고 있다. 위의 그래프는 남성과 여성의 달리기선수를 비교하였다. 주어진 속도에서 남성은 여성에 비해 더 낮은 $\dot{V}O_2$로 운동 수행이 가능하며, 더 큰 달리기 효율성을 나타내고 있다. 여성이 남성에 비해 더 낮은 달리기 효율성을 가질 수 있으나, 유산소 훈련 프로그램 지침의 대부분의 데이터는 남녀 사이에 유사함을 보여준다.

아래 그래프에서는 남성 마라톤선수와 800~1,500m 경기 달리기선수를 비교했다. 빠른 속도에 있어서 800~1,500m 달리기선수가 마라톤선수에 비해 더 큰 달리기 효율성을 나타냈다. 다른 연구에서는 숙련된 달리기선수가 비훈련자에 비해 더 좋은 달리기 효율성을 나타내었다. 또한, 고도 훈련과 저항 훈련도 달리기 효율성을 향상시킨다.

유산소 훈련

유산소 지구성 훈련 프로그램을 개발할 때에는 다른 운동양식들처럼 비슷한 특성을 고려한다. 운동형태, 강도, 운동량, 휴식간격(간격 훈련 시), 빈도 등의 조정은 유산소 훈

해석연구

지구성 선수에 있어서 젖산역치 차이의 중요성

Coyle EF, Coggan AR, Hopper MK, Walters TJ. Determinants of emdurance in well-trained cyclists. *J Appl Physiol*, 1998;64:2622-2630.

$\dot{V}O_{2max}$은 지구성 능력에 있어서 중요한 요소이지만, 높은 운동능력(운동 효율성과 LT)에 영향을 미치는 몇 가지 요소 중 하나에 불과하다. Coyle 등은 유사한 $\dot{V}O_{2max}$의 수준을 가진 14명의 사이클 선수들을 조사하였다. 연구진들은 LT를 기준으로 다음과 같이 두 집단으로 구분하였다. 한 집단은 저강도에서 LT가 나타나는 집단(~65% $\dot{V}O_{2max}$)과 다른 집단은 고강도에서 LT가 나타나는 집단(~85% $\dot{V}O_{2max}$)이었으며, 피험자들은 $\dot{V}O_{2max}$의 88%에서 검사되었다. 그 결과, 고강도 집단의 피로시간은 저강도 집단의 약 2배(61분 대 29분)였으며, 두 집단 모두 유사한 미토콘드리아 효소 활성을 나타냈지만, 고강도 집단에서 더 높은 제형 근섬유 비율을 나타내는 것을 보고하였다. 또한 저강도 집단의 가쪽넓은근(외측광근, vastus lateralis)에서 훨씬 높은 글리코겐 이용률과 젖산 생성을 나타냈으며, 운동능력 차이의 92% 이상은 LT와 근육 모세혈관 밀도에 의하여 설명되었다. 이러한 연구 결과로부터 $\dot{V}O_{2max}$가 비슷한 수준에서는 근섬유의 종류와 LT와 같은 다른 요인이 유산소 지구성 능력에 있어서 중요한 역할을 한다는 것이 시사되었다.

련의 특정 목표로 할 수 있다. 유산소 훈련 프로그램은 $\dot{V}O_{2max}$, LT와 운동 효율성 등을 증가시킬 수 있도록 디자인되어야 하며, 이때 스피드는 중요한 요소이다. $\dot{V}O_{2max}$는 약 5~20%의 범위 사이에서 향상된다. 최적의 유산소 능력 증가를 위한 운동기간에 대한 역치점은 없으며, 운동강도와 운동량의 최적의 조합이 최상의 결과를 달성하게 한다.

유산소 운동형태

운동선수들은 다양한 형태의 유산소 운동을 수행한다(■ 표 16.1). 유산소 훈련 프로그램은 각각의 장점과 독특한 특성을 가지고 있다. 일반적으로, 유산소 훈련 운동은 다음과 같이 분류된다: (1) 일정한 강도로 유지할 수 있는 운동, (2) 에너지 소비가 기술에 관련되는 운동, (3) 기술과 강도가 다양한 운동(게임, 스포츠). 유산소 훈련형태에 있어서의 중요한 요소는 지속 수준과 운동에 관여하는 근육량의 크기이다. 큰 근육 군을 사용하는 지속적인 운동은 유산소 능력을 더 크게 증가시킨다. 건강 걷기(fitness walking)와 하이킹은 유산소 운동형태로 낮은 강도에서 장시간에 걸쳐 수행된다. 이 경우 경사(언덕)를 높이거나, 손에 중량을 부하하거나, 등산용 가방(하이킹 시) 등을 이용하여 각 강도를 높일 수 있다. 조깅과 달리기는 운동선수를 위한 훌륭한 유산소 훈련의 한 형태이다. 운동선수는 짧은 거리(빠른 속도로), 적정거리(5~10km)와 장거리(하프 마라톤, 마라톤, 울트라 마라톤)를 조깅할 수 있다. 달리기는 심박수(heart rate: HR)를 크게 증가시키기에 매우 우수하며, 전신적 노력이 요구된다. 한편, 조깅과 달리기는 뼈대근계에 큰 스트레스를 주고, 이것에 의하여 과사용 손상(overuse injuries) 증가를 일으킨다. 적절한 운동량과 빈도는 과사용 손상을 방지하기 위해 중요하다. 운동화는 충격 흡수에 도움이 되어 좋다. 발 뒤꿈치쪽의 외장 안정제, 아킬레스 패드, 미드솔 및 아웃솔 등은 반복적인 발의 충격을 흡수하고 신체를 보호하는 데 도움이 된다. 장거리 달리기선수의 경우 500mile(약 800km)에 한 번씩 운동화를 교체하도록 한다.

■ 표 16.1 유산소 훈련의 형태

걷기
계단 오르기
하이킹
사이클링/스피닝
조깅/달리기
수중운동
에어로빅 댄스
수영
스텝 에어로빅
줄넘기
크로스컨트리
로우잉(노젓기)
스케이팅
스포츠 활동

계단 오르기(stair climbing)도 유산소 훈련의 훌륭한 한 형태이다. 중력에 대항하여 신체를 들어 올리는 것(수직적 자세를 유지하면서)에는 추가적인 근육의 관여가 요구된다. 계단 오르기는 트레드밀 등의 기계(cardio machines)나 계단(지속적으로 오를 수 있는 충분한 계단을 찾기 어려울 수 있지만) 등에서 수행할 수 있다. 기계를 사용할 때에는 운동을 쉽게 하기 위하여 손잡이에 의존해서는 안 된다. 이는 넙다리네갈래근(대퇴사두근)과 엉덩이근(둔근)을 약화시키고, 지구력을 감소시킨다. 계단 오르기는 체중부하 운동으로 하체 근육의 피로를 높은 수준으로 만들 수 있다. 이것은 근육의 지구력을 증가시키는 효과가 있지만, 유산소적으로 훈련된 운동선수의 경우 다리의 피로는 최대 CV 효과를 제한할 수 있다.

사이클링(cycling)은 비체중부하 운동으로 상당한 정도의 하체의 피로를 일으킬 수 있다. 그것은 주로 하체활동이기 때문에 사이클링에 의한 높은 HR을 달성하기 더 어렵다(암 에르고미터를 사용하지 않는 한). 사이클링은 근육과 유산소 지구력 증가에 효과적인 운동형태이다. 언덕 오르기와 빠른 속도로 타는 것은 야외 사이클링 동안의 강도를 증가시킨다. 강도는 실내용 사이클에르고미터에서 쉽게 통제할 수 있다. 스피닝 클래스는 인기가 높으며, 사이클 훈련에 다양성을 추가하는 좋은 방법이다. 아웃도어 사이클링 장비는 몇 년 사이 크게 발전했다. 테이퍼드 헬멧(뒷부분이 가늘어지는 헬멧)과 달라붙는 의상은 바람의 저항을 최소화하여, 더 빠른 사이클 속도를 얻게 했으며, 대사 효율을 증가시켰다. 야외에서 사이클링을 할 때에는 선수 보호용 헬멧을 반드시 착용하고 안전/교통 규칙을 준수해야 한다. 암 에르고미터는 상체 지구력을 증가시키는 데 주로 사용되고, 자전거 에르고미터에 비해 CV 자극이 더 낮다. 팔 운동은 일반적으로 유사한 작업의 사이클에르고미터 및 비슷한 강도의 달리기에 비해 HRmax가 약 10~15bpm 낮고 산소소비량도 약 30% 더 낮게 나타난다.

에어로빅 댄스 클래스(aerobic dance classes)는 1970년대 초에 재키 소렌슨(Jacki Sorensen)에 의해 시작되었으며 인기가 높다. 에어로빅스 클래스는 다양한 길이의 음악을 사용하면서 많은 유형의 운동(걷기, 스텝핑, 조깅, 스키핑, 키킹, 팔 스윙 등)을 통합한 형태이다. 에어로빅스 클래스는 낮은-, 중간-, 높은 임팩트로 나눌 수 있다. 낮은 임팩트 운동에서 한 발은 항상 바닥에 두고 체중을 지지하는 반면, 높은 임팩트 운동에서는 바닥으로부터 양쪽 발 모두 상승이 요구되며, 뼈대근계에 더 큰 부하를 일으킨다. 복잡성(complexity)은 더 도전적인 운동의 추가로 증가된다. 스텝 에어로빅스(step aerobics)도 인기가 있으며, 사용하는 계단의 높이로 강도를 증가시킨다. 계단(보통 10~30cm 정도)은 SSC의 활성을 증가시킨다. 최근에 다른 형태의 운동이 에어로빅스 클래스에 추가되었는데, 저항 훈련(덤벨, 밴드), 코어/안정성, 플라이오메트릭(plyometrics), 균형 운동(balance-type movements) 등은 보다 다양한 체력의 구성 요소를 훈련하는 클래스로 통합되었다. 예를 들어, 몇몇 "부트 캠프" 클래스는 서킷 운동 속에 속도, 민첩성, 플라이오메트릭, 미용체조(calisthenic), 웨이트 훈련, 필라테스, 군대 크롤링(낮은 포복) 훈련 등을 통합하여 운동한다. 각 클래스의 지속은 유산소 지구력과 근지구력을 위한 강력한 자극이 될 수 있다. 체력의 다른 구성요소들도 클래스에 통합시켜, 다른 운동과 함께 훈련할 수 있다.

수영과 수중 운동은 물리적 스트레스가 적다. 물의 부력은 움직임에 대하여 저항을 주지만 체중부하를 감소시킨다. 더 많은 저항은 물의 깊이를 증가시키거나 또는 수중 덤벨, 핀, 그리고 패들을 사용하는 수중 운동을 통하여 얻을 수 있다. 수영은 저항 훈련의 한 형태이며, 근지구력과 유산소 지구력을 높일 수 있는 전신 운동이다. 한 가지 제한점은 지상에서 운동하는 동안의 수준처럼 높은 심박수에 도달하지 못한다는 것이다. 즉, 물속에서는 지상에 비교하여 평균 10~13bpm 이하를 나타낸다. 물은 몸을 냉각시키고, CV에 영향을 미치는 중력은 적어지며, 인체에 작용하는 수압은 결과적으로 CV의 요구를 낮추고, HR를 감소시킨다. 운동선수는 CV 유용성을 얻을 수 있는 수영 방법을 알고 있어야 한다. 다양성과 근육 활성의 증가를 위하여 다양한 스트로크(평형, 가위차기, 배영, 접형, 자유형)를 사용할 수 있어야 한다. 수중 운동은 물에서 수행한다는 점만 빼고 에어로빅스 클래스(낮은 임팩트와 토닝, 깊은 물에서 달리기, 킥복싱 등 다양한 종류) 또는 웨이트 훈련과 유사하다. 이 때 임팩트는 최소화되고 개인에 대한 열 스트레스는 감소한다. 얕은 곳에서의 수중 운동에는 수영기술도 필요 없다.

크로스컨트리스키(cross-country skiing)는 신체의 모든 주요 근육을 사용하고 CV 수요가 매우 높다. 그 결과로, 크로스컨트리 스키선수들은 마라톤선수나 사이클선수, 3종 경기선수와 비슷하거나, 때로는 더 높은 $\dot{V}O2max$ 값을 보유하고 있다. 야외에서는 상태에 따라 제한적일 수 있지만, 실내에서는 트레드밀 등의 기계(cardio machines)를 사용하여 운동을 재현할 수 있다.

로우잉(노젓기)과 스케이트는 유산소 능력을 증가시킬 수 있다. 로우잉은 전신 운동으로 근피로를 높은 수준으로 유발하여 근지구력을 향상시키기에 효과적인 운동이다. 스케이트는 CV 효과를 제공할 수 있지만 글라이딩을 최소화하기 위해 대사적 수요가 더 낮다는 점은 중요하다. 줄넘기는 연속성을 증가시키는 기술이 요구된다. 줄넘기는 민첩성과 발의 속도를 훈련하는 것에 이용된다. 유산소성 줄넘기는 기본 발동작을 수행하면서 운동시간을 연장할 수 있다.

스포츠 활동(주요 경기 스포츠)은 어느 정도까지는 유산소 훈련으로 볼 수 있다. 예를 들어, 테니스와 라켓볼, 농구의 픽업 게임은 충분하게 유산소 자극을 일으키지만, 유용성의 극대화를 위해서는 연속적인 운동이 필요하다. 게임의 흐름과 참가자의 기술 수준이 중요하다. 이들 스포츠들은 기술 수준이 높고, 경쟁적이면서 연속적으로 운동을 할 때 좋은CV 운동을 제공한다. 그러나 경기자들의 기술이 부족하거나, 상대선수의 기술 부족 등으로 게임이 정지되거나, 다른 요인(농구의 파울 또는 공을 주우러 가기, 테니스에서 서브 전의 게임 정지 시간)에 의하여 지속적인 중단이 있는 경우, 선수의 유산소 훈련효과는 적어진다. 스포츠가 경쟁적이고, 재미있을 때 참여에 대한 동기부여를 증가시킨다. 스포츠 참여에 의한 혜택은 훈련 프로그램에 유산소 훈련의 다른 형태가 포함될 때 증가된다.

선수와 코치는 어떤 형태의 훈련을 포함시킬지 결정해야 한다. 각 형태별로 장점과 단점이 있다. 장단점을 비교하여 훈련형태를 선택해야 한다. 주요 스포츠 경기자들에게는 비슷한 훈련형태가 요구되며 선택해야 한다. 달리기 프로그램은 농구, 복싱, 레슬링 등의 충분한 유산소 컨디셔닝을 필요로 하는 대부분의 스포츠에 필요하다. 전체적인 조절을 목적으로 다양한 형태의 운동을 통합하여야 한다.

크로스 훈련

크로스 훈련(Cross-Training)은 훈련 프로그램에 있어 다양한 형태의 운동을 포함하고 있다. 크로스 훈련은 선수들을 다양한 종류의 자극에 노출시킨다. 그 결과로, 유산소성 및 무산소성 컨디션을 개선시킨다. 크로스 훈련은 다양한 추가 이점을 가지고 있으며, 과사용 손상(overuse injuries)의 가능성을 줄여 주는 효과적인 훈련 방법이다. 예를 들어, 높은 기량을 갖춘 숙련된 달리기선수는 몇 가지 다른 형태의 운동을 포함시켜 훈련에 임한다. 다른 운동형태에 의한 체력의 증가는 달리기에 전이효과를 나타내며, 선수가 강한 훈련을 하는 동안 정신적인 안정감을 갖도록 한다. 한 주간 훈련 프로그램에서 있어서 선수는 여러 형태의 유산소 훈련을 통합할 수 있다. 예를 들어, 주당 3일 프로그램에서 선수는 월요일에는 달리기를 하고, 수요일에는 사이클을, 금요일에는 계단 오르기를 할 수 있다. 격주로 강도 또는 운동량을 증가시키면서 진행할 수도 있다. 두 가지 형태의 운동을 하는 경우, 선수는 월요일에는 달리기, 수요일에는 사이클, 다시 금요일에는 달리기, 다시 월요일에는 사이클을 탈 수 있다. 크로스 훈련에는 수많은 가능성이 존재한다. 대부분의 운동선수들은 자신만의 프로그램을 가지며 다양한 훈련형태를 가진다.

운동강도

유산소 훈련을 하는 동안의 강도 선택은 매우 중요하며 유산소 능력에 따라 변화한다. 강도의 처방은 그날 프로그램의 목표와 일치해야 한다. 강도와 운동량/운동시간은 반비례한다. CV 반응을 극대화시키기 위하여 미세한 균형 조절이 필요하며, 유산소 능력을 증가시키는 강력한 자극에 필요한 충분한 시간의 제공이 필요하다. 여러 전략이 사용되어야 하고 강도의 처방은 운동목표와 일치해야 한다. LT와 운동 효율성($\dot{V}O_{2max}$에 추가하여)은 지구성 수행력을 증가시키고, 이들은 종종 중 · 고강도와 고강도에서 훈련을 한다. 일부 연구자들은 짧은 주행 거리에서의 고강도의 훈련은 장거리 달리기 수행력에 더 효과적일 것이라고 제시한다. 저강도로 장시간의 운동은 체중조절과 최대하 근지구력의 향상을 위해 좋다. 유산소 능력은 증가되지만, 선수의 훈련상태에 의존된다. 유산소 체력이 높은 선수는 저강도의 운동을 통해서는 유산소 능력이 향상되지 않는다. 고강도의 운동은 유산소 능력과 효율성, LT를 증가시킨다. 언덕 훈련(hill trainning; 30초에서 5분 동안 약 85~90%의 강도)은 선수의 운동강도를 증가시키고, 지구성 달리기시간을 단축시킨다. 강도의 증가는 근육 섬유의 동원과 CV 수요를 증가시키고, 유산소 지구력 및 근 지구력에 더 큰 영향을 미친다.

유산소 훈련강도를 모니터링하거나 규정하는 것에는 다음과 같은 세 가지 일반적인 방법이 있다: (1) HR, (2) %$\dot{V}O_{2max}$ 또는 예비 $\dot{V}O_2$, (3) 운동자각도(RPE). 강도를 규정하는 데 사용되는 가장 일반적인 방법은 HR의 사용이다. HR은 산소섭취량과 매우 밀접한 상관관계가 있다. 강도를 처방하는 첫 번째 단계는 선수의 최대 HR(HR_{max})를 결정하는 것이다. 이것은 220 − 선수의 나이(HR의 단위는 박/분[bpm])로 계산된다. 예를 들어, 20세 선수의 HRmax은 200bpm이다. 성인의 경우 수정된 계산법인 HR_{max} = 207 − 0.7(연령)이 사용된다. 이것을 이용할 때는 두 가지 방법이 사용된다. 첫 번째는 희망하는 훈련강도로 HR을 곱한다. 예를 들어, 20세 선수가 70% 강도로 희망한 경우, 운동 HR는 140bpm(200bpm × 0.70)이다. 이것은 HR_{max} 방법으로 알려져 있다. 두 번째 방법은 예비심박수(heart rate reserve: HRR) 방법이다. 카보넨 공식(Karvonen formula)으로 알려진 HRR 방법은 유산소 체력을 측정하는데 있어 대상자의 안정 시 HR를 사용한다. HRR 값은 50~100%의 강도 사이에서는 거의 직선적으로 $\%\dot{V}O_{2max}$와 상관관계를 나타내지만, $\%HR_{max}$를 바로 사용하면 $\%\dot{V}O_{2max}$ 값의 약 3~14%의 범위에서 차이가 발생한다. 카보넨 또는 HRR의 공식은 다음과 같다.

$$\text{목표 HR} = (HR_{max} - HR_{rest})\% \text{ 강도} + HR_{rest}.$$

예를들어, 위의 선수의 안정시 HR가 68bpm이고, 70%의 강도로 목표 HR(카보넨 공식에 근거한)를 구하면 다음과 같다.

$$\begin{aligned}\text{목표 HR} &= (200\text{bpm} - 68\text{bpm})0.7 + 68\text{bpm}\\ &= 174\text{bpm}.\end{aligned}$$

표준적인 % 공식과 비교해 보면, HRR 방법은 사람들의 체력 수준(안정 시 HR을 통하여)을 고려하며, 유산소 훈련을 위한 더 정확한 목표 HR을 제공한다. **그림 16.3**에는 목표 HR에 근거한 훈련강도의 영역을 나타낸다. 하나의 특정 HR 보다는 오랜 시간의 목표 영역이 계산된다. 카보넨 공식을 사용하면, 121~180bpm의 HR 영역은 약 40~85%의 HRR에 해당되는 것을 나타낸다. 그림에는 저, 중등도, 고강도의 유산소 훈련 영역을 설명하고 있다. 연령은 오직 75%까지만 HR의 변동성을 설명 가능하며, 훈련상태와 운동형태 등의 다른 변수도 중요하다. ACSM은 유산소 훈련의 운동강도로서 40~85%HRR 또는 50~90%HR_{max}를 추천한다. 넓은 값의 범위는 체력 수준을 고려한 것으로 스펙트럼의 끝 부분에 있는 부적당한 대상과 그 반대편에 있는 훈련에 적당한 대상을 포함한다. HR은 강도 처방을 위하여 자기 스스로 수정 가능한 변수(체력의 향상으로 변경됨)를 사용하는 것이 중요하다. 최대하 운동 시의 HR은 CV 적응에 의해 감소된다. 유산소 능력의 향상에 의하여 목표 HR에 도달하기 위해서는 더 큰 노력이 필요하다. 즉, 선수가 목표 수준에 도달하기 위해 더 열심히 하기 때문에, 강도의 지표로서 목표 %HR 을 유지하는 것은 더 중요하다. HR 모니터의 사용은 쉽게 HR을 모니터링 할 수 있게 한다. 예를 들어, 선수에게 12주의 유산소 훈련 프로그램을 부여하면서, 강도 처방을 처음 4주 동안 HRR의 60%로 부여하고, 두 번째 4주 동안에는 HRR의 65%로, 마지막 4주 동안에는 HRR의 70%로 부여한다. 그 선수는 4주간 동일한 목표 HRR 값을 유지하지만, 각 사이클이 진행되면서 원하는 HR 값에 도달하기 어렵게 된다. 즉, 선수는 목표 HRR 값을 계속 유지하기 위해 더 열심히 해야 한다.

강도를 규정하는 두 번째 방법은 $\%\dot{V}O_{2max}$ 또는 %예비 $\dot{V}O_{2max}$($\dot{V}O_2R$)이다. $\%\dot{V}O_{2max}$을 선택하면 다음과 같은 식을 사용한다.

$$\text{목표 } \dot{V}O_{2max} = \%\text{강도}(\dot{V}O_{2max}).$$

그러나 예비$\dot{V}O_2$ ($\dot{V}O_2R$) 방법은 다음 식을 사용한다.

$$\text{목표 } \dot{V}O_2R = \%\text{강도}(\dot{V}O_{2max} - 3.5) + 3.5$$

$\dot{V}O_2R$방법은 $\dot{V}O_{2max}$와 안정 시의 $\dot{V}O_2$(3.5mL · kg^{-1} · min^{-1})와의 차이를 고려한 방법으로, HRR 방법과 높은 상관관계를 나타낸다. 예를 들어, $\dot{V}O_{2max}$가 52mL · kg^{-1} · min^{-1}의 20세의 선수가 우선 첫 번째 방법을 사용하면, 만약 목표강도를 70%로 설정하면, 목표 $\dot{V}O_2$는 36.4mL · kg^{-1} · min^{-1}(52 × 0.70 = 36.4mL · kg^{-1} · min^{-1})이다. 같은 조건으로 $\dot{V}O_2R$을 사용한다면, 목표

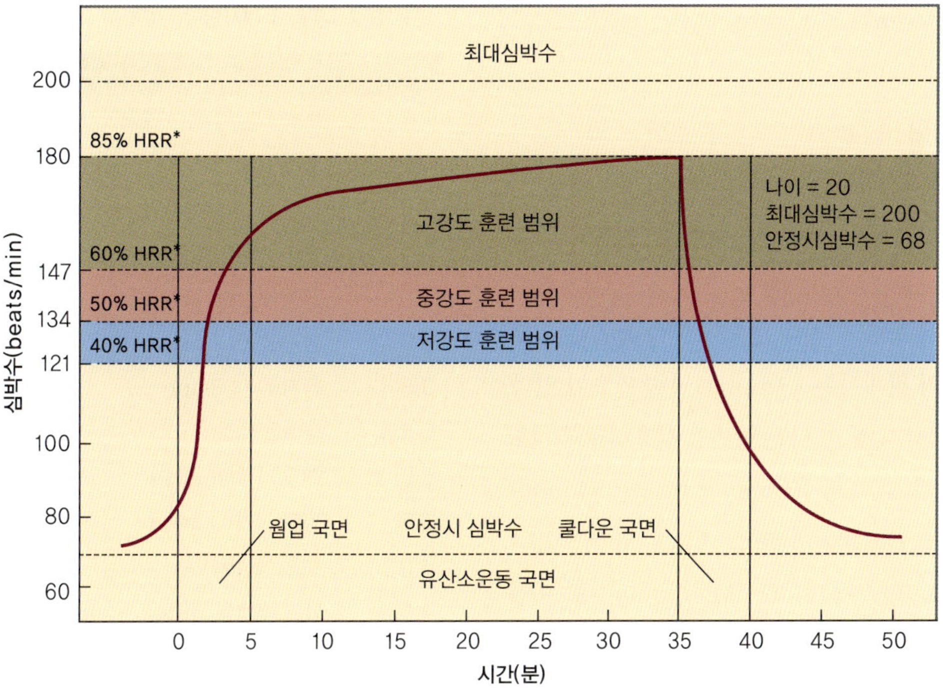

*HRR = 예비심박수

■그림 16.3 심박수에 기초한 강도 범위

Reprinted with permission from Daniels J, Daniels N. Running economy of elite male and elite female runners. *Ned Sci Sports Exerc*. 1992; 24 : 483-489.

$\dot{V}O_2$는 $37.5mL \cdot kg^{-1} \cdot min^{-1}(0.70[52 - 3.5] + 3.5 = 37.5mL \cdot kg^{-1} \cdot min^{-1})$이다. ACSM에서는 $\dot{V}O_2R$ 방법을 사용했을 때 유산소 훈련을 위한 강도로 50~85% $\dot{V}O_2R$을 권장하고 있다. 이 방법의 제한점은 실제의 $\dot{V}O_2$ 데이터를 즉시 사용할 수 없고 추정해서 사용해야 하는 것이다.

한편, 계산에 의한 ACSM 대사 방정식을 사용할 수 있다. 회귀 방정식에 사용된 변수는 속도, %경사, 일률 및 계단 높이(이들 방정식은 걷기, 달리기, 사이클링(팔과 다리), 계단 오르내리기 등에 이용된다)를 이용할 수 있다. 이들 방정식은 다음과 같다.

- 걷기: $\dot{V}O_2(mL \cdot kg^{-1} \cdot min^{-1})$
  $= 0.1$(속도 $m \cdot min^{-1}$) + 1.8(속도 $m \cdot min^{-1}$)
  (%경사) + $3.5mL \cdot kg^{-1} \cdot min^{-1}$
- 달리기: $\dot{V}O_2(mL \cdot kg^{-1} \cdot min^{-1})$
  $= 0.2$(속도 $m \cdot min^{-1}$) + 0.9(속도 $m \cdot min^{-1}$)
  (%경사) + $3.5mL \cdot kg^{-1} \cdot min^{-1}$
- 다리 에르고미터: $\dot{V}O_2(mL \cdot kg^{-1} \cdot min^{-1})$
  $= 1.8$(일률 $kg \cdot m \cdot min^{-1}$) / 체중(kg) +
  $7.0mL \cdot kg^{-1} \cdot min^{-1}$
- 팔 에르고미터: $\dot{V}O_2(mL \cdot kg^{-1} \cdot min^{-1})$
  $= 3.0$(일률 $kg \cdot m \cdot min^{-1}$) / 체중(kg) +
  $3.5mL \cdot kg^{-1} \cdot min^{-1}$
- 계단 오르내리기: $\dot{V}O_2(mL \cdot kg^{-1} \cdot min^{-1})$
  $= 0.2$(스텝빈도 $step \cdot min^{-1}$) + 2.394(스텝빈도 $step \cdot min^{-1}$) (계단 높이) + $3.5mL \cdot kg^{-1} \cdot min^{-1}$

앞의 예제의 대상을 이용하여 달리기의 목표 VO_2는 다음 방정식으로 계산된다.

- $VO_2(mL \cdot kg^{-1} \cdot min^{-1}) = 0.2$(속도 $m \cdot min^{-1}$) + 0.9(속도 $m \cdot min^{-1}$)(%경사) + $3.5mL \cdot kg^{-1} \cdot min^{-1}$
- $37.5mL \cdot kg^{-1} \cdot min^{-1} = 3.5mL \cdot kg^{-1} \cdot min^{-1}$ + 0.2(속도)

주: %경사를 0으로 가정하면 이후 계산은 불필요함.

- $34mL \cdot kg^{-1} \cdot min^{-1} = 0.2$(속도)
- 속도 = $34/0.2 = 170m \cdot min^{-1}$

  속도 단위는 아직 $m \cdot min^{-1}$
- 속도를 mph로 수정하면 = 속도($m \cdot min^{-1}$) / 26.8
- 속도(mph) = $170m \cdot min^{-1}/26.8 = 6.3$mph

앞의 예제에서 사용된 선수는 목표 $\dot{V}O_2R$ 값인 70% $\dot{V}O_2R$을 유지하기 위해서는 6.3mph로 달릴 필요가 있다. 위의 계산을 수행하지 않고, 다른 방법을 사용하여 추정할 수 있는데 이것을 대사당량(metabolic equivalents: METS)이라 한다. 1MET = $3.5mL \cdot kg^{-1} \cdot min^{-1}$이다. 앞의 선수의 목표 $\dot{V}O_2$는 $37.5mL \cdot kg^{-1} \cdot min^{-1}$로, 이를 METS로 변환하면 10.7METS($\dot{V}O_2$ = 37.5/3.5)이다. 10.7 METS에 상응하는 활동을 변환표에서 찾을 수 있다(■ 표 16.2). ■ 표 16.2는 6~6.7mph 사이에서의 달리기임을 정확하게 보여 준다. 즉, METS는 유산소 훈련강도의 추정치로 사용할 수 있다.

유산소 훈련강도를 규정하거나 모니터링하는 세 번째 방법은 RPE 척도를 사용하는 것이다. 가장 일반적인 보그 척도를 ■ 그림 16.4에 나타냈다. 그것은 유산소 운동을 하는 동안 HR과 산소 소비와 함께 일량에 따라 직선적으로 비례한다. 보그 척도는 6~20까지의 피로에 대한 강도의 연속으로 구성된다. 예를 들어, 매우 가볍다(즉, 6~8)로부터 매우 힘들다(즉, 19~20)로 구성되어 있다. 순위에 '0'을 하나 더 붙이면 HR을 나타낸다(순위14 = 140bpm). 순위 14~17은 약 60~85% HRR을 나타내며, 86~92%의 HR_{max}와 76~85%의 $\dot{V}O_{2max}$를 나타낸다. 보그 척도는 레크리에이션 활동가 및 운동선수, 임상 집단에게 정확한 추정치를 제공한다. 일부 선수는 유산소성 강도를 직접 모니터링하지 않고 훈련을 한다. 그들은 HR을 평가하지 않고 능력 변수(performance variables)에 의존하여 훈련한다. 운동강도는 유산소 훈련 중에 사용되는 진행 패턴으로부터 추정할 수 있다. 대부분의 운동선수는 훈련에 사용하는 지정된 거리가 있다. 예를 들어, 한 선수는 8km 달리기를 계획한다.

■ 표 16.2 운동과 대사당량(METS)

METS	운동
1.0	누워 있기/조용히 앉아있기
2.0	평지 걷기: 〈 2mph
2.5	평지 걷기: 2mph
3.0	가벼운 저항 훈련
3.0	고정식 자전거 타기: 50W
3.0	평지 걷기: 2.5mph
3.3	평지 걷기: 3mph
3.5	가벼운 체조
3.5	계단 스텝핑: 20steps · min^{-1}, 4-in. steps
3.8	평지 걷기: 3.5mph
4.0	수중 에어로빅
4.8	계단 스텝핑: 30steps · min^{-1}
5.0	저강도 에어로빅 댄스
5.0	평지 걷기: 4.0mph
5.5	고정식 자전거 타기: 100W
6.0	야외 사이클링: 10~11.9mph
6.0	고강도 저항 훈련
6.3	계단 스텝핑: 12-in steps, 20steps · min^{-1}
6.3	평지 걷기: 4.5mph
6.9	계단 스텝핑: 8-in steps, 30steps · min^{-1}
7.0	고강도 에어로빅 댄스
7.0	고정식 자전거 타기: 150W
7.0	수영: 느리게, 중간 노력
8.0	체조: 고강도
8.0	서킷 훈련
8.0	야외 사이클링: 12~13.9mph
8.0	평지 걷기: 5.0mph
8.5	스텝 에어로빅: 6.8in. steps
9.0	평지 달리기: 5.2mph
9.0	계단 스텝핑: 12-in steps, 30steps · min^{-1}
10.0	야외 사이클링: 14~15.9mph
10.0	달리기: 6.0mph
10.0	스텝 에어로빅: 10~12in. steps
10.0	수영: 프리 스타일, 열정적으로
10.5	고정식 자전거 타기: 200W
11.0	달리기: 6.7mph
11.5	달리기: 7.0mph

■ 표 16.2 운동과 대사당량(METS) (계속)

METS	운동
12.0	야외 사이클링: 16~19mph
12.5	달리기: 7.5mph
12.5	고정식 자전거 타기: 250W
13.5	달리기: 8.0mph
14.0	달리기: 8.5mph
15.0	달리기: 9.0mph
16.0	야외 사이클링: 〉20mph
16.0	달리기: 10mph

Adapted with permission from Reuter BH, Hagerman PS. Aerobic edurance exercise training. In; Baechle TR, Earle RW, editors. *Essentials of Strength Training and Conditioning* 3rd ed. Champaigh(IL): Human Kinetics; 2008.pp.489-503.

첫 주에 선수와 코치는 달리기 시간을 측정하고 그 시간을 기본으로 설정한다. 그리고 각 수행(지정 거리: 8km)에 있어서 선수는 그 시간을 유지하거나 개선하려고 한다. 더 짧은 시간에 수행하면 빠르게 달린 것이다. 시간의 감소는 더 나은 능력을 나타내지만, 정량화된 강도는 사용되지 않는다.

시간을 측정하는 방법의 사용은 일종의 동기부여에 사용될 수 있으며, 선수들이(유사한 코스에서 훈련할 때) 있어야 할 곳을 가르쳐 주는 정신적 표식으로 설정할 수 있다. 예를 들어, 선수들이 코스를 달리며 특정 표식에 도달하면 특정 시간에 따라 운동하고 있음을 인식한다. 그렇지 않은 경우, 선수는 원하는 속도에 도달하기 위해 속도를 높일 필요가 있다. 이것은 달리기나 사이클링, 크로스컨트리 스키, 수영 등 여러 형태에서 볼 수 있다. 예를 들어, 수영 경기를 보면, 텔레비전의 올림픽 경기에서 경기 속도를 보여준다. 이것은 코칭 전략에 영향을 미치는 중요한 지침 역할을 한다. 운동강도를 직접 측정하지 않지만, 타임 트라이얼은 운동선수에 의해 과부하 또는 진행의 형태로 사용된다. 추가적으로, 선수들은 고정된 운동시간을 정할 수 있다. 예를 들어, 선수들은 총 6주 동안 주 2회, 30분 달리기로 운동시간을 정할 수 있다. 각 운동수행에 있어서 선수들은 같은 시간에 긴 거리를 수행하려고 한다. 같은 시간 동안에 더 길게 훈련하기 위해서는 더 큰 노력과 속도가 필요하다.

6 7 8	매우, 매우 가볍다
9 10	매우 가볍다
11 12	상당히 가볍다
13 14	약간 힘들다
15 16	힘들다
17 18	매우 힘들다
19 20	매우, 매우 힘들다

■ 그림 16.4 운동자각도에 의한 보고 척도. 척도에 대한 설명은 보그의 자각도로부터 얻어졌으며, 다음의 홈페이지 참조: www.borg-perception.se/index.html.

Reprinted with permission from Borg G. *Borg's Perceived Exertion and Pain Scales*. Champaign [IL]: Human Kinetics; 1998

운동빈도

유산소 훈련의 빈도는 운동강도와 기간, 형태, 훈련상태 및 선수의 회복과 같은 다른 변수에 의해 영향을 받기 때문에 논란의 대상이다. 운동빈도는 선수들의 오프시즌, 시즌 전, 또는 시즌기 훈련 여하에 따라 변화된다. 고강도 및 장시간의 운동에는 과사용 손상과 과훈련의 위험을 감소시키기 위하여 운동빈도를 감소시킬 필요가 있다. 고도로 훈련된 운동선수는 운동량에 대한 내성을 가지게 되어 높은 빈도를 처리할 수 있다. 지구성 운동선수는 오프시즌에는 일주일에 5일을 훈련하고 신체 전반적인 조절 향상을 위해 일부 무산소성 훈련을 포함시킬 수 있다. 그러나 시즌 동안에 선수는 지구성 능력을 향상시키기 위해 운동량과 빈도를 증가할 수 있으며, 하루에 다양한 운동을 할 수 있다. 선행연구에 의하면 $\dot{V}O_{2max}$는 2~5일의 빈도 사이에서 유사하게 증가하는 것으로 나타났다. 그러나 운동강도는 중요한 변수이지만 빈도 그 자체로는 주요한 변수가 아니다. $\dot{V}O_{2max}$의 변화 이외의 다른 생리적 적응은 효율성, LT, 근지구력 등의 구성요소를 사용할 수 있는 높은 빈도수를 필요로 한다. ACSM은 주당 3~5일의 유산소 훈련을 권장하고 있다. ACSM은 특이성을 높이기 위해서 중강도 훈련을 위해서는 주당 5일, 고강

속설과 오해

저강도 유산소 훈련은 $\dot{V}O_{2max}$를 증가시키기 위한 최상의 방법

저-중강도의 장시간 유산소 훈련은 $\dot{V}O_{2max}$를 증가시키기 위한 최상의 방법으로 알려져 있다. 그러나 역치 강도 훈련은 지구성 능력을 증가시키기에 필요하지만, 많은 경우 더 높은 강도가 $\dot{V}O_{2max}$ 를 더 많이 향상시킨다. 역치는 훈련상태에 기반하며, 오직 우수한 역치 강도만이 운동능력의 향상을 이끌어 낸다. 마찬가지로 높은 $\dot{V}O_{2max}$를 가진 선수는 적응의 기회가 더 적다는 것이 밝혀져 있다. Swain과 Franklin의 문헌 연구에 의하면, 40mL · kg^{-1} · min^{-1} 이하의 $\dot{V}O_{2max}$를 가진 사람들은 심지어 30% $\dot{V}O_2R$의 낮은 강도에서도 항상 유산소 능력이 증가하지만, 41~51mL · kg^{-1} · min^{-1}의 $\dot{V}O_{2max}$ 값을 가진 사람들은 역치값(−45% $\dot{V}O_2R$)을 보이고, 오직 역치 이상의 훈련에서만 유산소 능력이 향상된다고 보고하고 있다. 그들의 리뷰를 인용한 대부분의 연구들도 저강도 훈련보다 고강도의 유산소 훈련(운동량을 일정하게 했을 때)에서 더 큰 $\dot{V}O_{2max}$의 증가를 발견하고 있다. Swain이 제안한 ■그림 16.5에는 훈련강도와 초기 훈련상태에 기반한 $\dot{V}O_{2max}$의 변화를 제시하고 있다. Gormley 등은 50%와 75%, 95% $\dot{V}O_2R$(동일한 훈련량)에서 훈련된 피험자들을 대상으로 한 연구에서, 50%와 75%, 95% 집단들은 각각 연속적인 증가(각각 20.6%, 14.3%, 10%의 증가)를 나타내는 것을 보고하고 있다. 흥미롭게도, Helgerud 등은 70%와 85%의 HRmax에서의 지속적인 유산소 훈련에 의해서는 $\dot{V}O_{2max}$가 증가하지 않았지만, 90~95% HR_{max}에서의 8주간의 간격 훈련 후에는 $\dot{V}O_{2max}$가 증가하는 것으로 나타났다. 이들 데이터들은 유산소 선수들의 훈련에 있어서 간격 훈련의 유용성을 입증하는 것으로, 고강도에서의 간격 훈련은 같은 운동량의 저강도 훈련보다 유산소 능력의 더 큰 향상을 이끌어 낼 수 있다는 것을 보여주고 있다. 사용 가능한 데이터를 기반으로 했을 때, 역치 강도 훈련도 유산소 능력 및 유산소 체력 수준을 증가시키지만, 더 높은 강도의 유산소 훈련은 더 큰 향상을 불러일으킨다. ■표 16.3은 유산소성 능력 증가에 필요한 유산소 훈련의 역치 강도를 제시하고 있다.

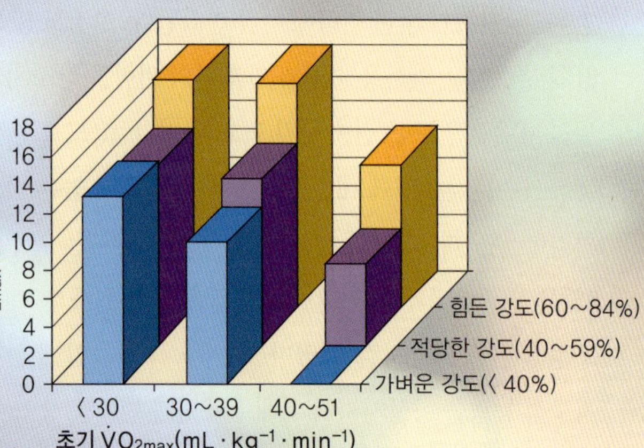

■그림 16.5 다양한 유산소 체력 수준의 개인에 있어서 다양한 강도에서의 훈련에 의한 $\dot{V}O_{2max}$의 증가. 데이터들은 유산소 지구성 훈련의 더 높은 강도일수록 $\dot{V}O_{2max}$의 더 큰 향상을 보여준다.

Reprinted with permission from Swain DP. Cardiorespiratory exercise prescription. In Ehrman JK , ed. *ACSM's resource Manual for Guidelines for Exercise Testing and Prescription.* 6 th ed. Philadelphia, PA: Lippincott Willams & Wilkins, 2010. pp. 448-462

■표 16.3 유산소성 능력 증가에 필요한 유산소 훈련의 역치 강도

체력수준	$\dot{V}O_{2max}$(mL · kg^{-1} · min^{-1})	권장 최소 강도
저-중간 정도	〈 40	30% $\dot{V}O_2R$ or HRR
평균적으로 좋음	40~51	45% $\dot{V}O_2R$ or HRR
높음	52~59	75% $\dot{V}O_2R$ or HRR
매우 높음	≥ 60	90~100% $\dot{V}O_2R$ or HRR

도 훈련을 위해서는 주당 3일, 그리고 중강도와 고강도 운동을 복합적으로 수행할 때는 주당 3~5일을 권장하고 있다. 저-중강도의 유산소 훈련을 위해서는 주당 5~7일의 빈도를 사용할 수 있다. ■ 표 16.4에는 유산소 훈련빈도와 관련한 몇 가지 다른 운동전략을 나타냈다. 그러나 최상의 엘리트 유산소 운동선수는 경기에 대비하여 더 높은 빈도로 훈련할 수 있다. 높은 빈도는 체중 감량을 위하여 저강도로 유산소 훈련을 하는 개인에서도 볼 수 있으며, 장시간 운동이 자주 이용된다.

운동량과 시간

운동시간은 운동 지속시간의 길이를 의미하고, 운동량은 총 보수(number of foot contacts), 반복, 또는 적용 거리 등을 나타낸다. 이 두 가지는 서로 높게 관련되어 있으며 강도, 빈도, 선수의 훈련상태에 따라 달라진다. 저-중강도의 부드러운 유산소 훈련 운동은 종종 적당히 긴 시간 동안 수행된다. 지구성 운동을 위한 선수 훈련에서는 높은 운동량으로 운동하는 것으로 알려져 있다. 고강도 운동은 짧은 시간 동안 수행되며, 운동량은 낮거나 중간 정도이다. 지구력 스포츠를 위한 선수 훈련량이 가끔 이 범위를 초과하더라도 ACSM에서는 건강을 위해 20~60분의 지속적 또는 간헐적 유산소 운동을 권장하고 있다. ■ 표 16.5에는 ACSM 가이드라인에 따른 8주간의 유산소 훈련 프로그램을 적용한 사례를 나타냈다. 이것은 이후의 높은 강도의 훈련을 위한 유산소 기반을 구축하기 위해 설계되었다. 그 목표는 저강도의 운동에서 시간을 늘리거나, 더 높은 강도의 운동에서 운동강도를 증가시키는 것이다.

모든 이들을 위한 훈련에는 최적의 운동량이 없다. 오히려 운동량(또는 강도)은 훈련 활동 유형과 관련된다. 예를 들어, 마라톤선수를 위한 유산소 훈련의 운동량은 42km를 위해 경쟁해야 하기 때문에 농구 선수의 운동량보다 훨씬 높을 것이다. 농구선수는 물론 전후반에 걸쳐 지속적으로 게임해야 하지만, 타임아웃이나, 선수 교체, 시합(무산소성 활동의 비중이 큼) 중의 휴식 등으로 인해 자주 휴식하게 된다. 따라서 운동량은 신중하게 처방해야 한다. 훈련량은 주별로 변동하는 것이 일반적이다. 대부분의 많은 선수들은 일주일 동안에 높은 강도와 적당한 운동량 또는 적당한 강도와 높은 운동량의 둘 사이를 교대로 한다. 울트라 지구성 운동선수는 전형적으로 일주일 동안 매우 긴 시간을 운동한다. 운동량의 증가는 일반적인 특정 시간에 선수가 더 긴 거

■ 표 16.4 주당 3~6일 유산소 훈련빈도에 근거한 운동강도 처방 전략의 사례

빈도	월	화	수	목	금	토	일
3	H	–	H	–	H	–	–
3	H	–	LM	–	H	–	–
3[a]	LM	–	LM	–	LM	–	–
4	H	LM	–	H	LM	–	–
4	LM	–	H	H	LM	–	H
4[a]	LM	LM	–	LM	LM	–	–
4	H	–	H	–	H	–	LM
5	H	LM	–	H	LM	–	LM
5	H	LM	H	LM	H	–	–
5[a]	LM	LM	LM	LM	LM	–	–
6	H	LM	H	LM	H	LM	–
6[a]	LM	LM	LM	LM	LM	LM	–

a: 체중 조절을 위한 저-중강도 주.
H: 고강도 운동, LM: 저-중강도 운동

■ 표 16.5 주당 3일에 근거한 중급자 유산소 훈련 프로그램의 8주간 사례

주	월	화	수	목	금	토	일
1	60%HRR 30min	–	70%HRR 20min	–	60%HRR 30min	–	–
2	60%HRR 30min	–	70%HRR 20min	–	60%HRR 30min	–	–
3	60%HRR 35min	–	70%HRR 20min	–	60%HRR 35min	–	–
4	60%HRR 35min	–	70%HRR 20min	–	60%HRR 35min	–	–
5	60%HRR 40min	–	75%HRR 20min	–	60%HRR 40min	–	–
6	60%HRR 40min	–	75%HRR 20min	–	60%HRR 40min	–	–
7	60%HRR 45min	–	75%HRR 20min	–	60%HRR 45min	–	–
8	60%HRR 45min	–	75%HRR 20min	–	60%HRR 45min	–	–

리를 수행할 수 있도록 해주며, 또는 거리와 시간을 추가하고, 또는 운동 반복을 추가하고, 또는 반복 거리(간격 훈련에서)를 증가시킨다.

유산소 지구성 훈련 운동의 종류

유산소 훈련 프로그램은 구조적으로 크게 다를 수 있다. 즉, 장시간의 저-중강도의 운동(길고 느린 시간)과 간헐적 고강도의 운동 구조로 나누어진다. 이 단락에서는 지구력 운동선수에 의해 사용되는 운동의 몇 가지 일반적인 유형에 대해 설명한다.

지속적인 운동 : 장거리 저속 주법

장거리 저속 주법(long slow distance: LSD) 훈련은 중등도의 긴 시간을 위한 저-중강도의 운동수행으로 구성되어 있다. 이는 일정한 속도 훈련이라고 할 수 있으며, $\dot{V}O_{2max}$와 근지구력을 증가시킬 수 있도록 설계된다. 장거리 저속 주법 훈련은 전형적으로 경기 속도보다 느린 속도(60~80% $\dot{V}O_{2max}$)로 30분에서 2시간 사이에 수행된다. 대부분의 지구력 운동선수는 장거리 저속 주법 훈련을 주당 1~2일을 수행한다. 주당 2일을 훈련하는 마라톤선수의 경우(장거리 저속 주법 훈련빈도), 회복을 촉진하기 위해 높은 강도의 훈련일 사이에 이 운동을 배치하여 자신의 운동을 구성할 수 있다. 왜냐하면 낮은 강도의 장거리 저속 주법은 어느 정도까지 근육의 글리코겐을 절약할 수 있기 때문이다. 이 운동은 체중조절을 위한 일반 집단에서도 사용할 수 있다. 그러나 장거리 저속 주법 훈련에 사용되는 강도는 지구성 운동선수의 일상적인 경기 속도 이하이기 때문에 울트라 지구성 운동선수가 너무 자주 수행하면 단점이 될 수 있다. 장거리 저속 주법 훈련은 유산소 능력을 향상을 목표로 하는 다른 선수들이 사용하는 것이 일반적이다.

페이스/템포

페이스/템포(pace/tempo) 훈련은 일반적인 경기 시의 강도와 비슷하거나 이보다 약간 높은 강도로 운동을 해야 한다. 강도는 LT에 비례한다. 페이스/템포 훈련은 지속(20~30분) 또는 간헐적으로 수행하며, 회복 기간 다음에 짧은 시간으로 구성한다. 페이스/템포 훈련의 목적은 선수에 대한 페이스의 달리기 유형을 개발하는 것이다. 따라서 강도가 너무 많이 증가하지 않아야 하며, 오히려 적절한 시기에 거리를 증가시킬 수 있다. 선수는 일반적으로 주당 1~2일 페이스/템포 훈련을 실시한다.

파트렉 훈련

파트렉 훈련(Fartlek training; 스피드 플레이를 뜻하는 스웨덴어) 훈련은 1940년대에 미국에서 도입되었으며, 압축되지 않고 느슨하게 구조화된 운동(일반적으로 달리기이나 자전거, 수영에 적용할 수 있다)으로 힘들거나 쉬운 달리기의 혼합된 기간 동안 다양한 강도로 수행된다. 그것은 다

른 훈련유형의 조합이다. 예를 들어, 선수는 중강도(~70% $\dot{V}O_{2max}$)의 페이스로 긴 시간 동안 달리다가 고강도로 짧은 시간 동안 달릴 수 있고, 그리고 원하는 시간 동안 이 과정을 반복할 수 있다. 즉, 선수는 일정 시간(6분) 동안 일정한 속도로 달릴 수 있으며, 그 다음 30~60초 동안 폭발적으로 달린다. 파트렉 훈련은 일반적으로 주당 1~2일, 20~60분간 수행하며, 저강도 운동(페이스/템포 훈련 또는 장거리 저속 주법 훈련) 사이에 수행할 수 있다. 파트렉 훈련에서는 이와 같은 강도의 변화 때문에 $\dot{V}O_{2max}$, LT 및 운동 효율성 등의 잠재적인 증가가 나타난다. 이러한 변화 때문에 훈련 HR를 규정하는 것이 더 어렵다. 파트렉 훈련은 실제 경기 속도의 변화에 맞추어 연습하는 것에 유용하다.

간격 훈련

간격 훈련은 격렬한 운동의 반복 훈련으로, 운동 사이에 적어도 운동수행 시간만큼의 회복 기간을 가져야 한다(운동:휴식 비율에 의존). 간격 훈련은 유산소(무산소 운동에 추가적으로) 훈련에 적용할 수 있다. 유산소 훈련을 위해서 일반적으로 마지막 2~5분(짧아질 수 있지만) 동안 1:1 또는 1:1.5의 운동:휴식 비율로 4~6회의 간격이 이용된다. 이때 선택된 강도는 운동선수의 $\dot{V}O_{2max}$와 비슷하다(또는 95% $\dot{V}O_{2max}$까지). 간격 부분은 몇 가지 방법으로 조절할 수 있다. 특정 거리를 적용할 경우, 코치는 각 세트에 대해서 간격 시간과 기록을 유지하도록 해야 한다. 각각의 연속 세트에서 선수는 목표시간을 달성하려고 한다. 시간은 세트를 모니터링하기 위한 중요한 요소이다. 세트를 적용할 경우, 코치는 선수에게 목적 완수를 위하여 얼마간의 추가 시간을 부여하여 피로에 대한 설명을 할 수 있다. 그 다음으로 특정 시간을 규정하여 선수가 정해진 시간 동안 달린 거리를 기록한다. 이런 진행과 함께 선수는 같은 시간에 더 먼 거리를 커버한다. 코치는 세트당 거리를 기록하고 설정 마커로 사용한다. 간격 훈련은 일반적으로 주당 1~2회 실시하며, 일주일에 약 3,000~10,000m를 달리는 선수의 총 주행의 8%까지 수행할 수 있다. 스트레스가 커서 일반적으로 저강도 운동 사이에 배치된다. 대부분의 코치들은 간격 훈련은 장거리 달리기의 능력 향상을 위한 중요한 방법으로 생각한다. 일부 연구는 간격 훈련이 훈련된 개인에 있어서 지속적인 훈련보다 유산소 능력을 높이기 위한 보다 효과적인 방법이라고 보고하고 있다.

반복 훈련

반복 훈련은 완전한 회복과 실제 경기 속도보다 더 빠르게 달리는 훈련으로 구성된다. 훈련강도는 마지막 30~90초 동안은 운동선수의 $\dot{V}O_{2max}$보다 높다. 높은 강도의 반복 사이에 긴 회복시간이 사용된다. 즉, 운동:회복 비율은 1:4~1:6이다. 반복 훈련은 강력한 무산소성 구성요소가 있다. 따라서, 속도와 효율성, 완충 능력이 증가할 수 있다. 중거리 달리기선수를 위하여 경기 거리의 2/3에서 1.5배의 거리(5km의 경우 3.3~7.5km)로 반복 훈련 거리를 구성하는 것을 권장한다. 장거리 달리기선수의 경우, 5~30분의 회복기간을 두고, 총 레이스 거리의 1/10, 1/5 또는 1/3로 구성된 반복 훈련을 할 것을 권장한다.

지구성 스포츠 훈련

지구력과 울트라 지구성 스포츠의 훈련은 다원적 전략을 필요로 한다. 선수에게는 우선 유산소성 기초를 발달시키는 것이 중요하다. $\dot{V}O_{2max}$를 증가시키는 기본 유산소 훈련(오프 시즌 훈련)이 중요하며, 대부분 주당 5~6일 정도의 중강도 훈련으로 구성된다. 특정 훈련은 계속 될 수 있다. 주기화 훈련은 고강도의 유산소 훈련과 중강도 훈련을 교대로 결합하여 구성하며, 장기간의 운동은 훈련의 기초를 형성한다. 근력 보충 훈련(supplemental strength training)과 몇몇 속도(또는 플라이오메트릭) 훈련은 낮은 빈도로 수행한다. 예를 들어, 일주일에 6회 훈련방법으로 1회의 긴 지구성 운동과 2~3회의 단시간 또는 중간 시간의 고강도 운동(간격, 파트렉, 반복, 템포, 언덕), 또는 2~3회의 중간 시간, 저-

중강도 운동을 기본 훈련으로 사용할 수 있다(높은 강도의 운동 사이에는 회복을 촉진한다). 스피드 훈련은 고강도 운동 시에 통합하여 수행할 수 있으며, 전신적 저항 훈련은 부분적으로 수행할 수 있다. 저항 훈련은 지구력 운동선수에 있어서 중요한 요소이지만 간과하기 쉬운 구성요소이다. 저항 훈련의 목표는 단지 제지방량의 증가를 최대화하는 것만이 아니다. 질량의 증가는 운동선수의 체중을 증가시키고 바람에 대한 큰 저항으로 이어지기 때문에 둘 다 잠재적 레이스 속도에 부정적인 영향을 미칠 수 있다. 지구성 운동선수는 ST 근섬유의 우위를 가지고 있지만, 근력과 파워를 얻게 되면 레이스 능력은 더 향상된다. 유연성 훈련은 정리운동의 한 부분으로 운동의 끝 부분에서 수행된다. 시합에 대비하여 훈련을 몇 달 전부터 시작한다. 일반적으로 훈련의 준비는 $\dot{V}O_{2max}$를 증가시키는 것으로 구성되고 이때는 장기간의 지속적인 훈련 운동이 지배적이다. 특별한 준비는 시합이나 시즌의 몇 달 전부터 시작한다. 훈련량을 증가시키고 더 큰 특이성 훈련이 훈련 주에 추가된다. 고강도의 운동은 레이스 능력의 다른 측면을 즉, LT, 운동효율성 그리고 속도 등을 향상시키기 위해 추가된다. 시합 전 훈련은 대부분 전문화된다. 운동빈도(주당 6~7일)와 운동량을 증가시키고 장시간의 주행 운동을 증가시키며 더 많은 간격 훈련이 추가된다. 과도 단계에는 단시간의 저운동량-저부하 운동이 포함된다. 이것들은 주기화 계획에 있어 무부하(unloading) 주에 해당한다. 예를 들어, 마라톤을 준비하는 달리기선수는 다음과 같은 패턴의 장시간의 운동을 사용할 수 있다.

> 제1주 → 12마일, 제 2주 → 14마일, 제3주 → 16마일, 제4주 → 10마일, 제5주 → 16마일, 제6주 → 18마일, 제7주 → 20 마일, 제8주 → 12마일, 제9주 → 20마일, 제10주 → 22마일, 제11주 → 24마일, 제12주 → 15 마일. 이후 1~2주간의 테이퍼링 기간(tapering period, 역주: 운동시간을 점점 감소하는 기간)을 갖는다.

각 운동량은 3주 동안 3.2km씩 증가한다. 넷째 주는 낮은 운동량의 무부하 주에 해당하며, 이전 주로부터의 회복을 돕고, 또 다른 단계로 훈련을 전환하도록 한다. 운동량은 점차 시간이 지남에 따라 증가한다(낮은 운동량 주 제외). 테이퍼링 기간은 능력 향상을 위하여 시합 1~2주 전에 둔다. 선수는 운동능력에 따라 테이퍼링 기간 전에 먼저 도달할 수 있다. 테이퍼링 기간에는 회복과 운동능력을 최대화하기 위하여 운동량과 빈도를 감소시킨다. 이 기간 동안에는 최종 기술 포인트가 다루어지고 레이스 전략이 개발된다. 테이퍼링 기간에는 최종적으로 영양에 대한 준비도 이루어진다. 즉, 최종 레이스에 대한 준비로 탄수화물 로딩 및 수분 섭취를 증가시킨다. 이 단계를 끝으로 선수는 시합에 대한 준비가 완료된다.

지구성 운동선수는 다른 스포츠로부터 많은 훈련전략을 채택한다. 철인 3종 경기는 울트라 지구성 스포츠로, 수영, 사이클링, 그리고 장거리 달리기로 구성된다. 거리는 레이스에 따라 다를 수 있다. 철인 3종 경기는 매우 엄격해서 3.8km의 수영, 180km의 사이클링, 그리고 42km의 마라톤으로 구성된다. 시합의 순서는 수영, 자전거, 마라톤 순이다. 처음에 수행하는 수영은 최적의 사이클링 파워를 감소시키고 사이클링 다음의 달리기의 효율성도 감소시킬 수 있다. 철인 3종 경기는 이 세 가지 운동양식에 능숙해야 한다. Vlecks는 영국 올림픽 3종 경기와 철인 장거리 3종 경기를 비교한 연구에서, 올림픽 장거리 3종 경기선수들은 평균 주당 15.6±3.7시간(수영: 5.6±2.6시간, 사이클링: 6.3±3.0시간, 달리기:3.7±1.4시간)을 연습하고, 철인 장거리 3종 경기선수들은 주당 평균 19.5±7.6 시간(수영:6.1±4.5시간, 사이클링: 8.8±4.5시간, 달리기: 3.9±1.7시간)을 운동하는 것으로 보고하고 있다. 또한, 올림픽 3종 경기선수들은 평균 주당 12.0±3.0회(수영: 4.0±1.1회, 사이클링: 3.8±1.7회 및 달리기: 4.17±2.0회)를 하고 있으며, 철인 장거리 3종 경기선수들은 주당 평균 14.3±3.2회(수영: 5.1±1.9회, 사이클링: 4.0±2.2회 및 달리기: 4.6±2.0회)의 운동을 실시하고 있다고 보고하고 있다. 이들의 훈련은 주로 장시간의 저-중강도의 자전거타기(1.5시간 이내)와 달리기(1시간 이내), 20~60분의 사이클링 레이스 및 20~30분 연속적인 간격 달리기 또는 언덕 오르기 훈련으로 구성된다. Gulbin과 Gaffney는 철인 3종 경기선수들은 시합을 준비하며 총 21.5±10.8주 동안 훈련을 실시하며, 수영과 사이클링, 달리기를 위한 훈련 거리는 주당 각각 8.8±4.3km와 270± 107km, 58.2±21.9km였으며, 속도는 각각 18.1min · km^{-1}와 31.8min · km^{-1}, 4.55min · km^{-1}였다고 보고하고 있다. 이와 같이 3종 경기선수들은 특별히 두세 가지 이상의 경쟁 양식의 많은 운동을 여러 번에 걸쳐 수행해야 한다.

장거리 달리기선수는 기능 향상을 위해 여러 훈련전략을 사용한다. 운동량은 경쟁 레이스의 종류에 따라 다르다. 예를 들면, 5km, 10km, 하프 마라톤(21.1 km), 마라톤(42.195km) 및 울트라 마라톤(50~100km)의 종류에 따라 다르다. 일부 엘리트 장거리 달리기선수는 하루에 두 번 훈련을 하며, 일주일에 161~241km 달리기를 실시한다. 장거리 훈련은 기초세우기와 가벼운 운동(light), 고강도의 간격, LT 훈련으로 구성된다. 실제로 엘리트 달리기선수들은 전형적으로 고강도와 저-중강도의 운동을 교대로 수행하며, LT와 달리기 효율성을 증가시키기 위하여 상당한 양의 속도 훈련을 포함시킨다. ■표 16.6에는 대학 크로스컨트리 달리기선수를 몇 개의 단계별로 나누어 연구한 Kurz 등의 데이터를 나타냈다. 데이터는 세 단계의 훈련에 걸친 훈련의 형태와 훈련량의 변화를 나타낸다. 스피드 운동의 사용, 파트렉 훈련, 주행 거리를 나타냈으며, 전이 단계 동안 하루에 두 번의 연습을 제시하였다. 간격과 템포 훈련은 더 나은 달리기 능력과 관련이 있다. 또한, 언덕 훈련은 전이 단계에서 빠른 달리기 시간과 관련된다. ■표 16.7에는 5km 레이스를 준비하는 운동선수를 위하여 디자인 된 주간 훈련 프로그램의 사례이다. 일주일의 가장 긴 달리기는 일요일에 이루어지도록 프로그램이 설정되었으며, 그 다음 날은 휴식의 날로 설정하였다. 훈련의 휴식은 고강도 및 중강도의 훈련 날 사이에 설정하였다.

사이클 선수들도 다양한 훈련 전략을 사용한다. 프로 자전거 선수는 연간 30,000~35,000km를 타며, 90일 이상을 경기에 참여한다. 전형적인 도로 경주 및 오프로드 크로스컨트리 자전거 시합은 1~5시간을 지속되고, 투르 드 프랑스의 경우는 총 3,800km 이상 레이싱을 한다. 다른 지구력 운동과 유사하게 사이클링 능력은 $\dot{V}O_{2max}$와 최대 파워 출

■표 16.6 크로스컨트리 달리기선수의 단계별 훈련 특성

변수	전환 단계	대회 단계	절정 단계
주당 총 마일(miles)	59.5±10.6	72.4±9.1	58.9±10.3
최장 달린 거리(miles)	11.5±2.1	13.4±2.2	10.9±1.3
주당 평균 일수:			
템포	11.1±0.8	1.6±1.4	2.3±2.0
짧고/쉬운 달리기	1.9±2.1	2.1±1.8	11.2±7.1
반복	0.1±0.3	0.7±0.6	2.4±2.4
간격	0.1±0.3	0.8±0.6	2.7±2.0
언덕	0.6±0.7	0.6±0.7	1.2±4.2
파트렉	0.5±0.5	0.7±0.5	0.6±0.9
크로스 훈련	0.5±1.6	0.3±0.6	0.7±1.9
단련(dliis)	1.3±2.0	1.6±1.3	5.3±5.9
중량	1.5±1.4	1.8±0.9	3.6±3.3
휴식	0.5±0.5	0.3±0.5	2.8±1.6
연습(2 × per day)	1.5±1.9	3.5±1.5	7.1±5.4

■표 16.7 5km 레이스 준비하는 운동선수를 위한 시합 전 훈련의 주간 사례

요일	운동
월	휴식
화	파트렉 달리기 – 4마일 – 빠르게 30초, 중강도 5분, 반복
수	쉬운 페이스 – 3마일
목	간격 훈련 – 8 × 400m, 1:1 비율
금	쉬운 페이스 – 4마일
토	간격 훈련 – 6 × 400m, 1:1 비율 3 × 100m 스트라이드 – 1:1.5 비율
일	오래 달리기 – 5~7마일

사례 연구 15.1

Angela는 10km 레이스를 준비하고 있는 신인 크로스 컨트리 선수이다. 그녀는 유산소 훈련을 기반으로 운동을 하고 있으며, 그녀의 $\dot{V}O_{2max}$는 48mL · kg^{-1} · min^{-1}로 추정되었다. 그녀는 취미로 달리기를 지속하고 있지만, 지금부터는 시합에 참가하고자 한다. 시합은 15주 후에 있으며, 그녀는 실제 경기 시 그녀의 능력을 최고로 할 수 있는 프로그램 개발의 도움을 요청하고 있다.

생각해볼 문제: 어떤 종류의 유산소 훈련 프로그램을 처방할 것인가?

력, LT에서의 파워 출력, LT와 혈중 젖산 농도, 효율성 및 호흡 패턴 등과 관련된다. 사이클 선수는 높은 $\dot{V}O_{2max}$을 가지며, 남성선수는 66~85min · km^{-1} · min^{-1}의 범위, 여성은 58~68min · km^{-1} · min^{-1}로 보고되고 있다. 유사한 $\dot{V}O_{2max}$를 가진 사이클 선수에서 최고 사이클링 파워 수준의 LT와 젖산 값은 유산소 능력의 강력한 예측 인자이다. 일부 연구자는 힘:체중 비율이 5.5W · kg^{-1} 이상이 엘리트 사이클링 선수를 위한 필요 전제 조건이라고 제안한다. 사이클링 효율은 제I형 근섬유(지근섬유) 비율과 관련이 있다. 사이클링 프로그램은 기본 훈련으로 적정 강도에서 장시간(몇 시간)으로 구성되며, 대회에 근접해지면 고강도의 간격 훈련을 진행한다. 간격 훈련은 운동량을 증가시켜도 더 이상 능력을 보강시키지 못할 경우, 유산소 능력과 근지구력을 향상시키기 위해 효과적이다. 실제, Tabata 등은 고강도의 간격 훈련이 70%의 $\dot{V}O_{2max}$강도의 중강도 사이클링 훈련에 비교하여 $\dot{V}O_{2max}$와 무산소성 능력을 더 크게 향상시키는 것을 보고하고 있다.

고지 훈련

인간의 능력에 있어서의 고지의 효과는 1968년 올림픽 게임에서 밝혀졌다. 그 이후, 고지(일반적으로 2,000~3,000m)는 저산소증(산소결핍)에 의하여 선수들에게 생리적 스트레스를 야기하는 것이 밝혀졌으며, 고지에서의 훈련은 해수면에서의 능력을 향상시키는데 자주 이용된다. 원래의 고지 훈련은 1,500~4,000m의 고지에서 살고 훈련하는 선수에게서 시작되었다. 아직까지 선수는 고지에서 살면서 연습하고 있지만, 보다 일반적인 방법은 "고지대 거주, 저지대 훈련(live high, train low: LHTL)" 또는 몇 가지 다른 시뮬레이션 유형이다. 세 번째 유형은 "저지대-거주, 고지대- 훈련(LLTH)"이다. 일부 연구에서는 약간의 효과를 보고하고 있지만, 대부분의 연구들은 고지 훈련의 하부 형태의 하나로 제시하고 있다.

고지 훈련의 유용성은 순화(acclimatization)와 저산소 운동에 의한 생리적 적응으로부터 얻어지며, 또는 이 둘의 조합으로부터 획득된다. 고도의 증가는 대기압과 산소분압(PO_2)을 감소시킨다. ■표 16.8에는 고도와 대기압, PO_2 사이의 상관관계를 나타낸다. 만성적인 흡기 PO_2 감소에 대한 순화는 충분한 조직의 산소 유지를 제공하는 중추와 말초의 적응을 불러일으킨다. 이러한 고도와 노출 기간, 훈련강도/양, 훈련기간 등의 요인들은 적응의 크기에 영향을 미친다. 고도에 대한 가장 빠른 생리적 반응은 노출되기 시작하여 처음 몇 주 동안 발생한다. 일반적으로 2,300m 이상의 저산소에서는 약 2주간(고도에 의존하여) 적응해야 하고, 최대 4,600m까지 추가적인 610m 상승에 대하여 1주

■ 표 16.8 고도와 대기압, PO_2 간의 상관관계

고도(m)	고도(ft)	대기압 (mmHg)	PO_2 (mmHg)
0	0	760	159
1,000	3,280	674	141
1,500	4,920	634	133
2,000	6,560	596	125
3,000	9,840	526	110
4,000	13,120	462	97
5,000	16,400	405	85
6,000	19,690	354	74
7,000	22,970	308	64
8,000	26,250	267	56
9,000	29,530	230	48

씩 추가해야 한다. 고도 순화는 몇 주 이내에 혈액 헤모글로빈 농도, 헤마토크리트, 완충능력을 증가시키고, 근육의 구조 및 생화학적 특성을 향상시킬 수 있다. 고도 순화는 종종 급성 또는 만성 저산소증으로 부터의 심폐 고통을 줄여준다. 그러나 이러한 긍정적인 효과는 $\dot{V}O_{2max}$를 향상시키지 않을 수 있다. 왜냐하면 긍정적인 효과(헤마토크리트 증가, 헤모글로빈 해리 곡선의 우측 이동 및 폐에서의 확산 용량의 증가 등)는 흉부와 말초로의 혈액 흐름을 감소시키고, 근육량을 감소시키고, 산화 효소 활성을 감소시키는 것에 의하여 그 효과를 무효화하기 때문이다. 고지 훈련의 긍정적인 효과를 무효화할 수 있는 다른 효과로는 혈장량을 감소시키고, 조혈작용의 감소, 용혈의 증가, 면역 기능의 억제(질환의 위험요인의 증가) 등이 있으며, 산화 스트레스에 의한 조직손상이 증가하고, 글리코겐 고갈의 증가(교감신경자극의 증가에 의한)와 해수면에 복귀했을 때의 호흡근육 작업의 증가가 있다. ■ 표 16.9는 고지 노출에 따른 즉각적 또는 만성적 반응 및 적응을 나타낸다.

고지 노출는 특히 6,000m 이상의 높이에서는 뼈대근의 위축을 가져올 수 있다. 지속적인 저산소증은 10~22%까지 근육 CSA(역주: 근 횡단 면적)를 감소시킨다. 미토콘드리아와 모세혈관 밀도의 변화는 근육 크기의 손실을 반영할 수 있으며, 그 자체로는 절대적인 모세혈관의 수의 변화를 발생시키지 않지만 새로운 모세 혈관 형성이 발생될 수 있다. 근위축은 FT와 ST 섬유에서 비슷한 크기로 발생한다.

■ 표 16.9 급성적 또는 만성적 반응/고지 노출에 대한 반응

급성적 반응	만성적 반응
혈장량 ↓(25%까지)	산/염기 평형 이동
산/염기 평형 이동	과다환기
과다환기	최대하 HR ↑
최대하 HR과 심박출량 ↑	심박출량과 1회 박출량 ↓
1회 박출량 ⟷	카테콜아민 ↑
혈압 ↑	혈장량 ↓
카테콜아민 ↑	헤마토크리트, 적혈구 수, 2,3-DPG, 헤모글로빈 ↑
혈중 젖산 ↑ – 최대하 운동	모세혈관 및 미토콘드리아 밀도 ↑
	유산소 효소 농도 ↑ 또는 ↓
	해당작용 효소 ↑ 또는 ↓
	체중 및 제지방 중량 ↓
	$\dot{V}O_{2max}$ ↓
	미오글로빈 ↑
	면역 기능 ↓
	글리코겐 감소와 조직손상 ↑
	↓ 혈중 젖산 – 최대 또는 최대하 운동

고지에서의 최대하와 최대 유산소성 운동능력

특정 운동과 파워 출력을 위한 최대하 $\dot{V}O_2$는 고지와 해수면 수준에서 비슷하다. 그러나 고도가 증가하면 $\dot{V}O_{2max}$가 점진적으로 감소하기 때문에 각 작업부하의 증가와 함께 상대적 어려움이 증가한다. 이러한 손상은 주어진 거리를 짧은 시간에 수행해야 하는 활동을 하는 동안에 나타난다. 이 감소는 활동 중의 유산소성 에너지 요구를 증가시키고, 단기간의 고강도 무산소성 운동을 하는 경우는 5,200m의 고도 이상에서는 영향을 받지 않을 수도 있다. 해수면에서 2~5분, 20~30분, 2~3시간의 지속적인 시합의 경우 2,300m에서는 각각 2%, 7%, 17% 더 길어진다. 고도의 역치점은 1,600m에서 2~5분의 경기 또는 600m에서 20분 이상의 경기에서 나타난다. 지속적인 고도의 노출과 함께 순화가 발생하고 추가적인 운동장애가 감소한다.

고도에서의 급성 노출은 운동 반응으로의 혈중 젖산 농도를 증가시킨다. 그러나 저산소증에 노출되는 몇 주 동안 예기치 않게 운동에 대한 반응으로 젖산이 감소할 수 있고, 이는 젖산 역설(lactate paradox)로 알려진 현상이다. 젖산 역설은 높은 고도 출신 또는 저산소 조건에 순화한 개인에서처럼 최대 유산소 운동에 대한 혈중 젖산의 감소 반응은 지난 몇 년 동안 생리학자들에게 있어 논란 거리였다. 혈중 젖산의 감소는 고도가 증가함에 따라 더 분명해진다. 정확한 메커니즘은 아직 불분명하고 논쟁의 여지가 있지만, 최대 유산소 운동 시의 젖산 역설은 젖산 생산 감소(혈액에서의 분해보다는 생산의 감소)에 관련되어 나타나고, 젖산 생산 감소는 에너지 수요를 충족시키기 위한 빠른 해당과정의 기여를 감소시키는 ATP결합 경로의 상향조절에 의해 이루어진다. 그러나 젖산 역설은 일시적 또는 만성적인(6주 이상) 저산소증에 노출된 후 소멸된다는 몇 가지 증거도 제시되고 있다.

최대 유산소 능력은 400mmHg 이하 대기압(4,500m 이상)에서 장애가 발생한다. 1천6백미터 이상에서는 각 305m 상승에 대하여 약 1~3.2%의 $\dot{V}O_{2max}$가 감소된다. Terrados의 연구에서 좌업 일반인들은 1,200m에서 엘리트 운동선수들은 900m에서 $\dot{V}O_{2max}$의 유의한 감소가 나타났다고 보고되었다. $\dot{V}O_{2max}$는 600~700m부터 시작해서 6,300m까지는 1,000m 추가마다 약 8%의 직선적인 감소가 일어나며, 그 이상에서는 더 급격한 곡선적 감소가 발생한다(남성에서 최대 감소). 4,000m에서의 유산소 능력은 해수면 값의 약 75%이다. 동정맥 산소차(A-VO_2 diff)도 고지에서 더 낮아진다. 고지에 노출되기 전의 유산소 훈련은 기능 감소에 대한 약간의 보호 작용을 한다. 해수면의 $\dot{V}O_{2max}$ 수준을 고지에서 더 이상 유지할 수 없는 상태는 고도로 훈련된 지구력 운동선수들의 운동수행을 잘할 수 없고, 더 어렵게 만든다. 흥미롭게도, 선수가 고지에서 훨씬 낮은 부하로 훈련하면 탈훈련(detraining)이 일어날 수 있다. 대기압의 감소에 의하여 $\dot{V}O_{2max}$의 감소가 발생하고, 폐포 산소분압과 동맥혈 포화도 등의 PO_2가 감소하는 장애가 발생한다(산소 가용성 감소). 초기 반응은 낮은 PO_2를 상쇄하기 위하여 폐 환기를 증가시키는 것이다. 체력 수준은 높은 체력을 가진 개인(63mL · kg^{-1} · min^{-1} 이상)에게 중요하며, 일반적으로 고지에서는 체력 수준이 낮은 개인보다 더 큰 $\dot{V}O_{2max}$의 감소가 발생한다. Gore 등 연구에서는 580m에서 비훈련자들의 경우 약 3.6%의 $\dot{V}O_{2max}$의 감소가 발생한 반면, 지구성 운동선수에게서는 7% 감소를 나타냈다고 보고하고 있다. 그러나 체력 수준에 따른 이러한 차이는 높은 고도(7,000m 이상)에서는 감소된다.

고지 훈련과 해수면 운동능력

해수면 운동능력($\dot{V}O_{2max}$)이 다만 일정 기간을 고지에서 살았다는 결과만으로는 변화하지 않는다. 과학적 문헌들은 훈련 현상에 대한 연구에서, 모순되지만 고지 훈련은 해수면에서의 유산소 운동능력을 향상시키지 않을 수도 있다고 보고하고 있다. 그 중 하나는 이 능력이 고지대-거주, 고지대-훈련(LHTH) 방식으로 증가할 것이라는 생각이다. 그러나 연구 설계의 일부 결함은 일부 연구의 결과를 정확하게 해석하기 어렵게 만든다. Bailey와 Davits는 34개의 연구를 조사했다. 이들 연구 중 12개는 고지 훈련에 의한 지구성 능력의 향상을 나타냈지만, 이들 중 오직 4개의 연구만 이 대조집단을 설정하고 있었다. 27개의 연구에서는 긍정적인 효과가 없는 것으로 나타났으며, 이들 중 15개의 연구가 대조집단을 설정하고 있었다. 전반적으로, 대부분 통계적인 유의차는 없었지만, 17.5% 이상의 $\dot{V}O_{2max}$의 증가를 나타냈다. 고지 훈련의 문제는 절대 운동부하 수준이 낮고, 선수가 강도를 채택하도록 강요하는 것이다. 예를 들어, 300m에서 $\dot{V}O_{2max}$의 78%의 훈련은 2,300에서 60%의 강도에 불과하다. 고지 훈련을 할 때, 훈련주기 사이에 강도와 운동량을 최대화하기 위한 최소 7주 동안의 해수면에서의 훈련이 권장된다. 고지 훈련에서는 적절한 식이요법, 수분의 교체(1리터의 물이나 탄수화물 함유 음료 중 하나 이상 추가), 비타민/무기질 보조제 등이 중요하다.

고지대-거주, 저지대-훈련

$\dot{V}O_{2max}$는 선수가 고지대에 거주(순화)하면서 저지대에서 훈련(더 높은 강도에서)을 할 때 가장 향상될 수 있다는 것이 밝혀지고 있다. 이를 위해 하루에 몇 시간 정도는 높은 고도에서 시간을 보내고, 운동은 더 낮은 고도에서 수행한다. 또는 거주와 훈련을 해수면에서 수행하지만, 비 운동 시간 동안에는 고지 시뮬레이션 장치(역주; 저산소 텐트 등)를 이용한다. 고도 훈련의 한 방법인 LHTL 방법은 1990년대 초반에 시작되었으며, LHTH 등을 포함한 다른 방법보다 LHTL 방법이 더 효과적인 것으로 보고되고 있다. $\dot{V}O_{2max}$의 증가는 엘리트와 하위 엘리트 선수에 나타나고 있지만, 몇몇 연구들은 $\dot{V}O_{2max}$의 변화에 독립하여 능력(유산소 지구력 파워, 달리기 효율성)이 향상되는 것을 보고하고 있다. 급성 순화(acute acclimatization)는 선수가 낮은 고도 또는 해수면에서 더 열심히 훈련 할 수 있도록 해주는 RBC 생산과 헤모글로빈, 에리스로포이에틴(erythropoietin)을 증가시킬 수 있다.

2,200~2,500m의 고도는 고지대-거주 동안 적혈구생성 증가에 효과적이고, 3100m까지는 비혈액학적 변수를 증가시키기에 가장 효과적일 수 있다. 최적의 운동기간은 적혈구생성을 가속화하는 4주까지로 나타나지만, 3주 이하에서도 운동 효율성과 버퍼 완충능력을 증가시킬 수 있다. 매일 2,500m에서 20~22시간의 노출은 운동능력과 적혈구 생성을 증가시키기에 충분하고, 적혈구 생성을 자극하기 위해서는 최소 매일 12시간의 고지대 노출이 필요하다. Wither 등은 고지대-거주, 저지대-훈련 동안 2.000~2,500m의 고도에서 하루 22시간씩 최소 4주 동안 거주 하는 가이드라인에 따라 줄 것을 권고한다. Stray-Gundersen과 Levine은 2,500m에서 4주 동안 거주한 결과 1.5%(0~6% 범위)까지 해수면의 운동능력을 향상시키는 것을 보고하고 있다. 이러한 상승 효과는 해수면으로 돌아간 뒤 적어도 3주 동안 지속되었다. 최근의 연구에서는 44±7일간 2,846m 고지에서 자극하고, 1,700~2,200m의 고지에서 훈련한 결과, 엘리트 중거리 달리기 경기시간을 1.9%까지 개선시켰다고 보고되었다. Schmitt 등의 엘리트 달리기선수와 크로스컨트리 스키, 수영선수를 검토한 연구에서도 13~18일 동안 1,200m에서 훈련하면서 2,500~3,500m의 저산소룸에서 잠을 자는 연구를 수행한 결과, 저지대에서 훈련 및 거주하는 집단과 비교했을 때, 운동 효율성은 두 집단 모두 증가하고 있지만, $\dot{V}O_{2max}$(7.8% 대 3.3%)와 최대 파워(4.1% 대 1.9%)의 더 큰 증가를 나타내는 것을 보고하고 있다. 또한, 15일 후에 낮은 고도에서의 두 그룹 모두 $\dot{V}O_{2max}$는 감소했지만, 최대 파워는 여전히 LHTL 그룹에서 증가를 나타냈다. Wehrlin 등도 2,500m에서 하루 18시간 거주하고, 1,000~1,800m에서 훈련하는 것을 총 24일 동안 수행한 엘리트 선수는 혈중 에리스로포이에틴과 헤모글로빈, RBC 및 헤마토크리트가 증가했으며, 이들 변화는 $\dot{V}O_{2max}$의 증가와 5,000m 달리기 시간을 개선하는 것과 관련이 있다고 보고하고 있다. 즉, 대부분의 연구는 LHTL이 고도 훈련의 가장 효과적인 형태라는 개념을 지지하고 있다. 운동선수들은 고지 시뮬레이션으로 저기압 챔버, 저산소 마스크/시스템, 질소 희석 및 고도 텐트(■ **그림 16.6** 참조) 등의 판매되는 제품을 이용할 수 있다. 추가적으로, 고지에서 사는 선수의 경우(여전히 고지에 있으면서) 해수면 환경을 시뮬레이

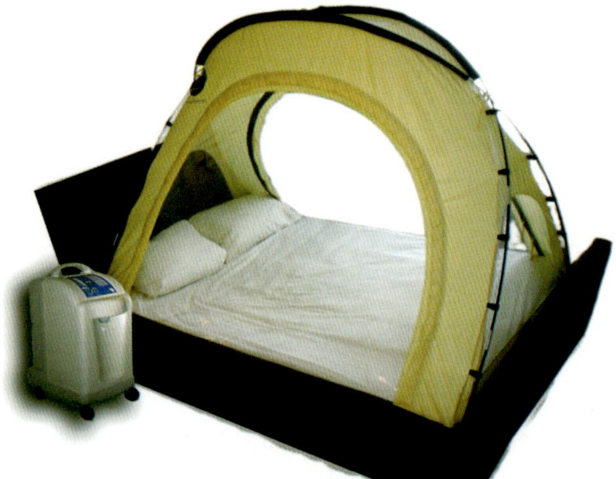

■그림 16.6 고도 텐트

Courtesy of Hypoxico Altitude Training Systems, New York, NY

션하기 위해 산소를 보충하는 방법으로 해수면 수준의 훈련을 할 수 있다.

고강도 유산소 훈련과 무산소 훈련 간의 호환성

스포츠와 경기분야에 있어서 관심있는 하나의 주제는 고강도의 근력/파워와 유산소 훈련의 동시 효과이다. 각각의 훈련효과는 서로 길항적이다. 근력과 파워, 지구력은 동시 훈련(concurrent training)을 통해 향상시킬 수 있지만, 고강도와 높은 운동량으로 동시에 훈련하는 경우 다른 한 쪽은 감쇠될 수 있다. 대부분의 경우, 파워와 강도 획득이 대부분 감쇠된다. 동시 훈련은 유산소 지구성 능력을 감쇠시키지 않을 수도 있으나, 한 연구는 근력 훈련의 추가는 $\dot{V}O_{2max}$의 개선을 방해할 수 있는 것을 보고하고 있다. 근력과 파워 발달에 있어서의 동시 효과에는 많은 변수가 존재한다. 최대 근력을 제대로 발휘되지 못하는 반면(동시 유산소 지구력과 근력 훈련이 단독으로 근력 훈련을 했을 때보다 더 적게 근력 증가를 일으킴), 프로그램 디자인에 따라 비호환성(incompatibility)이 발생하지 않을 수 있다. 비호환성을 불러일으키는 몇 가지 요인은 다음과 같다.

- **운동 사이의 불충분한 회복** – 운동량/강도와 관련한 너무 높은 빈도의 동시 훈련은 과훈련을 유발하는데 특히 하체 훈련의 경우 많이 나타난다. 예를 들어, 운동선수가 일주일에 2~3일씩 하체의 근력 훈련을 하고 그 사이에 고강도 운동을 수행하면, 운동 사이에 완전한 회복의 부족이 발생한다.
- **피로 잔류** – 근력 파워 훈련에 앞서 고강도의 유산소 훈련이 수행되면, 피로에 의하여 근력 훈련기간 동안 근력 및 파워 발달의 진행이 제한될 수 있다.
- **근신경 동원 패턴/적응의 변화** – 동시 훈련을 실시하면 길항적 근신경적응에 의하여 중간근 섬유로 더 많이 전환되고, 제I형 근섬유 비대가 감쇠될 수 있다. 운동단위 동원에 있어서도 길항적 효과가 나타난다. 유산소 훈련은 근육비대를 제한하고, 근력/파워 획득의 가능성을 약화시킨다.

비호환성을 나타내는 몇몇 연구를 보면, 각각 다른 날(6일간 연속적인 훈련)에 $3d \cdot wk^{-1}$의 저항 훈련과 $3d \cdot wk^{-1}$의 유산소 훈련 또는 고강도의 근력 훈련과 유산소 훈련을 복합한 운동을 $4\sim6d \cdot wk^{-1}$ 실시하였다. 유산소와 근력 훈련을 모두 동일한 세션에서 수행할 때(운동 사이에 최소 하루 휴식과 함께 $3d \cdot wk^{-1}$ 빈도로 수행) 비호환성은 빈도에서는 나타나지 않았다. 그러나 Sale 등은 레그프레스 1RM의 증가를 위한 훈련으로 일주일에 각각 4일에 나누어 실시한 훈련이 동시에 이틀을 했던 것보다 더 나았다고 보고하고 있다(25% 대 13%). 이러한 연구들은 운동 사이의 회복 기간이 증가하면 비호환성 문제를 최소화할 수 있다는 것을 보여준다.

파워 발달은 근력보다 더 제한적이다. 지구력 운동선수에 있어서 유산소 훈련과 파워 훈련을 동시에 수행하면 파워와 지구력 모두 향상시킬 수 있지만, 파워 발달의 크기는 단독으로 파워 훈련을 했을 때보다 약간 작을 수 있다. Hakkinen 등의 연구에서는 21주간의 동시 훈련 또는 단독 근력 훈련에서 유사한 근력 증가를 보였다. 그러나 단독의

속설과 오해

고지대- 훈련(TH)은 고도 훈련에 있어 최상의 효과적인 형태

고도를 이용하는 선수에 있어 고지대- 훈련(TH)이 최선의 방법으로 알려져 있다. 그러나, 최근의 연구에 의하면 선수가 고지대에서 거주하면서 훈련을 하는 것보다 저지대(LHTL)에서 충분한 강도를 유지하며 훈련은 하는 경우 선수의 능력을 더 높게 향상시킨다고 보고되고 있다. Bonetti와 Hopkins는 고도/저산소 지구성 훈련에 있어서의 메타 분석을 수행하였다. 그 결과, 아래와 같이 여섯 개의 카테고리로 고도/저산소 훈련 연구를 분류하였으며, $\dot{V}O_{2max}$와 다른 변인에 대한 효과를 계산했다. 인공적인 저산소상태는 질소 주택과 저기압 챔버, 흡입기기, 고도 텐트 등에 의해 제공되었다.

- LHTH: 14개의 연구(1,640~2,690m, 12~30일간)
- LHTL: 6개의 연구(1,780~2,805m, 13~28일간)
- 인공적인 LHTL(8~18시간의 매일 장시간 지속적인 저산소 노출): 12개의 연구(2,000~3,500m, 12~30일간)
- 인공적인 LHTL(1.5~5시간의 매일 단시간 지속적인 저산소 노출): 5개의 연구(3,650~5,500m, 6~19일간)
- 인공적인 LHTL(1.5시간 이내의 매일 단시간 간헐적인 저산소 노출): 6개의 연구(3,400~6,000m, 15~26일간)
- 인공적인 LLTH: 8개의 연구(2,500~4,500m, 9~47일간)

하위 엘리트(Subelite) 선수에 있어서 최대 지구성 파워가 인공적인 단시간 간헐적 LHTL와 LHTL, 인공적이며, 장시간 그리고 지속적인 LHTL에서 상당히 개선되는 것으로 나타났다(1~4%). 엘리트 선수에 있어서는 LHTL이 가장 유리하게 기록됐다. $\dot{V}O_{2max}$에 있어서 하위 엘리트 선수에 있어서의 증가는 LHTH와 비슷했지만, LHTH는 엘리트 선수의 운동능력을 감소시켰다. 다른 중재 변인이 미치는 영향에 대해서는 불분명하다. 연구진들은 자연스러운 LHTL이 엘리트와 하위 엘리트 선수의 지구성 능력을 향상시키기 위해서 최상의 훈련전략을 제공한다고 결론 내렸다.

근력 훈련은 힘의 발달 비율(rate of force development: RFD)의 향상을 가져오는 반면, 동시 훈련은 RFD를 향상시키지 못했다.

훈련의 순서도 적응에 중요한 역할을 한다. Leveritt과 Abernethy는 25분의 유산소 운동 실행 후에 실시하는 30분간의 리프팅 능력에 대한 연구에서, 3세트 이상의 스쿼트 동작 동안 반복횟수가 13~36% 감소하는 것을 발견했다. Bell 등도 저항 훈련 전의 지구력 훈련과 그와 반대의 운동을 비교한 결과, 순서와 관계없이 양쪽 모두 유사하게 $\dot{V}O_{2max}$가 증가하는 것을 발견했다. 그러나 먼저 저항 훈련을 수행한 그룹이 더 큰 근력 증가를 달성하였다. 유산소 훈련을 먼저 수행할 때 적어도 하체 운동능력이 감소할 수 있다. 고강도의 상체 운동 이전의 고강도 유산소 훈련의 효과에 대해서는 알려진 바가 부족하다. 근력과 지구성 훈련은 운동 사이에 허용되는 적절한 회복을 제공하는 동시에 수행할 수 있으며, 가능한 근력 훈련은 먼저 수행하고, 유산소 운동의 운동량과 강도는 너무 높지 않게 한다. 특정 훈련 단계는 유산소성 및 무산소성의 컨디셔닝을 필요로 하는 운동선수 각각 개인을 대상으로 사용하는 것이 권장된다. 저-중등 강도의 유산소 훈련은 근력 훈련 단계 동안 수행할 수 있으며, 유산소성 지구력 향상이 훈련 단계의 목표인 경우 저항 훈련을 지속할 수 있다.

무산소성 운동선수를 위한 유산소성 지구력

여러 스포츠들(레슬링, 복싱, 축구, 하키, 농구)은 유산소성 및 무산소성 에너지에 크게 의존한다. 체중조절과 운동 중의 회복 향상과 활력에 중요한 CV 체력 개선이 중요한 선수들에게는 유산소 훈련이 필수적이다. 유산소성 및 무산소성 운동의 정밀한 시간과, 반대 효과를 최소화하기 위한 적절한 순서 배치가 중요하다. 훈련 주기화도 중요하다. 오프시즌 훈련은 기초 컨디션을 위해 적은 양의 유산소 훈련과 함께 근력과 파워 훈련에 집중해야 한다. 오프시즌(시즌 후)의 끝은 프리시즌(시즌 전)의 근력/파워 테스트로 이루어진다. 근력과 파워는 무산소 스포츠의 능력과 상관이 있으며, 오프시즌 훈련 동안에 강조할 필요가 있다. 프리시즌 기간 동안에는 근력 유지가 목표가 되며, 최대 파워능력을 위하여 전력질주/민첩성/플라이오메트릭 운동의 빈도를 증가시킨다. 이 때 유산소 훈련의 강도는 시즌이 시작할 때까지 최고로 증가시킨다. 무산소 컨디셔닝 훈련은 완충능력 및 산-염기 평형을 향상시키기 위해 통합된다. 근력 유지 훈련과 고강도 유산소 훈련을 동시에 수행할 수 있다. 인-시즌 훈련은 대부분의 체력 요소를 유지시키기 위한 프로그램으로 구성된다. 스포츠 참여는 컨디셔닝을 유지 또는 향상시킬 수 있다. 특정 컨디셔닝은 경기 일정에 따라 일주일에 며칠 훈련을 할 수 있다. 훈련량은 선수의 플레이 상태에 따라 달라지는데 예를 들어, 후보 선수들은 질 낮은 연습시간 때문에 선발선수에 비해 컨디션도 떨어진다. 코치는 경기 준비 컨디셔닝을 유지하기 위해 비스포츠 훈련의 양을 증가시켜야 한다. 훈련과 함께 스포츠 연습과 경기의 엄격한 균형 유지가 코치에게 어려울 수 있지만, 성공적인 코치는 질적 프로그램을 통하여 부상을 최소화하고, 능력을 최대화하고, 시즌후의 탈 훈련(detraining)을 방지한다.

더운 환경과 추운 환경에서의 유산소 지구성 훈련

외부 환경은 유산소 지구성 운동에 대한 반응에 중요한 역할을 한다. 체온조절은 운동하는 동안 환경 적응에 매우 중요하다. 시상 하부는 체온조절의 중심으로 열 평형을 유지하기 위한 온도조절장치와 같은 역할을 한다. 체온조절 시스템은 열 증가(운동, 기초대사량[BMR], 호르몬 조절, 환경, 식이 발열 효과)와 열 손실(복사, 전도, 대류, 증발)의 평형을 유지하는 일을 한다(■ 그림 16.7). 휴식 시에는 복사, 전도, 그리고 대류가 열 균형을 유지하기 위해서 작동한다. 전도는 서로 직접 접촉에 의한 두 고체의 표면 사이의 열 교환을 말하며, 대부분의 상황에서의 열 손실의 2% 미만을 차지한다. 복사는 몸으로부터의 에너지 파의 이동을 뜻하고 다른 것에 의해 흡수된다. 대류는 몸의 표면과 공기 사이에서 발생하는 열 교환이다. 증발은 운동 시 열 분산을 위해서 가장 중요하다. 수분의 증발은 발한의 결과 발생하며, 빠르게 인체 몸을 냉각시킨다. 인체 표면에는 2~4백만 개의 땀샘이 있으며, 선수를 냉각시키는 것에 도움을 준다. 냉각된 피부는 신체의 표면 근처의 혈액을 냉각시키는 것에 도움이 된다. 땀과 호흡기계로 부터의 수분 손실은 심부 온도의 과도한 증가를 방지할 수 있다. 야외의 온도가 증가하면, 전도와 대류, 복사에 의한 열 손실의 촉진 효능이 떨어지기 때문에, 더위에서 운동을 하는 동안 발한에 의하여 몸을 냉각시키는 것이 중요하다. 상대 습도가 높을 때 발한에 의한 증발은 더 어려워진다. 상대 습도는 특정 온도에서 공기에 있어서의 수분의 비율을 말하며, 공기가 포함할 수 있는 습기의 총 양을 말한다. 높은 상대 습도 비율은 땀을 강제적으로 방울지게 하고 증발보다는 선수가 땀을 흘리게 한다. 그 결과로, 냉각 기전은 감소하게 되고, 이로 인해 덥고 다습 한 날씨에서의 운동은 상온에서 운동보다 피로 및 열 손상에 더 큰 위험을 초래할 수 있다. 피부쪽으로 혈액의 흐름은 신체의 냉각 기전에 의해 증가한다. 몸의 표면으로의 더 많은 혈액의 흐름은 복사를 통한 열 손실을 증가시키고 운동 시 심부온도의 증가에 몇 가지 원인을 제공한다. 휴식 시의 근육 온도의 범위는 33~35℃이다. 운동하는 동안 근육 온도가 증가함에 따라, 근육으로부터 열전달은 피부를 순환하는 동맥혈로 이동한다. 심부에서 피부로의 열 이동 속도는 온도 변화와 피부의 전도성에 의해 결정된다.

더운 환경에서의 유산소 운동

더운 환경에서 운동 중인 인체에는 모순(paradox)이 존재한다. 운동 중에 뼈대근은 산소와 영양소 배달을 위한 혈액의 흐름이 필요하다. 정상적인 환경 조건 아래에서, Q_C의

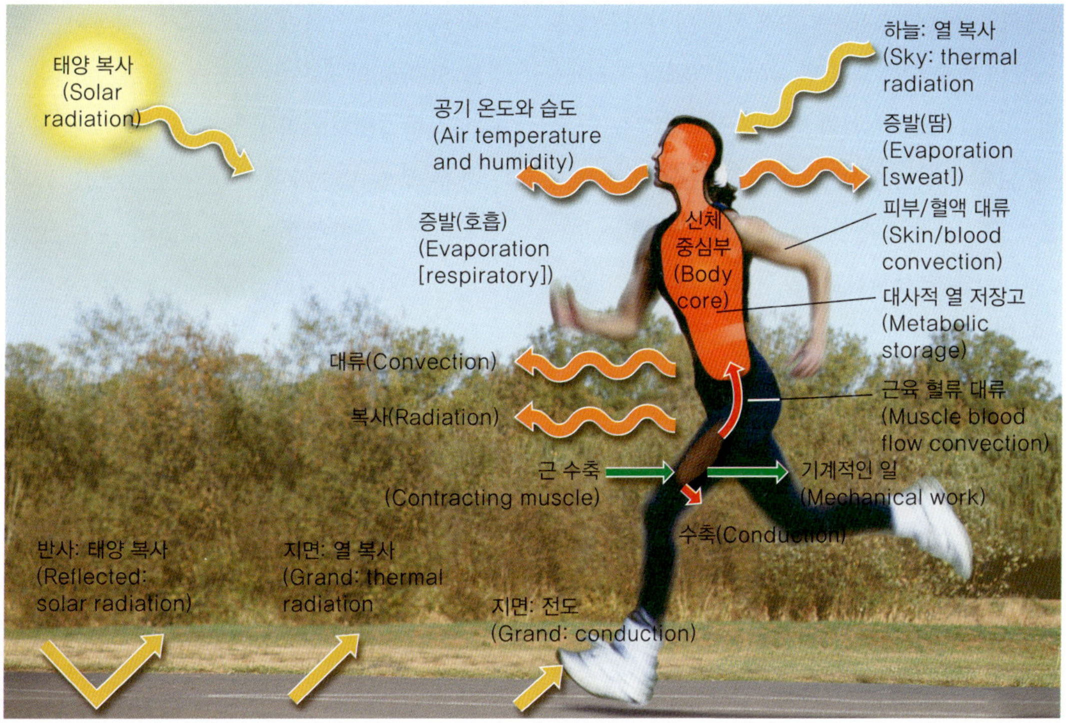

■**그림 16.7** 열 교환의 조절

Reprinted with permission from McArdle WD, Katch FI, Katch FI, Katch VL. *Exercise Physiology: Nutrition, Energy, and Human Performance.* 7th ed. Philadelphia, PA: Lippincott Williams & Wilkins;2010.pp.615

최대 80%는 운동의 물리적 요구를 충족시키기 위해 근육으로 전용된다. 그러나 피부의 표면은 열 분산을 위해 큰 혈액의 흐름이 필요하다. 심박출량은 분할되어야 하며, 이것은 신체의 심부 온도의 상승을 발생시키며, 유산소 운동을 더 도전적으로 만든다. 예를 들어, 혈류 감소는 운동을 보다 무산소적으로 수행하게 하고, 더 높은 혈중 젖산의 상승과 근육 글리코겐의 더 큰 분해, 전해질의 유실과 피로로 이어질 수 있다. 혈장량 감소를 보상하기 위해 피부로의 혈류의 감소가 부분적으로 나타나고, Q_C를 유지하기 위한 땀 손실이 동반된다. 순환 혈류 및 근육의 혈류는 더운 환경에서 운동을 하는 동안 Q_C 분포의 열 조절을 대체한다. 따라서, 심부 온도는 강도에 비례하여 증가한다. 일부 연구는 유산소 운동선수가 105.0°F(역주; 40.1℃)이상의 더위에서 운동을 하더라도 전혀 악영향을 나타내지 않을 수 있는 것을 보고하고 있다. 높은 유산소 능력을 가진 선수는 더 큰 체온조절 보정능력을 가지고 있으며, 덜 훈련되거나 연습하지 않은 사람보다 더운 환경에서 운동에 대한 큰 내성을 가진다. 열 적응은 일반적으로 7~14일 정도의 격렬한 운동이 필요하며, 하루에 1.5~2시간(3일마다), 50% $\dot{V}O_{2max}$ 이상의 운동이 권장된다. ACSM은 열 적응 증가를 위한 운동으로 더운 환경에서 10~14일 정도의 운동 훈련을 권장하고 있다. 피로는 심부 온도가 38~40℃ 일 때 발생한다. 일부 연구에 의하면 심부 온도는 50% $\dot{V}O_{2max}$일 때 37.3℃ 로, 75% $\dot{V}O_{2max}$일 때 38.5℃ 로 상승한다고 보고하고 있다. 심부 온도가 40℃ 이상으로 증가하는 것을 운동성 고열(exertional hyperthermia)이라고 정의하며, 뼈대근 활동의 증가에 의한 열 생산이 열 분산보다 빠르게 축적될 때를 말한다. 격렬한 운동 시 열 생산은 안정 시보다 15~20배 이상 높다. 뇌의 온도가 고온에서 심부 온도보다 높으며 이런 높은 온도는 선수가 탈진의 징후를 경험하게 하고, 결국 쓰러지게 할 가능성이 있다. 더운 환경에서의 운동의 부정적인 효과는 비만, 낮은 체력 수준, 순응(acclimatization)의 부족, 수면 부족, 땀샘 장애, 감염, 특정 약물의 사용 등에 의해 악화된다.

더운 환경에서의 운동의 효과는 탈수에 의해 더 악화된다. 탈수는 2% 이상의 체중 감소 및 소변 삼투압(700mOsmol 이상)과 소변 비중(1.020 이상)과 함께 가장 두드러진다. 탈수에 의한 수분의 손실은 혈장량과 Q_C, 열 분산, 피부 혈류, 발한 비율을 감소시키고, 심부온도 및 운동자각도(perceived exertion)를 증가시킨다. 탈수가 증가함에 따라 온도조절은 더 어려워진다. 3~5%의 탈수는 땀 생산 및 열손실 감소에 의한 피부 혈류의 감소를 일으킨다. 예를 들어, 약 1시간 동안의 운동은 약 0.5~1.0L의 땀 손실을 일으키고, 고강도의 유산소 운동 시의 발한 비율은 3.7L · h^{-1}로 높게 나타난다. 미식축구선수(큰 장비로 인해서)의 경우, 8.8L · h^{-1}이상 손실될 수 있다. 운동선수는 평균 1~2.5L · h^{-1}의 발한 비율을 나타내며, 일반적으로 여성은 남성에 비해 발한 비율과 전해질 손실이 더 낮다. 유산소 운동에 있어 더 높은 강도와 시간에 의해서 더 많은 땀이 손실될 수 있다. 엘리트 마라톤선수의 경우, 경기 중에 약 5L 이상(또는 체중의 약 6~10%)까지 수분 손실이 발생할 수 있다. 땀의 미세성분의 농도는 평균 나트륨 35mEq · L^{-1}, 칼륨 5mEq · L^{-1}, 칼슘 1mEq · L^{-1}, 마그네슘 0.8mEq · L^{-1}, 염화물 30mEq · L^{-1}이며, 유전과 식이, 발한 비율, 열 순화 수준에 따라 달라진다. 선수가 탈수상태에 운동을 시작하는 경우, 열 질환의 위험이 크게 증가한다. 탈수는 CV 기능에 부정적인 영향을 미치고, 축열을 증가시키고, 탈진까지의 시간을 감소시키고, 지구력 운동능력을 감소시킨다. 1L의 땀이 손실되는 동안, 운동은 1L · min^{-1}의 Q_C 감소를 일으키고, 8bpm까지 HR를 증가시킨다. 체중의 약 4.3% 손실의 탈수는 걷기능력을 약 48%까지 감소시키고, 22% 이상 $\dot{V}O_{2max}$를 감소시킨다.

유산소 지구성 운동 전 또는 운동 중, 운동 후의 적절한 수분섭취(hydration)는 최적의 CV, 체온조절 및 운동능력에 있어 매우 중요하다. 갈증이 일어나기 때문에 열 변형을 최소화하기 위해 선수는 일정한 간격을 두고 수분을 섭취해야 한다. 수분 균형에 대한 다음의 권장 사항은 더운 환경에서 운동을 하는 동안 선수에게 도움이 될 수 있다.

- 더운 환경에서의 유산소 운동이 예상되는 전날 밤에 최소 500mL의 물 또는 스포츠 음료를 마신다.
- 더운 환경에서의 유산소 운동이 있는 날 아침에 잠에서 깼을 때 500mL의 물 또는 스포츠 음료를 마신다. 일부 선수들은 사전 수분섭취를 위하여 물(1~2L)과 글리세롤을 혼합하여 마시지만, 글리세롤의 사용은 권장되지 않는다. ACSM은 적어도 체중에 비례하여 5~7mL · kg^{-1}를 운동 전 4시간까지 섭취할 것을 권장한다. 수분섭취(물 또는 스포츠 음료)는 좋은 맛과 15~21℃ 사이의 것이 좋다.
- 운동 20분 전에 400~600mL의 물 또는 스포츠 음료를 마신다.
- 더위에 운동을 하는 동안(특히 장시간 운동, 3시간 이내), 수분 섭취(가능한 경우)는 발한 비율과 일치하거나 비슷한 수준으로 한다. 발한 비율은 일반적으로 0.4~1.8L · h^{-1}의 범위이다. 일반적으로, 물과 스포츠 음료는 필요에 따라 0.4~0.9L · h^{-1} 비율(또는 매 10~20분 당 0.15~0.3L)로 사용될 수 있다.
- 운동 후에는 체중 1kg의 손실당 1.5L까지의 물 또는 스포츠 음료를 마신다.
- 물 대신에 탄수화물의 혼합물(5~8%), 아미노산, 비타민과 미네랄(나트륨, 칼륨, 염화물, 마그네슘 등)이 포함된 음료를 섭취할 수 있으며, 운동 중 손실된 전해질을 대체하고 에너지를 위한 영양소를 제공하는 데 사용할 수 있다. ACSM은 20~30mEq · L^{-1}의 염화나트륨과 2~5mEq · L^{-1}의 칼륨을 포함한 스포츠 음료의 섭취를 추천한다.

추운 온도에서의 유산소 운동

추운 온도는 운동 중에 선수에게 스트레스를 일으키지만, 일반적으로 유산소성 능력을 제한하지 않는다. 추운 환경에서 에너지 소비는 증가할 수 있으며 이로 인한 추가적인 수분 손실이 발생할 수 있다. 높은 유산소 체력 수준이 내한성(cold tolerance)에 미치는 영향은 적다. 저체온증, 동상, 천식 등 추위 관련 부상을 방지하기 위해 주의가 필요하다. 추위 노출은 말초혈관 수축을 일으키고, 말초혈류 감소와 단열 및 심부 온도 유지에 역할을 하는 심부와 외부 피복 사이의 대류를 감소시킨다. 열은 교체되는 것보다 빠른 속도로 몸에서 손실된다. 혈관수축은 피부 온도가 34~35℃로 떨어질 때 시작되고, 피부온도가 31℃이거나 26~28℃의 물속에 있을 때 최대가 된다. 추위 노출은 몸의 떨림을 통해 열 생산 대사(추위에 의한 체열 생산)를 증가시킨다. 순화는 저온과 관련된 스트레스 감소를 돕는다. 추운 온도에서의 장기간 노출은 동화(확연한 추위 반응을 제외한)와 지나친 몸의 떨림, 더 큰 열 보존 등을 통해 선수의 체온조절을 돕는다. 여러 가지 요인이 추위 노출의 급성 반응에 영향을 미친다. 비를 맞거나 물속에 들어가는 것(침수)은 추운 온도의 영향을 증대시킨다. 물은 공기보다 대류에 대한 높은 열 용량을 가지고 있기 때문에 열 손실이 더 크다. 피하 지방이 많은 선수는 열 손실을 제한하는 단열능력이 더 크고 혈관수축 수준이 높다. 또한 성차가 존재하는데 여성은 남성에 비해 근육량의 낮기 때문에(체지방의 높은 수준임에도 불구하고) 더 큰 열 손실이 발생할 수 있다. 노화에 따른 혈관수축과 열 보전의 감소로 인해 내한성은 감소하며, 내한성의 감소는 선수가 저혈당일 때 더욱 현저해진다(몸 떨림 반응을 저해하기 때문에).

추위에서 운동을 수행할 때에는 주의가 필요하다. 온도, 풍속 냉각(windchill), 강수량, 침수 깊이(물), 그리고 고도(고도 상승에 따른 추운 온도) 등에 대한 정보와 모니터링이 필요하다. 높은 풍속 냉각요인과 추운 온도에 따라 선수는 의류를 준비해야 한다. 적절한 의류는 선수를 외부로부터 격리시키고, 땀 발산을 허용하고, 추운 환경에서 심부 온도를 유지하는 데 도움이 된다. ACSM은 의류의 세 개의 층을 권장하고 있다: (1) 피부에 접촉하는 면이므로 쉽게 습기를 흡수하지만, 다른 층으로 이동하지 않는 속층(경량의 폴리에스테르 또는 폴리프로필렌), (2) 기본적으로 단열을 제공하는 중간층(폴리에스테르 플리스 또는 울), (3) 외부로 수분 전달을 극대화할 수 있는 바깥층. 비가 오거나 바람이 센 경우를 제외하면 외부 층은 필요하지 않을 수 있다. 단열의 수준은 운동강도와 지속시간에 따라 조절된다. 의류 단열(CLO)은 발한을 최소화하기 위해 조절해야 하며, CLO 단위는 복장에 대한 정보를를 제공한다. ■ **표 16.10**에는 다양한 의류 단열 단위를 나타냈다. ■ **그림 16.8**은 유산소 운동강도에 따른 의류 단열의 요구사항을 나타낸다(MET에 따른). 추운 날씨일수록 CLO 단위는 더 높아진다(각각의

■ 표 16.10 다양한 의류 단열 단위

의류	CLO 단위
셔츠, 경량 바지, 양말, 신발, 속옷 브리프	0.6
셔츠, 바지, 자켓, 양말, 신발, 속옷 브리프	1.0
방풍/방수 조깅 셔츠, T-셔츠, 브리프, 육상 반바지, 양말, 선수용 신발	1.03
모(플리스) 긴팔 셔츠, 선수용 양말 및 신발	1.19
경량 자켓, 내열 긴 상 · 하의 속옷, 브리프, 쉘(shell) 바지, 선수용 양말 및 신발	1.24
경량 자켓, 긴 상하의 속옷, 모(플리스) 긴팔 셔츠, 속옷 브리프, 쉘(shell) 바지, 선수용 양말 및 신발	1.67
스키 자켓, 내열 긴 속옷 하의, 터틀넥 니트, 스웨터, 스키 바지, 니트 모자, 고글, 장갑, 두꺼운 양말과 부츠	2.3
모자 달린 파카, 쉘(shell) 바지, 섬유 충전식 속바지, 내열 긴 상 · 하의 속옷, 셔츠 스웨터, 장갑, 두꺼운 양말과 부츠	3.28
추운 환경 탐험 수트, 내열 긴 상 · 하의 속옷, 셔츠 스웨터, 장갑, 두꺼운 양말과 부츠	3.67

Adapted with permission from American College of Sports Medicine. American College of Sports Medicine Position Stand: Prevention of cold injuries during exercise. *Med Sci Sports Exerc.* 2006;38:2012–2029.

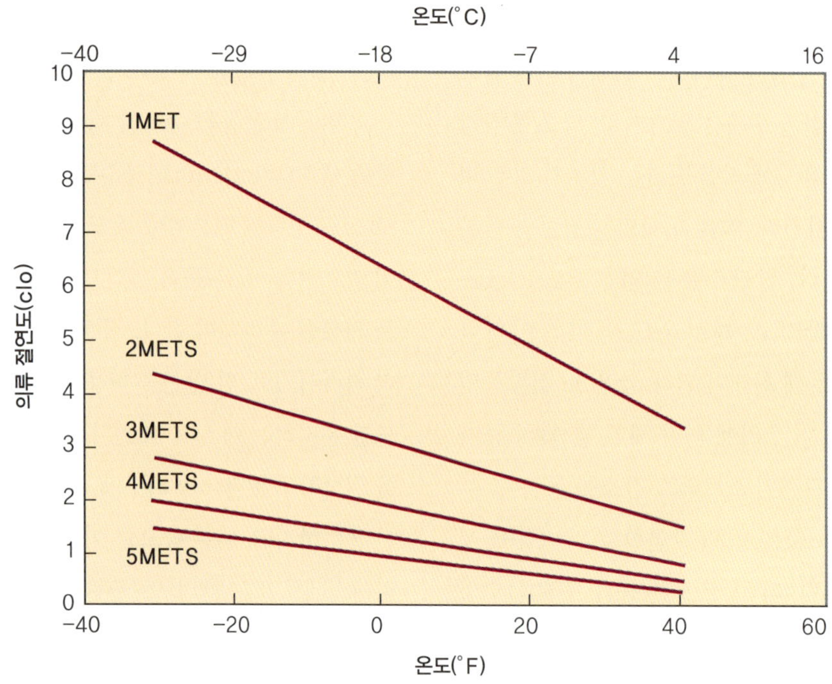

■**그림 16.8** 다양한 강도의 운동을 위한 의류 단열 단위

Reprinted with permission from American College of Sports Medicine. American College of Sports Medicine Position Stand: Prevention of cold injuries during exercise. *Med Sci Sports Exerc.* 2006;38:2012-2029

선이 점점 증가함). 운동강도가 증가함에 따라 CLO 단위는 감소한다. 단열성이 적은 의류는 점증적으로 더 높은 강도의 운동에 필요하다. 의류 선택은 잠재적인 운동자극과 일치해야 한다. 휴식 시의 추운 온도에 맞춰 처음부터 너무 두껍게 입으면 안 되며, 운동 중에 필요한 잠재적 의류 단열에 따라 입어야 한다. 너무 두껍게 입으면 지나치게 큰 열 유지의 원인(더 많은 발한으로 연결됨)이 되며, 선수에게 무게를 추가한다. 궂은 날씨는 단열 요구사항을 증가시킨다. 겨울에는 안정 시 열 손실의 최대 50%가 머리를 통해 발생하기 때문에 니트 모자는 단열을 위해 필요하다. 운동 중 CLO 요구사항은 온도와 대사율(metabolic rate)에 따라 조절되며 겹쳐 입기는 열 생산과 단열의 균형에 있어서 유연하게 선택할 것을 권장한다.

요점 정리

- ✔ 유산소 훈련은 CV, 호흡, 대사, 신경근 적응 등에 유익한 효과가 많고, 선수들의 지구성 능력을 개선할 수 있도록 한다.
- ✔ 유산소 지구성 능력은 $\dot{V}O_{2max}$와 운동 효율성, LT, 근섬유 유형과 관련이 높다.
- ✔ 여러 형태의 유산소 운동을 훈련에 사용할 수 있다. 운동의 다양성에 의해 운동 동기를 높게 유지시키고 다양한 자극을 몸에 제공하기 때문에 중요하다.
- ✔ 훈련강도는 일반적으로 $\dot{V}O_{2max}$와 HR, 또는 RPE를 통한 세 가지 방법으로 처방할 수 있다. 또한, 운동능력을 모니터링하는 것(특정 시간을 수행하는 거리 또는 특정 거리를 수행하는 시간)도 사용된다.

- 유산소 지구성 훈련은 ACSM 지침에 따라 일주일당 최소 20~50분을 2~5일 수행해야 한다. 이 지침은 지구성 스포츠 선수의 훈련을 위해 제공된다.
- 지속적, 장시간, 페이스/템포, 파트렉, 간격, 언덕 달리기, 반복 훈련은 유산소 훈련을 향상시키기 위해 사용되는 방법이다.
- 고도는 선수들에게 생리적 스트레스를 일으킨다. 최근의 연구는 해수면에서의 $\dot{V}O_{2max}$와 지구성 능력을 증가시키기 위해서는 "고지대-거주, 저지대-훈련"이 "고지대-거주, 고지대-훈련" 또는 "저지대-거주, 고지대-훈련" 보다 더 효과적이라는 것을 밝히고 있다.
- 높은 운동량과 빈도로 근력 훈련을 동시에 수행하는 경우, 고강도의 유산소 훈련은 근력과 파워 획득을 방해할 수 있다. 이 비호환성은 유산소 훈련 전에 근력 훈련을 수행하고 운동과 운동 사이의 충분한 회복에 의하여 예방할 수 있다.
- 덥고 추운 환경은 유산소 훈련 동안 선수들에게 스트레스를 유발한다. 안전성 향상과 능력을 극대화하기 위하여 특별한 주의가 필요하다.

복습 문제

1 "스피드 플레이"로 알려진 유산소 훈련의 형태는?

a. 간격 훈련
b. 파트렉 훈련
c. 반복 훈련
d. 언덕 훈련

2. 지구력 훈련은 어떤 훈련 목표를 증가시키기 위한인가?

a. $\dot{V}O_{2max}$
b. 운동 효율성
c. 젖산 역치
d. 위의 사항 모두 해당된다.

3. 고지 훈련 중 가장 권장되는 방법은?

a. 고지대-거주, 고지대- 훈련
b. 저지대-거주, 저지대- 훈련
c. 고지대-거주, 저지대- 훈련
d. 저지대-거주, 고지대- 훈련

4. 유산소 운동강도를 모니터링 하기위해 보그 RPE 척도를 사용하는 경우, 건강하고 숙련된 개인에 있어서 $\dot{V}O_{2max}$를 증가시키기 위한 가장 적합한 자극을 제공하는 범위는?

a. 6~9 b. 9~12
c. 12~14 d. 14~17

5. 더운 환경에서 운동할 때 열 손실의 가장 중요한 방법은?

a. 증발 b. 대류
c. 전도 d. 복사

6. 7mph에서의 달리기 때 발생하는 에너지 소비의 MET 값은?

a. 9
b. 10
c. 11.5
d. 14

7. 물속에서의 유산소 운동은 일반적으로 찬물 온도가 심박출량을 증가시키기 때문에 지상에서의 활동에 비해 HR을 더 높게 증가시킨다. O / X

8. 언덕 훈련은 유산소 훈련 운동의 강도를 증가시키는데 사용할 수 있다. O / X

9. ACSM은 체내 수분공급을 위하여 운동 4시간 전까지 체중 1kg당 5~7mL 정도의 수분(물 또는 스포츠 음료)의 섭취를 권장한다. O / X

10. 유산소 운동강도 처방의 최대심박수(HR_{max}) 방법은 예측된 HR_{max}와 안정 시의 HR의 차이에 목표 강도(소수점 형태)를 곱하여 구하고, 그 값에 안정 시의 HR 값을 더하여 목표 HR값을 구한다. O / X

11. 운동 효율성은 주어진 속도에서 운동의 에너지 비용을 의미한다. O / X

12. ACSM은 건강한 성인의 유산소 능력을 높이기 위해서 20~60분의 지속적 또는 간헐적 유산소 운동을 권장한다. O / X

참고문헌은 한미의학 홈페이지 자료실을 통해 확인 가능합니다.
http://www.hanmibook.co.kr

CHAPTER 17

주기화 훈련과 테이퍼링

장혁기

학습목표

이 장을 학습한 후에 아래의 사항을 이해할 수 있다.

- 주기화를 정의하고 1년의 훈련을 작은 단계로 나누는 장점을 이해한다.
- 일반적응증후군을 정의하고 주기화 훈련의 적응에 대해서 논의한다.
- 단기경쟁을 위한 테이퍼링 방법에 대해서 논의한다.
- 다양한 주기화 모델과 목표를 달성하기 위한 적절한 운동량 및 강도에 대해서 논의한다.
- 선수들이 발전될 수 있는 장주기의 방법을 정의한다.

주기화(periodization)는 선수들이 경기의 일정에 맞춰서 최대의 경기력을 발휘하게 하는 것과 과훈련의 위험성을 감소시키기 위하여 훈련 프로그램을 조절하는 과정이다. 주기화는 훈련 프로그램을 다르게 바꾸어서 실시하기도 하지만, 그 기본은 훈련 동안 훈련강도와 훈련량이다. 주기화는 특정한 목표에 부합하도록 더 작은 단위의 훈련으로 나누어서 훈련하는 방법으로 체계화되어 사용되어 왔다. 주기화는 근대 올림픽 게임(776 BC~393 AD)에도 활용되었는데, Philostratus가 그리스 올림픽 참가 선수들이 올림픽을 준비하는 단계 동안의 훈련체계를 간소화하여 발전시켰다. 주기화 전략에 대한 글은 1920대와 1930년대에 동유럽 스포츠 과학 문헌에서 발견되기도 하였다. 러시아에서는 1917년과 1925년 사이에 Kotov, Gorinewsky, 그리고 Birsin 등의 저자들에 의한 훈련 단계와 훈련 구성에 대한 문서가 발간되었다. 그리고 1938년경에 트랙과 필드, 스키, 복싱, 체조, 그리고 워터 스포츠 등에서 훈련 주기화의 원리를 묘사한 전문 스포츠 문서들이 발간되었다. 프로그램들은 1936년 올림픽 게임을 준비하면서 사용된 4년 주기의 독일 훈련 프로그램에 의해 입증된 것을 더 세련되게 만들었다. 1946년경 영국에서는 Dyson이 비경쟁적, 경쟁 이전, 경쟁 초기, 주 경쟁, 그리고 경쟁 이후 단계의 훈련에 대해 기술한 문서를 발간하였다. 주기화의 기술과 방법의 수정, 적응, 그리고 적용은 1950년대와 1960년대에 이르러서도 계속되었다. 1965년에는 러시아인 스포츠 과학자인 Leonid Matveyev에 의해 주기화 훈련 프로그램을 다른 단계 또는 다른 사이클로 나누는 모델에 대한 문서가 발간되었다. 그는 1952년 올림픽 게임을 위하여 준비하였던 러시아 선수들의 훈련에 관련한 질문지에 기초하여 그 모델을 발전시켰다. 그는 용어 주기화를 활용하였고, 이 모델을 일년 주기 중 하나의 중요한 경쟁 일정에 기초를 두었다. 또한, 일 년 주기 중 여러 번 경기를 치르는 종목의 선수들을 위하여 그 모델을 변화시키면서 발전시켰다. 북미에서는 20세기 상반기동안 주기화의 훈련 원리가 일반적이지 않았다. 하지만, 미국의 과학자들과 코치들이 동유럽의 훈련 방법을 연구하고, Matveyev와 선행 연구를 기초로 모델을 발전시키도록 유도하였다. 주기화의 근본적인 목표는 훈련 스트레스와 회복을 최적화하는 것이었다.

Matveyev는 일 년 중의 훈련을 준비기, 시합기, 전이기의 세 가지 단계로 나누었다(■ 그림 17.1과 ■ 그림 17.2). 각 훈련 단계는 훈련량과 강도의 변화와 관련된다. 게다가,

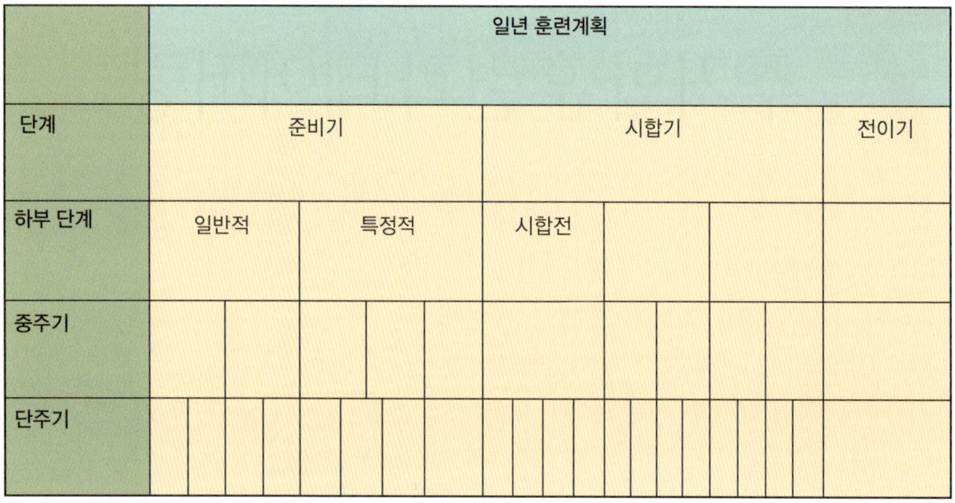

■그림 17.1 Matveyev에 의해서 제안된 일년 훈련계획

Reprinted with permisson from Bompa TO, Haff GG, periodization: *Theory and Methodology of Training*. 5th ed. Champaign (IL): Human Kinetics; 2009. pp. 125-256

Matveyev는 훈련강도에 따라 비율을 증가시키는 각 단계의 기술적 훈련을 정립하였다. 준비기 단계는 시합기와 전이기의 하부 단계로서 일반적 단계와 특정 단계로 구성된다. 일반적으로 준비기 훈련에서는 훈련량은 많고 훈련강도는 낮다. 이 훈련의 주된 목적은 선수를 특정 스포츠 종목에 맞도록 더 강하게 준비시키는 것이다. 즉, 준비기는 생리학적으로 시합기 단계에 적절한 몸 상태를 만들기 위하여 훈련하는 단계라고 할 수 있다. 이 단계의 훈련강도는 저-중강도이기 때문에 선수는 스트레스를 덜 느끼게 된다. 이 강도는 과 훈련의 위험을 감소시키며 선수들이 다음 단계를 준비하도록 돕는다. 준비기 단계의 두 번째 부분에서는 훈련량을 감소시키고 훈련강도를 증가시켜 특정 스포츠의 움직임에 맞는 운동시간을 더 길게 구성한다. 시합기 단계는 시합 전 단계와 주시합 단계로 나뉘는데, 시합 전 단계는 연습게임(exhibition contests)으로 구성된다. 그 예로 미식축구 같은 스포츠에서의 시즌 전 게임 또는 연습 경기(scrimmages)를 들 수 있다. 반면에, 시합 전 단계의 연습경기 중 주요 경쟁(가장 중요한 경기)은 주시합 단계의 부분에 포함한다. 그 차이는 훈련량과 훈련강도가 어떻게 조절되는가에 있다. 시합 전 단계에서는 훈련량을 감소시키고 훈련강도는 증가시킨다. 거의 주시합 단계에서처럼, 훈련강도는 최고 수준에 가까운 반면에 훈련량은 감소시킨다. 안정 단계는 오프시즌 훈련으로 향상된 체력이 시즌동안 유지되는 주시합 단계와 비슷하다. 최종 단계는 이전 훈련 단계의 피로를 회복하기 위하여 사용되는 활동적 휴식을 하는 전이기 단계이다. 전이기 단계는 원기를 회복하는 단계로 선수들이 이전의 시합기 단계의 피로를 제거하는 단계이기도 하다. 활동적인 휴식 동안 훈련량과 강도 모두를 감소시키고 다른 운동 유형들도 소개될 수 있다.

주기화와 함께 훈련계획은 세주기로 세분화된다. **장주기(macrocycle)**는 확장된 훈련 단계(주로 일 년 프로그램)이며 **중주기(mesocycles)**로 다시 나눠질 수 있다. 경우에 따라서, **단일주기(monocycle)**는 목표로 하는 경기를 위하여 신체주기를 최고조로 끌어올리는 장주기를 설명하는데 사용되어 왔다. 중주기는 수주에서 수개월의 훈련으로 구성할 수 있고, 더 작은 단주기로 구성할 수 있다. 중주기의 기간은 선수에 따라서 약 1~4개월 범위로 설정할 수 있다. **단주기(microcycle)**는 보다 더 작은 훈련단위로 구성되는데 일반적으로 약 5~10일에서 4주 정도이다. 단주기는 중주기와 중주기 사이에 전이기를 돕고, 전문성을 증가시키기

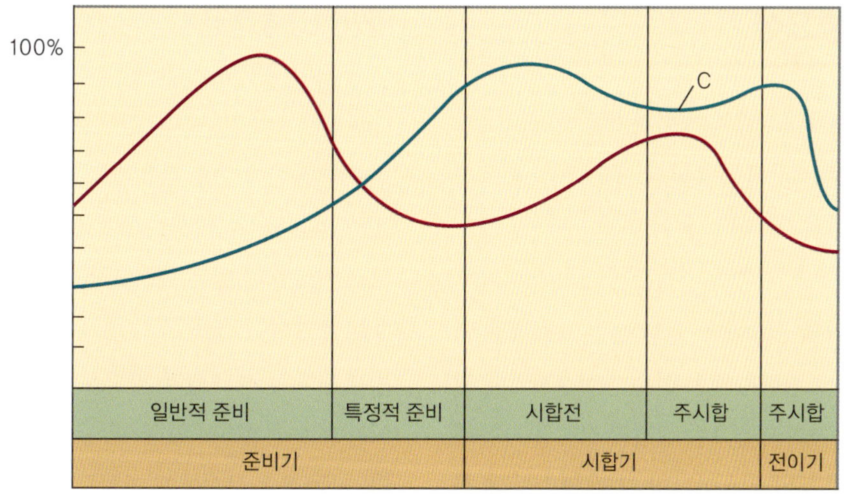

■그림 17.2 주기화의 Matveyev's 모델. 보라색은 운동량, 파랑색은 운동강도를 가르킨다.

Reprinted with permission from Bompa TO, Haff GG. Periodization: *Theory and Methodology of Training*.5th ed. Champaogn (IL): Human Kinetics; 209. pp. 125-256

위하여 프로그램을 디자인한다.

Matveyev의 주기화 모델은 새로운 것임에도 불구하고, 모든 선수들의 요구에 만족하지 못하였다. 그 이유는 운동의 선택, 순서, 그리고 휴식간격의 길이 같은 프로그램의 변수를 다루는데 실패하였다고 평가받았기 때문이다. 이뿐만 아니라 훈련량과 훈련강도의 계산 실패(단관절 및 코어 운동 등을 위한 주기화), 단주기와 단주기 사이에 양과 강도관계를 지나치게 단순화한 것, 저항 훈련에 더하여 다른 훈련의 통합 실패, 그리고 모든 단계에서 저 · 중 · 고강도의 기술 훈련에 초점을 맞추는데 부족함 등이 있다. 이 모델은 1년 중 하나의 중요한 시합을 위하여 훈련하는데 기초를 두고 있었다. 1년 중 다수의 시합을 치루는 종목 또는 여러 사정으로 길어진 시합 시즌은 제외하였다. 장주기는 한 번의 시합보다는 시합 시즌 기간에 기초를 두고 있다. 그 구조는 Matveyev의 주기화 모델에 기초를 두고 있지만, 시합 시즌은 한 번의 시합을 치루는 것보다 긴 기간이다. 선수는 시합 시즌 초기에 절정에 이르게 되고 시즌 동안 그들의 운동 능력을 유지한다. 유지 단계에서는 고강도 훈련을 하지만, 훈련량은 상당히 감소시킨다.

Matveyev의 주기화 모델은 근력과 파워를 최고에 이르게 하였다. 그렇기에 지구력의 향상을 극대화시키는 것은 아니었다. 이러한 제한점들은 모든 선수들의 요구를 충족시키기 위하여 존재하는 주기화 모델과 형태의 필요성을 보여주었다. 주기화의 다른 모델들은 수많은 선수들의 요구에 맞게 계속 발전되었다. 주기화 훈련은 경기력과 회복을 최적화하도록 프로그램을 수정하여 사용된다. 그러나 주기화는 엘리트 선수나 전문화된 훈련으로 제한하지 않으며, 레크리에이션이나 재활을 목적으로 운동하려는 사람들을 포함하여 다양한 배경과 체력 수준을 가진 사람들의 훈련 기초로 활용된다. 주기화 훈련은 일반적인 웨이트 훈련을 하는 중년층에 효과적이다. 선수들 사이에서 주기화 훈련은 가장 일반적으로 활용되고 있다. 137 Division I의 근력 코치들을 상대로 실시한 조사에서 코치들의 ~93%는 자신의 프로그램에 주기화 모델을 사용하고 있다고 나타났다. 고등학교 근력/컨디셔닝 코치들 중 약 95%는 선수들 훈련에 주기화 모델을 사용하는 것으로 조사되었다. Ebben 등과 Simenz 등은 국제 풋볼리그의 ~69%, 국제 하키리그의 91.3%, 메이저리그 야구의 85.7%, 그리고 국제 농구연맹의 85%는 코치들이 주기화 훈련 모델을 사용한다고 보고하였다.

주기화 훈련의 중요성

주기화 훈련은 선수가 훈련을 최적화하기 위하여 프로그램 디자인에 변화를 주는 것이 가능하다. 주기화는 피로를 관리하고 시합을 준비시키는데 도움이 된다. 우리의 몸은 주어진 스트레스에 빠르게 적응하기 때문에 계획된 변화는 차후 일어날 적응을 위해 중요하다. 격한 훈련 프로그램 변수(특히 양과 강도)를 조정하는 것은 선수가 적정시기에 최고의 컨디션에 도달하기까지 필요한 생리적 적응을 가능하게 한다. 운동강도와 운동량뿐만 아니라 그 외 변수들(휴식 간격, 운동선택 및 순서)을 조정하는 것이 중요하다. 예를 들어, 운동은 주기적으로 추가하거나 제거될 수 있다. 이것은 선수에게 다양한 훈련자극을 제공하고, 과훈련의 위험 없이 더 높은 강도로 훈련할 수 있도록 한다. 통합적인 주기화 접근법은 일반적인 방법이며 선수의 요구를 충족하기 위하여 몇 가지 변수를 조정하는 것이다. 적절한 시기에 짧은 무부하 단계(저강도 기간, 적은 양의 훈련 기간)와 함께 훈련량과 강도를 변경하는 것은 **과훈련증후군(overtraining syndrome)**의 위험을 최소화시킬 수 있다. 몇몇 주기화 모델들은 예정보다 길어진 기간 동안에 최대의 경기력을 유지시키기 매우 어렵다. 따라서 적절한 시기에 맞춰서 컨디션을 절정에 이르게 하는 것이 매우 중요하다. 많은 운동선수들은 시즌에 맞춰서 훈련하고 경기에 참가한다. 이러한 스포츠에서 최고의 컨디션은 경기에 맞추어 달성하는 것이 필요하고, 시합 시즌 내내 유지되어야 한다. 뒤따르는 유지(또는 안정화) 단계는 비시즌 동안 형성된 근력, 파워, 근육 크기 증가를 유지하도록 설계된다. 운동강도는 근력 단주기 동안에 사용된 수준으로 감소시키고, 훈련량은 각 운동 중 수행한 보조 운동의 수를 감소시키므로 적어진다. 훈련 프로그램의 수정은 선수가 참가하는 스포츠와 개인의 목표에 따라 다르게 이뤄진다. 반면에, 주요 경기가 시즌에 마지막에 집중되어 있는 운동선수는 시즌의 특정 시점에 최고의 컨디션 상태에 도달하도록 노력할 것이다.

일반적응증후군

주기화 훈련은 세계적으로 유명한 내분비학자인 Hans Selye 박사의 연구를 근간으로 하였다. Selye 박사는 운동선수의 훈련에 주로 적용되고 있는 일반적응증후군에 대해 논하였다. Selye 박사는 스트레스는 질병을 일으키고, 운동으로 치료할 수 있는 것으로 인지하였다. 일반적응증후군(■ 그림 17.3)은 스트레스의 세 가지 반응 단계로 구성된다. 첫 번째 단계는 경고 단계(때때로 충격 단계로 지칭)로 충격과 아픔으로 구성되어 있다. 이 단계에서의 운동수행이 저하된다. 이는 운동선수에게 미치는 초기효과와 같은 의미를 갖는다. 두 번째 단계는 저항 단계로서 새로운 자극에 대한 생리적 적응기이다. 신체는 새로운 훈련자극에 적응하고 수행을 향상시킨다. 신체는 한번 적응되고 나면, 자극이 변경되지 않는 한 더 이상의 적응이 일어나지 않는다. 세 번째 단계는 피로기(때때로 taleness 또는 부적응으로 지칭)로 이 단계에서는 운동자극이 지속적으로 증가되며, 적절한 휴식 단계나 회복 단계는 동반되지 않는다. 그래서 신체는 더 이상의 적응이 불가능하고 이러한 자극이 감소하지 않는 한 과훈련을 하게 될 수 있다. 충분한 휴식이 허용되는 경우 신체는 적절한 적응과 함께 수행을 더욱 증가시킬 수 있다. 주기화는 피로기를 피하거나 최소화하고 운동선수의 잠재력을 극대화시키기 위한 효과적인 운동자극을 유지하기 위해 사용된다.

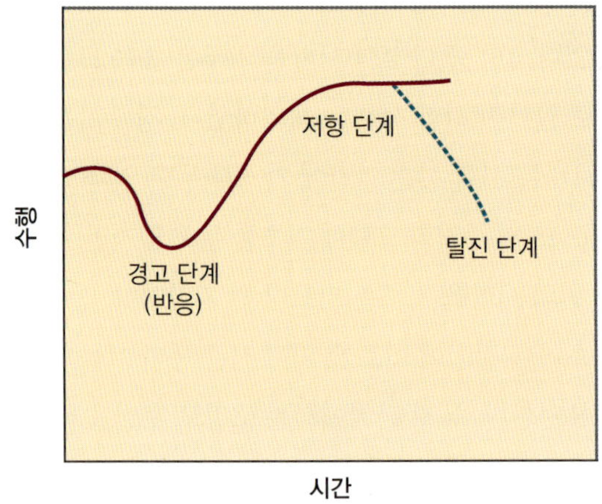

■ 그림 17.3 Selye 박사의 일반적응증후군

Reprinted with permission from Selye H. *The stress of Life*. New York, NY: McGraw-Hill; 1956.

테이퍼링과 운동수행

테이퍼(taper) 기간은 주경기 이전에 운동수행을 최대화하기 위해 부하를 감소시키는 것을 말한다. 테이퍼링은 경기시즌과 달리 하나의 경기를 준비할 때 사용된다. 이것은 일반적으로 경기 전 훈련의 막바지에 다다른 선수를 위한 것이며, 운동량과 빈도(강도를 유지하면서)를 줄이는 것은 수행회복을 유도하는 것이다. 강도의 감소는 역효과를 낳는다. 따라서, 테이퍼링은 최고조 단계와 비슷한 강도에서 수행되어지길 권장한다. 운동량의 50~90% 감소는 효과적이며, 지구성 운동선수의 퍼포먼스 향상과 긍정적인 상관관계를 갖는다. 비슷하거나 약간 감소된 빈도를 유지하면서 이뤄지는 운동량 감소가 선호되기는 하지만, 운동량은 단축 운동과 줄어든 빈도에 의해 감소된다. 빈도를 낮추는 것은 2~4주 동안 운동수행을 유지하면서 단기 운동수행을 향상시킬 수 있다. 높은 빈도(정상 빈도의 최소 80%)의 테이퍼링은 낮은 빈도(3일에 한번 꼴)의 테이퍼링보다 나은 운동수행을 만들고 엘리트 선수로 발전하기 위해 필요할 수 있다.

대부분의 연구에서 테이퍼링은 운동수행을 향상시킨다고 보고하였다. 예를 들어, 달리기, 수영, 트라이애슬론, 자전거 선수의 최대산소섭취량과 지구성 수행력은 짧은 테이퍼 기간(예를 들어, 1~3주) 동안 1.2~22% 향상되었다. Bosquet 등은 주로 달리기, 수영, 자전거 지구성 수행에 초점을 맞추어 메타분석을 수행하여 2주의 기간 동안 강도나 빈도의 수정 없이 훈련량이 41~60%의 기하급수적으로 감소되는 지점인 최적의 테이퍼링을 발견했다. 향상을 보여주기 위해 3~4주의 장기 테이퍼링 기간을 이용한 대부분의 연구는 실패했다. 2~27%에 달하는 근력과 파워의 증가는 7~35일과 같은 테이퍼링 기간에 나타났다. 4~8일 간의 테이퍼링 기간은 근육의 글리코겐 함량을 15~34% 증가시켰다. 따라서, 적절한 테이퍼를 통해 0.5~6%(평균 3%)의 유 · 무산소 운동수행 향상이 예상될 수 있다.

문제는 적절한 테이퍼 유형과 기간을 선택하는 것이다. ■ 그림 17.4는 Bosquete 등의 데이터이다. 그는 지구성 수행을 위한 최적의 테이퍼 길이가 8~14일 정도라는 경향을 보여준다. ■ 그림 17.5는 테이퍼의 유형을 나타낸다. 비점증 또는 스텝 테이퍼는 훈련부하를 감소시킨다. 이것이 운동수행 향상에 효과적이긴 하지만, 이는 점증적 테이퍼보다 못할 수도 있다. 점진적인 테이퍼는 체계적인 훈련부하(량)

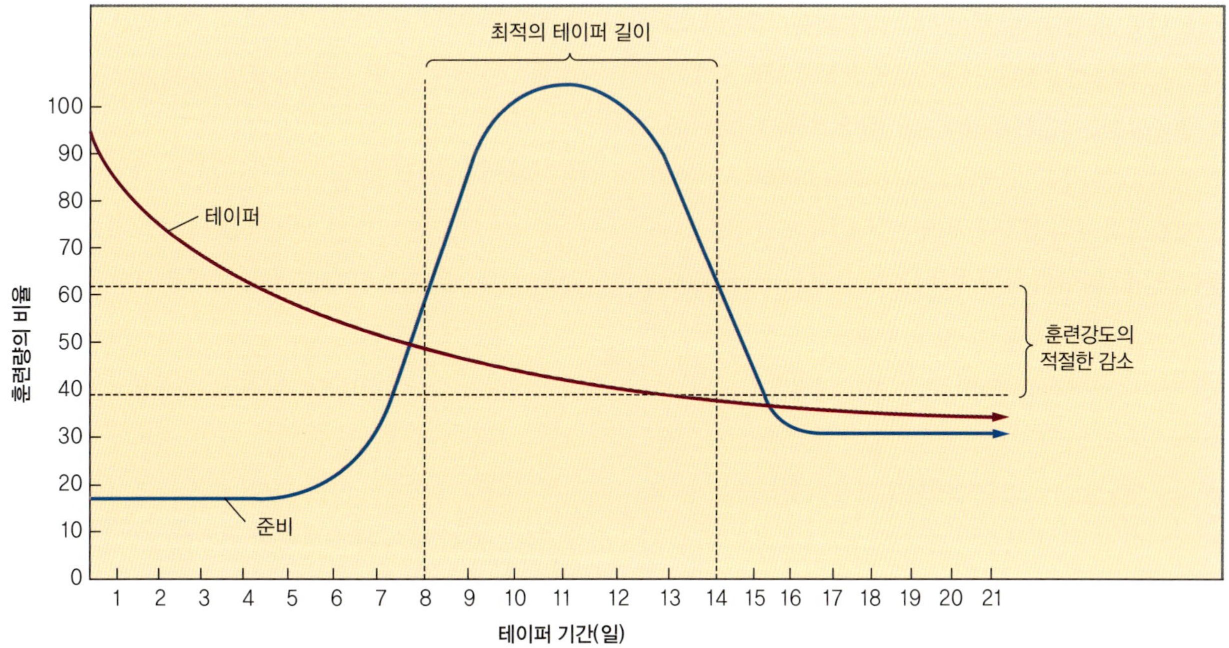

■ 그림 17.4 테이퍼링과 운동수행

Reprinted with permission from Bosquet L, Legger L, Legros P. Methods to determine aerobic endurance. *Sports Med.* 2002;32:675-700.

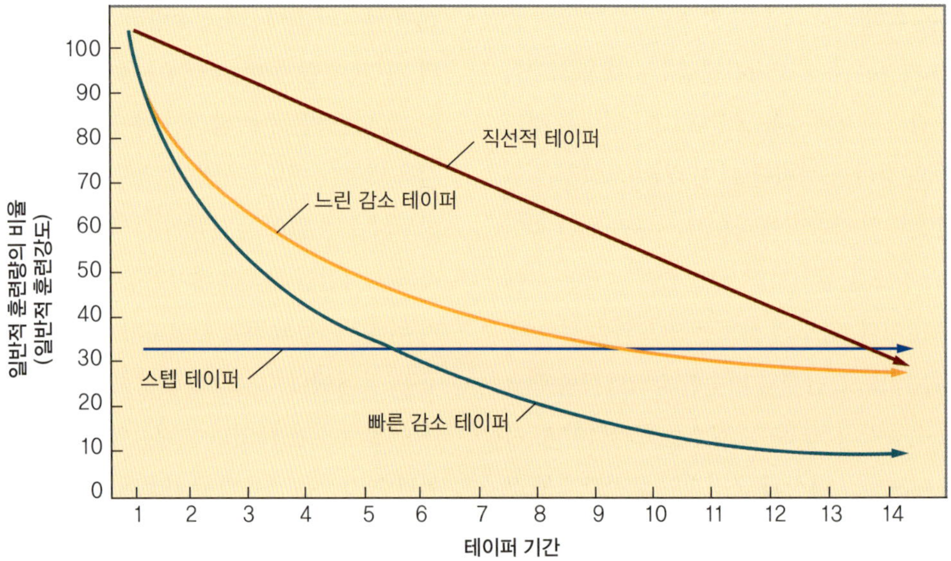

■ **그림 17.5** 선수들에 의해 사용되는 일반적인 테이퍼 유형

Reprinted with permission from Mujika I, Padila S. Scientific bases for precompetition tapering strategies. *Med Sci Sports Exerc*, 2003;35:1182-1187.

의 감소를 포함한다. 이는 선형적이거나 급격할 수 있다. 선형 테이퍼는 테이퍼 기간 동안 훈련부하의 점진적 감소를 포함한다. 예를 들어, 운동선수는 원하는 부하감소가 달성될 때까지 각 운동에 대해 3~5% 훈련 부하를 줄일 수 있다. 느린 감소 테이퍼는 빠른 감소 테이퍼에 비해 훈련부하 감소가 느리다. 예를 들어, 빠른 감소 테이퍼는 1.5주의 테이퍼 동안 부하는 첫 번째 1~2 workouts 동안 45% 감소, 다음 1~2 workouts에서 추가로 10% 감소, 다음 1~2 workouts 에서 10% 감소, 마지막 1~2 workouts에서 5% 감소되는 비선형적 부하 감소를 초래할 수 있다. 느린 감소 테이퍼는 1.5주의 테이퍼 동안 부하는 첫 번째 1~2 workouts 동안 25% 감소, 다음 1~2 workouts에서 추가로 15% 감소, 다음 1~2 workouts에서 10% 감소, 마지막 1~2workouts에서 5% 감소되는 비선형 부하 감소를 초래할 수 있다. 느린 감소 테이퍼는 운동수행에서 있어서 선형보다 더 큰 향상을 보인다. 그리고 선수의 퍼포먼스를 절정으로 이루게 하는데 권장되어 왔다.

주기화의 기본 모델

코치 또는 선수는 훈련 프로그램을 다양화할 수 있는 방법이 많이 있지만, 주기화의 세 가지의 기본 모델은 주로 저항 훈련(RT)에 관하여 연구되어 왔다. 주기화는 심폐지구력, 전력질주/민첩성, 그리고 플라이오메트릭 훈련 프로그램에 잘 적용할 수 있다. 주기화의 세 가지 기본 모델은 고전(선형), 물결(비선형), 역선형 모델이다.

주기화의 고전적 모델

주기화의 고전적 모델은 Matveyev의 노력으로 발전되었고, 처음으로 사용된 모델이다. 때때로 선형 주기화로 언급하고 있음에도 세밀한 조사에서는 이 모델이 진정한 선형이 아니라는 것을 보여준다. 하지만, 훈련강도와 훈련량은 다양한 간격에서 변동될 수 있다. 사실, 강도와 양의 변동은 지정된 단주기 내에서 할 수 있다. 예를 들면, 4주 단계 동안에 1주는 총 한 달의 용적 부하의 35%보다 더 구성되며, 다른 3주는 주당 총 용적 부하의 15~25% 사이로 구성될 수 있다. 선형이란 용어는 일정한 양과 강도의 진행을 의미하고 이것은 일반적인 사례가 아니다. 따라서, 선형 주기화라는 용어는 다소 잘못된 것이다. 이 모델은 초기의 높은 훈련량과 연속적인 각 단계의 양에서 감소(강도 증가와 함께)되는 특징으로 묘사된다(■ 표 17.1). 고전적인 모델은 근력과 파워, 최고 무산소성 운동수행을 극대화하기 위하여 디자인되었다. 각 훈련 단계는 특정 체력 요소를 강화하기 위하여 디자인된다. 초기 단계는 근비대 단계(또는 근지구력 단계)이며, 근육의 성장과 지구력 향상이 강조된다. 이차적인 목적은 선수가 더 높은 강도의 훈련을 준비하도록 기초를 구축하는 것이다. 구조상의 다관절 운동은 1RM의 50～75%로 8~20회 반복하여 3~5세트씩 수행된다. 이 단계는 4~6주 진행될 수 있지만 제한된 훈련환경을 가진 운동선수의 경우 더 길어질 수 있다(9~12주). 다음 단계는 강도의 단계로 강도는 증가되고 용적(용량)은 감소된다(구조상 다관절 운동은 1RM의 80～85%의 무거운 무게로 4~6회 반복하여 3~5세트를 수행한다). 이 단계는 1~3개월 지속될 수 있다. 다음 단계는 근력/파워의 최고조 단계를 포함한다. 고강도 구조적 운동수행으로 근력 훈련을 늘리고 반복은 감소하는 최고 단계를 포함한다. 그 목표는 주기의 마지막 단계에서 근력과 파워를 극대화하는 것이다. 따라서 더 강한 운동이 포함된다. 파워 훈련은 근력이 파워 발달을 위한 기초이기 때문에 근력 훈련 단계 후에 강조하는 것을 추천한다. 그리고 파워는 적절한 근력 훈련에 따라서 더 발전될 수 있다. 근력/파워 단계는 높은 강도와 낮은 훈련량으로 구성되어 있다(3~5세트 또는 2~5회 반복). 근력/파워 단계는 더 강한 파워 향상으로 발달된 근력을 변환하는 것이 중요하다. 최고조의 단계는 1년 중 가장 중요한 대회 이전에 나타난다. 단계 사이에 선수가 회복을 용이하게 하기 위하여, 그리고 다음 고강도 훈련 단계를 준비하기 위하여 훈련강도와 양을 감소시켜 수행한다. 이는 낮은 훈련량과 빈도를 보이는 시즌에 유지된다(다양한 강도를 사용하는 구조적 운동으로 1~3회 반복하여 1~3세트).

주기화의 비선형(물결형) 모델

두번째 주기화 모델은 비선형 모델이다. 비선형 모델은 다른 프로토콜을 병행하여 각 7~10일 주기로 강도와 양을 변화할 수 있다. 비선형 모델은 다른 프로토콜을 교대로 함으로써 7~10일 주기 안에 훈련량과 강도를 변형할 수 있다. 비선형 방법은 같은 7~10일 사이클 내에 신경근육계의 다양한 구성요소를 훈련하는 방법이다. 단일 운동 중에는 근력, 파워, 근지구력 그리고 근비대 중 정해진 날에 한 가지 특징만을 훈련한다. 예를 들면, 운동에서 구조적인 운동을 위한 부하를 계획할 때 고(≤ 3~5RM), 중(≤ 8~10RM), 저강도(≤ 12~15RM) 저항의 사용은 일주일 이상 무작위로 순환될 수 있다. 이 모델은 시즌 동안 근력유지 프로그램을 적용하지 않는 농구, 하키, 야구, 축구 선수들과 같이 다양한 경기 일정을 갖는 운동선수를 위해 적합할 수 있다. 각각의 운동은 구조적 운동이 유사한 주기화 계획에 따라 독립적으로 고려되어야 할 필요가 있다. 그러나 보조 운동은 프로그램 목적에 의존한 다른 주기화 계획을 따를 수 있다. 따라서, 각각의 운동이 목표가 다른 것처럼 요구된 시간 안에 주기화될 수 있다.

연구된 다른 비선형 모델로는 주간 비선형 주기화 모델이 있다. 이 모델에서 훈련강도와 양은 하루 단위로 달라진다. 예를 들면, 첫주에는 1RM의 70%로 훈련할 수 있고, 2

■ 표 17.1 근력/파워 선수의 주기화의 고전 모델

	중주기			
	근비대	근력	근력/파워	피킹
세트	3~5	3~5	3~5	3~5
반복	8~20	4~6	2~5	1~3
강도(% 1RM)	50~75%	80~85%	85~90%	〉90%

속설과 오해

장기간의 주기화 훈련과 비주기화 훈련은 선수 수행력 증가에 대해 비슷한 효과를 갖는다.

몇몇 사람들은 훈련의 변화는 과정에 필요하지 않다고 말한다. 다양한 훈련을 하는 선수들에게서 주기화 저항 훈련은 근육크기, 근력, 지구력, 그리고 파워를 증가시킨다. 그 효과는 장기간 훈련을 할 때 가장 현저하게 나타나고, 계획된 변화는 정체기를 감소시키는데 효과적이다. 몇몇 연구에서는 다양한 주기화 모델과 훈련에 대한 비주기화 다수 세트 또는 단수 세트 모델을 비교하였다. 주기화와 다수 세트 비주기화 모델 사이에 유사한 경기력 향상을 보여준 단기간의 연구를 제외하고, 주기화 훈련이 최대 근력, 사이클링 파워, 운동수행, 점핑 능력을 증가시키는데 더 우수하다고 보여주었다. 더 긴 훈련 기간(최소 4주)은 비주기화 훈련과 비교하여 주기화 훈련의 이득을 강조하기 위하여 필요하다. 메타분석 연구를 통하여 주기화 저항 훈련이 비주기화 훈련보다 더 효과적인 것으로 나타났다. 그렇기 때문에 주기화 훈련과정이 필요하다. ACSM에서는 주기화 저항 훈련(전통적, 역선형적, 비선형적, 통합적 모델)이 근력, 파워, 근비대와 지구력 훈련을 위하여 좋은 프로그램이라고 추천한다.

주차에는 1RM의 80%, 3주차에는 1RM의 90%로 훈련할 수 있다. 운동량은 강도가 증가함에 따라 감소한다. 운동 선수는 그 사이클을 4~6주 동안 계속해서 반복한다. 이 모델은 전통적인 방법이고 하루의 비선형 모델과 유사한 최대근력의 증가를 나타낸다.

역선형 주기화 모델

지금까지 최대 근력과 파워를 목표로 하는 모델들에 대해서 논의하였다. 다른 방식의 모델들은 심혈관과 근지구력 향상을 목표로 사용되기도 한다. 역선형 주기화는 중-고강도와 적은 운동량을 사용한 전통적 모델과 다른 방식이다. 각각의 연속적인 단계에서 강도는 감소하고 운동량은 증가한다. 어느 정도의 근력 향상은 훈련 초기에 목표가 될 수 있다. 그러나 중요한 목표는 근지구력 또는 근비대를 최대화하는 것이다. 훈련주기의 마지막에 선수는 근지구력을 효과적으로 향상시키기 위해 더 높은 세트와 반복, 짧은 휴식간격로 훈련할 것이다. 이 모델은 경쟁을 준비하는 지구력 선수들이나 보디빌더들에게 일반적으로 사용된다. 그리고 운동량과 운동강도가 동일할 때 다른 주기화 모델보다 근지구력을 향상시키는데 더 우수한 것으로 보인다. 그러나 이 모델을 실시함으로써 나타나는 근력 향상은 선형적 및 비선형적 모델에 비하여 우수하지는 못하다.

주기화 훈련 연구

몇몇 연구에서는 다른 주기화 모델들을 비교하였다. 대부분 고전적인 모델과 비선형 모델을 비교하였다. 하루의 비선형 모델은 고전적인 모델에 비하여 손색이 없다. 선수들의 9~15주 훈련을 연구한 몇몇 연구들에서는 근력, 리프팅 속도, 파워, 그리고 수직 점프의 유사한 증가를 보였다. 대조적으로 비선형 모델은 고전모델보다 12주 훈련에 대한 벤치프레스, 암 컬, 레그프레스 근력의 1RM 증가에 더 효과적이었다. 흥미롭게도, Buford 등은 9주의 선형, 하루의 그리고 주별 비선형 모델은 레그 프레스(79~100%)와 벤치프레스(18~25%)의 1RM에서 유사하게 증가하였다(하루의 비선형 훈련이 약간 낮게 향상됨). 마지막으로, 비선형 모델은 대학 1학년 풋볼선수들의 데이터를 통하여 인-시즌의 근력을 향상시키기에는 고전적 모델보다는 떨어지는 것으로 나타났다. 모든 유형의 주기화 훈련은 운동수행을 향상시키기에 효과적이지만, 많은 연구들에서는 근력 증가가 유사하거나 하나의 모델이 다른 것보다 우수하다고 보고하

사례 연구 17.1

Shawn은 시합을 위해 준비하는 올림픽 역도선수이다. 시합은 8개월 남아 있고, 올해에 남은 유일한 시합이다. Shawn은 7년 동안 시합에 참가하였고, 마지막 시합은 1달 전이었다. 그는 현재 전이기 단계이며, 시합을 준비하기 위하여 8개월의 장주기 주기화 훈련하고자 하여 당신에게 조언을 구하고자 한다.

생각해볼 문제: 당신은 Shawn에게 훈련에 대하여 어떤 충고를 해줄 것인가?

였다. 고전적 모델과 비선형 모델은 모두 근력과 파워 운동 수행을 최대화하기 위한 효과는 비슷하다. 지구력 향상을 위해서 역선형 모델은 최대 향상에는 우수하다.

다수의 경기를 진행하는 종목 선수들을 위한 주기화

트랙과 필드 같은 몇몇 스포츠들은 indoor와 outdoor(게임) 같은 두 개의 시합 시즌이 있다. 따라서, 주기화는 두 개의 훈련주기가 필요하다(bicycles로도 알려져 있다). 궁극적으로 단주기는 구조적으로 유사한 두 개의 장주기로 나뉜다. 각 장주기는 시합 전 절정의 컨디션이 발생할 때까지 강도의 증가와 양이 감소하는 고전적 주기화의 특징과 같다. 어떤 프로그램에서는 마지막 경쟁이 가장 중요할 수 있다. 따라서, 가장 높은 운동량은 첫 번째 준비 단계 동안에 볼 수 있다. 두 번째 장주기의 준비 단계는 첫 번째와 비교하여 상대적으로 짧은 기간일 수 있다. 강도의 변화는 각 주기 동안 유사하다. 다주기(multicycle) 훈련의 도전은 준비 단계에서 감소한다. 두 사이클 주기화 프로그램은 더 향상된 선수들에게 제한되는 것을 권장한다. 다른 경우에 선수들은 일년 동안 세 개 또는 더 중요한 경쟁(테니스, 복싱, 종합격투기)에 참여한다. 이 훈련계획은 세사이클 또는 다주기라고 한다.

팀 스포츠에서 근력/파워를 위한 주기화

파워 훈련은 저항(고강도 저항 훈련, 속도 향상을 위한 탄성적 저항 훈련), 플라이오메트릭, 전력질주, 그리고 민첩성 훈련을 포함한다. 풋볼선수를 위한 주기화 프로그램의 예는 ■ 그림 17.6에 표시하였다. 이 모델은 전통적 주기화 디자인이다. 준비 단계의 주요 목표는 더 격렬한 훈련을 위해 선수들을 준비시키는 것과 근비대를 증가시키는 것이다(근비대는 풋볼 같은 충돌 스포츠에서 필요하다). 중주기는 6~8주 지속될 수 있고, 약간의 지구력 활동이 수행될 수 있다. 6~8주 근력 훈련의 특징은 강도의 증가와 양의 감소이다. 그 다음의 근력/파워 단계는 더 많은 특정 스포츠에 관련된 운동을 포함한다. 6~8주 중주기 동안, 훈련강도는 더욱 상승시키고 훈련량은 감소시킨다. 탄성 운동과 플라이오메트릭 운동은 이 단계에 포함시켜도 된다. 특정 스포츠에 맞는 컨디셔닝, 민첩성 그리고 속도 훈련은 일주일에 2~3일 포함해도 좋다. 시즌 시작 때 근력과 파워가 절정이 되도록 디자인된다. 훈련강도를 증가시키고 훈련량을 감소시킨다. 이것은 프로그램에서 보조 운동수를 감소시키면 된다. 훈련캠프는 시즌 전 단계의 시작이다. 저항 훈련은 유지 단계로 주당 2일로 감소한다(여러 보조운동과 구조적 운동). 훈련강도는 반복 수가 증가하는 동안 유사하다. 무산소 훈련(전력질주 또는 인터벌)은 선수의 스포츠 특정 컨디셔닝 수준을 유지하기 위해 주당 2~3일 계속된다.

전력질주, 민첩성, 플라이오메트릭 훈련의 주기화

전력질주, 민첩성, 플라이오메트릭 훈련의 주기화는 근력과 파워를 최대화하기 위한 일반적 패턴과 비슷하고(■ 표 17.2), 기초 훈련부터 스포츠~특정의 스피드와 민첩성 훈련까지 있다.

플라이오메트릭 훈련의 기본 패턴은 저-중-고강도 순으

훈련											
1월	2월	3월	4월	5월	6월	7월	8월	9월	10월	11월	12월
오프 시즌(Off-season)							PS	인 시즌(In-season)			AR

	중주기							
	근비대	U	근력	U	근력/파워	U	피킹	U
주	8	1	8	1	8	1	4	1
세트	3~5	-	3~5	-	3~5	-	3~5	-
반복 횟수	8~10	-	4~6	-	2~5	-	1~3	-
강도 (%1RM)	60~75%	-	80~85%	-	85~90%	-	〉90%	-

PS = 시즌 전(Pre-season)
AR = 활동적 휴식(Active rest)
U = 무부하 단계(Unloading phase)

	유지 단계
주	시즌 전과 시즌의 길이
세트	3~5 (오프시즌 훈련 프로그램으로 코어 운동 위주)
반복 횟수	6~8
강도(%1RM)	80~85%

■**그림 17.6** 풋볼선수를 위한 주기화

Reprinted with permission from Hoffman JR, Ratamess NA. A *Practical Guide to Developing Resistance Traing Programs.* 2nd ed. Monterey (CA): Coaches Choice Books; 2008.

로 실시하고, 훈련량은 약간 증가시킨다. 초기 준비 단계 동안의 훈련은 무산소 컨디셔닝을 포함한다. 준비 단계는 하나 또는 두 개의 경기를 치루는 선수들을 위해 마지막 3~6개월이 될 수 있고, 팀스포츠 선수들을 위해서는 2~3개월이 될 수도 있다. 일반적 준비는 무산소적 컨디셔닝을 포함한다. 운동량은 중강도 훈련보다는 다소 높은 경향이 있다. 플라이오메트릭 훈련은 처음에는 저-중강도이다. 그리고 선형적 전력질주 훈련은 스트레스 기술과 몸 만들기를 강조한다. 일반적으로 인터벌 훈련을 하게 되는데, 전력질주 강도는 50~200미터 거리를 여러번 반복하는 동안 최대 스피드의 70~80%에 해당된다. 그 목적은 차후의 고강도 훈련을 위해 기초를 발달시키는 것이다. 스피드 지구성 훈련으로는 50~150m를 최대로 고강도 훈련(> 90%)하며 짧은 휴식을 취하는 인터벌이 효과적이다. 저-중강도 유산소 훈련은 저-중강도 유산소 구성의 스포츠 선수들에게서 더 잘 수행될 수 있다. 일반적 준비 단계의 길이는 초보 선수에게는 더 길게 엘리트 선수에게서 더 짧게 할 수 있다.

특정 준비 훈련은 더 특정한 훈련을 하는 것이다. 훈련량은 유사하지만, 훈련 말기에 강도가 증가할 때 훈련량을 감소시킨다. 다양한 거리의 선형적 전력질주에 더하여 저항성 전력질주 런닝과 과속도 훈련, 그리고 더 복잡한 플라이오메트릭 훈련과 민첩성 훈련을 포함시킬 수 있다. 시합 전의 훈련기간은 훈련 후반부에 근력과 파워가 최고절정에 이르게 하는 것이고, 스포츠-특정 훈련에 의해 스피드와 민첩성을 개선하는 것이다. 스피드와 민첩성 훈련은 특정 스포츠에 맞는 훈련이고, 장주기의 가장 복잡한 훈련이기도 하다. 강도는 강하게, 훈련량은 점진적으로 감소시킨다. 시즌 중에는 유지하는 훈련을 실시한다. 연습경기에 참여하는 것은

■ **표 17.2 근력/파워 선수를 위한 일년 훈련계획 샘플**

월	1	2	3	4	5	6	7	8	9	10	11	12
	준비기						시합기					전이기
스피드	**일반적 준비** 무산소적 베이스 기술 속도 지구력			**특정적 준비** 최대 속도 과속도/저항 운동 속도 지구력 기술			**시합 전** 최대 속도 최대 속도 이상 스포츠 특정적적		**시합** 유지 고강도, 적은 운동량 저빈도 종목별 연습			**활동적 휴식** 다른 훈련
민첩성				중/고강도 반응 훈련			스포츠 특정적 반응		유지 고강도, 적은 운동량 저빈도 종목별 연습			
플라이오 메트릭	저-고강도			중-고강도 스포츠 특정적			고강도 스포츠 특정적		종목별 연습			
근력	근비대	근력		근력/파워 최대			유지		유지			

Adapted with permission from Bompa TO, Haff GG. Periodization: *Theory and Methodology of Training*. 5th ed. Champaign, IL: Human Kinetics; 2009. pp. 125–256.

최고의 수행력을 유지하는데 도움이 된다. 그러나 주당 1~2일(대회 일정에 의해 허용된 경우)의 유지 프로그램(낮은 양, 높은 강도)은 선수들이 퍼포먼스를 유지하는데 필요하고 시즌 중-후반의 훈련중단으로 운동수행력이 감소된다. 전이기(transition period)는 스트레스가 심한 시합 시즌으로부터 신체/정신의 회복에 따른 활동적 휴식기이다.

유산소 지구력 훈련의 주기화

유산소 지구력 운동수행을 극대화하는 선수는 중정도의 훈련량과 중-고강도인 다양한 역선형적 주기화 모델을 실시함으로써 이익을 얻는다(■ 표 17.3). 준비 단계는 최대산소 섭취량을 증가시키기 위하여 유산소 훈련(AT)을 실시한다. 근력 향상을 목표로 실시하는 저항 훈련은 근력을 증가시키는데 경제적이다. 준비 단계의 후반부에 훈련량은 증가하고 훈련강도는 수행된 유산소활동의 유형과 일치하도록 한다. 시합 전에 여러 가지 전략을 활용할 수 있다. 선수는 보다 긴 기간을 중강도로 주당 1~3회 정도 운동을 한다. 한가지의 운동을 다른 운동들보다 더 긴 거리/기간동안 전념할 수 있다. 시합 전의 훈련기간 동안에, 지속시간과 거리/기간을 점진적으로 증가시킨다. 시합 전의 기간 동안에 남아있는 훈련은 유산소 훈련보다 더 높은 강도로 실시한다. 항정상태의 유산소 훈련은 지구력에 좋다. 인터벌 훈련(또는 젖산 역치나 운동경기의 개선을 목표로 한 훈련)은 훈련된 선수에게 부가적인 지구력 향상을 가져오는데 좋은 방법이다. 그러므로 시합 전에 선수는 고강도와 낮은 훈련량으로 주당 2~3일 훈련하는 것이다. 더욱 전문화한 훈련으로 파트랙(fartlek) 훈련, 경사 오르기, 인터벌, pace/tempo work, 그리고 반복 훈련이 있다. 거기에 기술과 스피드 훈련을 추가할 수 있다. 강도는 일정하게 하고 장거리로 기간을 더 증가시킨다. 그 강도는 증가시킬 수 있고 훈련량은 전문화된 유산소 훈련을 위해 일정하게 유지할 수 있다. 근력 훈련은 시합 전에 계속 할 수 있지만 적은 빈도와 양으로 실시한다. 몇몇 경우에 근력 훈련의 강도는 감소할 수 있고, 훈련량은 증가할 수 있다. 휴식간격은 근지구력 향상을 목표로 감소할 수 있다. 선수들은 경쟁 전 단계의 후반부에 시합을 준비한다. 테이퍼링 기간은 시합 중 운동수행력을 극대

■ **표 17.3 단수의 시합을 치루는 지구력 선수를 위한 일년 훈련계획 샘플**

월	1	2	3	4	5	6	7	8	9	10	11	12
	준비기						시합기					전이기
	일반적		특정적			시합 전					T C	활동적 휴식
지구력	유산소 베이스		유산소적 인터벌, 패이스			유산소 베이스						
						점진적 거리 증가						
						인터벌, 파트랙, 패이스, 힐, 반복						
						강도증가, 적당한 운동량						
속도			베이스			베이스						
			기술			기술						
근력	근력		근력/지구력			지구력			유지			

T, taper; C, competition; LSD, long slow duration.

화하기 위하여 훈련량을 감소시키므로 마지막 주에 사용될 수 있다.

유산소와 무산소 훈련 구성의 주기화

일부 스포츠들(예를 들면, 레슬링이나 종합격투기, 축구, 농구와 복싱)은 높은 근력, 파워, 스피드, 민첩성, 충분한 근지구력 수준, 그리고 충분한 유산소 컨디셔닝을 필요로 한다. 이 선수들을 위하여, 준비 단계는 저항 훈련을 위한 주기화 고전적 단계이고, 유산소(저강도, 중기간) 훈련이 무산소 체력 발달에 방해가 되지 않도록 신경써야 한다. 전력질주, 플라이오메트릭, 민첩성 훈련의 강도(복잡성)와 양이 완만하게 증가하지만, 특별한 준비 단계 동안, 점진적 저항 훈련은 훈련의 유지를 위하여 감소시킨다(주당 1~3일, 고강도, 낮은 훈련량). 유산소 지구력 훈련은 강도를 증가시키면서 주당 2~3일간 수행한다. 유산소 훈련은 다른 날 또는 무산소 훈련 이후에 수행할 수 있다. 시합 전 단계의 후반부에 선수들의 유산소 지구력은 증가하고 무산소 컨디셔닝은 향상되거나 유지되어 시합 시즌을 위한 준비가 완료된다.

주기화 근력 훈련 프로그램의 샘플

코치와 선수는 1년을 기초 부분으로 나누어 훈련의 각 단계에서 훈련원리를 적용할 수 있다. ■ **표 17.4~17.6**은 선수들을 위한 주기화 근력 훈련 프로그램의 몇 가지 예를 제공한다. ■ **표 17.4**는 레슬링의 근력 훈련 샘플이다. 그 프로그램은 15주간이지만, 단계 사이에 무부하 주가 있을 때 더 길게 할 수 있다. 훈련강도는 증가되고 양은 감소한다(괄호에서의 numbers는 훈련 주 횟수). 주기화 운동 선택은 풀업(pull-up)과 푸시업(push up)이 포함되는 경우에 사용한다. ■ **표 17.5**는 근력을 다투는 선수들을 위한 주기화 프로그램이다. 그 프로그램은 근력/파워 단계로 시작하여 특정 스포츠에 맞는 단계로 진행하며 파워와 지구력 단계로 최고조된다. 또한 선수가 경쟁에서 수행할 수 있는 몇 가지 특정 스포츠에 맞는 운동을 포함한다. ■ **표 17.6**은 복서를 위한 프로그램 샘플이다. 이 프로그램은 주기화 훈련강도와 훈련량 뿐만 아니라 다양한 특정 스포츠에 맞는 운동을 포함한다. 코치와 선수는 주기적으로 무부하 주를 포함할 것을 추천한다. 이것은 선수가 이전 단계로부터 회복하고, 다가올 훈련 단계를 위하여 몸을 준비하는데 도움이 된다.

■ 표 17.4 레슬러를 위한 주기화 프로그램 샘플

월요일	세트×반복횟수(주 수)
Hang clean[a]	3 × 6 (1~4); 5 (5~8); 4 × 5 (9~12); 5 × 3 (13~15)
Bench press	3 × 10~12 (1~4); 8~10 (5~8); 6~8 (9~12); 3~5 (13~15)
Close-grip bench press	3 × 10~12 (1~4); 8~10 (5~8); 6~8 (9~12); 3~5 (13~15)
Shoulder press	3 × 10~12 (1~4); 8~10 (5~12); 6~8 (13~15)
Pull-up progressions	
Wide-grip pull-ups	3 × 10~25 (1~5)
Towel pull-ups	3 × 10~15 (6~10)
Weighted pull-ups or unilateral pull-ups	3 × 8~10 (11~15)
Internal/external rotations	3 × 10
MB Russian twist	3 × 25~50
Stability ball crunches	3 × 25~50
Manual resistance - neck	2 × 10
수요일	**세트×반복횟수(주 수)**
Back squat	3 × 10~12 (1~4); 8~10 (5~8); 4 × 6~8 (9~12); 5 × 3~5 (13~15)
Overhead squat	3 × 6~8 (1~7)
Front squat	3 × 6~8 (8~15)
Unilateral leg press	3 × 8~10 (1~7)
Split squat/lunge	3 × 8~10 (8~15)
Stiff-leg deadlift	3 × 10~12 (1~6); 8~10 (7~12); 6~8 (13~15)
Back extensions	3 × 15~20
Calf raise	3 × 15~20
Thick bar deadlift	3 × 10
Plyometric leg raise	3 × 15~25
Trunk stabilization ("plank")	3 × 1min
금요일	**세트×반복횟수(주 수)**
Power snatch	3 × 6 (1~4); 5 (5~8); 4 × 5 (9~12); 5 × 3 (13~15)
Bent-over barbell row	3 × 10~12 (1~4); 8~10 (5~8); 6~8 (9~12); 3~5 (13~15)
Close-grip lat pull-down	3 × 10~12 (1~5); 8~10 (6~10); 6~8 (11~15)
Weighted dips	3 × 12~15 (1~4); 10~12 (5~8); 8~10 (9~15)
Pullovers	3 × 8~10
Push-up progressions	
Basic	3 × 25~50 (1~5)
Stability ball	3 × 15~30 (6~10)
MB plyo push-ups	3 × 10 (11~15)
Partner plate pass	3 × 25
Weighted curl-ups	3 × 25
Wrist and reverse wrist curls	3 × 10

강도: 1RM 주기화의 60~85%

휴식간격: 코어 운동은 2~3분, 저항 운동은 1~2분, 복부근육 운동(abs)은 30초~1분

a 파워클린으로 점진

Reprinted with permission from Hoffman JR, Ratamess NA. *A Practical Guide to Developing Resistance Training Programs.* 2nd ed. Monterey (CA): Coaches Choice Books; 2008.

■ 표 17.5 근력선수를 위한 15주 주기화 프로그램

1~4주: 근력/파워			
월요일	화요일	목요일	금요일
Power clean 5 × 5 Bench press 5 × 5~6 Incline barbell press 4 × 6 Shoulder press 4 × 6 Sit-ups 3 × 10~15	Squat 5 × 5~6 Front squat 4 × 5~6 Bent-over rows 3 × 6~8 Power shrugs 3 × 8 Good mornings 3 × 8	Power clean 5 × 5 Push press 4 × 5 Close-grip bench press 4 × 6 Triceps push-downs 3 × 6-8 Barbell curls 3 × 6~8	Deadlift 4 × 5 Box squat 4 × 6 Zercher squat 3 × 5~6 Reverse hyperext. 3 × 6~8 Glute-ham raise 3 × 10
5~8주: 근력/파워			
월요일	화요일	목요일	금요일
Power clean 5 × 3~5 Bench press 5 × 3~5 Incline barbell press 4 × 5 Shoulder press 4 × 5 Torso rotations 3 × 10~15	Squat 5 × 3~5 Half rack squats 4 × 3~5 Bent-over rows 3 × 5~6 Power shrugs 3 × 6 Good mornings 3 × 8	Power clean 5 × 3~5 Push press 4 × 3~5 Close-grip bench press 4 × 5 Triceps push-downs 3 × 6~8 Barbell curls 3 × 5~6	Deadlift 5 × 3~5 DL rack pulls 4 × 3~5 Front squats 4 × 3~5 Reverse hyperext. 3 × 6~8 Glute-ham raise 3 × 8
9~12주: 최대 근력/파워 – 스포츠			
월요일	화요일	목요일	금요일
Power clean 5 × 1~3 Bench press 5 × 1~3[a] Mastiff log clean and press 4 × 3~5 ISOM lat raise (T-hold) 3 × 20~30s	Squat 5 × 1~3 Quarter rack squats 4 × 3~5 KB swings 3 × 5 Power shrugs 4 × 5 Thick bar DL 4 × 5	Mastiff log clean & press 4 × 3~5 Incline bench press 4 × 3 Close-grip bench press 4 × 5 Farmer's walk 2 × 30y Barbell curls 3 × 5 (+ISOM holds)	Deadlift 5 × 1~3 DL rack pulls 4 × 3~5 Super yoke SQ walks 3 × 20y Reverse hypers 4 × 5 One-arm DB rows 3 × 6
13~15주: 최대 파워/지구력 –스포츠			
월요일	화요일	목요일	금요일
Power clean 5 × 1~3 Mastiff log clean and press 4 × 3~5[b] Tire flips 2-4 × 8~10	Squat 5 × 1~3 Mastiff stone medley 2~4 × 5 Truck pulls (with harness) 2~4 × 30y	Bench press 5 × 1~3[a] stones ISOM T-holds 3 × 30~40 s Farmer's walk 2~4 × 40 y	Deadlift 5 × 1~3 Super yoke SQ walks 3 × 20y Loading medley 2~4 times

주기화 코어 운동강도: 70~100%
휴식간격: 코어 운동은 3~5분, 저항 운동은 2~3분
운동 쉬는 날: 기초 심혈관계 운동은 주당 1일, 인터벌 훈련/플라이오메트릭은 주당 1일

a. 최대반복 인클라인을 포함하는 경우는 벤치프레스로 전환한다. 이 경우에는 높은 반복횟수로 수행중이다.
b. 운동은 특정 경기에 따라 변화될 수 있다. 특정 스포츠는 각각의 세트가 가능한 빨리 완료하도록 한다.
c. 만약 경기가 최대반복을 포함한다면 더 많은 반복횟수를 수행한다.

표 17.6 12주 복싱 근력 훈련 프로그램

1~4주		
월요일	**수요일**	**금요일**
Hang clean 4 × 6	Power snatch 4 × 6	Hang clean 4 × 6
Squat 4 × 8~10	Bench press 4 × 8~10	Deadlift 4 × 8~10
DB jump squat 3 × 6	Incline bench press 3 × 8~10	One-arm rows 3 × 8~10
Box step-ups 3 × 10	Dips 3 × 10~15	Weighted pull-ups 3 × 10~15
Good mornings 3 × 8~10	Side lateral raise 3 × 10	Curls 3 × 10
MB side throws 3 × 8~10	Lying triceps ext. 3 × 10	Wrist/reverse curls 3 × 10
Sit-ups 3 × 25~50	Internaljexternal rotations 3 × 10	Torso rotations 3 × 25
Four-way neck 2 × 10	Scapula stabilizer circuit 2 × 10	Stability ball crunches 3 × 50
5~8주		
월요일	**수요일**	**금요일**
Hang clean 4 × 5	Power snatch 4 × 5	Hang clean 4 × 5
Squat 4 × 6~8	Bench press 4 × 6~8	Deadlift 4 × 6~8
DB jump squat 3 × 6	Alternate DB incline press 3 × 8~10	Bent-over rows 3 × 8~10
Box step-ups 3 × 10	DB jabs, uppercuts, hooks 3 x1 5~20	Weighted pull-ups 3 × 10~15
Back extensions 3 × 8~10	SB push-ups 3 × 15~20	Curls 3 × 10
MB side throws 3 × 8~10	Lying triceps ext. 3 × 10	Wrist/reverse curls 3 × 10
Sit-ups 3 × 25~50	Internaljexternal rotations 3 × 10	Barbell twists 3 × 15
Four-way neck 2 × 10	Scapula stabilizer circuit 2 × 10	KB rotation swings 3 × 15~20
9~12주		
월요일	**수요일**	**금요일**
Hang clean 5 × 3	Power snatch 5 × 3	Hang clean 5 × 3
Squat 4 × 5	Bench press 4 × 5	Deadlift 4 × 5
DB jump squat 3 × 6	Alternate DB incline press 3 × 8~10	Bent-over rows 3 × 6~8
Lunges3 × 8~10	DB jabs, uppercuts, hooks 3 x1 5~20	Weighted pull-ups 3 × 10~15
Back extensions 3 × 8~10	Push-ups (on fists) 3 × 20~25	Curls 3 × 10
Russian twists 3 × 25~50	Triceps push-down 3 × 10	Wrist/reverse curls 3 × 10
Sit-ups 3 × 25~50	Internaljexternal rotations 3 × 10	Barbell twists 3 × 20
Four-way neck 2 × 10	Scapula stabilizer circuit 2 × 10	KB rotation swings 3 × 15~20

강도: 1RM 주기화의 60~90%
휴식간격: 코어 운동은 2~3분, 저항 운동은 1~2분, 복부근육 운동은 30초~1분

a 저항 훈련만 포함되어 있다. 유산소 훈련, 부하 훈련, 플라이오메트릭/민첩성 그리고 복싱은 따로 실시한다..

Reprinted with permission from Hoffinan JR, Ratamess NA. *A Practical Guide to Developing Resistance Training Programs.* 2nd ed. Monterey (CA): Coaches Choice Books; 2008.

속설과 오해

주기화 훈련은 운동선수들에게만 유익하다.

몇몇 사람들은 주기화 훈련 프로그램은 운동선수들에게는 적절하지만, 비운동선수들에게는 적절한 프로그램이 아니라고 말하곤 한다. 그러나 많은 연구에서는 주기화 훈련을 각자의 요구를 만족시키도록 적절하게 적용되면, 모든 사람들에게 유익하다고 보고하였다. 최근 연구에서는 허리뼈유합술 후에 재활을 실시하는 환자가 4주의 비선형 주기화 근력 훈련 프로그램을 실시하였을 때, 상당한 호전을 보인 것으로 보고하였다. 오해의 소지는 모든 주기화 훈련 프로그램은 고강도 저항, 전력질주, 민첩성, 유산소 지구력, 그리고 플라이오메트릭 훈련의 조합을 포함한다는 것이다. 선수를 위한 주기화 훈련은 그 요구에 맞게 프로그램을 변화시킬 수 있다. 주기화는 모든 사람의 수준에 맞게 훈련을 제공할 수 있는 계획된 변화를 포함한다. 몇몇 연구들은 비훈련된 사람들을 대상으로 주기화 프로그램을 적용하였더니 큰비율의 근력 증강이 나타났다. 주기화 훈련의 핵심요소는 계획된 변화를 포함하고 사람들의 요구를 만족시키기 위하여 수많은 방법으로 다양화될 수 있다. 주기화 모델은 운동형태, 운동수행 순서, 강도, 양, 휴식간격, 그리고 빈도의 변화를 줌으로써 수행력을 발달시키는 수많은 방법이 있다. 예를 들면, 고전적 모델과 비선형적 모델의 변화는 일반적 사람들에 대해 더 매력적인 강도와 양을 목적으로 발달시킬 수 있다. 주기화 프로그램은 몇몇 운동이 1RM의 95%보다 더 무거운 무게로 1~3회 반복으로 수행되는 단계로 끝낼 필요가 없다. 더 정확히 말하면, 개인의 목표들에 만족한다면 저-중 강도의 목표 구역을 사용할 수 있다. 주기화는 변화를 의미하고 운동하는 모든 사람들은 정체기와 지루함을 피하기 위하여 운동을 다양화할 필요가 있다. 수행력 향상의 핵심은 점진적인 과부하, 변화, 그리고 특정 훈련이다. 그리고, 주기화 프로그램은 건강의 다양한 변수와 수행력을 향상시키는 모든 요소들을 포함한다. ACSM은 적절한 체력 발달이 목표일 때, 건강한 성인과 노인들을 위한 주기화 훈련을 추천한다.

요점 정리

- ✔ 주기화는 선수들이 시합에 맞추어 최대의 운동수행을 펼칠 수 있게 하고, 과훈련의 위험을 감소시키기 위해서 훈련 프로그램을 다양하게 조정하는 것이다. 근력과 파워에서 증진을 위해서는 비주기화 훈련보다 훨씬 우수하다.
- ✔ 주기화의 몇가지 모델들은 준비, 경쟁, 그리고 전이 단계 훈련으로 나눈 Matveyev의 모델에 기초를 둔다. 일년 단위의 장주기는 중주기와 특정 목표를 목표로 하는 단주기로 나눌 수 있다.
- ✔ 주기화 훈련은 Hans Selye 박사의 연구에 근거한다. 경고, 저항, 탈진의 세 가지로 나눌 수 있다.
- ✔ 단일 시합을 치루는 선수들을 위한 테이퍼링은 수행을 향상시킨다. 몇 가지 테이퍼가 성공적으로 사용되었는데, 2주 빠른 지수의 테이퍼는 비슷한 빈도, 41~60%의 운동량 감소, 높은 강도에서 사용하는 것을 추천한다.
- ✔ 주기화의 세가지 모델은 고전, 비선형, 역선형 모델이다. 세 모델 모두 성공적으로 운동수행을 증가시켰다. 몇몇 연구들은 고전 모델과 비선형 모델 사이에서의 비슷한 향상을 보였다.
- ✔ 주기화 프로그램은 근력, 파워, 스피드, 민첩성, 지구력, 근지구력, 그리고 플라이오메트릭 훈련을 포함하는 모든 체력요소를 위하여 구성할 수 있다.

복습 문제

1. 더 긴 주기를 형성하는 주기로서 1주간 주기를 무엇이라 하는가?

a. 단일주기 b. 장주기
c. 중주기 d. 단주기

2. 고강도 훈련기간 또는 절정주기 이후에 훈련량을 감소시키는 것은?

a. 스텝 테이퍼
b. 선형 테이퍼
c. 빠른 감소 테이퍼
d. 느린 감소 테이퍼

3. 각 훈련 단계에서 훈련량의 감소, 훈련강도의 점진적 증가는 ________ 주기화 모델의 특징이다.

a. 역선형 b. 고전적
c. 일간 비선형 d. 주간 비선형

4. 테이퍼 단계를 계획할 때, 훈련 ________ 의 감소가 가장 효과적이다.

a. 강도 b. 빈도
c. 휴식간격 d. 양

5. 축구선수를 위한 훈련 준비 단계에는 다음 중 어느 것이 적당한가?

a. 적은 훈련량, 저강도
b. 적은 훈련량, 고강도
c. 많은 훈련량, 저강도
d. 많은 훈련량, 고강도

6. 일반적응증후군의 첫 단계는?

a. 경고 단계 b. 적응 단계
c. 부적응 단계 d. 탈진 단계

7. 주기화는 수행력의 최대화와 과훈련의 위험성 감소를 위해 훈련 프로그램을 조정하는 과정이다. O / X

8. 주기화 훈련은 엘리트 선수들에게만 이득을 줄 수 있다. 레크리에이션 운동을 하는 사람들에게는 효과가 없다. O / X

9. 일반적 준비 단계는 많은 훈련량과 저강도로 구성한다. 그리고 특정 스포츠에 맞는 훈련을 위하여 사용된다. O / X

10. 테이퍼링은 중요한 시합 이전에 부하를 비선형적으로 감소시키는 것이다. O / X

11. 유산소 지구력을 최대화하기 위하여 고전적 주기화 모델을 사용하는 것이 가장 좋다. O / X

12. 근력과 파워를 향상시키려는 전력질주, 민첩성, 그리고 플라이오메트릭 훈련의 주기화는 저항 훈련과 유사한 패턴이다. O / X

참고문헌은 한미의학 홈페이지 자료실을 통해 확인 가능합니다.
http://www.hanmibook.co.kr

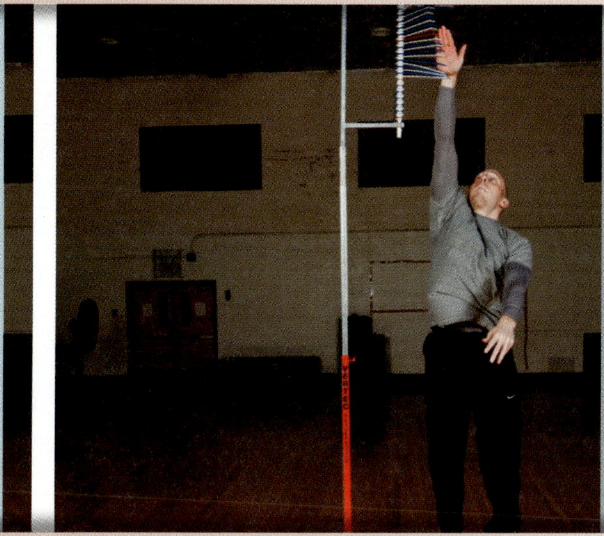

PART 4

측정

CHAPTER

18 측정 및 평가

강서정

학습목표

이 장을 학습한 후에 아래의 사항을 이해할 수 있다.

- 운동선수의 검사와 평가의 중요성을 논의한다.
- 알맞고 신뢰할 수 있는 검사를 선택하는 것의 중요성을 논의한다.
- 체성분, 근력과 지구력, 심혈관계 지구력 및 유연성의 건강관련 신체단련 구성요소를 측정하기 위한 평가방법을 선택하는 것의 중요성을 논의한다.
- 파워, 속도, 민첩성 및 균형/조정력의 기술관련 신체단련 요소의 선택과 측정에 대한 중요성을 논의한다.

운동선수를 검사하고 평가하는 것은 스포츠 훈련의 중요한 구성요소이며, 운동선수와 코치에게 다음과 같은 유익한 많은 기능을 제공한다.

- **검사로 운동선수의 강점 및 약점을 식별할 수 있다.** 훈련 프로그램은 부분적으로 약점을 수정하기 위해서 만들어진다. "체인은 가장 약한 연결부분 만큼만 강하다."라는 것은 스포츠에서 사용되는 흔한 표현이다. 검사의 결과로 코치와 운동선수의 강점 및 약점을 알 수 있다. 예를 들면, 운동선수의 점수가 다양한 근력 측정에 있어서는 탁월하지만(상위 95%), 파워 측정에 있어서 낮다면 코치는 근력 훈련을 제한하는 것이 현명할 것이다(유지). 근력을 향상시키기 위해 필요한 시간은 운동선수가 약점에 초점을 맞춰야 하는 잠재적인 시간을 방해하고 있을지도 모른다. 따라서 이 운동선수의 경우에는 파워 훈련이 선행되어야 한다. 파워 발달에 있어서 근력이 선도적인 역할을 하지만 몇몇의 운동선수는 높은 수준의 근력(느린 속도의 측정에 기반)을 가지고 있어도 그들의 스포츠에서 필요로 하는 만큼의 충분히 빠른 속도로 움직이지 못한다. 검사 결과는 잠재적인 약점을 드러냄으로써 코치가 운동선수의 균형 잡인 발달을 제공하기 위해 더 많은 빠른 속도의 운동을 포함시킬 수 있도록 한다.
- **진행과정의 평가:** 검사에서 운동선수의 훈련 프로그램의 진행과정 평가는 중요하다. 훈련을 통해 진행과정을 살펴볼 수 있지만 훈련 프로그램의 효과를 평가하고 개선을 위한 동기부여요소로 제공되는 구체적인 측정은 살펴볼 수 없다. 규칙적인 검사 일정은 운동선수에게 신체단련 실시가 최고수준에 다다를 수 있도록 해준다.
- **훈련부하의 식별:** 근력 측정의 결과는 저항 훈련(RT)을 하는 동안 구조적인 운동을 위한 강도 높은 처방의 기반을 제공한다. 예를 들면, 연주기 계획의 한 마이크로주기가 운동자의 1RM의 70%까지 운동을 할 수 있도록 해준다. 코치는 훈련부하를 정확하게 처방하기 위해서 1RM을 알아야 한다. 따라서 근력 검사 결과는 부하 처방에 사용될 수 있다. 또한 유산소운동을 처방할 때에는 $\dot{V}O_{2max}$(또는$\dot{V}O_2R$)의 비율로써 강도가 사용된다.
- **운동선수 재능의 측정:** 검사의 결과는 코치가 특정 스포츠에 참여하는 운동선수를 적절하게 식별할 수 있도록 한다. 이는 특히 젊은 운동선수들에게 적용될 수 있다. 근

력 및 파워 측정에 있어서 낮은 점수를 받았지만 유산소 능력 측정에 있어서는 높은 점수를 받은 운동선수는 코치에 의해서 지구력 기반 스포츠에 참여할 것을 지시받을 수 있다. 검사는 구체적인 스포츠를 위한 운동선수 식별의 한 형태로써 사용될 수 있다. 운동선수가 특정 스포츠에서 성공하기 위해 필요한 자질을 빨리 식별할수록 더 빠른 훈련으로 그 운동선수의 잠재력을 최대화시킬 수 있다.

검사 선택 및 관리

검사는 타당하고 신뢰할 수 있어야하며 엄중한 기준이 적용되어야 한다. **타당도(validity)**는 검사가 측정해야 하는 것을 어느 정도 측정하였는가의 정도를 의미하며, 여러 유형의 타당도가 있다. 구성 타당도는 근본적인 이론 및 구성을 나타내는 검사 능력이다. 이는 검사를 위한 타당도의 1차 자료로써 운동선수 또는 코치가 관심을 갖는 것이다. 예를 들면, 102kg 벤치프레스 검사는 미국 프로 미식축구연맹(NFL)에서 광범위하게 사용되고 있다. 운동선수의 1RM이 102kg에 근접하지 않는다면 근력을 측정하는 능력이 매우 의심스럽다. 검사를 위해 25번 반복 수행하는 운동선수는 근지구력이 측정되고 있으므로 이 검사의 타당도는 대부분의 운동선수들에게 있어서 좋지 않다. 안면 타당도는 운동선수와 다른 관찰자들에게 검사가 측정 되어야 할 것이 측정되고 있는 모습을 보여 준다. 내용 타당도는 검사 또는 검사 배터리에 관한 전문가의 관찰을 나타낸다. 코치는 특정 검사 배터리를 발전시키기 위해 스포츠의 신진대사, 신체 운동학 및 생물 기계학적 쇠약과 함께 스포츠의 요구분석을 수행함으로써 높은 내용 타당도를 보장할 수 있다. 목표지향타당도(검사 점수 정도가 스포츠 수행기술과 관련됨)는 검사 선택에서 중요하다. 예를 들면, 1RM 스쿼트는 수직점프 수행과 관련되어 있다. 따라서 높은 목표지향타당도를 가진 검사는 구체적인 스포츠 수행과 매우 관련이 있고 검사 배터리에 포함되어야만 한다.

신뢰도(reliability)는 검사가 보이는 반복성 또는 일관성과 관련이 있는 것이다. 사용할 검사는 신뢰할 만한 운동선수 수행을 측정해야 한다. 예를 들면, 하루에 한 번의 점프 스쿼트를 하는 동안 4,600W의 파워 출력을 정점으로 기록하는 운동선수가 3일 후에 5,850W가 측정되었다면 이는 신뢰할 수 있는 결과가 아니다. 이러한 결과는 분명 검사를 실시할 때 조건의 변화가 생겼기 때문일 것이다(검사가 적절하게 수행되었다면 운동선수가 3일 안에 이 만큼의 파워를 증가시켰다는 것은 불가능하다). 신뢰도는 검사자, 장비 및 규정량과 환경적 조건의 정확성에 달려있다. 다른 코치가 동일한 검사(피지휘[스킨폴드] 검사, 37m 대시)를 실시했다면 이는 신뢰도를 낮춘다(시험자 간 신뢰도). 모두 다른 기술을 가지고 있고 이러한 차이점이 점수에 있어서의 차이에 반영된다. 검사 절차의 표준화는 신뢰가 가는 결과를 얻기 위해 꼭 갖춰야 하는 요소이다. **검사-재검사 신뢰도(test-retest reliability)**(많은 검사일 사이의 관련)의 측정은 조사 목적을 위해서 의무적이지만 코치에게 유용하게 제공될 수 있다. 검사의 신뢰도가 없다면 타당할 수 없다. 신뢰도는 검사 선택 및 관리의 표준 원칙이 엄격하게 지켜질 때 높아진다.

선택된 검사는 스포츠에 대해서 가능한 구체적이어야 하고 측정되는 신체단련 구성요소에 대해서 타당해야 한다. ■ 그림 18.1은 검사 시 고려해야 할 몇 가지 중요한 사항이다. 신진 대사적(에너지 시스템)이고 생물 기계학적(움직임 패턴)으로 구체적인 검사가 운동선수의 스포츠에 선택되어야 한다. 운동선수의 훈련상태는 중요하다. 잘 훈련된 운동선수는 매우 좋은 기술을 가지고 매 시도에서 100% 노력의 결실을 맺을 것이며, 숙련도가 부족한 운동선수는 기술적인 어려움으로 인해 자신의 노력 수준에 제한이 있을 것이다. 따라서 검사 복잡성은 운동선수들의 기술 세트를 일치시켜야 한다. 친숙함 및 연습은 검사 선택 및 관리에서 중요한다. 친숙함/연습의 부족은 더 잘할 수 있었던 수행을 형편없게 하는 결과로 나타날 수 있다. 운동선수에게 최소한 1~2회의

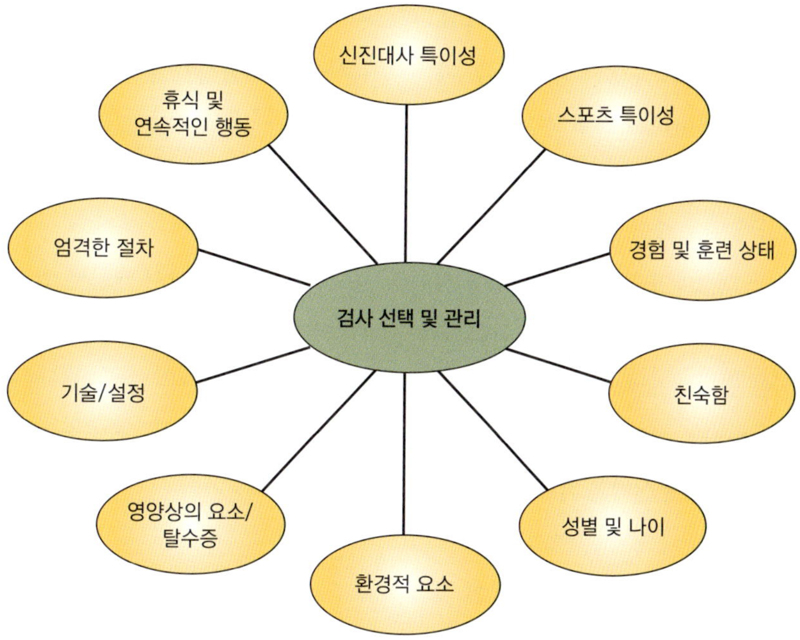

■그림 18.1 검사 선택 및 관리에 영향을 주는 요소

연습기회를 제공해야 한다. 예를 들면, 훈련경험이 많지 않은 고령의 여성은 젊은 여성에 비해서 근력 검사 전에 친숙해지기 위해 3회 정도의 기회가 주어져야 한다. 노력 및 최대 노력에 영향을 주는 친숙함은 운동선수가 검사에 익숙해졌을 때에만 적용된다. 조사에 따르면 친숙함의 부족은 단기간의 훈련 동안 근력이 매우 크게 증가하는 부분에서 두드러지게 나타난다. 경험이 있는 운동선수는 친숙함을 거의 필요로 하지 않지만 짧은 연습 기회가 도움이 될 수 있다. 운동선수들이 훈련할 때 일상적으로 실시하지 않는 것들을 검사한다면 최소 1~2회의 연습기회가 주어져야 하고 그 무엇보다도 이는 개인적인 반응에 달려있다.

운동선수의 나이 및 성별이 검사 및 관리에 있어서 역할을 수행할 수 있다. 나이 많은 개인은 최대한의 검사를 위해서 더 많은 준비시간을 필요로 한다. 젊은(어린아이 및 청소년) 운동선수 또한 더 많은 친숙함을 필요로 할 수 있다. 대부분의 검사가 성별 모두에게 유사하게 적용될 수 있지만 검사의 방법은 다양하며 약간의 주의사항이 필요할 수 있다. 예를 들면, 남성의 경우 턱걸이가 근지구력의 측정을 위해 사용될 수 있다. 하지만 여성의 경우(상체 근력의 차이 때문에) 지구력 검사보다는 근력 검사로 사용될 수 있을 것이다.

환경적(온도, 습도, 고도, 강수량, 지형) 요소는 검사 결과에 영향을 줄 수 있다. 온도(더움 및 추움)는 실내와 실외의 경우 중요한 요소이다. 예를 들면, 운동선수의 유산소 능력을 36℃(높은 습도에서)인 날에 검사하는 것과 25℃(낮은 습도에서)인 날에서 검사하는 것은 결과에 많은 영향을 미칠 수 있다. 건강상의 위험은 덥고 습한 날씨인 경우 높아질 수 있다. 덥고 습한 날씨는 무산소 운동을 할 때보다는 유산소 운동을 할 때 더 부정적인 영향을 미친다. 온도는 실내에서 중요한 고려사항이지만 코치에 의해서 통제될 수 있다. 유사한 고도에서 운동선수를 검사 하는 것은 중요한다. 고도의 변화는 유산소성 지구력(aerobic endurance)의 수행을 변화시킬 수 있기 때문이다. 강수량의 수준도 중요하다. 비오는 날과 맑은 날의 조건에서 운동선수가 검사를 받는다면 표면에 있어서의 수분 또는 젖은 상태의 정도가 어느 정도 운동선수의 수행에 영향을 준다. 마지막으로 지형도 중요하다. 운동할 때 발휘할 수 있는 최대의 능력은 표면에 따라서 다양하게 나타날 수 있다(풀 vs 모래 vs 언덕

vs 콘크리트). 코치는 가능한 운동선수를 가장 이상적인 표면에서 검사해야 하고 환경적인 요소를 통제해야 한다. 이는 새로운 신발이 오래된 신발에 비해서 전력질주 및 민첩성의 시간을 단축할 수 있는 경우와 같다.

영양의 요소는 검사 도중에 매우 중요한 역할을 한다. 영양상으로 결핍되거나 탈수된 운동선수는 특히 유산소성 지구력(aerobic endurance) 시 최대의 실력을 발휘할 수 없을 것이다. 체성분 분석은 변화된 수화작용(hydration) 및 영양상태에 의해서 이루어진다. 적당한 유체, 탄수화물, 단백질 및 미량의 영양소 섭취는 운동실력을 최대로 발휘하기 위해서 필요하다. 표준화란 스포츠보충물(예를 들면, 수행을 강화시키는 크레아틴 모노하이드레이트)을 포함한 것으로 중요한 요소이다. 운동선수는 영양소의 섭취가 좋은 경우에 검사를 실시한다면 보충물 섭취 상태를 고려하지 않은 한 결과에 영향을 미칠 수 있다. 코치는 운동선수의 영양상 습관을 인식해야만 하고 검사 시작하기 최대 1~2시간 전까지 적당한 음식 및 음료를 섭취할 수 있도록 하고 검사 전날 밤에도 고품질의 영양이 농축된 식사를 권장해야 한다.

검사 관리는 사용되는 절차, 세팅, 장비 또는 각 운동을 하는 동안 사용되는 기술, 운동마다 사용되는 관절가동범위(ROM), 검사 순서 및 시행 사이의 휴식간격이 포함되고, 운동선수의 실력을 측정할 때 중요한 역할을 한다. 코치 및 스태프는 엄격한 절차적 표준화를 적용하지 않으면 결과가 검사의 오류에 의해서 영향을 받을 것이라는 점을 알아야 한다.

몇몇의 관리요소는 검사에 앞서 다뤄야 한다. 검사 스태프는 신중하게 고려되고 잘 훈련되어야 한다. 모두가 유사하게 기능하고 표준화된 절차를 사용해야 한다. 기술은 모든 검사자들이 특히 운동선수의 그룹이 동시에 검사받을 때 유사한 기준을 사용할 수 있도록 동일시되어야 한다. 모든 검사자들은 사용되는 검사 및 프로토콜에 익숙해야 한다. 가능하다면 동일한 검사자가 단일요소의 검사를 감독해야 한다. 예를 들면, 한 검사자는 체성분을 위한 모든 피지후 검사를 수행해야 하고 또 다른 검사자는 일관성있는 측정을 위해 모든 전력질주 및 민첩성 검사를 실시한다. 한 검사를 여러 검사자들이 측정한다면 결과값의 차이가 생겨날 수 있다. 검사는 잘 조직되어야하고 효율적으로 관리되어야 한다. 운동선수는 신중하게 검사 수행에 대해 교육받아야 하고 실시하는 동안에 최선을 다해야 할 것이다. 피로는 최소화되어야 하기 때문에 검사의 순서는 중요하다. 검사는 여러 날에 실시하면 더 효율적일 수 있고 피로를 최소화할 수 있지만, 같은 날에 검사를 실시할 수도 있다. ■ **그림 18.2**는 다양한 검사를 실시할 때 일반적으로 권장되는 검사 순서이다.

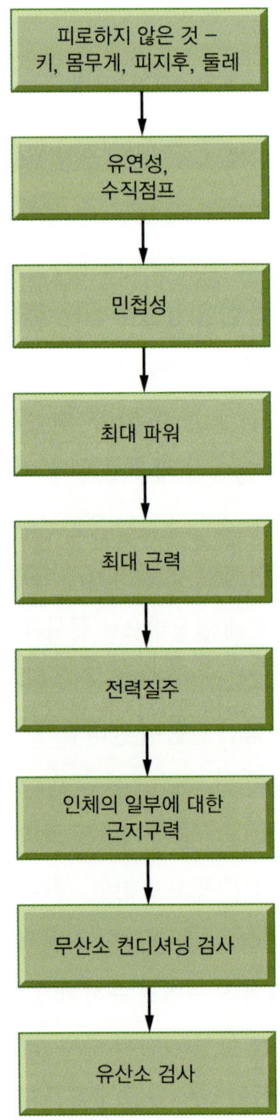

■ **그림 18.2** 권장되는 검사 순서

속설과 오해

검사의 효율을 높이기 위해서 자주 실시하는 것이 좋다.

어떤 사람들은 운동선수의 경우 자주 검사를 받는 것이 좋다고 한다. 그러나 검사는 낮은 빈도로 수행될 때 유용한 도구가 될 수 있다. 검사의 유형이 중요하다. 몸무게, 체지방비율, 유연성과 같은 검사는 자주(매일) 실시해도 좋다고 하는데 이는 검사 실시로 인한 피로감을 주지 않기 때문이다. 예를 들면, 레슬링선수의 경우는 자주 측정과 관찰을 해야하는 종목의 선수이므로 체중, 체지방율, 탈수상태(요비중[urine-specific gravity])를 자주 측정하는 것이 유리하다. 그러나 1RM측정과 같은 경우는 자주 실시하지 않는 것이 좋다. 최대근력 검사는 일년에 몇 회 정도 실시하는 것이 좋다. 코치는 훈련 로그의 관찰을 통해서 운동선수에 진전이 있는지의 여부를 알 수 있다. 코치는 훈련 무게/반복이 증가될 때 운동선수의 훈련효과를 간접적으로 확인할 수 있다. 코치가 소중한 정보를 훈련 로그에서 얻을 수 있을 때 검사의 필요도는 감소한다. 중요한 요소는 검사가 운동선수의 훈련일정을 방해하면 안 된다는 점이다.

검사의 실시는 여러 날로 분리하여 실시할 수 있고, 실시의 순서는 피로도가 낮은 측정을 시작으로 힘든 검사를 그 이후에 진행하도록 한다.

모든 검사의 단계는 운동선수의 최대한의 안정성을 확실히 하기 위해서 검사 스태프에 의해 이루어져야 한다. 이것은 쉽게 겪을 수 있는 상처, 아픔 또는 질병을 가지고 있는 운동선수를 검사하거나 검사하지 않는 것에 대한 결정을 포함한다. 검사를 통한 이점이 있더라도 검사를 통해 운동선수가 다쳐 잠재적인 손해을 유발한다면 가치가 없어진다. 검사자는 검사를 실시할 때 선수 가까이에서 관찰해야 하며 운동선수 훈련과 의학 스태프와의 지속적인 의사소통은 운동선수의 부상에 대한 위험을 적절하게 차단하는데 필수적이다. 환경적 조건도 고려되어야 하며, 덥고 습한 조건은 운동선수에게 위협적이어서 덥고 습한 날에 검사 세션을 계획할 때는 주의해야 한다. 마지막으로 적절한 데이터 관리가 중요하다. 모든 데이터 형태는 검사 전에 반드시 만들어지고 준비되어야 하며, 데이터는 기록 관리를 위한 데이터베이스에 저장한다. 스프레드시트는 코치가 시간에 걸쳐 검사 수행을 관찰하는 능력을 주고 규범과 표준을 발전시키기 위해서 사용될 수 있다는 점에서 사용할 것을 권장한다. 스프레드시트는 코치가 평균과 표준편차를 쉽게 계산하도록 하거나 시간에 걸쳐 평균을 비교하는데 사용되는 일부 일반적 통계과정에 도움을 준다.

건강관련 신체단련 요소의 측정

몇몇의 건강관련 신체단련 요소의 검사는 운동선수를 위한 종합적인 검사 배터리에 무엇보다 중요한다. 여기에는 체성분과 인체 측정, 근력과 지구력, 심혈관계(CV) 지구력 및 유연성이 포함된다.

체성분 및 인체 측정

체성분은 인체에서 지방, 뼈 및 근육량의 상대적인 비율을 나타낸다. **인체측정(anthropometry)**은 키, 몸무게, 둘레 및 피지후(skinfold)와 관련한 인체의 측정이 해당된다. 체성분 및 인체 측정은 코치와 운동선수에게 있어서 일반적으로 측정되는 항목이다. 체지방 비율, 지방 분포, 제지방량, 둘레와 관련된 정보는 체지방 측정을 통해서 얻는다. 운동선수의 체성분을 측정하는데 피지후 검사, 생체전기저항법, 이중에너지방사선흡수계측법(DEXA), 수중체중법, 컴퓨터단층촬영법(CT)과 자기공명화상법(MRI) 스캔, 배기량체적변동기록법(BOD POD) 및 근적외선 상호작용과 같은 방법이 있다. 최근 몇 년 동안 DEXA 사용이 증가되었지만 수중체중법은 여전히 체성분 측정의 황금률로 고려되고 있고 피지후 분석법은 예측식이 정확히 사용될 때 선호되는 방법이다. 피지후 측정은 매우 실용적인 방법으로 이 장에서 유일하게 설명된다.

신장과 체중

신장과 체중은 기본적으로 측정하는 항목이다. 신장은 스타디오미터(stadiometer)(넓은 가로의 머리판을 가지고 벽에 오르는 수직의 줄자)로 측정된다. 신장은 아침에 더 높은 값이 측정되며 하루 동안 조금씩 측정값이 다를 수 있다. 신장을 측정할 때 운동선수는 신발을 벗고 발뒤꿈치를 모은 후 가능한 곧게 서야 하며, 깊게 숨을 들이마신 후 숨을 참고 머리가 수평이 되게 서 있어야 한다. 체중은 기둥(beam) 및 움직일 수 있는 추를 가진 체중계를 사용하면 가장 정확하게 측정할 수 있다. 체중을 측정할 때 옷의 착용에 따라 다양한 값이 나타날 수 있으므로 신발을 착용하지 않고, 최대로 가벼운 옷을 착용하며, 옷 주머니에 아무것도 들어있지 않은 상태에서 측정하도록 한다. 또한 체중은 음식의 섭취 및 소비, 배뇨, 배변, 탁수, 수분손실 가능성에 따라 하루 동안에도 다양한 값이 측정될 수 있다. 따라서 이른 아침에 측정하는 것이 좋다.

피지후 측정

피지후 측정은 체지방 비율을 측정하는데 있어서 가장 유명하고 실용적인 방법 중 하나이다. 피지후 측정은 훈련된 코치 또는 기술자가 고품질의 캘리퍼스를 사용하여 측정하며, 상대적으로 정확한 측정이 가능하다. 피지후 분석은 피하지방의 양(피부의 바로 아래 지방)이 전체 체지방량에 직접적으로 비례한다는 원칙에 기반하고 회귀 분석은 전체 체지방 비율을 측정하기 위해 사용된다. 피지후 측정에서 체지방 비율 예측의 다양성은 적절한 기술 및 방정식이 사용된다는 점을 가정하여 ± 3~5%이다. 체지방은 성별, 나이, 인종 또는 민족성, 훈련상태 및 기타 요소들에 있어서 다양하기 때문에 많은 회귀 방정식이 피지후 측정으로 부터 신체밀도 및 지방 비율을 예측하기 위해서 발달되어 왔다. 운동선수를 위한 피지후 측정은 집단에 가깝게 일치되는 예측 방정식이 사용될 때 가장 정확하며, 측정되는 부위는 3~7군데까지 다양하다. 예측 방정식은 신체밀도를 측정하는데 사용되고 신체밀도 계산은 체지방 비율을 측정하는데 사용된다. **신체밀도(body density)**는 체질량의 몸무게 비율로 나타난다.

피지후 측정을 위한 절차는 다음과 같다.

- 측정할 부위와 사용할 식을 결정한다(■ 그림 18.3).
- 피검자가 긴장을 풀고 있는 동안 피부의 접힌 부분을 왼손의 엄지와 검지 사이(약 8cm 떨어짐)로 단단히 잡는다.
- 몸집이 큰 경우는 피부의 접힌 부분을 더 많이 잡도록 한다.
- 캘리퍼스의 죄는 부분은 테스터의 손가락 1cm 아래와 피지후 위에 위치한 후 풀어지며 2~3초 내에 측정한다.
- 측정은 모두 신체의 오른쪽에서 실시하며 일관성 있는 측정을 위해 2~3회 정도 실시한다. 동일한 측정 부위를 반복적으로 2~3번 측정하기보다는 모든 신체부위를 1회 측정한 후 다시 처음부터 반복측정하는 것이 중요하다.
- 각 부위에서 여러 번의 검사를 통해 신체밀도 및 체지방 비율을 산출하기 위해 회귀 방정식 또는 예측 표를 통해 평균을 내고 합계를 낸다.

■ 표 18.1은 신체밀도 측정부터 체지방 비율을 측정하기 위해 사용되는 몇 개의 방정식을 보여준다. 가장 적절한 해당 방정식은 성별, 나이, 인종 및 활동 수준에 근거하여 선택하도록 한다. 적절한 방정식은 교차 타당해야만 하고 일반 방정식은 집단의 모든 부분을 통해 정확한 측정을 제공한다. 체지방 비율은 일단 신체밀도가 결정되면 계산될 수 있다. 다른 집단별 방정식(■ 표 18.2)이 발달되었지만 Siri 또는 Brozek 방정식이 가장 많이 사용된다. ■ 표 18.3은 측정할 부위에 대한 설명이다.

Siri 방정식: $(4.95/B_d - 4.50) \times 100$

Brozek 방정식: $(4.57/B_d - 4.142) \times 100$

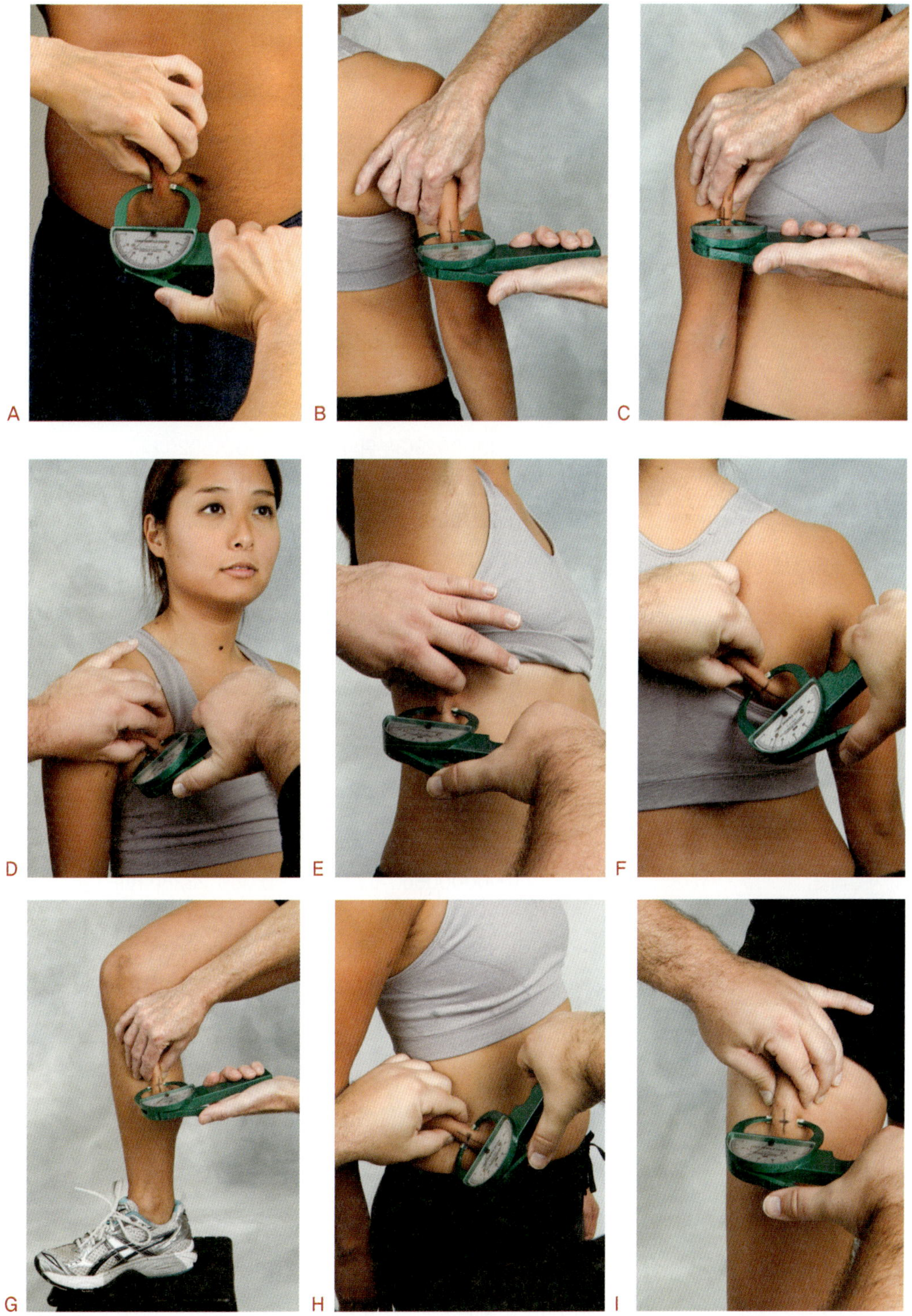

■그림 18.3 흔한 피지후 자리. A. 복부(abdominal): 배꼽에서 오른쪽 측면으로 2cm 수직적 접힘. B. 세갈래근(삼두근, triceps): 팔은 몸 옆으로 자연스럽게 내리고 어깨뼈봉우리(견봉, acromion) 및 팔꿈치머리돌기(주두 프로세스, olecranon process) 사이의 중간인 팔 위쪽의 후부 중심선. C. 두갈래근(이두근, biceps) : 세갈래근 위치에서 주로 1cm 위 수준으로 두갈래근이 배위에서 팔의 앞쪽 측면이 수직적 접힘. D. 가슴: 남자의 경우 앞쪽 겨드랑이(auxillary) 선과 유두(nipple)사이의 거리의 1/2 사선으로 접힘, 여자의 경우 앞쪽 겨드랑이 선과 유두 사이의 거리의 1/3 사선으로 접힘. E. 중간겨드랑이(midaxillary): 복장뼈(흉골, sternum)의 검상돌기(xiphoid process) 수준의 중간겨드랑이 선에서 수직적으로 접힌다. 대체적인 방법은 중간겨드랑이 선에서 검상돌기/ 복장뼈 경계선 수준에서 수평적으로 접는 것이다. F. 어깨밑(견갑하, subscapular): 어깨뼈(scapula)의 열각 아래 1~2cm 사선적 접힘(45° 에서). G. 중간 장딴지(medial calf): 안쪽 경계선의 중간선에서 종아리의 최대치 둘레가 수직적 접힘. H. 위엉덩뼈(supra-ilium): 엉덩뼈능선(장골능, iliac crest)에 즉시 앞서 앞쪽 겨드랑이선에서 엉덩뼈능선의 자연스러운 각에서 사선으로 접힘. I. 허벅지: 무릎(patella) 및 서혜부 주름(inguinal crease)(엉덩이)의 최대치 경계선 사이의 중간에서 허벅지의 앞쪽 중간선이 수직적으로 접힘.

Thompson W, ACSM's Resources for the Personal Trainer. 제3판. Baltimore(MD): Lippincott Williams &Wilkins; 2010

■ 표 18.1 피지후 측정으로부터 신체밀도 예측 방정식

부위	집단	성별	방정식	참고문헌
2: 넓적다리, 어깨뼈	운동선수	남자	D_b = 1.1043 − (0.00133 × 넓적다리) − (0.00131 × 어깨뼈)	Sloan and Weir
2: 위엉덩뼈, 세갈래근	운동선수	여자	D_b = 1.0764 − (0.00081 × 위엉덩뼈) − (0.00088 × 세갈래근)	Sloan and Weir
3: 가슴, 복부, 넓적다리	일반인	남자	D_b = 1.10938 − 0.0008267(3부위의 합) + 0.0000016(3부위의 합)^2 − 0.0002574(나이)	Jackson and Pollock
3: 세갈래근, 위엉덩뼈, 넓적다리	일반인	여자	D_b = 1.099421 − 0.0009929(3부위의 합) + 0.0000023(3부위의 합)^2 − 0.0001392(나이)	Jackson et al.
3: 가슴, 세갈래근, 어깨뼈	일반인	남자	D_b = 1.1125025 − 0.0013125(3부위의 합) + 0.0000055(3부위의 합)^2 − 0.000244(나이)	Pollock et al.
3: 세갈래근, 위엉덩뼈, 복부	일반인	여자	D_b = 1.089733 − 0.0009245(3부위의 합) + 0.0000025(3부위의 합)^2 − 0.0000979(나이)	Jackson and Pollock
4: 두갈래근, 세갈래근, 어깨뼈, 위엉덩뼈	일반인	남자 여자 20~29세	D_b = 1.1631 − 0.0632(4부위의 로그 합)	Durnin and Womersley
4: 두갈래근, 세갈래근, 어깨뼈, 위엉덩뼈	일반인	남자 여자 30~39세	D_b = 1.1422 − 0.0544(4부위의 로그 합)	Durnin and Womersley
7: 넓적다리, 어깨뼈, 위엉덩뼈, 세갈래근, 가슴, 복부, 겨드랑이	일반인	여자	D_b = 1.0970 − 0.00046971(7부위의 합) + 0.00000056(7부위의 합)^2 − 0.00012828(나이)	Jackson et al.
7: 넓적다리, 어깨뼈, 위엉덩뼈, 세갈래근, 가슴, 복부, 겨드랑이	일반인	남자	D_b = 1.112 − 0.00043499(7부위의 합) + 0.00000055(7부위의 합)^2 − 0.00028826(나이)	Jackson and Pollock

둘레 측정

둘레 측정은 근육 크기 및 체성분의 변화와 관련하여 유용한 정보를 제공한다. 둘레 측정의 이점은 쉽고 저렴할 뿐만 아니라 특별한 장비(줄자 외에)를 필요로하지 않고 빠르게 관리할 수 있다는 점이다. 둘레 측정에 대한 절차는 다음과 같다.

1. 둘레 측정은 최소한의 옷을 입은 상태에서 줄자를 수평으로 측정하도록 한다.
2. 중복 측정은 각 부위에서 이루어져야 하고 측정된 값의 평균을 사용하도록 한다. 측정된 값들 간에 5~10mm 이상 차이가 있다면 추가로 측정을 하도록 한다.
3. 운동선수는 측정할 동안에 긴장을 푼 상태로 있어야 한다.
4. 측정오류의 발생은 측정 부위의 방법이 잘못되었기 때문이다. 부위별 줄자의 올바른 측정법은 다음과 같다.
   a. 가슴 – 줄자는 피험자가 팔을 벌림(외전, abduct)한 후 4번째 갈비뼈 수준의 가슴 주위에 위치하도록 한다. 측정은 운동선수가 원래의 출발점으로 팔을 모음(내전)시키고 호흡이 끝난 후 실시한다.
   b. 어깨 – 운동선수가 긴장을 풀고 서있는 동안 줄자는 어깨의 최대치 둘레를 수평으로 측정한다.
   c. 복부 – 운동선수가 긴장을 풀고 서있는 동안 최대치 둘레(종종 배꼽 근처)의 수준에서 복부 위를 측정한다.

■ **표 18.2 신체밀도로부터 체지방 비율을 계산하기 위한 집단별 방정식**

집단	나이	성별	방정식
백인	7~12	남자	$(5.30/D_b - 4.89) \times 100$
		여자	$(5.35/D_b - 4.95) \times 100$
	13~16	남자	$(5.07/D_b - 4.64) \times 100$
		여자	$(5.10/D_b - 4.66) \times 100$
	17~19	남자	$(4.99/D_b - 4.55) \times 100$
		여자	$(5.05/D_b - 4.62) \times 100$
	20~80	남자	$(4.95/D_b - 4.50) \times 100$
		여자	$(5.01/D_b - 4.57) \times 100$
아프리카계 미국인	18~32	남자	$(4.37/D_b - 3.93) \times 100$
	24~79	여자	$(4.85/D_b - 4.39) \times 100$
북미 원주민	18~60	여자	$(4.81/D_b - 4.34) \times 100$
히스패닉계의 사람	20~40	여자	$(4.87/D_b - 4.41) \times 100$
일본인	18~48	남자	$(4.97/D_b - 4.52) \times 100$
		여자	$(4.76/D_b - 4.28) \times 100$
	61~78	남자	$(4.87/D_b - 4.41) \times 100$
		여자	$(4.95/D_b - 4.50) \times 100$

■ **표 18.3 체지방 비율 분류**

	나이(년)						
등급(남자)	**〈 17**	**18~25**	**26~35**	**36~45**	**46~55**	**56~65**	**〉 66**
체지방이 매우 적음	5	4~7	8~12	10~14	12~16	15~18	15~18
체지방이 적음	5~10	8~10	13~15	16~18	18~20	19~21	19~21
평균보다 체지방이 적음	–	11~13	16~18	19~21	21~23	22~24	22~23
체지방이 평균임	11~25	14~16	19~21	22~24	24~25	24~26	24~25
체지방이 약간 높음	–	18~20	22~24	25~26	26~28	26~28	25~27
체지방이 매우 높음	26~31	22~26	25~28	27~29	29~31	29~31	28~30
비만	〉 31	〉 28	〉 30	〉 30	〉 32	〉 32	〉 31
등급(여자)	**〈 17**	**18~25**	**26~35**	**36~45**	**46~55**	**56~65**	**〉 66**
체지방이 매우 적음	12	13~17	13~18	15~19	18~22	18~23	16~18
체지방이 적음	12~15	18~20	19~21	20~23	23~25	24~26	22~25
평균보다 체지방이 적음	–	21~23	22~23	24~26	26~28	28~30	27~29
체지방이 평균임	16~30	24~25	24~26	27~29	29~31	31~33	30~32
체지방이 약간 높음	–	26~28	27~30	30~32	32~34	34~36	33~35
체지방이 매우 높음	31~36	29~31	31~35	33~36	36~38	36~38	36~38
비만	〉 36	〉 33	〉 36	〉 39	〉 39	〉 39	〉 39

YMCA *Fitness Testing and Assessment Manual*, 4th edition, 2000.

d. 오른쪽 넓적다리 – 운동선수가 서 있는 동안 줄자는 가장 큰 둘레의 볼기근(둔근, gluteal) 수준 아래에서 넓적다리 위를 수평으로 측정한다.

e. 오른쪽 종아리 – 운동선수가 긴장을 풀고 서있는 동안 줄자는 무릎과 발목 사이에서 종아리 중간의 최대치 둘레를 수평으로 측정한다.

f. 허리 – 줄자는 허리의 가장 얇은 부분인 배꼽 위를 측정한다.

g. 엉덩이 – 엉덩이가 가장 많이 나온 부분을 측정한다(최소한의 옷 착용).

h. 오른쪽 위팔(upper arm) – 운동선수가 긴장을 풀고 팔꿈치를 펴고 서있는 동안 줄자로 어깨와 팔꿈치 사이의 위팔 중간 지점 위를 수평으로 측정한다.

I. 오른쪽 팔뚝 – 운동선수가 긴장을 풀고 서있는 동안 줄자는 둘레가 가장 큰 팔뚝의 몸쪽(근위) 부분을 수평으로 측정한다.

근력

근력(muscle strength)을 측정하는 가장 중요한 이유는 근력 훈련 프로그램을 평가하기 위한 것이다. 근력 검사는 측정되는 근력의 유형에 따라 동적 단축성(dynamic concentric: CON), 신장성(eccentric: ECC), 등척성(isometric: ISOM), 또는 등속성(isokineitc: ISOK)이 있다. 동적 근력 검사의 황금률은 자유로운 무게와 기구를 사용하여 실시하는 1RM이다. 다른 RM이 사용될 수는 있지만 1RM은 적절히 수행될 때 가장 정확한 근력 측정이 가능하다. 1RM은 특정 운동에서 한 번에 들어 올릴 수 있는 무게의 최대량이다. 높은 검사-재검사 신뢰도는 1RM 검사(0.79~0.99까지의 급 내 상관 범위)에서 가능하다. 1RM의 검사는 다양한 운동법으로 실시될 수 있으나 스쿼트, 벤치 프레스, 데드리프트, 파워 클린과 같은 여러 개가 복합되어 있는 운동에서 가장 흔하게 사용된다. 1RM 파워 클린은 또한 파워 측정으로 보일 수 있다. 근력 검사를 위해 여러 가지 효과적인 프로토콜이 있으며, 이에 해당하는 몇 가지 예는 다음과 같다.

1. 최대능력의 40~60% 수준에서 5~10회 가벼운 준비운동을 한다.
2. 1분간 휴식을 실시하고 최대능력의 60~80%에서 3~5회 반복 실시한다.
3. 두 번째 단계는 운동선수가 1RM에 근접하게 실시하도록 하는 것이다. 무게의 증가는 신중히 하도록 하며 1RM을 실시하도록 한다. 리프트가 성공적이면 3분까지 휴식을 취할 수 있다. 다음 단계 최대 수준의 시도를 하기 전에 충분한 휴식을 하는 것이 중요하다. 1RM은 극도의 피로를 막기 위해 3~5세트 내로 달성해야 한다. 보다 정확한 1RM을 찾기 위해서는 코치의 전문성과 이전 측정 경험의 여부 등의 고려에 의해 가능하다. 최종적으로 1RM을 찾을 때 까지의 과정에서 무게의 설정은 적절하게 조절하도록 한다.
4. 1RM 값은 마지막으로 한 번만 들어올린 무게로 기록한다.

운동선수와 검사 실시자 간의 의사소통은 매우 중요하다. 능숙한 스태프는 운동선수의 능력을 인식할 수 있고 적절한 부하 진전 패턴을 결정할 수 있다. 리프터가 경험이 있고 1RM을 이해할 수 있는 개념을 갖고 있는것은 운동선수에게 부하량을 어떻게 변화시킬 것인가를 결정할 때 중요하다. 경험이 많은 코치가 운동선수를 보고 그에 맞는 적절한 부하를 알 수 있다 하더라도 제한된 경험을 가진 운동선수에게는 시도 및 오류가 있을 수 있다. "느낌이 어떤가요?", "준비 되었나요?", "당신이 생각하기에 자신의 1RM에 얼마나 근접한 것 같나요?", "2.26kg 이상 들어 올릴 수 있나요?"와 같은 질문과 다른 유형의 질문은 최대치의 힘을 내려고 시도할 때 운동선수와의 상호작용 관점에서 중요하다. 마지막으로 휴식 기간 길이와 예비 반복(준비운동) 횟수도 중요하다. 반복횟수가 적절한 준비운동을 위해 적당해야 한다는 것은 필수적이지만 운동선수가 피로하지 않을 정도로 실시하도록 한다. 운동선수가 더 가벼운 무게를 들어 올리는 것보다 아주 무거운 무게를 들어 올리는 것이 더 많은 준비운동 세트와 더 긴 휴식을 필요로 할 수 있기 때문에 이러한 요소는 개인에 따라 다르게 적용되어야 한다. 어떤 사람은 최소 5분의 휴식을 필요로 하는 반면 어떤 사람은 1~2분의 휴식만 필요한 경우도 있다. 많은 반복횟수가 수행되면 (5~10RM) 더 적은 준비운동 세트가 사용되어야 한다. ■그림 18.4는 근력 훈련을 위한 체크리스트이다. 이 리스트는

근력 검사 체크리스트

- ☐ 웨이트 트레인을 받을 때 의학적으로 허용되고 이러한 개인 안전이 근력이나 지구력 검사를 수행할 수 있게 합니까?
- ☐ 어떠한 특별한 시설을 필요로 합니까?
- ☐ 많은 검사 세션은 시간상에 있어 유사점이 있습니까?
- ☐ 근력이나 지구력이 검사됩니까?
- ☐ 1RM 또는 많은 RM이 사용됩니까?
- ☐ 개인의 나이와 성별은 어떻게 됩니까?
- ☐ 개인은 검사 프로토콜에 있어서 완전히 친숙합니까? 얼마나 많은 친숙도 세션이 수행되었습니까?
- ☐ 적절한 기술이 설명되고 보여 졌습니까?(움직임의 범위, 악력, 자세, 몸 위치 등등)
- ☐ 장비 또는 프로토콜의 검사-재검사 신뢰도가 수행됩니까?
- ☐ 개인의 훈련 히스토리는 무엇입니까?
- ☐ 검사 전에 소비되는 적절한 영양소를 섭취합니까?(수화)
- ☐ 주위 온도가 통제됩니까?
- ☐ 개인이 경험했다면 그 또는 그녀의 인식이나 예상되는 RM은 얼마입니까?
- ☐ 어떤 유형의 근육활동이 검사됩니까?
  - ☐ 단축성?
  - ☐ 신장성?
  - ☐ 등척성?
- ☐ 어떤 유형의 저항력이 사용됩니까?
  - ☐ 동적 일정
  - ☐ 외부 저항?
  - ☐ 변수 저항?
  - ☐ 등속성?
  - ☐ 등척성?
- ☐ 기구 기반 운동은 저항의 적절한 기계 설정 및 출발 포지션이 무엇입니까?
- ☐ 개인이 적절하게 위치 돼 있고 장비는 정확하게 개인에게 제공되고 있습니까?
- ☐ 등척성(isometric) 훈련은 어떤 관절 각도를 시험할 수 있습니까?
- ☐ 움직임의 속도는 어떠합니까?
- ☐ 아는 것이 많은 스포터가 존재합니까?
- ☐ 제조업체의 안내서에 따르면 장비는 눈금을 매깁니까?
- ☐ 검사 특이성
  - ☐ 움직임 패턴이 훈련 동안 수행되었던 것과 유사하게 검사됩니까?
  - ☐ 신진대사 특이성(에너지 체계)이 있습니까?
- ☐ 적절한 지시가 주어졌습니까?
- ☐ 적절한 준비운동이 수행되었습니까? 검사 운동을 위한 준최대치 연습 반복을 포함합니까?
- ☐ 개인이 적절한 기술을 사용하고 스포터는 무게를 들어 올릴 때 도움을 줍니까?
- ☐ 적절한 호흡패턴을 사용 합니까?
- ☐ 검사 프로토콜 동안 내내 리프터는 구두로 장려되고 있습니까? 그리고 검사를 위한 적절한 리프팅 환경이 설정됩니까?
- ☐ 등속성(isokinetic) 검사를 위한 시각적 피드백이 주어집니까?
- ☐ 적절한 측정 단위가 사용됩니까?
- ☐ 개인의 1RM 또는 많은 RM 점수는 무엇입니까?
- ☐ 에르고제닉(ergogenic)은 통제됩니까? 사용되고 있다면 어떤 유형입니까?
  - ☐ 리프팅 액세서리 및 의류?
  - ☐ 영양 보조물?
  - ☐ 약물?
- ☐ 개인이 100% 노력을 했습니까?
- ☐ 검사에 영향을 받을 다른 요소가 있습니까?(예를 들면, 질병, 부상)

■**그림 18.4** 근력 검사 체크리스트

Reprinted with permission from Kraemer WJ, Fry AC, Ratamess NA, French DN. Strength testing: development and evaluation of methodology. In: Maud PJ, Foster C, ed. *Physiological Assessments of Human Performance.* 2nd ed. Champaign (IL): Human Kinetics; 2006. pp. 119–150.

근력 검사 동안 또는 이전에 필요한 특정 고려사항이며 코치와 운동선수를 위한 지침서이다. 다음 프로토콜은 6RM을 검사하기 위한 방법이며, 6RM이 아닌 RMs으로 검사하기 원하는 경우는 수정하여 실시하도록 한다.

1. 운동선수는 6RM으로 측정된 50% 수준의 5~10회 반복의 준비운동을 한다.
2. 1분의 휴식 후 운동선수는 6RM으로 측정된 70%의 수준에서 6회의 반복을 수행한다.
3. 두 번째 단계가 3~6회 반복 동안 6RM으로 측정된 90%의 수준에서 반복한다.
4. 적어도 2~3분 휴식 후 이전 세트에 필요한 노력에 따라 6RM으로 측정된 100~105%의 수준에서 6회 반복을 수행한다.
5. 최소한 3~5분 휴식 후 네 번째 단계가 성공적이면 또 다른 6RM 시도를 위해 2.5~5%까지의 저항력을 증가시킨다. 네 번째 단계에서 6회 반복이 완료되지 못했다면 네 번째 단계에서 사용된 저항력의 2.5~5%로 수정한 후 또 다른 6RM을 시도한다.
6. 다섯 번째 단계에서 무게가 제거되고 6회 반복이 수행되었다면 이것은 운동선수의 6RM이다. 운동선수가 감소된 저항력에 실패했다면 24시간의 휴식 후에 재검사가 이루어져야 한다.

적절한 스포팅은 자유로운 무게 근력 검사에 필수적이다. 스포터는 충분한 경험과 어느 정도 수준의 근력이 있어야 하며 올바르게 운동하는 방법에 대한 지식이 있어야 한다. 스포터는 형편없는 운동기술을 인식할 수 있어야 하며 위험한 상황을 식별할 수 있어야 한다. 적절한 스포팅을 위한 절차는 운동 특이적이다. 모든 운동이 스포터를 필요로 하는 것은 아니지만 머리 위로 무게를 들어 올리는 동작(숄더프레스), 벤치에 누워 얼굴 또는 몸 위로 무게를 들어 올리는 동작(벤치프레스), 엉덩이 또는 어깨 뒤 측면 위로 막대기를 놓는 동작(백 스쿼트)과 같은 동작을 사용하여 근력 검사를 하는 동안에는 스포터가 함께 실시할 것을 권장한다. 스포터는 올림픽 리프트 또는 바닥에서 무게를 들어 올리는 운동에서는 필요하지 않다. 근력 검사와 근력 훈련을 위한 서포팅 간의 주요한 차이점은 리프터가 제공하는 도움의 양이다. 스포터는 훈련 동안 최소한의 힘으로 막대기가 움직이는 것을 유지시켜주는데 적용되기를 권장한다. 하지만 피로는 최소한으로 유지되는 것이 중요하기 때문에 이것은 근력 검사를 위해 이상적이지 않다. 스포터는 리프터가 원치 않는 피로를 처리할 수 있도록 부차적인 도움을 제공한다. 스포터는 실패가 일어나기 전까지는 막대기를 잡아서는 안 된다. 경미한 터치일지라도 리프터에게 도움을 주고 1RM 값을 지나치게 부풀릴 수 있다. ■표 18.4와 ■표 18.5는 다양한 운동선수 집단에 대한 근력 규범과 데이터이다.

등척성 근력검사

등척성(isometric: ISOM) 검사는 정적인 포지션에서 수행된다. ISOM 검사를 위해 필요한 것은 평가각도, 운동선수 간의 표준화, 피드백 및 동기이다. 힘/회전력(torque)은 관절가동범위(ROM)에 따라 다양하다. 그러므로 관절각의 결정은 신중히 이루어져야 한다. 이 검사를 위해 필요한 도구는 엉덩이와 배근력계, 악력계 및 ISOK이다. 눈금 힘판은 몇 개의 자유로운 무게/Smith 기구 운동을 위한 고정된 저항력과 함께 사용될 수 있다. 최대 힘/회전력 측정이 종종 중요한 목적이지만 ISOM 힘 발달의 비율이 측정될 수 있다. 피로도 검사(근 지구력)는 ISOM 장치와 함께 수행될 수 있다. 이러한 검사는 특정한 시간 동안에 근력의 팽팽한 정도를 유지하는 것을 측정한다. 많은 프로토콜은 ISOM 검사 동안에 사용될 수 있다. 모든 운동선수는 검사를 시작하기 이전에 낮은 강도의 운동으로 준비운동을 하도록 한다. 준비운동을 시작하면서 점차적으로 중강도(최대 능력 50~60%)로 강도를 높이도록 한다. 실제로 검사를 할 때에는 2~3회 최대의 노력으로 실시하면 된다. 운동선수가 지속적으로 잘 수행하고 있는 경우에는 추가적으로 검사를 실시할 필요가 있으며, 최대로 발휘했을 때의 점수를 기록하도록 한다. ■표 18.6은 최대 악력에 대한 규준값이다.

■ 표 18.4 일반인 집단에서 상대적 레그 프레스 및 벤치 프레스 근력(1RM/체질량)을 위한 규준값

상대적 레그 프레스 근력										
	20~29세		30~39세		40~49세		50~59세		60세 이상	
% 비율	남성	여성	남성	여성	남성	여성	남성	여성	남성	여성
90	2.27	2.05	2.07	1.73	1.92	1.63	1.80	1.51	1.73	1.40
80	2.13	1.66	1.93	1.50	1.82	1.46	1.71	1.30	1.62	1.25
70	2.05	1.42	1.85	1.47	1.74	1.35	1.64	1.24	1.56	1.18
60	1.97	1.36	1.77	1.32	1.68	1.26	1.58	1.18	1.49	1.15
50	1.91	1.32	1.71	1.26	1.62	1.19	1.52	1.09	1.43	1.08
40	1.83	1.25	1.65	1.21	1.57	1.12	1.46	1.03	1.38	1.04
30	1.74	1.23	1.59	1.16	1.51	1.03	1.39	0.95	1.30	0.98
20	1.63	1.13	1.52	1.09	1.44	0.94	1.32	0.86	1.25	0.94
10	1.51	1.02	1.43	0.94	1.35	0.76	1.22	0.75	1.16	0.84
상대적 벤치 프레스 근력										
	20~29세		30~39세		40~49세Y		50~59세		60세 이상	
% 비율	남성	여성	남성	여성	남성	여성	남성	여성	남성	여성
90	1.48	0.54	1.24	0.49	1.10	0.46	0.97	0.40	0.89	0.41
80	1.32	0.49	1.12	0.45	1.00	0.40	0.90	0.37	0.82	0.38
70	1.22	0.42	1.04	0.42	0.93	0.38	0.84	0.35	0.77	0.36
60	1.14	0.41	0.98	0.41	0.88	0.37	0.79	0.33	0.72	0.32
50	1.06	0.40	0.93	0.38	0.84	0.34	0.75	0.31	0.68	0.30
40	0.99	0.37	0.88	0.37	0.80	0.32	0.71	0.28	0.66	0.29
30	0.93	0.35	0.83	0.34	0.76	0.30	0.68	0.26	0.63	0.28
20	0.88	0.33	0.78	0.32	0.72	0.27	0.63	0.23	0.57	0.26
10	0.80	0.30	0.71	0.27	0.65	0.23	0.57	0.19	0.53	0.25

Reprinted with permission from Hoffman J. *Norms for Fitness, Performance, and Health*. Champaign (IL): Human Kinetics; 2006: pp. 1–113.

등속성 근력 검사

등속성(isokinetic: ISOK) 검사는 일정한 각속도에서 지지팔을 유지하는 등속성측정기(dynamometer)를 사용하여 실시한다. 근력 평가의 이러한 유형은 자유로운 무게 및 기구로 제어할 수 없는 CON 및 ECC 움직임의 속도를 측정할 수 있다. ISOK 악력의 비용은 아주 고가이나 많은 실험실, 실습교육장 및 임상 시설에서는 이것을 광범위하게 사용하고 있다. 이 측정을 통해서는 단관절(single joint)의 움직임을 측정하지만, 재검사 신뢰도가 높은 다관적의 움직임을 측정할 수 있는 기구도 판매되고 있다. ISOK 검사는 측정이 복잡하며 다음과 같은 고려사항이 있다.

1. 속도 및 순서
2. 수행되는 반복과 횟수
3. 휴식간격
4. CON 및/또는 ECC 근활동
5. 표준화된 ROM
6. 표준화된 검사 포지션 및 적절한 자세의 표준화
7. 눈금 장비 및 검사-재검사 신뢰도
8. 피드백, 지시 및 친숙함
9. 중력 보상

ISOK 훈련을 설명하는 연구는 속도별 근력 증가가 훈련 속도보다 높거나(210° s⁻¹까지) 낮은 것(180° s⁻¹까지)이 있다. 중간 속도에서의 훈련(180~240° s⁻¹)은 모든 속도 검사 중 가장 큰 근력을 제공한다. 검사는 훈련속도, 즉 스펙트럼에서 느린, 중간 및 빠른 속도에서 선택될 수 있다. 3~5번의 반복은 최대 회전력을 얻기 위해서 세트 사이에 1~3분 간격의 휴식을 할 것을 권장한다. 포지션이 표준화되고 장비의 눈금이 맞춰지고 운동선수에 의한 최대치 노력이 있을 때 ISOK 검사를 위한 검사-재검사 신뢰도는 일반적으로 높다. 최적의 ISOK 검사는 운동선수가 실제로

표 18.5 NFL 조합에서 운동선수를 위한 벤치 프레스 및 예측된 1RM에 대한 비율

	DB			DL			LB		
		PRED 1RM			PRED 1RM			PRED 1RM	
% 비율	REPS	LB	KG	REPS	LB	KG	REPS	LB	KG
90	18.0	345	157	28.1	416	189	29.3	423	192
80	17.0	340	155	26.0	400	182	27.0	405	184
70	15.0	325	148	25.0	395	180	26.0	400	182
60	14.0	320	145	24.0	385	175	25.2	396	180
50	13.0	315	143	23.0	380	173	22.5	378	172
40	12.0	305	139	21.6	371	169	21.6	372	169
30	10.0	295	134	20.0	360	164	19.1	356	162
20	10.0	295	134	18.8	353	160	15.4	329	150
10	8.0	280	127	17.0	340	155	13.7	319	145
$\bar{X}$	13.2	315	143	22.8	378	172	22.2	375	170
SD	4.1	28	13	4.4	29	13	5.7	38	17
n		62			68			26	

	OL			RB			TE		
		PRED 1RM			PRED 1RM			PRED 1RM	
% 비율	REPS	LB	KG	REPS	LB	KG	REPS	LB	KG
90	30.0	430	195	23.0	380	173	27.4	411	187
80	27.0	405	184	20.0	360	164	24.2	389	177
70	25.6	398	181	19.0	355	161	22.4	377	171
60	24.0	385	175	18.0	345	157	20.4	363	165
50	23.0	380	173	18.0	345	157	19.0	355	161
40	22.0	375	170	17.0	340	155	18.0	345	157
30	21.0	365	166	16.0	335	152	18.0	345	157
20	20.0	360	164	15.0	325	148	17.4	342	155
10	17.0	340	155	14.0	320	145	13.8	320	145
$\bar{X}$	23.3	382	174	17.9	346	157	20.1	361	164
SD	5.1	35	16	3.3	22	10	4.2	28	13
n		97			67			11	

Pred 1 RM, predicted 1 RM; DB, defensive back; DL, defensive line; LB, linebacker; OL, offensive line; RB, running back; TE, fight end.

Reprinted with permission from Hoffman J. *Norms for Fitness, Performance, and Health*. Champaign, (IL): Human Kinetics; 2006: pp. 1–113.

검사를 수행할 때 시각적 피드백을 통해서 관찰할 수 있다. 사실 회전력은 시각적 피드백이 사용되었을 때 3~19% 더 높다.

반복의 최대치 측정

어떤 경우에는 1RM 또는 1RM 이상의 RM을 측정하는 것이 좋은 경우가 있다. ■ 표 18.7은 경험이 많지 않은 운동선수, 남자와 여자 및 고령의 성인에 의해서 사용되는 몇몇의 유명한 예측 방정식이다. 부하량의 선택은 1RM의 55~95%(2~20회 반복)이며, 1RM의 68~80% 예측을 통해서 1RM을 찾아내는 것은 쉬운 접근법일 수 있지만, 이때 사용되는 수식이 교차타당도의 연구 결과에 의하면 특정집단에 적용되는 경우 과소 또는 과대평가가 될 수 있다. 가장 정확하게 측정되는 경우는 비선형공식을 사용하여 10회 반복을 하는 경우이다. 그리고 측정값의 정확도는 반복횟수가 감소하면서 높아진다. 1RM 측정의 정확도를 높이기 위해서는 2회 또는 3회 실시한다. 많은 연구에서 벤치프레스를 사용해 왔으며 벤치프레스를 하는 경우 더 정확하다고 할 수 있다. 오류 비율은 이러한 방정식이 스쿼트와 데드리프트와 같은 다른 운동에 적용될 때 증가한다. 많은 선수들을 대상으로 필드검사를 실시하는 경우 와 시간이 제한된 경우 또는 운동선수가 저항운동에 대한 경험이 많지 않은 경우에는 1RM을 계산하는 방법을 선택하도록 한다. 하지만 가장 정확한 결과는 진실된 RM 검사로부터 얻어진다. 1RM 측정을 위해

■ 표 18.6 성인의 경우에서 지배적인 악력의 규준값

	20~29세		30~39세		40~49세		50~59세		60~69세	
	남성	여성	남성	여성	남성	여성	남성	여성	ㅁ남성M	여성
완벽함	〉54	〉36	〉53	〉36	〉51	〉35	〉49	〉33	〉49	〉33
좋음	51~54	33~36	50~53	34~36	48~51	33~35	46~49	31~33	46~49	31~33
보통	43~50	26~32	43~49	28~33	41~47	27~32	39~45	25~30	39~45	25~30
적당함	39~42	22~25	39~42	25~27	37~40	24~26	35~38	22~24	35~38	22~24
형편없음	〈39	〈22	〈39	〈25	〈37	〈24	〈35	〈22	〈35	〈22

Reprinted with permission from Hoffman J. *Norms for Fitness, Performance, and Health*. Champaign (IL): Human Kinetics; 2006. pp. 1–113.

■ 표 18.7 1RM 리프팅 수행을 측정하기 위해 사용하는 공식

참고문헌	방정식
Brzycki	1RM = Wt./1.0278 − 0.0278(# reps) %1RM = 102.78 − 2.78(# reps)
Epley	1RM = [0.033(Wt.)(# reps) + Wt.]
Lander	1RM = Wt./1.013 − 0.02671(# reps) %1RM = 101.3 − 2.67123(# reps)
Mayhew et al.	1RM (lb) = 226.7 + 7.1(#reps w/ 225) (대학 풋볼 선수의 경우 사용)
Cummings and Finn	1RM = Wt.(1.149) + 0.7119 1RM = Wt.(1.175) + # reps (0.839) − 4.2978 (훈련받지 않은 여자의 경우 사용)
Mayhew et al.	1RM = Wt./{[52.2 + 41.9e−0.055(# reps)]/100} %1RM = 52.2 + 41.9e−0.055(# reps)
O'Connor et al.	1RM = Wt. (1 + 0.025 × # reps)
Wathen	1RM = 100 × Wt./[48.8 + 53.8e −0.075(# reps)]
Abadie et al.	1RM = 8.8147 + 1.1828(7 − 10 RM)

속설과 오해

최대근력검사는 위험이 따르므로 드물게 사용되어야 한다.

경우에 따라서 최대근력검사를 실시하는 경우 운동선수가 부상을 입을 것이라는 공포가 따른다. 몇몇의 코치는 1RM근력의 예측법을 선호하거나 최대근력검사를 실시하는 장소에서 1RM 이상의 RM 측정법 사용을 선호하기도 한다. 그럼에도 불구하고 근력검사는 여전히 안전하다고 하며, 실제로 임상집단을 대상으로 실시하는 경우에도 안전하다고 한다. 근력검사를 진행하는 도중 입게되는 부상은 드물게 일어나며, 부상이 일어나게 되는 주요 원인은 감독의 지식 부족, 위험한 상황이 적절하게 관리되지 않은 경우, 사고 또는 운동선수가 과다한 훈련을 한 경우, 이미 부상당한 경우에 관절이나 근육의 부상 또는 이미 부상당한 부위가 악화되었기 때문이다. 그러므로 근력검사는 적절하고 올바르게 실시된다면 위험하지 않고 운동선수에게 있어서 소중한 자료를 제공할 수 있다. 어떻게 그리고 언제 근력검사를 할 것인지의 결정은 코치에게 달려있고 연간 훈련계획 내에서 정해야만 한다. 안전하지만 근력검사는 남용되어서는 안 된다. 자주 근력검사를 실시한다면 훈련계획을 방해할 수 있고 운동선수가 최대근력 또는 파워 훈련 단계 동안 무거운 리프팅을 하도록 강요될 수 있다. 근력검사는 운동선수가 오프시즌의 훈련이 끝난 무렵과 같은 최상의 컨디션을 유지하고 있는 기간에 실시되어야 한다.

반복횟수는 매우 다양할 수 있다. Hoeger 등은 1RM의 80%, 레그프레스를 할 때의 반복횟수는 레그컬을 하는 경우의 2배 많아진다고 한다. 정확성에 영향을 주는 것은 사용되는 근육량 및 같은 운동에 대한 기구 또는 자유로운 무게의 선택여부이다.

근지구력

국소 근지구력(local muscle endurance) 검사는 반복되는 수축을 수행하기 위해 선택된 근육의 능력을 측정하는 것이다. 수축에 해당되는 강도는 저에서 중강도(최대하지구력) 또는 고강도(고강도지구력)가 사용될 수 있다. 근지구력 검사는 일반적으로 다음의 세 가지 영역으로 구분할 수 있다: (a) 최대의 반복을 위한 체중 운동을 수행하는 것이나 특정 시간 동안 최대의 반복, (b) 절대적인 1RM 비율에서의 웨이트 훈련 운동을 위한 반복, (c) 유지되고 있는 최고 시간.

체중 운동

측정되는 가장 흔한 운동은 부분적 컬업(curl-up), 푸시업(push-up), 싯업(sit-up), 풀업(pull-up)이다. 이밖에 딥스(dips)와 체중스쿼트도 사용된다.

- 선수는 매트에 반듯이 누워 팔을 몸통 옆에 두고 누운 자세에서 무릎을 90도로 구부린다. 손가락 끝에 수평적으로 색인 카드를 놓는다. 색인 카드는 가동범위를 표준화하기 위해서 사용한다.
- 메트로놈은 50비트로 설정한 후(25 컬업을 허용) 선수는 천천히 컬업을 실시한다. 어깨뼈(shoulder blade)가 매트에서 30° 정도 들리고 손가락 끝은 반복적으로 수를 세기 위해 색인 카드의 모서리를 누르도록 한다. 선수는 멈추지말고 가능한 많이 컬업 동작을 반복하도록 한다. 적절한 동작속도와 ROM을 유지하지 못하는 경우에는 검사를 종료하도록 한다.
- 이 검사의 변형된 방식은 전형적인 윗몸일으키기 동작을 사용하여 실시하는 것이다. 운동선수는 1분에 가능한 많은 싯업을 수행한다(몇몇의 측정은 2분을 허용하기도 한다). 이때 선수는 자신의 뒷통수에서 양손의 손깍지를 끼고 측정보조자는 선수의 발목을 잡고 있는다.

팔굽혀펴기 검사도 유사한 방식으로 실시한다.

- 남자의 경우 표준적인 푸시-업 포지션 검사를 사용한다. 여자의 경우 무릎을 바닥에 대고 발목이 서로 교차된 자세로 실시한다.

• 운동선수의 경우 좋은 자세로 가능한 많이 푸시-업을 하도록 한다. 몇몇 검사의 경우, 운동선수에게 제한된 시간 동안에 실시하도록 한다(군인표준검사에서 2분). 동작 횟수는 ROM이 완전하게 이루어진 경우에만 인정된다(아래 위치에서 땅에 가슴이 거의 닿을 정도). 푸시-업이 제대로 시행되는지 평가를 위해 물체와 몸이 서로 닿은 상태로 실시하는 경우가 있다(남자 운동선수의 경우 롤업수건을 사용하거나 검사자의 주먹이 닿는 경우에만 동작을 인정해주도록 한다).

풀업은 운동선수의 몸을 당겨야하고 턱이 막대를 넘어서야만 한다.

■ 표 18.8과 18.9는 부분적인 컬업 및 푸시업 검사에 대한 규범을 각각 나타낸다. ■ 표 18.10은 대학 남자의 풀업

■ 표 18.8 그룹 및 성별에서 부분적 컬업에 대한 백분율

	나이와 성별									
	20~29		30~39		40~49		50~59		60~69	
백분율[a]	남성	여성	남성	여성	남성	여성	남성	여성	남성	여성
90	75	70	75	55	75	50	74	48	53	50
80	56	45	69	43	75	42	60	30	33	30
70	41	37	46	34	67	33	45	23	26	24
60	31	32	36	28	51	28	35	16	19	19
50	27	27	31	21	39	25	27	9	16	13
40	24	21	26	15	31	20	23	2	9	9
30	20	17	19	12	26	14	19	0	6	3
20	13	12	13	0	21	5	13	0	0	0
10	4	5	0	0	13	0	0	0	0	0

a Descriptors for percentile rankings: 90, well above aver나이; 70, above aver나이; 50, aver나이; 30, below aver나이; 10, well below aver나이.

Reprinted with permission from Thompson W, editor. *ACSM's Guidelines for Exercise Testing and Prescription*. 8th ed. Baltimore, (MD): Lippincott Williams & Wilkins; 2010

■ 표 18.9 그룹 및 성별에서 팔굽혀펴기에 대한 신체단련 카테고리

	나이와 성별									
	20~29		30~39		40~49		50~59		60~69	
카테고리	남성	여성	남성	여성	남성	여성	남성	여성	남성	여성
완벽함	36	30	30	27	25	24	21	21	18	17
매우 좋음	35	29	29	26	24	23	20	20	17	16
	29	21	22	20	17	15	13	11	11	12
좋음	28	20	21	19	16	14	12	10	10	11
	22	15	17	13	3	11	10	7	8	5
적당함	21	14	16	12	12	10	9	6	7	4
	17	10	12	8	10	5	7	2	5	2
개선 필요	16	9	11	7	9	4	6	1	4	1

Reprinted with permission from Thompson W, editor. *ACSM's Guidelines for Exercise Testing and Prescription*. 8th ed. Baltimore, (MD): Lippincott Williams & Wilkins; 2010.

■ 표 18.10 대학 남성의 경우 풀업 규준

분류	횟수
완벽함	15+
좋음	12~14
보통	8~11
적당함	5~7
형편없음	0~4

Reprinted with permission from Hoffman J. *Norms for Fitness, Performance, and Health*. Champaign (IL): Human Kinetics; 2006. pp. 1-113.

에 대한 규범을 보여준다. ■ 표 18.11은 전통적인 윗몸일으키기 수행에 대한 규범을 보여준다.

절대 반복횟수

웨이트 훈련 운동은 기준부하와 최대반복횟수를 통해 실시된다. 중요한 고려사항은 사용되는 저항력이다. 상대적인 부하는 개인적인 RM능력의 비율에 기초하는 반면 절대부하는 모든 운동선수와 모든 검사에게 같은 저항력이 적용된다. 사전검사에서 사후검사를 하는 동안 절대적인 근지구력은 변하지 않는다. 따라서 절대부하량을 사용하기를 권장하며 이는 훈련에 의해 반복횟수가 증가하기 때문이다. 대부분의 개인에게 근력과 절대 근지구력의 상관관계는 정적이지만 근력과 상대적 지구력은 부적 관계를 가진다. 지구력 검사를 위해서는 어떤 운동도 사용될 수 있다. 모든 운동선수에게는 특정한 부하를 사용해야 하며, 검사는 중량과 함께 최대반복수를 수행함에 따라 예측되어야 한다. 이는 운동선수의 최대 또는 특정 부하 사전검사의 특정 비율일 수 있다. 기준표는 오랜시간 동안 많은 운동선수들을 대상으로 이 검사를 실시한 결과로 만들어진 것이다. 다음은 YMCA 벤치 프레스 검사에 대한 한 예이다(■ 표 18.12).

- 남성의 경우 벤치 프레스를 위한 부하는 36kg이고 여성의 경우 16kg이다. 분당 30회 반복을 위해 메트로놈을 60비트로 설정한다.
- 운동선수는 적절한 형태와 ROM으로 가능한 많이 반복한다(막대기를 가슴에 닿게 한다). 검사는 적절한 ROM이 나타나지 않는 경우, 피로감으로 인해 반복적으로 동작을 수행할수 없거나 일정한 리듬을 유지하면서 동작을 수행할 수 없는 경우에 종료한다.

지속되는 최대 시행 지속시간

지속되는 최대 시행 지속시간은 일반적으로 최대시간 동안 ISOM의 근활동이 일어나는 시간이다. 다양한 차이가 있을 수 있으나 운동선수의 경우 별로 알려진 기준은 없다. 지구력검사는 최대시간 동안에 주어지는 저항에 대항하여 자

■ 표 18.11 성인의 경우 윗몸일으키기 검사에 대한 YMCA 규준

	18~25세		26~35세		36~45세		46~55세		56~65세		65세 이상	
백분율	남성	여성	남성	여성	남성	여성	남성	여성	남성	여성	남성	여성
90	77	68	62	54	60	54	61	48	56	44	50	34
80	66	61	56	46	52	44	53	40	49	38	40	32
70	57	57	52	41	45	38	51	36	46	32	35	29
60	52	51	44	37	43	35	44	33	41	27	31	26
50	46	44	38	34	36	31	39	31	36	24	27	22
40	41	38	36	32	32	28	33	28	32	22	24	20
30	37	34	33	28	29	23	29	25	28	18	22	16
20	33	32	30	24	25	20	24	21	24	12	19	11
10	27	25	21	20	21	16	16	13	20	8	12	9

Reprinted with permission from Hoffman J. *Norms for Fitness, Performance, and Health*. Champaign (IL): Human Kinetics; 2006. pp. 1–113.

■ 표 18.12 YMCA 벤치 프레스 규준

	18~25세		26~35세		36~45세		46~55세		56~65세		65세 이상	
% 비율	남성	여성	남성	여성	남성	여성	남성	여성	남성	여성	남성	여성
95	42	42	40	40	34	32	28	30	24	30	20	22
75	30	28	26	25	24	21	20	20	14	16	10	12
50	22	20	20	17	17	13	12	11	8	9	6	6
25	13	12	12	9	10	8	6	5	4	3	2	2
5	2	2	2	1	2	1	1	0	0	0	0	0

Number of repetitions in 1 min using 80 lb (36.3 kg) for men and 35 lb (15.9 kg) for women.

세를 유지하는 그립지구력(grip endurance) 검사 또는 기준부하 검사 이외에 개개인 최대등척성 팔꿈치 굽힘(ISOM elbow flexion)(90°) 검사를 사용한다. 최대지속 검사에는 굽힌 팔 들기(flexed-arm hang) 검사법이 있다. 굽힌 팔 들기(■ 표 18.13) 검사는 운동선수가 마지막 등척성 풀업 포지션을 유지할 수 있는 시간의 정도를 측정하는 것이다. 즉, 운동선수는 가능한 오랜 시간 동안 턱을 막대기 위에 놓은 자세를 유지하도록 한다. 이 자세를 유지하지 못하는 경우에 검사는 종료되며, 결과값은 운동선수의 몸무게와 근력 수준에 따라 달라진다.

유연성

유연성은 힘줄 및 인대의 뻣뻣한 정도, 근육의 점성(viscosity)과 팽창, 관절포낭의 팽창성 및 근육 온도를 포함하는 여러 가지 요소에 의해 결정된다. 유연성은 관절 부위에 따라 다를 수 있기 때문에 단일 검사로는 몸 전체의 유연성을 알기 어렵다. 유연성은 각도계, 전자각도계, 레이튼(Leighton) 유연도 검사기, 경사계 및 줄자로 측정할 수 있다. 각도계(■ 그림 18.5)는 가장 실용적으로 사용되는 플라스틱측정기이며, 정적 유연성을 평가하기 위해서 쉽게 사용될 수 있을 뿐만 아니라 가격도 저렴하다. 이는 분도기와 유사하게

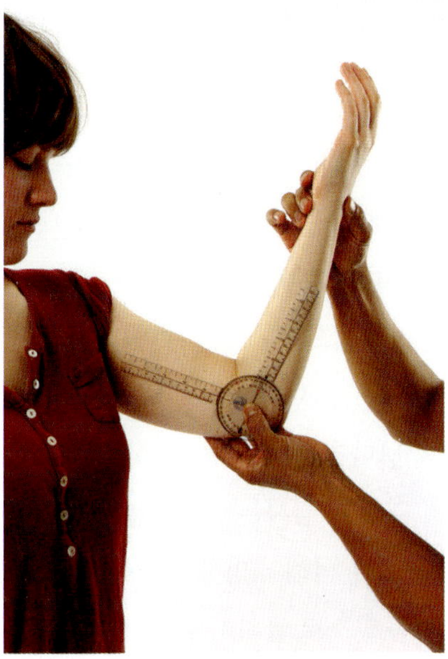

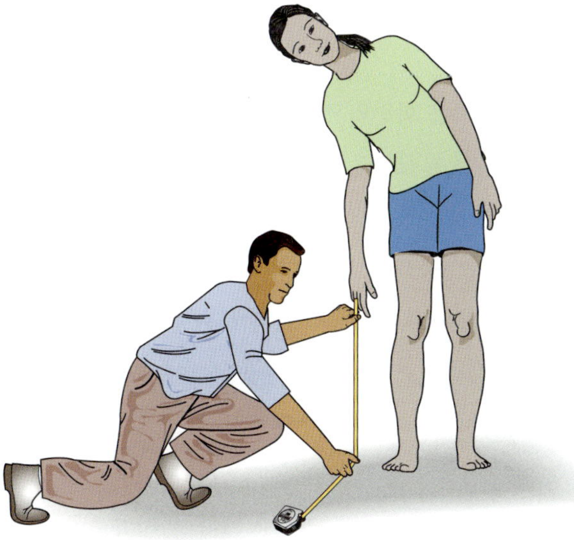

■ 그림 18.5 플라스틱 각도계 및 줄자 ROM 측정

■ 표 18.13 청년의 경우 굽힌 팔 들기(flexed-arm hang) 표준

	나이(Y)											
백분율	6	7	8	9	10	11	12	13	14	15	16	17+
남자												
90	16	23	28	28	38	37	36	37	61	62	61	56
80	12	17	18	20	25	26	25	29	40	49	46	45
70	9	13	15	16	20	19	19	22	31	40	39	39
60	8	10	12	12	15	15	15	18	25	35	33	35
50	6	8	10	10	12	11	12	14	20	30	28	30
40	5	6	8	8	8	9	9	10	15	25	22	26
30	3	4	5	5	6	6	6	8	11	20	18	20
20	2	3	3	3	3	4	4	5	8	14	12	15
10	1	1	1	2	1	1	1	2	3	8	7	8
여자												
90	15	21	21	23	29	25	27	28	31	34	30	29
80	11	14	15	16	19	16	16	19	21	23	21	20
70	9	11	11	12	14	13	13	14	16	15	16	15
60	6	8	10	10	11	9	10	10	11	10	10	11
50	5	6	8	8	8	7	7	8	9	7	7	7
40	4	5	6	6	6	5	5	5	6	5	5	5
30	3	4	4	4	4	4	3	4	4	4	3	4
20	1	2	3	2	2	2	1	1	2	2	2	2
10	0	0	0	0	0	0	0	0	0	1	0	1

Note: Time listed in seconds.

Adapted by permission from Presidents Council for Physical Fitness, Presidents Challenge Normative Data Spreadsheet (online). Available at www.presidentschallenge.org.

작동한다. 각도계의 중앙은 회전의 관절 축에 위치하도록 하고 측정측은 뼈 부분에 일직선으로 위치하여 측정을 한다. 레이튼 유연도 검사기는 중력식 각도계의 유형으로 유연성을 측정하기 위하여 사용되며, 경사계의 유형으로 경사의 각도를 측정하고 관절 ROM을 측정하는데 사용될 수 있다. 경사계 및 유연도 검사기 모두 측정 시 운동선수에게 묶거나 또는 손으로 잡아서 ROM을 측정한다. 전자각도계는 몸통 부위에 밀착시켜 정적 및 동적 ROM을 측정한다. 이러한 것들은 실험실 세팅에서 사용된다. 관절 ROM은 관절각도가 생겨나는 동작 시 측정(각도 또는 호도)할 수 있으며, 줄자를 사용해서 인치 또는 센치미터로 측정된다. ■ 표 18.14는 인체에서 중요한 8개의 관절에 대한 일반적인 ROM을 나타낸다.

유연성을 간접적으로 측정할 수 있는 가장 흔한 방법은 좌전굴검사이다. 등 아랫부분(lower back), 큰볼기근(gluteal) 및 넙다리뒤근(hamstring muscle)의 유연성을 측정하기 위해 이 검사는 유연성뿐만 아니라 복부 둘레 및 팔/몸통 길이에 의해서 영향을 받을 수 있다. 따라서 수정된 앉아 윗몸 앞으로 굽히기 검사가 이러한 단점을 극복할 수 있으며 이 검사는 팔/몸통 길이에 기초하여 이 수치가

■ 표 18.14 관절 움직임의 평균 범위

관절	관절 운동	관절가동범위(°)
엉덩이	유연성	90~125
	과신장	10~30
	벌림	40~45
	모음	10~30
	안쪽돌림(내회전)	35~45
	가쪽돌림(외회전)	45~50
무릎	유연성	120~150
	회전(구부렸을 때)	40~50
발목	발등 굽힘	20~45
	배쪽 굽힘	15~30
어깨	유연성	130~180
	과신장	30~80
	벌림	170~180
	모음	50
	안쪽돌림(내회전)	60~90
	가쪽돌림(외회전)	70~90
	수평적 굽힘	135
	수평적 폄*	45
팔꿈치	유연성	140~160
노자뼈	팔뚝 벌림 (from midposition)	80~90
	팔뚝 엎침 (from midposition)	80~90
목뼈	유연성	40~60
	과신장	40~75
	측면 유연성	40~45
	회전	50~80
흉요추부	유연성	45~75
	과신장	20~35
	측면 유연성	25~35
	회전	30~45

Reprinted with permission from Hoffman J. *Norms for Fitness, Performance, and Health*. Champaign, (IL): Human Kinetics; 2006: pp. 1–113.

0에 이를때 사용될 수 있다(■ 그림 18.6). 수정된 앉아 윗몸 앞으로 굽히기의 절차는 다음과 같다.

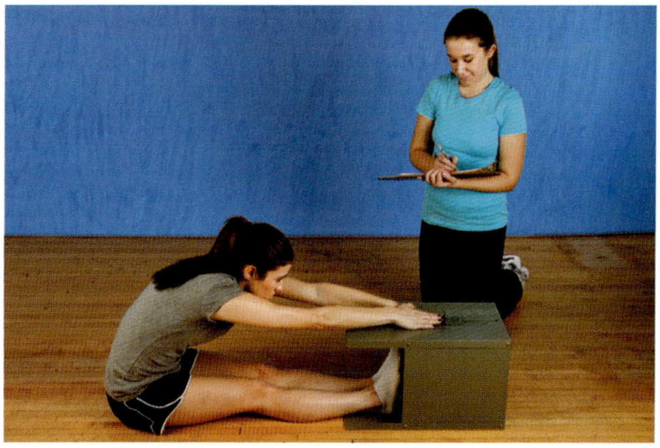

■ 그림 18.6 앉아 윗몸 앞으로 굽히기 검사

- 앉아 윗몸 앞으로 굽히기 상자나 줄자/막대가 필요하다. 적절한 준비운동을 따라하고 운동선수는 앉아 윗몸 앞으로 굽히기 상자에 신발을 벗고서 발을 대고 앉는다. 시작 포지션은 운동선수의 왼손 위에 오른손을 함께 놓고 양팔을 위치시킬 때, 무릎이 완전히 펴진 상태로 박스에 발을 평평히 위치시킬 때, 그리고 벽 반대쪽으로 등을 위치시킬 때 결정된다. 운동선수는 출발점을 결정하기 위해서 팔이음뼈(견갑대, shoulder girdle)만 내밀어서 앞쪽으로 닿게 한다. 이 과정을 통해 시작 시점이 계산되고 사지와 몸통 길이의 영향을 받지않고 측정을 가능하도록 해준다.
- 무릎을 펴고 있는 동안 운동선수는 반동 없이 천천히 허리를 앞쪽으로 가능한 멀리 구부린 후, 최대 ROM을 발휘하기 위해서 슬라이딩 장치를 최대로 밀어낸다. 그리고 이 자세를 잠시 동안 유지한다. 운동선수의 발바닥이 측정박스에 평평하게 닿도록 하는 것은 매우 중요하며, 무릎의 굽힘이 없고, 반동적인 동작을 실시하지 않은 상태에서 점수를 기록하도록 한다.
- 총 3회 실시하고 이 중에서 가장 높은 점수를 기록하도록 한다. 3회 실시 중에서 가장 좋은 기록이 3회째 측정되었을 때의 기록이라면 추가로 1~2회 더 실시할 수 있으며, 이런 경우는 준비운동이 불충분한 경우에 발생한다. ■ 표 18.15는 남자와 여자의 수정된 앉아 윗몸 앞으로 굽히기 수행 데이터에 대한 백분위 점수 규준이다.

■ 표 18.15 앉아 윗몸 앞으로 굽히기 검사 점수

앉아 윗몸 앞으로 굽히기 검사 점수								
	남성				여성			
백분율 등급	20~29세		30~39세		20~29세		30~39세	
	인치(IN.)	센티미터(cm)	인치(IN.)	센티미터(cm)	인치(IN.)	센티미터(cm)	인치(IN.)	센티미터(cm)
99	〉23.0	〉58	〉22.0	〉56	〉24.0	〉61	〉24.0	〉61
90	21.75	55	21.0	53	23.75	60	22.5	57
80	20.5	52	19.5	50	22.5	57	21.5	55
70	19.5	50	18.5	47	21.5	55	20.5	52
60	18.5	47	17.5	44	20.5	52	20.0	51
50	17.5	44	16.5	42	20.0	51	19.0	48
40	16.5	42	15.5	39	19.25	49	18.25	46
30	15.5	39	14.5	37	18.25	46	17.25	44
20	14.5	37	13.0	33	17.0	43	16.5	42
10	12.25	31	11.0	28	15.5	39	14.5	37
01	〈10.5	〈27	〈9.25	〈23	〈14.0	〈36	〈12.0	〈30

Reprinted with permission from Thompson W, editor. *ACSM's Guidelines for Exercise Testing and Prescription.* 8th ed. Baltimore (MD): Lippincott Williams & Wilkins; 2010.

또 다른 검사는 몸통 회전(trunk rotation) 검사이다. 이 검사는 특별한 장비나 특성화된 장치 없이 실시할 수 있으며(Acuflex 회전 테스터)절차는 다음과 같다.

- 벽에 수직선을 그은 후에 등을 벽에 대고 선다. 이때 어깨 넓이로 발을 벌리고 팔의 길이만큼 벽에서 떨어져 선다.
- 운동선수는 팔을 앞으로 뻗은 후 평행한 자세를 유지하면서 오른쪽 방향으로 회전할 수 있는만큼 회전 한 후 벽에 닿은 부위를 표시한다. 이와 같은 방법으로 왼쪽으로도 회전하여 손이 벽에 닿은 부위를 표시한다. 이때 발바닥은 바닥에 닿은 상태여야 하며, 몸통, 어깨, 무릎은 자유롭게 움직여도 된다.
- 처음에 벽에 표시한 선으로 부터 측정 시 표시한 선까지의 길이를 측정한다. 수직선으로 부터 초과한 거리는 양(+)으로 표시하며 수직선에 미치지 못한 경우는(−)으로 표시한다.
- 점수: > 20cm = 완벽함, 15~20cm = 매우 좋음, 10~15cm = 좋음, 5~10cm = 적당함, 0~5cm(또는 마이너스 점수) = 부족함

유산소 능력

유산소 능력의 평가는 $\dot{V}O_{2max}$을 산출한다. 대부분의 운동선수와 코치가 최대 유산소 능력을 직접적으로 측정하기 어렵기 때문에 필드검사(field test)를 통해 예측하여 평가하는 것이 실용적인 대안이다. 필드검사의 정확도는 증명되었으며 심박수(HR) 요인을 사용하여 계산하거나 운동 시 심박수(HR)의 반응에 기초하여 산출된 $\dot{V}O_{2max}$를 예측하기 위해 운동시간을 사용한다. 안정 시 심박수는 운동비율에 의해 측정될 수 있다. 운동을 하는 상태에서 나타나는 심박수의 반응으로 계산되는 $\dot{V}O_{2max}$는 운동비율과 심박수 간에 선형관계가 있다라는 가정하에 성립되는 것이다.

변동이 없는 안정적인 심박수는 다음 사실에 기초한다: 각 운동률에 따라 나타나고, 심박수와 운동률 간에는 선형적인 관계를 지니며, 최고의 운동부하량은 $\dot{V}O_{2max}$를 지칭

하며 그리고 나이에 대한 최대심박수는 모두 유사하고, 운동선수 간의 기계적인 효율성은 비슷하다.

2,400m 달리기와 같은 검사를 실시하는 경우는 운동선수 여러명을 동시에 측정할 수 있다. 이런 예측법들에 대한 정확도는 운동선수들이 얼마나 열심히 최대의 능력을 발휘하는가에 달려있다. 유산소 능력은 운동선수가 최대한으로 노력하지 않으면 과소평가될 수 있다. 가장 많이 사용되는 방법은 필드검사, 순환 측력계/트레드밀 및 스텝 검사가 있다.

필드검사

필드검사는 정해진 길이 또는 시간 동안에 달리기와 걷기를 통해 측정하는 방법이다. 세 가지 흔한 달리기 필드검사는 2.4km 달리기, 12분 달리기 및 20m 다단계 시간 왕복 달리기(shuttle run) 검사이다. 절차는 다음과 같다.

- **2,600m 달리기** – 이 검사는 일반적으로 4분의 1마일 트랙에서 수행된다. 적절한 준비운동 후에 운동선수는 출발선에서 시작해서 결승선을 통과할 때까지 6바퀴(2,600m)를 안정된 페이스로 가능한 빨리 달린다. 시간 측정을 위해서 코치는 출발 지점에서 측정을 시작하고 결승선을 통과한 시점에 측정을 마친다. $\dot{V}O_{2max}$는 다음 공식을 사용하여 산출한다.

  $$\dot{V}O_{2max}(mL \cdot kg^{-1} \cdot min^{-1}) = 3.5 + (483/\text{몇 분 달렸는가 측정된 시간})$$

  또는 성별 방정식을 가지고 구할 수 있다:

  남자: $\dot{V}O_{2max}(mL \cdot kg^{-1} \cdot min^{-1}) = 91.736 - (0.1656 \times \text{몸무게}) - (2.767 \times \text{몇 분 달렸는가 측정된 시간})$

  여자: $\dot{V}O_{2max}(mL \cdot kg^{-1} \cdot min^{-1}) = 88.020 - (0.1656 \times \text{몸무게}) - (2.767 \times \text{몇 분 달렸는가 측정된 시간})$

- **Cooper 12분 달리기** – 이 검사는 매 100m 간격으로 표시된 트랙에서 수행된다. 운동선수는 출발선에서 '출발'이라는 소리에 시작하고 12분 동안 안정된 페이스로 가능한 빠르게 달립니다. "그만"이라는 소리에 운동선수가 달린 거리를 측정한다. 예를 들면, 6.5 바퀴는 2,600m로 기록된다. $\dot{V}O_{2max}$는 다음의 방정식으로 측정될 수 있다.

  $$\dot{V}O_{2max}(mL \cdot kg^{-1} \cdot min^{-1}) = 0.0268(\text{달린 거리}) - 11.3$$

- **다단계 20m 셔틀런(shuttle run)** – 이 검사는 1980년대 초기에 개발된 이후 아동 및 청소년들을 위해 사용되었고 빕(beep)검사 또는 점진적 유산소성 심혈관 지구력 달리기(PACER) 검사로 알려져있다. 이 검사를 실시하기 위해서는 평평하고 미끄럽지 않은 바닥에 평행선을 긋고 원뿔형 물체를 20m 간격으로 위치시키고, 빕(beep)검사용 CD와 관련 패키지가 필요하다. 좁은 시설을 사용하여 이 검사를 실시할 때에는 원뿔형 물체간 거리를 15m로 위치시켜 실시할 수 있다. 그리고 한 바퀴 왕복을 기록하기 위해 기록원도 필요하다. CD는 운동선수가 달리는 동안 페이스를 설정할 수 있도록 "삐"라는 소리 신호를 제공한다. 운동선수는 검사 단계나 수준에 기반한 페이스로 두 선 또는 원뿔형 물체 사이에서 지속적으로 달리도록 한다(매 시간마다 선을 터치). 예를 들면, 삐 소리에 검사가 시작되고 운동선수는 20m 달리고 다음 삐 소리에 20m를 되돌아온다. 운동선수가 초기 단계에서 과로하지 않도록 적당한 페이스를 유지하는 것이 중요하다. 검사는 각 성공 단계마다 삐 소리가 점점 짧은 간격으로 들리도록 하여 운동선수가 더 이상 페이스를 유지할 수 없을 때까지 더 빠른 페이스로 달리도록 한다. 이 검사의 수준은 모두 21 레벨까지 있는데 대부분의 운동선수들은 매 분마다 6~15의 수준에서 검사를 종료한다. 추가적으로 소리를 내거나 두 번 연속해서 내는 소리는 한 레벨을 모두 완성하였음을 의미한다. 운동선수가

두 번의 성공적인 시행에서 소리가 계속 울림에도 불구하고 더이상 페이스를 유지하지 못할 때 검사는 종료된다. 이 검사를 실시하기 이전에 삐 하고 울리는 소리에 따라 움직이는 것에 익숙하도록 많은 연습을 하도록 한다. 최종 점수는 속도 또는 바퀴수에 해당이되고 또한 지속적으로 일정한 페이스를 유지하기 직전까지 뛴 왕복수에 해당된다. Leger와 Lambert에 의해서 개발된 기존 버전은 시간당 8km에서 시작하여 매 단계마다 (2분) 시간당 0.5km씩 증가시킨다. 성인 및 아동을 대상으로 실시하는 또 다른 검사는 시간당 8.5km의 속도로 시작하고 각 단계마다 시간당 0.5km 증가시킨다. 다른 연구에서도 셔틀바퀴수와 완료된 수준을 사용하여 $\dot{V}O_{2max}$를 예측하였다. 검사의 타당성과 검사-재검사간의 신뢰도는 높았으며 아동보다는 성인의 경우 더 높게 나타났다. 연구결과에 의하면 남자($\dot{V}O_{2max}$~58~59mL · kg^{-1} · min^{-1})가 평균 총 105~121 왕복(바퀴) 11.4~12.6 레벨을 완료하였으며, 여자($\dot{V}O_{2max}$~47.4mL · kg^{-1} · min^{-1})는 총 85 왕복(바퀴)과 평균 9.6 레벨을 나타냈다. $\dot{V}O_{2max}$는 공식을 사용하여 계산될 수 있다.

■ **표 18.16** 12분 달리기(왼쪽) 동안 달린 거리 및 1.5mile(2.41km) 달리기 시간(분)(오른쪽) 동안 백분율 등급

12분 달린 거리										
	나이(세)									
백분율	20~29		30~39		40~49		50~59		60+	
남성	N = 1,675		N = 7,095		N = 6,837		N = 3,808		N = 1,005	
	ML	KM	ML	KM	ML	KM	ML	KM	ML	KM
90	1.74	2.78	1.71	2.74	1.65	2.64	1.57	2.51	1.49	2.38
80	1.65	2.64	1.61	2.58	1.54	2.46	1.45	2.32	1.37	2.19
70	1.61	2.58	1.55	2.48	1.47	2.35	1.38	2.21	1.29	2.06
60	1.54	2.46	1.49	2.38	1.42	2.27	1.33	2.13	1.24	1.98
50	1.50	2.40	1.45	2.32	1.37	2.19	1.29	2.06	1.19	1.90
40	1.45	2.32	1.39	2.22	1.33	2.13	1.25	2.00	1.15	1.84
30	1.41	2.26	1.35	2.16	1.29	2.06	1.21	1.94	1.11	1.78
20	1.34	2.14	1.29	2.06	1.23	1.97	1.15	1.84	1.05	1.68
10	1.27	2.03	1.21	1.94	1.17	1.87	1.09	1.74	0.95	1.52
여성	N = 764		N = 2,049		N = 1,630		N = 878		N = 202	
90	1.54	2.46	1.45	2.32	1.41	2.26	1.29	2.06	1.29	2.06
80	1.45	2.32	1.38	2.21	1.32	2.11	1.21	1.94	1.18	1.89
70	1.37	2.19	1.33	2.13	1.25	2.00	1.17	1.87	1.13	1.81
60	1.33	2.13	1.27	2.03	1.21	1.94	1.13	1.81	1.07	1.71
50	1.29	2.06	1.25	2.00	1.17	1.87	1.10	1.76	1.03	1.65
40	1.25	2.00	1.21	1.94	1.13	1.81	1.06	1.70	0.99	1.58
30	1.21	1.94	1.16	1.86	1.10	1.76	1.02	1.63	0.97	1.55
20	1.16	1.86	1.11	1.78	1.05	1.68	0.98	1.57	0.94	1.50
10	1.10	1.76	1.05	1.68	1.01	1.62	0.93	1.49	0.89	1.42

성인(평균나이 26세):

$\dot{V}O_{2max}(mL \cdot kg^{-1} \cdot min^{-1})$

= 5.857(km · h^{-1} 당 속도) − 19.458

성인 및 아동(8~19살):

$\dot{V}O_{2max}(mL \cdot kg^{-1} \cdot min^{-1})$

= 31.025 + 3.238 (km · h^{-1} 당 속도) − 3.248(나이

+ 0.1536(나이× km · h^{-1} 당 속도) 8.0

+ 0.5(스테이지 수)에서 시작하는 속도

성인(19~36세):

$\dot{V}O_{2max}(mL \cdot kg^{-1} \cdot min^{-1})$

= 14.4 + 3.48(완료된 레벨) 완료된 레벨(수)이 검사의 마지막으로 완벽히 완료된 단계

남자(26~47세):

$\dot{V}O_{2max}(mL \cdot kg^{-1} \cdot min^{-1})$

= 18 + 0.39(완료된 바퀴 또는 왕복)

참고: 이 방정식은 적은 수의 피험자를 기반으로 한다.

2.4km 달리기 및 12분 달리기 검사의 규준은 ■ 표 18.16에 있고 $\dot{V}O_{2max}$ 규준은 ■ 표 18.17에 있다.

■ 표 18.16 12분 달리기(왼쪽) 동안 달린 거리 및 2.4km 달리기 시간(min)(오른쪽) 동안 백분율 등급(계속)

2.4km 달린 시간					
	나이(세)				
백분율	20~29	30~39	40~49	50~59	60+
남성	N = 1,675	N = 7,095	N = 6,837	N = 3,808	N = 1,005
90	9:09	9:30	10:16	11:18	12:20
80	10:16	10:47	11:44	12:51	13:53
70	10:47	11:34	12:34	13:45	14:53
60	11:41	12:20	13:14	14:24	15:29
50	12:18	12:51	13:53	14:55	16:07
40	12:51	13:36	14:29	15:26	16:43
30	13:22	14:08	14:56	15:57	17:14
20	14:13	14:52	15:41	16:43	18:00
10	15:10	15:52	16:28	17:29	19:15
여성	N = 764	N = 2,049	N = 1,630	N = 878	N = 202
90	11:43	12:51	13:22	14:55	14:55
80	12:51	13:43	14:31	15:57	16:20
70	13:53	14:24	15:16	16:27	16:58
60	14:24	15:08	15:57	16:58	17:46
50	14:55	15:26	16:27	17:24	18:16
40	15:26	15:57	16:58	17:55	18:44
30	15:57	16:35	17:24	18:23	18:59
20	16:33	17:14	18:00	18:49	19:21
10	17:21	18:00	18:31	19:30	20:04

Reprinted with permission from Hoffman J. *Norms for Fitness, Performance, and Health*. Champaign (IL): Human Kinetics; 2006. pp. 1–113.

■ 표 18.17 최대치 유산소 파워 백분율 값(ML · KG · MIN^{-1})

	나이(세)				
백분율	20~29	30~39	40~49	50~59	60+
남자					
90	51.4	50.4	48.2	45.3	42.5
80	48.2	46.8	44.1	41.0	38.1
70	46.8	44.6	41.8	38.5	35.3
60	44.2	42.4	39.9	36.7	33.6
50	42.5	41.0	38.1	35.2	31.8
40	41.0	38.9	36.7	33.8	30.2
30	39.5	37.4	35.1	32.3	28.7
20	37.1	35.4	33.0	30.2	26.5
10	34.5	32.5	30.9	28.0	23.1
여자					
90	44.2	41.0	39.5	35.2	35.2
80	41.0	38.6	36.3	32.3	31.2
70	38.1	36.7	33.8	30.9	29.4
60	36.7	34.6	32.3	29.4	27.2
50	35.2	33.8	30.9	28.2	25.8
40	33.8	32.3	29.5	26.9	24.5
30	32.3	30.5	28.3	25.5	23.8
20	30.6	28.7	26.5	24.3	22.8
10	28.4	26.5	25.1	22.3	20.8

Reprinted with permission from Hoffman J. *Norms for Fitness, Performance, and Health*. Champaign (IL): Human Kinetics; 2006. pp. 1–113.

사이클에르고미터 검사

사이클에르고미터 검사(cycle ergometer test)는 운동 시 심박수로부터 $\dot{V}O_{2max}$를 예측해내는 단일 또는 다단계 최대하검사이다. 심박수는 당연히 정확하게 측정되어야 하며 심박측정계를 사용할 것을 권장한다. HR 심박측정계를 사용하지 않고 촉진법을 사용할 수도 있으나 이런 경우에는 측정오류가 생길 수 있다. HR에 영향을 주는 요소(더운/ 습한 온도, 카페인, 스트레스)는 정확성을 높이기 위해 잘 통제되어야 한다. 가장 많이 사용되는 두 가지 검사는 Astrand Rhyming 및 YMCA 검사이다.

■ 표 18.18 Astrand Rhyming 순환 측력계 시험(Cycle Ergometer test)을 위한 나이별 정확도 요소

나이	보정계수
15	1.10
25	1.00
35	0.87
40	0.83
45	0.78
50	0.75
55	0.71
60	0.68
65	0.65

- **Astrand Rhyming 검사** – Astrand Rhyming 검사는 6분 동안 실시되는 단일 단계의 최대하검사이다. 자전거 패달은 50rpm으로 실시하고 심박수는 2분 후부터 측정을 시작한다. 심박수가 120 이상의 값을 나타낸다면 운동선수는 처음 검사를 시작한 수준으로 돌아가 계속 실시한다. 만약 심박수가 120에 미치지 못하는 경우에는 다음 단계로 운동률을 증가시킨다. 심박수를 5~6분 동안 측정하고 이때의 분당 평균 심박수는 ■그림 18.7을 사용한다. ■표 18.18에서 데이터는 노모그램을 사용하는 나이대에 맞게 수정되어야 한다. 이 검사에 사용될 강도는 다음과 같이 다양하다.
  - 운동하지 않는 남자: 300 또는 600kg · m · min^{-1} (50 또는 100W)
  - 운동하는 남자: 600 또는 900kg · m · min^{-1} (100 또는 150W)
  - 운동하지 않는 여자: 300 또는 450kg · m · min^{-1} (50 또는 75W)
  - 운동하는 여자: 450 또는 600kg · m · min^{-1} (75 또는 100W)

- **YMCA 최대하 사이클에르고미터 검사** – 이 검사의 각 단계는 3분으로 2~4단계로 구성된다. 가장 첫 운동부하량은 150kg · m · min^{-1}이다(■그림 18.8). 두 번째 단계의 부하량은 첫 단계에 측정된 심박수에 따라 좌우된다. 각 단계의 마지막에 측정된 심박수는 운동부하(work load)와 함께 연결시킨다. 그리고 운동선수의 나이에 의해 예측된 최대심박수가 추정되고, 운동률을 정하기 위해 수직선을 긋는다(■그림 18.9). kg · m · min^{-1}의 단위로 표현된 운동률은 다음 공식을 사용하여 watt로 변환할 수 있다.

$$작업량(W) = 작업량(kg \cdot m \cdot min^{-1})/6.12$$

운동선수의 몸무게(kg)를 사용하여 $\dot{V}O_{2max}$를 계산한다.

$$\dot{V}O_{2max} - ([10.8 \times 작업량]/몸무게) + 7$$

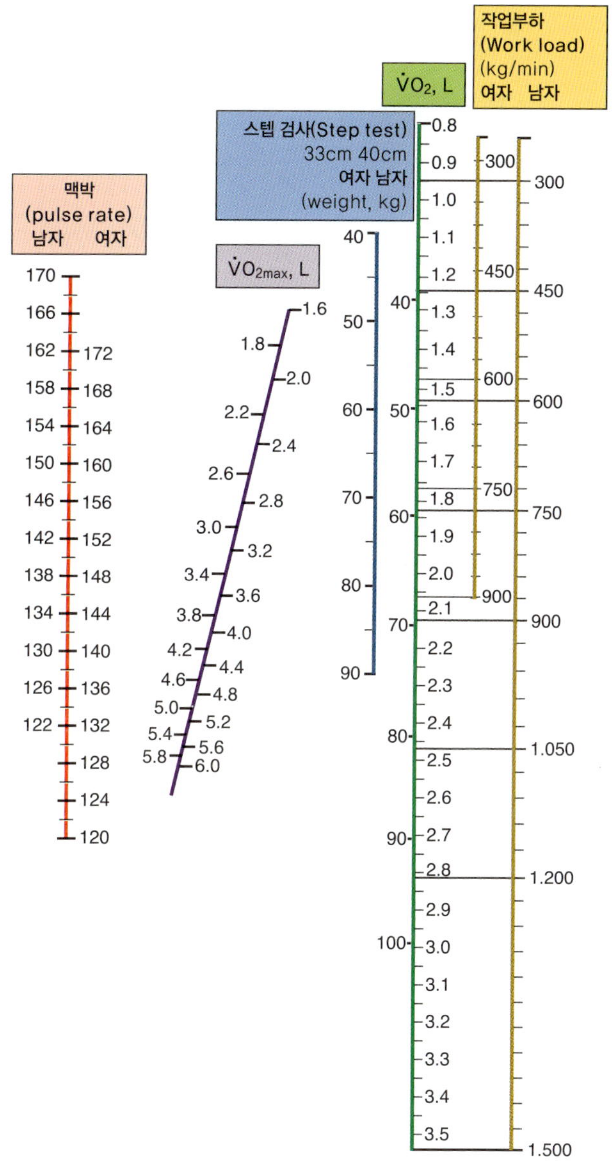

■그림 18.7 Astrand-Rhyming 검사 노모그램

Astrand PO, Ryhming I로 부터의 권한을 재판. 준최대치 작업을 하는 동안 맥박수로부터 유산소 능력[육체적 신체단련]의 계산을 위한 노모그램. *J Appl Physiol.* 1954;7:218-221.

스텝 검사

몇 가지 스텝 검사는 수 년 동안 개발되어 왔다. 스텝 높이, 비율, 단계 지속시간이 스텝 검사를 개발할 때 사용되는 요소들이다. 심박수는 일반적으로 $\dot{V}O_{2max}$를 예측하기 위해 사용된다. McArdle 등에 의해서 발달된 Queens College 스텝 검사가 하나의 예이다.

	1단계	150 kgm/min (0.5 kg)		
	HR: 〈 80	HR: 80~89	HR: 90~100	HR: 〉100
2단계	750kgm/min (2.5kg)*	600kgm/min (2.0kg)	450kgm/min (1.5kg)	300kgm/min (1.0kg)
3단계	900kgm/min (3.0kg)	750kgm/min (2.5 kg)	600kgm/min (2.0kg)	450kgm/min (1.5kg)
4단계	1050kgm/min (3.5kg)	900kgm/min (3.0kg)	750kgm/min (2.5kg)	600kgm/min (2.0kg)

방향(Directions):

1. 첫 번째 작업량을 150kgm/min(50rpm에서 0.5kg)로 설정한다.
2. 단계의 3분에서 HR이 80보다 작으면 750kgm/min(50rpm에서 2.5kg)에서 두 번째 단계를 설정한다.
   80~89이면 600kgm/min(50rpm에서 2.0kg)에서 두 번째 단계를 설정한다.
   90~100이면 450kgm/min(50rpm에서 1.5kg)에서 두 번째 단계를 설정한다.
   100보다 크면 300kgm/min(50rpm에서 1.0kg)에서 두 번째 단계를 설정한다.
3. 필요하면 두 번째 부하 아래의 열에서 작업량에 따라서 세 번째와 네 번째를 설정한다.

■ **그림 18.8** YMCA 준최대치 순환측력계 시험 작업량 단계

Reprinted with permission from Thompson W, ed. *ACSM's Guidelines for Exercise Testing and Prescription*. 8th ed. Baltimore (MD): Lippincott Williams & Wilkins; 2010.

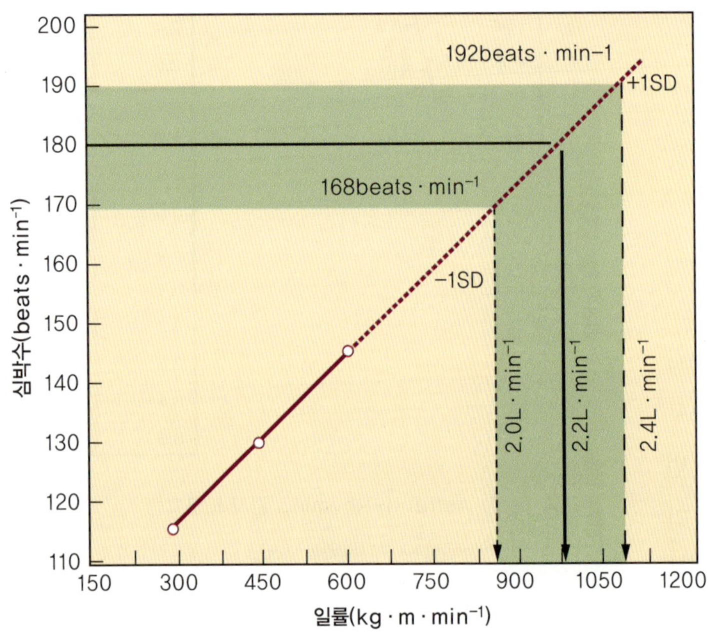

■ **그림 18.9** 최대 유산소 능력과 관련하여 HR과 작업량 사이의 관계; b = 외삽 작업량

Reprinted with permission from Thompson W, ed. *ACSM's Guidelines for Exercise Testing and Prescription*. 8th ed. Baltimore (MD): Lippincott Williams & Wilkins; 2010.

- **Queens College 스텝 검사** – 남성 및 여성은 41cm의 높이의 스텝을 사용한다. 하지만 메트로놈 설정에서 스텝 속도는 남자가 24 스텝 min^{-1} 여자가 22스텝 min^{-1}이다. 검사 실시 시간은 3분이며 검사가 종료된 시점에서 심박수를 측정한다. $\dot{V}O_{2max}$는 다음 공식을 사용하여 계산한다.

$$\dot{V}O_{2max}(\text{남자}) = 111.33 - (0.42 \times \text{심박수})$$

$$\dot{V}O_{2max}(\text{여자}) = 65.81 - (0.1847 \times \text{심박수})$$

기술관련 체력요소의 평가

기술관련 체력요소의 검사는 운동선수의 능력을 이해하는데 중요하다. 이들 요소로는 최대파워, 무산소성 능력, 스피드, 민첩성, 균형, 기능적 능력이 해당된다.

파워

파워검사는 무산소성 종목의 선수를 평가할 때 매우 중요하다. 파워는 작업을 수행하는 비율이고 힘과 속도의 결과로 나타나는 것이다. 최대파워검사는 폭발적이며 짧은 시간(몇 초) 동안에 ATP-PC 시스템의 사용과 관련이 있다. 이러한 몇몇의 최대치 파워 검사는 1RM 올림픽 리프트, 점프 검사, 힘판 또는 변환기에서 점프 스쿼트, 메디신 볼(medicine ball) 던지기, Margaria Kalament 검사 및 힘 발달 비율(RFD) 검사를 포함한다. 기타 검사는 무산소 운동능력 검사인 파워 지구력을 측정한다. 이러한 트랙 파워 초과 시간(Wingate 검사) 또는 시간량의 측정은 움직임 패턴을 완수하는데 사용된다(270m 왕복 및 선 훈련). 이러한 검사는 지속시간(15~19초)이 길기 때문에 당분해(glycolytic) 에너지 시스템이 강조되며 파워유지가 가장 중요하다고 할 수 있다.

수직점프 및 멀리 뛰기

점프 검사는 파워와 점프 높이 또는 거리 사이의 상관관계에서 예측된다. 이 검사는 실시법이 쉬우며 운동선수의 실력과 관련 있는 중요한 정보를 제공할 수 있다. 이 장에서는 다른 유형의 점프 검사가 있으나 두 가지 점프 검사(수직점프 및 멀리뛰기)에 대해서 다룬다.

수직점프

- 줄자, 초크 또는 Vertec과 같은 특별장치가 필요하다.
- 벽을 사용할 때(서전트 점프 검사) 운동선수는 가능한 많이 사용하는 팔을 수직으로 높게 들어 벽에 기대어 선다. 운동선수는 자신이 백묵을 가지고 손을 뻗은 상태에서의 손 높이에 해당되는 부분에 표시하여 시작점의 높이를 정한다. 운동선수는 자신이 가장 높이 뛸 수 있는 만큼 뛰어오르면서 이때 손끝에 백묵을 가지고 벽에 표시한다. 첫 시작지점과 뛰어올랐을 때 표시한 지점 간의 거리를 측정한다. 세 번의 시행 중 가장 높은 값을 선택한다.
- Vertec을 사용할 때 운동선수는 시작점을 설정한다. Vertc은 조정 가능하고 색깔이 구분된 베인(vane)을 가지고 있다(■ 그림 18.10). 바로 첫 베인은 15.24cm마다 있으며 파랑과 흰색 베인 간의 거리는 2.54cm이다. 운동

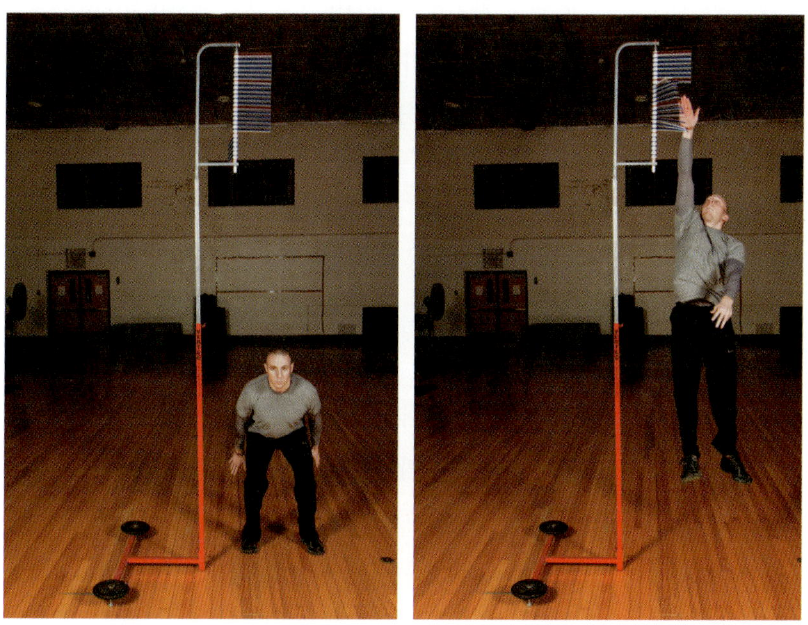

■그림 18.10 Vertec을 이용한 수직점프

선수는 가능한 높게 수직으로 자주 쓰는 팔을 곧게 세우고 선 상태에서 베인을 치고 이 지점이 시작지점이다. 이것이 시작 높이를 표시한다. 이때 운동선수는 가능한 멀리 팔을 뻗는 것이 중요하다. 그렇지 않으면 수직점프 높이가 과장될 수 있다. 운동선수가 최대치로 뛸 때 베인을 터치 및 움직일 수 있도록(꼭대기의 것은 아님) Vertec의 높이를 조정한다. 운동선수는 가장 높이 뛰어오른 순간 베인을 치고 이때의 베인에 표시를 한다. 이어서 두 번째 시도를 하는 경우에는 첫번째 시도에서 터치한 베인보다 1~2개의 베인이 더 있도록 확인한다. 이는 운동선수가 최대로 점프하기 위한 목표점을 제공할 수 있다. 종결 높이에서 시작 높이를 뺀 차이가 수직점프 높이다. 세 번의 시행 중 최고의 경우를 기록한다. 세 번째 시행이 최고일 때 네 번째(또는 다섯 번째) 시행이 이뤄져야 한다.

- 파워는 수직점프 높이에서 계산된다. 비슷한 수직점프 높이를 가진 두 명의 운동선수 사이의 차이점을 보는데 유용하다. 원래 Lewis 공식은 다음의 방정식을 사용하면서 수직점프 높이로부터 최대치 파워를 측정하는데 사용되었다.

파워(Power[W])

$= [\sqrt{4.9 \times \text{체질량(kg)} \times 9.807}] \times [\sqrt{\text{점프 높이(m)}}]$

그러나 힘판에서 점프에 대한 교차 검증은 Lewis 공식이 평균 및 최대치 파워를 70%까지 과소평가하는 것을 보여준다. 따라서 또다른 공식이 개발되었으며, Harman 등은 수직점프 동안 최대치 및 평균 파워를 측정하기 위해 다음의 정확한 회귀 방정식을 개발했다.

최고파워(Peak power[W])

= 61.9(점프 높이 cm) + 36(체중 kg)+1,822

평균 파워(Mean power[W])

= 21.1(점프 높이 cm) + 23(체중 kg)+1,393

Johnson과 Bahamonde이 개발한 공식은 다음과 같다.

최대치 파워(Peak power[W])

= 78.6(점프 높이 cm) + 60.3(체중 kg)
+ 15.3(신장 cm) − 15.3(신장 cm) − 1,308

평균 파워(Mean power[W])

= 43.8(점프 높이 cm) + 32.7(체중 kg)
− 16.8(신장 cm) + 431

Sayer 등이 개발한 공식은 다음과 같다.

최대치 파워(Peak power[W])

= 60.7(점프 높이 cm) + 45.3(체중 kg) − 2,055

운동선수가 수직점프 수행을 위한 규준은 ■ **표 18.19**와 같다.

멀리 뛰기(제자리 멀리 뛰기)

- 이 검사를 실시하기 위해서 잔디밭, 체육관 바닥과 같은 평평한 공간(38cm 길이), 줄자 및 보호테이프가 필요하다. 테이프는 시작 표시물로써 사용되고 줄자는 뛴 거리를 측정하는데 사용된다. 측정은 시작점 뒤에 발가락을 대고 시작한다.
- 팔을 흔들면서 멀리 뛸 준비를 하며 멀리뛸 수 있는 만큼 뛴다. 뛰기 앞서 두 발바닥은 모두 땅바닥에 닿은 상태여야 한다. 착지한 곳까지의 거리를 측정하며, 이때 발뒤꿈치 부분까지의 거리를 사용한다. 3회 시도하고 이 중 가장 좋은 기록을 선택한다.
- ■ **표 18.20**은 운동선수에서의 멀리뛰기 기준을 나타낸다.

힘판 및 변환 측정

이 검사를 위해서 점프 스쿼트를 힘판 위에서 실시하거나(■ **그림 18.11**) 막대기에 부착된 변환지점을 사용하여 코치에게 힘 데이터를 제공한다. 힘판은 스트레인 게이지법(strain gauge) 또는 운동선수의 지면반발력(ground re-

■ 표 18.19 운동선수의 경우 수직점프 규준

% 순위	남성(cm)	여성(cm)
91~100	86.35~91.45	76.20~81.30
81~90	81.30~86.34	71.11~76.19
71~80	76.20~81.29	66.05~71.10
61~70	71.10~76.19	60.95~66.04
51~60	66.05~71.09	55.90~60.94
41~50	60.95~66.04	50.80~55.89
31~40	55.90~60.94	45.70~50.79
21~30	50.80~55.89	40.65~45.70
11~20	45.70~50.79	35.55~40.64
1~10	40.65~45.69	30.50~35.54

Reprinted with permission from Chu DA. *Explosive Power and Strength*. Champaign (IL): Human Kinetics; 1996. pp. 167–180.

■ 표 18.20 운동선수의 경우 멀리 뛰기 규준

% 순위	남성(cm)	여성(cm)
91~100	3.40~3.75	2.94~3.15
81~90	3.10~3.39	2.80~2.94
71~80	2.95~09	2.65~2.79
61~70	2.80~2.95	2.50~2.64
51~60	2.65~2.79	2.35~2.49
41~50	2.50~2.64	2.20~2.34
31~40	2.35~2.49	2.05~2.19
21~30	2.20~2.34	1.90~2.04
11~20	2.05~2.19	1.75~1.89
1~10	1.90~2.04	1.60~1.74

Reprinted with permission from Chu DA. *Explosive Power and Strength*. Champaign (IL): Human Kinetics; 1996. pp. 167–180.

action force)을 직접적으로 측정하는 로드 셀을 포함한다. 힘 출력(및 모멘트)은 세 가지 계획된 움직임으로 측정될 수 있다. 힘-시간 데이터는 충돌 및 가속도 같은 것을 생성해내며 속도-시간 데이터뿐만 아니라 비행시간도 결정할 수 있다. RFD 데이터는 힘-시간 곡선 또는 소프트웨어 계산으로부터 직접적으로 생성될 수 있다. 파워가 힘 및 속도의 결과물이라는 것을 고려할 때 파워 곡선은 유연한 최대

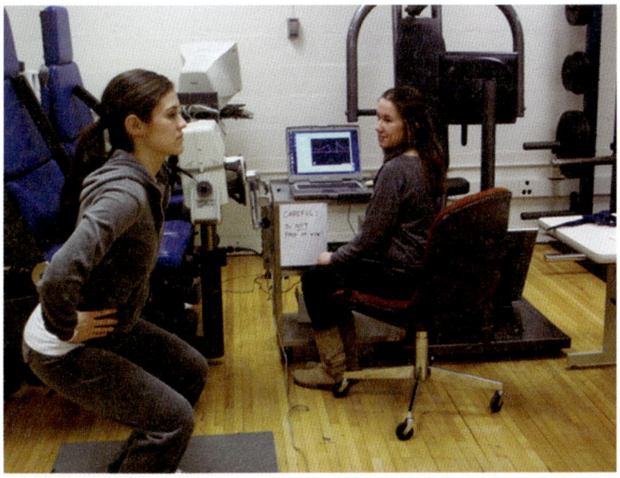

■ 그림 18.11 수직점프의 힘판 검사. 여기서 운동선수는 힘판 위에서 세 개의 연속적인 점프동작으로 구성된 수직점프 검사를 수행할 준비를 한다. 이전 출발 점프에서 파워-시간 곡선은 모니터 화면에 나타난다.

Photo courtesy of The College of New Jersey Human Performance Lab.

치 및 평균 파워 출력 데이터를 생성할 수 있다. 파워 지구력은 계산될 수 있는데, 예를 들면, 우리는 파워-시간 곡선을 생성하고 피로 비율(가장 높은 파워 출력 – 가장 낮은 파워 출력/가장 높은 파워 출력 × 100)을 계산하기 위해서 운동선수에게 20회 반복 스쿼트 점프 검사(사전 훈련 스쿼트 1RM의 30%)를 사용해 왔고, 13~21%의 피로 색인 비율을 봐왔다. 일부 힘판 유형은 바닥에서 설정될 수 있고 일부 휴대 가능하며 다양한 위치에서 사용될 수 있다. 몇몇의 일방적이고 쌍방적인 운동은 달리기에서부터 점프, 다양한 지면 기본의 웨이트 훈련, 플라이오메트릭(plyometric) 및 스포츠 특이성 운동에 이르기까지 힘판에서 수행될 수 있다. 쌍방향 검사는 잠재적인 불균형을 측정하는데 사용될 수 있는데, 예를 들면, 15% 이상의 오른쪽-왼쪽 차이는 부상의 일부 유형을 나타내거나 부상 위험의 증가를 보여줄 수 있다. 따라서 힘, 파워, 속도 및 비행시간 데이터를 통한 싱글레그(single leg) 움직임의 비교는 운동선수의 일방적인 활동적 성능을 측정하는데 사용될 수 있다. 운동선수는 스포츠 특이성 조건인 힘판에서 측정될 수 있다. 예를 들면, 배구에서의 스파이크를 하기 위해서나 농구에서 리바운드를 위해 점프하거나 야구에서 투구동안 멀어져가는 것이 있다. Depth 점프는 운동선수가 다양한 높이의 상자에서 스텝하

고 판에 착지하기 및 가능한 폭발적으로 점프하기와 같은 경우 사용된다. 운동선수의 폭발적 능력 측정인 반응 근력 색인(reactive strength index)을 계산하기 위해서 비행 시간은 착륙하는 동안 판과의 접촉시간에 의해 분류될 수 있다. 파워 데이터는 절대적 또는 상대적으로 표현될 수 있다. 일반화된 파워 데이터(몸무게에서)는 코치에게 중력에 반하여 높이 점프하는 사람 대 절대적 몸 전체 파워가 필수적인 풋볼 선수와 같이 특히 높은 근력 파워 질량 비율을 필요로 하는 운동선수에 대한 추가적인 데이터를 제공한다. 그리고 상대적인 파워 측정은 몸무게가 다른 선수와 서로 비교할 때 사용된다.

힘판을 디자인하는데 사용되는 기술로 스포츠 특이성 장비가 있다. 힘 변환기는 스포츠 특이성 훈련 장비의 힘 및 파워를 측정하기 위해서 시스템적으로 사용될 수 있다. 힘 변환기를 블로킹 쉘드(blocking seld)에 위치시키는 것은 풋볼 선수의 경우에 스포츠 특이성 힘을 측정할 수 있게 한다. 힘/압력 변환기는 다양한 움직임을 하는 동안 생성된 힘을 측정하기 위해서 신발에 부착할 수 있으며, 트레드밀(treadmill)(Woodway3.0)을 사용하여 단거리 달리기를 할 때 힘 및 속도를 측정하기 위해 사용될 수 있다. 특별한 복싱 악력계는 복서들이 스트레이트 펀치를 하는 동안 힘을 측정하기 위해서 개발되어 왔다. 변환계의 위치, 탐지의 판 및 데미지에 대한 잠재성 및 스트라이킹 결과의 움직임은 중요한다. 따라서 신뢰도가 고려된다. 그러나 이러한 장비들 운동평가상자의 도구로 사용될 때 연구자와 코치들에게 의미있는 데이터를 제공해준다. 이 스포츠 특이성 검사에서 가장 중요한 요소는 직접적인 운동기술 애플리케이션(direct motor skill application)을 하는 동안 운동선수의 정확한 값을 측정할 수 있다는 점이다. 힘판은 일반적으로 생체역학 또는 운동생리학 실험에서 볼 수 있지만 위치 및 속도 변환기가 더 실용적이고 코치가 사용할 때 적용이 가능하다. 변환기는 움직이는 동안 막대기 또는 몸 및 이동 측정을 적용하는데 사용된다. 연구를 통해서 운동 검사를 하는 동안 이러한 측정된 값들이 타당하고 신뢰도가 있다는 것이 밝혀졌다. 예를 들면, Tendo(Tendo 스포츠 기구, Slovak Republic)는 운동선수의 파워를 측정하는데 성공적으로 사용되어 왔음을 보여준다(■ 그림 18.12). 이것은 막대기의 끝에서 적용되고 데이터 수집을 위해 컴퓨터와 접속하는 위치 변환기로 구성되어 있다. 막대기 이동 및 시간을 측정하기 때문에 매 반복을 계산하기 위해서 막대기 속도를 허용한다. 막대기의 무게가(힘을 계산하기 위해) 입력되고 파워(최대치 및 평균치)는 매 반복마다 계산되며, 지속적인 피드백이 제공되어 운동선수는 반복할 때마다 그들의 차후의 노력을 지각한다. 변환기는 비록 폭발적 운동이 선호되기는 하지만 전통적 또는 폭발적인 어떠한 저항 운동에서도 파워 측정이 가능하다. 예를 들면, 점프 스쿼트, 벤치 프레스 스로(throw) 및 올림픽 리프트가 있다. 최고의 시스템은 파워의 계산에서 힘판 데이터와 변환기 데이터를 통합한다. Tendo 변환기는 벤치 프레스 및 바벨 백 스쿼트의 표준화된 수행을 하는 동안 파워를 신뢰도를 가지고 측정한다.

몇몇의 운동이 측정에 사용될 수 있지만 점프 스쿼트가 강력한 출력을 내는 폭발적인 운동이므로 가장 기본적으로 사용된다. 부하 점프(load jump) 및 미부하 점프(unloaded jump) 스쿼트는 파워 측정 시 사용된다. 가장 높은 파워출력을 내는 점프스쿼트를 사용할 것을 권장한다. 초기 연구는 부하 점프 스쿼트(1RM의 30~60%)가 최고값을 낸다는

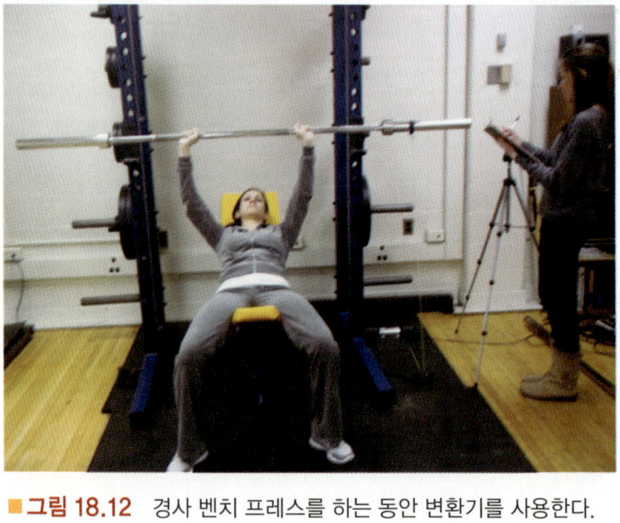

■ 그림 18.12 경사 벤치 프레스를 하는 동안 변환기를 사용한다.

Photo courtesy of The College of New Jersey Human Performance Lab.

것을 보여주는 반면 일부 최근 연구는 체중과 함께 실시하는 점프스쿼트를 실시할 때 최고값을 나타냈다고 보고하였다. 그럼에도 불구하고 코치는 절대적인 부하 계획을 선택해야 하고 이를 파워평가를 위해 사용해야 한다. 파워의 향상은 파워검사 시 사용된 동일한 이전 부하를 사용할 때 더 커진다. 하워 로드 곡성이 벨 모양으로 되어있기 때문에 로드의 변화는 틀리게 파워 측정을 왜곡할 수 있는 곡선의 다른 부분에서 파워를 측정한다. 파워에 있어서의 변화는 훈련에 적용하기보다는 곡선의 다른 부분을 반영한다.

점프 스쿼트 측정에서 생성되는 파워 출력은 연구 간의 값을 비교할 때 다양하게 나타난다. 주어진 파워 데이터에 일관성이 없기 때문에 한 연구에서의 운동선수의 파워 출력과 또 다른 연구에서의 운동선수의 출력을 비교하는 것이 어렵다. 각 판 또는 변환기가 다른 실험실 측정으로부터 다른 값을 내기 때문에 점프 스쿼트 파워에 대한 규준을 만드는 것은 어렵다. 코치나 스태프에게 한 장치로부터 생성된 파워 데이터에 기반하여 그들 자신만의 규준을 생성하는 것이 필요하다.

RFD 측정도 사용될 수 있다. 판에서 점프 스쿼트나 다른 운동을 수행하는 것과 같은 검사를 하는 동안 RFD 데이터를 생성하는 힘판으로서 RFD를 측정하기 위한 몇 가지 방법이 있다. 일반적인 RFD 측정은 등척성 검사를 포함한다. 등척성 스쿼트(힘판의 탑에서 수행) 또는 레그 프레스(힘판 또는 스트레인 게이지가 쉘드에서 수행)를 사용할 수 있다. 막대기 또는 쉘드는 움직일 수 없는 특정 관절 각도에 고정되어 있다. 예를 들면, 스토퍼, 랙에서의 핀 또는 막대기나 쉘드에 추가된 초과중 무게가 있다. 운동선수는 짧은 시간에 가능한 많은 힘을 발휘하도록 지시받고, 생성된 데이터로부터 인터레스트의 몇 가지 변형이 사용된다. 예를 들면, 운동선수의 최대치 힘이 사전검사에서 4,000N이면 4,000N(최대치 힘의 100%)을 생성해내는 시간 또는 특정 힘 출력(예를 들면, 최대치의 60%, 70%, 80% 및 90%)의 시간 같은 변형이 결정될 수 있다. 이 검사는 훈련의 몇 주 또는 몇 달 후로 적용될 수 있다. 이러한 다양한 힘 수준을 생성해 해는 시간에 있어서의 감소는 RFD의 증가를 나타낸다. 따라서 RFD 검사는 운동선수가 얼마나 빠르게 준최대치 또는 최대치 힘을 생성할 수 있는지 측정하는 운동적 측정에서의 값진 도구이다. 하지만 힘판, 스트레인 게이지, 로드 셀 및 변환기가 필요하기 때문에 비용이 높아지고 일부 운동적 설정에 있어서 엄두도 내지 못할 수도 있다.

Margaria-Kalamen 검사

Margaria-Kalamen 검사는 가능한 빠르게 계단을 올라가는 운동선수의 능력을 측정함으로써 파워를 평가하는 것이다. 이 검사는 비록 잘 사용되는 것은 아니지만 1960년대에 들어선 이래로 운동선수를 측정하기 위해서 사용되어 왔고 절차는 다음과 같다.

- 9개 또는 그 이상의 스텝(최소 18cm 높이이고 6m의 넓이)을 가진 계단 및 전자 타이밍 장치가 필요하다. 각 스텝의 높이를 측정할 필요가 있고 세 번째에서 아홉 번째 스텝의 높이는 미리 계산해야 한다(6 × 스텝 높이). 전자 타이머의 시작은 세번째 스텝에서 그리고 마침은 아홉 번째 스텝에 셋팅을 한다.
- 계단쪽으로 6m 전력질주한 후 한 번에 계단 3개를 한꺼번에 올라간다. 운동선수가 세 번째 스텝을 밟을 때 시간 측정을 시작하고 아홉 번째 스텝을 밟을 때 시간 측정은 종료한다. 측정된 시간은 공식을 통해 계산할 때 사용된다.
- 파워는 다음의 공식을 통해 계산된다.

  파워(Power[W]) = [체중(kg) × 스텝 3에서 9(m)까지의 수직 높이/시간(s)] × 9.81
- ■ 표 18.21은 Margaria-Kalamen 검사에 대한 규준이다.

상반신 파워 측정

상반신 파워를 측정할 수 있는 몇 가지 검사가 있다. 폭발적 벤치 프레스가 일반적으로 사용되며, 이 검사는 폭발적인 힘으로 막대기를 위로 던지면서 시행되는 것이다. 선형

■ 표 18.21 Margaria-Kalamen 계단 전력질주 검사에 대한 규준값

	나이와 성별									
	15~20세		20~30세		30~40세		40~50세		50세 이상	
카테고리	남성	여성	남성	여성	남성	여성	남성	여성	남성	여성
완벽함	2,197	1,789	2,059	1,648	1,648	1,226	1,226	961	961	736
좋음	1,840	1,487	1,722	1,379	1,379	1,036	1,036	810	809	604
보통	1,839	1,486	1,721	1,378	1,378	1,035	1,035	809	808	603
적당함	1,466	1,182	1,368	1,094	1,094	829	829	642	641	476
형편없음	1,108	902	1,040	834	834	637	637	490	490	373

Adapted from Fox E, Bowers R, Foss M. *The physiological basis for exercise and sport*, 5th ed. (Dubuque, IA: Wm C. Brown), 676. with permission of The Mc-Graw-Hill Companies: based on data from J. Kalamen, 1968, *Measurement of maximum muscular power in man*. Doctoral Dissertation. The Ohio State University, and R. Margaria, I. Aghemo and E. Rovelli, 1966, "Measurement of muscular power (anaerobic) in man," J Appl Physiol, 1993; 21:1662–1664.

적 위치 변환기는 파워를 측정하기 위해서 사용된다. 변환기는 다른 상반신 운동 중에도 사용될 수 있다. 힘판에서 plyo 푸시업이 사용될 수 있고, 몇몇의 다른 메디신볼 던지기(옆으로 던지기, 머리 위로 던지기, 손 밑으로 던지기)도 사용될 수 있다. 공을 던진 거리는 상반신(또는 전체 몸) 파워와 매우 관련이 있는데, 이와 관련된 연구를 통해서 메디신볼 검사가 타당하고 신뢰로운 파워 지표라는 것이 밝혀졌다. Stockbrugger와 Haennel은 후방으로 메디신볼을 던지는 것이 파워를 신뢰도 있게 측정할 수 있는 방법이며 수직높이뛰기와 관련성이 있다고 보고하였다. 12~15.4m의 값은 운동선수가 3kg의 메디신볼을 사용하는 것을 나타낸다. Cowley와 Swense은 전방과 측면으로 메디신볼을 던지는 것은 신뢰성 있는 파워 데이터가 될 수 있다고 하였다. Ikeda 등은 옆으로 메디신볼 던지기가 남자의 경우에는 신뢰도가 있으나 몸 회전 파워의 예측 때문에 여성의 경우 신뢰도가 더 떨어진다고 하였다. 따라서 몇몇의 던지기는 코치가 상반신 파워 프로토콜을 개발할 때 유용하게 사용될 수 있다. 후방으로 던지기를 할 때에는 하체의 요소가 중요하지만, 옆으로 던지기를 할 때에는 회전력파워가 중요한 요소이다. 직접적인 상반신 파워는 메디신볼 체스트 패스(chest pass)로 측정한다.

메디신볼 체스트 패스

- 이 검사는 서거나 앉은 자세에서 수행할 수 있다. 앉은 자세는 대부분 상반신을 별도로 수행한다. 메디신볼은 다양하지만 운동선수 몸무게의 2~5%정도로 표준화된 사이즈가 사용된다. 일어섰을 때 어깨 넓이 자세가 사용된다. 앉았을 때는 운동선수가 던지는 동안 받침과의 접촉을 유지해야 하기 때문에 등받이가 유용하다(벨트 사용 가능). 또는 운동선수는 벽에 기대고 앉은 자세에서도 실시할 수 있다. 발끝은 출발선을 설정하기 위해서 테이프 마커에 맞춰야 한다.
- 운동선수는 메디신볼을 45° 미만의 각으로 가능한 멀리 패스하거나 놓는다. 착지에 있어서는 볼의 가운데를 표시하고 출발선으로 부터의 거리를 측정한다. 일부 코치는 정확성을 위해서 볼에 초크로 표시하는 것을 선호한다. 따라서 초크는 착지 지점을 표시하고 올바른 위치의 식별을 더 쉽게 해준다.
- 세 번의 던지기 중 가장 높은 기록을 선택한다. 이 검사의 경우는 코치는 각각 다른 크기의 메디신볼을 사용하고 앉거나 서있는 경우에 따라서 다른 결과가 나오기 때문에 어떤 기준을 가지고 평가하기는 어렵다. 앉아서 패스하는 것을 사용하는 청소년 운동선수는 3kg 메디신볼을 3.8~4.3m 정도 패스하는 반면 Division III 대학 풋볼 선수는 3kg 메디신볼을 5.3~5.8m 정도로 패스한다. 각 코치가 데이터를 저장하고 표준화된 절차가 사용될 때 각자의 규준을 만들도록 한다.

무산소 능력검사

무산소 능력 검사(anaerobic capacity tests)는 파워 지구력을 측정하는 것으로, 일반적으로 15~90초 정도 시간이 소요된다. 가장 일반적인 세 가지 무산소 능력 검사는 Wingate 무산소 파워, 270m 왕복 및 선형 훈련 검사가 있다.

윙게이트 무산소 파워 검사

윙게이트 무산소 파워 검사(wingate anaerobic power test)는 30초 동안 지속되는 전면적인 최대 순환측력계(ergometry) 검사(더 짧고 긴 변형이 사용되지만)이다. 사이클은 운동선수의 체중과 관련된 저항도를 정해서 진행된다. 예를 들면, 모나크(Monark) 사이클에르고미터를 타는 경우 저항도는 체중 0.075kg당의 저항으로 계산하여 설정한다. 대부분 실험실 환경에서 사용되지만 윙게이트 검사는 이스라엘의 윙게이트 기관에서 1970년대 초기에 개발한 이래로 운동선수와 같이 제한된 범위에서 검사하기 위해 사용되었으며 무산소 파워를 측정할 수 있는 신뢰성있는 방법이다. 몇 가지 변형된 측정법에서는 절대적이고 상대적인 최대치 파워, 평균 파워, 최소 파워, 최대 파워의 시간, 총 작업량 및 피로 지수가 사용된다. 기계적으로 제동 주기 측력계(braked cycle ergometer)는 분당 플라이휠 혁명을 측정할 수 있는 프레임에 부착된 센서가 필요하다. 대부분 단위는 운동선수 및 코치를 위해서 모든 계산이 수행되는 컴퓨터 및 소프트웨어 프로그램과 상호작용한다. 윙게이트 검사는 팔 순환 측력계가 사용 될 수 있기 때문에 상반신 무산소 운동을 측정하는데 적용될 수 있다. 윙게이트 검사의 절차는 다음과 같다.

- 운동선수는 저항 시험의 낮은 저항력 또는 검사의 20%까지 수준에서 순환에 있어서 편안하게 앉은 후 편안한 페이스(60~70rpm)로 5분정도 준비운동을 한다. 짧은 전력질주는 준비운동 중 부분적으로 실시한다. "출발"이라는 신호에 운동선수는 가능한 빠르게 페달을 돌리고(관성을 극복하기 위해 제로 저항력에 반하여) 시작지점(체질량의 키로그램 당 0.075kg)에서 플라이휠에 저항력이 적용된다. 운동선수는 30초의 검사시간 동안 가능한 빠르게 페달을 밟는다.
- ■ **표 18.22**는 성별에 따른 규준이다.

■ **표 18.22 윙게이트 무산소 파워 검사의 경우 규준**

	최대치 파워		평균치 파워		최대치 파워		평균치 파워	
	남자		남자		여자		여자	
% 비율	(W)	(W/KG)	(W)	(W/KG)	(W)	(W/KG)	(W)	(W/KG)
90	822	10.89	662	8.2	560	9.02	470	7.3
80	777	10.39	618	8.0	527	8.83	419	7.0
70	757	10.20	600	7.9	505	8.53	410	6.8
60	721	9.80	577	7.6	480	8.14	391	6.6
50	689	9.22	565	7.4	449	7.65	381	6.4
40	671	8.92	548	7.1	432	6.96	367	6.1
30	656	8.53	530	7.0	399	6.86	353	6.0
20	618	8.24	496	6.6	376	6.57	337	5.7
10	570	7.06	471	6.0	353	5.98	306	5.3

Reprinted with permission from Maud PJ, Schultz BB. Norms for the Wingate anaerobic test with comparison to another similar test. *Res Q Exerc Sport.* 1989;60:144–151.

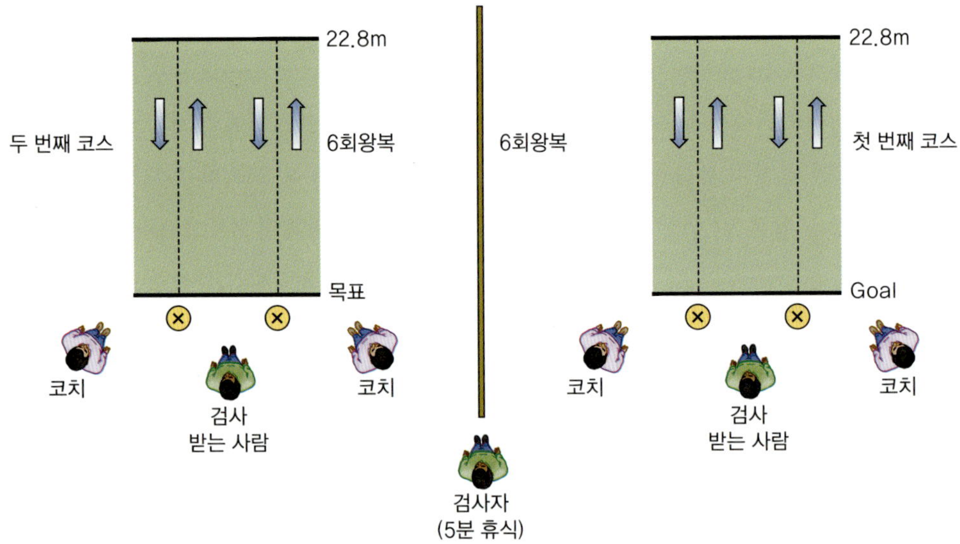

■그림 18.13 270m 왕복 달리기

274m 셔틀

- 이 검사의 경우 22.8m 정도 떨어진 두 개의 평행선과 스톱워치가 필요하다. 가능하면 많은 운동선수가 추가적인 개인 검사와 함께 한 번에 실시할 수 있다.
- 운동선수는 적절한 준비운동을 마친 후 동일한 선을 출발점으로 사용한다. "출발"이라는 신호 이후에 다른 선(22.8m 정도 떨어진)으로 가능한 빨리 뛴다. 운동선수는 즉시 출발선으로 다시 전력질주해서 돌아가고 이 과정은 6회 왕복으로 실시한다. 각 왕복이 45.6m 이므로 6회 왕복을 하는 경우 총 약 274m를 뛴다(■그림 18.13).
- 시간은 "출발"이라는 신호로부터 운동선수가 274m 표시된 종결선에 도착할 때까지를 측정한다. 첫 번째 시도 후 5분의 휴식시간이 주어지고 두 번째 시도를 실시한다. 두 번의 시도에 대한 평균을 계산하여 기록한다. ■표 18.23은 274m 왕복달리기에 대한 규준이다.

라인 훈련

- 라인 훈련은 자살 훈련(suicide drill)이라고도 불리우며 주로 농구코트에서 실시한다. 농구 코트의 모든 선에서 4번 앞뒤로 왕복하는 단거리 달리기이다.
- 운동선수는 베이스 라인(base line)에 있는 출발 지점에서 시작하여 파울 라인(foul line)으로 달린 후 되돌아온다. 그 다음 운동선수는 베이스 라인에서 하프 코트 라인(half court line)까지 달린 후 되돌아간다. 베이스 라인에서 더 멀리 있는 파울 라인까지 달리고 되돌아간다. 마지막으로 운동선수는 베이스라인에서 더 멀리 있는 베이스 라인까지 달린 후 되돌아간다. 운동선수는 각 도착지점의 선을 터치해야하는데 그렇지 않으면 검사는 종결되고 반복된다.

■표 18.23 274m 왕복 달리기에 대한 규준

% 비율	야구	남자의 경우 농구	여자의 경우 농구	소프트볼
90	56.7	54.1	58.4	63.3
80	58.9	55.1	61.8	65.1
70	59.9	55.6	63.6	66.5
60	61.3	56.3	64.7	67.9
50	62.0	56.7	65.2	69.2
40	63.2	57.2	65.9	71.3
30	63.9	58.1	66.8	72.4
20	65.3	58.9	68.1	74.6
10	67.7	60.2	68.9	78.0

Reprinted with permission from Hoffman J. *Norms for Fitness, Performance, and Health*. Champaign (IL): Human Kinetics; 2006. pp. 1–113.

- 스톱워치를 사용한 기록 측정은 "출발"이라는 신호에 시작되어 운동선수가 마지막 베이스 라인을 터치할 때 종료된다. 전체 달리기는 대학교 운동선수의 경우 143m이고 고등학교 운동선수의 경우 128m이다.
- 각 시도의 사이에 2분간의 휴식이 주어지고 총 시도는 4번이다. 그리고 총 4회의 평균을 구하여 최종값으로 선택하도록 한다.
- 라인 훈련 검사에 대한 문헌에서의 규준에 따른 제한점은 남자 농구선수는 26~31초(평균 28.5초), 여자 농구선수는 30~32초이다.

속도

속도(speed)는 최대치 선형 이동(linear locomotion)을 측정하는 것이다. 단거리달리기 검사는 최대속도와 가속도를 평가하는 반면, 장거리달리기 검사는 지구성 속도를 평가한다. 37m 대시와 110m 달리기 측정법은 다음과 같다.

37m 대시

- 37m가 표시된 영역(감속을 위한 공간)과 스톱워치 또는 전자 타이밍 장치가 측정을 위해 필요하다. 운동선수를 측정하기 위해서는 60m 또는 100m를 실시하였으나 37m 대시는 가장 흔하게 사용되는 검사이다.
- 적절한 준비운동 후에 운동선수는 출발선에서 3 또는 4 포인트 자세로 출발 자세를 취한다. "출발"이라는 신호에서 운동선수는 37m 표시까지 가능한 빠르게 전력질주한다. 코치는 "출발"에서 스톱워치를 시작하고 일단 운동선수의 몸 중 첫 번째 부분이 일단 종결선을 통과하면 시간 측정을 마친다. 정확도와 일관성을 높이기 위해서 동일한 코치가 각 운동선수의 시간을 측정한다. 전자 타이머를 사용하는 경우는 적외선 센서가 측정할 수 있도록 종결선에 설치한다. 시작 스위치는 일단 운동선수가 가속하려고 이륙하면서 타이밍이 시작되는 출발선에서 사용되고 일단 운동선수가 적외선 빔을 통과하면 타이밍 측정을 멈추도록 한다.
- 최소 3분의 휴식시간 이후 두 번째 시도를 실시하고 두 값에 대한 평균을 구한다. ■ 표 18.24에 규준이 있다.
- 반복되는 37m 대시는 속도 지구력을 측정하기 위해 실시될 수 있다. National Association of Speed and Explosion (NASE)에서 사용하는 검사는 NASE 반복 40초 검사가 있다. 이 검사는 37m 달리기를 10회 실시하는 것이다. 스포츠 간 휴식간격은 다양하지만 대략 15~30초이다. 달리기의 최고 또는 최하 시간은 0.2~0.3초 범위를 벗어나면 안 된다. 만일 그렇다면 특정 스피드 지구성 훈련을 통해 향상시켜야 할 것이다.

110m 대시

- 이 측정은 37m 대시검사보다 실시거리가 3배라는 점을 제외하면 매우 유사하다. 37m씩 각각 거리를 측정하도록 하고, 이 측정과 관련된 다른 정보들은 코치가 결정하도록 한다.
- 이 검사를 실시하기 위해서는 세 개의 타이머가 필요하다. 하나는 검사를 시작해서 37m 표시에서 끝내기 위해 사용되고 다른 하나는 37m 표시에서 타이밍을 시작하고 73m 표시에서 끝내기 위해 사용된다. 그리고 나머지 하나는 73m 표시에서 시작하고 110m 표시에서 끝내기 위해 사용된다. 변형된 방법의 측정법으로는 모든 세 개의 타이머가 "출발"에 시작하고 37m, 73m, 110m 표시에서 각각 마치는 경우에 측정하는 것이다. 간격 시간은 73m 시간에서 37m 시간을 빼고 110m 시간에서 73m 시간을 빼서 결정한다. 측정장치로는 전자 타이밍 장치가 선호되고 많이 사용되지만, 37m 간격으로 적외선 센서를 각각 설치하는 것이 좋다.
- 운동선수는 3 또는 4 점 자세로 시작하고 가능한 빠른 속도로 110m를 뛴다. 첫 37m는 고정 37m 대시라고 하며, 이때 기록된 시간은 일반적인 37m 대시 실시와 유사하

■ 표 18.24 NFL 조합(아래)에서 미국 미식축구선수(위) 및 대학교 미식축구선수들 사이의 연습에서 37m(36.6m) 전력질주 시간(sec) 동안 백분율 등급

미식축구선수들								
% 순위	고등학교 (14~15세)	고등학교L (16~18세)	고등학교 (14~15세) E	고등학교 (16~18세) E	NCAA DIII	NCAA DI	NCAA DI E	
90	4.86	4.70	5.08	4.98	4.59	4.58	4.75	
80	5.00	4.80	5.17	5.10	4.70	4.67	4.84	
70	5.10	4.89	5.28	5.21	4.77	4.73	4.92	
60	5.20	4.96	5.31	5.30	4.85	4.80	5.01	
50	5.28	5.08	5.43	5.40	4.95	4.87	5.10	
40	5.38	5.17	5.52	5.46	5.02	4.93	5.18	
30	5.50	5.30	5.63	5.63	5.12	5.02	5.32	
20	5.84	5.45	5.84	5.73	5.26	5.18	5.48	
10	6.16	5.73	6.22	5.84	5.47	5.33	5.70	
$\overline{X}$	5.40	5.15	5.54	5.41	4.99	4.92	5.17	
SD	0.53	0.45	0.52	0.35	0.35	0.32	0.37	
n	113	205	94	151	538	757	608	
NFL에 참가하는 대학 미식축구								
% 순위	DB	DL	LB	OL	QB	RB	TE	WR
90	4.41	4.72	4.57	5.07	4.60	4.44	4.66	4.42
80	4.45	4.80	4.62	5.15	4.70	4.50	4.78	4.46
70	4.48	4.87	4.66	5.21	4.75	4.55	4.80	4.50
60	4.51	4.90	4.72	5.25	4.79	4.58	4.83	4.52
50	4.54	4.90	4.76	5.30	4.81	4.62	4.90	4.55
40	4.57	4.96	4.78	5.33	4.86	4.65	4.96	4.57
30	4.59	5.03	4.81	5.40	4.91	4.69	4.99	4.61
20	4.62	5.09	4.86	5.47	4.99	4.74	5.02	4.65
10	4.67	5.15	4.92	5.56	5.10	4.82	5.07	4.68
$\overline{X}$	4.54	4.97	4.75	5.31	4.84	4.62	4.89	4.55
SD	0.11	0.19	0.13	0.20	0.17	0.16	0.15	0.10
n	111	100	62	155	41	67	42	98

E = electronic timing device; other measurements were from handheld stopwatches.

DB = defensive backs; DL = defensive linemen; LB = linebackers; OL = offensive linemen; QB = quarterbacks; RB = running backs; TE = tight ends; WR = wide receivers.

Data collected from 1999 NFL combine.

Reprinted with permission from Hoffman J. *Norms for Fitness, Performance, and Health*. Champaign (IL): Human Kinetics; 2006. pp. 1–113.

다. 37m 대시의 결과값에 대한 규준이 이 결과 평가를 위해 사용될 수 있다.

- 두 번째 구간은 플라잉 37m 대시라고 알려져 있다. 이는 운동선수가 이미 최고의 속도로 시작하기 때문이다. 가속도는 고정 40에서 플라잉 40을 뺀 값으로 평가할 수 있다. 이 계산의 차이값이 0.7보다 작은 경우 운동선수의 가속도는 좋다고 할 수 있다.
- 세 번째 구간은 40구간의 스피드지구력으로 알려져있다. 왜냐하면 이 구간은 선수의 최대속도를 유지할 수 있는 능력을 측정하기 때문이다. 이 구간의 값은 플라잉 40에서 스피드지구력 40을 공제하여 계산한다. 이 값의 차이가 0.2초 이하인 경우 스피드지구력이 좋다고 평가할 수 있다.

민첩성

민첩성(agility) 검사는 운동선수가 빠르게 가속, 감속 및 앞, 뒤, 그리고/또는 측면 왕복 움직임 유형을 사용하면서 제어된 방식에서의 방향 변화를 할 수 있는 능력을 측정하는 것이다. 민첩성 검사에는 원뿔형 물체 및 스톱워치가 사용된다. 테이프 및 줄자는 적절한 거리를 측정하고 표시하는데 사용된다. 달리기 검사와 유사하게 동일한 코치 또는 검사자가 시간을 측정하는 경우 사람으로 인해 발생되는 오류를 감소시킬 수 있으며, 측정값의 일관성을 높이기 위해서 각 운동선수에 대해 모든 검사를 실시하는 것이 중요하다. 많은 훈련이 측정을 위해서 사용될 수 있지만 T 검사, 6각형 검사, 프로 가속도(pro agility), 세 가지 원뿔형 물체 훈련(three-cone drill), Edgren 측면 스텝 및 Davies 검사가 논의될 것이다.

T 검사

- 네 개의 원뿔형 물체와 스톱워치가 필요하다. 세 개의 원뿔형 물체는 4.5m 떨어져서 일직선으로 나란히 하고 네 번째 원뿔형 물체는 "T" 모양을 형성하면서 두 번째 원뿔형 물체와 9m 떨어져서 나란히 한다.
- 준비운동을 한 후 운동선수는 9m 앞쪽으로 달리고 원뿔형 물체에 4.5m 왼쪽으로 왕복, 다른 원뿔형 물체에 9m 오른쪽 뒤로 왕복, 가운데 원뿔형 물체 왼쪽으로 왕복하고 시작 원뿔형 물체 뒤로 간다. 운동선수는 매 시간 앞쪽을 향해있고 발을 교차하지 않도록 한다. 원뿔형 물체는 각 마커에 위치하도록 한다.
- 운동선수는 "출발"과 함께 시작하며 훈련의 종결점에서 시작 원뿔형 물체로 되돌아갈 때 시간 측정을 마친다. T 검사에서 측정된 시간이 남자 9.5초 이하 여자 10.5초 이하인 경우 우수, 남자 9.5~10.5초 여자 10.5초~11.5초인 경우 좋음, 남자 10.5초~11.5초 여자 11.5초~12.5초인 경우 보통에 해당된다.

6각형 검사

- 이 검사를 위해서는 접착테이프, 줄자 및 스톱워치가 필요하다. 6각형은 각 면의 각도가 120° 가 되도록 하고, 각 끼리의 거리는 61cm가 되도록 한다. 61cm 각 사이의 길이는 61cm로 구성된다.
- 준비운동을 마치면 운동선수는 6각형 안쪽 중심에 선다. "출발"이라는 신호로 운동선수는 6각형의 중간에서 각 측면으로 두 발로 뛰기를 시작하고 가운데로 되돌아온다. 정면을 바라본 자세에서 시계방향으로 6각형을 모두 돌 때까지 뛰고 제자리로 돌아오는 동작을 반복한다. 6각형을 3회 돌아야 하므로 총 18번을 뛴다(■ 그림 18.14).
- 선 위에 착지하는 경우, 균형 상실 또는 추가적인 스텝을 포함하면서 위반을 했을 때 검사는 종료된다. 시도는 모두 3회이며, 이 중에서 가장 좋은 기록을 선택한다.
- 이 검사에 관련된 기준값은 매우 제한된다. 기준값과 관련된 선행연구에서는 남성 운동선수의 경우 12.3초, 대학교 남자의 경우 14.2초, 여성 운동선수의 경우 12.9~13.2초 그리고 대학교 여성의 경우 14.3초로 보고하였다.

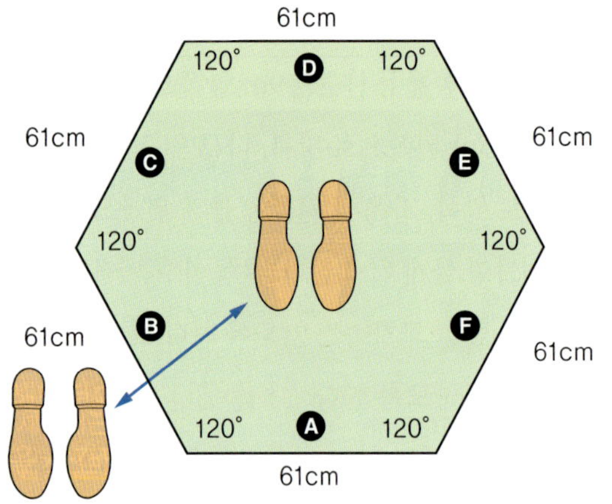

■그림 18.14 6각형 검사

프로 민첩성 검사(18m 왕복 달리기)

- 이 훈련은 4.5m 떨어진 평행선을 가진 풋볼 필드에서 수행될 수 있으며, 스톱워치가 필요하다.
- 운동선수는 3포인트 자세에서 중앙선을 가로지르기 시작한다. "출발"이라는 신호에서 운동선수는 왼쪽에 있는 선으로 4.5m 달리고 가장 먼 선으로 9m 오른쪽 전력질주를 한 후 중앙선으로 4.5m 왼쪽으로 달린다(■ 그림 18.15). 발은 선과 접촉되어야만 한다. 시간 측정은 중앙선을 지나면 종료하며, 두 번 시도한 값의 좋은 값을 선택한다.

3-원뿔형 물체 훈련

- 이 훈련의 경우 세 개의 원뿔형 물체(A, B, C)가 각 4.5m씩 떨어진 상태로 "L" 자와 같은 배열로 구성된다(■ 그림 18.16). 시간을 측정하기 위해 스톱워치가 필요하다.
- 원뿔형 물체 A의 출발선 뒤에서 시작해 원뿔형 물체 B를 향해서 달린다. 원뿔형 물체 A로 되돌아 간 후 원뿔형 물체 B 바깥쪽으로 돌아서 달린다. B에서 C를 향해 달려간 후, C에서 다시 B로 그리고 A를 향해서 되돌아간다.
- 기록의 측정은 "출발"이라는 신호와 함께 시작하며 종결점을 지날때 측정을 마친다. 모두 세 번 시도하고 이 중 가장 좋은 기록을 선택한다. 이 검사의 경우 이용할 수 있는 규준이 거의 없다. ■ 표 18.25는 1999 NFL 통합에서 얻은 일부 자료이다.

Edgren 사이드 스텝 검사

- 이 검사를 실시하기 위해서 총 3.6m의 넓이가 필요하며 0.9m마다 테이프로 선을 긋도록 한다(총 5개의 선을 긋는다). 그리고 이 검사는 체육관에서 실시할 것을 권장한다.
- 적절한 준비운동 후 운동선수는 중앙선을 가로지르면서 검사를 시작한다. "출발"이라는 소리에 운동선수는 바깥

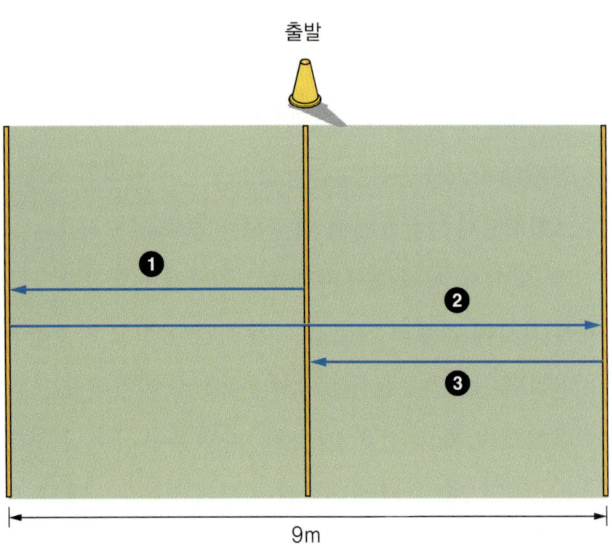

■그림 18.15 프로 민첩성 검사(pro agility test)

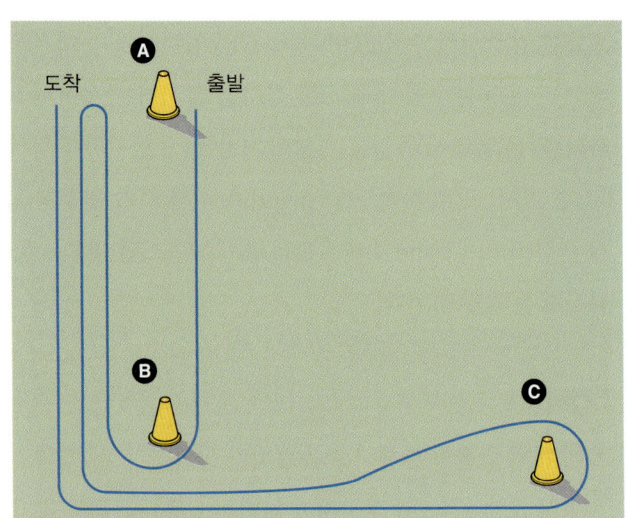

■그림 18.16 세 가지 원뿔형 물체 훈련(three-cone drill)

선으로 오른쪽 측면 스텝을 하고 가장 먼 선으로 왼쪽 측면 스텝을 하고 앞뒤로 10초 동안 측면 왕복을 반복한다(■ 그림 18.17). 검사자는 10초 동안 지나간 선의 수를 센다.

Davies 검사

- 이 검사는 상반신의 가속도/근력을 평가하기 위한 것이다. 두 개 테이프는 91cm 간격으로 설치하고, 두 테이프 위에 각각의 손을 올려놓고 푸시-업 자세를 취한다.
- 운동선수는 왼쪽을 터치하기 위해 오른손을 움직이고 출발점으로 되돌아(올바른 자세를 유지)간다. 그 후 운동선수는 적절한 핵심 자세를 유지하면서 오른손을 터치하기 위해 왼손을 움직이다. 운동선수는 이러한 교대 움직임을 15초 동안 가능한 빠르게 반복한다. 이 검사는 60초까지 더 오래 지속할 수 있도록 한다.
- 기록은 몇 번 손을 이동하여 터치하였는가를 측정하는 것이며, 모두 세 번의 기회가 주어진다. 이 중에서 가장 좋은 기록을 선택하도록 한다. 실력이 좋은 경우는 더 많은 횟수를 나타낼 것이다.

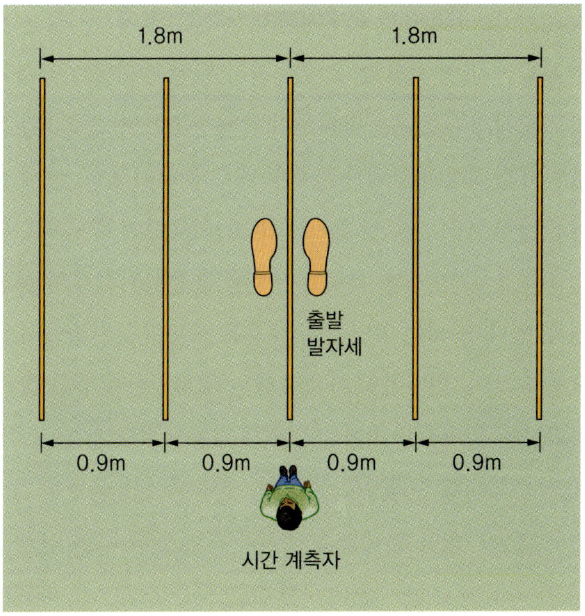

■ 그림 18.17 Edgren 측면 스텝 검사(Edgren side step test)

자세와 기능적 수행

자세(posture)는 휴식이나 움직이는 동안 인체의 모든 부분의 기능 및 정렬(alignment)과 관련이 있다. 적절한 자세는 최적의 정렬, 수축 동안 뼈대근의 적절한 장력 길이

■ 표 18.25 1999 NFL 조합에서의 세 가지 원뿔형 물체 훈련(three-cone drill) 점수

% 순위	DL	LB	DB	OL	QB	RB	TE	WR
90	7.22	7.05	6.87	7.66	7.06	7.17	7.12	6.85
80	7.45	7.16	6.97	7.82	7.13	7.29	7.16	7.01
70	7.52	7.30	7.07	7.98	7.19	7.32	7.27	7.10
60	7.64	7.38	7.09	8.07	7.31	7.36	7.38	7.19
50	7.71	7.49	7.14	8.15	7.36	7.47	7.42	7.28
40	7.78	7.54	7.22	8.28	7.40	7.53	7.48	7.35
30	7.89	7.61	7.29	8.38	7.54	7.60	7.57	7.41
20	8.07	7.70	7.39	8.51	7.59	7.71	7.71	7.49
10	8.47	7.84	7.47	8.66	7.70	7.82	8.04	7.58
Avg	7.75	7.46	7.17	8.18	7.29	7.48	7.47	7.26
SD	0.43	0.30	0.22	0.43	0.57	0.27	0.34	0.30

Reprinted with permission from Hoffman J. *Norms for Fitness, Performance, and Health*. Champaign (IL): Human Kinetics; 2006. pp. 1–113.

(length-tension)관계와 최적의 힘 전달 및 운동사슬을 걸친 통합에 있어 중요하다. 운동하는 동안 자세를 조절하는 것은 최적의 운동력을 발휘하기 위해 중요하며, 중심(core) 부위의 안정성과 근력은 자세와 매우 관련이 높다. 자세 측정을 통해서 코치는 잠재적 근육 불균형(길이 및 근력), 단점을 찾을 수 있으며, 특정한 부위를 훈련시키기 위해 사용될 수 있다. 자세는 어떤 종류의 운동 또는 운동기술에서 중요한 요소이지만, 어떤 자세평가는 더 복잡한 운동을 할 때 나타나는 문제점을 찾아내기 위해 사용되기도 한다.

기능적 수행은 안정성, 기동성, 신체 제어 및 균형을 가진 기초 운동기술을 실시하는 능력과 관련 있다. 기초 움직임은 더 복잡한 운동기술을 수행하는 것을 기반으로 하는데 필수적인 기본을 형성한다. 스포츠 수행에 있어 중요한 기능적 품질은 좋은 기동성(특히 엉덩이와 어깨), 한 발에서 다른 발로 균형을 유지하기 위해서 무게중심을 이동하는 능력, 중심에서 사지로 파워를 이동하고 자세와 신체의 움직임 통제를 배우는 것을 포함한다. 형편없는 기술 및 기동성은 형편없는 자세와 운동선수가 더 큰 부상의 위험에 노출되게한다. 따라서 기초 기능적 기술의 검사는 더 수준 높은 훈련이라고도 할 수 있다.

자세 및 수행 검사는 운동선수가 훈련 또는 경기를 하는 동안 실시할 수 있다. 그러나 검사를 위한 검사 프로토콜도 개발되었다. Gray Cook은 기능적 움직임 선별이라는 프로토콜을 개발하였다. 0~3점(0 = 움직이는 동안 고통, 1 = 규정된 움직임 수행을 할 수 없음, 2 = 움직임을 수행할 수 있으나 보상이 필요하고 어려움이 있음, 3 = 기술의 좋은 수행)을 스쿼트, 스텝, 런지, 도달, 성큼 걷기, 차기, 밀기 및 순환과 같은 선택된 움직임에 적용하는 것으로 구성되어 있다. 평가법은 다음과 같다.

- **오버헤드 스쿼트(Overhead Squat)** – 운동선수가 가능한 깊은 스쿼트를 하는 동안 긴 빗자루 또는 막대기를 머리 위에 위치시킨다. 발꿈치를 바닥에 닿도록 하고 무릎은 발가락과 동일한 선을 유지하며 이때 빗자루 또는 막대기를 발 위로 나란히 놓는다. 그리고 몸통은 정강이뼈와 수평하게 곧게 세운다. 편차가 생기는 경우에는 낮은 점수가 나오며 이는 어깨, 척추, 골반, 발목 움직임의 제한이 있다는 것을 의미한다.
- **허들 스텝(Huerdle step)** – 허들 스텝은 하반신의 기동성을 측정한다. 작은 허들이 사용될 수 있고 운동선수 정강거친면(경골조면, tibial tuberosity)의 높이에 맞춰진다. 운동선수는 발가락을 허들 바로 아래에 나란히 두면서 엉덩이 넓이 자세를 취한다. 막대기를 제자리에서 두 손으로 지지하면서 어깨 뒤쪽에 위치시킨다. 허들을 넘고 반대쪽(지지하는) 다리를 뻗어서 체중을 지지하게 유지하는 동안 바닥에서 발뒤꿈치를 터치하고 시작점으로 되돌아온다. 이 검사를 잘 수행하는 경우는 엉덩이, 무릎, 그리고 발목을 시상면(sagittal plane) 내에서 나란히 유지하기, 허리뼈(lumbar spine)의 움직임 없음을 최소화하기, 정면 쳐다보기, 균형 통제하기, 다월(dowel) 또는 막대기를 허들에서 평행으로 유지하기, 그리고 발과 허들 사이에 접촉이 없는 경우이다. 이 검사를 실시한 후 동일한 방법으로 반대쪽 방향으로 실시한다. 편차가 생기는 경우는 낮은 점수를 얻게되며 이는 지지하는 발의 안정성이 나쁘거나 스텝을 하는 발의 기동성이 나쁘다는 것을 의미한다.
- **인라인 런지(In-line lunge)** – 이 검사를 실시하기 위해서는 검사자는 자를 사용하여 운동선수의 정강이뼈의 길이를 측정하고 운동선수의 발가락으로부터 측정된 값을 보드에 적는다. 그리고 운동선수는 한 발로 보드를 밟는다. 등 뒤에서 오른손을 올려 막대를 잡고 왼손은 내린다. 따라서 이때 막대기는 머리, 척추, 엉치뼈에 닿는다. 측정자는 런지를 하고 앞선 발의 발꿈치를 표시하고 무릎은 보드에 닿을때 까지 낮춘다. 그리고 반대쪽 다리도 동일하게 실시한다. 척추의 움직임이 없고, 정중면에 유지되는 발, 무릎이 보드에 닿는 경우, 전반적으로 균형이 이루어지는 경우가 좋다. 편차가 생기는 경우는 점수가

낮게 나타나며, 형편없는 엉덩이 기동성, 균형, 무릎과 발목에서의 낮은 안정성 그리고 모음근(내전근, adductor)의 약화와 벌림근(외전근, abductor)의 강함 사이의 불균형이 나타난다.

- 어깨 기동성(Shoulder Mobility) – 운동선수는 양손 모두 엄지가 주먹 안으로 들어가게 쥐고 최대한으로 모음근적/내적으로 한 팔을 회전 위치로 두고 외적으로 다른 팔을 회전 위치로 둔다. 검사자는 줄자를 가지고 뒤쪽으로 운동선수의 주먹 사이의 거리를 측정한다. 측정할 때 한 손의 길이 내에서 양팔로 ROM을 측정하는 것은 잘 수행된 경우이다. 운동선수는 반대쪽 사지 정렬을 사용해서 검사를 실시한다. 편차가 생기는 경우 낮은 점수의 결과를 가져오고 이는 형편없는 어깨 ROM, 형편없는 어깨뼈(scapular) 및 등뼈(thoracic spine) 기동성, 그리고 작은가슴근(소흉근, pectoralis minor)과 넓은등근(광배근, latissimus dorsi)의 과도한 발달과 단축이 있음을 의미한다.
- 액티브 스트레이트 레그 레이즈(Active Straight Leg Raise) – 운동선수는 반듯이 누워 바닥 위에 머리가 놓이도록 하고 손바닥을 운동선수의 무릎 아래에서 2×6 보드 위치가 되게 올린다. 검사자는 발목을 뒤굽힘(dorsiflexed) 자세를 취하여 다리를 들고 반대편 다리와 무릎은 쭉 펴준다(등 아래쪽은 바닥에 유지). 운동선수가 일단 최종지점(무릎을 굽히기 시작하기 전에 다리를 가능한 뒤로 뻗은 경우)에 닿으면, 검사자는 발목 복사뼈 중앙과 막대기를 나란히 놓는다. 반대쪽도 같은 방법으로 실시한다. 막대기를 넓적다리 중간 부위와 반대편 다리의 엉덩이 면적 사이에 위치하도록 하는 것이 좋다. 편차가 생기는 경우 점수는 낮게 나타나고, 이는 넙다리뒤근(hamstring)의 유연성과 전방골반기울기와 관련있는 엉덩이굽힘근의 탄력도가 나쁘다는 것을 의미한다.
- 몸 안정성 푸시-업(Trunk Stability Push-Up) – 운동선수는 손을 어깨넓이로 벌려 엎드린 자세(prone position)를 취하고 엄지를 머리(남자)의 꼭대기나 턱(여자)에 나란히 놓는다. 그 위치에서 운동선수는 허리뼈(lumbar spine)를 처지게 하지 않고 푸시-업을 한다. 올바른 자세로 푸시-업을 해야 한다. 이 동작을 잘 수행하지 못하는 경우는 힘이 약하거나 몸통의 안정성이 나쁘다는 것을 의미한다.
- 회전 안정성(Rotary Stability) – 2×6 보드는 운동선수가 바닥에서 네발로 있는 자세(quadruped position)를 취하고 있는 동안 나란히 정렬하기 위해서 사용된다. 신체와 같은 방향의 팔과 다리를 15.24cm까지 들어올린다. 그리고 팔꿈치와 무릎이 닿을 때까지 팔과 다리를 굽히고, 동일한 방법으로 반대편도 측정한다. 자세를 잘 유지하고, 요구되는 ROM에서 양쪽 팔과 다리를 움직이고 보드 위에서 팔과 다리를 교차시키지 않는 것이 좋다. 이 검사를 잘 실행하지 못하는 경우는 몸통의 안정성과 회전력이 나쁘다는 것을 의미한다. 회전검사는 기능적 선별을 위해서 사용되는 변형된 검사방법이다. 이 검사를 위해서 운동선수는 등을 곧게 펴고 바닥에 앉은 후 다리는 출입구를 향해 교차시키고, 오른쪽으로 가능한 멀리 회전한 후 왼쪽으로 회전한다. 벽에 다월(dowel)을 접촉시킬 수 있는 경우 좋은 점수를 얻을 수 있다.

균형

균형(balance)이란 정적 및 동적 평형상태를 유지할 수 있는 능력이다. 균형의 측정은 운동선수에게 매우 중요한 의미를 부여한다. 형편없는 균형을 가진 운동선수 또는 균형 검사에서 낮은 점수를 나타낸 운동선수는 발목과 무릎의 부상 위험도가 크다고 할 수 있다. 일방적인(unilateral) 검사의 경우에서 지배적인 다리와 비 지배적인 다리 사이에서 균형 능력의 차이점이 측정될 수 있고 비교될 수 있다. 균형 훈련은 반복해서 발목을 삐는 사건의 발생을 감소시키고 축구 및 배구 선수들에게서 ACL 부상의 위험을 감소시킨다. 운동선수의 그룹 중에서 체조 선수 및 축구 선수는 일반인과 비교할 때 매우 우수한 균형을 나타낸다. 균형 훈련은 더 좋은 관절 안정성과 견고함을 증진시켜 더 강한 작용근(주동근, agonist) 및 대항근(길항근, antagonist) 활동의 결과 부상의 위험을 감소시킨다. 따라서 균형 검사는 훈련 동안 안정성 증가를 관찰하기 위해서 사용된다.

균형은 다양한 방법으로 평가된다. 균형을 평가하기 위한 기본적인 모드는 일정 시간 동안 움직이지 않고 서있기 검사(눈을 감거나 한 발로), 반대쪽 사지(limb) 또는 상지(upper extremity)로 측정 가능한 움직임을 포함하는 한쪽으로 동적 서있기 검사(dynamic unilateral standing test), 불안정한 표면을 사용하는 안정성 검사(스태빌로미터[stabilometer], 워블보드[wobble], BOSU, 패드[pad], 폼롤러[foam roller], 스태빌리티볼[stability ball]), 힘판에서 서있기 검사(자세 진동[postural sway] 또는 규정된 시간 동안 무게중심의 전체 이동) 그리고 특별한 균형 검사 장비(NeuroCom 시스템, Biodex Stability 시스템, Tetrax 시스템)를 사용하는 것을 포함한다. 다음은 일부 균형 검사에서 사용되는 것들이다.

- **싱글레그 스쿼트(Single-Leg Squat)** – 운동선수는 손을 엉덩이에 얹고 어깨 넓이 자세로 다리를 벌린 후 정면을 바라보고 선다. 그리고 운동선수는 반대쪽 다리를 들고 있는 동안 한 다리로 스쿼트를 시행한다(무릎 및 엉덩이 풀기). ROM 운동은 몸 사이즈뿐만 아니라 근력 수준에 따라 좌우되기 때문에 운동선수 개인에 따라 조절하도록 한다. 코치는 자세, 엉덩이 포지션 및 무릎 움직임을 살펴보고, 너무 크게 무릎(외반족[valgus stress])을 안쪽으로 움직이지 않도록 한다. 이 검사는 남성 운동선수보다 ACL 부상을 더 많이 입을 것 같은 여성 운동선수를 검사하는데 특히 효과적이다. 초과적인 외반족 스트레스(valgus stress)는 무릎부상에 큰 위험이 있기 때문에 이 검사가 진행되는 동안 엉덩이 및 무릎 위치를 가까이서 모니터하는 것은 필드나 경기장에서 운동선수에게 불리하게 영향을 줄 수 있는 문제를 식별할 수 있게 한다.
- **앞쪽 뻗기(Anterior Reach)** – 운동선수는 발을 줄자에 수직으로 위치한 마커에 두고 시작한다. 운동선수는 손을 엉덩이에 두고 바닥에 앞발을 닿지 않게 가까이 유지하면서 가능한 멀리 다리를 뻗는다(반대쪽 다리로 균형을 잡는 동안). 지지하고 있는 무릎의 유도된 굽힘을 수행하기 위해서 어느 정도의 근력 및 균형이 필요하며, 앞다리로 뻗은 거리를 측정한다. 각 다리마다 3~4회 시도하고 이 중 가장 좋은 값을 선택한다. 이 검사를 실시하는 동안 균형은 유지되어야만 하고 시행 동안 바닥에 발이 닿으면 안 된다.
- **싱글레그 균형 검사(Single-Leg Balance Test)** – 운동선수는 신발을 신지 않고 반대쪽 다리는 구부리고 바닥에 닿지 않게 한 후 한 다리로 서 있는다. 골반은 균형을 유지하고 정면을 향하도록 한다. 검사를 시작할 때 눈을 뜨고 있다가 시작과 동시에 10초 동안 눈을 감는다. negative test는 좋은 균형을 나타내는 반면 positive test는 평형 문제 또는 균형이 나쁘다는 것을 의미한다.
- **스탠딩 스토크 검사(Standing Stork Test)** - 운동선수는 발끝이 반대 무릎에 닿게 반대쪽 엉덩이와 무릎을 구부리고 한쪽 다리로 서 있으며, 이때 손은 엉덩이에 얹는다. "시작"과 함께 발끝을 발바닥 쪽으로 구부리고 이때 코치는 시간을 측정한다. 이 자세를 가능한 오래 유지하도록 하며, 이 과정을 여러번 반복 시행할 수 있고 그 중 가장 좋은 기록을 선택한다. 남자의 경우 이 자세를 50초 이상 유지하는 경우 매우 우수하고, 40~50초는 평균 이상, 20초 미만은 나쁨에 해당된다. 여성의 경우 이 자세를 30초 이상 유지하는 경우 매우 우수, 20~30초는 평균 이상, 10초 미만은 매우 나쁨에 해당된다. 여러번 연습을 하면 이 방법에 친숙해져 좋은 결과를 가져올 수 있다. 따라서 실제 측정하기 이전에 연습을 한 후 실시하도록 한다.

- **스태빌로미터 균형 검사(Stabilometer Balance Test)** – 스태빌로미터는 수평적인 자세(5°)와 관계있는 모든 움직이는 판에서 움직임을 조정하는 플랫폼으로 구성되어 있다(■ 그림 18.18). 검사는 일정 시간 동안 균형을 유지하는 능력을 측정한다. 일부 검사는 최대 시간 제한을 30초로 제한하고 그 내에서 균형능력을 평가한다. 각도편차가 생기는 것은 운동선수의 능력에 좌우되므로 적절한 각도가 적절한 시간 동안에 정확하게 측정되기 위해서 사용되어야 한다. 균형을 유지하면서 서 있는 시간을 측정하고 여러 번 시도한 후 가장 좋은 시간을 선택하여 기록한다. force plate와 같이 스태빌로미터의 가격은 다소 비싸다.
- **힘판 검사(Force Plate Test)** – 몇몇의 자세 진동 검사(무게중심의 편차 측정)는 힘판 위에서 수행될 수 있다. 많은 검사는 지속시간(20초)동안 다양하고 일방향(unilateral)적이다. 어떤 검사는 눈을 감소 실시하기도 하며, 경로의 총길이, 흔들림의 속도, 전후 흔들림, 중앙에서 측면의 흔들림이 측정될 수 있다.

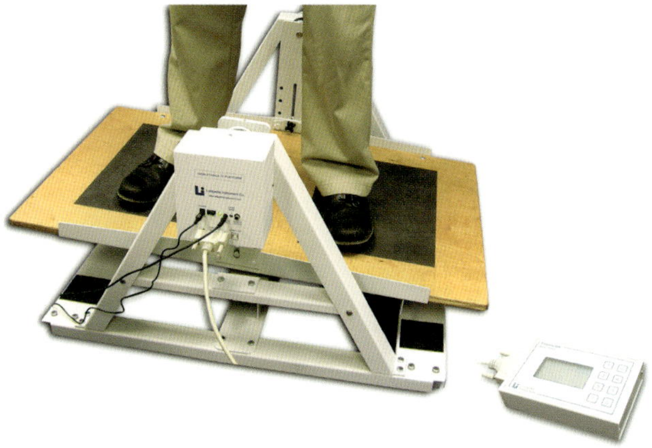

■ 그림 18.18 균형 검사를 위해 사용하는 안정성측정기(Lafayette 기구 inc., 모델16030). 타이밍 기능, 증가된 정확성을 위한 전자 각도 측정과 완전히 통합되어 있고 다양한 검사 시간, 선택 가능한 각도 제한 및 디지털 기울기 각도 판독을 포함하면서 검사 가능한 매개변수의 넓은 범위를 허용한다.

- **Star Excursion 균형 검사(Star Excursion Balance Test)** – 이 검사는 반대쪽 다리의 최대치 도달에서 지지하는 다리로 서 있는 싱글 레그 자세에서 측정된다. 운동선수는 45° 올라가며 뻗는(그리드 8개 선(120cm) 중심에 선다(■ 그림 18.19). 8개의 선은 앞가쪽(anterolateral), 앞쪽(anterior), 앞안쪽(anteromedial), 중앙값(medial), 뒤 안 쪽(posteromedial), 뒤 쪽(posterio), 뒤가쪽(posterolateral), 가쪽(lateral) 방향을을 나타낸다. 그러나 운동선수를 검사하기 위해서는 앞쪽, 중앙, 뒤쪽 방향이면 충분하다. 운동선수는 반대쪽 다리를 가능한 멀리 각 테이프 라인에 뻗은 채 가능한 가장 먼 지점에 닿으면서 싱글 레그 자세를 유지한다. 좌우대칭의 자세로 되돌아가고 코치는 그리드의 중심에서 줄자의 터치 지점까지의 거리를 측정한다. 세 번의 시도 중 최고(또는 평균)의 경우를 기록하고 반대쪽으로도 같은 방법으로 실시한다. 각각 시도 사이에는 15초 동안의 휴식이 주어진다. 이 측정은 라인에 닿지 않는 경우, 기준선의 중앙으로부터 발을 떼는 경우, 균형감을 상실하는 경우, 1초 동안에 시작과 되돌아가는 자세를 유지못하는 경우에 종료된다.

사례 연구 17.1

Darryl는 최근 대학을 졸업해서 합의부(collegiate Division) II 농구팀의 공식 근력 및 훈련 코치로 종사하고 있다. 팀의 연간 근력 및 훈련 프로그램을 개발할 뿐 아니라 Darryl는 팀의 검사 배터리를 디자인해야만 한다.

생각해볼 문제: 스포츠 농구에 대한 지식과 농구선수의 요구에 기반할 때 Darryl는 농구에 있어서 팀의 가장 중요한 건강 및 기술 관련 신체단련 구성요소를 측정하기 위해 어떤 유형의 검사 배터리를 개발 할 수 있겠는가?

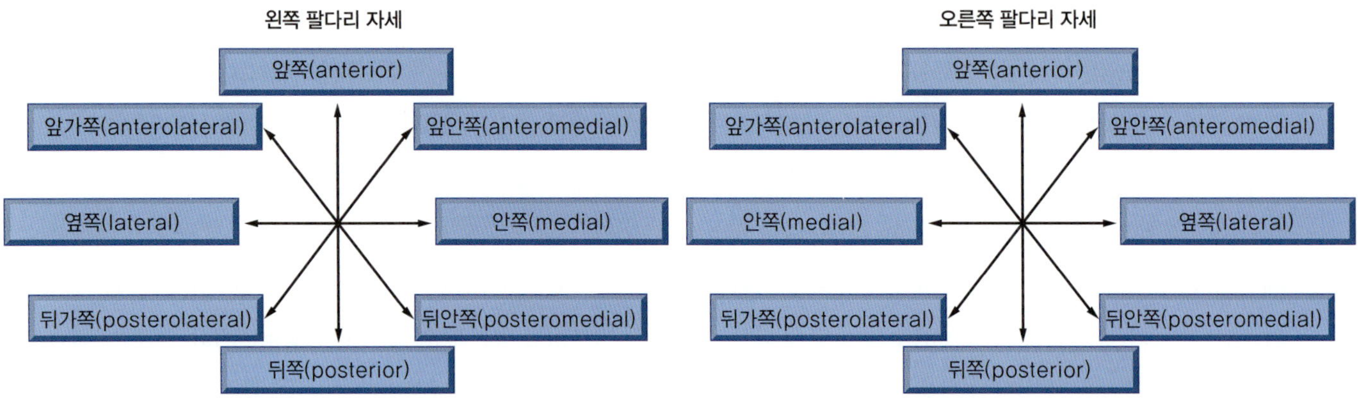

■그림 18.19 Star Excursion 균형 검사 구성

요점 정리

- ✔ 검사를 선택할 때에는 타당도, 신뢰도, 스포츠 특이성을 고려해야 한다. 검사 배터리는 운동선수의 스포츠 특이적인 신체단련을 위한 최소한 하나의 검사를 포함해야 한다.
- ✔ 검사를 실시하는 사람은 훈련을 받아야 하며, 검사의 절차와 사용되는 장비에 친숙해야 한다. 또한 각각의 운동선수의 상황을 알고 연간 단위로 많은 검사가 계획될 때 특정 운동선수를 배치해야 한다.
- ✔ 검사 결과는 그 스포츠에 대한 운동선수의 동일 나이 규준과 비교한다. 코치는 자신의 규준을 개발할 수 있고 비교를 위한 데이터로 사용할 수 있다.
- ✔ 건강관련 신체단련 구성요소의 검사는 체성분, 근력 및 지구력, 심혈관계 지구력 및 유연성에 대한 측정을 포함한다.
- ✔ 기술관련 신체단련 구성요소의 검사는 파워, 속도, 민첩성 및 균형/조정력을 포함한다.

복습 문제

1. 최근에 디자인한 프로그램의 효율성을 측정하는데 있어서 운동선수의 민첩성을 검사하려고 한다. 다음 측정 중 어느 것이 가장 적절한가?
   a. 110m 대시
   b. 1.5mile 달리기
   c. 메디신볼 체스트 패스
   d. T 검사

2. 전체 몸 파워의 측정으로 다음 근력 검사 중 어느 것이 또한 사용될 수 있는가?
   a. 1RM 벤치프레스 b. 1RM 파워 클린
   c. 1RM 스쿼트 d. 1RM 데드리프트

3. 12살의 남자 운동선수가 악력 검사를 수행하고 68kg의 최대값을 기록했다. 그의 악력은 무엇으로 분류되는가?
   a. 완벽함 b. 좋음
   c. 평균 d. 형편없음

4. 앉아 윗몸 앞으로 굽히기 검사는 다음 중 어떤 부위의 유연성을 가장 많이 측정하는가?
   a. 어깨근육
   b. 등아랫부분, 볼기근 및 넙다리뒤근육
   c. 앞무릎근육(Anterior knee muscle)
   d. 발목발바닥굽힘근(Ankle plantar flexor)

5. 윙게이트 검사는 무엇을 측정하는가?
   a. 최대치 근력
   b. 유연성
   c. 무산소 능력
   d. 유산소 지구력

6. 다음 중 어느 것이 최대치 전력질주 속도의 측정인가?
   a. T 검사
   b. 37m 대시
   c. 스토크 검사
   d. Margaria-Kalamen 검사

7. 다단계 20m 왕복 달리기는 최대치 유산소 능력을 측정한다. O / X

8. 신뢰성은 검사 수행에 있어서 반복성 또는 일관성의 측정이다. O / X

9. 피지후 분석은 체성분 측정의 황금률로 인식된다. O / X

10. 6각형 검사는 민첩성을 측정한다. O / X

11. 검사 순서를 선택할 때, 그리고 많은 측정이 같은 세션 동안 수행될 때 하반신 근지구력 검사는 최대치 민첩성 검사 전에 수행되어야 한다. O / X

12. 자세는 휴식이나 움직이는 동안 인체의 모든 부분의 기능 및 정렬(alignment)에 관련되어 있다. O / X

참고문헌은 한미의학 홈페이지 자료실을 통해 확인 가능합니다.
http://www.hanmibook.co.kr

GLOSSARY

용어

A

A-band(**A 밴드**): 약간의 액틴 필라멘트가 관찰되며 마이오신 필라멘트들이 주를 이루는 구역

Abdominal bracing(**복부 브레이싱**): 허리 손상의 위험성을 줄이고 복부 내부의 압력을 증가시키기 위해 허리근육과 복부근육이 동시에 수축하도록 돕는다.

Acceleration(**가속**): 달리기나 움직임의 속도를 빠르게 증가시키는 능력

Accommodation(**조정**): 훈련 프로그램에 의한 변화

Actin(**액틴**): 두 개의 중요한 필라멘트 중 하나로 근수축 시 마이오신과 상호작용하는 가는 필라멘트

Action Potential(**활동전위**): 신경세포들로 하여금 정보를 전달할 수 있도록 해주는 신경자극

Adenosine Triphosphate(**아데노신 3인산**: ATP): 신체세포들 사이에서 에너지를 저장하거나 전달해주는 고에너지 결합체

Aerobic training(**유산소 훈련**): 최대산소섭취량 향상을 목적으로 한 지속적인 훈련

Agility(**민첩성**): 자세를 유지한 채 느리거나 빠르게 움직이고 혹은 빠르게 방향을 전환할 수 있는 능력

Agonist((**작용근, 주동근**):): 관절운동 시 가장 중심이 되어 작용하는 근육

Amine hormone(**아민 호르몬**): 아민기를 가지고 있는 호르몬

Anabolic steroids(**아나볼릭 스테로이드**): 근력, 파워, 근육의 크기, 근지구력을 증가시키는 테스토스테론 계열의 호르몬

Anatomic position(**해부학적 자세**): 똑바로 서서 손바닥을 앞으로 보이게 하고, 발을 나란히 한 자세로 동작을 분석하기 위한 기본 자세

Angular motion(**각운동**): 동일한 축 주위를 회전하는 신체나 물체의 모든 지점에서 발생

Angular specificity(**각 특이성**): 관절가동범위나 특이한 훈련에 의한 관절각이 최대가 되도록 등척성 근력을 증가시키는 상태

Antagonist (**대항근, 길항근**): 주요 작용근과 반대 방향으로 작용 하는 근육

Anthropometry(**인체측정학**): 신장, 체중, 둘레, 피부두겹과 같은 인체의 크기를 측정하는 학문

Arterio-venous oxygen (A-VO_2) difference(**동정맥산소차**): 근조직으로 산소가 확산됨에 따라 동맥과 정맥에서 산소의 차이가 나타나는 현상

Autocrine(**자가분비**): 자기 세포에서 분비한 물질이 자기세포 성장에 영향을 주는 것

Autogenic inhibition(**자가발생 억제**): 근수축을 유발하는 자극보다 신경이 인식한 자극이 커졌을 때 나타나는 현상

Autonomic nervous system(**자율신경계**): 의지와 관계없이 심근, 내장기관과 같은 신체 내부의 기관이나 조직의 활동을 지배하는 신경계

B

Balance(**균형, 평형성**): 지탱하고 있는 위치에서 신체의 무게 중심이나 중심선을 유지하고 회복할 수 있는 능력

Ballistic resistance training(**탄력저항 훈련**): 관절가동범위의 처음부터 끝까지 최대 속도로 주어진 저항을 들어 올리는 폭발적인 저항 훈련의 한 형태

Ballistic stretching(**탄성 스트레칭**): 가동범위 이상까지 반동을 주어서 실시하는 동적 스트레칭

Barbells(**바벨**): 웨이트 조절 판을 끼울 수 있는 다양한 길이의 바

Baroreceptor(**압수용기**): 혈압을 지각하는 혈관벽에 존재하는 감각수용기

Basal metabolic rate(**기초대사량**): 최소한의 신체기능을 유지하는데 필요한 에너지량

Beta oxidation(**베타산화**): 지방산이 아세틸 CoA로 전환되는 단계

Bilateral deficit(**양측성장애**): 한쪽 손발만을 이용하여 생산한 힘의 발현양이 양쪽 손발을 이용하여 생산한 힘의 발현양보다 많다.

Bioenergetics(**생체에너지학**): 생물체에서 일어나는 에너지 변화를 연구하는 학문

Biomechanics(**생물역학, 생체역학**): 생명체 내에서 힘들이 어떻게 상호작용하는지에 대한 양적 연구를 위해 물리학의 원칙을 적용시킨다.

Blood doping(**혈액도핑**): 운동수행력을 증가시키기 위해 혈액 생성량을 늘리거나 인위적으로 혈액량을 주입하는 행위

Blood pressure(**혈압**): 좌심실이 수축할 때 동맥에서 느껴지는 압력

Body composition(**신체조성**): 인체의 모든 부위의 지방과 제지방의 상대적인 비율

Body density(**신체밀도**): 몸의 크기에 대한 체중의 비율

Bohr effect(**보어효과**): pH나 온도에 의해서 산소해리곡선이 오른쪽이나 아랫방향으로 이동하는 현상

Bone mineral density(**뼈의 무기질 밀도**): 뼈 속에 포함되어 있는 미네랄의 양을 말하며 보통 뼈대사를 평가하는 데 사용된다.

Buoyancy(**부력**): 물속에서 중력의 반대방향 즉, 위로 뜨려는 힘

C

Capillary density(**모세혈관 밀도**): 근육 단면적에 대한 모세혈관의 상대적인 수

Cardiac muscle(**심근**): 심장을 구성하고 있는 근섬유

Cardiac output(**심박출량**): 1분 동안 심장에 의해 박출된 혈액의 량

Cardiocytes(**심장세포**): 심장의 세포

Cardiovascular drift(**심혈관계 유동**): 체액량 감소에 의한 1회박출량의 감소를 보정하기 위해서 운동 중에 심박수가 증가하는 현상

Cardiovascular endurance(**심폐지구력**): 중강도에서 고강도에 이르기까지 지속적으로 유산소 운동을 할 수 있는 능력

Catch-up growth(**따라잡기 성장, 회복성장**): 손상 부위에서 일어나는 뼈의 빠른 성장

Central nerve system(**중추신경계**): 뇌와 척수로 구성된 신경계

Chemiosmotic Hypothesis(**화학삼투압가설**): 산화적 인산화에 의하여 ATP를 생성하는 메커니즘에 관한 가설로, Mitchell, P에 의해 제시되었던 학설이다. 전자전달계에서 생긴 에너지가 생체막의 H^+ 전기화학 번위(potential)로 변환된 후 양자 펌프(proton pump)에 의해 ATP가 생성된다고 한다.

Closed-chain kinetic exercise(**닫힌사슬 운동**): 신체의 말초 부위가 고정된 상태에서 운동

Cluster training(**클러스터 훈련**): 고중량 저반복 운동으로 세트 사이에는 다소 길게, 반복 사이에는 짧게 휴식을 하는 형태의 운동으로 올림픽 역도선수들이 사용하는 훈련

Collagen(**교원질**): 결합조직에서 신장성 근력을 발휘하는

단백질로 교원질은 엘라스틴처럼 탄력적이지 못하다.

Complex training(**복합 훈련**): 저항 훈련의 세트 사이에 플라이오메트릭 운동이 병합된 훈련

Conditioning(**컨디셔닝**): 체력과 운동수행력을 향상시키기 위한 포괄적인 기간

Conduction(**전도**): 고체상태의 물체 표면에서 다른 표면으로 열이 전달되는 현상

Convection(**대류**): 용매나 신체의 표면 사이에서 열이 교환되는 현상

Cool-down(**정리운동**): 운동 후 휴식상태로 되돌아 가기 위해 수행하는 가벼운 운동이나 활동

Cross-bridge(**교차결합, 십자형교**): 액틴과 마이오신을 연결하는 고리

Cross education(**교차 훈련**): 신체의 한쪽 사지에서 훈련이 진행될 때 다른 쪽 사지에서 근력이나 지구력의 효과가 전이되는 현상

Cross-links(**교차결합**): 콜라겐 사슬 사이의 수소결합 형태

Cross-reactivity(**교차반응**): 호르몬 수용기와 재결합하려는 구조에서 비슷한 성질의 호르몬 분자와의 결합

Cross-training(**크로스 훈련, 교차 훈련**): 하나의 훈련 프로그램 속에 여러 가지 형태의 운동이 포함되어 있는 훈련 프로그램

D

Delayed onset muscle soreness(**지연성근육통**): 고강도 운동이나 근육의 손상을 수반하는 운동과 관련된 근육통

Detraining(**탈 훈련**): 훈련의 중단으로 야기되는 훈련 효과나 신체적 적응의 감소

Diastolic blood pressure(**이완기혈압**): 이완기 시기의 말초혈관 저항

Dumbbells(**덤벨**): 보통 한 손으로 들어 올릴 수 있는 작은 바벨

Dynamic constant external resistance(DCER): 지속적으로 중량을 들어 올림에도 불구하고 관절의 가동범위가 처음부터 끝까지 다양해지는 일련의 단축성 그리고 신장성 근육 운동

Dynamic Stretching(**동적 스트레칭**): 근육의 힘 생성을 사용하고 관절의 가능한 전체 범위의 관절가동범위를 통해 신체의 운동량을 얻는다.

E

Elasticity(**탄성, 탄력성**): 연결조직들에게서 발견되는 용수철 같은 행동을 말한다. 외부로부터 가해지던 힘이 제거된 후, 조직들이 원래의 모양이나 크기로 되돌아갈 수 있도록 한다.

Electromyography(**근전도검사**): 골격근의 활동을 측정하는 장비

Endergonic(**에너지흡수반응**): 에너지의 흡수 또는 저장을 초래하는 반응

Energy(**에너지**): 일을 수행할 수 있는 능력

Energy expenditure(**에너지소비량**): 개인이 소비하는 에너지의 총량

Endocrine(**내분비**): 호르몬을 생성하는 신체 내분비기관

Ergogenic(**에르고제닉**): 직접적으로 운동수행능력의 향상을 가져오는 물질

Evaporation(**증발**): 액체가 기체의 형태로 변화하는 과정

Excess postexercise oxygen consumption(EPOC)(**운동 후 초과산소소비량**): 운동 후 회복기 동안에 신체 내 대사작용이 증가하는 상태

Exercise economy(**운동효율**): 주어진 속도에서의 소비된 운동에너지

Exercise order(**운동처방**): 운동을 수행하기 위한 일련의 과정

Exercise selection(**운동선택**): 훈련 프로그램이나 운동 중 수행을 위해 선택된 운동

Exergonic(**에너지방출반응**): 에너지 방출을 야기하는 반응

Expiration(**날숨, 호기**): 폐에서 공기를 바깥으로 내보는 과정

F

Fartlek training(**파트렉 훈련**): 가벼운 운동과 강도가 센 운동이 혼합되어 다양한 운동강도에서 다소 느리게 수행되는 형태의 훈련

Fascicle(**근섬유다발**): 근원섬유로 구성되어 있는 근섬유군

Fast glycolysis(**빠른 해당과정**): 에너지 생산을 위해 글루코스가 분해되며 그 결과 젖산이 생성되는 과정

Fick equation(Fick **공식**): 최대산소섭취량 = 심박출량× 동정맥산소차

Firing rate(**동원률**): 운동 =단위(motor unit)에 대한 신경자극 회수

Fixator(**고정근**): 근육을 모으기 위해서 근육의 기시점이나 닿는곳을 안정화시켜 수축하는 근육

Flexibility(**유연성**): 모든 관절가동범위에서 관절이 움직일 수 있도록 하는 모든 연부조직의 정상적인 신장능력

Flight phase(**체공기**): 다리가 지면에 닿아 있지 않은 상태

Free weights(**프리 웨이트**): 개인이 어떤 방향으로든지 자유롭게 움직일 수 있고 조절할 수 있는 중량도구

Frequency(**빈도**): 하루 또는 일주일 동안 수행한 훈련횟수를 표현할 때 사용

Frontal plane(**이마면, 관상면**): 전-후방 축 주위로 발생하는 이마면으로, 인체를 앞뒤로 나누는 것.

G

Gluconeogenesis(**포도당신생합성**): 피루브산염이나 젖산, 글리세롤아미노산, 당생성아미노산과 같은 비탄수화물 탄소기재들로부터 포도당을 생성시키는 대사 경로

Glycogen(**글리코겐**): 간이나 근육세포에 탄수화물을 저장해 두기 위해 사용되는 탄수화물 복합 분자

Glycogenolysis(**글리코겐분해**): 포도당을 만들기 위해 간과 근육에서 글리코겐이 분해되는 과정

Glycolysis(**해당과정**): 세포질에서 ATP 재합성을 위해 탄수화물이 분해되는 과정

Golgi tendon organ(**골지힘줄기관, 골지건기관**): 힘줄방추. 근육과 힘줄 연접부위에 위치한 기관으로 근섬유의 자극이나 감각의 변화에 민감하게 반응하는 기관

Ground reaction force(**지면반력**: GRE): 걸음을 걸을 때 신체의 무게와 일치하여 동일하게 반사되는 힘

Growth plate(**성장판**): 다리뼈에서 가운데 부분과 양끝 부분의 사이에 남아 있는 연골조직으로 뼈의 길이 성장이 일어나는 부분

H

Haldane effect(**홀데인효과**): 헤모글로빈이 산소와 결합하면 혈액을 유지하는 이산화탄소량이 저하되는 현상

Half-life(**반감기**): 호르몬의 작용이 반으로 줄어드는 시간

Health-related fitness components(**건강관련 체력 구성요소**): 삶의 질, 웰니스, 건강의 향상과 관련된 체력요소

Heart rate(**심박수**: HR): 1분 동안의 심장 박동수

Hematocrit(**헤마토크리트**): 혈액의 용적에 대한 적혈구의 상대적 용적

Hemoconcentration(**혈액농축**): 혈액에서 혈장 또는 수분이 소실되는 것이 원인이 되어 나타나는 혈구의 농도 상승

Hemoglobin(**헤모글로빈**): 적혈구 성분 중 산소의 운반을 담당하는 구성물

Homeostasis(**항상성**): 기관이나 세포가 생리적 현상에 적응되어 내적 평형상태를 유지하는 능력이나 경향

Hook grip(**훅 그립**): 바를 쥘 때 양손의 엄지손가락을 집게손가락으로 눌러서 갈고리 모양으로 하여 쥐는 법

Hormone(**호르몬**): 특별한 기능을 조절하는 것으로 내분비샘에서 분비되는 화학적 전달자

Hydrolysis(**가수분해**): 자연계의 화학반응 중에 물분자가 작용하여 일어나는 분해반응이다.

Hyperplasia(**과다형성, 증식**): 기능항진을 유발시키는 자극을 받았을 때 분열이 가능한 세포가 세포분열로 그 수가 증가되는 것

Hypertrophy(**비대**): 높은 자극에 대한 적응으로 인해 근섬유가 커진 상태

Hypervolemia(**혈량과다증**): 혈액량의 증가

Hypoxia(**저산소증**): 산소의 부족

Hysteresis(**이력현상, 히스테리시스**): 탄성 반동이 일어나는 동안 열처럼 에너지의 양이 소멸되는 현상

I

I-band(**I 밴드**): 액틴 필라멘트만 보이는 근절의 한 부분

Insertion(**정지점, 닿는곳**): 근육 시작점으로 근육이 부착되는 부분

Inspiration(**들숨, 흡기**): 폐로 공기를 들어 마시는 행동

Insulin resistance(**인슐린 저항**): 혈당을 낮추는 인슐린기능이 떨어져 세포가 포도당을 효과적으로 연소하지 못하는 것

Insulin sensitivity(**인슐린민감성**): 인슐린에 반응하는 생체의 감수성

Integrative training(**통합 훈련**): 건강 및 기술과 관련된 체력 요소들을 목표로 이들을 통합한 훈련

Intensity(**강도**): 저항 운동 중 부하 크기의 정도

Interval training(**인터벌 훈련**): 주어진 운동 상황에서 특정 시간 동안 다양한 강도에서 수행하는 훈련

Isoinertial(**등관성, 등저항성**): 무게를 일정하게 지속적으로 들어 올리는 저항 훈련의 반복수를 표현하는데 사용되는 용어

Isokinetic(**등속성**): 일정한 속도에서의 근활동

K

Kegs(**작은 통**): 저항 훈련 시 사용되는 액체가 들어있는 통

Kettle bells(**케틀벨**): 손잡이가 있는 둥근 모양의 저항 운동 도구

Kinematics(**운동학**): 움직임을 분석하는 생체역학의 한 분야

Kinetic(**동역학**): 움직임의 원인이 되는 힘을 다루는 생체역학의 한 분야

Krebs cycle(**크렙스 회로**): 많은 양의 에너지를 생산하기 위해서 전자복합체를 형성하고 2개의 ATP를 생산하는 단계

L

Lactate threshold(**젖산역치**): 안정 시 수준 이상으로 혈중 젖산이 증가하는 시점

Lean body mass(**체질량**): 근육, 수분, 뼈, 기관/조직을 구성하는 제지방

Leptin resistance(**렙틴 저항**): 에너지 소비와 식욕을 조절하는 수용기가 활동하지 못하도록 하는 렙틴의 상태

Linear motion(**선형 움직임**): 동일한 방향에서, 동일한 시점에서, 동일한 거리로 움직이는 물체나 신체의 모든 지점에서 발생

Lipolysis(**지방분해**): 지방의 분해

M

Macrocycle(**장주기, 매크로사이클**): 보통 일 년 단위의 훈련 기간

Maintenance training(**유지 훈련**): 운동선수가 시즌기 동안 운동수행능력을 유지하기 위해서 가끔씩 강도, 빈도, 훈련량을 줄인다.

Mechanical advantage(**기계적확대율**): 저항에 대한 작용(근력)의 비율

Mechanical stress(**역학적 스트레스**): 결합조직의 단면적에 영향을 미치는 내부의 힘

Mechanotransduction(**세포형태신호변환**): 기계적 자극이 인체세포를 자극하면, 세포가 여러 반응을 하며 조직구성을 변환한다.

Medicine balls(**메디신볼**): 가죽으로 만들어진 다양한 크기와 무게를 가진 저항 운동 도구

Mesocycle(**중주기, 매조사이클**): 수 주에서 수개월에 해당되는 훈련의 주기

Metabolism(**대사작용**): 인체를 유지하기 위해서는 많은 에

너지(칼로리)가 소모된다. 대사작용은 인체 내에서 영양분이 생성되고 전달되어 사용됨으로써 소모되는 과정이다.

Microcycle(**단주기, 마이크로사이클**): 작은 단위의 훈련 주기

Minimal essential strain(**최소필수긴장**): 뼈의 형성을 자극하는데 필요한 최소한의 자극 역치

Mitochondria(**미토콘드리아**): 미토콘드리아는 세포에서 많은 에너지를 생성하는 장소. 많은 상이하고 특이적인 작용을 수행할 뿐만 아니라 영양분을 에너지원으로 전환하는 기능을 수행한다.

Mitochondrial density(**미토콘드리아 밀도**): 근육의 단면적에 나타나는 미토콘드리아의 수

Moment arm(**모멘트 암**): 힘의 작용선과 회전 중심선을 지나는 평행선의 수직거리

Monocycle(**단일주기, 모노사이클**): 하나의 메이저대회 동안 운동수행 능력이 최고조에 이르도록 구성된 년 1회 주기의 사이클

Motor nervous system(**운동신경계**): 체성신경계와 자율신경계을 구성하는 말초신경계의 한 분야

Motor Unit(**운동단위**): 신경을 분포시키는 운동신경세포와 근섬유들

Movement-specific training(**특정 움직임 훈련**): 근육군보다 일련의 움직임에 중점을 둔 운동

Multiple-joint exercise(**다관절운동**): 하나의 관절 또는 대근군에 보다 많은 스트레스를 주는 운동

Muscle Action(**근육 작용**): 신장성, 단축성 그리고 등척성과 같은 근수축의 형태

Muscle fiber(**근섬유**): 근원섬유가 나란히 쌓여서 형성된 근세포

Muscle Spindle(**근방추**): 길이와 길이의 변화 속도의 변화에 민감한 미세한 근방추섬유

Muscular endurance(**근지구력**): 낮은 강도의 힘에서 장시간 동안 지속할 수 있는 신체의 능력

Muscular strength(**근력**): 어떤 움직임을 만들어 낼 때 사용되는 힘의 합

Myocardium(**심근**): 심장의 근육

Myofibrils(**근원섬유**): 근섬유를 포함한 근육 부분

Myogenesis(**근육발생**): 근섬유을 형성하는 과정

Myosin(**마이오신**): 근육수축을 일으키는 두꺼운 섬유로 알려진 두 가지 주요 근육섬유 중 하나

Myosin ATPase: 근수축을 돕는데 이용되는 ATP를 분해하는 효소

Myostatin(**마이오스타틴**): 근생성을 억제하는 단백질

N

Needs analysis(**요구분석**): 성과, 평가, 장비 선택, 건강, 그리고 스포츠에서의 요구사항들을 위하여 목표를 정하고 이 목표에 대한 답을 얻기 위해서 구성된 프로그램 요소

Negative feedback(**음성되먹임**): 자극이 다시 되돌아 왔을 때 그 자극이 본질의 상태를 다시 줄이거나 낮추는 시스템

Neural drive(**신경 드라이브**): 운동신경에서 뼈대근에 가해지는 신호의 양

Neutralizer(**중화근**): 다관절근육의 움직임 요소를 제거하기 위해 수축하는 근육

Nonpennate fiber arrangement(**비우상근섬유정렬**): 근육이 당겨졌을 때 근육의 배열이 평행하게 나열되어 있는 근육

Nucleus(**핵**): 세포의 모든 활동을 조절

O

Occlusive resistance exercise(**폐쇄성 저항 운동**): 의도적으로 혈액의 흐름을 제한하면서 또는 더욱 더 무산소적인 운동을 하기 위한 저항 운동

Onset of blood lactate accumulation(**젖산축적시점**): 젖산이 4mmol · L^{-1} 이상으로 축적되는 운동강도 시점

Open-chain kinetic exercise(**열린사슬 운동**): 저항을 주는 손과 발이 지면에 닿지 않고 자유롭게 움직이면서 할 수 있는 운동

Origin(**이는곳**): 뼈에 골격근의 시작부분이 붙어 있는 곳

Osmosis(**삼투압**): 농도의 차를 균등하게 하기 위해 세포막을 통과하려는 물의 움직임

Osteoarthritis(**골관절염**): 부종과 같은 요인에 의해 연골조직이 찢어지고 가늘어져 약해진 관절염

Osteoporosis(**골다공증**): 구멍이 생기거나 골절로 인해 뼈사이의 공간이 커졌을 뿐만 아니라 골의 밀도나 강도가 약해진 상태

Overspeed training(**과속 훈련**): 최고의 스피드를 얻기 위한 훈련 기법

Overtraining syndrome(**과훈련증후군**): 운동수행능력의 감소 및 비정상적인 생리적인 증후를 초래하는 과도한 운동빈도, 운동강도 및 운동량에 의한 생리적 심리적 피로 상태

Oxygen deficit(**산소부채**): 산소 공급과 요구 사이의 차이

P

Paracrine(**파라크린, 주변분비**): 특정 세포에서 분비되어 주변 세포에 외래성(주변) 신호로 작용하는 호르몬 작용

Parasympathetic nervous system(**부교감신경계**): 항상성을 조절하기 위하여 흥분된 신체기관을 안정상태로 되돌리는 자율신경계

Peptide hormone(**펩타이드 호르몬**): 단백질의 크기 조절에 관여하는 호르몬

Periodization(**주기화**): 프로그램을 더 작고 진보적인 단계로 분리하는 것. 이는 훈련주기를 마이크로주기, 매조주기, 매크로주기와 같이 별개의 주기들로 나누는 것으로 정의되기도 한다. 이는 운동주기, 올림픽주기, 다연주기로 일컬어지기도 한다.

Peripheral nervous system(**말초신경계**): 상이한 외부 환경으로부터 지속적으로 제공되는 정보에 따라 신경계와 연결된 신체기관이 활성화되도록 하며, 신체기관으로부터 오는 정보를 뇌에 전달하는 12개의 머리뼈 신경과 31쌍의 척주 신경

Phosphocreatine(**포스포크레아틴**): 5~10초 동안의 고강도 운동 시에 필요한 에너지를 공급하는 고에너지인산과 크레아틴 화합물

Plasticity(**가소성**): 연부조직의 복구 또는 영구적인 신장.

Plyometric(**플라이오메트릭**): 점프, 홉, 스킵, 바운스 등으로 구성된 신장과 수축을 주기적으로 하는 폭발적인 훈련 방법

Poisson' ratio(**포아송비**): 탄성한도 내에서의 길이 방향의 변형율에 대한 측면 방향의 변형율 비

Postactivation potentiation(**사후 활성화 상승작용**): 처음에 고강도의 근력운동을 하기 위해서 적당한 강도로 시작하면 쉽게 Type II 근육의 운동단위를 동원할 수 있다는 법칙

Posture(**자세**): 움직이거나 안정시에 인체의 모든 분절의 기능이 정렬되는 자세

Power(**순발력**): 최단 시간에 최대의 힘을 발휘하는 능력

Preexhaustion(**선피로 훈련**): 운동의 효과를 높이기 위해 먼저 단관절 운동을 시행하여 목표로 하는 근군의 피로를 유발시키는 방법

Prehabilitation(**사전재활**): 손상의 위험을 줄이기 위해 또는 컨디션의 향상을 가져오기 위한 목표로 하는 훈련

Progressive overload(**점진적 과부하**): 훈련 중 신체에 부여하는 스트레스를 점차적으로 올리는 방법

Proprioceptive neuromuscular facilitation(**고유수용성 신경근촉진법**: PNF): 신장성, 단축성, 등척성 운동과 수동적 스트레칭 등을 병행하여 시행하는 스트레칭

R

Radiation(**복사**): 흡수된 에너지가 다른 물체로 방사되는 것

Rate of force development(**힘의 생성율**): 최단 시간에 근육이 발휘하는 최대의 힘

Rate-pressure product(**심근산소요구량**: RPP): 심근의 능력을 평가하는 것으로 심박수×SBP로 계산한다.

Reaction Time(**반응시간**): 운동선수들이 적절한 행동을 시작하거나 반응을 인지하는 데 필요로 하는 시간

Reactive hyperemia(**반응성충혈**): 허혈성 무산소 운동상태에서 혈액의 흐름 증가

Reciprocal inhibition(상호억제): 대항근의 수축활동이 작용근의 이완작용으로 연결되는 과정

Recruitment(근육 동원): 증가된 신경섬유의 수가 점증적으로 더 많은 근섬유를 동원하여 운동단위를 활성화하는 것

Rehabilitation(재활): 이전에 손상된 신체 부위를 강하게 훈련하는 과정

Relative humidity(상대습도): 현재 포함한 수증기량과 공기가 최대로 포함할 수 있는 수증기량의 비

Releasing hormone(방출호르몬): 다른 호르몬의 방출을 위해 미리 방출되는 호르몬

Reliability(신뢰도): 동일한 결과가 반복되고 지속될 수 있는 정도를 평가하는 것

Repetition(반복): 물건을 들고 내리는 것과 같이 신장성 운동과 단축성 운동을 포함한 완전한 움직임 사이클

Repetition velocity(반복속도): 반복 수행된 시점에서의 속도

Resistance training(저항 훈련): 프리웨이트 도구, 웨이트 장비, 튜빙, 볼, 도수저항, 물 등 저항을 줄 수 있는 물체를 이용하여 저항에 견디는 힘을 이용하여 운동의 효과를 유도하는 훈련법

Respiratory(호흡): 산소는 받아들이고, 이산화탄소는 배출함으로써 혈액 내 산소와 이산화탄소의 상대적 농도를 조절

Respiratory quotient(호흡률): 대사분석기를 이용하여 운동 중의 안정상태 혹은 휴식상태에 측정한 값을 바탕으로, 방출된 이산화탄소(CO_2)의 총량을 소비된 산소(O_2)의 총량으로 나눈 비율을 뜻한다.

Rest interval(휴식간격): 세트나 운동 사이사이에 존재하는 회복시간

S

Sagittal Plane(시상면): 몸을 오른쪽 및 왼쪽으로 양분하는 가상의 평면으로, 시상면 운동은 관상축을 중심으로 발생한다.

Sarcolemma(근초): 근섬유를 둘러싸고 있는 원형질막

Sarcomere(근육원섬유마디, 근절): 액틴과 마이오신의 반복되는 구역으로 근육의 기능 단위를 뜻한다.

Sarcoplasm(근형질): 근초 부위 중 글리코겐, 지방, 미네랄 및 산소를 함유하고 있는 세포 구성물

Selective androgen receptor modulators(선택적 안드로겐 수용체 변조제): 세포의 성장을 유도하거나 안드로겐의 수용체를 변조하는 비스테로이드성 물질

Selective recruitment(선택적 동원): 폭발적인 근육활동이나 강한 힘을 발현할 때 이러한 작용에 대한 반응으로 type II 운동단위가 선택적으로 동원되는 형태

Set(세트): 연속적인 반복의 일체

Single-joint exercise(단관절운동): 단 하나의 관절이나 대근군에 스트레스를 주는 운동

Size principle(크기 원리): 신경계의 크기에 따라서 동원되는 운동단위가 다르다는 원리

Skeletal muscle(뼈대근, 골격근): 수축을 통해서 골격근의 움직임을 유발하는 근육 형태

Skill-related fitness components(기능관련 체력 구성요소, 기술관련 체력 구성요소): 일상적인 생활을 하는데 필요한 체력이나 운동선수들에게 반드시 필요한 체력의 구성요소

Slow glycolysis(느린 해당과정): 글루코스가 분해되어 아세틸 CoA가 생성되는 과정

Smooth muscle(민무늬근, 평활근): 혈관이나 내장기관의 벽을 이루고 있는 근육 형태

Somatic nervous system(체성신경계): 자율신경계통과 함께 말초신경계통을 이루는 신경계통로 뼈대근의 운동과 외부 자극에 대한 반응을 조절한다.

Specific gravity(비중): 물질의 단위용적 무게와 어떤 표준물질의 비

Specificity(특이성): 자극이 주어진 곳에만 특별히 훈련의 적응현상이 나타나는 원리

Speed(속도): 동일한 하나의 방향으로 신체가 움직이는 능력

Speed endurance(스피드 지구력): 일정한 시간에 최대 이상으로 스피드를 유지할 수 있는 능력

Sports adrenal medulla(**스포츠 부신속질, 스포츠 부신수질**): 훈련에 대한 적응으로 훈련자의 경우 운동 중에 카테콜라민의 분비가 더 왕성해지는 것을 말한다.

Sprint training(**전력질주 훈련**): 움직임 속도를 증가시키기 위한 목적으로 시행하는 매우 빠른 속도의 스피드 훈련

Stability balls(**스태빌리티볼, 균형잡기 볼, 짐 볼, 스위스 볼**): 다양한 크기로 만들어진 부풀릴 수 있는 고무 공

Stabilizer(**안정화근**): 원동자들과 협력근들이 운동양상을 수행하는 동안 신체를 지탱해주거나 안정화시키는 근육들

Static Stretching(**정적 스트레칭**): 근육의 수반된 신장과 이완이 허용하는 범위 내에서의 연부조직의 신장성을 향상시키기 위한 자가억제의 신경생리학적 원리를 이용하는 낮은 힘과 장기간 움직임의 결합. 정적 스트레칭은 30초 동안 저항 또는 긴장되는 첫 번째 지점에서 멈춰있어야 한다.

Steroid hormone(**스테로이드 호르몬**): 콜레스테롤을 원료로 하여 합성된 4원자고리 탄화수소인 스테로이드 고리(사이클로펜타노하이드로페난트렌 고리)를 기본 구조로 가진 호르몬

Sticking region(**스티킹 구역**): 저항 운동 도구를 들거나 내릴 때 속도가 갑자기 떨어지면서 가장 힘들어 하는 지점

Strain(**염좌**): 물체가 외부의 힘을 받았을 때 생기는 변형

Strength training(**근력 훈련**): 선수들의 컨디셔닝 프로그램을 위해 시행되는 훈련으로 저항에 대한 능력을 키우는 훈련 방법

Strength-to-mass ratio(**질량에 대한 근력 비율**): 신체 질량에 대한 근력의 비

Stretch-Shortening Cycle(**신전수축주기**): 근육의 능동 스트레칭(신장성 수축)은 근육의 즉각적인 단축(단축성 수축)으로 나타남. 또한 힘은 근육의 길이 이완과 근육의 단축으로 만들어진다.

Stride Length(**보폭**): 각 보행이 적용되는 거리

Stride Rate(**보속**): 하나의 보행 주기를 완수하기 위해 필요한 총 시간

Stroke Volume(**1회박출량**): 심실이 수축할 때마다 쏟아져 나오는 총 혈액량

Summation(**가중**): 뼈대근에 가해지는 많은 당김효과

Support phase(**지지기**): 다리가 지면에 닿는 시기

Sympathetic nervous system(**교감신경계**): 자율신경계의 일종으로 일반적으로 긴장이 되는 상황에 처했을 때 활성화

Synchronization(**동기화**): 다원적 운동단위의 협력성 활성화

Systolic blood pressure(**수축기혈압**): 수축하는 동안 좌심실의 압력

T

Taper(**테이퍼**): 중요한 시합을 위해 훈련량을 비선형적으로 줄이는 시기

Tendon stiffness(**힘줄 경직**): 정상이상으로 힘줄이 긴장된 상태

Terminal cisternae(**종말조**): 근형질세망에 있는 칼슘을 저장하는 곳

Test-retest reliability(**검사-재검사 신뢰도**): 검사를 반복해서 실시했을 때 얻어지는 검사 결과의 안정성

Tetanus(**강직**): 자극이 가중되어 나타날 때 힘의 발현이 최고인 상태

Torque(**토크**): 회전을 만드는 힘, 토크의 흔한 단위는 뉴턴-미터 또는 Nm

Transfer exercises(**전이 운동**): 역도에서 들어 올리는 수행능력을 높이기 위해서 사용되는 신체의 일부 분절에 스트레스를 주는 운동

Transport protein(**수송단백질**): 수송 단백질 세포막을 통한 물질의 이동을 담당하는 단백질

Transverse Plane(**가로면, 횡단면**): 신체를 위와 아래로 나누는 가상의 평면. 가로면의 움직임은 세로 또는 수직 축을 중심으로 발생한다.

T-tubule(**T 세관**): 근섬유 내로 신호가 깊숙이 들어갈 수 있도록 근초가 확장되어 있는 통로

Twitch(**수축**) 1회의 자극으로 근육이 오그라들었다가 이완되어 다시 본래의 상태로 되돌아가는 과정

V

Valgus stress(**외반스트레스, 외반력**): 관절이 벌림될 때의 스트레스

Validity(**타당도**): 어떻게 정확하게 측정하고 있는가의 정도를 의미

Valsalva maneuve(**발살바메뉴버, 발살바조작**): 호흡을 정지한 상태에서 복부 내부와 가슴 내부에 압력이 증가하는 현상

Variation(**다양성**): 최적의 훈련 자극을 위해 프로그램을 다양하게 하거나 프로그램을 변형하는 과정

Ventilatory threshold(**환기역치**): 기하급수적으로 환기량이 들어나는 시점

Vibrations(**진동**): 빈도나 진폭에 의해 결정되는 기계적인 진동

Volume(**양**): 한 구간 혹은 한 주간 들어 올린 총 무게의 양. 무게에 훈련 반복횟수를 곱한 값으로 계산한다.

Volume load(**양 부하**): 반복횟수나 세트 수에 의해 부하의 양을 계산한다.

W

Warm-up(**준비운동**): 격렬한 신체활동을 위해 미리 저강도의 운동을 수행하는 과정

Weightlifting(**역도, 웨이트리프팅**): 무거운 물체를 들어 올리는 행동

Weight training(**중량 훈련, 웨이트 훈련**): 근력, 파워, 근육의 크기 등을 증가시키려는 목적을 가지고 프리웨이트 도구, 장비, 기계를 이용하여 운동하는 방법